Hefte zur Zeitschrift „Der Unfallchirurg"

Herausgegeben von:
L. Schweiberer und H. Tscherne

232

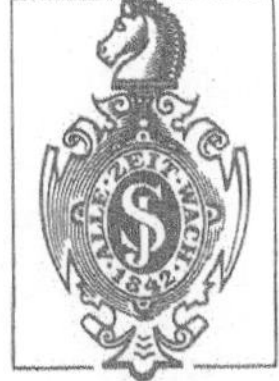

56. Jahrestagung

der Deutschen Gesellschaft für Unfallchirurgie e.V.

18.-21. November 1992, Berlin

Kongreßthemen: Klinisches Management bei polytraumatisierten Patienten – Wandel bei der Osteosynthese proximaler Femurschaftfrakturen – Möglichkeiten und Grenzen der funktionellen Behandlung von Verletzungen – Konzepte der nicht invasiven apparativen Diagnostik in der Unfallchirurgie – Spezielle Aspekte der Unfallchirurgie bei alten Menschen – Freie Vorträge – Allogener Knochenersatz – Pathologische Frakturen – Aktuelle Aspekte der EDV in der Unfallchirurgie – Begutachtung: Vorschaden und Unfallzusammenhang – Experimentelles Forum – Arbeitsgruppen und Spezialisten: Handchirurgie, Kindertraumatologie, Sporttraumatologie, Intensivmedizin, Biologische Osteosynthese, Integration der Unfallchirurgie im Rahmen der EG – Vorlesungen – ZNS – Fortbildung für nicht ärztliches Personal – Sporttraumatologie: Aktuelles aus Prävention und Rehabilitation im Hochleistungssport – Olympischer Hochleistungssport 2000 – Wissenschaftliche Videos – Wissenschaftliche Ausstellung – Poster – Schlußveranstaltung – Anhang: Fortbildungskurs

---

Präsident: R. Rahmanzadeh
Zusammengestellt von K.E. Rehm

Springer-Verlag
Berlin Heidelberg New York
London Paris Tokyo
Hong Kong Barcelona
Budapest

Reihenherausgeber

Professor Dr. Leonhard Schweiberer
Direktor der Chirurgischen Universitätsklinik München-Innenstadt
Nußbaumstraße 20, D-80336 München

Professor Dr. Harald Tscherne
Medizinische Hochschule, Unfallchirurgische Klinik
Konstanty-Gutschow-Straße 2, D-30625 Hannover

Deutsche Gesellschaft für Unfallchirurgie:

Geschäftsführender Vorstand 1992:

Präsident: Prof. Dr. R. Rahmanzadeh
1. Vizepräsident: Prof. Dr. D. Havemann
2. Vizepräsident: Prof. Dr. U. Holz
Generalsekretär: Prof. Dr. J. Probst
Schatzmeister: Prof. Dr. P. Hertel

Schriftführer und Zusammenstellung des Berichts:

Prof. Dr. med. K. E. Rehm
Klinik für Unfall-, Hand- und Wiederherstellungschirurgie
Joseph-Stelzmann-Straße 9, D-50924 Köln

Mit 149 Abbildungen

ISBN-13: 978-3-540-56782-0 e-ISBN-13: 978-3-642-78271-8
DOI: 10.1007/978-3-642-78271-8

Die Deutsche Bibliothek – CIP-Einheitsaufnahme
Deutsche Gesellschaft für Unfallchirurgie: ... Jahrestagung der Deutschen Gesellschaft für Unfallchirurgie e.V. - Berlin ; Heidelberg ; New York ; London ; Paris ; Tokyo ; Hong Kong ; Barcelona ; Budapest : Springer
Früher u.d.T.: Deutsche Gesellschaft für Unfallheilkunde: ... Jahrestagung der Deutschen Gesellschaft für Unfallheilkunde e.V. - Titeländerung zwischen 54 (1992) und 56 (1993)
56. 18.-21. November 1992, Berlin, - 1993 (Hefte zur Zeitschrift "Der Unfallchirurg" ; 232)

NE: Hefte zur Unfallheilkunde

Satz: M. Masson-Scheurer, Kirkel

24 /3130-5 4 3 2 1 0 - Gedruckt auf säurefreiem Papier

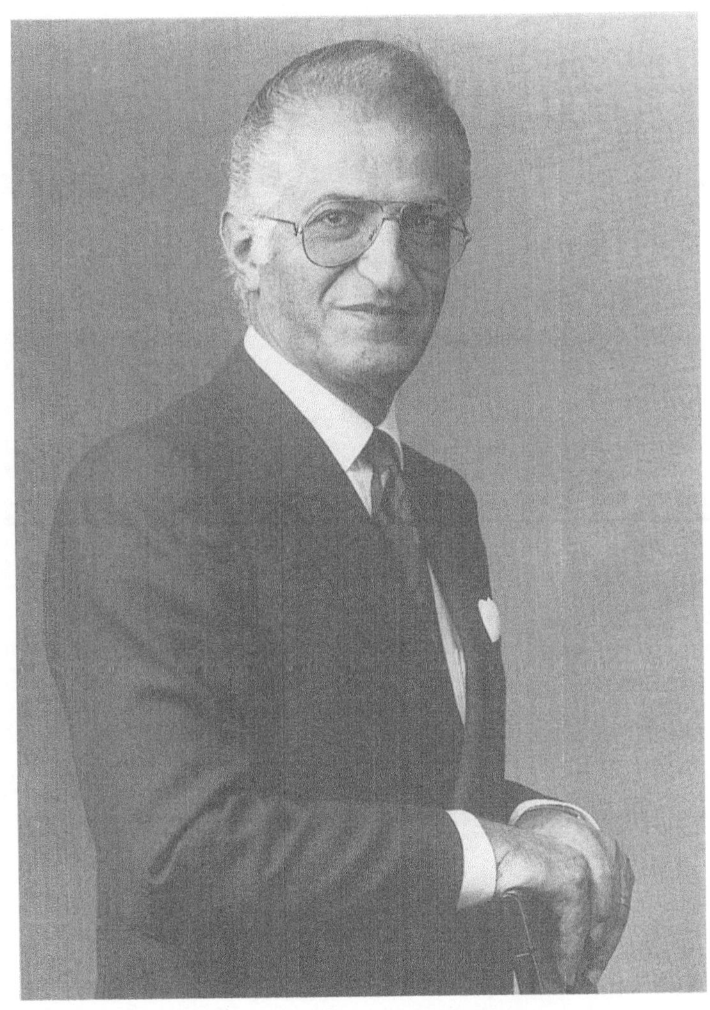

Prof. Dr. med. R. RAHMANZADEH

Vorwort

Der Kongreßbericht der Deutschen Gesellschaft für Unfallchirurgie liegt Ihnen nun in einer etwas veränderten Form vor.

Es hat uns keine Ruhe gelassen, daß immer wieder Kritik aufkam an dem späten Erscheinungstermin und an dem geringen Informationsgehalt. Präsidium und Schriftführer haben sich mit dem Präsidenten ausführlich Gedanken über Verbesserungen gemacht. Dem Präsidenten und seinen Helfern ist es gelungen, einen hohen Anteil der Manuskripte für den Druck zugänglich zu machen.

Nachlesen muß möglich sein, schließlich ist auch der fleißigste Kongreßbesucher nicht in der Lage, die ganze Fülle des Gebotenen bei mehreren Parallelsitzungen als Vortrag aufzunehmen.

Dasselbe gilt für die Fortbildungskurse. Eine übewiegende Zahl der "Hand-outs" enthalten so viel Wissenswertes, daß wir es in diesem Jahr nicht versäumen wollten, diesen besonders für die jüngeren Mitglieder in Weiterbildung unverzichtbaren Teil wiederzugeben. Hier ist von anerkannten Spezialisten frisches, aktuelles Wissen komprimiert, so daß der augenblickliche Stand kaum aktueller angeboten werden kann.

Erstmals hat die strukturelle Veränderung einschneidende Auswirkungen auf den Inhalt des Kongreßberichts gehabt: Die erhöhten Qualitätskriterien der Programmkommission und die Anwendung von Bewertungsscores unter Mitwirkung zahlreicher Gutachter aus dem Kreise der Mitglieder hatten zur Folge, daß durch Auswahl der anonymisierten Anmeldungen die Eingangskriterien verbessert und objektiviert werden konnten.

Neu ist die Anwendung der zeitgemäßen Rechtschreibung nach der aktuellen Duden-Ausgabe bzw. der Wegfall der antiquierten C-Schreibweise.

Mit Hilfe der Datenverarbeitung, die in diesem Band erstmals konsequent eingesetzt wurde, ist eine noch schnellere Bearbeitung möglich, vorausgesetzt, die Autoren der zukünftigen Kongresse sind bereit, die Konditionen auch wirklich zu erfüllen, denen sie mit der Annahme ihres Vortrages zugestimmt hatten.

Die Weichen für den nächsten Kongreßband sind schon gestellt. Dieser wird um einen Abstractband erleichert werden können, der bereits zum Kongreß vorliegen soll.

Präsident 1992
R. RAHMANZADEH

Schriftführer
K. E. REHM

Inhaltsverzeichnis

Teil 3 359

Teil 4 369

Referentenverzeichnis

---

* Beitragsbeginn

Wissenschaftliches Programm

Begrüßung und Eröffnung durch den Präsidenten

Univ.- Professor Dr. med. Rahim Rahmanzadeh

Exzellenzen, Frau Staatssekretärin, Herr Senator, Spektabilitäten, sehr geehrte Damen und Herren, liebe Kolleginnen und Kollegen, meine verehrten Gäste,

hiermit eröffne ich die 56. Jahrestagung der Deutschen Gesellschaft für Unfallchirurgie.

Seien Sie sehr herzlich willkommen bei der 56. Jahrestagung unserer Gesellschaft.

Folgen Sie mir auf einen kurzen historischen Exkurs, der zum besseren Verständnis der Aufgaben und Ziele unserer Gesellschaft dient.

Die Vorarbeit zur Gründung unserer Gesellschaft leistete eine Gruppe von Unfallärzten, die während der 66. Versammlung Deutscher Naturforscher und Ärzte 1894 eine Unterabteilung von Unfallärzten ins Leben rief.

Schon damals keine nationale Vereinigung, sondern eher international zusammengesetzt, zerfiel diese Abteilung im Jahre 1900 schon wieder. Seit dem 20. Januar 1894 jedoch gab man die „Monatsschrift für Unfallheilkunde" heraus, deren erste Ausgabe das Konzept der Unfallheilkunde in aller Klarheit umriß.

Unter dem Titel „was wir wollen" ließ man keinen Zweifel daran, daß Unfallheilkunde nur interdisziplinär verstanden werden kann.

Am 23. September 1922 wurde dann auf die Initiative von Hans Liniger und Walter Kühne im Auditorium Maximum der Leipziger Universität die Deutsche Gesellschaft für Unfallheilkunde aus der Taufe gehoben.

Die Jahrestagungen unserer Gesellschaft konnten bis 1939 regelmäßig stattfinden. Kriegszeit und Nachkriegswirren verhinderten bis 1950 weitere Tagungen.

Dann aber gelang es Prof. Bürkle de la Camp – wenn auch unter großen Schwierigkeiten – die Tradition wieder aufzunehmen, die bis zum heutigen Tage andauert.

Wir feiern heute den siebzigsten Geburtstag unserer Gesellschaft; der Herkunft gegenüber stehen wir also in der Pflicht!

Wir tragen aber auch, der neuesten, nicht nur medizinischen Entwicklungen eingedenk, Verantwortung für die Zukunft.

Um der Tagung in diesem Sinne ein Motto oder besser: einen Leitgedanken zu geben, lassen Sie mich die folgenden Worte des Kollegen Prof. Cotta anführen, mit denen er in seiner Präsidentenrede 1986 anläßlich der 50. Jahrestagung unserer Gesellschaft vor den Versammelten insistierte:

„Die Deutsche Gesellschaft für Unfallheilkunde ist bereits 1922 dem Trend der modernen Medizin im Hinblick auf die Spezialisierung gefolgt. In Leipzig, am Tage

Hefte zu der Unfallchirurg, Heft 232
K. E. Rehm (Hrsg.)

der hundertsten Wiederkehr der ersten Tagung der Gesellschaft deutscher Naturforscher und Ärzte, löste sie sich aus dieser Gesellschaft unter Zusammenschluß von Spezialisten vieler Disziplinen.

Sie ist heute eine Gesellschaft verschiedenster Fachrichtungen und gegenüber Spaltungstendenzen eine integrierende Kraft geblieben. Ein Sonderfall unter den wissenschaftlichen Gesellschaften in Zeiten separatistischer Bestrebungen."

Diese Worte sprechen für sich, meine Damen und Herren, und daß sie aktueller sind denn je und von ihrer Gültigkeit nichts eingebüßt haben, sollten wir uns vergegenwärtigen.

Die Änderung des Namens „Deutsche Gesellschaft für Unfallheilkunde" in „Deutsche Gesellschaft für Unfallchirurgie" spiegelt lediglich wider, daß die Spezialisierungstendenz unseres Faches zu dieser Umbenennung geführt hat. Dies tut jedoch weder den integrativen Bestrebungen unserer Gesellschaft Abbruch, noch leidet die Versorgung unserer Patienten darunter.

Im Gegenteil!

Die sowohl klinisch als auch wissenschaftlich interdisziplinäre Zusammenarbeit ist und bleibt eine unserer Hauptaufgaben.

Dies gebietet die alltägliche Arbeit des Unfallchirurgen in jeder Hinsicht.

Ich genieße die Freude des Augenblicks, meine Mentoren sowie unsere Gäste und deren Freunde zu begrüßen.

Sehr herzlich begrüße ich Herrn Dr. Gokel. Nach dem Studium war er mein erster Lehrer. Er selbst war Schüler von Kirschner und K. H. Bauer. Seinerzeit, als Chefarzt der St.-Hedwig-Klinik in Mannheim, lehrte er mich die Feinheiten der Chirurgie. Auf meine Berufsauffassung hatte er maßgeblichen Einfluß und prägte meine ethisch-moralischen Wertmaßstäbe als Arzt entscheidend. Ich freue mich sehr, daß Sie, verehrter Herr Dr. Gokel und Ihr Sohn Prof. Gokel, heute unter uns sind.

Gegrüßt sei auch Ihre verehrte Frau Gemahlin, die die Reise hierher leider nicht antreten konnte.

Ihre Empfehlung, Herr Dr. Gokel, war es, der ich die Begegnung mit meinem ersten akademischen Lehrer zu verdanken habe.

Ich begrüße Herrn Prof. Kümmerle und seine verehrte Frau Gemahlin.

Verehrter Herr Prof. Kümmerle, unter Ihrer Anleitung vertiefte ich meine allgemeinchirurgischen Kenntnisse; von Ihnen geführt, unternahm ich die ersten Schritte auf den Pfaden der Wissenschaft, und bei Ihnen durfte ich schließlich habilitieren.

Gedenken möchte ich meines unfallchirurgischen Lehrmeisters und Freundes, Herrn Prof. Carl Heinrich Schweikert, der leider viel zu früh verstorben ist.

Ich verneige mich vor ihm in großer Hochachtung und Bewunderung.

Leider kann Herr Prof. Weller, dem ich für seine unablässige Unterstützung und Hilfe danke, heute nicht an der Eröffnungsfeier teilnehmen.

Er hat seit meiner Berufung nach Berlin meiner Abteilung und mir als Freund und wissenschaftlicher Mitstreiter stets zur Seite gestanden.

Von hier aus möchte ich ihn trotzdem grüßen, ihm danken und baldige Genesung wünschen.

Es ist mir eine große Freude, die Staatssekretärin im Bundesamt für Gesundheit, Frau Dr. Bergmann-Pohl, begrüßen zu dürfen.

Ferner heiße ich den Senator für Wissenschaft und Forschung, Herrn Prof. Dr. Erhard, willkommen.

Ich begrüße Herrn Prof. Großklaus, Präsident des Bundesgesundheitsamts und des Deutschen Ärztetages. Ich grüße alle anwesenden Ehrenmitglieder unserer Gesellschaft. Ich begrüße den Präsidenten der Bundesärztekammer und des Deutschen Ärztetages, Herrn Kollege Vilmar, und Herrn Prof. Hempel, Präsident des Berufsverbandes der Chirurgen.

Es ist mir eine große Ehre, die Präsidentin des Kuratoriums ZNS, Frau Kohl und ihren Stellvertreter, Herrn Prof. Meyer, begrüßen zu dürfen. Ich habe mich sehr über die Zusammenarbeit bei der Gestaltung unseres gemeinsamen Programms gefreut. Unsere gemeinsame wissenschaftliche Sitzung findet am Donnerstag um 14.00 Uhr in Saal 6 statt.

Ich heiße den Präsidenten der Deutschen Gesellschaft für Chirurgie, Herrn Prof. Becker und den neugewählten Generalsekretär, Herrn Prof. Hartl, aufs herzlichste willkommen. Ihre Anwesenheit entspricht dem gemeinsamen Leitgedanken beider Gesellschaften.

Ich begrüße unseren Festredner, Herrn Prof. Dr. Ulsenheimer. Die Ehre ihrer Anwesenheit geben unserer Gesellschaft:

der Präsident der Amerikanischen Akademie für Chirurgische Orthopädie, Herr Prof. Sarmiento, der Präsident der Schweizer Gesellschaft für Unfall- und Berufskrankheiten, Herr Dr. Meine, der Präsident der Ungarischen Gesellschaft für Unfallchirurgie, Herr Prof. Berentay, der Präsident der Österreichischen Gesellschaft für Unfallchirurgie, Prof. Szyszkowitz, der Präsident der Deutschen Gesellschaft für Orthopädie und Traumatologie, Herr Prof. Puhl, der Präsident der Deutschen Gesellschaft für Plastische- und Wiederherstellungschirurgie, Herr Prof. Zilch, der Präsident der Deutschen Gesellschaft für Anästhesiologie, Herr Prof. Eyrich, der Präsident der AO-International, Herr Prof. Heim, der Obmann der Deutschen Sektion der Internationalen Arbeitsgemeinschaft für Osteosynthesefragen, Herr Prof. Hierholzer, der 1. Vorsitzende der Vereinigung der Berufsgenossenschaftlichen Kliniken, Herr Frey und Herr Direktor Dr. Lauer, der Geschäftsführer der gewerblichen Berufsgenossenschaft des Landes Berlin, Herr Assessor Last, der Dekan des medizinischen Universitätsklinikums Rudolf Virchow, Herr Prof. Scheffner, der Dekan des medizinischen Universitätsklinikums Steglitz, Herr Prof. Orfanos, der 1. Vorsitzende des Kongreßes für ärztliche Fortbildung, Herr Prof. Häring.

Willkommen sei auch die Vielzahl der Aussteller, die mit insgesamt über 1600 qm Ausstellungsfläche erheblich zu der Ausführung dieser Tagung beitragen, wofür ich auch all unseren Sponsoren Dank sage.

Auch Sie, meine Damen und Herren, die Sie die Medien und damit das Interesse der Öffentlichkeit vertreten, seien herzlich begrüßt. Ich appelliere an Sie, intensiv an dieser Tagung teilzunehmen und das hier Vernommene zu protokollieren und der Öffentlichkeit zugänglich zu machen.

Ich danke in diesem Zusammenhang unserer Pressebeauftragten Frau Dr. Nikolaus für die außerordentlich gute Zusammenarbeit.

Aus aktuellem Anlaß wurde das angekündigte Programm erweitert. Zusätzlich ergänzen eine Reihe von Vorträgen unter dem Titel „Sporttraumatologie: Olympia 2000“ unser Programm. Ebenfalls zusätzlich wurde die Fortbildungsveranstaltung

„Aktuelle Anforderungen der Hygiene in Personal- und Patientenschutz“ in unser Programm aufgenommen.

Ich bitte nun die Staatssekretärin Frau Dr. Bergmann-Pohl um ihr Grußwort.

Grußworte

Frau Dr. S. Bergmann-Pohl

Staatssekretärin im Bundesamt für Gesundheit

Sehr geehrter Herr Präsident, meine sehr verehrten Damen und Herren,

ich möchte mich ganz herzlich für die Einladung zu Ihrer 56. Jahrestagung der Deutschen Gesellschaft für Unfallchirurgie bedanken und möchte Ihnen auch die herzlichsten Grüße des Gesundheitsministers, Herrn Seehofer, überbringen (Gelächter im Auditorium) Es ist immer erstaunlich, daß diese Grüße Gelächter auslösen, aber er hat sie grüßen lassen.

Als Bürgerin und Abgeordnete aus Berlin freue ich mich ganz besonders, daß Sie diesen Ort als Tagungsort gewählt haben, und ich bin sicher, daß Sie neben Ihrem interessanten und umfangreichen wissenschaftlichen Programm auch sicherlich noch ein paar wenige Stunden finden können, sich diese Stadt erschließen zu können und hier viele schöne Stunden zu verleben.

Ihre Gesellschaft kann mit berechtigtem Stolz auf eine jetzt 70jährige Geschichte als wissenschaftliche Fachvereinigung zurückblicken. Seit Jahrzehnten pflegen Sie in Ihrer Organisation den Wissens- und Erfahrungsaustausch. Wie wichtig dies ist, zeigt die Entwicklung der Unfallchirurgie in dieser Zeit. Die Fortschritte in der Medizin sind nie größer gewesen als in den letzten Jahrzehnten. Wir haben das Glück sie mitzuerleben, aber auch sie mitzugestalten.

Auch dieser Kongreß ist ein Beweis für die Leistungsfähigkeit Ihres Fachgebietes. Er macht das breite Spektrum der Unfallchirurgie deutlich. Die Themen spiegeln die faszinierenden Möglichkeiten moderner Behandlungsmethoden und Behandlungsstrategien wider, befassen sich aber auch mit den Möglichkeiten und Grenzen funktioneller Behandlung. Eine schier unübersehbare Zunahme therapeutischer Alternativen, basierend auf Erfahrung, Grundlagenforschung und klinischer Wissenschaft fordern zur Wissenssicherung, Entscheidungsfindung und zum kritischen Vergleich heraus. Dem hat seit jeher der Dialog gedient. Er ist Basis, um Standpunkte und Alternativen aufzuzeigen und zu diskutieren.

Nirgendwo anders müssen ärztliche Entscheidungen so kurzfristig getroffen werden wie in der Unfallchirurgie. In kürzester Zeit müssen Nutzen und Risiko für den Patienten abgewogen werden. Absolute Therapiesicherheit kann es dabei nicht geben.

Hefte zu der Unfallchirurg, Heft 232
K. E. Rehm (Hrsg.)

Aber der behandelnde Chirurg verleiht dem für den Patienten bedrohlich erscheinenden Eingriff die größtmögliche Sicherheit. Darauf vertraut der Patient zu Recht. Um diesem Anspruch immer wieder gerecht zu werden, ist der wissenschaftliche Erfahrungsaustausch unerläßlich. Ständige Fortbildung gehört nicht nur zu den Berufspflichten des Arztes, sondern ist in einer Zeit ständig neuer Erkenntnisse eine notwendige Voraussetzung für eine verantwortungsbewußte ärztliche Tätigkeit. Ich bin sicher, daß in diesem Sinne von ihrem Kongreß bedeutende Impulse für ihre tägliche unfallchirurgische Arbeit ausgehen werden.

Meine Damen und Herren, auch wenn Sie sich im Rahmen ihres Kongresses vor allem mit fachspezifischen Themen beschäftigen, möchte ich doch einige wenige Worte zum Gesundheitsstrukturgesetz sagen, denn dieses Gesetz stellt ja auch für Sie entsprechende Weichen.

Gerade das Gesundheitsstrukturgesetz zeigt durch eine bessere Verzahnung zwischen ambulantem und stationärem Bereich, daß hier entscheidende Strukturmaßnahmen vorgenommen werden. Was bisher für Sie nicht erlaubt war, wird künftig möglich sein. In den Krankenhäusern ambulant zu operieren, teilstationär zu behandeln und Menschen, die früher unweigerlich zur vollstationären Behandlung eingewiesen wurden, vor und nach dem Krankenhaus zeitlich begrenzt ambulant behandeln zu können. Und wir schaffen die Voraussetzung dafür, daß die Menschen früher aus dem Krankenhaus entlassen werden können, weil der Krankenhausarzt zeitlich befristet ambulant behandeln kann. Das ist unsere Antwort auf die rapide gestiegene Anzahl der Einweisungen. Hier müssen wir gegensteuern. Krankenhäuser sollen Stätten der Hochleistungsmedizin sein. In ihnen sollten nur diejenigen behandelt werden, die ambulant nicht versorgt werden können. Wenn wir die Qualität unserer medizinischen Versorgung sichern wollen, müssen wir bereit sein, auch neue Wege zu gehen.

Ich weiß, daß die Deutsche Gesellschaft für Unfallchirurgie sich stets neuen Anforderungen gestellt hat zum Wohle ihrer Patienten, und ich bin sicher, daß dies auch in Zukunft so sein wird und deshalb möchte ich Sie alle ganz herzlich bitten, auch unserem Strukturgesetz etwas freundlicher gegenüberzustehen und das Ihre zu tun, daß wir auf den richtigen Weg für eine optimale medizinische Betreuung für unsere Patienten sind. Ich glaube, wir sind uns alle bewußt, daß wir dafür sorgen müssen, daß die Solidargemeinschaft in der Zukunft in der Lage sein wird, unseren Patienten die bestmögliche Medizin zu geben. Und deshalb sind wir gezwungen, auch neue Wege in der Finanzierung des Gesundheitswesens zu gehen, und ich bitte dafür um Ihr Verständnis und vor allem um Ihre Mitarbeit. Vielen Dank.

Der Präsident

Vielen Dank, Frau Staatssekretärin. Ich werde in meiner Ansprache auf die von ihnen geschilderte Problematik eingehen. Ich bitte jetzt den Senator für Wissenschaft und Forschung, Herrn Dr. Ehrhardt, um seine Ansprache.

Dr. Ehrhardt

Senator für Wissenschaft und Forschung der Stadt Berlin

Herr Präsident Rahmanzadeh, meine Damen und Herren,

namens des Senats von Berlin möchte ich Sie sehr herzlich begrüßen und in der deutschen Hauptstadt willkommen heißen. Ich gratuliere Ihrer Gesellschaft zum 70. Geburtstag. Die Jahrestagungen Ihrer Gesellschaft nehmen ja im Kongreßkalender Berlins einen festen Platz ein, und ich danke Ihnen von ganzem Herzen, daß Sie Berlin auch in schwierigen Zeiten die Treue gehalten haben. Das Durchhalten hat sich für Sie und für uns gelohnt. Berlin ist eine wiedervereinigte, eine freie und offene Stadt, und die Wiedervereinigung hat ja auch Ihrer Gesellschaft einen größeren Aufgabenbereich nun beschert. Ich begrüße ganz besonders herzlich die Teilnehmer aus den neuen Bundesländern, die die vielfältigen Angebote der Aus- und Fortbildung Ihrer Jahrestagung nützen können. Wir haben eigens für Sie schlechtes Wetter bestellt, weil ja die Stärken Berlins auch in einer außerordentlich reizvollen Erholungs- und Seelandschaft liegen. Schlechtes Wetter beschert ihnen volle Hörsäle.

Meine sehr verehrten Damen und Herren, der hohe Standard der unfallchirurgischen Wissenschaft und Medizin in der Bundesrepublik Deutschland geht ganz wesentlich auch auf das Wirken Ihrer Gesellschaft zurück. Und lassen Sie mich in aller Bescheidenheit sagen, daß auch Berlin dazu einen wichtigen Beitrag stets leistete. Insbesondere in der Universitätsklinik Steglitz mit ihrer Abteilung für Unfall- und Wiederherstellungschirurgie. Und ich darf in diesem Zusammenhang ihren Präsidenten, unseren Professor Rahmanzadeh, ganz herzlich danken für sein Wirken, nicht nur in ihrer Gesellschaft, sondern insgesamt für die Unfallchirurgie und das Universitätsklinikum. Ich fand es ausgesprochen sympathisch, daß Sie im Rahmen einer Jahrestagung ihrer akademischen Lehrer gedacht haben.

Wir haben in den vergangenen 25 Jahren der Reform des Bildungswesens viel zu viel Wert auf Organisation, auf Struktur und auf Formen gelegt, und viel zu wenig auf Inhalte und haben uns keine oder zumindest zuwenig Gedanken darüber gemacht, daß Erziehung sich ja nicht nur an ideellen Leitbildern, sondern auch an persönlichen Vorbildern festmacht. Wir sollten diese Gepflogenheit beibehalten.

Beim Aufbau der Charité bemühen wir uns in der Auswahl der Lehrkräfte diesem Gesichtspunkt stärker Rechnung zu tragen. Und die Charité verpflichtet uns durch ihre Tradition, und in diesem Zusammenhang darf ich darauf hinweisen, daß auch der Dieffenbachlehrstuhl mit seiner über 150jährigen Tradition in der plastischen Chirurgie demnächst wieder besetzt wird, und es wäre unser aller Wunsch, daß man diese hervorragende Tradition durch den neuen Lehrstuhlinhaber fortsetzen kann.

Meine Damen und Herren, Berlin ist ja durch die Wiedervereinigung auf der einen Seite reicher und auf der anderen Seite ärmer geworden. Reicher an wissenschaftlichen Potentialen, wir haben drei Universitätsklinika, wir haben eine neue Großforschungseinrichtung im Bereich der Medizin, das Max-Dehlbrück-Zentrum für molekulare Medizin, das glücklicherweise im Verhältnis von 9:1 vom Bund und Land Berlin finanziert wird und dieser Reichtum muß natürlich nach Qualität und Effizienz gesteigert werden. Ich sagte, wir sind reicher aber auch ärmer geworden, ärmer an finanziellen Ressourcen. Und dies zwingt uns dazu, auch im Bereich der Universitätsmedizin zukünftig zu kürzen. Wir werden nicht mehr DM 530 Millionen Zuschüsse gewähren können für unsere drei Universitätsklinika, sondern 50 Millionen weniger, und damit werden die drei Universitätsklinika als Zuschußempfänger nicht mehr in der Spitzengruppe der Universitätklinika in der Bundesrepublik, sondern nur noch knapp über dem Durchschnitt liegen.

Wir haben eine Expertenkommission eingesetzt, und einige Mitglieder sind ja hier, der Herr Prof. Hierholzer ist vorher genannt worden, aus den drei Vertretern der Universitätsklinika und vier auswärtigen, wenn ich so sagen darf, Experten, die uns vom Wissenschaftsrat vom Medizinausschuß benannt worden sind. Ziel muß es sein, drei eigenständige Universitätsklinika auf Dauer in Berlin zu behalten und auch sicher zu finanzieren. Dies setzt allerdings voraus, daß wir, ich darf mal sagen, ein arbeitsteiliges Verbundsystem aufbauen nach dem Motto: Nicht jedes Universitätsklinikum muß in sich autark sein, jedes Universitätsklinikum könnte auch in ein arbeitsteiliges Verbundsystem der Universitätsmedizin in Berlin einbezogen sein. Für die Charité, meine Damen und Herren, bedeutet dies allerdings, wenn wir es auch finanziell vertretbar machen möchten, daß man von den über 2000 universitären Planbetten auf künftig 1350 Planbetten zurückgehen muß. 1350 Planbetten für jedes Universitätsklinikum, meine ich, macht dann doch auch von den Kostenträgern her die Universitätsmedizin finanzierbar.

Meine sehr verehrten Damen und Herren, ich darf Ihrer Jahrestagung einen guten Verlauf, ertragreiche und ergebnisreiche Diskussionen wünschen. Dem Rahmenprogramm habe ich entnommen, daß Sie Berlin auch von der kulturellen Seite kennenlernen werden. Wissenschaft, Kultur und reizvolle Erholungsgebiete; das sind die Stärken Berlins, bitte nutzen Sie sie. Ich wünsche Ihnen allen einen angenehmen, einen erlebnisreichen Aufenthalt und würde mich freuen, wenn Sie auch weiterhin Berlin die Treue halten würden. Seien Sie herzlich willkommen. Danke schön.

Der Präsident

Vielen herzlichen Dank, Herr Senator, für ihre freundlichen und ermutigenden Worte.

Es ist erfreulich, daß diese Problematik geklärt ist. Eine fortlaufende Diskussion um den Erhalt der einen oder anderen Universitätsklinik schadet nicht nur den dort tätigen Mitarbeitern, sondern trägt auch unnötig zur Verunsicherung der Bevölkerung bei.

Ich bitte jetzt den Präsidenten der Bundesärztekammer und des Deutschen Ärztetages, Kollegen Vilmar, um sein Grußwort.

Dr. med. K. Vilmar

Präsident der Bundesärztekammer und des Deutschen Ärztetages

Herr Präsident, meine sehr verehrten Damen, meine Herren, liebe Kolleginnen und Kollegen,

es ist mir auch in diesem Jahr eine große Ehre, der 56. Jahrestagung der Deutschen Gesellschaft für Unfallchirurgie die Grüße der Bundesärztekammer überbringen zu können, und allen Teilnehmerinnen und Teilnehmern eine erkenntnis- und erfolgreiche Woche im Rahmen dieser Jahrestagung zu wünschen. Das Programm zeugt wieder von großen Fortschritten auch in der Unfallchirurgie. Der Anlaß des 70jährigen Jubiläums läßt den Gedanken aufkommen, ob es nicht einmal reizvoll wäre, diesen ja jährlich einfließenden Fortschritt einmal in größeren Abschnitten darzustellen, denn den Insidern sind die Fortschritte meist im allgemeinen bekannt, aber allen Außenstehenden erscheint das höchst selbstverständlich, und sie sind oft erstaunt, daß man Sachen nicht machen kann, über die sich die Insider freuen, daß man sie endlich machen kann. Das scheint mir deshalb wichtig, weil in der Öffentlichkeit dieser Fortschritt oft garnicht mehr als Fortschritt bemerkt wird, sondern als Apparatemedizin, die als technische Medizin in Mißkredit gebracht wird, und lediglich noch die Kosten des Gesundheitswesens in der öffentlichen Diskussion eine Rolle zu spielen scheinen. Vergessen werden dabei andere wichtige Einflußfaktoren für die Ausgabenentwicklung, so z.B. auch die demographischen Veränderungen.

Wir haben heute schon festzustellen, daß jeder fünfte Mensch in der Bundesrepublik Deutschland über 60 Jahre alt ist. Im Jahr 2000 – und das sind nur acht Jahre. (In der Retrospektive wäre das der Abschnitt seit 1984. Viele von uns denken, das sei gestern gewesen). Im Jahr 2000 werden es also 20 Millionen Menschen sein, das sind dann wiederum 4 Millionen über 60jährige mehr. Und aus dieser Entwicklung resultieren in erster Linie die Kostensteigerungen, nämlich aus dem riesigen Solidarausgleich der Krankenversicherungen für die Krankenversicherung der Rentner. In Prozentsätzen vom Grundlohn ausgedrückt sieht das so aus: 1970 waren das 0,64%, die dafür aufgebracht werden mußten, 1991 3,56%. Die ganze ambulante ärztliche Versorgung hat sich in der Zeit von 1,64 auf 1,67% verändert und auch das Krankenhaus ist keineswegs so in den Kosten angestiegen, wie behauptet wird. Das ist nach dem Krankenhausfinanzierungsgesetz, erst dann kann man ja einen Vergleich ansetzen, von 1980 bis 1991 von 2,23 auf 2,27% angestiegen.

Auch andere Ursachen werden verkannt. So die ständige Erweiterung des Leistungskataloges, die Ausweitung des Versicherungskreises auch auf Menschen, die zweifellos versorgt werden müssen, die aber aus Steuermitteln finanziert werden müssen, so daß man sich gerade hier ein parafiskalisches Besteuerungssystem über die Krankenversicherungen erschlossen hat. Die Ärzteschaft hat wiederholt auf derartige Entwicklungen hingewiesen und Änderungen angemahnt. Es ist bedauerlich, daß die gesamte Politikberatung weitgehend bei den jetzigen Regelungen in den Wind geschlagen ist, und es ist ebenso bedauerlich, auch daß von verantwortlichen Politikern zu hören ist, daß man auf einen Paradigmenwandel, auf eine neue Generation von

Ärzten warten müsse, die das dann billiger macht, die sich dann mehr der sprechenden, der sanften, der alternativen Medizin zuwendet.

Ich halte dies nicht nur für gefährlich, sondern für zutiefst inhuman, denn es wäre unärztlich, wenn wir schwerkranken, hilfsbedürftigen Menschen den heutigen medizinisch-wissenschaftlichen und technischen Fortschritt vorenthielten. Selbstverständlich gehört auch zur Indikationsstellung und zur Handhabung von sicher faszinierender Technik auch immer der mitdenkende, mitfühlende, ärztlich handelnde Arzt, der den individuellen Einzelfall seiner Patienten in seine Entscheidung einbezieht. Es erfolgen jetzt gesetzliche Regelungen, Frau Staatssekretärin Bergmann-Pohl hat darauf hingewiesen und einige Punkte genannt, aber sehr geehrte Frau Staatssekretärin, es wird Sie nicht verwundern, wenn die Ärzteschaft ihre Freude über dieses Gesetz nicht uneingeschränkt teilt. Denn es genügt ja auch in der Unfallchirurgie nicht, wenn man sich über einige funktionierende Organe freut, man muß ja den Gesamtschaden beurteilen. Und wenn man das tut, steht einem hier in der Tat ein gesetzgeberisches Polytrauma ins Haus. Denn durch viele gesetzliche Regelungen erfolgen Weichenstellungen in Richtung Verstaatlichung, Weichenstellung zur Einführung einer Einheitskrankenversicherung, die zwar noch unterschiedliche Firmenschilder hat, die aber dennoch eine Einheitsversicherung deshalb ist, weil ein Kassenarten übergreifender Risiko-, Struktur- und Finanzausgleich vorgesehen wird. Es erfolgen Weichenstellungen zur Einengung, wenn nicht sogar zur Beseitigung der Freiberuflichkeit der Ärzte durch Zulassungssperren und Altersgrenzen, die sich für ganze Generationen von Fachärzten als quasi Berufsverbot auswirken werden, wenn sie nämlich wegen befristeter Arbeitsverträge die Klinik verlassen müssen und keine Zulassung in der kassenärztlichen Praxis haben. Für ältere Kollegen, die ihre Praxis abgeben wollen, und die die Praxis als Teil, die Investitionen dieser Praxis als Teil ihrer Alterssicherung angesehen haben, sind das enteignungsgleiche Eingriffe, dann nämlich wenn die Praxis nicht mehr abgebbar ist, weil der Zulassungsausschuß eine Überversorgung feststellen muß, so daß der dann ausgeschriebene Kassenarztsitz nicht mehr besetzt werden darf.

Ich halte dies für eine geradezu katastrophale Entwicklung und frage mich, ob hier nicht einige, die daran mitgewirkt haben, eher nach dem Motto gearbeitet haben: Rettet den Sozialismus jetzt.

Selbstverständlich macht uns die Ausgabenentwicklung Sorge. Selbstverständlich müssen wir uns bemühen, sparsam und wirtschaftlich zu arbeiten, aber derart dirigistische und reglementierende Eingriffe wären deshalb nicht notwendig gewesen. Ärztliche Argumentationen sind hier nicht berücksichtigt worden, sondern das ganze sieht eher wie politischer Aktionismus aus.

Es sind auch frühere Analysen, die ja längst bekannt sind, kaum berücksichtigt worden, denn schon der Sachverständigenrat hat für die konzertierte Aktion im Gesundheitswesen vor einigen Jahren festgestellt, daß die Leistungsfähigkeit unseres Gesundheitssystems auf die Dauer nicht mit dem Dogma der Beitragssatzstabilität vereinbar ist. Aus diesem politischen Dogma wird jetzt sogar ein Rechtsbegriff gemacht, wo der Bundesminister dann eingreifen kann als Aufsichtsbehörde, wenn gegen die Beitragssatzstabilität in Verträgen verstoßen wird, weil dies dann ein Rechtsverstoß ist.

Ich kann hier im Rahmen der Grußworte nicht die Gesamtproblematik darstellen, aber ich hoffe, daß hier in einigen Nebensätzen dennoch Veränderungen möglich sind. Das Gesamtpaket ist ja durch die de facto große Koalition unveränderbar geworden. Es war vor einigen Tagen faszinierend, wie Herr Bundesminister Seehofer auf einer anderen Veranstaltung wiederholt darauf hinwies, was er hier alles mit der SPD zusammen habe durchsetzen können. Ich habe ihn hinterher gefragt, ob ich seine Rede als Wahlrede für die SPD verstehen sollte.

Dennoch meine ich, Resignation ist nicht am Platze. Wir müssen uns weiter um eine möglichst gut wirtschaftliche, der medizinisch-wissenschaftlichen Entwicklung entsprechende Versorgung der Medizin bemühen, um Kranken und Hilfsbedürftigen zu helfen. Wir dürfen aber als Staatsbürger auch nicht in die Politikverdrossenheit uns flüchten, denn daraus können wieder Gefahren für die parlamentarische Demokratie resultieren, und eine funktionierende parlamentarische Demokratie, ein freiheitlicher sozialer Rechtsstaat ist letztlich auch die Grundlage eines funktionierenden, sozialen Sicherungssystems. Und ich bitte alle diejenigen, die jetzt sehr verärgert sind, sich diese Zusammenhänge zu vergegenwärtigen. Ich bitte ferner alle diejenigen, die über die Kosten auch der Einigung klagen, und das muß hier in Berlin auch nochmal gesagt werden, nicht das so zu formulieren, daß es Kosten der Einigung sind. Die Ausgaben, die uns alle bedrücken, sind nämlich die Folge 40jähriger sozialistischer Diktatur, und auch das muß bedacht werden.

Wenn wir dies alles bedenken und in unser Handeln einbeziehen, dann werden wir uns mit allem Nachdruck nicht nur für ein freiheitliches Gesundheitswesen einsetzen, sondern auch für einen funktionierenden freiheitlichen Rechtsstaat, für Freiheit und Frieden in ganz Europa, in Ost und West. Ich hoffe, daß auch die Tagung der Deutschen Gesellschaft für Unfallchirurgie dazu einen wichtigen Beitrag leisten kann. Dankeschön.

Der Präsident

Vielen Dank Herr Kollege Vilmar! Dank auch für Ihr fortgesetzt konstruktives Engagement für die Ärzteschaft und Unfallchirurgie.

Ich bitte jetzt den Dekan des Klinikum Steglitz, Herrn Prof. Orphanos, um sein Grußwort.

Prof. Dr. Orphanos

Dekan des Klinikum Steglitz

Sehr verehrte Frau Dr. Bergmann-Pohl, sehr geehrter Herr Senator, sehr geehrter Herr Präsident und Spektabilitäten, meine sehr verehrten Damen und Herren, liebe Gäste,

im Namen der FU Berlin und insbesondere des medizinischen Fachbereichs des Universitätsklinikums Steglitz möchte ich Sie alle ganz herzlich begrüßen, und es ist mir zugleich ein Bedürfnis, bei allen mich zu bedanken, die mit Ihrer Anwesenheit diese Tagung, diese Eröffnungsveranstaltung hier bereichern. Veranstaltungen dieser Art sind zweifellos wichtige Marksteine für den regen wissenschaftlichen Austausch und den aktuellen Fortschritt auf dem Gebiet der Unfallchirurgie, einem Fach, dessen Bedeutung ich wohl kaum unterschätzen möchte. Sie unterstreichen auch die Bedeutung der FU als Begegnungsstätte für Wissenschaftler und Ärzte zwischen Ost und West, und ich freue mich besonders darüber als Vertreter dieser Universität.

Meine sehr verehrten Damen und Herren, solche Kongresse haben auch einen erzieherischen Charakter. Sie prägen den Weg eines Faches, eine Fachgesellschaft und programmieren ihre weitere Entwicklung von Jahr zu Jahr. Sie setzen wichtige Akzente in der Krankenversorgung und auch in der fachbezogenen Forschung und reihen sich Jahr für Jahr als Dokumentationsmerkmale des Faches. Sie prägen das Fach.

In diesem Zusammenhang ist es mir eine Freude, die DGU zu ihrem 70. Jubiläum zu beglückwünschen, und ich freue mich, daß Sie, meine Herren und Damen, beschlossen haben, dieses Jubiläum bei uns in Berlin zu verbringen.

Meine Damen und Herren, Kongresse wie diese stellen auch für die breitere Öffentlichkeit einen praktischen und optisch sichtbaren Leistungsnachweis für unsere akademische und ärztliche Aktivität, und es ist eine besondere Freude, daß diesmal dieser Leistungsnachweis von unserem medizinischen Fachbereich hier an der FU erfolgt. Es ist für jede medizinische Fakultät eine Visitenkarte, ein Leistungsbeleg und ich möchte mich daher bei dem Präsidenten Ihres Kongresses, Herrn Kollegen Rahmanzadeh, herzlich bedanken, daß er diese Aufgabe mit seinem Team übernommen hat und damit auch nochmals seine sichere Hand bei der Organisation und Leitung solcher Großkongresse unter Beweis stellt. Ihnen und allen Teilnehmern des Kongresses wünsche ich viel Erfolg in einer akademischen, kollegialen und wissenschaftlichen Atmosphäre. Im Namen unserer Berliner Alma mater heiße ich Sie herzlich willkommen. Ich danke Ihnen.

Der Präsident

Vielen Dank, Herr Dekan.

Eröffnungsansprache des Präsidenten

Ich bin, meine Damen und Herren, als nicht-deutsches Original, einen zwar erfolgreichen, aber dennoch nicht ganz hürdenfreien Weg gegangen. Der deutschen Sprache habe ich mich autodidaktisch genähert, und wie viel Wegs in diesem listenreichen Labyrinth noch vor mir liegt – der Himmel weiß es.

Dieser Umstand aber bildete das nicht ganz unwillkommene Motiv, in besonderen Arbeitsanstrengungen den Ausgleich zu suchen. Diese Anstrengungen waren – vielleicht verständlicherweise – oft von dem Gefühl begleitet, mehr tun zu müssen als andere, um Anerkennung zu finden. Daß ich heute als Präsident der „Deutschen Gesellschaft für Unfallchirurgie" zu Ihnen sprechen kann, habe ich jedoch dem vorurteilsfreien Blick der Kollegen und Mitglieder dieser Gesellschaft zu verdanken. Sie scheuten sich damals nicht, den Arzt aus dem Iran mit Studium in der Türkei unter ihre Fittiche zu nehmen und nach Kräften zu fördern.

Indem ich nun Ihnen und mir, meine Damen und Herren, aus meinem Blickwinkel einen Weg durch den Themenkomplex Unfallchirurgie zu bahnen versuche, wird womöglich manches Gesagte teils zornig abgelehnt, teils wohlwollend aufgenommen und manches Ungesagte sicher schmerzlich vermißt werden.

Das Unfallgeschehen

Das Unfallgeschehen in Deutschland ist unverändert hoch. Über eine halbe Million Unfallopfer gab es 1991 im gesamtdeutschen Straßenverkehr. Prof. Schmit-Neuerburg stellte bereits 1989 in seiner Ansprache als Präsident der DGU mit Bedauern fest, daß seit 1980 keine Reduktion des Unfallgeschehens bewirkt werden konnte.

Nach Öffnung der innerdeutschen Grenze ist die Unfallhäufigkeit vor allem in den neuen Bundesländern sprunghaft angestiegen. Hier wuchs die Zahl der durch Straßenverkehrsunfälle Verletzten in den letzten drei Jahren um fast 100% auf beinahe 63.000 an.

Dieser Umstand fordert zu einigen Bemerkungen heraus.

Tempo, so lautet die Devise. In fliegender, beinahe kopfloser Hast wickeln wir unsere Angelegenheiten ab. Dabei haben wir ein Verkehrs- und Arbeitsleben eingerichtet, das, auf extremer massenhafter Mobilität beruhend, das Wachstum der alltäglichen Unfallraten beträchtlich fördert.

Der Rekordfetisch: höher, schneller, weiter, verselbständigt die bloße Maximierung gegen den menschlichen Zweck.

Hefte zu der Unfallchirurg, Heft 232
K. E. Rehm (Hrsg.)

Diese Rekorde bilden sich – leider – auch in den Unfallstatistiken ab.

Daß die bei dieser Hetzjagd auf der Strecke Gebliebenen, Entstellten, Zerschlagenen und beinah zu Tode Gekommenen so schnell in unsere Hände gelangen, verdanken wir einem vielerorts schon ausgezeichnet organisierten Rettungswesen. Allerdings verlangen hier die auffälligen Unterschiede zwischen Stadt und Land einerseits und den alten und neuen Bundesländern andererseits nach Anhebung des rückständigen Niveaus. Wie bemüht sich nun die medizinische Versorgung um den Unfallpatienten? Zunächst muß der versierte Unfallchirurg beurteilen, ob ein ambulantes OP-Verfahren möglich oder die stationäre Behandlung notwendig ist. Wie auch immer er sich entscheidet – im Vordergrund steht das am Wohl des Patienten orientierte, medizinisch Zweckmäßige, nicht aber das vom Kostenstandpunkt Opportune.

Die Rehabilitation

Das an der Sicherung des qualitativen Standards ausgerichtete Behandlungskonzept wird selbstverständlich auch geeignete Rehabilitationsmaßnahmen vorsehen. Um so unverständlicher ist es, daß man die Rehabilitation in der medizinischen Versorgung – den Bereich, der den Berufsgenossenschaften obliegt, ausgenommen – bis auf den heutigen Tag sträflich vernachlässigt. Zweifellos ist mit dem Fädenziehen nur das erste Behandlungsstadium eines Unfallpatienten abgeschlossen. Eine unfallchirurgische Ausbildung ohne intensive Beschäftigung auch mit den notwendigen physikalischen Therapien und psychologischen Grundkenntnissen muß als insuffizient angesehen werden. Dem in den Rehabilitationseinrichtungen arbeitenden Fachpersonal wird eine große Verantwortung übertragen.

Es geht um eine Rehabilitation, welche die Patienten motiviert, engagiert und kooperativ an der Nachbehandlung mitzuwirken. Gut geführte Patienten können schneller wieder in ihr gewohntes soziales Umfeld entlassen werden. Eine raschere Wiedereingliederung in den Arbeitsprozeß ist nicht nur volkswirtschaftlich nützlich, sondern auch für die psychische Rekonvaleszenz des Patienten, sein Selbstwertgefühl und sein Selbstbewußtsein, außerordentlich wichtig.

Gerade während der Rehabilitation ist der Patient auf Unterstützung angewiesen. Ganz im Gegensatz zum „Blitzsieg“ des Skalpells beginnt hier der dornenreiche Weg der vielen kleinen Schritte.

Die damit verbundenen, evtl. hohen Behandlungskosten für die Krankenkassen liegen jedoch weit unter den fälligen Rentenzahlungen bei insuffizienter Therapie. Vergleicht man die Ausgaben der Berufsgenossenschaften mit den Rentenaufwendungen, so wird deutlich, daß intensive Investitionen in die gesundheitliche Wiederherstellung wesentlich umfangreichere Rentenzahlungen ersparen.

Bedauerlicherweise werden einige Rehabilitationseinrichtungen dem Anspruch des Rehabilitationskonzepts nicht gerecht. Es nützt freilich wenig, wenn nur wir ihnen unsere Patienten nicht mehr anvertrauen. Wir fordern diese Einrichtungen auf, die Versorgung unserer Patienten zu optimieren.

Neben dem unhaltbaren Zustand, daß eine unsachgemäß oder nachlässig geführte Rehabilitationseinrichtung Geld für mehr schlecht als recht erbrachte Leistungen erhält, ist vor allem die Tatsache erschreckend, daß Patienten möglicherweise darunter leiden müssen, wenn man ihrem Anspruch auf optimale Behandlung nicht genügt. Hier tut Abhilfe not. Lassen Sie mich in diesem Zusammenhang die beispielhaft positive Zusammenarbeit mit den Einrichtungen des Kuratoriums ZNS und den berufsgenossenschaftlichen Instituten anführen. Sie liefern den Maßstab für die erforderliche Qualität solcher Institutionen. Allen Aktivitäten dieser Träger gebührt meine Hochachtung, sowie der qualitativ exzellenten Ausführung ihrer Projekte.

Das Übernahmeverschulden

Wenden wir uns nun einem der – nach wie vor – wohl brisantesten Themen zu, dem Übernahmeverschulden. Im Interesse des Patienten sowohl als auch zur Vermeidung unnötig langfristiger Folgekosten sollte dieses aus unfallchirurgischer Sicht überflüssige Problem aus der Welt geschafft werden.

Es ist mir persönlich unverständlich und unserer Gesellschaft uneinsichtig, daß bei Wahleingriffen an einigen großen Kliniken anspruchsvolle Operationen ausgeführt werden, die in Spezialabteilungen gehören.

Indem er ein inadäquates OP-Verfahren wählt, verhält sich ein Arzt fahrlässig und begeht einen Behandlungsfehler; er handelt wider die Sorgfaltspflicht; er betreut seinen Patienten nicht dem erreichten Wissensstand der Medizin gemäß. Wenn der Betreffende den vorhersehbaren Behandlungsfehler gegen die Vermeidbarkeit riskiert, bleibt es dem Unfallchirurgen nicht erspart, ein Übernahmeverschulden gutachterlich zu attestieren.

Was ein Kunstfehler sei, ist ein traditionsreiches chirurgisch-juristisches Problem. So kommentierte im Jahre 1811 ein preußisches Kammergericht angesichts der besonderen Schwierigkeiten, vor die es sich in einem Kunstfehlerprozeß gestellt sah, ich zitiere: „Unendlich schwankend und unsicher ist die Wissenschaft, unendlich mannigfaltig und verschieden das Maß der Erkenntnis und des praktischen Talents unter den Ärzten. Der eine wirft dem anderen als Quelle allen Irrtums vor, worin der andere die Summe aller Wahrheit findet.

Der Staat kann nicht bestimmen, was wahr ist, weil die Wahrheit ewig der Freiheit wissenschaftlicher Entwicklung überlassen bleibt."

Problematisch aber waren damals und sind bis heute die völlig divergierenden Perspektiven von Jurisprudenz und Medizin. Wir können das juristische Nachspiel dadurch vermeiden helfen, daß wir das medizinisch Angemessene und Bewährte tun. Das bedeutet für uns, die Einrichtung unfallchirurgischer Abteilungen sowie die Erhaltung und Schaffung von Lehrstühlen zu verlangen und zu fördern und zweitens auf eine exakte Befunderhebung und Dokumentation zu dringen, die den Gesamtumfang der Behandlung erfaßt. Eine solche Praxis trägt natürlich auch zur Kostenverminderung bei. Die Investitionen zur Einrichtung solcher Spezialabteilungen machen sich mit einer dauerhaft besseren, effektiveren und damit sozial verträglicheren Patientenversorgung langfristig mehr als bezahlt – nicht nur in Universitätskliniken, sondern auch in anderen Häusern. Inzwischen haben wir Beachtliches erreicht. Die in der Unfallchirurgie wirkenden Frauen und Männer haben unübersehbare Erfolge erzielt. Daß gleichwohl in Unkenntnis oder grober Fehleinschätzung der Entwicklung unseres Faches in den vergangenen 20 Jahren noch immer verschiedene Lehrstuhlinhaber an einigen deutschen Universitäten danach trachten, alle Fäden in ihrer Hand zu versammeln, ist und bleibt mir angesichts der theoretischen und praktischen Fortschritte unserer Disziplin ein absolutes Rätsel.

Das ist im „Freistaat Bayern“ Praxis, aber auch an einigen anderen Universitätskliniken Deutschlands. Statt wissenschaftlicher Kenntnis und beruflicher Erfahrung scheinen oft persönliche Eitelkeiten und statusbedingte Rivalitäten das ärztliche Handeln zu leiten, so daß die erforderliche interdisziplinäre Kooperation auf der Strecke bleibt. Zum Wohle des Patienten sollen und wollen wir handeln und dabei nicht die Fehler derjenigen wiederholen, welche die erworbene Position und deren Möglichkeiten mit dem fachlich Gebotenen verwechseln. Wenn wir schon nicht wissen, daß wir nichts wissen, sollte das Bewußtsein um die Fehlbarkeit uns stets – und ebenfalls im Sinne des Zitierten – dazu anhalten, das Wagnis der Selbsterkenntnis einzugehen, uns also unserer Grenzen inne zu werden. Mein Lehrer, Prof. Kümmerle, forderte bereits vor 22 Jahren – hellsichtig und wissenschaftlich brillant – die Einrichtung eines Lehrstuhls für Unfallchirurgie in Mainz. Er tat dies, obwohl oder gerade weil er einzuschätzen vermochte, wie diffizil und vielschichtig die optimale Versorgung Unfallverletzter ist.

Mit der Anstrengung, die erreichte Qualität zu sichern, geht das Bestreben einher, sie zu verbessern. Dazu brauchen wir eine wirksame Qualitätskontrolle. Ein Arzt sollte Qualitätskontrollen nicht als Belastung empfinden, sondern als willkommene Gelegenheit begreifen, Fehlurteile abzuwenden, Selbstüberschätzungen vorzubeugen, aber auch, seine Kenntnisse ständig zu erweitern.

Dazu wird die novellierte Muster-Weiterbildungsordnung, die voraussichtlich im Frühjahr 1993 von der Bundesärztekammer verabschiedet und dann bald den Landesärztekammern überstellt wird, einen entscheidenden Beitrag leisten. Ihre Neuordnung hat schon jetzt Konsequenzen für die Weiterbildung.

Dabei weist die Chirurgie neben den selbständigen Gebieten Herz-, Kinder- und plastische Chirurgie nun vier gleichberechtigte Schwerpunkte auf, nämlich Gefäß-, Thorax-, Viszeral- und Unfallchirurgie. Von dieser Struktur und den damit korrespondierenden Regelungen zur Weiterbildung sowie deren Auswirkungen auf die Krankenhausgliederung ist eine klarere Kompetenzenordnung zu erwarten. Der omnipotente Allgemeinchirurg entfällt.

Eine „neuverstandene Allgemeinchirurgie“ muß als interdisziplinäre Kooperation mehrerer Schwerpunkt- und Gebiets-Fachkräfte aufgefaßt werden. Wir werden uns jedenfalls auch weiterhin dafür einsetzen, daß der Unfallchirurg als gleichberechtigter Partner akzeptiert wird und seine Stimme im Konzert der chirurgischen Schwerpunkte Gehör findet. Die Verantwortung für die Versorgung eines Polytraumatisierten jedoch sollte im Hinblick auf die Koordination von Diagnostik, Therapie und Rehabilitation in den Händen des Unfallchirurgen liegen.

Der Beruf des Unfallchirurgen

Der Beruf des Unfallchirurgen erfordert neben dem Durchhaltevermögen in der langen Ausbildungszeit eine starke Persönlichkeit. Eine Persönlichkeit, meine Damen und Herren, die von einem ausgeprägten Gefühl der Menschlichkeit durchdrungen ist

– oder dies wenigstens sein müßte. Das Bildungsideal dieser Humanitas sollte durchaus auf der humanistischen Tradition des Okzident beruhen. Unser Bildungssystem jedoch berücksichtigt in ausreichendem Maße weder den humanitären noch den humanistischen Aspekt unserer kulturellen Verwurzelung. Die Wesenszüge der Berufswahl, Bekenntnis und Berufung, beispielsweise gehen denjenigen Generationen verloren, die in einer Durchschnittsnote schon die hinreichende Basis für die Wahl eines bestimmten Ausbildungsweges sehen. Job-Mentalität und automatisierte Routinen unterwandern den Beruf und Berufsalltag. Ärzte mit derart beeinflußter Arbeitshaltung sind es letzten Endes, die das Verhältnis Arzt-Patient – das Bewährungsfeld für Humanismus und Humanität – in ein schlechtes Licht rücken. Indem wir dies in Rechnung stellen, scheint uns auch im medizinischen Know-how-Transfer eine Freilegung gewisser Traditionen geboten, die für Lehr- und Lernrolle von Belang sind. Die Vorbildfunktion des Klinikleiters muß wieder stärker in den Vordergrund treten. Daß wir von den jungen Ärzten größere Achtung vor den Erfahrungen und Traditionen der „Alten" erwarten, bürdet den „Alten" nur um so konsequenter Verantwortung auf, die manch einen doch schon zu überfordern scheint. Dem entspricht die unbedingte Bereitschaft des Lernenden, seinen Mentor ernst zu nehmen, auch wenn ihm dies die kritische Auseinandersetzung mit der Materie nicht erspart. Ebensowenig wie die Rolle des Lehrers Unfehlbarkeit einschließt, gestattet die des Lernenden Besserwisserei. Gleichwohl, meine Damen und Herren, verdanken wir wesentliche innovative Impulse meist dem Bruch mit den Traditionen. Schätzen wir daher jenes anarchische Element aller Entwicklung nicht gering – „Der Kopf ist rund, damit das Denken seine Richtung ändern kann."

Praktisch steht die Weiterbildung vor mancherlei Problemen: nicht immer können die in der Weiterbildungsordnung festgelegten Mindestzeiten erfüllt werden. Die Krankenhausträger münzen diese Zeiten in limitierte Verträge mit den weiterzubildenden Assistenten um. Die daraus resultierende Unsicherheit, ob in der Vertragszeit auch die Weiterbildung abgeschlossen werden kann, führt unter den Assistenten zu Duckmäuserei und unerträglichem Konkurrenzkampf. Ich appelliere daher an alle weiterbildenden Chirurgen und Unfallchirurgen, ihre Abteilungen so zu strukturieren, daß die Weiterbildung nach Maßgabe der von den Fachgesellschaften und Ärztekammern festgelegten Kataloge und im Rahmen der angegebenen Zeiten wahrgenommen werden kann.

Die Krankenhausträger fordere ich dazu auf, die Weiterbildungsverträge zu verlängern und dafür zu sorgen, daß ausreichend Fachärzte an den Abteilungen beschäftigt werden, welche die Weiterbildung der Jüngeren mitzutragen fähig sind.

Trotz zunächst qualitätsmindernder Konsequenzen für die Unfallchirurgie sehe ich in der Europäischen Union vor allem für die junge Ärztegeneration eine verlockende Bildungschance. Freilich müssen dafür die organisatorischen und finanziellen Voraussetzungen geschaffen werden.

Betrachten wir nun aber die Tätigkeit des Unfallchirurgen: Sachkenntnis, logisches Denken, ein ausgeprägtes räumliches Vorstellungsvermögen, ungewöhnliches manuelles Geschick, Koordinations- und Kooperationsfähigkeit, geistige Flexibilität, Reaktionsschnelligkeit, Charakterstärke, eine an ethischen und moralischen Maßstäben orientierte Handlungskompetenz, großes Einfühlungsvermögen und Courage sind ihre Vorbedingungen.

Die Arbeit des Unfallchirurgen ist zeitintensiv, über alle Maßen komplex und beansprucht seine ganze Kraft. Diesem Druck vermag er nur in einem intakten persönlichen Umfeld standzuhalten. Wieviel von diesem persönlichen Umfeld läßt der Beruf aber noch unangetastet?! Mit wieviel Liebe, Anerkennung, oder wenigstens Verständnis für seine Tätigkeit darf der Unfallchirurg in seiner persönlichen Umgebung denn noch rechnen?!

Auf diesem Hintergrund muß auch die hohe körperliche und seelische Belastung des medizinischen Hilfspersonals gesehen werden. Um hier den Nachwuchs nicht zu verlieren, müssen wir für ein attraktives Berufsbild sorgen, indem wir u.a. die geeigneten technischen Hilfsmittel zur Verfügung stellen. Letztendlich aber sollte diese Arbeit einfach besser honoriert werden.

Daß in unserer Disziplin die 80- bis 120-Stundenwoche die Regel ist, will ich nicht beklagen, wohl aber davor warnen, die Bedingungen durch eine fortgesetzt restriktive Gesundheitspolitik weiterhin zu verschlechtern. Die geplante Reform steht im Widerspruch zu den sozialen und marktwirtschaftlichen Grundsätzen der Bonner Regierungsparteien. Daß Leistung sich lohne, führt diese Reform ad absurdum, indem sie schmerzhafte Einschnitte in die Honorierung der Leistungsträger unseres Berufsstandes vorsieht. Nach welchen Kriterien soll es ein leitender Arzt nachvollziehen, daß die Einkommensentwicklung z.B. Fabrik- und Bankdirektoren, aber auch Gastronomen oder Bäcker so sehr begünstigt? In welchem Verhältnis stehen diese Dienstleistungen zu derjenigen des Arztes? Scharf und meines Erachtens gerecht finden wir diesen Zustand im Editorial einer Fachzeitschrift kommmentiert. Da heißt es: „... damit sind die Prinzipien der Leistungsgesellschaft und der Freien Marktwirtschaft endgültig erledigt, da die normalen Prämissen der Wertigkeit, nämlich Leistung, Können und Wissen nicht mehr honoriert werden. Sozialismus von Rechts?!" – Ende des Zitats, meine Damen und Herren!

Unsere Leistungen werden von der Bevölkerung eingefordert und in Anspruch genommen. Dabei können das medizinisch Machbare und das volkswirtschaftlich Finanzierbare auseinanderklaffen. Zwischen beidem die jeweils angemessene Grenze zu ziehen ist indes nicht unsere Aufgabe, sofern wir als Ärzte handeln. In dieser Angelegenheit, meine Damen und Herren, sind Fragen zu erörtern, die mit der öffentlichen Parole „Kostendämpfung" unzulänglich, wenn nicht bewußt irreführend ausgedrückt sind. Unter tatkräftiger Beihilfe interessierter – und für die Kosteneskalation mitverantwortlicher politischer Kreise – ist das Bild des Mediziners coram publico bewußt verzerrt worden. Die in der Tat außerordentlich schwierige Aufgabe, ein aus verschiedenen Gründen viel zu teures und volkswirtschaftlich zum untragbaren Luxus gewordenes Gesundheitssystem zu durchforsten, um Kosten einzusparen, verlangt eine differenzierte Betrachtung. Eine Betrachtung, meine Damen und Herren, die sich der wirklich brennenden Frage stellt, welche Folgen die Kluft zwischen medizinisch Machbarem und volkswirtschaftlich Finanzierbarem für die ärztliche Betreuung der Bevölkerung haben wird.

Jenseits der öffentlichen Versorgung durch die Krankenkassen, auf dem freien Markt wird als Patient in den Genuß des Machbaren kommen, wer es sich leisten kann. Im Rahmen der gesetzlichen Krankenversorgung dagegen wird der Arzt zur Selektion gezwungen sein. Nach welchen Kriterien soll er vorgehen? Soll man sich auf Regelungen beziehen, wie sie in Kriegszeiten gelten? Es liegt die ungeheure Aufgabe vor uns, eine immer noch gute Versorgung für alle – ich betone: *alle* Patienten in den Grenzen des Finanzierbaren zu gestalten.

Es ist andererseits eine gefährliche Verfehlung, das Finanzierbare für das Optimale auszugeben. Die auf lange Sicht erwartbare Zweiklassen-Versorgung ist ja schon nationale Wirklichkeit, wenn man die alten mit den neuen Bundesländern vergleicht. Wir nehmen mit großer Freude zur Kenntnis, daß die Berufsgenossenschaften beschlossen haben, an zwei Standorten, nämlich in Halle und in Berlin-Mahrzahn Allgemeinkrankenhäuser mit berufsgenossenschaftlichen Unfallkliniken zu errichten. In Falkenstein im Vogtland wird eine Klinik für Berufskrankheiten entstehen.

Dafür, aber ebenso für die rasche und wirkungsvolle Einführung der gesetzlichen Unfallversicherung zollen wir den Berufsgenossenschaften höchste Anerkennung. Die fortlaufende Überführung Schwerstverletzter in westdeutsche Krankenhäuser – eine menschliche und materielle Hilfe, die wir sehr hoch schätzen – deckt in keiner Weise die notwendige unfallchirurgische Versorgung vorort. Man muß, alles in allem, befürchten, daß die erwähnte Selektion auf ökonomischem Wege zur Realität wird.

Dazu heißt es in einer großen deutschen Wochenzeitung: „Unter Philosophen, Ärzten und Gesundheitsökonomen läuft derzeit eine brisante Debatte, die sich um das Stichwort Rationierung dreht. Das klingt harmlos, aber dahinter steht die Frage, ob die Krankenkassen auch künftig jedem Patienten jede mögliche Behandlung bezahlen sollen. Anders gesagt: Das teure Gesundheitssystem saniert sich zu Lasten der Patienten. Die Kassen kommen aus den roten Zahlen, die Kranken schneller ins Grab.“ Zitatende. Restriktive Maßnahmen haben Qualitätseinbußen zur Folge, während mangelnde Qualität unweigerlich Folgekosten verursacht. Überprüft man genau, weshalb dieses Gesundheitssystem so teuer ist, wird man auch den Verwaltungsapparat der Krankenkassen auf die schwarze Liste setzen müssen. In seinen Aufsätzen über das ungehemmte Wachstum der Bürokratien behauptet der Verfasser, Northcote Parkinson, daß es keinen nachweisbaren Zusammenhang zwischen stetiger Vermehrung der Verwaltungsangestellten und -beamten einerseits und dem Arbeitspensum, geschweige denn der Effektivität andererseits gebe.

Der humanitäre Aspekt

Das unausgesetzte Bemühen darum, als Arzt menschlich zu handeln, verlangt nur eine sehr schlichte Überlegung von uns. Welche Anspruche würden wir selbst an die ärztliche Versorgung stellen, wenn uns oder jemandem, den wir lieben, ein Unglück zustößt?

Fachliche Kompetenz würden wir selbstverständlich erwarten und auf eine vertrauensfördernde und freundliche Atmosphäre hoffen.Wir wären sicher auch höchst befriedigt, wenn unsere interessierten, vielleicht kritischen Fragen geduldig und ohne jede Überheblichkeit beantwortet würden.

Diese auch aus rechtlicher Perspektive wünschenswerte Aufklärung kann jedoch vergeblich sein, wenn der Patient aufgrund bestimmter individueller Beeinträchtigungen außer Stande ist, die Erläuterungen zu verstehen.

Heilung erfährt auch Rückschläge. Es gilt dann, das Vertrauen zwar auch in den Arzt wiederherzustellen, aber vor allem in die eigene Zuversicht und Kraft des Patienten, die Genesung dennoch zu vollbringen.

Politische Implikationen

Meine Damen und Herren, die Rolle des Arztes im Erkrankungs- und Genesungsprozeß des Patienten ist facettenreich.

Die Krankenhaussituation führt zu einer spezifischen Vereinsamung. Dabei vertritt der Mediziner oftmals die Rolle eines Geistlichen. Seine Bedeutung für den Patienten liegt damit weit jenseits der Grenze, welche die medizinische Wissenschaft in Ausbildung und Praxis um sich errichtet. Beschreiben läßt sich diese Grenze mit den Begriffen Technologie, Naturwissenschaft und Datenverarbeitung – summa summarum: Fortschritt.

Der Philosoph Platon, deutete eine expandierende Heilkunst vor allem als alarmierendes Anzeichen für den Verlust von Gesundheit. Obwohl eine beeindruckend-apparativ unterstützte Diagnostik eine tatsächliche Beherrschung des Erzfeindes Krankheit suggeriert, plagt auch uns der leise Zweifel, ob dies im Umgang mit dem physiologischen, psychologischen und sozialen Phänomen Krankheit schon alles gewesen ist.

Es ist vielleicht notwendig, die geistigen Grundlagen der heutigen Medizin neu zu überdenken – gerade angesichts der jüngsten Gesundheitskatastrophe, die, von der Wohlstandsgrenze nur notdürftig ferngehalten, ante portas lauert.

Der Patient betrachtet die moderne Medizin als einen bloßen Symptomträger, zu dem es per Apparatur sich Zugang zu verschaffen gilt. Nicht, daß wir die außerordentlichen Segnungen der modernen medizinischen Gerätetechnologie unterschätzten oder gar verteufelten – auf zu vielen Gebieten und in zuvieler Hinsicht gelangt beispielsweise die computergestützte Diagnostik und Therapie zu aufsehenerregenden Resultaten.

Dennoch erlauben wir uns den Hinweis, daß Begriff und Selbstverständnis des Arztes weit über die Anwendung technischer Ausrüstung hinausgehen.

In einer technologisch hochentwickelten und nicht zuletzt deshalb kostenaufwendigen Medizin spricht die Politik ein gewichtiges Wort. Wo aber die Politik hineinregiert und mitbestimmt, metastasiert die Bürokratie und okkupiert den Mediziner – administrative Verpflichtungen zersplittern die medizinische Arbeitskraft. Natürlich wissen wir, daß die Medizin in ihrer heutigen Gestalt vom Staate nicht zu trennen ist. Resultate, Befunde, Forschungserfolge – gesichertes Wissen von heute wuchs indes – auch das sollten wir nicht vergessen – auf dem Boden schrecklichster historischer Gegebenheiten.

Die teils segensreiche, teils beengende und teils medizinische Fehlentwicklungen begünstigende staatliche Umklammerung, sollte uns Ärzte indes zu politischem Engagement anspornen. Was wir durchsetzen wollen, müssen wir mit deutlichen Worten und konkreten Alternativen zu Gehör bringen. Wir dürfen das politische Engagement bis hinein in die Berufspolitik nicht scheuen. Ebenso gibt es auf dem weiten Feld der öffentlichen Meinungsbildung viel für uns zu tun. Es darf den in medizinischer Hinsicht Halb- und Ungebildeten nicht weiterhin überlassen bleiben, die Öffentlichkeit mit unqualifizierten Kommentaren und Scheininformationen zu verunsichern und die Ärzteschaft zu diskreditieren. Schon aus Gründen der medizinischen Prävention müssen wir uns in der Öffentlichkeitsarbeit engagieren. Erobern wir Vertrauen zurück, das ohne unser Zutun, aber auch nicht gegen unseren energischen Widerstand zerstört worden ist.

Verschließen wir unsere Augen also weder vor der Tagespolitik, noch vor jener Politik, die in globaler Verflechtung den Wohlstand schützt und das Elend verwaltet. Gerade wir können doch die technologisch potenzierte Grausamkeit ihrer Kriege ermessen, wenn die Opfer, Soldaten und Zivilisten, in unsere Obhut gelangen. Dem Recht auf Leben sind wir Mediziner verpflichtet – nicht also auch den Rechten, die darauf aufbauen? Müssen nicht auch wir das Wort ergreifen in einer Zeit, in der gewalttätige Umtriebe in blindwütigem und verabscheuenswertem Haß die körperliche und seelische Unversehrtheit einer Gruppe von Menschen bedrohen, die man unter der äußerst fragwürdigen Kategorie „Ausländer" subsummiert?

Krieg und Vorkriegszeit in einem Atemzug.

Es sei daran erinnert, daß nach 1945 keine Stunde verstrich, in der nicht ein kriegsbedingter Schuß gefallen wäre. Es ist unsere Pflicht, die Stimme dort zu erheben und Hand anzulegen, wo es darum geht, dem medizinischen Ernstfall vorzubeugen.

Literatur

Hierholzer G, Hierholzer S (1989) Chirurgisches Handeln. Thieme, Stuttgart New York S 116
Kurbjuweit D (1992) Tödliche Grenzen. In: Die Zeit, 42/09.10.92, 5. 37
Morl H (1992) Editorial. Herz + Gefäße 9:379
Pannike A (1992) Zur Situation der chirurgischen Weiterbildung in Deutschland. DGU, Mitteilungen und Nachrichten 25, 23–28
Parkinson NC (1980) The Law. Boston
Platon Politeia (1958) 3. Buch, Abschn. 14 ff. (Schleiermacher-Übersetzung), Hamburg
Probst J (1992) Die Unfallchirurgie in der novellierten Muster-Weiterbildungsordnung. DGU Mitteilungen und Nachrichten, 25, 16–21
Schmit-Neuerburg KP (1989) Eröffnungsansprache. DGU. 53. Kongreß, Berlin

Der Präsident

Ich bitte Herrn Privatdozent Dr. Ekkernkamp um seinen Vortrag.

Aspekte der Unfallchirurgie aus der Sicht eines Jüngeren

A. Ekkernkamp

Chirurgische Universitätsklinik, Berufgenossenschaftliche Krankenanstalten „Bergmannsheil“ Bochum, Gilsingstr. 14, D-44789 Bochum, Bundesrepublik Deutschland

Sehr geehrter Herr Präsident Rahmanzadeh,

erlauben Sie mir, daß ich mich ganz herzlich für die Einladung zu dieser kurzen Rede bedanke. Es ist keineswegs selbstverständlich, daß an so exponierter Stelle des Kongresses einem jüngeren, nachgeordneten Arzt das Wort gegeben wird. Ich werte dies als Ihr ganz persönliches Zeichen an die nachfolgende Generation.

Meine sehr verehrten Damen und Herren, vor Antritt meiner Reise nach Berlin fanden sich zahlreiche Ratgeber. Die düsteren Wolken seien skizziert: Assistenten klagen über die neue Weiterbildungsordnung mit Komplizierung des Weges zum Schwerpunkt-Chirurgen; Chef einer Abteilung würden sie wohl nicht mehr, andererseits dürfte eine Niederlassung in patientenreichen Regionen nach dem 1. Januar 1993 nicht mehr möglich sein. Oberärzte kritisieren das kaum noch zu bewältigende Arbeitsaufkommen. In ihren Händen liege die Versorgung nahezu aller Regelleistungspatienten, sie müßten – zusammen mit den Assistenten – die von den Gewerkschaften bekämpfte 38,5 Stundenwoche innnerhalb von 2 Tagen absolvieren. Die seit 1969 nicht angepaßten Personalanhaltszahlen für den ärztlichen Dienst würden im wesentlichen auf ihrem Rücken ausgetragen. Bleibt das Votum der leitenden Ärzte mit entzogener Ermächtigung zur Teilnahme an der kassenärztlichen Versorgung. Das heißt, sie sehen – mindestens nach altem Recht – die von ihnen behandelten Patienten nach der Entlassung nicht mehr wieder. Mißerfolge erfahren sie nicht selten von Gutachterkommissionen oder Schlichtungsstellen für ärztliche Haftpflichtfragen, bei denen Verfahren gegen Unfall- und Viszeralchirurgen 40 bis 50% der Fälle ausmachen.

Herr Präsident, meine Damen und Herren, erlauben Sie mir eine Verschiebung des Blickwinkels.

Betrachten wir den Stellenwert der Unfallchirurgie: Zwar sind die berufsgenossenschaftlichen Kliniken nicht neu: jedoch wurde die Unfallchirurgie erst 1969 mit der Klinik von Herrn Professor Tscherne auch an Universitäten hoffähig. Ältere Kollegen erinnern an Zeiten, in denen der Geschickte Magen und Darm operieren durfte und der weniger Talentierte im Gipsraum oder Nachbehandlungsbereich die Versorgung unfallverletzter Patienten zu übernehmen hatte. Hier hat sich die Stellung geradezu revolutionär verändert: 1988 wurde auf dem Deutschen Ärztetag die Stärkung der Unfallchirurgie gefordert. Der Vorstand der Bundesärztekammer unter dem Präsidenten Karsten Vilmar hat dieses unterstützt. Inzwischen befassen sich Landtage und Fakultäten mit der Einrichtung weiterer unfallchirurgischer Lehrstühle. Immerhin verzeichnen wir heute im Bereich der alten Bundesländer 16 Lehrstühle für Unfallchirurgie

Hefte zu der Unfallchirurg, Heft 232
K. E. Rehm (Hrsg.)

und mindestens 195 selbständige unfallchirurgische Abteilungen.

Als Herr Kollege Mutschler 1986 von dem damaligen Präsidenten, Professor Hierholzer die Gelegenheit erhielt, an dieser Stelle das Wort zu ergreifen, mußte er feststellen, daß von namhafter Seite dem bereits tätigen Unfallchirurgen die Existenzberechtigung abgesprochen und der Gesamtchirurg propagiert wurde. Mutschler insistierte und wies darauf hin, daß aus Sicht des wissenschaftlichen Nachwuchses Spezialisierung und Subspezialisierung nicht Atomisierung, sondern Fortschritt bedeuten würden. Wenn wir uns zudem an die großen Sorgen der berufspolitisch aktiven Teilgebietschirurgen in der Weiterbildungsdiskussion der vergangenen 3 Jahre erinneren und heute feststellen können, daß ein Konsenz erzielt wurde, mit dem die chirurgischen Schwerpunkte unter dem gemeinsamen Dach der Chirurgie verbleiben, aber dennoch als Säulen gleichberechtigt nebeneinander Platz finden können, so werte ich dieses als großen Erfolg und als ausgezeichnete Basis für die künftige Tätigkeit unserer Generation.

Die Rahmenbedingungen sind gesteckt. Es wird nun an uns liegen, zum Partner von Viszeral-, Gefäß-, Plastischen und Kinderchirurgen zu werden, auf lange Sicht auch von Neuro- und orthopädischen Chirurgen.

Unfallchirurgie ist Chance und Herausforderung zugleich.

Die Behandlung häufig junger Schwerverletzter, die wenige Augenblicke vor dem Unfall ihrer Arbeits- oder Freizeitbeschäftigung nachgingen, die quoad vitam bedroht, aber in den Händen des Fachmannes einer restitutio ad integrum zugeführt werden können, stellt eine ständige, wohl lebenslang wirksame Droge dar. Die notwendige Motivation ist also vorhanden.

Weder der muskelkräftige Gipsmeister noch der reine Manualartist sind gefragt. Grundlagenforschung, das individuelle Abwägen der heute zahlreich zur Verfügung stehenden und miteinander konkurrierenden Behandlungsverfahren sind anspruchsvoll und locken begeisterungsfähigen Nachwuchs in unsere Kliniken. Ein weiteres darf nicht vergessen werden und dieses Lob gebührt nicht uns, sondern unseren Vorderen: Die Traumatologie des deutschsprachigen Raumes muß nicht nachvollziehen, sie ist Korrespondenzadresse auch für die Kollegen und Freunde in den übrigen EG-Ländern und in den Vereinigten Staaten von Amerika.

Meine Damen und Herren, mein Statement bedeutet nicht, daß wir die Augen verschließen dürfen vor gravierenden Problemen. Gerade unsere wissenschaftliche Fachgesellschaft, die Deutsche Gesellschaft für Unfallchirurgie, ist aufgerufen, auch nachwachsenden Generationen den Rahmen der beruflichen Freiheit zu sichern. Es muß auch künftig demjenigen, der sich niederlassen und auf hohem Niveau als Durchgangsarzt arbeiten möchte, möglich sein, gute Medizin zum Wohle der Patienten in eigener Praxis betreiben zu können. Das neue Gesetz wird diese Chirurginnen und Chirurgen ab 1993, spätestens aber ab 1999 hart treffen.

Besonders in dieser Zeit sollten sich die Leitenden Ärzte ihrer hohen Verantwortung als Weiterbilder bewußt sein. Das Heranführen an Inhalte des Faches, an Diagnostik, konservative und operative Therapie sowie das Sensibilisieren für Probleme kann nicht zufälliges Nebenprodukt der Assistentenzeit sein; es bedarf der sinnvollen Strukturierung. Ein weiteres Hinauszögern der Facharztanerkennung im Schwerpunkt Unfallchirurgie nach 13jähriger Schulzeit, Wehrpflicht, mindestens sechsjährigem Studium, PJ, AiP und fünfjähriger Weiterbildung zum Arzt für Chirurgie ist nicht zu akzeptieren. Die Konkurrenzfähigkeit innerhalb der EG steht auf dem Spiel. Herrn Professor Rahmanzadeh danke ich für seine Unterstützung in der Präsidentenrede sehr.

Das in der Welt einmalige System der Absicherung von Arbeits- und Wegeunfällen durch eine gesetzliche Unfallversicherung muß erhalten bleiben. Das begrüßenswerte Ziel des Zusammenwachsens der europäischen Völker sollte nicht zur Aufgabe dieser für die Unfallverletzten und berufserkrankten Patienten so wichtigen Institution führen.

Ebenfalls nicht einverstanden sind wir mit der noch im Raum stehenden neuen Dienstleistungsgesetzgebung der EG. Eine Erfolgshaftung kann nicht übernommen werden. Dieses sowie die kontinuierliche Beweislast auf seiten des Chirurgen würde in den verhängnisvollen Weg der defensiven, risikoarmen, schließlich aber gestrigen und nur noch reagierenden Medizin führen.

Keineswegs erwarten wir das Errichten von Schutzzäunen. Ein aktives Vorgehen zum Wohle des häufig schwerverletzten Patienten darf uns aber nicht verwehrt werden!

Den Studenten und Assistenten muß klar sein, daß die Entscheidung für eine junge Disziplin Vor- und Nachteile hat. Zugegebenermaßen gibt es noch immer infrastrukturelle Mängel: eine internmedizinische Abteilung finden Sie an jedem Krankenhaus. Auch die Geriatrie ist angesichts der demographischen Entwicklung unserer Gesellschaft eine sichere Bank.

Faszinierend aber ist unser Spektrum: Professor Weller hat es anläßlich des Chirurgenkongresses 1991 so definiert: Der Unfallchirurg ist nicht Organspezialist, sondern Fachmann für das Trauma.

Für mich heißt das: unsere Verantwortung für den Verletzten reicht vom Unfallort über Operationssaal und Intensiveinheit bis hin zur Rehabilitation und Begutachtung.

Die Weichen jedoch für diese anspruchsvolle Aufgabe werden nicht von Gesetzen, Weiterbildungsordnungen oder vertraglichen Abgrenzungen gestellt. Maßgeblich ist allein die fachliche und menschliche Qualifikation des Einzelnen.

Wer schließlich bei diesem Spektrum noch weitere Kräfte mobilisieren kann, dem bietet die unfallchirurgische Forschung ein weites Betätigungsfeld. Biokompatibilität, die Oberflächenbeschaffenheit von Implantaten, die Immunlage unfallverletzter und operierter Patienten, die Reaktion auf eingetretene Knocheninfekte, die Prävention des Multiorganversagens beim Polytrauma werfen Fragen auf, die noch beantwortet werden müssen.

Meine Damen und Herren, der Präsident hat ein Zeichen gesetzt, indem er uns, die jüngere Ärzteschaft, bei der Eröffnung und im Programm der Tagung besonders zu Wort kommen läßt. Wir sollten diese Aufforderung nutzen und gemeinsam mit unseren Lehrern die Bedingungen für die moderne Unfallchirurgie des Jahres 2000 schaffen. Von unseren Chefs erhoffen wir uns, daß sie ihre eigenen Lehrjahre noch nicht vergessen haben und uns als ernstzunehmende Partner akzeptieren.

Vielen Dank.

Der Präsident

Vielen Dank, Herr Ekkernkamp. Ich freue mich, daß die Ansichten und Meinungen der Jüngeren doch nicht so sehr von denen der „Alten“ abweichen.

Ich bitte jetzt Herrn Professor Probst um seinen Vortrag zum 200. Geburtstag von Johann Friedrich Dieffenbach.

Ehrengedenken für Johann Friedrich Dieffenbach (1792–1847)

J. Probst

Berufsgenossenschaftliche Unfallklinik Murnau, Prof.-Küntscher-Str. 8, D-82418 Murnau/Staffelsee, Bundesrepublik Deutschland

Johann Friedrich Dieffenbach (Abb. 1) ist vor 200 Jahren in Königsberg in Preußen geboren worden. Die Deutsche Gesellschaft für Unfallchirurgie gedenkt des großen Chirurgen, des unermüdlichen klinischen Forschers, des ästhetischen akademischen Lehrers, des heiteren Menschen, des liebenswürdigen Kollegen und des erfindungsreichen Schöpfers zahlreicher Operations- und Behandlungsverfahren, die schon vor dem Aufbruch der neuzeitlichen Chirurgie von der Reaktion auf allfällige Notzustände weg- und zielbewußt zu der Ära der Wiederherstellung hingeführt hat.

Johann Friedrich Dieffenbach ist einen eigenwilligen Weg zum Arzt und Chirurgen gegangen. Nach dem mit 29 Jahren in Berlin abgelegten Staatsexamen war die akademisch-wissenschaftliche Chirurgie nicht sein unmittelbares Ziel, sondern

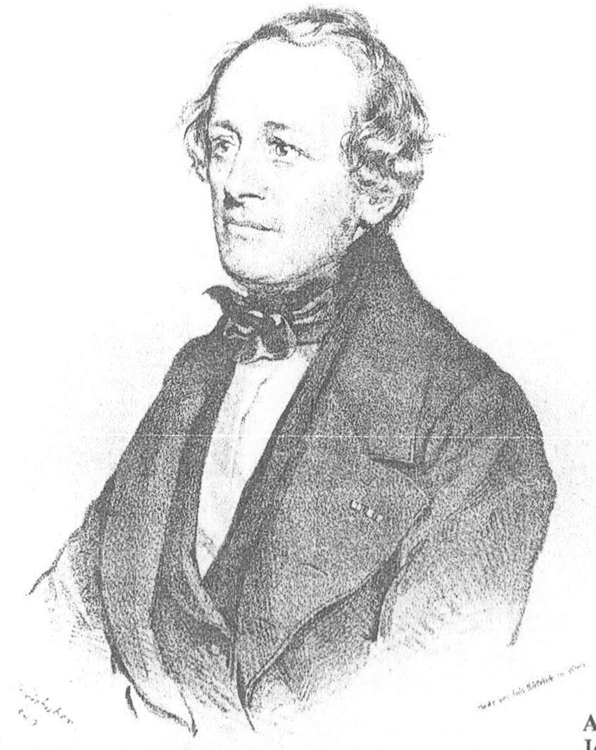

Abb. 1. Johann Friedrich Dieffenbach

Hefte zu der Unfallchirurg, Heft 232
K. E. Rehm (Hrsg.)

zunächst wurde er ein alsbald gesuchter und beliebter praktizierender Arzt, was zu dieser Zeit vorwiegend chirurgische Praxis bedeutete. Mit diesen Erfahrungen kehrte er an die Friedrich-Wilhelms-Universität zurück und wandte sich im Rahmen der ganzen verfügbaren Chirurgie mit besonderem Eifer auch plastischen Operationen zu.

Seit 1840 Direktor der Chirurgischen Universitätsklinik in der Ziegelstraße, hat er in den ihm noch verbleibenden 7 Lebensjahren practicando, docendo et scribendo eine moderne Chirurgie gelehrt, die man nachgehend in Übereinstimmung mit der Baukunst als Klassik bezeichnen kann und die ganz verschieden ist von der barocken Chirurgie der voraufgegangenen zwei Jahrhunderte. Unter seinen Augen und Händen ist die Chirurgie aus der deskriptiv-theoretischen, von der historischen Mitteilung beherrschten Phase herausgetreten in die Praxis der dem Patienten klinischen Erfolg versprechenden, systematisch angewandten, helfenden, erhaltenden und rekonstruktiven Chirurgie. Im wesentlichen blieb Dieffenbach unbeeinflußt von der alten Kriegschirurgie der Revolutions- und Befreiungskriege. Buchstäblich schuf er sich eine neue, an den Ereignissen der Zeit ausgerichtete Chirurgie; er bezog seine Erfahrungen nicht mehr vom Schlachtfeld. Die neue Kriegschirurgie der Mitte des 19. Jahrhunderts, die mit dem Namen seines engsten chirurgischen und persönlichen Freundes Georg Louis Stromeyer verbunden ist, hat er jedoch stark beeinflußt.

Dieffenbach hat frühzeitig die Notwendigkeit des wissenschaftlichen Austausches erkannt. Im ersten Band seiner 1845 erschienenen „Operativen Chirurgie" hat er beschrieben, die deutsche Chirurgie verdanke ihre Höhe dem „gemeinsamen innigen Zusammenwirken der deutschen Chirurgen untereinander" [1]. Eine wissenschaftliche chirurgische Gesellschaft existierte noch nicht, einziges Forum war die Versammlung der Gesellschaft Deutscher Naturforscher und Ärzte, bei welcher Gelegenheit Dieffenbach und Stromeyer 1830 einander kennenlernten. Romantisierend schrieb er: „Der Raum ist verschwunden, statt geträumter kalter Persönlichkeit tritt uns die im ersten Augenblicke befreundete Gestalt entgegen und aller Hader hat ein Ende." [1]

Daß die chirurgische Operation nicht die Leistung eines einzelnen bleiben, sondern ein Gemeinschaftswerk sein werde, hat Dieffenbach in seiner wenig bekannten „Anleitung zur Krankenwartung" vorausbeschrieben und darin zugleich „Wärtern und Wärterinnen" eine frühe Anerkennung ausgestellt mit den Worten: „Bei chirurgischen Operationen fallen allerlei Hülfeleistungen vor, welche man vom Wärter begehrt, er bringt den Kranken, welcher operirt werden soll, auf den Operationstisch und nach der Operation wieder in's Bette. Er hört das Schmerz- und Angstgeschrei, er sieht das Blut fließen, er soll Wasser zutragen, Schwämme hinreichen, Blut aufwaschen, die Wunde sehen, und doch soll er ruhig und unverzagt dastehen und mit Besonnenheit handeln. Der Kranke begehrt wohl bei der Operation die Hand seines treuen Wärters um sie zu drücken und Trost von ihm zu begehren" [2].

Oberflächliche Betrachter meinen, Dieffenbach sei nur ein „plastischer Chirurg" gewesen. Richtig ist, daß er plastische Operationsverfahren ersonnen und erfolgreich angewandt und nachfolgenden Generationen von Chirurgen, Orthopäden, Ophtalmologen, Laryngologen und Kieferchirurgen brauchbare Methoden hinterlassen hat; richtig ist auch, daß einzelne seine Verfahren weitergetragen haben. Dennoch ist es eine Tatsache, daß unmittelbar eine Kontinuität nicht entstanden ist, sondern erst

Erich Lexer insbesondere im und nach dem 1. Weltkrieg dieses Arbeitsgebiet aufgegriffen und weiter entwickelt hat.

Schon 1829 hatte Dieffenbach in seiner „Wiederherstellung zerstörter Theile des menschlichen Körpers nach neuen Methoden" geschrieben: „Die Wiederherstellung und Verbesserung verstümmelter Theile des Körpers, besonders des menschlichen Angesichts, sind von solcher Bedeutsamkeit, sowohl für den Verstümmelten selbst, als auch für die menschliche Gesellschaft überhaupt, daß auch die geringste Förderung der Kunst der Bekanntmachung werth ist" [3]. Daher ist es zutreffender, Dieffenbach an den Beginn der Wiederherstellungschirurgie, die heute in zahlreichen Gebieten und Schwerpunkten eine große und immer mehr zunehmende Rolle spielt, zu stellen.

Obwohl Dieffenbach, gemessen an der kurzen Spanne seines Lebens, ungewöhnlich viele und reichhaltige schriftliche Zeugnisse seines Denkens und Handelns hinterlassen hat, gründete er keine Schule. Und doch spricht aus seinen Werken stets die Sorge um den chirurgischen Nachwuchs, die sich in mancher noch heute achtbaren Sentenz ausdrückt, etwa dem auf die Chirurgie übertragenen Zitat eines berühmten Feldherrn (dessen Namen er nicht angegeben hat): „Die Kriegskunst liegt nicht in den Waffen, sondern in den Beinen, ebenso liegt die Chirurgie nicht in den Werkzeugen, sondern in den Händen. Die schwierigsten Operationen werden gerade am besten mit den einfachsten Instrumenten verrichtet, und die schwersten Verletzungen mit den einfachsten Verbänden geheilt" [4].

Dieffenbach war allem Neuen gegenüber aufgeschlossen. Er wußte, daß auch die chirurgische Zeit nicht stehenbleibt. Mit einer noch heute verständlichen Kritik hat er dem „Aether gegen den Schmerz" sein letztes Buch gewidmet. Eingangs heißt es darin „Der schöne Traum, daß der Schmerz von uns genommen, ist zur Wirklichkeit geworden" [5].

In diesen Tagen jährte sich sein Todestag zum 145. Male. Alexander von Humboldt richtete an Dieffenbachs Witwe die Worte: „Dieser Tag gehört zu den trauervollsten meines vielbewegten Lebens" [6].

Das Erscheinen des 2. Bandes seiner „Operativen Chirurgie" erlebte Dieffenbach nicht mehr. Sein Neffe Julius Bühring bemerkte als Herausgeber im Geleitwort, dieses Werk lasse Dieffenbach unverändert in unserer Mitte fortleben, was er geleistet, trage das Gepräge des Genies :

„Einfachheit und Wahrheit" [7].

Literatur

1. Dieffenbach JF (1845) Die Operative Chirurgie, erster Band Brockhaus, Leipzig S 14
2. Ders (1832) Anleitung zur Krankenwartung. Hirschwald, Berlin (§ 29, S 24 f)
3. Ders (1829) Chirurgische Erfahrungen, besonders über die Wiederherstellung Zerstörter Theile des menschlichen Körpers nach neuen Methoden. Enslin, Berlin (Vorrede)
4. Ders (1830) JF. Henkels Anleitung zum chirurgischen Verbande. Von neuem bearbeitet und mit Zusätzen vermehrt. In Commission der Aloys Doll'schen Buchhandlung, Wien:(Vorrede)
5. Ders (1847) Der Aether gegen den Schmerz. (Der Ertrag ist für die Armen bestimmt). Berlin. In Commission bei A. Hirschwald, Berlin S 1

6. Genschorek W (1982) Wegbereiter der Chirurgie. 2. Aufl. Hirzel Verlag BSB BG . Teubner, Verlagsgesellschaft, Leipzig S 114
7. Bühring J (1848) In: „Die Operative Chirurgie“ von Johann Friedrich Dieffenbach, 2. Bd. Brockhaus, Leipzig (Vorrede)

Der Präsident

Vielen Dank, Herr Probst.

Totenehrung

Wir trauern um die im letzten Jahr verstorbenen Mitglieder unserer Gesellschaft. Unter ihnen war auch Professor Ilisarow, der erst letztes Jahr zum Korrespondierenden Mitglied ernannt worden war. Seine Pionierarbeit war genial. Die Unfallchirurgie von heute ist ohne seine hervorragenden Ideen und Methoden undenkbar.

Ich bitte Sie sich zum Gedenken zu erheben.

Danke.

Totentafel

Dr. Hans Birkner, Nürnberg
Dr. Karl Brunner, Gräfelfing
Dr. Fritz Coester, Aachen
Dr. Josef Engels, Vierssen
Dr. Harald Evensen, Oslo
Prof. Dr. Faubel, Dassendorf
Prof. Dr. Gelbke, Limburgerhof
Dr. Walter Giensch, Hamburg
Dr. Otto Götz, Tutzing
Prof. Dr. Hans Ulrich Graff, Herne
Prof. Dr. Johannes Hirschmann, Tübingen
Prof. Dr. Gabriel A. Ilisarow, Kurgan
Dr. Karl-Heinz Korte, Freiburg
Dr. Jürgen Kraus, Fernwald
Dr. Jürgen Kruse, Hamburg
Prof. Dr. Leonhard Löffler, Bamberg
Dr. Hilmar Luther, Berlin
Dr. Werner Opitz, Gütersloh
Dr. Hans.-H. Petersilie, Hamburg
Dr. Wolfgang Pfarschner, Dillenburg
Prof. Dr. Dr. Eduard Schmid, Stuttgart
Dr. Theodor Schultheis, Bad Wildungen
Dr. Hans Seele, Bremen
Prof. Dr. Anton Thelen, Freiburg
Dr. Rudolf Traeger, Sinzig-Bodendorf
Dr. Erich Ueberfeldt, Hamm
Dr. Hans-Joachim Zierach, Lilienthal-Falkenberg

Hefte zu der Unfallchirurg, Heft 232
K. E. Rehm (Hrsg.)

Ehrungen

Wir kommen nun zu der angenehmsten Aufgabe eines Präsidenten: Den Ehrungen.

Mit der goldenen Ehrennadel der Deutschen Gesellschaft für Unfallchirurgie möchten wir Herrn Klaus Hug und Herrn Hans-Jürgen Gühne ehren.

Ich darf Herrn Gühne und Herrn Hug zu mir bitten.

Ich komme nun zur Ehrung von Herr Hans-Jürgen Gühne, Geschäfsführer der Firma Synthes Bochum. Herr Gühne pflegt eine beispielhafte Zusammenarbeit mit allen, in der Unfallchirurgie tätigen Ärzten. Über 100 Kongresse, AO-Kurse und zahlreiche OP-Personal-Kurse wurden von ihm organisiert und durchgeführt.

1985 wurde er als außerordentliches Mitglied in die Deutsche Sektion der AO-International aufgenommen. Seit 1989 ist er Mitglied der Technischen Kommission der Deutschen Sektion der AO-International.

Die Fachzeitschrift „OP-Journal" wird unter anderem von H. J. Gühne und Klaus Hug herausgegeben. Seit 1990 betreut Herr Gühne auch die neuen Bundesländer. Für sein großartiges Engagement in der Unfallchirurgie wird Herr Gühne mit der goldenen Ehrennadel unserer Gesellschaft ausgezeichnet.

Ich verlese die Urkunde:

Die Deutsche Gesellschaft für Unfallchirurgie e.V. verleiht
Herrn Hans-Jürgen Gühne
Geschäftsführer der Synthes/Mathys GmbH Bochum
für seine außerordentlichen Verdienste um die
Unfallchirurgie die Goldene Ehrennadel

Eltville, den 26. Juni 1992

Der Generalsekretär Der Präsident

Ich komme nun zur Ehrung von Herrn Klaus Hug. Herr Klaus Hug ist Geschäftsführer der Firma Hug-Straumann GmbH in Umkirch-Freiburg. Von 100 OP-Personal-Kursen, 38 Basiskursen und Seminaren, 225 Klinikworkshops, und 50 Hospitationen, die von Klaus Hug durchgeführt wurden, konnten ca. 25.000 Ärzte und medizinisches Hilfspersonal profitieren. Die Fachzeitschrift „OP-Journal" wird unter anderem von Klaus Hug zusammen mit Hans-Jürgen Gühne herausgegeben. Herr Hug ist Mitglied der großen technischen Kommission der AO-International und der deutschen Sektion

Hefte zu der Unfallchirurg, Heft 232
K. E. Rehm (Hrsg.)

der AO-International, Mitglied der technischen AO und außerordentliches Mitglied der Deutschen Gesellschaft für Unfallchirurgie. Seit Öffnung der Grenze übernimmt die Firma Hug-Straumann GmbH die Finanzierung von Stipendien für Ärzte aus den neuen Bundesländern. Für sein großartiges Engagement in der Unfallchirurgie wird Herr Klaus Hug mit der goldenen Ehrennadel unserer Gesellschaft ausgezeichnet.

Ich verlese die Urkunde:

Die Deutsche Gesellschaft für Unfallchirurgie e.V. verleiht
Herrn Klaus Hug
Geschäftsführer der Firma Hug-Straumann GmbH in Umkirch-Freiburg
für seine außerordentlichen Verdienste um die
Unfallchirurgie die Goldene Ehrennadel

Eltville, den 26. Juni 1992

Der Generalsekretär Der Präsident

Dear Prof. Sarmiento

I am very happy to welcome you today. Your continious efforts, strong mind, large experience, intensive and successful work in the field of „Conservative Therapie in Traumatology" are admireable.

You maintained a cool head – and that was really neccessary in times – when everybody else grabbed the scalpel. A comparing discussion, considerate and logical, whether to choose a conservative or a surgical therapy, was also the result due to your work.

I now have the honor to hand you this certificate in the name of the german Association of Traumatology. We would like you to be a corresponding member of our association and are looking forward to a continious and successful cooperation.

Verehrter Herr Prof. Sarmiento

Ich freue mich sehr, Sie heute hier begrüßen zu können.

Ihre Einstellung, große Erfahrung, sowie Ihre intensive und erfolgreiche Arbeit auf dem Gebiet der konservativen Therapie in der Traumatologie ist bewundernswert. Sie behielten eine klaren Kopf in Zeiten, in denen sich die meisten auf die operative Therapie verlegten. Eine vergleichende, logische und bedachte Diskussion über konservative versus operative Therapie ist auch durch Ihre Arbeit ermöglicht worden.

Das wissenschaftliche Werk von Prof. Sarmiento umfaßt mehr als 100 Publikationen und Buchbeiträge. Er präsidiert derzeit der „American Association of orthopaedic Surgeons". Zahlreiche nationale und internationale Mitgliedschaften und Vorstandstätigkeiten vervollständigen das Bild. Prof. Sarmiento ist bereits Ehrenmitglied verschiedener international anerkannter Fachgesellschaften.

Ich habe jetzt die Ehre, Ihnen hier diese Urkunde im Namen der Deutschen Gesellschaft für Unfallchirurgie zu überreichen und Sie zum Korrespondierenden Mitglied zu ernennen.

Der Text der Urkunde lautet:

Die Deutsche Gesellschaft für Unfallchirurgie e.V. ernennt
Herrn Professor Augusto Sarmiento, M.D.
University of Southern California,
School of Medicine, Los Angeles, California
in Anerkennung seiner außerordentlichen Verdienste
um die Unfallchirurgie
zu ihrem Korrespondierenden Mitglied

Eltville, den 26. Juni 1992

Der Generalsekretär Der Präsident

Zu ihrem Korrespondierenden Mitglied ernennt die DGU Herrn Prof. Dr. med. Friedrich Paul Magerl. Insofern wir Unfallchirurgen ein gehöriges Maß handwerkliches Geschick in den Beruf mitbringen müssen, war Fritz Magerl von Haus aus doppelt gesegnet. Daß er diese Seite seiner Qualifikation bis dato um ein großartiges wissenschaftliches Werk bereicherte, zeigt schon ein flüchtiger Blick auf die Stationen seines Lebensweges.

Den größten Teil seiner Aus- und Weiterbildung absolvierte er in Graz: Anatomie bei den Professoren Hafferl und Thiel, Allgemeine Chirurgie bei Prof. Spath, Unfallchirurgie und Orthopädie bei den Professoren Spath und Müller. Seit 1968 wirkte Friedrich Paul Magerl am Kantonspital zu St. Gallen. In der Abteilung für Orthopädische Chirurgie vertiefte er seine Kenntnisse auf dem Gebiet der Orthopädie und Traumatologie bei Prof. Weber, der ihn ebenso in den Neurochirurgischen Gebieten anleitete. Von 1971 bis 1986 zunächst leitender Arzt und stellvertretender Chefarzt, avanciert er 1987 zum Chefarzt in dem Orthopädisch-chirurgischen Kantonspital.

Mit 725 weltweit gehaltenen Vorträgen und 160 Publikationen trug er zum wissenschaftlichen Fortschritt der Disziplin bei. Seine Hauptarbeit leistete und leistet er dabei in allen Gebieten der Orthopädie und Unfallchirurgie. Sein Schwerpunkt liegt, weltweit anerkannt, auf dem Spezialgebiet der modernen Behandlungsmethoden bei Verletzungen der Wirbelsäule und deren Klassifikation. Mitgliedschaften in verwandten Fachgesellschaften, Herausgeberarbeit bei Fachzeitschriften, Auszeichnungen internationaler Fachassoziationen und weitere speziellere Funktionen und Ämter begleiten einen Mann, einen zweifellos bedeutenden Unfallchirurgen und Orthopäden, an diesen Ort, damit wir ihn, unserem Votum gemäß, ehren und würdigen, indem wir ihn zum Korrespondierenden Mitglied unserer Gesellschaft ernennen.

Der Text der Urkunde lautet:

Die Deutsche Gesellschaft für Unfallchirurgie e.V. ernennt
Herrn Professor Dr. med. Fritz Magerl
Klinik für Orthopädische Chirurgie des Kantonspitals St. Gallen
in Anerkennung seiner außerordentlichen Verdienste
um die Unfallchirurgie
zu ihrem Korrespondierenden Mitglied

Eltville, den 26. Juni 1992

Der Generalsekretär Der Präsident

Jacques Meine wurde am 15.Sept. 1935 in Berlin geboren. In Lausanne ging er zur Schule und studierte er. 1971 erwarb er dort den Titel Facharzt für Chirurgie und war Schüler von Prof. Allgöwer, zunächst in Chur, später in Basel, ab 1969 dann als sein Oberarzt. 1973 bis 1989 war er als freipraktizierender Chirurg im Rahmen einer chirurgischen Gemeinschaftspraxis in Basel tätig. Seit 1989 ist er Chefarzt der Schweizerischen Privaten Kranken- und Unfallversicherungen. Ebenfalls ab 1989 hat er das Amt des Präsidenten der Schweizerischen Gesellschaft für Unfallmedizin und Berufskrankheiten inne. Sein wissenschaftliches Wirken ist in zahlreichen Publikationen zum Ausdruck gekommen. Dr. Jacques Meine hat sich insbesondere um die Zusammenarbeit der deutschen, österreichischen und schweizerischen Unfallchirurgen verdient gemacht. Zuletzt besonders als Präsident der Schweizerischen Gesellschaft für Unfallchirurgie im letzten Jahr, insbesondere anläßlich der gemeinsamen Tagung der deutsch- österreichisch- schweizerischen Unfallchirurgen. Für diese Verdienste möchten wir ihn heute ehren und zum Korrespondierenden Mitglied ernennen.

Der Text der Urkunde lautet:

Die Deutsche Gesellschaft für Unfallchirurgie e.V. ernennt
Herrn Dr. med. Jaques Meine
Chefarzt der Schweizerischen Vereinigung
privater Kranken- und Unfallversicherer Basel
in Anerkennung seiner außerordentlichen Verdienste
um die Unfallchirurgie
zu ihrem Korrespondierenden Mitglied

Eltville, den 26. Juni 1992

Der Generalsekretär Der Präsident

In dem wir die Dieffenbach-Büste verleihen, fassen wir bestimmte Qualitäten ins Auge: wissenschaftlichen Pioniergeist, Entwicklungsfreude und die Offenheit neugieriger Forschung. Die Wahl mußte auf einen herausragenden Wissenschaftler und glänzenden Arzt fallen. Daß sie in Prof. Dr. Walter Blauth darüber hinaus auf einen Freund fiel, erfüllt mich mit großer Freude.

Nach intensiver chirurgischer Ausbildung unter Prof. Dr. Lindemann an der Universitätsklinik Heidelberg wird er 1962 Facharzt für Orthopädie. 1963 wechselt er an die Orthopädische Uniklinik Tübingen, wo er seine Arbeit unter dem damaligen Oberarzt Prof. Mau fortsetzt. Er habilitiert im Jahre 1967 mit einer Arbeit über den „Kongenitalen Femurdefekt", und 1972 folgt er dem Ruf auf den Lehrstuhl für Orthopädie an der Christian Albrechts Universität Kiel. Am 1.11.1990 wird er emeritiert. Überragenden Forschergeist und wissenschaftliche Präzision dokumentiert Prof. Blauth in über 200 Orginalarbeiten zu speziellen orthopädisch-chirurgischen Fragen.

Geehrt wird er für seine hochgeschätzten Verdienste um die Unfallchirurgie und um unsere Gesellschaft, der er ebenso verbunden ist wie der Deutschen Gesellschaft für Orthopädie. Pioniergeist, theoretische Klarheit und praktischen Sinn bewies er mit seinen zahlreichen Neuerungen bei der Entwicklung von Operationsmethoden in der plastischen Knie- und Mißbildungschirurgie. Als qualifizierter Didakt firmierte er mit zwei ins Japanische, Italienische und Englische übersetzten Operationsatlanten über die Knie-Chirurgie bzw. über Fehlbildungen der Hand. Er ist Herausgeber und Redakteur der Zeitschrift „Operative Orthopädie und Traumatologie". Das gesamte wissenschaftliche, didaktische und klinische Werk verlangt die Auszeichnung eines solchen Mannes, die wir mit der Überreichung der Dieffenbach-Büste an Herrn Prof. Walter Blauth zu erfüllen hoffen.

Der Text der Urkunde lautet:

Die Deutsche Gesellschaft für Unfallchirurgie e.V.
verleiht aus Anlaß ihrer 56. Jahrestagung
am 18. November 1992 in Berlin
auf einstimmigen Beschluß des Präsidiums
Herrn Professor Dr. med. Walther Blauth
em. Direktor der Orthopädischen Universitätsklinik Kiel
in dankbarer Würdigung seiner außerordentlichen Verdienste
um die Unfallheilkunde
die Johann-Friedrich-Dieffenbach-Büste

Eltville, den 26. Juni 1992

Der Generalsekretär Der Präsident

Prof. W. Blauth

Ich danke, meine Damen und Herren, der Deutschen Gesellschaft für Unfallchirurgie und ihrem Präsidenten sehr herzlich für diese hohe Auszeichnung. Ich freue mich sehr darüber und bin stolz darauf, daß mir diese große Ehre als Orthopäde zuteil geworden ist. Als Teilhaber an dieser Auszeichnung sehe ich aber auch meine früheren Assistenten, denen ich zu großem Dank verpflichtet bin.

Teilhaberin ist dabei aber auch meine Familie, insbesondere meine Frau, und ich freue mich, daß ich ihr einmal in aller Öffentlichkeit ganz herzlichen Dank dafür sagen darf und kann, daß sie mich ein Leben lang so selbstlos unterstützt hat. Als ganz besondere Freude empfinde ich es, daß ich die Auszeichnung von einem Freunde verliehen bekam. Noch einmal vielen herzlichen Dank.

Der Präsident

Zum Ehrenmitglied wird Professor Probst ernannt, Direktor der Berufsgenossenschaftlichen Klinik in Murnau.

Prof. Probst, Berliner der Abstammung nach, das heißt, seinen familiären Ursprung darf er bei jenen Vorfahren suchen, die Berlin dereinst gegründet und in den nachfolgenden Generationen das Wohl der Stadt besorgten. Prof. Probst, 1927 in Hannover geboren, studierte dortselbst und in Mainz Medizin und Naturwissenschaften. Seine chirurgische Weiterbildung nahm er 1954 bei Prof. Lob, damals im Krankenhaus Sanderbusch auf. Er folgte seinem klinischen Lehrer 1955 an die Unfallklinik in Murnau. Drei Jahre später wechselt er an die Chirurgische „Klinik Rechts der Isar", wo er 1961 bei Prof. Maurer den Facharzt für Chirurgie machte.

Von 1962 an finden wir ihn wieder in der Unfallklinik Murnau, deren Leitung er ab 1969 als ärztlicher Direktor übernimmt. Mit glücklicher Hand und unnachahmlichen Können baut er diese 10 Disziplinen umfassende BG-Klinik zu der in fachlicher Hinsicht am weitesten gegliederten Unfallklinik in Deutschland aus. 1972 habilitierte sich Prof. Probst über „Reosteosynthesen langer Röhrenknochen" an der Technischen Universität München. Dort ernennt man ihn 1977 zum außerplanmäßigen Professor. Im selben Jahr wurde er Präsident der Deutschen Gesellschaft für Plastische- und Wiederherstellungschirurgie. 1982 präsidiert er unserer Gesellschaft und 1984 wählt man ihn zum Präsidenten der Bayerischen Chirurgenvereinigung.

Seine vielseitigen Talente und Fertigkeiten, sein organisatorisches Geschick und seine besonderen wissenschaftlichen Qualitäten stellt er 1975 bis 1980 als Generalsekretär und in dieser Funktion seit 1989 erneut in den Dienst unserer Gesellschaft. Über 300 Publikationen zählt sein wissenschaftliches Oeuvre, in dem Prof. Probst sich häufig und erhellend mit dem heiklen und undankbaren Thema der Begutachtung von Arzthaftpflichtfragen beschäftigt. Einen Mann von solchen Meriten zu würdigen ist uns Verplichtung und Ehre, besonders da er sich so sehr um die Unfallchirurgie und, deren Verbesserung und Verbreitung beharrlich verfolgend, auch um die Deutsche Gesellschaft für Unfallchirurgie verdient gemacht hat.

Für die jüngste Zeit sei aus den außergewöhnlichen Leistungen dieses Mannes die Integrationsarbeit hervorgehoben, mit der er der Eingliederung der Kolleginnen und Kollegen aus den neuen Bundesländern den Weg in unsere Gesellschaft ebnete. Auch ihm haben wir die so dringend notwendigen Änderungen in der novellierten Musterweiterbildungsordnung zu verdanken: denn nun sind wir Unfallchirurgen gleichgestellt im Rahmen aller chirurgischen Teilgebiete.

Den Erhalt der Unfallchirurgie und die Sicherung Ihrer Qualität im Rahmen des Europäischen Einigungsprozesses zu verteidigen, finden wir keinen geeigneteren als Prof. Probst, der auch auf diesem Gebiet im Begriff ist, das Notwendige und mehr als das Notwendige zu tun. Es bleibt mir, mit der Geste dieser Ehrung, dem rechten

Mann am rechten Ort und, wie ich hoffe, zur rechten Zeit stellvertretend den tiefempfundenen Dank aller Unfallchirurgen auszusprechen.

Der Text der Urkunde lautet:

Die Deutsche Gesellschaft für Unfallchirurgie e.V.
ernennt
Herrn Professor Dr. med. Jürgen Probst
Ärztlicher Direktor der Berufsgenossenschaftlichen Unfallklinik Murnau
Generalsekretär der Deutschen Gesellschaft für Unfallchirurgie
in dankbarer Anerkennung seiner außerordentlichen Verdienste um die Unfallchirurgie
zu ihrem Ehrenmitglied

Eltville, den 26. Juni 1992

Der Schriftführer Der Präsident

Prof. J. Probst

Meine sehr verehrten Damen und Herren,

Sie haben mir eine große Ehre erwiesen. Ich danke Ihnen dafür herzlich. 1959 besuchte ich zum ersten mal diesen Kongreß, es war der erste Berliner Kongreß nach dem Kriege, der erste Kongreß in der neuen, schönen Kongreßhalle, in der wir so oft und so gern getagt haben. In diesen 33 Jahren ist vieles hinzugewachsen. Auf dem Boden dessen, was meine Lehrer – Alfons Lob und Georg Maurer wurden schon genannt, sie waren Präsidenten unserer Gesellschaft – mir mitgegeben hatten, konnte ich mich weiterentwickeln. Aber Chirurgie ist ein Lernfach, man muß lebenslänglich lernen, und das kann man gar nicht allein, dazu bedarf es der Mithilfe der Kollegen. Und in diesen drei Jahrzehnten sind viele von uns enge Freunde geworden, auch über das Fach hinaus; denn auch ohne Freunde geht es nicht.

Wir haben unserer Gesellschaft einmal eine Devise gegeben: „Do ut Des." Sie ist römisches Gedankengut, von dem unsere Geschichte und auch unser Dasein heute noch beeinflußt werden. Dabei möge es bleiben. Aber wir wissen auch, daß Anforderungen auf uns zukommen, die vielleicht außerhalb unseres Faches begründet werden und von dort aus auf uns überkommen und dazu bedarf es starker Herzen und guter Charaktere. In diesem Lande gab es eine Devise – sie war mit dem brandenburgischen Roten Adler verbunden, sie hieß – und sollte auch für uns gelten: „Sincere et Constanter." Dies soll eine Devise für uns alle bleiben, damit wir auch in schlimmen Zeiten diese wunderbare Gesellschaft heil über alle Gefahren bringen und wir für die Menschen leisten können, was sie gerade von unserem Fach erwarten.

Ich danke Ihnen herzlich!

Preisverleihung

Hans-Liniger Preis 1992

Der Präsident

Alle zwei Jahre vergibt die Deutsche Gesellschaft für Unfallchirurgie einen Förderpreis für den wissenschaftlichen Nachwuchs, der nach dem Gründer unserer Gesellschaft benannt ist. Hier sollen hervorragende wissenschaftliche Leistungen auf dem Gebiet der Unfallchirurgie, Versicherungs-, Versorgungs- und Verkehrsmedizin ausgezeichnet werden.

Die Wahl des Preiskomitees fiel auf Herrn Priv. Doz. Dr. med. Harald Knaepler.

Ich verlese die Urkunde:

Die Deutsche Gesellschaft für Unfallchirurgie e.V.
verleiht auf einstimmigen Beschluß des Präsidiums den
Hans-Liniger-Preis 1992
Herrn Priv. Doz. Dr. med. Harald Knaepler
Klinik für Unfallchirurgie der Philipps Universität Marburg
für seine wissenschaftliche Arbeit
Untersuchungen zur Knochendesinfektion und Sterilisation
sowie deren Auswirkungen auf die biologische Wertigkeit
des Knochenimplantates

Berlin, 17. November 1992

Der Generalsekretär Der Präsident

Ich bitte nun den Vorsitzenden der Vereinigung Berufsgenossenschaftlicher Kliniken, Herrn Frey sowie Herrn Dr. Scherer von der Technischen Universität München zu mir.

Die Vereinigung Berufsgenossenschaftlicher Kliniken will nach ihrer Satzung auch zur Förderung der wissenschaftlichen Arbeit auf dem Gebiet der Unfallmedizin und der Rehabilitation beitragen. Aus Anlaß des hundertjährigen Bestehens der gesetzli-

Hefte zu der Unfallchirurg, Heft 232
K. E. Rehm (Hrsg.)

chen Unfallversicherung im Jahre 1985 hat daher die Mitgliederversammlung der Vereinigung Berufsgenossenschaftlicher Kliniken die Stiftung eines Preises für besondere wissenschaftliche Leistungen auf dem Gebiet der Unfallmedizin beschlossen. Da der langjährige Hauptgeschäftsführer der Gewerblichen Berufsgenossenschaften, Dr. Herbert Lauterbach, zugleich Ehrenmitglied der Deutschen Gesellschaft für Unfallchirurgie war und hierin die enge Verbindung der Deutschen Gesellschaft für Unfallchirurgie mit den Berufsgenossenschaften zum Ausdruck kommt, lag es nahe, den Preis nach ihm zu benennen. Der Preis, der dieses Jahr zum sechsten Mal verliehen wird, ist mit 10 000 DM dotiert.

Ich bitte Herrn Frey zur Verleihung des Preises.

Herr Frey

Sehr geehrter Herr Präsident, sehr geehrte Damen und Herren, ich möchte mich zunächst für die Gelegenheit bedanken, den diesjährigen Preis der Vereinigung Berufsgenossenschaftlicher Kliniken im Rahmen der Eröffnungsveranstaltung der 56. Jahrestagung der deutschen Gesellschaft für Unfallchirurgie e.V. übergeben zu können. Das Preisrichterkollegium hat sich große Mühe gegeben, die nach der Preisausschreibung eingereichten acht Arbeiten zu bewerten. Übereinstimmend ist die Arbeit von Herrn Dr. Michael Scherer, Institut für Experimentelle Chirurgie der Technischen Universität München, als die preiswürdigste Arbeit beurteilt worden. Herr Dr. Scherer, ich habe die Ehre, Ihnen im Namen der Mitgliederversammlung der Vereinigung Berufgenossenschaftlicher Kliniken den diesjährigen Herbert-Lauterbach-Preis zu überreichen.

Ich verlese den Text der Urkunde mit Kurzbegründung:

„Der Preis der Vereinigung Berufgenossenschaftlicher Kliniken, Herbert-Lauterbach-Preis ist gestiftet für besonders herausragende wissenschaftliche Leistungen der Unfallmedizin. Die Vereinigung Berufsgenossenschaftlicher Kliniken verleiht Herrn Dr. Michael Scherer den Preis der Vereinigung Berufsgenossenschaflicher Kliniken 1992, Herbert-Lauterbach- Preis. Herr Dr. Scherer hat mit seiner Arbeit klinische und experimentelle Untersuchungen zur autogenen Rekonstruktion des vorderen Kreuzbandes den Stand der theoretischen und praktisch-klinischen Kenntnisse über die Rekonstruktion des vorderen Kreuzbandes aufgearbeitet, kritisch diskutiert und in Relation zu eigenen experimentellen Untersuchungen gesetzt. Die Arbeit ist von größter praktischer Bedeutung und von hohem wissenschaftlichem Wert.

Berlin, 18. Nov. 1992

Der Geschäftsführer Der Vorsitzende

Herr Dr. Scherer, ich übergebe Ihnen den Preis in Form dieser Urkunde, herzlichen Glückwunsch. Ich habe auch noch einen Umschlag mit Inhalt im Wert von 10 000.- DM Ihnen ebenso zu übergeben.

Meine Damen und Herren, möge diese Auszeichnung Ihnen, soweit Sie Mediziner sind, Anregung und Empfehlung sein, auf dem Gebiete der Unfallchirurgie weiterhin mit Fleiß und Ausdauer zu arbeiten.

Der Präsident

Ich bitte jetzt Herrn Professor Ulsenheimer um seinen Festvortrag.

Festvortrag

Unfallchirurgie und Recht – ärztliches Handeln im Spannungsfeld zwischen Rechtsprechung und hippokratischem Eid

K. Ulsenheimer

Maximiliansplatz 12/IV, D-80333 München, Bundesrepublik Deutschland

Herr Präsident! Meine Damen und Herren!

I.

„Der Konflikt zwischen dem, was juristisch *recht*, und dem, was ärztlich *richtig* ist" [1], liegt tief in dem natürlichen Spannungsverhältnis zwischen Ärzten und Juristen, der Verschiedenartigkeit ihres Denkens [2], in der vielfältig sichtbaren Diskrepanz zwischen ärztlichem Heilauftrag und rechtlichen Bindungen begründet. Da den Kern des Arztrechts die Spruchpraxis der Gerichte prägt [3], zeigen sich diese Gegensätze in erster Linie auf forensischem Sektor. Ich erinnere nur an die unterschiedliche Wertung der Operation als Heileingriff oder Körperverletzung, an die Kollision zwischen Achtung des Selbstbestimmungsrechts und psychischer Schonung des Patienten bei der Aufklärung, an die unterschiedliche Funktion ärztlicher Aufzeichnungen zur Kommunikation und Qualitätssicherung einerseits und als Kontroll- und Beweismittel andererseits [4] oder an den existentiellen Widerstreit zwischen ärztlicher Verantwortung gegenüber dem Kranken und der Respektierung seines Sterbewillens.

„Judikatur und Medizin sind Antagonisten" [5], hat der bekannte Heidelberger Chirurg K. H. Bauer deshalb mit Recht festgestellt, zugleich aber hinzugefügt, daß sie sich „komplementär ergänzen" [6].

Den ehrenvollen Auftrag, Ihren diesjährigen Kongress mit einem juristischen Vortrag einzuleiten, habe ich daher gerne übernommen. Denn nur der fortgesetzte Dialog zwischen Ärzten und Juristen kann die zahlreichen Meinungsunterschiede, Mißverständnisse, Sprach- und Denkbarrieren überwinden helfen, die sich im Laufe der Zeit zwischen beiden Fachgebieten aufgetürmt haben, und dadurch eine neue Atmosphäre wechselseitigen Verstehens schaffen [7].

Hefte zu der Unfallchirurg, Heft 232
K. E. Rehm (Hrsg.)

II.

Daß eine solche Grundsatzdiskussion sine ira et studio heute notwendiger denn je ist, zeigt sich am deutlichsten an der Entwicklung des Arzthaftungsrechts.

1. Prozesse gegen Ärzte wegen unsachgemäßer Behandlung sind sicherlich „keine Entdeckung erst unserer Tage“ [8], sondern haben zu allen Zeiten die Gerichte beschäftigt und werden, ja müssen es auch in Zukunft tun. Denn wenngleich es in der Berufsordnung nur heißt, der Arzt müsse „seine Aufgabe nach seinem Gewissen und nach den Gesetzen der ärztlichen Sitte“ [9] erfüllen, so steht er dabei doch selbstverständlich nicht im rechtsfreien Raum, sondern unterliegt – wie jeder andere Staatsbürger auch – mit all seinen menschlichen Schwächen, persönlichen Unzulänglichkeiten oder fachlichen Mängeln richterlicher Kontrolle durch die Bindung an Recht und Gesetz. Aber im Arzthaftungsbereich haben sich in den letzten 20 Jahren nicht nur einzelne Änderungen ergeben, vielmehr ist ein grundlegender, tiefgreifender „Neuorientierungsprozeß“ [10] sowohl in quantitativer als auch in qualitativer Hinsicht in Gang gekommen.

2. In den 50er und 60er Jahren machten nur einige wenige Patienten Schadensersatz- und Schmerzensgeldansprüche gegen den Arzt geltend und Strafverfahren wegen fahrlässiger Körperverletzung bzw. fahrlässiger Tötung bildeten eine seltene Ausnahme. Noch 1963 konnte K. H. Bauer [11] durchaus glaubhaft versichern, innerhalb der Jahre 1944 bis 1961 sei bei 135.895 Operationen, 125.797 stationären und 386.895 ambulanten Behandlungen in seinem Verantwortungsbereich kein einziger Fall aufgetreten, in dem ein Patient gegen die Ärzte oder die Klinik geklagt hätte.

Dieses Bild hat sich inzwischen jedoch vollständig gewandelt. Ärztliche Haftpflichtfragen haben Hochkonjunktur. Eine exakte bundesweite Statistik fehlt zwar, doch signalisieren alle verfügbaren Einzeldaten eine massive Steigerungstendenz. Der Präsident des Bundesgerichtshofs konstatierte eine „unvergleichliche Zunahme einschlägiger Revisionen“ [12]. Gutachter sprechen von einem „lawinenartigen Anwachsen der Aufträge für Kunstfehlergutachten“ [13]. Nach zuverlässigen Hochrechnungen werden jährlich zwischen 5.000 und 10.000 Schadensersatz- und Schmerzensgeldklagen – und damit ein Mehrfaches gegenüber 1980 bei den Gerichten eingereicht [14]. Alle Schlichtungsstellen berichten übereinstimmend von einem sprunghaften Anstieg der Zahl der Anträge [15]. Ärztliche Haftpflichtversicherer werden von der Flut der Schadensmeldungen förmlich überschwemmt und reagieren mit Vertragskündigungen, Prämienerhöhungen oder dem gänzlichen Ausstieg aus diesem – auch wirtschaftlich offenbar – Hochrisikobereich [16]. Sogar auf *straf*rechtlichem Sektor ist mit ca. 2500 staatsanwaltschaftlichen Ermittlungsverfahren gegen Ärzte wegen angeblicher Behandlungs-, Aufklärungs- und Organisationsfehler eine drastische Zunahme festzustellen [17] – eine vor Jahren noch ganz undenkbare Situation.

3. Dabei wundert es nicht, daß die Unfallchirurgie neben der Allgemein- und Gefäßchirurgie, der Gynäkologie und Anästhesie in bezug auf die Schadenshäufigkeit und den Schadensumfang zu den haftungsträchtigsten Gebieten gehört [18]. Denn bei jährlich etwa 6 Mio Unfallverletzungen [19], „wo schnellste Entschlüsse gefaßt werden müssen, wo Erfolg und Mißerfolg meist unmittelbar und für jedermann sichtbar in Erscheinung treten, wo ein menschliches Versagen, ein Irrtum, ja nur ein Zögern

schwerwiegende, oft irreparable Konsequenzen haben können" [20], besteht ein besonders hohes Gefährdungs- und damit Haftungspotential.

4. Die aufgezeigte Entwicklung hat in der Ärzteschaft verständlicherweise große Sorge und Beunruhigung hervorgerufen. Demgegenüber wird von juristischer Seite gerne beschwichtigend darauf verwiesen, daß sich die absoluten Zahlen vor dem Hintergrund der tagtäglich vorgenommenen „medizinischen Eingriffe verschwindend gering" ausnehmen, „die Klagen weit weniger als 1 Promille der Behandlungen" ausmachen [21], die Zahl rechtskräftiger Verurteilungen wegen eines berufsspezifischen Fehlverhaltens bei etwa 5% der eingeleiteten Ermittlungsverfahren und die Einstellungsquote mangels hinreichenden Tatverdachts bzw. gegen Zahlung einer Geldbuße weit über dem bundesdeutschen Durchschnitt liegt [22]. Diese, für sich gesehen erfreulichen Hinweise, sind sicherlich gut gemeint und sachlich auch richtig. Sie verkennen jedoch das eigentliche Problem und sind darum für die Betroffenen wenig hilfreich. Denn allein der Umstand, daß ein Prozeß oder Verfahren anhängig ist, allein die ständige Bedrohung durch Klage und Strafanzeige, der Druck mit zivil- und strafrechtlichen Sanktionen verunsichert den Arzt und hemmt ihn in der Übernahme der Verantwortung gerade auf dem Gebiet der Indikation und der Bereitschaft zu einem riskanten Eingriff [23].

Deshalb kommt es nicht auf die Betrachtung der ärztlichen Haftungsstatistik aus der kritischen Distanz des Juristen an, maßgebend sind vielmehr die über den Einzelfall hinausgehenden Folge- und Fernwirkungen in der Ärzteschaft. „Der erlebte Rechtsfall pflegt eine andere Einschätzung zu implizieren" [24] als die bloße Analyse durch einen weder unmittelbar noch mittelbar beteiligten Dritten. Unter dem Eindruck des Haftungsrisikos wird gerade der gewissenhafte Arzt vorsichtiger und prüft nicht mehr unbefangen, was für den Kranken aus medizinischer Sicht am zweckmäßigsten ist [24a], vielmehr geht sein Bestreben in erster Linie dahin, sich vor den etwaigen juristischen Folgen seiner Behandlung zu schützen. Indem der Arzt bei Diagnose und Therapie nicht nur die patientenimmanenten Risiken, sondern „auch die eigenen forensischen Gefahren bedenken und als indizierende wie kontraindizierende Faktoren ins Kalkül ziehen" muß, wird „aus der verrechtlichten eine „defensive Medizin", die aus Scheu vor der Klage zu viel untersucht oder zu wenig an Eingriffen wagt" [25].

„Ein solcher Wandel wird sich langsam und fast unmerklich vollziehen, zum Schaden der Gesamtheit und zum Schaden des einzelnen Kranken", der „die Auswirkungen des ärztlichen Sicherheitsbedürfnisses zu spüren bekommt" [26]. Er ist letztlich der Leidtragende dieser Tendenz, die teils bewußt, teils unbewußt vor dem Hintergrund der zivil- und strafrechtlichen Haftungskonsequenzen das Denken und Handeln des Arztes bestimmt und manchmal rational, oft irrational seine innere Einstellung zum Kranken prägt. Dienst nach Vorschrift, mangelndes Engagement, fehlende Risikobereitschaft, Unsicherheit und Unselbständigkeit, Absicherung durch Formulare und Verantwortungsscheu sind äußere Zeichen einer solchen Haltung, bei der der Arzt zugunsten der eigenen Sicherheit sein ärztliches Gewissen und das Wohl des Patienten zurückstellt und sich mehr an der Empfehlung seines Rechtsanwalts orientiert [27].

5. Die aufgezeigte Entwicklung ist weder „ein Schreckgespenst, das von Ärzten und mit ihnen sympatisierenden Juristen" [28] gleichsam als Menetekel an die Wand ge-

malt wird, noch eine bloß „vage Befürchtung" [29] bzw. bislang noch „völlig ungeklärte" [30] Frage, vielmehr hat die *defensive* Medizin schon höchst real Einzug in den Klinik- und Praxisalltag gehalten. Ihre äußeren Symptome, Erscheinungsformen und Folgen sind unübersehbar [30a]:

einerseits:

1. *Überaufklärung* ohne Rücksichtnahme auf die Empfindungen des Patienten [31],
2. *Überdiagnostik* ohne wesentlichen Erkenntnisgewinn für die Therapie mit enormem finanziellen Aufwand,
3. Durchführung *überfrachteter* außerordentlich kostenintensiver Screening-Programme,
4. *„Prophylaktische Polypragmasie"* [32] mit insgesamt mehr Schaden als Nutzen,
5. Verschreibung immer teurerer, objektiv nicht unbedingt indizierter Medikamente [33],
6. *Überdokumentation* und dadurch Lähmung effektiven und zügigen ärztlichen Handelns, vor allem bei operativen Eingriffen [34],

andererseits:

7. zunehmende *Zurückhaltung* gegenüber risikobehafteten Eingriffen, z.B. der Korrekturosteotomie nach Heilung in Fehlstellung,
8. Entscheidung für *konservatives* Vorgehen trotz offensichtlicher Vorteile eines operativen Eingreifens, z.B. bei der Frakturbehandlung,
9. zunehmende Verlegung der Patienten in Spezial- oder Universitätskliniken und vermehrte Hinzuziehung von Konsiliarärzten, Bevorzugung stationärer gegenüber ambulanter Therapieform.

III.

Fragt man nach den Gründen für diese Entwicklung, so gibt es keine monokausale Erklärung, vielmehr sind die Ursachen vielgestaltig, teils ineinander verwoben und voneinander abhängig. Sie liegen einmal im Bereich der Medizin selbst, ferner in der grundlegenden Änderung der inneren Einstellung des Patienten zum Arzt und schließlich – damit zusammenhängend – im Wandel der höchstrichterlichen Judikatur.

1. Im Zuge des – manchmal atemberaubenden – medizinischen Fortschritts und der Perfektionierung der Technik arbeitet der Arzt im allgemeinen und der Unfallchirurg im besonderen „heute mit weit aggressiveren und damit auch risikoreicheren Methoden als früher" [35]. „Der Instrumentalismus und Apparatismus nimmt ständig zu" [36]. „Die Eingriffe werden immer komplizierter, die Anforderungen an die technischen Fertigkeiten und den zeitlichen Aufwand der Ärzte immer höher" [37]. Mit der Größe des Risikos wächst jedoch nicht nur die Quote des schicksalshaft bedingten ärztlichen Mißerfolgs, sondern notwendigerweise „auch die Rate ärztlicher Fehlleistungen" [38], insbesondere bei solchen Eingriffen, die „dem Arzt ein Äußerstes an Denken, Können und Verantwortung abfordern" [39]. Denn: Je größer das Risiko für den Patienten, desto höher liegt der Sorgfaltsmaßstab, dessen Einhaltung die

Rechtsprechung vom Arzt zur Ausschaltung oder doch Beherrschung dieser Risiken verlangt [40]. Um so naheliegender ist deshalb aber auch die Gefahr einer Sorgfaltspflichtverletzung und damit das zivil- und strafrechtliche Haftungsrisiko. Denn *nicht* nur der *grobe* Behandlungsfehler, sondern jegliches Fehlverhalten, jedes noch so geringfügige Versagen, wie es jedem verantwortungsbewußten Arzt jederzeit einmal unterlaufen kann, begründet seine Einstandspflicht.

2. Weitere Gründe für die stetige Zunahme des ärztlichen Haftungsrisikos sind außer der „Leistungsexplosion" der Medizin und der Ausweitung ihrer Behandlungsmethoden die gerade dadurch gegebenen Möglichkeiten zur Qualitäsicherung, Kontrolle und somit zur Aufdeckung etwaiger Fehlleistungen [41].

Damit kommt der medizinische Sachverständige ins Spiel, der den Inhalt des jeweils gebotenen ärztlichen Standards darzulegen hat, dabei jedoch häufig überzogene Leistungspflichten postuliert, indem er seiner Beurteilung ein Spezialwissen, einseitige wissenschaftliche Positionen oder allgemeiner: den Standard einer Universitätsklinik – und nicht die Gegebenheiten desjenigen Krankenhauses zugrunde legt, in dem sich der Zwischenfall ereignet hat.

Gutachter übersehen ferner nicht selten, daß die *juristische Wertung* des Sachverhalts *nicht* ihre Aufgabe ist und sie daher keine Rechtsbegriffe verwenden dürfen; daß es auf die Sicht *ex-ante*, also zum Zeitpunkt des Geschehens ankommt und daher nachträgliche wissenschaftliche Erkenntnisse unberücksichtigt bleiben müssen; daß der Behandlungsfehler *allein* weder zur zivil- noch zur strafrechtlichen Verantwortlichkeit führt und deshalb die Frage der *Kausalität* eines ärztlichen Fehlverhaltens für den Schaden von entscheidender Bedeutung ist.

3. Im Rahmen der *medizininternen* Gründe für die beunruhigende Haftungswelle ist schließlich die immer komplizierter werdende Organisation und zunehmende Arbeitsteilung in der Medizin zu nennen. „Je größer die Zahl der an Diagnose und Therapie beteiligten Ärzte, Techniker und Hilfskräfte, je komplizierter und gefährlicher die apparativen und medikamentösen Mittel, je komplexer das arbeitsteilige medizinische Geschehen in einem großen Betrieb, desto mehr Umsicht und Einsatz erfordern die Planung, die Koordination und die Kontrolle der klinischen Abläufe" [42]. Je spezifischer die Qualifikation des Einzelnen, um so stärker nimmt die Fähigkeit ab, die außerhalb des eigenen Aufgabenbereichs liegenden „medizinischen Behandlungsabläufe voll zu erfassen und kritisch einzuschätzen" [43]. „In demselben Maße, in dem sich das Arbeitsfeld des Einzelnen verengt, steigern sich die Probleme der Zusammenarbeit" [44] von Ärzten und Pflegepersonal.

Aus dem Angewiesensein auf das reibungslose Ineinandergreifen einer Vielzahl von Spezialisten, wie es gerade für die Unfallchirurgie bei der Behandlung Schwer- und Mehrfachverletzter typisch ist, können sich daher naturgemäß leicht Koordinations- und Kommunikationsmängel, Überwachungs- und Delegationsfehler, Fehleinschätzungen der fachlichen und persönlichen Qualifikation des Partners sowie Kompetenzkonflikte ergeben [45], zumal vor dem Hintergrund erheblicher Personalknappheit und dem massiven Zwang zum Sparen. Es wundert deshalb nicht, daß organisatorische Probleme in den Gerichtsurteilen immer breiteren Raum einnehmen.

4. Verstärkt wird diese Entwicklung durch den grundlegenden Wandel des *Patientenverhaltens* [46]. An die Stelle des für die frühere Zeit charakteristischen persönlichen Vertrauensverhältnisses zwischen Arzt und Patient ist eine *rein geschäftsmäßige* Beziehung getreten: die Krankenbehandlung als „Rechtsverhältnis“, in dem „Unfallverletzungen und ihre Folgen vielfach als 'reparaturbedürftige Pannen' angesehen“ werden, zu deren „Beseitigung der Arzt da ist, während die Krankenkasse die „Reparaturkosten“ zahlt“ [47].

Pseudowissenschaftliche Veröffentlichungen über die Möglichkeiten der Medizin, populäre Erfolgsberichte und Wissenschaftsgläubigkeit haben ein so übersteigertes Anspruchsdenken, einen so überzogenen Erwartungsdruck erzeugt, daß in einer erfolglosen Therapie, einer tödlichen Komplikation oder mißlungenen Operation, besonders bei kleineren oder Routineeingriffen, in erster Linie ein menschliches Versagen gesehen und zwischen Schicksal und Schuld nicht mehr unterschieden wird [48]. Der Irrglaube an die ärztliche Omnipotenz und die Beherrschbarkeit des menschlichen Körpers gleich einer Maschine versperren die Einsicht, daß es „kaum eine ärztliche Tätigkeit ohne mehr oder weniger Risiko gibt“ [49]. „Wir leben im Zeitalter der übermäßigen, nämlich der absoluten Ansprüche, und absolute Ansprüche – auch und gerade an die Medizin – können nur enttäuscht werden“ [50].

Die Folge ist: „Funktioniert der Arzt als ' Reparaturmechaniker' nicht, so muß man aus der Sache wenigstens Geld herausschlagen“ [51]. „Leid und Schmerz nach ärztlichen Eingriffen zu klingender Münze machen“ [52]. Dabei steigert „der Gedanke an hohe Schmerzensgelder die Begehrlichkeit“ [53]. Reißerisch aufgemachte Berichte über ärztliche Fehler stärken diese Mentalität [54] und säen oder nähren Mißtrauen und Skepsis gegenüber dem Arzt.

Je anonymer aber die „Apparatemedizin“ und die Behandlung in vielen Großkliniken ist, je unpersönlicher sich „das Verhältnis zwischen Patient und Arzt in der Hektik der überfüllten Sprechstunde gestaltet“ [55], desto mehr mangelt der vertrauensbildende Kontakt des Patienten zum Arzt, desto niedriger liegt natürlich auch die „psychologische Hemmschwelle“ [56] des Kranken, gegen seinen Arzt gerichtlich vorzugehen. Hierzu bestärkt ihn die Erziehung zum „mündigen Bürger“ durch die allgemeine Gesellschaftspolitik, das gewachsene Selbstbewußtsein der Patienten und die gegenüber früher weit stärkere Konfliktsbereitschaft, zumal wenn Rechtsschutzversicherungen zunehmend häufiger „das Kostenrisiko eines zweifelhaften Prozesses“ abnehmen [57].

Daß auch Juristen, insbesondere Anwälte durch entsprechende Beratung, Empfehlung oder Ermunterung zur Prozeßfreudigkeit aus naheliegenden Gründen beitragen, sei in diesem Zusammenhang ausdrücklich erwähnt. Ebensowenig darf aber auch verschwiegen werden, daß gar nicht selten Klagen und Strafverfahren durch entsprechende Bemerkungen von Kollegen aus Neid, Intrige oder Konkurrenzdenken, insbesondere als Folge des gewaltigen Anstiegs der Ärztezahl, ausgelöst werden [58].

5. Alle vorgenannten Gründe hätten für sich gesehen jedoch kaum den rapiden Anstieg der sog. Kunstfehlerprozesse auslösen können, wenn nicht die höchstrichterliche Judikatur entscheidende Weichenstellungen und Änderungen gegenüber früher vorgenommen hätte [59]. Indem die Rechtsprechung „immer tiefer in die medizinischen Fragen eingedrungen ist“ [60], „auf der Grundlage medizinischer Standards und

Möglichkeiten die ungeschriebenen Sorgfaltspflichten" [61] immer detaillierter ausformulierte und unter besonderer Hervorhebung des Selbstbestimmungsrechts des Patienten immer strengere Anforderungen an die Aufklärungspflicht des Arztes richtete, hat sie „den Freiraum ärztlichen Ermessens" [62] zunehmend eingeengt. Gleichzeitig entwickelte die richterliche Spruchpraxis ganz bewußt eine Vielzahl von – durchaus nicht selbstverständlichen – Beweiserleichterungen *zugunsten* des Patienten, die zu seiner Klagefreudigkeit entscheidend beigetragen und die Verteidigungschancen des Arztes im Rechtsstreit gravierend beschnitten haben [63]. So erweist sich „der größte Teil der modernen Arzthaftung" als „Rechtsprechungsrecht: typisierte Kasuistik der Zivilgerichte" [64].

Ich kann die vielen Entscheidungen, die wie kleine Mosaiksteinchen dieses Gesamtbild ergeben, hier natürlich nicht im einzelnen darstellen, möchte aber doch einige Schwerpunkte anführen.

a) „Indem die Pflicht des Arztes zur Aufklärung des Patienten über das Wesentliche der Behandlungsart und -folgen zu einem integrierenden Bestandteil ärztlicher Berufsausübungspflicht gemacht wird, erweitern sich die Haftungsmöglichkeiten nicht unerheblich" [65]. Denn während den Behandlungsfehler der *Patient* beweisen muß, trägt die Beweislast für die ordnungsgemäße Aufklärung der *Arzt*. Daß damit seine prozessuale Lage oft überaus schwierig wird, ergibt sich schon daraus, daß das Aufklärungsgespräch im Sprechzimmer oder am Krankenbett meist ohne Zeugen durchgeführt wird und deshalb, wenn Aufzeichnungen fehlen, seine Rekonstruktion „alles andere als leicht ist" [66].

Gerade mit dieser Aufklärungslast des Arztes hängt es zusammen, daß in vielen Klagen der Vorwurf eines Behandlungsfehlers mit der Behauptung einer Aufklärungspflichtverletzung entweder von vornherein geköppelt oder aber die Aufklärungsrüge im Laufe des Prozesses nachgeschoben wird, wenn der Nachweis eines Kunstfehlers gescheitert ist. Der Aufklärungsfehlervorwurf ist zu einem „regelrechten Auffangtatbestand" [67] avanciert, mit dem das typischerweise beim *Patienten* liegende Behandlungsrisiko de facto weitgehend auf den Arzt verlagert [68] und auf diese Weise „durch die Hintertür die Erfolgshaftung eingeführt wird" [69]. Auch der Bundesgerichtshof hat dies inzwischen erkannt und den „Mißbrauch der Beweislast durch den Patienten zu haftungsrechtlichen Zwecken" [70] gerügt, praktische Konsequenzen aus dieser Einsicht aber nicht gezogen.

b) Im Gegenteil: es verstärkt sich der Eindruck, daß die Rechtsprechung zur sog. *Risikoaufklärung* immer strenger und ausufernder wird. Hierfür drei Beispiele:

aa) Die sog. *Komplikationsdichte*, also die Gefahrenhäufigkeit, nach übereinstimmender Ansicht ein wesentlicher Bestimmungsfaktor für den Aufklärungsumfang, hat bei gewöhnlichen, d.h. nicht vital indizierten oder dringenden Eingriffen diese Begrenzungsfunktion praktisch eingebüßt, wenn es sich um eingriffsspezifische, mit der ärztlichen Maßnahme typischerweise verbundene Risiken handelt. So wurde die Aufklärungspflicht nicht nur bei einer Risikofrequenz von 1:10 000 oder 1:20 000, sondern sogar bei 1:500 000 oder gar 2 Mio bejaht [71].

bb) Während die Rechtsprechung sich vor fünf Jahren bei der Behandlung von Kindern noch mit der Einwilligung entweder des Vaters oder der Mutter begnügte, wenn kein Zweifel an der Sorgeberechtigung beider bestand, hat der Bundesgerichtshof inzwischen eine „Dreistufentheorie" entwickelt [72]. Danach muß der Arzt bei

Eingriffen mit erheblichen Risiken oder weitreichenden Folgen, z.B. der Amputation von Gliedmaßen sich die *Gewißheit* verschaffen – wie, bleibt allerdings offen –, daß der abwesende Elternteil mit seiner Vertretung durch den erschienenen Elternteil einverstanden ist. Anderenfalls haftet er auf Schadensersatz und Schmerzensgeld, auch wenn die Operation des Kindes indiziert und lege artis durchgeführt ist.

cc) In die gleiche Richtung: Verschärfung der Aufklärungsanforderungen an den Arzt – geht die neue Entscheidung des BGH zum *Zeitpunkt* der Aufklärung [73]. Wenn der Patient bei einem vorausgeplanten Eingriff erst *nach* stationärer Aufnahme aufgeklärt wird und dann behauptet, er sei bei seiner Zustimmung zur Operation innerlich nicht mehr frei in seiner Entscheidung gewesen, sondern habe wegen der in der Klinik bereits getroffenen Vorbereitungen unter einem unzumutbaren psychischen Druck gestanden, so trifft den *Arzt* die volle Beweislast dafür, „daß sich der Patient trotz der späten Aufklärung frei für den Eingriff entschieden hat".

Daß dieses Urteil für die Unfallchirurgie, in der es ja keineswegs nur um Notfall-, sondern häufig, wie etwa bei der Rekonstruktion von Traumafolgen, um Wahleingriffe geht [74], eine erneute Haftungsausweitung nach sich ziehen wird, ist unschwer vorherzusagen.

c) Da die Kasuistik der Aufklärungsjudikatur angesichts der Fülle der Entscheidungen praktisch nicht mehr zu überblicken ist, vermag selbst der „in diesem Metier spezialisierte Jurist kaum auch nur mit einiger Sicherheit" zu sagen, „welche Anforderungen die Gerichte ex post an die Aufklärung über die Risiken und Risikofolgen stellen werden" [75]. Die Überforderung der Ärzteschaft ist damit evident. Um so mehr überrascht es, daß die Verschuldensfrage, d.h. ob die Nichterfüllung der Aufklärungspflicht im konkreten Falle dem Arzt subjektiv vorwerfbar war, in der Praxis so gut wie nie gestellt wird [76].

d) Ganz besonders nachhaltigen Einfluß auf die Ausweitung des ärztlichen Haftpflichtrisikos haben im Zivilrecht die vielen Beweiserleichterungen zugunsten des Patienten ausgeübt. Zu erwähnen ist in diesem Zusammenhang zum einen der sog. „prima-facie-Beweis", mit dessen Hilfe der Richter von einem feststehenden Schaden auf einen Behandlungsfehler oder umgekehrt von einem nachgewiesenen Behandlungsfehler auf dessen Ursächlichkeit für den Schaden des Patienten schließen darf, wenn die Schädigung typischerweise auf einem derartigen Sorgfaltsmangel beruht.

Zum anderen geht es um spezielle Regelungen der Beweislastverteilung im Haftpflichtprozeß, die von der Rechtsprechung im Interesse der sog. „Waffengleichheit" zwischen Arzt und Patient „auf durchaus eigenartige Weise" [77], wie Laufs treffend hervorgehoben hat, ganz konsequent zu *Lasten des Arztes* entwickelt worden sind. Bei *groben* Behandlungsfehlern, bei Gerätefehlern, bei der vorsätzlichen Vernichtung oder Unterdrückung von Beweismitteln und bei schwerwiegenden Mängeln in der Dokumentation kehrt sich die Beweislast zum Nachteil des Arztes um: Nicht der Patient, also der Kläger muß – wie sonst stets im Rechtsstreit – den von ihm geltend gemachten Anspruch beweisen, vielmehr muß umgekehrt der beklagte *Arzt* den – vielfach nicht möglichen – Beweis führen, daß der eingetretene Schaden nicht auf einem Fehler im ärztlichen Bereich beruht.

e) Auch auf dem Gebiete des Strafrechts gibt es neuere Gerichtsurteile, die zu einer Steigerung der Ermittlungsverfahren gegen Ärzte wegen fahrlässiger Tötung oder fahrlässiger Körperverletzung und damit im Ergebnis zu einer Ausweitung der strafrechtlichen Verantwortlichkeit geführt haben.

Ein Beispiel:

Der bloße Verstoß gegen die Regeln der ärztlichen Kunst ist, was vielfach übersehen wird, für sich allein gesehen nicht strafbar. Der Tatbestand des Fahrlässigkeitsdelikts setzt vielmehr voraus, daß der Sorgfaltspflichtverstoß für den Tod oder die Schädigung des Patienten *ursächlich* gewesen ist. Dabei wurde diese sog. *Kausalitätsfrage* im Falle der fahrlässigen Tötung jahrzehntelang ausschließlich dahin gestellt, ob bei sachgemäßer Behandlung der Tod mit an Sicherheit grenzender Wahrscheinlichkeit vermieden, d.h. das Leben des Patienten *gerettet* worden wäre. Da sich dieser Nachweis vielfach nicht erbringen ließ, kam es aus Beweisgründen wegen fehlender „Kausalität der Fahrlässigkeit" zu entsprechenden Verfahrenseinstellungen oder Freisprüchen.

Die neuere höchstrichterliche Judikatur hat diese „Kausalitätsbarriere" jedoch erheblich zu Ungunsten der betroffenen Ärzte verschoben. Denn die Frage der Ursächlichkeit des Pflichtverstoßes wird neuerdings nicht mehr ausschließlich auf die Lebensrettung, sondern auf die *Lebensverlängerung* bezogen, d.h. man prüft, ob der Tod des Patienten „früher eintrat, als er ohne das pflichtwidrige Handeln bzw. Unterlassen eingetreten wäre" [78].

Daß diese neue Kausalitäts-Rechtsprechung des BGH, für die sich ein erster Beleg erst 1977 findet, das Strafbarkeitsrisiko des Arztes erhöht, laßt sich ernsthaft nicht bestreiten. Denn die Lebensverlängerung bei pflichtgemäßem Verhalten ist naturgemäß leichter beweisbar als das Überleben.

IV.

Die Reihe solcher die Haftung des Arztes ausdehnender Urteile ließe sich fortsetzen und auch den *straf*rechtlichen Sektor erstrecken, doch liegt es mir fern, zumal in einer Festrede, Unsicherheit und Schrecken verbreiten oder gar in Panikmache verfallen zu wollen. Bei objektiver Beurteilung vermag ich die Entwicklung der Rechtsprechung auf dem Gebiete der Arzthaftpflicht jedoch – im Gegensatz zu anderen Autoren – weder als „maßvoll" [79] noch als angemessen [80] und ausgewogen, „den beiderseitigen Interessen und Eigenheiten des jeweiligen Falles gerecht" [81] werdend zu bezeichnen. Eine nüchterne empirische Bestandsaufnahme zeigt vielmehr übersteigerte Sorgfaltsanforderungen, eine „ausgreifende Aufklärungsjudikatur" [82] und insgesamt eine Dominanz der Patientenbelange.

Vor diesem Hintergrund erscheint es nicht nur naheliegend, sondern für den Arzt aus Gründen des Selbstschutzes ein *zwingendes* Gebot, sich abzusichern, d.h. um der forensischen Sicherheit willen den Weg des geringsten – rechtlichen – Risikos zu gehen und sein Verhalten von Anfang an so einzurichten, daß daraus keine Haftungsfolgen erwachsen. Wo „Vertrauen durch Vertrag" [83] und die Einschaltung des Staatsanwalts ersetzt wird, darf es nicht wundern, daß sich auch der Arzt „im ureigensten Interesse" auf rechtliche Positionen zurückzieht [84], zumal finanzielle, personelle und apparative Engpässe das Haftpflichtrisiko ohnehin erhöhen.

Wenn man immer häufiger den Arzt mit Strafverfahren überzieht, wenn „der Druck der Haftung allgegenwärtig ist" [85], dann bleibt es nicht aus, daß diese Pression, diese „ständige Sorge um gerichtliche Folgen von der Arbeitsweise des Arztes

Besitz“ [86] ergreift und er bei kritischen Entscheidungen aus Furcht vor Klagen und Strafverfahren zuerst an den Richter und Staatsanwalt statt an den Patienten denkt.

Dadurch kann „im Einzelfall die Diskrepanz zwischen juristischer Forderung nach voluntas aegroti suprema lex und der im hippokratischen Eid verankerten salus aegroti zu einer schweren Belastung des ärztlichen Gewissens werden“ [87]. Selbstverständlich hat zwar „auch in einer hochspezialisierten Medizin der Arzt seinen in Jahrhunderten geprägten Heilauftrag nach seinem Gewissen zu erfüllen“ [88], doch steht „die Standesethik des Arztes nicht isoliert neben dem Recht“ [89]. Aus *rechtlicher* Sicht muß deshalb das forensische Risiko bei der Krankenbehandlung stets beachtet und bei jeder Entscheidung über die zu treffenden Maßnahmen abgewogen werden. Das mag „unärztlich“ oder vielleicht sogar abstoßend erscheinen, weil es „das, was den Arzt eigentlich ausmacht, Verantwortungsgefühl und Gewissen, zerstört“ [90], ist aber für den, der Haftungsprozesse und Strafverfahren mit all ihren Belastungen und Unwägbarkeiten vermeiden will, eine unverzichtbare Konsequenz. Den Rat, allein „nach seinem Gewissen zu handeln und bereit zu sein, auch vor Gericht für seine Überzeugung einzustehen“ [91], kann ich dem Arzt nicht bzw. nur unter Vorbehalt geben.

Daß eine solche Verrechtlichung ärztlicher Tätigkeit sich „auch auf die Therapie selbst negativ auswirken“ [92] wird und „der Weiterentwicklung der Medizin im Wege steht“ [93], läßt sich kaum ernstlich bestreiten.

2. Die inzwischen eingetretene Entwicklung erfordert daher ein rigoroses Umdenken aller Beteiligten, eine grundlegende Neubesinnung von Ärzten, Juristen und Patienten, die zum Abbau des forensisch-medizinischen Spannungsfeldes auch traditionelle Standpunkte in Frage stellt und festgelegte Rechtsprechungsgrundsätze, Denkgewohnheiten, Wertungen, Erwartungen und Ansprüche kritisch überprüft. Anderenfalls wird die Gefährdung des ärztlichen Berufs durch die Spruchpraxis der Zivil- und Strafgerichte im Alltag der Patientenversorgung den aufgezeigten unheilvollen Weg in die defensive Medizin nur noch beschleunigen, und zwar zum Nachteil der hilfesuchenden Kranken, zum Nachteil der medizinischen Wissenschaft, im Widerspruch zum Leitbild ärztlichen Handelns und nicht zuletzt auch zum Schaden der Justiz, deren Ansehen und Vertrauenswürdigkeit darunter leidet [94].

Das bedeutet konkret:

1. Die *Patienten* müssen wieder zwischen Schicksal und Schuld unterscheiden lernen und begreifen, daß nicht jede tödliche Komplikation oder mißlungene Operation menschliches Versagen und damit „Schuld“ des Arztes bedeutet. Das überzogene Anspruchsdenken und die zu hohe Erwartungshaltung vieler Kranker muß auf ein vernünftiges Maß zurückgeführt und das Bewußtsein wieder geweckt werden, daß das Arzt-Patienten-Verhältnis weit mehr ist als ein „Vertrag zweier Geschäftspartner mit Risikoversicherung“ [95], nämlich das „Urvertrauen in den Arzt, in die Integrität seines Helfenwollens“ voraussetzt [96].

2. Die *Ärzte* ihrerseits müssen bei aller Kritik an der gegenwärtigen Tendenz und Einzelentscheidungen der Judikatur akzeptieren, daß ihre Tätigkeit nicht gleichsam extra legem steht, sondern „der Patient vor dem unsorgfältigen wie dem selbstherrlichen Arzt, soweit es geht, geschützt werden muß“ [97]. Die *Ärzte* müssen erkennen, daß

das Selbstbestimmungsrecht des Patienten einen höheren Stellenwert als früher hat [98], die Medizin mehr als zuvor rechtliche Richtlinien benötigt [99] und diese „nicht nur Kontroll- sondern auch Entlastungsfunktion haben“ [100]. Wer heimlich oder offen „Freiheit *vom* Recht“ fordert, sollte den „Schutz *im* und *durch* das Recht“ nicht übersehen [101].

3. Aufgabe der *Juristen* schließlich ist es, „ihre Maßstäbe, an denen sie die ärztliche Tätigkeit messen, daraufhin zu überprüfen, wie weit sie dem Wohle des Patienten förderlich und wie weit sie schädlich sind“ [102]. Bei dem notwendigen Gesamtausgleich der widerstreitenden Interessen ist Weitblick erforderlich, da die „kurzsichtige Verbesserung“ der Position der Patienten „durch Übersteigerung der Bindungen“ der Ärzteseite „auf lange Sicht der Gesamtheit aller Patienten schadet“ [103]. Rechtswissenschaft und Rechtspraxis müssen sich mehr denn je bemühen, „den großen Schwierigkeiten des ärztlichen Berufs, der Verantwortung, die der Arzt, wie kaum ein anderer zu tragen hat, und den Sorgen und Anstrengungen, denen er ausgesetzt ist, gerecht zu werden" [104]. Bei der „Umsetzung des hohen Hippokratischen Eides in die Verantwortlichkeiten“ der medizinischen Praxis darf deshalb „der Richter die Anforderungen nicht überspannen“ [105]. Angesichts der übergroßen Risikoaffinität jeder ärztlichen Tätigkeit, speziell der operativen Fächer, bedeutet dies z.B. die Begrenzung der Strafbarkeit wegen fahrlässiger Körperverletzung auf die Fälle *groben* beruflichen Versagens [106] und die Beschränkung des Umfangs der Diagnose- und Eingriffsaufklärung.

Den Geist, aus dem der Jurist die Tätigkeit des Arztes beurteilen sollte, hat ein englischer Richter im Jahre 1951 treffend umschrieben: „Die Ärzte sind gehalten, ein genügendes Maß an Klugheit und Vorsicht zu gebrauchen, (aber) ... es wäre unerwünscht und in Wirklichkeit sogar unglücklich, wenn Ärzte, die Entscheidungen treffen und Verantwortung auf sich nehmen müssen, dahin kämen, den Mut zu verlieren, im Hinblick auf die Überlegung, daß ein Fehler ihrerseits das Risiko bedeuten würde, wegen einer (beruflichen) Nachlässigkeit gerichtet und verurteilt zu werden“ [107].

Meine Damen und Herren!

Nur bei einer grundlegenden Rück- und Neubesinnung aller dürfen wir sicher sein, daß Tröndles gespenstische Vision, „neben den OP-Räumen“ könnten einmal „Rechtsberater ... anhand einer juristischen Entscheidungssammlung während des Eingriffs ohne Verzug das Zeichen zum Weitermachen oder Abbrechen“ [108] geben und damit die juristische durch die „forensische“ Indikation ersetzen, nie Wirklichkeit wird und es nicht eines Tages dazu kommt, „daß Menschenleben, deren Rettung nur unter Eingehen eines größeren ärztlichen Risikos möglich wäre, aufgegeben werden" [109].

Literatur

1. Bauer KH (1961) Langenbecks Arch Klin Chir 298:287
2. Bauer KH (1961) Langenbecks Arch Klin Chir 298:289 ff
3. Laufs (1992) Handbuch des Arztrechts, 5 Rdnr 9
4. vgl. Mehrhoff (1990) NJW 1525
5. Bauer KH (1961) Langenbecks Arch Klin Chir 298:293

6. Bauer KH (1961) Langenbecks Arch Klin Chir 298:292
7. Bauer KH, a.a.O., S 292; Wachsmuth FS für Bockelmann (1979) S 474; Laufs (1992) Fortpflanzungsmedizin und Arztrecht, S 22–28; Goetze (1989) Arzthaftungsrecht u. kassenärztliches Wirtschaftlichkeitsgebot, S 1
8. Steffen (1985) Beiträge zur gerichtlichen Medizin, Bd 43, S 10, Goetze, (1989) Arzthaftungsrecht und kassenärztliches Wirtschaftlichkeitsgebot, S 1
9. § 1 Muster-BO (1985), DÄBl. 3371
10. Steffen (1985) Beiträge zur gerichtlichen Medizin, Bd 43, S 10
11. Bauer KH Katholische Akademie Bayern, Heft 20, S 47, 64 f
12. zit. nach Majunke P (1988) Anästhesie und Strafrecht, S 1
13. Eisenmenger (1979) Unfallmedizinische Tagungen der Landesverbände der gewerblichen Berufsgenossenschaften, Heft 38, S 61
14. VersR (1988) S 765
15. Kleinewefers (1986) VersR 1140; Deutsches Ärzteblatt (1986) B–1748
16. Jahn (1992) Der Frauenarzt 153 ff; Gynäkologe (1989) 411 ff; Wehe (1992) Der Frauenarzt 183 ff; Der Chirurg, Mitteilungen des BDC (1991) 240
17. Ulsenheimer K (1992) MedR 127 ff
18. Franzki, Arzthaftungspflicht in der Unfallchirurgie aus der Sicht des Haftpflichtversicherers, S 132
19. Tscherne H (1992) Der Chirurg, Informationen des Berufsverbandes der Deutschen Chirurgen, S 4
20. Wachsmuth FS für Bockelmann (1979) S 473
21. Laufs (1990) NJW 1505
22. Ulrich (1985) ÄRP 386
23. Wachsmuth KHA (1975) 424; Friedebold (1979) Unfallmedizinische Tagungen der Landesverbände der gewerblichen Berufsgenossenschaften, Heft 38, S 35
24. Friedebold (1979) Unfallmedizinische Tagungen der Landesverbände der gewerblichen Berufsgenossenschaften, Heft 38, S 35
24a. Roemer (1960) J Z 139
25. Laufs (1986) MedR 164; ders. NJW (1991) 1521
25a. Roemer (1960) J Z 139
26. Hammerstein (1991) Defensives Denken in der Medizin. Irrweg oder Notwendigkeit? Schriftenreihe Band 11 der Hans-Neuffer-Stiftung, Vorwort S 7
27. Franzki (1991) In: Defensives Denken in der Medizin. Irrweg oder Notwendigkeit? S 19, Roemer JZ (1960) 139
28. Schreiber (1983) Medizinische Klinik, Bd 78 , S 504
29. Franzki (1991) In: Defensives Denken in der Medizin. Irrweg oder Notwendigkeit? S 19
30. Franzki (1992) NJW 1550
30a. Siehe dazu auch die Beiträge von Anschütz, Granitzka, Weitzel, Schlungbaum und Hofmeister In: Defensives Denken in der Medizin. Irrweg oder Notwendigkeit? Schriftenreihe Band 11 der Hans-Neuffer-Stiftung
31. Hammerstein (1991) Defensives Denken in der Medizin. Irrweg oder Notwendigkeit? Schriftenreihe Band 11 der Hans-Neuffer-Stiftung, S 8
32. Bauer KH (1961) Langenbecks Arch Klin Chir 298:291
33. Ehlers (1987) Die ärztliche Aufklärung vor medizinischen Eingriffen, S 11
34. Opderbecke/Weißauer (1984) MedR 211 f
35. Franzki (1991) In: Defensives Denken in der Medizin. Irrweg oder Notwendigkeit? S 20
36. Bauer KH (1961) Langenbecks Arch Klin Chir 298:281
37. Umbreit (1992) Die Verantwortlichkeit des Arztes für fahrlässiges Verhalten anderer Medizinalpersonen, S 2
38. Maihofer (1966) Archiv für klinische und experimentelle Ohren-, Nasen- und Kehlkopfheilkunde, Bd 187, S 519
39. Schmidt E (1962) Verhandlungen des 44. DJT Hannover Bd I, Gutachten S 44
40. Maihofer (1966) Archiv für klinische und experimentelle Ohren-, Nasen- und Kehlkopfheilkunde, Bd 187, S 519

41. Franzki (1991) In: Defensives Denken in der Medizin. Irrweg oder Notwendigkeit? S 20
42. Laufs (1992) Handbuch des Arztrechts, 102 Rdnr 1
43. Umbreit (1992) Die Verantwortlichkeit des Arztes für fahrlässiges Verhalten anderer Medizinalpersonen, S 3
44. Stratenwerth FS (1961) für Eb. Schmidt, S 383
45. Ulsenheimer K (1988) Arztstrafrecht in der Praxis, Rdnr 138 ff
46. Franzki (1991) In: Defensives Denken in der Medizin. Irrweg oder Notwendigkeit? S 20
47. Decker (1983) In: Unfallmedizinische Tagungen der Landesverbände der gewerblichen Berufsgenossenschaften, Heft 51, S 181 Eb. Schmidt (1962) Verhandlungen des 44. DJT Hannover Bd. I, Gutachten, S 30, Anm 39
48. Decker (1983) In: Unfallmedizinische Tagungen der Landesverbande der gewerblichen Berufsgenossenschaften, Heft 51, S 181
49. Der medizinische Sachverständige (1976) 82
50. Marquard (1989) Gynäkologe 342
51. Schmidt E (1962) Verhandlungen des 44. DJT Hannover Bd I, Gutachten, S 30, Anm 39, S 31
52. Schlund (1989) Gynäkologie S 344
53. Franzki, a.a.O., S 20
54. Franzki, a.a.O., S 20
55. Franzki, a.a.O., S 20
56. Franzki, a.a.O., S 20
57. Franzki, a.a.O., S 20
58. Ulsenheimer K (1988) Arztstrafrecht in der Praxis, Rdnr 138 ff
59. Laufs (1986) MedR 163
60. Franzki, a.a.O, S 20
61. Laufs (1992) Handbuch des Arztrechts, 5 Rdnr 9
62. Franzki, a.a.O., S 20
63. vgl. Dunz (1973) Zur Praxis der zivilrechtlichen Arzthaftung, S 26
64. Isele (1971) Grundsätzliches zur Haftpflicht des Arztes. In: Mergen (Hrsg) Die juristische Problematik in der Medizin, Bd 3, S 12
65. Schmidt E (1962) Verhandlungen des 44. DJT Hannover, Bd I, S 33
66. Schmidt E (1962) Verhandlungen des 44. DJT Hannover, Bd I, S 35
67. Knoche (1989) NJW 758
68. Schreiber Langenbecks Arch Klin Chir 352:46
69. Knoche (1989) NJW 758
70. BGH (1985) MedR169
71. vgl. LG Gießen (1989) Arztrecht 261; BGH (1992) VersR 314 ff, MedR (1992) 159 ff
72. BGH (1988) NJW, 2946 , VersR (1989) 145
73. BGH (1992) NJW 2353
74. Decker (1983) In: Unfallmedizinische Tagungen der Landesverbände der gewerblichen Berufsgenossenschaften, Heft 51, S 180
75. Weißauer (1991) Informationen des BDC ,11
76. Ulsenheimer K (1992) MedR, 133; Franzki (1991) Chirurg 12; Weißauer (1991) Informationen des BDC 12
77. Laufs, Handbuch des Arztrechts, 5 Rdnr 9
78. BGH NStZ (1981) 218; NStZ (1985) 25
79. Laufs (1990) NJW 1505, Handbuch 2 Rdnr 10 m.w.N.
80. Giessen, J Z (1990) 1064
81. Reilmann (1992) MedR 268
82. Laufs (1992) Fortpflanzungsmedizin und Arztrecht, S 23
83. Müller-Dietz (1981) In: Arzt und Patient zwischen Therapie und Recht, S 9
84. Müller-Dietz (1981) In: Arzt und Patient zwischen Therapie und Recht, S 9
85. Carstensen (1986) Der Chirurg 289
86. Carstensen (1986) Der Chirurg 289

87. Friedebold (1979) Unfallmedizinische Tagungen der Landesverbände der gewerblichen Berufsgenossenschaften, Heft 38, S 36
88. Laufs (1991) NJW 1521
89. BGHSt 32, 378
90. Wachsmuth-Schreiber, FAZ 3.10.1980, S 10
91. Wachsmuth-Schreiber, FAZ 3.10.1980, S 10
92. Müller-Dietz (1981) In: Arzt und Patient zwischen Therapie und Recht, S 45
93. Schreiber (1980) Langenbecks Arch Klin Chir 45, Jungbluth/Müller, In: Unfallmedizinische Tagungen der Landesverbände der gewerblichen Berufsgenossenschaften, Heft 38, S 42
94. Ulsenheimer K (1991) In: Defensives Denken in der Medizin, Irrweg oder Notwendigkeit? Schriftenreihe Bd 11 der Hans-Neufer-Stiftung, S 34 ff
95. Römer, Grenzen der ärztlichen Aufklärungspflicht aus der Sicht des Juristen, S 20
96. Weißauer (1981) In: Forensische Probleme in der Anästhesiologie, S 39
97. Grünwald (1966) In: Arzt und Recht, 127
98. vgl. BVerfGE Bd. 52, 131 ff, BGH VersR 1989, 516
99. Laufs (1986) MedR 163 f
100. Grünwald (1966) In: Arzt und Recht, S 127
101. Taupitz (1986) NJW 2851
102. Grünwald (1966) In: Arzt und Recht, S 127
103. Taupitz (1986) NJW, S 2858
104. Schmidt E (1939) Der Arzt im Strafrecht, S 3
105. Isele (1971) Grundsätzliches zur Haftpflicht des Arztes. In: Mergen (Hrsg) Die juristische Problematik in der Medizin, Bd 3, S 19
106. Ulsenheimer K (1987) MedR 216, Maihofer (1966) Archiv für klinische und experimentelle Ohren-, Nasen- und Kehlkopfheilkunde, Bd 187, S 520
107. Zitiert bei Maihofer (1966) Archiv für klinische und experimentelle Ohren-, Nasen- und Kehlkopfheilkunde, Bd 187, S 512
108. Tröndle (1983) MDR 887
109. Wachsmuth-Schreiber, FAZ 3.10.1980, S 10

Der Präsident

Vielen Dank für diesen äußerst interessanten und aufschlußreichen Vortrag. Ich hoffe und glaube, daß er viele der Anwesenden zum Nachdenken und Diskutieren anregt.

Meine Damen und Herren, am Ende unserer Eröffnungszeremonie bleibt mir nur noch, Ihnen allen erfolgreiche und interessante Tage in Berlin zu wünschen.

I. Allgemeines Thema

Klinisches Management bei polytraumatisierten Patienten – Teil 1

Vorsitz: R. Häring, Berlin; M. Samii, Hannover; S. Weller, Tübingen

Therapeutisches Konzept beim Management von Polytraumatisierten in der präklinischen Phase der Versorgung

A. Wentzensen

Berufsgenossenschaftliche Unfallklinik Ludwigshafen, Ludwig Guttmann Str., D-67071 Ludwigshafen/Rhein, Bundesrepublik Deutschland

Einleitung

Im Rettungswesen sind die Bereiche „Erste Hilfe", „Notfallmeldung", „organisierter Rettungsdienst" und „Krankenhaus bzw. Klinik" zusammengefaßt. Der organisierte Rettungsdienst stellt dabei heute den entscheidenden Anteil eines modernen Rettungswesens dar. Innerhalb einer Vielzahl von Gemeinschaftsaufgaben der Gesellschaft ist der organisierte Rettungsdienst dem Bereich der Daseinsvor- und Daseinsfürsorge zuzuordnen und als öffentliche Aufgabe zu erfüllen.

Epidemiologie

80% aller Polytraumen werden durch Straßenverkehrsunfälle bedingt. In der Bundesrepublik Deutschland wurden 1990 389.350 Straßenverkehrsunfälle mit Personenschaden polizeilich erfaßt. 510.931 Schwer- und Leichtverletzte wurden gezählt, 11.046 Personen wurden getötet. Besonders gefährdet sind junge Fahranfänger im Alter zwischen 18 und 24 Jahren. Sie machen 28% der Verletzten und ein Viertel der tödlich Verunglückten aus. Das männliche Geschlecht überwiegt deutlich.

Letalitätsursachen

Hirn-, Rückenmark-, Herz- und Aortenverletzungen sind Ursachen für sofortige Todesfälle, die Ursache für Tod an der Unfallstelle oder auf dem Transport sein können, sog. frühe Todesfälle treten bei den kurzen Rettungszeiten erst in der Klinik ein.

Hefte zu der Unfallchirurg, Heft 232
K. E. Rehm (Hrsg.)

Späte Todesfälle bei Polytrauma sind heute in der Regel Folge eines Multiplen Organversagens.

Da sich aus den gesammelten Literaturdaten bei präklinischem Herz-Kreislaufstillstand und nachfolgender Reanimation beim Polytrauma eine Überlebensrate von nur 0,18% ergibt [8], wird es entscheidend darauf ankommen, einen solchen Zustand durch Verkürzung des therapiefreien Intervalls zu vermeiden.

Beim Polytraumatisierten kommt der Zeit zwischen Unfall und Behandlungsbeginn im Sinne eines therapiefreien Intervalls auch für die weitere Prognose entscheidende Bedeutung zu [7].

Daraus leiten sich bereits wichtige Hinweise für die Tätigkeit des Notarztes ab. Die Bedeutung einer möglichst schnellen Hilfe wird an der Untersuchung des ADAC deutlich, der zeigen konnte „daß der Rettungshubschrauber in durchschnittlich 8 Minuten sein Ziel erreicht" dabei wird die Überlegenheit des RTH deutlich, wenn man diese Zeit mit der Forderung nach einer adäquaten Hilfsfrist von 10–15 Minuten vergleicht und andererseits jede Absenkung der durchschnittlichen Wartezeit auf den Rettungsdienst um 1 Minute eine Minderung der Letalität von 1% bedeuten kann [10].

Präklinische Maßnahmen beim Polytrauma

Auf Grund seiner komplexen Schädigung stellt das Polytrauma an den Notarzt besonders hohe Anforderungen bezüglich der Einschätzung der Verletzungsschwere, der zu ergreifenden Erstmaßnahmen und der Therapie während des Transportes in die geeignete Klinik. In dieser Phase stellt der Notarzt die entscheidenden Weichen auch für den Erfolg der weiteren klinischen Versorgung.

Um diesen Forderungen gerecht zu werden, muß sich der Notarzt zunächst eine rasche Beurteilung der Gesamtsituation verschaffen und über dringliche Maßnahmen und Prioritäten (z.B. Vorliegen von mehreren Verletzten, Nachfordern von weiteren Notärzten etc.) entscheiden. Im Einzelnen bedeutet dies:

1. Beurteilung der Gesamtsituation
2. Entscheidung über Dringlichkeit und Prioritäten
3. Sicherung und Stabilisierung der Vitalfunktionen
4. Gezielte Volumensubstitution zur Schockprophylaxe
5. Gezielte Medikation
6. Herstellung der Transportfähigkeit und die Organisation eines raschen Transports in die geeignete Klinik.

Zu 1: Für die Einschätzung der Gesamtsituation am Unfallort dient unter anderem die Beurteilung des vorgefundenen Sachschadens, der Gesamtsituation und die Zuordnung des oder der Verletzten zum Unfallgeschehen [4]. Hinweise für das Vorliegen eines Rasanztraumas sind Stürze aus mehr als 6 m Höhe, Fahrzeugdeformation, herausgeschleuderte oder überfahrene Personen.

Zu 2: Entscheidend für die Dringlichkeit und die Prioritäten sind eine rasch orientierende klinische Untersuchung, die Prüfung der Bewußtseinslage, der Atmung (Frequenz) sowie von Puls und Blutdruck.

Zu 3: Beim Schwerverletzten stehen im Vordergrund der vitalen Bedrohung Störungen der kardiozirkulatorischen und respiratorischen Funktion. Ihre rasche Ersterkennung fordert vom Notarzt unter den widrigen Bedingungen des Unfallortes den Einsatz seiner fünf Sinne und ein Höchstmaß an Erfahrung. Einfach zu bestimmende Parameter sind die Bewußtseinslage (Glasgow Coma Scale), der Blutdruck und die Atemfrequenz. Im Vordergrund der Erstmaßnahmen steht die Stabilisierung der Atmung mit dem Freimachen und Freihalten der Atemwege sowie die frühzeitige Intubation mit kontrollierter oder assistierter Beatmung.

Pathophysiologisches Substrat und therapeutisches Hauptproblem beim Polytraumatisierten ist der hämorrhagisch-traumatische Schock. Bei Schwerverletzten ohne Zeichen einer Ateminsuffizienz kommt es zu einem Absinken des arteriellen Sauerstoff-Partialdruckes und des base excess [7]. Außerdem imponiert sehr früh eine Entgleisung des Gerinnungsystems.

Untersuchungen an Polytraumatisierten konnten zeigen, daß in Abhängigkeit von der Verletzungsschwere bereits innerhalb der ersten 10 Minuten nach dem Unfall respiratorische Störungen ausgeprägt sind [7].

Eine absolute Indikation zur Intubation und maschineller Beatmung besteht bei Verletzten mit Dyspnoe und Hypoxie und/oder tiefem Koma, hier dient die Intubation auch der Aspirationsprophylaxe.

Eine relative Indikation zur Intubation besteht bei langen Bergungs- und Transportzeiten oder auch bei Schwerverletzten ohne Zeichen einer Ateminsuffizienz bei Absinken des arteriellen Sauerstoff-Partialdruckes und des base excess.

Dem Polytraumatisierten droht nach einer klinisch nicht erkennbaren Latenzphase eine akute respiratorische Insuffizienz.

Deswegen muß jeder Polytraumatisierte so lange als respiratorisch insuffizient angesehen werden, bis das Gegenteil bewiesen ist.

Beim Thoraxtrauma besteht eine erhöhte Letalität, hier sollte intubiert werden. Wegen der Gefahr eines Spannungspneumothorax sollte vor allem auch beim Hubschraubertransport großzügig von der Thoraxdrainage Gebrauch gemacht werden [9].

Für die Erkennung einer respiratorischen Insuffizienz oder zur Kontrolle einer eingeleiteten Therapie hat sich die Pulsoxymetrie klinisch etabliert und wird zunehmend auch präklinisch eingesetzt. Mit ihr ist eine nichtinvasive objektive kontinuierliche Messung der partialen Sauerstoffsättigung möglich.

Als Grenzwert ist eine partielle O_2 Sättigung von 95%–97% anzusehen, jeder Abweichung muß ursächlich konsequent nachgegangen werden. Kritisch sind die Ergebnisse bei Perfusionsminderung zu werten, z.B. bei Zentralisation, aber auch bei Störstrahlung, Bewegungsartefakten oder aufgetragenen Farbstoffen im Sensorbereich. Die Pulsoxymetrie stellt eine wertvolle Ergänzung der präklinischen Diagnostik und Therapieüberwachung dar.

Die Kapnometrie dient der Messung der endexspiratorischen CO_2-Werte bei intubierten und beatmeten Patienten. Sie ist ein guter Indikator für die richtige Tubusplazierung, z.B. bei blinder nasaler Intubation, da Fehlplazierungen des Tubus, Diskonnektionen, Extubation oder Tubusverlegungen sicher durch den plötzlichen CO_2-Abfall angezeigt werden. Da die Benutzung des Stethoskopes wegen der Nebengeräusche im Rettungshubschrauber nicht möglich ist, bietet die Kapnometrie hier deutliche Vorteile bei der Überwachung wie auch zur Effektivitätskontrolle nach Reanimation, da das übliche Monitoring durch die Thoraxkompression beeinträchtigt oder sogar völlig unmöglich wird. Allerdings überzeugt die Handlichkeit der vorhandenen Geräte für die Belange des Rettungsdienstes im Moment noch nicht.

Zu 4: Im Vordergrund der Primärmaßnahmen beim Polytraumatisierten steht die Kreislaufstabilisierung mittels mehrer großvolumiger Zugänge. Dabei ist weniger die Qualität als vielmehr die Quantität, d.h. ausreichende Volumengabe entscheidend. Als Beispiel seien die Kombination von ca. 3600 ml Kristalloid-Lösung und ca. 600–700 ml Kolloid-Lösung genannt. Dabei richten sich Volumenmenge und Infusionsgeschwindigkeit nach der Herzfrequenz bzw. dem Ansteigen des systolischen Blutdruckes über 100 mm Hg.

Der Einsatz hypertoner 7,5%iger Kochsalzlösung zur Schockprophylaxe bei Volumenmangel hat in Bezug auf die Überlebensquote tierexperimentell ermutigende Ergebnisse gebracht [5, 6]. Ursächlich hierfür wird die Flüssigkeitsverschiebung von intrazellulär nach extrazellulär bzw. intravasal, die Zunahme des venösen Rückstroms, die Abnahme des peripheren Gefäßwiderstandes und damit die Verbesserung der nutritiven Durchblutung der Peripherie diskutiert. Der hämodynamische Effekt ist allerdings zeitlich begrenzt. Eine Wirkungssteigerung kann durch Kombination mit Stärkelösungen erzielt werden. Diese Therapieform befindet sich noch in der experimentellen Erprobung.

Die oszillometrische automatische Blutdruckmessung erlaubt eine kontinuierliche nichtinvasive und objektive systolische und diastolische Blutdruckmessung sowie die Möglichkeit der Speicherung zur Verlaufskontrolle. Sie ist personalsparend, die Überschreitung vorgegebener Werte wird durch einen optischen und/oder akustischen Alarm angezeigt. Nachteilig ist die Störanfälligkeit durch Erschütterung und Patientenbewegung bei hohen Anschaffungskosten. Da die Vorteile überwiegen, ist die Anschaffung empfehlenswert, auch wenn sie nach der DIN-Norm noch nicht vorgesehen ist.

Zu 5: Zur Schmerzbekämpfung und Narkose hat sich Ketamin in unterschiedlichen Dosierungen bewährt. Zur Steigerung der renalen Durchblutung nach ausreichender Volumengabe werden gegebenenfalls Katecholamine verabreicht.

Zu 6: Nach Sicherung der vitalen Funktionen müssen Blutungen gestillt, offene Wunden steril verbunden, Frakturen und Luxationen reponiert und stabilisiert werden. Es gibt Hinweise auf einen Zusammenhang zwischen Transportzeit und Rettungsmittel einerseits und der Infektrate nach offenen Frakturen andererseits. Dies ist deshalb von Bedeutung, da nach Überleben der primären Verletzungsschwere neben den Folgen des Schädelhirntraumas die Verletzungen der unteren Extremitäten den größten Einfluß auf die Verletzungsfolgekosten und die Minderung der Erwerbsfähigkeit haben.

Transport

Kein Transport sollte ohne ausreichende Stabilisierung der Vitalfunktion erfolgen, da die erschwerten Therapiemöglichkeiten mit unzureichendem Monitoring und dem zusätzlichen Transporttrauma die Gesamtsituation deletär verschlechtern können.

Der rasche Transport ist nur in Ausnahmefällen bei unbeherrschbaren Verletzungsfolgen wie persistierendem Schock unter massiver Volumengabe oder Lungenverletzungen mit nicht kompensierbaren respiratorischen Störungen indiziert.

Bei Übergabe an die Klinik sollte der Notarzt dem Klinikarzt Angaben zu den Erstbefunden am Unfallort, zu den durchgeführten Maßnahmen, zu Befundänderungen während der Versorgung und auf dem Transport, sowie zum Unfallereignis, zur Mechanik des Geschehens und zu den zeitlichen Abläufen machen können.

Für die Übergabevorbereitung ist eine Funkverbindung zwischen NAW oder RTH mit Rettungsleitstelle und Kontaktaufnahme zur in Frage kommenden Klinik erforderlich, damit sich auch die aufnehmende Klinik vorbereiten kann. Unter Umständen kann es sinnvoll sein, schon am Unfallort Kreuzblut zu entnehmen.

Zusammenfassung

Beim Polytrauma ist die großzügige Volumengabe nach Sicherung der vitalen Funktionen in der präklinischen Phase vordringlich. Die bereits unmittelbar nach dem Trauma auftretende respiratorische Störung läßt sich alleine durch eine ausreichende Volumentherapie nicht beseitigen, eine prophylaktische Frühbeatmung ist hier empfehlenswert. Trotz der möglicherweise nachteiligen Auswirkung einer PEEP-Beatmung beim Polytrauma können bei frühzeitigem Ausgleich einer Hypovolämie durch Erhöhung des zirkulierenden Blutvolumens und durch eine Minderung des erhöhten pulmonal-kapillären Widerstandes die hämodynamischen Veränderungen weitgehend kompensiert werden. Neben der Wiederauffüllung des Kreislaufs stellt die prophylaktische Frühbeatmung somit die wichtigste Maßnahme der Ersttherapie beim Polytrauma dar.

Literatur

1. Bouillon B, Krämer M, Lechleuthner A, Tiling T (1992) Polytrauma – präklinische Erfordernisse, Rettungsmittel, Rettungszeiten. Unfallchirurgie 18:85–90
2. Enzmann V, Rossol M (1992) Liegt der Tubus richtig? Methoden zur Kontrolle der Trachealtubuslage. Notfallmedizin 18:468–477
3. Hennes H-J (1992) Der Notfallpatient mit Schädelhirntrauma. Teil 2: Erstversorgung. Notfallmedizin 18:478–490,
4. Kalbe P, Kant C-J (1988) Erstmaßnahmen am Unfallort aus der Sicht des Unfallchirurgen. Orthopäde 17:2–10
5. Kröll W, Pölz W, Schimetta W (1992) Stellenwert von 7,2% NaCl–10% HES 200/0,5 in der prähospitalen Phase einer Hypovolämie? Notarzt 8:72–75
6. Martin RR, Bickel WH, Pepe PE, Burch JM, Mattox KL (1992) Prospective evaluation of preoperative fluid resuscitation in hypotensive patients with penetrating truncal injury: A preleminary report. J Trauma 33:354–362

7. Sefrin P, De Pay AW (1985) Frühzeitige Beatmung im Rettungsdienst bei Polytrauma. Notfallmedizin 11:1040–1045
8. Waydhas CH, Schneider K, Neumann A, Nast-Kolb D, Schweiberer (1989) Reanimation polytraumatisierter Patienten: Notwendig, erfolgversprechend oder sinnlos? Notfallmedizin 15:282–285
9. Winkler H, Vock B, Wentzensen A (1992) Die Anwendung von Thoraxdrainagen in der Prähospitalphase unter Berücksichtigung des Hubschraubertransportes. Hefte Unfallhkd 223:105–108
10. Wentzensen A (1991) Funktion und Zusammenwirken der bodengebundenen und Luftrettungssysteme. Schriftenreihe: Unfallmedizinische Tagungen der Landesverbände der Gewerblichen Berufsgenossenschaften Heft 77, S 23–29

Die klinische Behandlung des polytraumatisierten Patienten Mythos – Fehler – Fakten

H. Tscherne und G. Regel

Unfallchirurgische Klinik, Medizinische Hochschule Hannover, Konstanty-Gutschow-Str. 8, D-30625 Hannover, Bundesrepublik Deutschland

In der Kirche von Altötting hängt diese Votivtafel, gestiftet für die glückliche Errettung eines Geräderten, es soll ein aufsässiger Student gewesen sein. Das Rädern war eine mittelalterliche Strafe, vor allem bei Majestätsbeleidigung, bei der der Scharfrichter mit einem Rad sämtliche Glieder und den Brustkorb zerstieß. Der Sterbende wurde dann durch die Speichen des Rades geflochten und das Rad aufgepflockt. Ein typisches Polytrauma des Mittelalters. In einem chirurgischen Lehrbuch aus dieser Zeit steht die Therapieempfehlung, diese Frakturen nicht zu behandeln, sondern den Schwerverletzten in einen Misthaufen einzugraben, wohl um die Unterkühlung zu bekämpfen.

Die Versorgung des polytraumatisierten Patienten hat in der Geschichte einen enormen Wandel erfahren. So reichen Behandlungsempfehlungen von eben dieser Einbettung in einen Misthaufen bis hin zur kinetischen elektronisch gesteuerten Lagerung im Rotationsbett. Allein diese Beispiele verdeutlichen, welch unterschiedliche Philosophien bei der Therapie dieser Verletzungen bestanden haben, aber auch noch bestehen. – Es ist daher an der Zeit, hier Mythos, Fehler und Fakten zu unterscheiden.

Bei der Behandlung des Mehrfachverletzten können wir 3 unterschiedliche Gesichtspunkte differenzieren: Die Stabilisierung der Vitalfunktionen, die Diagnostik und die spezifische Therapie der einzelnen Verletzungen [6]. Auf einige wenige Aspekte möchten wir eingehen.

So stellt z.B. der *„Schockindex"* einen Mythos dar, der unter Berücksichtigung der heutigen präklinischen Versorgung mit verkürzter Rettungszeit und forcierter Volumentherapie in unserem Patientenkollektiv in weniger als 5% pathologisch ist (Abb. 1). Diese Patienten befinden sich bei Eintreffen in der Klinik trotz des bestehenden

Hefte zu der Unfallchirurg, Heft 232
K. E. Rehm (Hrsg.)

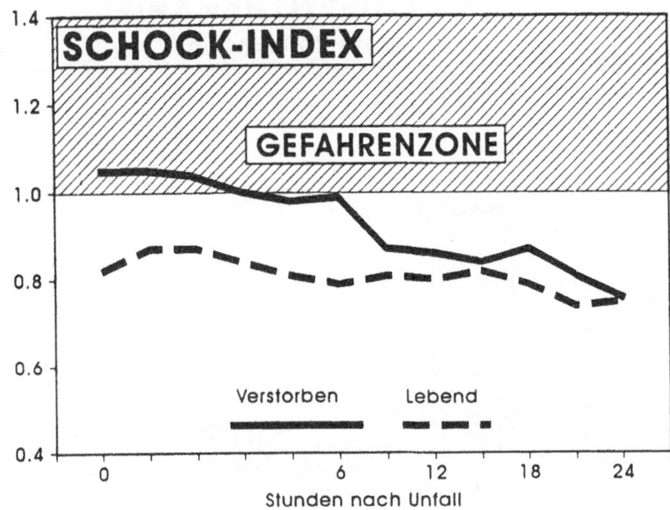

Abb. 1. Schockindex

Schocks in einer kompensierten Kreislaufsituation – der Index bleibt negativ.

Aussagefähiger ist zu diesem Zeitpunkt die sog. „*kapilläre Füllungszeit*" zur Beurteilung der peripheren Vasokonstriktion. Zusätzlich die Anzeichen des sauren Metabolismus, die sich am besten am „*Base excess*" der arteriellen Blutgasanalyse ablesen lassen. Und letztlich die fortlaufende Messung der Urinausscheidung.

Neben diesen Aspekten der Schockerkennung ist eine wesentliche Forderung die rechtzeitige und adäquate Volumentherapie. Es stellt sich hierbei die Frage: – Womit behandeln wir? – Wann beginnen wir? – Und wieviel sollen wir geben?

Womit? Es ist prinzipiell kein Unterschied, ob mit kristalloiden oder kolloidalen Lösungen therapiert wird – wichtig ist vielmehr die Berücksichtigung des Volumeneffekts. Dieser steht im Verhältnis 3:1 im Vergleich beider Volumenersatzmittel. In der Klinik verwenden wir im wesentlichen Kristalloide.

Wann? Entscheidend ist hierbei, daß *sofort und maximal* begonnen wird und zwar ohne Berücksichtigung von Verletzungsschwere und -muster. Gerade bei der Zufuhr von kristalloiden Lösungen kann kaum Schaden angerichtet werden (Abb. 2). Die Frage, *wieviel*? orientiert sich einzig und allein an der Urinausscheidung.

Die frühzeitige Beatmung von Polytraumatsierten senkt nachweislich die Letalität. Dies ließ sich an einem Kollektiv von 766 schwerverletzten Patienten der PTS Gruppe 4 an unserer Klinik nachweisen [4].

Die Indikation zur Beatmung orientiert sich weniger an Blutgasen und Grenzwerten der Atemarbeit, als vielmehr am klinischen Bild. Die Triage des Patienten nach einem Verletzungsscore kann, im Wissen um die wahrscheinliche Prognose, bei der Entscheidung helfen. Patienten mit einem PTS-Wert der Gruppe 3 und 4 müssen immer sofort beatmet werden. Ähnlich sehen wir die Indikation bei Schädel-Hirn-Traumen mit einem initialen *Glasgow Coma Scale* unter 8, sowie bei schweren Mittelgesichtsverletzungen.

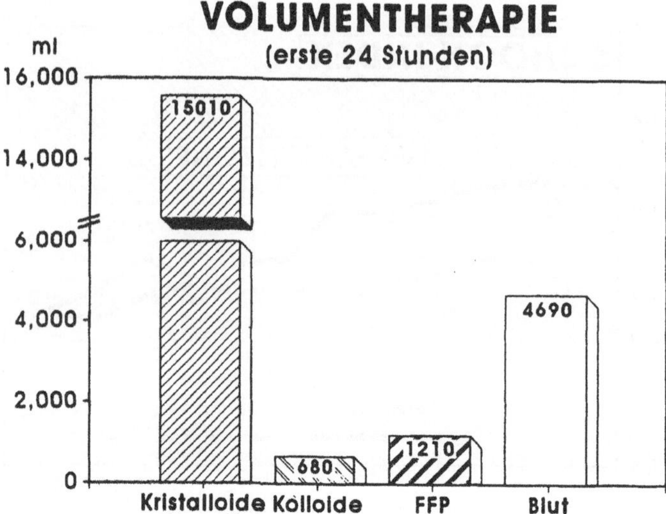

Abb. 2. Volumentherapie

Das Thoraxtrauma ist insbesondere bei Erkennung einer parenchymalen Verletzung, also einer Lungenkontusion als Beatmungsindikation anzusehen.

Das Beatmungsmuster hat die Optimierung des Gasaustausches zum Ziel. Großvolumige Beatmung reduziert posttraumatische Mikroatelektasenbildung. Bei Thoraxverletzungen muß ggf. schon früh auf einen größeren Tubus umgewechselt werden, um eine Bronchoskopie zu ermöglichen. Wir streben meist eine Beatmung mit PEEP größer als 6 und eine Umkehr des inspiratorisch-exspiratorischen Verhältnisses auf 1:1, bzw. 1:0,8 an.

In diesem Zeitabschnitt ist eine Tracheotomie nur bei beabsichtiger Langzeitbeatmung über 14 Tage oder schweren Gesichtsschädelverletzungen angezeigt.

Der Einsatz der Thoraxdrainage hat vor allem in der präklinischen Versorgung deutlich zugenommen, wie diese Zahlen aus unserem Kollektiv im Vergleich der Zeiträume 1972 bis 81, 1982 bis 91 beweisen. Bei jedem beatmeten Thoraxtrauma, bei Hämo- und Pneumothorax muß die Pleurahöhle drainiert werden. Bei geeigneter Technik können Organkomplikationen und Infektionen auch bei Einführen an der Unfallstelle auf ein Minimum reduziert werden.

Wir bevorzugen das Anlegen der Hautinzision in Höhe des 5. Intercostalraums. Wichtig ist die stumpfe Präparation des Subkutangewebes mit der Schere und anschließend weiteres stumpfes Vorgehen auf dem Oberrand der Rippe bis zur Perforation der Pleura. Anschließend wird die Thoraxdrainage ohne Trokar in den Pleuraraum in dorso-kranialer Richtung vorgeschoben. Eine durch die Drainagenlage induzierte Infektion oder ein Pleuraempyem ist in unserem Krankengut noch nicht vorgekommen.

Ein äußerst wichtiges diagnostisches Hilfsmittel stellt die Computertomographie dar. Die Zahlen unseres Kollektivs verdeutlichen die Bedeutungszunahme in der Initialdiagnostik des Schädel-Hirn-Traumas. Wir sahen eine kontinuierliche Steigerung bis zu 62% aller Polytraumen 1991. Das bedeutet, daß bei 4 von 5 Schädelverletzun-

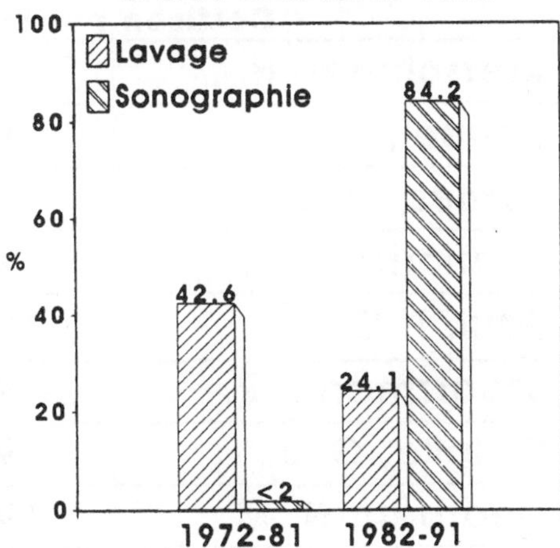

Abb. 3. Sonographie

gen ein CT durchgeführt wurde. Es wurde aber auch bei der Diagnostik der Stammverletzungen häufiger eingesetzt.

Schwere und schwerste Blutungen sind naturgemäß nur kurzfristig durch Volumentherapie kompensierbar. Die rechtzeitige Erkennung und die sofortige chirurgische Blutstillung ist daher essentiell. Massenblutungen treten meist in Folge einer Milz- oder Leberruptur auf. Die Diagnostik der intraabdominellen Blutung hat in den vergangenen 20 Jahren einen deutlichen Wandel erfahren. So war zunächst allein der äußere Aspekt und die Palpation entscheidend, in den 70er Jahren wurde im wesentlichen die Peritoneallavage eingesetzt. Anfang der 80er Jahre wurde sie durch die weit sensitivere (89%) und auch spezifischere (97%) Sonographie ersetzt. Vor allem durch die Verlaufskontrolle kann eine fast 100%ige Aufdeckung einer intraabdominellen Blutung initial erreicht werden (Abb. 3) [2].

Von einer Verlaufsbeobachtung mit abdomineller Umfangsmessung ist unter allen Umständen abzuraten. Diese Methode stellt kein relevantes Entscheidungskriterium dar, weil eine Flüssigkeitsmenge von 1 Liter lediglich eine Umfangszunahme von max. 2 cm bedeutet.

Kommen wir zur *verletzungsspezifischen Behandlung*, so ist zunächst die Therapie des Schädel-Hirn-Traumas zu erwähnen:

Den höchsten prognostischen Wert bei der Beurteilung des SHT hat der initiale Glasgow Coma Scale. Eine primär operative Intervention bei SHT ist selten, nur in 4,2% unseres Kollektivs war eine Kraniotomie erforderlich. Bei intrakraniellen Verletzungen ist die Installation einer Drucksonde zu fordern. Nur durch dieses Monitoring kann eine plötzliche Hirndrucksteigerung rechtzeitig und adäquat behandelt werden. Der Erfolg einer prophylaktischen Cortisongabe konnte auch in groß angelegten Sammelstudien bisher nicht bewiesen werden (Abb. 4).

Das Thoraxtrauma stellt mit 62% die dritthäufigste Verletzung in unserem Kollektiv dar. Seine Prognose ist eindeutig abhängig von der Schwere der Parenchymverletzung. Die Lungenkontusion stellt besondere Anforderungen an den Intensivmediziner und erfordert engmaschige Bronchiallavagen, ein spezielles Beatmungsre-

KLINISCHE STUDIEN Cortison bei SHT			
Kretschmer, H.	1983	PRO	
Faupel, G.	1978	PRO	
James, H. E.	1979	PRO	
Gianotta, S. L.	1984	PRO	
Jaul, T. G.	1981		CONTRA
Braatzmann, R.	1983		CONTRA
Gelpke, G. J.	1983		CONTRA
Dearden, N. M.	1986		CONTRA

Abb. 4. Klinische Studien, Cortison bei SHT

gime, ein erweitertes Monitoring mit Pulmonaliskatheter und nicht zuletzt in vielen Fällen eine frühzeitige Anwendung der kinetischen Lagerungstherapie, auf die in späteren Vorträgen eingegangen wird.

Ein besonderes und häufig verkanntes Krankheitsbild im Rahmen der Thoraxverletzung ist das sog. Hochdruckoedem. Entgegen herkömmlichen Vorstellungen handelt es sich hierbei nicht um Folgen einer Hyperinfusion, sondern um ein mechanisch bedingtes Auspressen des Lungenparenchyms und ein daraus resultierendes alveolares Oedem. Es ist gekennzeichnet durch einen Anstieg des zentralvenösen Drucks und des pulmonararteriellen Drucks bei unverändertem kapillären Wedgedruck. Die Behandlung beschränkt sich auf eine Druckbeatmung mit erhöhtem PEEP und kontinuierliche Absaugung. Eine diuretische Behandlung ist hier kontraindiziert.

Ein weiterer wichtiger Aspekt ist die optimale Versorgung der Beckenverletzungen, insbesondere der Verletzungen mit pelviner Massenblutung oder Organbeteiligung. Hier gilt es, frühzeitig eine Blutstillung und damit eine Kreislaufstabilisierung zu erreichen. An unserer Klinik hat sich der Einsatz der sog. Beckenzwinge als Erstmaßnahme im Schockraum bewährt. Sie bewirkt durch eine dorsale Kompression eine vorübergehende Einschränkung des Blutverlustes. In einer späteren Phase folgt die definitive chirurgische Blutstillung und die interne Osteosynthese am Beckenring.

Mit über 80% stellen die Extremitätentraumen die weitaus häufigsten Verletzungen dar. Eine frühzeitige operative Therapie wird prinzipiell in allen Fällen angestrebt [1, 3]. Die Abb. 5 gibt einen Eindruck, welche Extremitätenverletzungen bevorzugt primär operiert wurden. Die Schaftfrakturen der unteren Extremitäten stehen im Vordergrund. Dies ist besonders unter Berücksichtigung der Nachteile der Immobilisierung und der pflegerischen Probleme bei Extensionsbehandlung auf der Intensivstation zu sehen. Die Rekonstruktion komplexer Gelenkfrakturen ist aufgrund des Zeitaufwandes erst in einer späteren Operationsphase anzustreben.

Bei der Behandlung der Extremitätenverletzungen hat die Osteosynthese des Femur eine Sonderstellung. Wir wissen aus klinischer Erfahrung, daß bei primärer

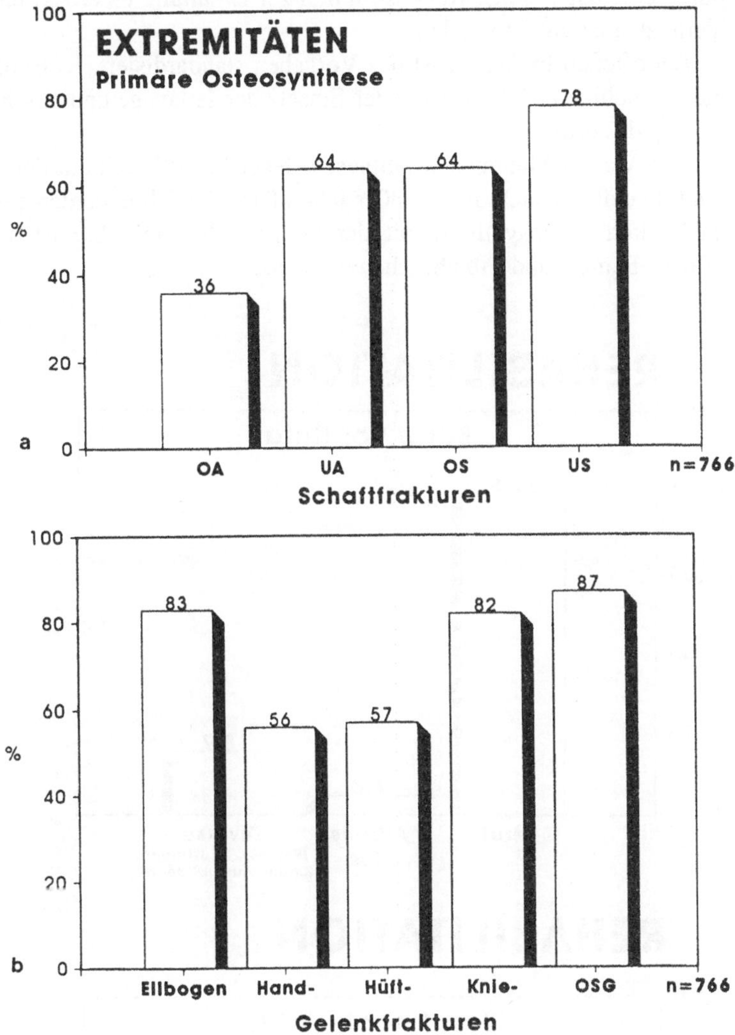

Abb. 5 a, b. Primäre Osteosynthese bei Extremitätenverletzungen

Marknagelosteosynthese häufig pulmonale Komplikationen im Sinne einer Fettembolie auftreten können. Die Gefahr verstärkt sich bei begleitender Lungenkontusion. In dieser Situation wird seit neuestem eine unaufgebohrte Marknageltechnik mit einem Solidnagel eingesetzt.

Ein wichtiger Gesichtspunkt bei der Versorgung der Extremitätenfrakturen ist das Vorgehen bei schweren offenen Verletzungen. Häufig stellt sich die Frage der Amputation, der Rekonstruktion, seltener der Replantation [5]. Die Entscheidung muß immer unter Berücksichtigung der Gesamtverletzungsschwere vorgenommen werden. Hier hat sich wiederum der Einsatz des Polytraumaschlüssels als geeignet erwiesen. Zusätzlich bieten Weichteil- und Frakturklassifikationen wie der MESS und die Hannover-fracture-scale eine wichtige Entscheidungshilfe. Unter keinen Umständen darf durch eine aufwendige Rekonstruktion zur Erhaltung einer Extremität das Leben des Verletzten gefährdet werden.

Bei offenen Frakturen ist das Vorgehen standardisiert. Es erfolgt immer zunächst das ausgiebige Débridement unter Einsatz der Jetlavage und anschließend die Stabilisierung der Fraktur.

Der Ära der Plattenosteosynthese offener Schaftbrüche in den 60er und 70er Jahren folgte die Fixateurära der 80er Jahre. Die 90er Jahre werden geprägt von der intramedullären Osteosynthese mit der Solidnageltechnik. Sie ist auch bei drittgradig offenen Femur- und Tibiabrüchen einsetzbar.

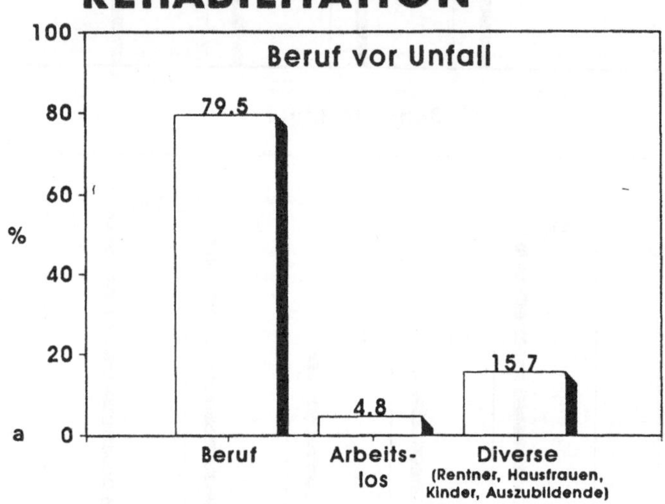

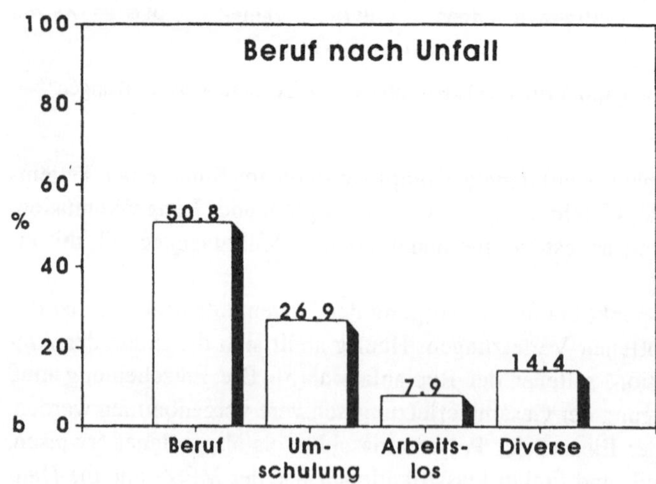

Abb. 6 a, b. Rehabilitation

Im 2. Schritt folgt zwischen dem 2. und 4. Tage bei ausgedehntem Weichteilschaden die Deckung des Defektes mit lokalen Transpositionslappen oder freien vascularisierten Lappen.

Nicht zuletzt sollten die Verletzungen Erwähnung finden, die in der Anfangsphase nicht ausreichend berücksichtigt werden, häufig jedoch nach Ausheilung aller anderen Verletzungen über Jahre hinaus das Leben des Polytraumatisierten enorm beeinflussen.

Hier sind an 1. Stelle die Fußverletzungen zu nennen. Eine schmerzhafte Fußdeformität kann den Patienten bei jedem Schritt an seinen Unfall oder seinen Chirurgen erinnern.

Über die Möglichkeit einer vollen beruflichen Rehabilitation und sozialen Reintegration des Schwerverletzten bestehen keine klaren Vorstellungen. Aus unserem Kollektiv von über 3300 Polytraumatisierten haben wir 104 der Schweregruppe 3 und 4 mindestens 4 Jahre nach dem Trauma nachuntersucht. Es kann klar ausgesagt werden, daß eine volle Rehabilitation möglich ist, wobei folgende Ausnahmen diese Aussage einschränken: Es sind die Verletzungen des zentralen Nervensystems und der peripheren Nerven, hier vor allem die Plexusläsionen an Schulter und Becken [7]. Auch die Verletzungen des Unterschenkels und Fußes beeinträchtigen das Langzeitergebnis. Hier sind aber die Resultate sicherlich verbesserungsfähig.

Die Abb. 6 a, b zeigen die berufliche Situation vor und nach dem Unfall. Während vor dem Unfall 80% im Beruf standen, waren es nach dem Unfall 50% im alten Beruf, zusätzlich 27% waren ebenfalls nach Umschulung berufstätig.

Mythen, Fehler, Fakten. Altes Brauchtum nicht in die Neuzeit zu retten, muß im Falle des Polytraumas nicht von Nachteil sein. Denn wo in unseren Landen sollten wir die vielen Votivtafeln, gestiftet für jedes gerettete Polytrauma, aufhängen?

Literatur

1. Bone LB, Johnson KD, Weigelt J, Scheinberg R (1989) Early versus delayed stabilization of femoral fractures. J Bone Joint Surg [Am] 71:336–340
2. Hoffmann R, Nerlich M, Muggia-Sullam M, Pohlemann T, Wippermann B, Regel G, Tscherne H, (1992) Blunt Abdominal trauma in cases of multiple trauma evaluated by ultrasonography: A prospective analysis of 291 patients. J Trauma 32:452–458
3. Johnson KD, Cadambi A, Seibert GB (1985) Incidence of adult respiratory distress syndrome in patients with multiple musculoskeletal injuries: Effect of early operative stabilization of fractures. J Trauma 25:375–384
4. Oestern HJ, Sturm J, Lobenhoffer HP, Nerlich M, Schiemann M, Tscherne H (1983) Möglichkeiten zur Klassifizierung von Verletzungen beim Polytraumatisierten. Chir For 83:197
5. Südkamp N, Haas N, Flory P-J, Tscherne H, Berger A (1989) Kriterien der Amputation Rekonstruktion und Replantation von Extremitäten bei Mehrfachverletzten. Chirurg 60:774–781
6. Tscherne H, Oestern H-J, Sturm JA (1984) Die Belastbarkeit Mehrfachverletzter und ihre Bedeutung für die operative Versorgung. Langenbecks Arch Chir 364 (Kongreßbericht) :72–77
7. Zangger P (1989) Die Rehabilitation von polytraumatisierten hirnverletzten Patienten. Ther Umschau 46:455–459

Die Wechsellagerung in der Therapie des akuten Lungenversagens

M. Walz, J. Cramer und G. Muhr

Berufsgenossenschaftliche Krankenanstalten Bergmannsheil, Chirurgische Universitätsklinik, Gilsingstraße 14, D-44789 Bochum, Bundesrepublik Deutschland

Die wechselnde Bauch- und Rückenlage ist prinzipiell kein neuer Therapieansatz beim Lungenversagen, sie ist jedoch bislang nicht über den Stellenwert eines Außenseiterverfahrens hinausgekommen. Dafür waren in erster Linie technische sowie pflegerische Probleme bei der Realisation der Wechsellagerung verantwortlich. Um den Einfluß der Wechsellagerung genauer zu untersuchen, wurde sie bei 25 Patienten mit Lungenversagen angewandt und der Verlauf dokumentiert und ausgewertet.

Wir haben die Wechsellagerung primär bei Verletzten mit schweren Thoraxtraumen und sekundär bei unterschiedlichen Formen des Lungenversagens (septisch, posttraumatisch) eingesetzt. Die Patienten wurden in Intervallen von 6–12 Stunden in Bauch- und Rückenlage gebracht. Dazu wurde ein elektrisch betriebenes Sandwich-Bett verwandt, mit dem die Patienten durch Drehung über das Fußende umgelagert wurden (Circ O lectric Bed, Fa. Stryker). Der durchschnittliche FiO_2 zu Beginn der Wechsellagerung lag bei 0,52. Innerhalb der ersten 48 Stunden nach Beginn der Wechsellagerung war eine Reduktion des FiO_2 um durchschnittlich 0,2 (0,05–0,4) möglich. Der PaO_2 war dabei in Bauchlage höher als in Rückenlage, wobei die größte Differenz 48 mmHg betrug. Die angewandte Beatmung war grundsätzlich eine drucklimitierte, es wurden PEEP-Werte bis 11 mbar sowie ein I:E-Verhältnis von bis zu 1,5:1 eingesetzt. Bereits etwa eine Stunde nach Umlagerung in Bauchlage war ein Ansteigen der peripheren Sauerstoffsättigung zu beobachten. Das Monitoring beinhaltete neben der invasiven Blutdruckmessung auch die Registrierung entsprechender Werte über einen Swan-Ganz-Katheter. Die Kreislaufverhältnisse blieben unter der Wechsellagerung stabil, teilweise war ein leichtes Ansteigen des systemischen Blutdruckes in Bauchlage festzustellen. Das HZV zeigte keine lagerungsbedingten, signifikanten Schwankungen, während der pulmonale Gefäßwiderstand in Bauchlage in einem Teil der Fälle leicht abnahm. Compliance und Resistance wiesen während der Wechsellagerung nur unwesentliche Änderungen auf. In Rückenlage durchgeführte Computertomographien des Thorax zeigten zum Teil erhebliche dorsale Verdichtungen, die bereits nach 6 Stunden Bauchlage nicht mehr nachweisbar waren. Keiner der Patienten, die ein schweres Thoraxtrauma erlitten hatten und direkt der Wechsellagerung zugeführt worden waren, wies im Verlauf ein direktes posttraumatisches ARDS auf. Bei allen Patienten konnte die Beatmungs- und Oxygenierungssituation durch die Wechsellagerung verbessert werden. Von den 25 Patienten überlebten 17, 8 verstarben. Bei 3 Patienten war ein septisches Multiorganversagen mit pulmonaler Beteiligung, bei den übrigen 5 ein septisches Herz-Kreislauf-Versagen ohne pulmonale Beteiligung (finaler FiO_2 0,3–0,4) Todesursache; kein Verletzter erlag einem isolierten Lungenversagen.

Die wechselnde Bauch- und Rückenlage kann die Lungenfunktion beim akuten

Hefte zu der Unfallchirurg, Heft 232
K. E. Rehm (Hrsg.)

Lungenversagen deutlich bessern und besitzt nach den ersten Resultaten bei frühzeitiger Anwendung einen protektiven Effekt auf das direkte Lungenversagen nach Thoraxtrauma. Entgegen den Literaturangaben ist die Wechsellagerung nach unserer Auffassung technisch und pflegerisch gut realisierbar, so daß in Anbetracht der Erfolge die Einordnung als „Ultima ratio" dem Wert des Verfahrens nicht gerecht wird und eine Verbreitung zu fordern ist.

Die Behandlung des posttraumatischen Lungenversagens durch kontinuierlichen Lagewechsel – eine klinische Studie

M. Grotz, H.-C. Pape, G. Regel und H. Tscherne

Unfallchirurgische Klinik, Medizinische Hochschule Hannover, Konstanty-Gutschow-Str. 8, D-30625 Hannover, Bundesrepublik Deutschland

Während der intensivmedizinischen Behandlung von polytraumatisierten Patienten stellt das posttraumatische Lungenversagen eine häufige und schwere Komplikation dar. Die Prognose ist ungünstig und mit einer hohen Letalität vergesellschaftet. Bisher verfolgte medikamentöse Behandlungsansätze brachten keinen entscheidenden Erfolg. Nachgewiesen wirksame Verfahren wie z.B. die extrakorporale Oxygenierung oder CO_2 Eliminierung bergen das Risiko von Komplikationen durch Beeinflussung der Hämostase. Die Lagerungstherapie in Form der Seiten- oder Bauchlagerung ist als alternative Therapieform anerkannt. Im Einsatz der kinetischen Lagerungstherapie bei Patienten mit posttraumatischem Lungenversagen fanden wir eine unerwartete, deutliche Besserung der Lungenfunktion. Bisher wurden über 60 Patienten mit gutem Erfolg im kinetischen Bett gelagert.

Material und Methodik

22 polytraumatisierte Patienten der Jahre 1989–91 wurden in die Studie aufgenommen. 11 wurden konventionell gelagert (KON), 11 wurden der kinetischen Lagerungstherapie (KIN) zugeführt, welche begonnen wurde, wenn der Horovitz Quotient (PaO_2/FiO_2) unter 150 fiel (Tag 0). Einschlußkriterien: Alter 16–68 Jahre, Polytrauma (> 30 PTS Punkte), ARDS (Pepe et al.), extravaskuläres Lungenwasser (EVLW) > 10 ml/kg KG, primäre und intensivmedizinische Behandlung an der MHH. Täglich wurde der intensivmedizinische Verlauf dokumentiert.

Hefte zu der Unfallchirurg, Heft 232
K. E. Rehm (Hrsg.)

Ergebnisse und Diskussion

	PaO_2/FiO_2		Shunt (in %)		EVLW (in ml/kg KG)	
	Tag 0	Tag 5	Tag 0	Tag 5	Tag 0	Tag 5
KIN	140+45	237+40	26,6+4	12,5+2	11,1+2	9,4+1
KON	143+48	133+44	36,6+6	31,4+2	12,9+2	17,4+3

Bei den konventionell gelagerten Patienten blieb der Horovitz Quotient über die gesamte Studienzeit gleich. In der kinetisch gelagerten Gruppe zeigte sich ein signifikanter Anstieg innerhalb von drei Tagen nach Lagerungsbeginn. Diese Verbesserung der Lungenfunktion hat wahrscheinlich ihren Grund in der Verminderung des intrapulmonalen Shuntanteils, welcher an den Tagen 5 und 6 signifikant war. Das extravaskuläre Lungenwasser war in beiden Kollektiven zu Studienbeginn mit über 10 ml pro kg Körpergewicht erhöht. In der konventionell gelagerten Gruppe war ein weiterer Anstieg zu beobachten, in der kinetischen Gruppe blieb es konstant. Dies kann möglicherweise mit einer Umverteilung des interstitiellen Ödems in Zusammenhang gebracht werden. Bei den kinetisch gelagerten Patienten ist die Verminderung der Compliance somit weniger stark ausgeprägt. Gleichzeitig bleibt der maximale inspiratorische Atemwegsdruck konstant unter 40 cm Wassersäule. Die kinetische Lagerung stellt eine sinnvolle supportive Maßnahme zur Therapie des posttraumatischen Lungenversagens dar.

Neue Parameter zur Beurteilung des Operationsrisikos beim Polytrauma

D. Nast-Kolb, Ch. Waydhas, M. Jochum und L. Schweiberer

Chirurg. Klinik Innenstadt, Nußbaumstr. 20, D-80336 München, Bundesrepublik Deutschland

Im Rahmen einer prospektiven Polytraumastudie (mittl. ISS: 37 Punkte) wurde die präoperative Aussagekraft biochemischer Faktoren im Vergleich zu herkömmlichen Routineparametern (Meßwert am Morgen des Operationstages) bei 135 Patienten überprüft. Dazu wurde bei Osteosynthesen des Femurs (n = 32), des Beckens (n = 15), der Wirbelsäule (n = 8), des Unterschenkels (n = 9), des Gesichtsschädels (n = 19) sowie bei sonstigen kleineren Eingriffen (n = 52) untersucht, ob sich mittels präoperativer Meßwerte zwischen Verläufen mit und ohne postoperativ neu auftretendem Organversagen (OV) unterscheiden läßt. Neben herkömmlichen Routineparametern (Oxygenierungsquotient (pO_2/FiO_2), RR syst., Herzfrequenz, Kreatinin, Urinausscheidung/Stunde, Hämoglobin, Thrombozytenzahl, PTZ, PTT, pH-Wert) wurden biochemische Faktoren überprüft, für die sich nach schwerem Trauma eine

Hefte zu der Unfallchirurg, Heft 232
K. E. Rehm (Hrsg.)

gute frühe prognostische Relevanz zur Vorhersage späteren Organversagens und Versterbens herausgestellt hatte (PMN-Elastase, CRP, AT III, Neopterin, Laktat). Die statistischen Auswertungen erfolgten mittels U-Test, wobei p < 0,05 als sigifikant angesehen wurde. Für die verschiedenen Gruppen wurden die präoperativen Mittelwerte mit Standardabweichungen bestimmt.

Bei frühsekundären Operationen am 2. und 3.Tag (n = 29) ließ lediglich der Oxygenierungsquotient mit einem Diskriminanzwert von 280 eine signifikante Differenzierung zu. Nach Eingriffen ab dem 4. Tag entwickelten 40 Patienten ein OV, 66 hatten einen komplikationslosen Verlauf. Die beiden Gruppen unterscheiden sich nicht bezüglich Schweregrad, Alter, Geschlechtsverteilung und mittlerem Operationstag. Eine hochsignifikante Differenzierung ergab sich für PMN-Elastase: 279 (206–398) versus 184 (139–260) ng/ml, CRP: 12,4 (9,6–17,6) versus 7,8 (4,4–10,8) mg/dl, Thrombozyten: 118 (93–187) versus 237 (162–374) x 10^3/ul sowie den Oxygenierungsquotienten: 306 (264–358) versus 351 (316–409) 90). Alle anderen Parameter ließen keine Unterscheidung zu. Waren 3 der 2 ermittelten Laborparameter (PMN-Elastase: 250 ng/ml, CRP: 11 mg/dl, Thrombozyten: 180000/ul) bezüglich der ermittelten Diskriminanzwerte pathologisch, so ließ sich ein postoperatives Organversagen mit einer Genauigkeit von 79% vorhersagen.

Schlußfolgernd sind PMN-Elastase, CRP und Thrombozyten beim Management des Polytraumas als neue Routine-Parameter zur Beurteilung des Operationsrisikos zu empfehlen.

Nicht operative Therapie der Leber- und Milzruptur bei polytraumatisierten Patienten

M. Varney, H. Becker und H.-D. Röher

Klinik für Allgemein- und Unfallchirurgie, Heinrich-Heine-Universität, Moorenstraße 5, D-40225 Düsseldorf, Bundesrepublik Deutschland

Mit dem Auftreten intraabdomineller Verletzungen ist bei 15–40% aller Polytraumatisieren zu rechnen. Stellte noch bis vor kurzem der Nachweis „Freier intraabdomineller Flüssigkeit“ stets die Laparotomieindikation, bedarf durch Verbesserung der Diagnose und Überwachungsmöglichkeit die Frage der operativen oder konservativen Therapie umschriebener Verletzungen der parenchymatösen Organe Leber und Milz neuer Diskussion.

Unter 485 prospektiv dokumentierten Polytraumen (1.7.86–30.6.92) fanden sich 179 (36,9%) Abdominaltraumen. Hierbei lag 72mal (40,2%) eine Leber- und 69mal (38,5%) eine Milzruptur vor. Nach sonographisch oder computertomographisch eindeutig zugeordneter Verletzung erfolgte bei 22 Patienten (12%) mit Leber- (n = 12) und Milzverletzungen (n = 10) ein primär konservatives Vorgehen. Bei allen 12 Pati-

Hefte zu der Unfallchirurg, Heft 232
K. E. Rehm (Hrsg.)

enten mit Leberruptur (5mal Parenchymeinrisse, 4mal intrahepatische, 3mal subkapsuläre Hämatome) kam es zum spontanen Sistieren der Blutung, ohne daß im weiteren Verlauf eine Rezidivblutung auftrat. Hierbei zeigten selbst große intrahepatische Hämatome eine vollständige Resorption mit Regeneration des Leberparenchyms. Demgegenüber war die konservative Therapie lediglich bei 4 der 10 Patienten mit Milzverletzungen (5mal Parenchymeinrisse, 3mal intrasplenale, 2mal subkapsuläre Hämatome) dauerhaft erfolgreich. Bei 6 Patienten trat zwischen dem ersten und sechsten posttraumatischen Tag eine Rezidivblutung auf, wobei in 5 Fällen notfallmäßig eine Splenektomie und einmal eine Netzummantelung erforderlich wurden.

Bei umschriebenen Verletzungen der Leber einschließlich subkapsulärer und auch großer intrahepatischer Hämatome kann somit eine konservative Therapie erfolgreich durchgeführt werden. Gleichfalls bedeutet dies aber auch, daß bei nicht mehr blutenden Leberverletzungen – diagnostiziert anläßlich einer Laparotomie – auf spezielle chirurgische Versorgungen verzichtet werden kann einschließlich der Einlage einer Zieldrainage, um sekundäre dann iatrogene Infektionen zu verhindern. Obwohl natürlich auch bei der Milzruptur eine Organerhaltung besonders unter dem Aspekt hämatologischer und immunologischer Funktionen anzustreben ist, ist bei hohem Risiko der Rezidivblutung ein beobachtendes Vorgehen nur eingeschränkt zu empfehlen. In der eigenen Praxis erfolgt im Rahmen der Polytraumaversorgung bei intraoperativ erhobener Milzruptur, bei subkapsulären oder intrasplenalen Hämatomen zur definitiven Blutstillung die Splenektomie. Bei isolierten Bauchtraumen sowie im Kindesalter ist demgegenüber das primäre Ziel die Organerhaltung.

Voraussetzung für jede konservative Therapie ist nach sonographischer ggf. computertomographischer Diagnosesicherung eine engmaschige sonographische Kontrolle unter intensivmedizinischen Bedingungen. Neben zu fordernder Kreislaufstabilität ist bei fehlenden allgemeingültigen Daten und Erfahrungen die Menge der „Freien Flüssigkeit“ für das eigene Vorgehen therapieweisend. Gerechtfertigt ist unserer Meinung nach ein konservativer Behandlungsversuch bei initialen Flüssigkeitsmengen unter 500 ml bzw bei Mengenzunahmen nicht über 1500 ml/24 Std.

Reduktion der Mediatorfreisetzung durch systemische antioxidative Therapie zur Prophylaxe des Multiorganversagens nach Polytrauma

I. Marzi und V. Bühren

Abteilung Unfallchirurgie, Chirurgische Universitätsklinik, D-66424 Homburg/Saar, Bundesrepublik Deutschland

Als Ursachen eines MOV nach Trauma werden schockinduzierte Reperfusionsschäden mit Generierung freier Sauerstoffradikale sowie die Freisetzung inflammatorischer Mediatoren diskutiert. In einer Pilotstudie untersuchten wir, ob durch systemische antioxidative Behandlung polytraumatisierter Patienten mit rekombinanter humaner Superoxiddismutase (rhSOD) die posttraumatische inflammatorische Reaktion und das MOV positiv beeinflußt werden kann.

In der prospektiven, randomisierten und verblindeten Studie verabreichten wir bei 24 Polytraumapatienten mit einem Injury Severity Score (ISS) über 27 Punkten fünf Tage lang kontinuierlich 3000 mg rhSOD/die (Grünenthal, Aachen) oder Placebo (Sucrose). Während einer 14tägigen Beobachtungsphase erfaßten wir neben dem MOV – Score nach Goris relevante Marker und Produkte der inflammatorischen Systemreaktion, wie z.B. Interleukin 6, PMN-Elastase, Phospholipase A_2, Conjugierte Diene, Neopterin, TNFa, Endotoxin, C – reaktives Protein. Die klinischen Ergebnisse zeigten eine Attenuierung des Multiorganversagens nach Trauma in den Therapiegruppen, insbesondere hinsichtlich der kardialen und pulmonalen Parameter. Die Entzündungsparameter der rh-SOD Gruppe zeigten hinsichtlich PMN-Elastase (57.9 + 19.0 vs. 112.9 + 82.2 µg/l; $p < 0.05$), Phospholipase A_2 (23.5 ± 6.9 vS. 37.1 ± 16.7 $*10^3$ U/ml; $p < 0.05$), C-reaktivem Protein (106.2 ± 60.0 vs. 163.8 ± 70.5 mg/l), Interleukin 6 (62.0 ± 42.3 vs. 116.5 ± 104.4pg/ml; x ± Sx), deutlich erniedrigte Werte, vor allem um Tag 5 und 6 nach Therapiebeginn. Die Plasmaspiegel der konjugierten Diene waren während der gesamten Beobachtungsphase in der rhSOD-Gruppe signifikant niedriger. Erniedrigte Mediatorspiegel und geringeres Organversagen weisen auf ein reduziertes Entzündungsgeschehen mit Verringerung des Multiorganversagen nach Trauma durch systemische antioxidative Therapie hin.

Hefte zu der Unfallchirurg, Heft 232
K. E. Rehm (Hrsg.)

Die Traumatisierung durch unfallchirurgische Operationen im Vergleich mit schweren Verletzungen beim Polytrauma

C. Waydhas , D. Nast-Kolb, M. Jochum, W. Machleidt und L. Schweiberer

Chirurgische Klinik und Poliklinik, Klinikum Innenstadt der LMU, Nußbaumstr. 20, D-80336 München, Bundesrepublik Deutschland

Die Schwere des akzidentellen und operativen Traumas wurde in einer prospektiven Untersuchung an 136 polytraumatisierten Patienten durch die Messung der posttraumatischen Entzündungsreaktion bestimmt. Alle Parameter wurden aus Blutproben bestimmt, die unmittelbar nach Klinikaufnahme bzw. nach Beendigung der Operation entnommen worden waren. Die Schweregradklassifizierung erfolgte mit dem Polytraumaschlüssel (PTS). Nach leichtem Polytrauma (PTS-Gruppe I) waren unmittelbar nach Klinikaufnahme die PMN-Elastase im Mittel um 140 ng/ml, Laktat und Kathepsin B nur geringfügig über die obere Referenzgrenze erhöht. Mit zunehmender Verletzungsschwere nahmen die Blutspiegel dieser Parameter signifikant zu (Varianzanalyse). In der PTS-Gruppe IV lagen die PMN-Elastase 410 ng/ml, das Laktat 15 mg/dl und das Kathepsin B 160 mU/l über den Referenzwerten. Im Vergleich dazu stieg die PMN-Elastase postoperativ im Vergleich zum präoperativen Ausgangswert nach Spondylodesen (n = 8), Oberschenkelschaftosteosynthesen (n = 19) und Beckenosteosynthesen (n = 8) im Median um 51,5, 105 und 127,5 ng/ml an. Für das Laktat ergaben sich mediane Anstiege um 2,1, 6,5 und 5,5 mg/dl und für das Kathepsin B um 45,5, 23,3 und 16,5 mU/l. Bei den untersuchten Operationen bestand also eine systemische Aktivierung einer posttraumatischen Entzündungsreaktion, welche in ihrem Ausmaß den Folgen einer leichten bis mittelschweren Mehrfachverletzung entsprach.

Man kann folgern, daß bei der Wahl des Operationszeitpunkts in der Versorgung polytraumatisierter Patienten der Nutzen einer frühen Operation gegen die potentielle Schädigung durch das Operationstrauma sorgfältig abgewogen werden muß.

Enterale Frühernährung beim polytraumatisierten Patienten

R. Stocker, H.-G. Imhof, T. Kossmann, C. Morganti-Kossmann und O. Trentz

Klinik für Unfallchirurgie, Universitätsspital Zürich, Rämistr. 100, CH-8091 Zürich, Schweiz

Der Erhalt der physiologischen Funktion des Magen-Darm-Traktes spielt beim polytraumatisierten Patienten in verschiedener Hinsicht eine entscheidende Rolle. Dazu zählt die Prävention der Darmzottenatropie und somit Erhalt der resorptiven Fähigkeiten des Darmes und der Integrität der mukosalen Barriere gegenüber der Translo-

Hefte zu der Unfallchirurg, Heft 232
K. E. Rehm (Hrsg.)

kation von Bakterien und Toxinen, der Erhalt einer physiologisch sinnvollen sekretorischen Funktion von Pankreas- und Lebersekreten, die Prävention der achalkulösen Cholezystitis und Prophylaxe von Ulzera und erosiver Gastritis.

Bis Dezember 1991 wurden unsere Patienten der Intensivstation für Schwerverletzte nach konservativen Gesichtspunkten enteral ernährt. Ab Dezember 1991 wurde die enteralen Ernährung neu konzipiert: Die enterale Frühernährung wird spätestens 2 Stunden nach Eintritt auf der Intensivstation über gastrale Silikonernährungssonde begonnen, auch nach Abdominaleingriff oder bei retroperitonealen Hämatomen (*einzige* Kontraindikation: frische Magen- oder Dünndarmnaht), unabhängig vom Vorliegen von Darmgeräuschen, rascher Aufbau mit kontinuierlicher Zufuhr über Ernährungspumpe (500 ml über erste 12 Stunden, dann volle Zufuhr, Unterbruch/Reduktion nur bei großen Rücklaufmengen), Zufuhr einer lipidbetonten, nährstoffdefinierten, ballaststoffreien steril gefertigten, kalorienverdichteten (150 kcal/100 ml) Nährlösung (Carbospare), Vitaminsupplementation (Becozym. Redoxon), keine Insulinzufuhr, keine Ulkusprophylaxe (nur bei vorbestehender Ulkuskrankheit oder bei der Unmöglichkeit der enteralen Ernährung (Zufuhr unter 500 ml/24 Stunden), Monitoring des Ernährungsstatus mit Laborbestimmungen, Anregung einer normalen Darmtätigkeit und Peristaltik mit Paspertin und Prepulsid, Kolonentleerung mit hohen Einläufen und osmotisch wirksamen Abführmitteln.

Unter dem früheren Ernährungsregime konnten zeitweise mehr als 50% unserer Patienten nicht enteral ernährt werden. Die Neukonzeption der enteralen Frühernährung bei einem vergleichbaren Patientenkollektiv ermöglichte es, im Zeitraum vom 10 Monaten von 253 polytraumatisierten Patienten 220 ausschließlich enteral zu ernähren. Die Resorptions- und Syntheseleistungen waren gut, die Katabolie nicht ausgeprägter als bei voller parenteraler Ernährung. Trotz fehlender Ulkusprophylaxe ist es zu keiner manifesten Blutung aus Magen oder Dünndarm gekommen (Gastroskopische Kontrollen: keine Hinweise auf Ulzera oder erosive Gastritiden). Die Latenz zwischen Eintritt auf der Station und dem Auftreten von behandlungsbedürftigen pulmonalen Infekten ist eher länger geworden. Achalkulöse Cholezystitiden mit Cholostase wurden nicht beobachtet.

Schlußfolgerung: An Hand unserer Ergebnisse wird gezeigt, daß die gastrale/ enterale Ernährung gegenüber konventionellen Ernährungsregimen Vorteile aufweist. Die Erhaltung einer möglichst physiologischen Funktion des Magen-Darm-Traktes ist in Hinblick auf die Prävention eines Multiorganversagen beim Polytrauma von großer Bedeutung.

Klinisches Management bei polytraumatisierten Patienten – Teil 2

Vorsitz: E. Schenk, Magdeburg; N. Haas, Berlin

Typische Verletzungsmuster von Motorradaufsassen bei verschiedenen Unfalltypen. Wirksamkeit und Verbesserungsmöglichkeiten von Schutzmaßnahmen

W. Hell und G. Lob

Abteilung Unfallchirurgie, Chirurgische Klinik, Klinikum Großhadern, Marchioninistr. 15, D-81377 München, Bundesrepublik Deutschland

Ein interdisziplinäres Unfallaufnahmeteam (Ingenieurwissenschaft und Medizin) erfaßt 173 Motorradunfälle mit 210 Aufsassen am Unfallort.

Die Unfälle wurden technisch rekonstruiert und die Verletzungsschwere nach AIS (Abbreviated Injury Scale nach States) und ISS (Injury Severity Score nach Baker) bewertet.

Es war zu erkennen, daß der Hauptanteil von lebensbedrohlichen Verletzungen (AIS 4–6) bei Kopf-, Thorax- und Abdominalverletzungen zu finden ist. Bei der Verletzungshäufigkeit aller Verletzungen > = AIS 2 war der Kopf (43%) am meisten gefährdet. Es folgten die unteren Extremitäten (37%), die oberen Extremitäten (30%) und der Thorax (25%). Seltener betroffen waren das Abdomen (16%), die Wirbelsäule (12%) und das Becken (8%).

Es wurden typische Verletzungsmuster bei verschiedenen Unfalltypen dargestellt:

- gerade Kradkollision in Gegner Front (hohes Kopf/Rumpf und Extremitätenverletzungsrisiko)
- quere Kradkollision mit Gegner Front (hohes Beinverletzungsrisiko)
- Kradkollision in PKW-Seite mit Dachkontakt (sehr schwere Kopf/Rumpfverletzungen)
- Kradkollision in PKW-Seite ohne Dachkontakt (relativ moderates Verletzungsmuster)
- Alleinunfall mit Objektkontakt (schwerste Kopf/Rumpfverletzungen)
- Alleinunfall mit freiem Auslauf (relativ moderates Verletzungsmuster)

Bei vollständig getragener Schutzkleidung (45% Tragequote) fällt ein signifikanter Unterschied vom ISS im Vergleich zu unvollständig oder nicht getragener Schutzkleidung auf. Beim Vergleich von ledergeschützten Beinen mit normaler Straßenklei-

Hefte zu der Unfallchirurg, Heft 232
K. E. Rehm (Hrsg.)

dung fällt eine Reduktion von offenen und geschlossenen Frakturen bei Schutzkleidungsträgern auf.

Die Untersuchung von Schutzhelmen zeigt eine hohe Tragequote von 98%, wobei allerdings 15% der Helme während des Unfalls verloren wurden. Bei ordnungsgemäß aufbehaltenem Helm dominieren leichte Kopfverletzungen, wohingegen bei verlorenem Helm oder gebrochener Helmschale schwere bis schwerste Kopfverletzungen auftraten.

Schlußfolgerungen

Die passive Sicherheit des Motorrades ist verbesserungsbedürftig. Die Schutzkleidungstragequote sollte erhöht werden.

ECE Helmnormen müssen dem realen Unfallgeschehen angepasst werden.

Analyse der Verletzungsmuster bei Patienten nach Flugzeugunfall

E. Striepling, H. Wulf, R. Nissen und A. Hückstedt.

Klinik für Unfallchirurgie, Chirurgische Universitätsklinik Kiel, Arnold-Heller-Str. 7, D-24105 Kiel, Bundesrepublik Deutschland

Am 25.09.1991 verunfallte auf dem Flugplatz Kiel Holtenau eine zweistrahlige Chartermaschine vom Typ Falcon mit 3 Besatzungsmitgliedern und 8 Passagieren. Der Jet geriet beim Landeanflug bei schlechter Witterung mit ca. 130 Kt über das Ende der Landebahn hinaus und zerschellte an einer Böschung unter Landebahnniveau.

1 Passagier wurde tödlich verletzt, 10, zumeist schwerverletzte Patienten, nach Erstversorgung durch Notärzte primär auf vier Krankenhäuser verteilt.

Es standen Unterlagen von 8 Überlebenden sowie der tödlich Verletzten zur Verfügung. Angaben über zwei leichter Verletzte, auswärts behandelte Patienten konnten leider nicht herangezogen werden .

Bei der Analyse der Verletzungen war die hohe Anzahl von Wirbelsäulenverletzungen in 6 von 9 Fällen auffällig. Davon war in je 2 Fällen die Halswirbelsäule, die Brustwirbelsäule und der thorako-lumbale Übergang betroffen. Thoraxverletzungen mit Lungenkontusion und z.T. mit Rippenserienfrakturen traten bei 5 Verletzten auf. Schädelhirntraumata waren bei 4 Verunfallten zu verzeichnen und bei einem Fall todesursächlich. Daneben waren 7mal Weichteilverletzungen im Kopfbereich zu versorgen. Die obere Extremität war in 4 Fällen verletzt, davon 1mal mit einer Fraktur, die untere Extremität in 7 Fällen, davon in 2 Fällen mit Frakturen des Fußskelet-

Hefte zu der Unfallchirurg, Heft 232
K. E. Rehm (Hrsg.)

tes kombiniert. Eine Laparotomie wegen einer Milzruptur wurde nur 1mal erforderlich. Beckenfrakturen waren nicht zu verzeichnen.

Die mit 4-Punkt-Sitzgurten gesicherte Cockpit-Besatzung wies besonders Verletzungen des Gesichtsschädels und der Halswirbelsäule auf, was sich durch den Unfallmechanismus erklärt. Beim Aufprall wurde das Cockpit abgerissen und blieb auf dem Dach liegen. Eine Passagierin wurde mit Sitz aus dem Rumpf geschleudert und wies neben einem stumpfen Thoraxtrauma mit Lungenkontusion eine Subluxationsfraktur von HWK 2/3 auf.

Insgesamt lassen sich die Verletzungen aus der Kombination von vertikaler und horizontaler Krafteinwirkung beim Aufprall erklären. Die intraabdominellen Organe sowie das Becken waren dabei besonders wenig betroffen. Hier mag der Flugzeugsitz eine gewisse Schutzfunktion vermitteln.

Zur Problematik des Einklemmungstraumas

M. Helm, L. Lampl, J. W. Weidringer und K. H. Bock

Bundeswehrkrankenhaus Ulm, Abt. für Anästhesiologie und Intensivmedizin, Oberer Eselsberg 40, D-89081 Ulm, Bundesrepublik Deutschland

Zielsetzung

Verbesserung des präklinischen Managements von Patienten mit Einklemmungstrauma.

Fragestellung

Welche Besonderheiten ergeben sich aus der Einklemmung eines Traumapatienten für die präklinische Versorgung?

Methodik

Retrospektive Auswertung der Primär-Rettungseinsätze (Zeitraum: 01.01.1988–31.12.1991) der Rettungshubschrauberstation (RTH) „Christoph 22".

Ergebnisse

Bei gleichbleibendem Anteil an Traumapatienten (62,8%) war eine stetige Zunahme

Hefte zu der Unfallchirurg, Heft 232
K. E. Rehm (Hrsg.)

der Einklemmungstraumen von 8,3% auf 15,9% zu verzeichnen. Ursachen für die Einklemmung waren der Verkehrs- und Arbeitsunfall mit 78,4% bzw. 21,6%. Eine Mehrfachverletzung war in 78,4% der Fälle zu verzeichnen, wobei die Polytraumatisierung (Definition nach Tscherne und Trentz [1]) mit 49,4% dominierte. Bevorzugt betroffene Körperregionen waren: Extremitäten (26,1%) – mehrheitlich multipel, Schädel (22,5%), Thorax (20,9%) und Abdomen (12,8%). Es überwogen 3- bzw. 2fach (je 29,6%) sowie 4fach Kombinationen (13,6%). Mehrheitlich lag bereits bei Eintreffen am Unfallort eine vitale Störung von Kreislauf (65,2%) und/oder Atmung (58,1%) vor und erforderte ein sofortiges mit den technischen Rettungskräften abgestimmtes, therapeutisches Vorgehen: Durchschnittlich die Hälfte des präklinischen Infusionsvolumens (Vges = 2400 ml) wurde bereits während der Einklemmung appliziert. Die durchschnittliche Einklemmungsdauer betrug dabei t = 23,3 min. 30,9% der Patienten mußten bereits während der Einklemmung, weitere 38,2% nach der Befreiung intubiert und beatmet werden, wobei das pulsoximetrische Monitoring eine entscheidende Hilfe für Art und Zeitpunkt der zu ergreifenden therapeutischen Maßnahmen darstellte [2]. Bei 89,5% der Patienten war eine medikamentöse Analgesie notwendig. Insbesondere in der Phase der Einklemmung mit eingeschränktem Zugang zum Patienten und ebenso eingeschränkten Interventionsmöglichkeiten bewährte sich Ketamin in subnarkotischer Dosierung.

Schlußfolgerungen

Im eigenen RTH-Bereich nimmt das Einklemmungstrauma zu. Das Kollektiv weist einen überdurchschnittlich hohen Polytrauma-Anteil auf. Die präklinischen Maßnahmen müssen zügig und zielgerichtet in enger Abstimmung mit den technischen Rettungskräften erfolgen. Zielklinik sollte ein Trauma-Zentrum sein.

Literatur

1. Heberer G, Köle W, Tscherne H (1977) Chirurgie. Springer, Berlin
2. Helm M, Lampl L, Forstner K et al.(1991) Respiratorische Störungen beim Traumapatienten. Pulsoximetrie als Erweiterung präklinischer Diagnose- und Therapiemöglichkeiten. Unfallchirurg 94:281–286.

Diagnostisches Management der Extremitätenverletzungen in den ersten Stunden nach Aufnahme bei polytraumatisierten Patienten

E. E. Scheller, A. Meißner und R. Rahmanzadeh

Unfall- und Wiederherstellungschirurgie, Klinikum Steglitz der FU Berlin, Hindenburgdamm 30, D-12203 Berlin, Bundesrepublik Deutschland

Die durchzuführenden diagnostischen Röntgenuntersuchungen zum Ausschluß von Frakturen bei polytraumatisierten Patienten sollen in der ersten Phase der stationären Aufnahme festgelegt werden.

Es galt die Frage zu beantworten: Wie kann vermieden werden, daß knöcherne Verletzungen an den Extremitäten bei Polytraumatisierten übersehen werden? Hierzu wurde über einen 14-Jahres-Zeitraum bei 620 schwerstpolytraumatisierten Patienten das primäre diagnostische Management zur Erkennung von Frakturen retrospektiv kontrolliert analysiert. Alle Daten wurden mit der EDV erfaßt und statistisch ausgewertet. Hierbei wurde der primären Röntgendiagnostik mit entsprechendem pathologischem Befund die spätere, d.h. nach den ersten 8 Std. der Aufnahme durchgeführte Diagnostik gegenübergestellt. Es zeigten sich folgende Ergebnisse:

Verletzungen der Extremitäten, der Wirbelsäule und/oder des Beckens fanden wir bei 75% der Polytraumatisierten, 55% der Fälle hatten Thoraxverletzungen. Nahezu jeder Patient, der an der oberen Extremität sofort bei Aufnahme geröntgt wurde, zeigte eine Fraktur. Bei Patienten, die später geröntgt wurden (mehr als 8 Stunden nach der Aufnahme), lag eine Fraktur nur selten vor (< 10%). Demgegenüber waren bei Patienten, die an der Wirbelsäule später geröntgt wurden bei 65% der Fälle Frakturen nachweisbar. 50% der an den Knien und Unterschenkeln später geröntgten Patienten zeigten eine Patella- bzw. Tibiaschaftfraktur. Die Diagnose der Kreuzbandrupturen wurde durchschnittlich wesentlich später gestellt. Es ergeben sich somit folgende Schlußfolgerungen: Zur Festlegung eines rechtzeitigen Therapiekonzeptes der Frakturen am Skelettsystem sollte die Diagnostik zum Ausschluß einer Fraktur in den ersten 3 Stunden nach der Aufnahme komplett und umfassend sein, das betrifft ganz besonders die untere Extremität und die Wirbelsäule. Nach dem diagnostischen und therapeutischen Stufenplan von Schweiberer sollten die Röntgenuntersuchungen in der Stufe II abgeschlossen sein.

Hefte zu der Unfallchirurg, Heft 232
K. E. Rehm (Hrsg.)

Interdisziplinäre Erstversorgung beim Polytraumatisierten – Behandlungsstrategie und Ergebnisse

J. R. Rether, K. H. Winker und S. Weller

Berufsgenossenschaftliche Unfallklinik, Schnarrenbergstr. 95, D-72076 Tübingen, Bundesrepublik Deutschland

In der Behandlung des Polytraumas kommt der klinischen Erstversorgung von Ankunft des Patienten im Schockraum bis zur Übergabe an die Intensivstation oder den OP – entscheidende Bedeutung für das weitere Schicksal des Verletzten zu. Daher wurde untersucht, welche Maßnahmen der Erstversorgung sich ohne Qualitätseinbuße effizienter bzw. zeitsparender gestalten lassen. Vom 1.1.1990 bis 31.12.1991 wurden an der Berufsgenossenschaftlichen Unfallklinik Tübingen in engem Verbund mit der Chirurgischen Universitätsklinik 129 polytraumatisierte Patienten behandelt (mittleres Alter: 28,6 Jahre, durchschnittliche Verletzungsschwere: ISS = 38). Die Verteilung nach PTS-Schweregraden ergab PTS I = 29%, PTS II = 40%, PTS III = 22%, PTS IV = 9%.

Bei 45 Patienten der PTS-Schweregrade II bis IV wurde der gesamte zeitliche und logistische Ablauf der Erstmaßnahmen in allen Einzelheiten vollständig dokumentiert. Der gesamte mittlere Zeitbedarf betrug 85 Minuten, davon entfielen 14,5% auf die klinische und sonographische Untersuchung, 21% auf Maßnahmen der Sofortbehandlung, 26% auf konventionelle Röntgendiagnostik, 29% auf computertomographische Diagnostik und 9,5% auf Umlagern bzw. Transport der Verletzten innerhalb der Erstbehandlungseinheit. Die bildgebende Diagnostik beansprucht somit über die Hälfte des gesamten Zeitbedarfes.

Aus dieser Erkenntnis heraus wurde an der Berufsgenossenschaftlichen Unfallklinik Tübingen ein sogenannter „Traumaplatz" in den Schockraum integriert. Zur Röntgendiagnostik wird hier ein durchgehend um den Patienten schwenkbares digitales Bildverstärker- Radiographiegerät verwendet. Ergänzend steht bei Bedarf die konventionelle Röntgenaufnahmetechnik zur Verfügung. Ohne erneutes Umlagern kann auch eine digitale Subtraktionsangiographie durchgeführt werden. Der wesentliche Zeitgewinn ergibt sich nicht nur aus der Verkürzung der Lagerungs- und Transportzeiten, sondern insbesondere aus der Vermeidung primär fehlbelichteter Aufnahmen durch Einsatz der digitalen BV-Radiographie und aus der Vermeidung von Fehleinstellungen durch vorangeschaltete kurze Durchleuchtungs-Szenen.

Insgesamt kann so der Zeitaufwand gegenüber der konventionellen Röntgendiagnostik um etwa 50% verringert werden.

Der rationelle Einsatz dieser neuen Einrichtung erfordert die ständige Präsenz eines kompetenten Unfallchirurgen während der gesamten Erstbehandlung.

Hefte zu der Unfallchirurg, Heft 232
K. E. Rehm (Hrsg.)

Beeinflußt der Operationszeitpunkt der Sekundäroperation die Prognose des polytraumatisierten Patienten?

H.-C. Pape, G. Regel, A. Dwenger und H. Tscherne

Unfallchirurgische Klinik und Abteilung Biochemie, Med. Hochschule, Konstanty-Gutschow-Str. 8, D-30625 Hannover, Bundesrepublik Deutschland

Einleitung

Die klinische Versorgungsroutine polytraumatisierter Patienten zeigte in den letzten Jahren, daß eine Patientengruppe existiert, die unerwartet postoperative Komplikationen nach Versorgung von Operationen der 2. Dringlichkeitsstufe entwickelt. Diese von uns mit dem Schlagwort „Borderline" – Patienten belegte Gruppe soll hinsichtlich Verletzungsverteilung, Versorgungszeitpunkt und prädiktiver Paramater gekennzeichnet werden.

Methode

766 polytraumatisierte Patienten, Gruppeneinteilung nach posttraumatischem Multiplen Organversagens (MOV) (GORIS, 1985, MOV = > 6 Pkte. an 2 Tagen). Kriterium Sekundäroperation: > 24 Std. post Trauma, > 3 Std. OP-Dauer).

Ergebnisse

MOV-Patienten hatten vermehrt *Bauch- und Beckenverletzungen* und wurden im wesentlichen am *2.–4. Tag post Trauma* einer Sekundäroperation > 3 Std. zugeführt, – MOV Patienten im wesentlichen erst am 6.–8. Tag post Trauma. Die Untergruppen dieser Tage (+MOV Tag 2–4 –MOV Tag 6–8) unterschieden sich nicht hinsichtlich primärer Laborparameter – diese waren jeweils im Normbereich. Somit ist bei gleicher Ausgangssituation der Operationszeitpunkt als entscheidendes Kriterium anzusehen. Bei Patienten, die am 6.–8. Tag operiert wurden und trotzdem ein MOV entwickelten, waren primäre Laborparameter deutlich pathologisch: *Thrombo 92.000. S.-Kreatinin 138 µmol/l. Flüssigkeitsbilanz > 5 Liter plus.*

Schlußfolgerung

Bei sog. „Borderline Patienten" kann nach Trauma eine kritische Situation provoziert werden, wenn insbesondere bei Vorhandensein eines Bauch-Beckentraumas am 2.–4. Tag eine größere Operation (> 3 Std.) durchgeführt wird. Zusätzlich weisen die oben genannten, einfach in jeder Klinik bestimmbaren Parameter auf eine Prädisposition hinsichtlich eines MOV hin.

Hefte zu der Unfallchirurg, Heft 232
K. E. Rehm (Hrsg.)

Zum Prinzip der operativen Frühversorgung von Extremitätenfrakturen beim Polytraumatisierten – Vermeidung zusätzlicher humoraler Belastung durch differenzierte Wahl des Osteosyntheseverfahrens

L. Kinzl, O. Gonschorek und W. Strecker

Abteilung für Unfallchirurgie, Hand-, Plastische und Wiederherstellungschirurgie der Universität Ulm, Steinhövelstr. 9, D-89075 Ulm, Bundesrepublik Deutschland

Dank einer gut funktionierenden Rettungskette und einer hochspezialisierten Notfallmedizin ist die initiale Stabilisierung von Schwerverletzten mittels Intubation, Beatmung und Flüssigkeitssubstitution mittlerweile optimiert. Die dadurch verbesserten Überlebenschancen in der Akut- und Frühphase nach Trauma lassen die unfallbedingten Spätfolgen wie Multi-Organ-Versagen (MOV) und Sepsis zunehmend bedeutungsmäßig in den Vordergrund rücken. Man geht heutzutage davon aus, daß bereits in der posttraumatischen Frühphase immunbiologische und biochemische Veränderungen im Wechselspiel mit Läsionen an Darmmukosa und Lungenendothel entscheidend für die Pathogenese des MOV sind. Eigene Untersuchungen konnten diesbezüglich eine bereits in den ersten Stunden nach Trauma aufgetretene hohe systemische Endotoxineinschwemmung bei Unfallverletzten ($n = 40$) nachweisen. Die höchsten posttraumatischen Endotoxinspiegel traten bei Patienten nach Lungenkontusion auf ($n = 6$; 0,82 pg/ml, SEM 0,22), die niedrigsten in der Patientengruppe mit höhergradigen Schädelhirntraumen ($n = 12$; 0,12 pg/ml, SEM 0,09).

Das Prinzip der operativen Frühversorgung von Extremitätenfrakturen beim Polytraumatisierten bietet gut belegt Vorteile für die intensivmedizinische Weiterbetreuung der Patienten. Dennoch wird die Diskussion über Zeitpunkt und insbesondere Art der Versorgung kontrovers geführt. Gefürchtet sind hier insbesondere pulmonale Komplikationen nach herkömmlicher Verriegelungsmarknagelung. Durch Untersuchungen bei verschiedenen Osteosyntheseverfahren ($n = 27$) konnte gezeigt werden, daß die transpulmonale Thromboxan-Clearance bei gebohrtem Verriegelungsmarknagel (TXB_2 v/a = 2,2) eingeschränkt ist. Durch Vermeidung des Aufbohrens der Markhöhle unter Verwendung des Unreamed Nail (TXB_2 v/a = 4,4) bzw. des Fixateur externe (TXB_2 v/a = 5,7) konnte die transpulmonale Thromboxan-Clearance gesteigert, und somit die pulmonale Belastung vermindert werden. Durch die Wahl eines pulmonal wenig belastenden Osteosyntheseverfahrens können die Vorteile des Prinzips der Frühversorgung von Extremitätenfrakturen beim Mehrfachverletzten genutzt werden.

Hefte zu der Unfallchirurg, Heft 232
K. E. Rehm (Hrsg.)

Vorsitz: F. Hahn, Aalen; W. Otto, Halle

Polytrauma mit Femurfraktur. Der Stellenwert der Frühversorgung der Femurfraktur

H. Rieger, St. Winkler, W. Klein und E. Brug

Klinik und Poliklinik für Unfall- und Handchirurgie der Westfälischen Wilhelms-Universität, Jungeblodtplatz 1, D-48149 Münster, Bundesrepublik Deutschland

In den verschiedenen Scoring-Systemen für das Polytrauma wird der Femurfraktur ein hoher Stellenwert eingeräumt. Diese Sonderstellung der Oberschenkelfraktur ergibt sich aus der lokalen und allgemeinen Bedrohung für den Organismus. In einer retrospektiven Untersuchung sind wir der Frage nachgegangen, ob durch eine Frühstabilisierung der Femurfraktur beim Polytrauma eine Senkung von Letalität und Morbidität (definiert als Dauer der Intensivtherapie, Beatmungsdauer und Dauer der Bewußtlosigkeit) erreichbar ist.

Das Krankengut wurde in 3 Gruppen aufgeschlüsselt: In der Periode 1984–1987 wurde das Behandlungsregime auf unser aktuelles Konzept – nämlich Frühstabilisierung der Fraktur vor Aufnahme des Patienten auf die Intensivstation – umgestellt.

Zwischen 1976 und 1990 haben wir 1254 polytraumatisierte Patienten behandelt, davon 488 Patienten mit 610 Frakturen des Femurs. Zwischen 1976 und 1983 konnte lediglich bei 44% vor Aufnahme auf die Intensivstation das Femur stabilisiert werden, zwischen dem 2. und 5. Tag bei weiteren 23% und bis zum 14. Tag bei weiteren 21%.

Nach Einführung der dynamisch-axialen externen Fixation im Jahre 1984 und Änderung des Konzepts (Frühstabilisierung) wurden zwischen 1984 und 1990 insgesamt 77,6% innerhalb der ersten 24 Std. stabilisiert.

Wir haben den Zeitraum 1984 bis 1990 noch einmal aufgegliedert, denn nach den ersten Erfahrungen wurden zwischen 1988 und 1990 bereits 9 von 10 Frakturen frühstabilisiert (54,2% mit dem Verriegelungsnagel, 32,2% mit dem Fixateur externe, 13,5% mit sonstigen Osteosyntheseverfahren).

Die Letalität konnte von 31,3% (1976–83) über 23,7% (1984–87) auf 7,1% (1988–90) gesenkt werden (statistisch signifikant). Die Dauer des Aufenthalts auf der Intensivstation, die Dauer der Beatmung und der Bewußtlosigkeit (Morbidität) wurden ebenfalls gesenkt. Zwischen 1976 und 83 verstarben 12 Patienten an einem ARDS, 1984–87 3 Patienten und 1988–90 kein Patient.

Zusammenfassung

Wir ziehen aus den erhobenen Daten, die eine Verbesserung der Prognose von polytraumatisierten Patienten mit Femurfraktur in unserem Krankengut zeigen, folgende Schlußfolgerungen: Die Versorgung der Femurfraktur im Rahmen eines Polytraumas

Hefte zu der Unfallchirurg, Heft 232
K. E. Rehm (Hrsg.)

vor Aufnahme des Patienten auf die Intensivstation ist ein therapeutischer Imperativ. Die Senkung der Letalität und Morbidität ist durch die Frühversorgung erreichbar.

Instabile Mehrsegmentverletzungen der Wirbelsäule beim polytraumatisierten Patienten

H.-J. Andress, H. Hertlein, T. Mittlmeier und G. Lob

Unfallchirurgische Abteilung, Chirurgische Klinik und Poliklinik Klinikum Großhadern, Marchioninistr. 15, D-81377 München, Bundesrepublik Deutschland

Die Rate primär übersehener Wirbelsäulenverletzungen wird mit bis zu 15% angegeben. Im kranio-zervikalen und zerviko-thorakalen Übergangsbereich wird jede 4. Verletzung initial nicht erkannt. Insbesondere beim vital bedrohten Mehrfachverletzten mit Beteiligung parenchymatöser Organe und Kreislaufinstabilität kann eine komplette Diagnostik von Wirbelsäulenverletzungen erst verzögert möglich sein. Liegt eine instabile Mehrfachverletzung der Wirbelsäule vor und wird nur eine Komponente erkannt, so ist grundsätzlich eine Verschlechterung des neurologischen Status zu befürchten. Mehrfachverletzungen der Wirbelsäule waren in unserem Krankengut im Zeitraum von 1/87 bis 9/92 (n = 537) bei 30,4% der Patienten zu beobachten. Bei 45/537 (8,9%) handelte es sich um instabile (2- und 3fache) Mehrsegmentverletzungen. Sie wurden operativ stabilisiert. Entsprechend dem hohen Anteil von Rasanztraumata bei der Genese dieses Verletzungstyps lag der Anteil polytraumatisierter Patienten bei 24/48 (50%). Über die Hälfte (58%) der Patienten mit instabilen Mehrsegmentverletzungen zeigten neurologische Ausfälle, die immerhin bei einem Drittel durch die sofortige operative Stabilisierung gebessert werden konnten. Bei keinem Patienten wurde durch die Operation in unserem Krankengut eine Verschlechterung der Neurologie beobachtet. Ein neurologisches Defizit zeigte sich überwiegend bei instabilen Mehrsegmentfrakturen im BWS-Bereich, wobei in dieser Lokalisation auch eine Häufung von benachbarten Verletzungen vorhanden war. Die Prognose wird im wesentlichen bei benachbarten Mehrsegmentverletzungen von der Möglichkeit einer adäquaten Stabilisierung bzw. vom späteren Korrekturverlust bestimmt, bei nicht benachbarten Verletzungen ist die Diagnosestellung entscheidend. Die systematische radiologische Beurteilung der ganzen Wirbelsäule ist demnach beim polytraumatisierten Patienten grundsätzlich zu fordern und muß, falls bei Aufnahme des Patienten keine hinreichende Beurteilbarkeit möglich ist, baldmöglichst komplettiert werden.

Hefte zu der Unfallchirurg, Heft 232
K. E. Rehm (Hrsg.)

Management von Polytraumatisierten mit schweren Verletzungen des Anorektums

K. W. Ecker, Ch. Braun, Th. Schmid und U. Hildebrandt

Chirurgische Universitätsklinik, Oscar-Orth-Straße, D-66424 Homburg/Saar, Bundesrepublik Deutschland

Die chirurgische Versorgung von schweren Verletzungen des Anorektums ist eine interdisziplinäre Aufgabe zwischen Traumatologen und kolorektalen Chirurgen. Endziel der Behandlung ist die möglichst komplette Wiederherstellung der Kontinenzfunktion. Bei polytraumatisierten Patienten kann das Rekonstruktionsbegehren in Konflikt mit der primären Überlebenssicherung geraten. Wir haben deswegen in einer retrospektiven Analyse des Managements von 5 polytraumatisierten Patienten mit schweren Begleitverletzungen des Anorektums (komplette Zerreißung des Schließmuskelapparates, des Beckenbodens und der Rektumampulle) überprüft, von welchen Faktoren das Überleben und die Funktionswiederherstellung abhängen. Als Kontrollgruppe dienten 3 Patienten mit vergleichbaren, jedoch isolierten Anorektalverletzungen.

Bei den 5 polytraumatisierten Patienten lagen schwere Quetschungen des Beckens durch Motorradunfall (n = 3) und Arbeitsunfall (n = 2) vor, die neben der Anorektalzerreißung zu insgesamt 32 weiteren Verletzungen (Beckenfrakturen: 9/4; Beinfrakturen: 6/3; Urogenitalverletzungen: 7/5; Gefäßverletzungen 5/4; Decollement: 3/3; Nervenläsionen: 1/1 und Dünndarmrupturen: 1/1) geführt hatten. Die 3 isolierten Anorektalzerreißungen entstanden durch Pfählung (einmal häuslicher, zweimal Arbeitsunfall).

Von den polytraumatisierten Patienten verstarb nur ein Patient mit subtotaler traumatische Hemipelviektomie, bei dem nach frustranen auswärtigen Blutstillungsversuchen erst 8 Stunden nach dem Unfall die definitive Blutstillung durch formale Hemipelviektomie erzielt wurde. Dagegen überlebte ein anderer Patient mit identischem Verletzungsmuster nach sofortiger Hemipelviektomie und Proktektomie. Bei den 3 Patienten mit geringgradigeren Begleitverletzungen stand primär ebenfalls die Blutstillung im Vordergrund, wobei zweimal eine angiographische Embolisation sehr schnell zur Hämostase führte, während einmal die Beckenstrombahn zur Erhaltung der Extremität rekonstruiert werden mußte. Knöcherne Begleitverletzungen wurden immer zunächst nur durch äußere Fixateure stabilisiert. Die Anorektalverletzungen wurden bei den 3 Patienten mit Polytrauma nach der Blutstillung in identischer Weise primär versorgt wie bei den 3 Patienten ohne Begleitverletzungen: Laparotomie, Deviationskolostomie, sogenannter Distal-wash out, anatomische Rekonstruktion des Kontinenzorganes und präsakrale Drainagen. Alle 6 Patienten wurden nach Verschluß der Schutzkolostomie kontinent für geformten Stuhlgang.

Das Überleben von Polytraumatisierten mit schweren Anorektalverletzungen hängt von der primären Sicherheit der Blutstillung im Bereich der Begleitverletzungen ab. Die Anorektalzerreißungen selbst sind dann unter dem Schutz einer Kolosto

Hefte zu der Unfallchirurg, Heft 232
K. E. Rehm (Hrsg.)

mie primär genauso funktionswiederherstellend versorgbar wie bei isolierter Anorektalverletzung.

Die Frühintubation verbessert die Prognose des polytraumatisierten Patienten

A. Trupka, Ch. Waydhas, D. Nast-Kolb und L. Schweiberer

Chirurg. Klinik Innenstadt, Nußbaumstr. 20, D-80336 München, Bundesrepublik Deutschland

Der Einfluß einer frühzeitigen Intubation beim Polytrauma auf die Häufigkeit posttraumatischer Organversagen und die Letalität war Ziel der Studie.

Im Rahmen einer prospektiven Polytraumastudie (mittl. ISS: 37 Punkte) wurden 124 Patienten, die im Verlauf intubiert worden waren, hinsichtlich des Auftretens eines posttraumatischen respiratorischen Versagens, sowie anderer Organversagen untersucht. Dabei war bei 105 Patienten (= 85%) mit einem mittleren ISS von 39 eine sogenannte Frühintubation, d.h. innerhalb der ersten beiden Stunden nach dem Unfall vorgenommen worden, bei 19 Patienten (= 15%) mit einem mittleren ISS von 29 war die Intubation erst später erfolgt. Die Gründe für die spätere Intubation sind in 9 Fällen eine Zuverlegung an unsere Klinik bei Spontanatmung nach auswärtiger Vorbehandlung, in den anderen 10 Fällen hatte nach primärer Einschätzung im Schockraum die Indikation zur Intubation nicht vorgelegen. Trotz einer hochsignifikant ($p < 0.001$) leichteren Verletzungsschwere der später intubierten Patienten weisen diese in etwa gleicher Häufigkeit ein posttraumatisches Organversagen (68%) wie die Frühintubierten (63%) auf. Auch die Inzidenz des respiratorischen Versagens ist in beiden Gruppen etwa gleich hoch (42% der später und 47% der Frühintubierten). Bezüglich des Outcome haben die später intubierten Patienten mit einer Letalität von 26% eine deutlich schlechter Prognose, als nach Frühintubation (Letalität 15%). Mit steigender Verletzungsschwere (ISS) steigen im Gesamtkollektiv die Inzidenz des posttraumatischen Organversagens, als auch die Letalität kontinuierlich an. Die Gruppe der Spätintubierten weist hingegen bei signifikant leichterer Verletzungsschwere in etwa die gleiche Inzidenz posttraumatischer Organversagen sowie des respiratorischen Versagens bei deutlich höherer Letalität auf, als die Frühintubierten, so daß sich deutlich die prognostische Relevanz einer frühzeitigen Intubation des polytraumatisierten Patienten abzeichnet.

Schlußfolgerungen. Im Rahmen des Polytraumamanagements sollte die Indikation zur endotrachealen Intubation neben den klassischen Indikationen auch bei entsprechender Verletzungsschwere möglichst durch den präklinischen Notarzt, spätestens jedoch bei Aufnahme im Schockraum der Klinik gestellt werden.

Hefte zu der Unfallchirurg, Heft 232
K. E. Rehm (Hrsg.)

Welchen Einfluß hat die Lungenkontusion auf den Versorgungszeitpunkt von Brustwirbelsäulenverletzungen?

A. Lies, A. Dávid, M. Walz und C. Josten

Berufsgenossenschaftliche Krankenanstalten Bergmannsheil Bochum, Chirurgische Klinik und Poliklinik, Universitätsklinik, Gilsingstr. 14, D-44789 Bochum, Bundesrepublik Deutschland

Die operative Stabilisierung von Wirbelfrakturen auch im thorakalen Bereich ist indiziert bei progredienter Neurologie, hochgradigen Instabilitäten sowie ausgeprägten Fehlstellungen. Der Eingriff sollte nach bisherigen Überlegungen frühzeitig vorgenommen werden, um die intensivmedizinische Situation der Patienten zu verbessern. Bei der zur OP indizierten Brustwirbelsäulenfrakturen wird nicht selten das Ausmaß der wirklichen Verletzung unterschätzt. Wir mußten feststellen, daß auch isolierte BWS-Frakturen immer ein Thoraxtrauma beinhalten. Unter dem Eindruck jedoch einer inakzeptablen Letalität von fast 40% mußten wir die Indikation zur Frühversorgung infragestellen. Daher haben wir seit 1989 das Therapieregime geändert und führen mittlerweile die Spondylodese lediglich nach vollständiger Restitution der Lungenfunktion durch.

Zur Klärung dieser Letalitätsrate führten wir retrospektiv eine Nachuntersuchung durch, um die Ursachen dieser negativen Einflüsse zu ermitteln. Wir überblicken ein Kollektiv von 42 Patienten aus der Zeit von 1986 bis heute, die neben einer operationspflichtigen Fraktur von BWK 1 bis 10 auch eine beatmungspflichtige Lungenkontusion erlitten hatten. Als Einflußkriterien gingen in diese Untersuchung ein das Lebensalter, die präoperative Lugenfunktion gemessen am Horowitz-Index, weiterhin das Vorliegen einer einseitigen bzw. beiderseitigen Lungenkontusion, die Bedeutung von Begleitverletzungen sowie die Unfallursachen.

Eine Korrelation zum Lebensalter, zur präoperativen Lungenfunktion, auch zur Frage ob eine einseitige oder zweiseitige Lungenkontusion vorlag, war statistisch nicht zu sichern. Auch die Unfallursachen waren gleichmäßig verteilt.

Bei den Patienten, die unmittelbar nach dem Eingriff einer Spondylodese unterzogen wurden, lag die Letalität über 40%, wohingegen nach Wechsel des Therapieregimes mit verzögerter Operation nur noch 10% der Patienten verstarben. Wir sind daher der Ansicht, daß der Operationszeitpunkt in Abhängigkeit der Lungenfunktion den entscheidenden Faktor darstellt, d.h. die notwendige operative Stabilisierung der Brustwirbelsäule mit begleitender beatmungspflichtiger Lungenkontusion sollten nur nach vollkommener Restitution der Lungenfunktion vorgenommen werden. Durch dieses Regime konnten wir die postoperative Letalität erheblich senken.

Hefte zu der Unfallchirurg, Heft 232
K. E. Rehm (Hrsg.)

Die Thorakotomie beim polytraumatisierten Patienten mit stumpfem Thoraxtrauma

K. Käch , H.-P. Friedl und O. Trentz

Klinik für Unfallchirurgie, Departement Chirurgie, Universitätsspital Zürich, Rämistr. 100, CH-8091 Zürich, Schweiz

Die „Immediate thoracotomy" nach einem stumpfen Thoraxtrauma setzt beim behandelnden Team ein hohes Maß an Erfahrung und klare Vorstellungen über die Indikationen voraus. Die Thorakotomie beim stumpfen Thoraxtrauma wird auf eine durch das Trauma schwer geschädigte Lunge mit kritischer Funktion aufgesetzt, die durch die pathopysiologischen Auswirkungen des Polytraumas zusätzlich beeinträchtigt wird. Die klare Indikationsstellung zur Thorakotomie durch die präoperativ gesicherte Diagnose erspart unnötige Thorakotomien und durch die Wahl des adäquaten Zugangs wird die Traumatisierung durch den Eingriff möglichst gering gehalten.

Ergebnisse

In unserer Qualitätskontrolle haben wir die thoraxverletzten Patienten in einem 10-Jahreszeitraum von 1980–1989 retrospektiv untersucht. 900 Patienten hatten ein mittelschweres oder schweres, stumpfes Thoraxtrauma (AIS ≤ 2) und 89 Patienten im selben Zeitraum ein penetrierendes Thoraxtrauma (52 Stichverletzunqen und 37 Schußverletzungen). Nach stumpfem Thoraxtrauma wurden 80 polytraumatisierte Patienten thorakotomiert (8,9%), 65 Patienten innerhalb der ersten 6 Stunden nach Klinikeintritt im Sinne eines Notfalleingriffes und 15 Patienten im weiteren Verlaufe. Der durchschnittliche ISS der Patienten betrug 43, der durchschnittliche Thorax-AIS 4,3. Von den 10 Patienten, die unter Reanimationsbedingungen zur offenen Herzmassage und/oder thorakalen Aortenabklemmung thorakotomiert wurden, überlebten nur 2 mit Aortenabklemmung bei Massenblutung im Abdominalraum ohne wesentliches Thoraxtrauma. Bei 25 Patienten erfolgte die Thorakotomie bei kontinuierlicher Blutung nach der Thoraxdrainage bei Hauptblutungsursache im Bereiche der Thoraxwand (14 Patienten) und Blutungsursache im Bereiche der Parenchymgefäße (9 Patienten). (Letalität 12/25). Wegen einer Aortenruptur wurden 23 Patienten durch einen posterolateralen Zugang thorakotomiert (Letalität 9/23). In diesem Kollektiv ist interessant, daß von den 15 Patienten bei denen die Diagnosesicherung durch die Aortographie erfolgte und die präoperativ stabilisiert werden konnten, die Letalität gering war (Letalität 1/15). Dagegen sind alle 8 Patienten, die im dekompensierten Schockzustand notfallmäßig ohne radiologische Diagnosesicherung thorakotomiert werden mussten, verstorben (Letalität 8/8).

Bei Patienten, die innerhalb der ersten 24 Stunden verstarben, waren die pathophysiologischen Parameter bei Eintritt (Schweregrad des traumatisch-hämorragischen Schocks) entscheidend für das Überleben, bei den Patienten, die später an einem

Hefte zu der Unfallchirurg, Heft 232
K. E. Rehm (Hrsg.)

Multiorganversagen gestorben sind, zusätzlich die Verletzungsschwere durch das Polytrauma.

Folgerungen

Die Notfallthorakotomie nach stumpfem Thoraxtrauma gliedert sich klar in zwei Gruppen: in die prognostisch bessere Gruppe mit Operation nach Diagnosesicherung in stabilisiertem Zustand und in die prognostisch schlechte Gruppe mit Thorakotomie im dekompensierten Schockzustand oder bei Kreislaufstillstand („emergency room thoracotomy").

Für die „geplante" Notfalloperation mit präoperativer Diagnostik ergeben sich fünf Indikationen:

1. Die kontinuierliche Blutung nach suffizienter Thoraxdrainage
2. Die Aortenruptur nach Diagnosesicherung durch die Aortographie
3. Der massive Luftverlust bei nachgewiesener Bronchusläsion durch die Bronchoskopie
4. Die instabilen Brustwirbelsäulenverletzungen mit und ohne Neurologie nach Computertomographie
5. Die Herzverletzungen, die durch die Echokardiographie bestätigt werden.

Die Thorakotomie im Herzkreislaufstillstand wird vorgenommen, wenn dieser in der Klinik erfolgt. Liegt die Hauptursache des Herzkreislaufversagens intrathorakal nach stumpfem Trauma, sind die Überlebenschancen äußerst gering. Etwas besser sind die Überlebenschancen, wenn im dekompensierten Schockzustand zur Aortenabklemmung und eventuell gleichzeitiger offener Herzmassage thorakotomiert wird bei schwerer intraabdomineller Blutung. Nur am Rande sei erwähnt, daß diese schlechte Prognose ausschließlich für den Polytraumatisierten nach stumpfem Trauma gilt und keineswegs für Patienten mit penetrierendem Thoraxtrauma, die insbesondere nach Stichverletzungen eine wesentlich bessere Prognose haben.

Wandel bei der Osteosynthese proximaler Femurschaftfrakturen – Teil 1

Vorsitz: J. Rehn, Denzlingen; H. Kuderna, Wien; G. Hierholzer, Duisburg

Die Schenkelhalsfrakturen

K. Weise und S. Weller

Berufsgenossenschaftliche Unfallklinik, Schnarrenbergstr. 95, D-72076 Tübingen, Bundesrepublik Deutschland

Historisches

„Es scheint heute jedoch, daß gerade bei der schwierigsten Form der Schenkelhalsfraktur die älteste operative Osteosynthese, nämlich die Verschraubung, ihr besonderes Indikationsgebiet erhalten kann.“ F. Schauwecker und S. Weller, 1966, Hefte zur Unfallheilkd. 97

Hält man sich diese mehr als 25 Jahre alte Aussage vor Augen und bedenkt man, daß Putti die Verschraubung der Schenkelhalsfraktur bereits 1938 angegeben hat, so könnte man von einer weitgehenden Konstanz in der Strategie der operativen Versorgung dieses Bruchtypes ausgehen. Andererseits wurden von Hackstock und Hackenbroch auf der gleichen Veranstaltung experimentelle Ergebnisse vorgestellt, welche sich mit Stabilitätsuntersuchungen diverser Osteosyntheseverfahren beim Schenkelhalsbruch befaßten. Die damals meistverwendeten Stabilisierungstechniken wie diverse Böhler- und Küntscher-Nägel wurden mit Gleitschrauben und -nägeln und dem u.a. von Jungbluth propagierten AO-Schenkelhalsnagel verglichen. Das gebräuchlichste Verfahren zu jener Zeit war der Smith-Petersen-Nagel, dem Ender eine relativ große Zahl von Mißerfolgen zuschreibt, wodurch das Interesse an der Mechanik von Osteosynthesen dieser Frakturlokalisation wachgehalten werde. Böhler bemerkt zur Diskussion des primären endoprothetischen Ersatzes beim frischen Schenkelhalsbruch, daß dieses Verfahren nur in Ausnahmefällen in Frage komme. Die Nachuntersuchungsergebnisse genagelter Schenkelhalsfrakturen hatten gezeigt, daß sich die Ergebnisse durchaus mit denen der Endoprothese messen können. Der aktuelle Standard in der operativen Versorgung frischer Schenkelhalsfrakturen orientiert sich an den zwischenzeitlich gewachsenen Kenntnissen in Biomechanik und Anatomie und deren Auswirkungen auf die Pathophysiologie. Auf dieser Grundlage werden kopferhaltende und resezierende Verfahren nach individuellen Maßgaben eingesetzt, d.h. Alter, Allgemeinzustand und psychosoziale Bedingungen müssen zusammen mit

Hefte zu der Unfallchirurg, Heft 232
K. E. Rehm (Hrsg.)

der Frakturform zu einem Gesamtpaket individueller Indikationsstellung „geschnürt" werden. Man sollte sich allerdings davor hüten, eine zu schematische Altersgrenze zwischen Kopferhalt und -ersatz zu ziehen, da ein vitaler 65jähriger Patient unter Umständen eher einem kopferhaltenden Eingriff zuzuführen ist als ein unter 60jähriger mit multiplen Begleiterkrankungen. Der Wandel bei der Osteosynthese proximaler Schenkelhalsfrakturen hat also vorwiegend in einer differenzierteren Indikationsstellung, aber auch in der Konzentration auf gängige Verfahren unter Ausschluß der komplikationsträchtigen Schenkelhalsnagelungen stattgefunden.

Osteosyntheseverfahren für den Kopferhalt

Gängige Osteosynthesen beim frischen Schenkelhalsbruch sind die Schraubenosteosynthese und die primäre Umlagerungsosteotomie unter Verwendung von Osteotomieplatten, mit Einschränkungen v.a. beim intermediären und lateralen Bruchtyp die DHS und schließlich die 130°-Winkelplatte, deren Tage allerdings gezählt zu sein scheinen. Die beiden erstgenannten stellen nach unserer Auffassung Verfahren der ersten Wahl dar und werden nicht konkurrierend, sondern alternativ in Abhängigkeit vom Frakturtyp sowie den übrigen individuellen Parametern eingesetzt. Die DHS verwenden wir bei medialen Schenkelhalsbrüchen nur in Ausnahmefällen, die 130°-Winkelplatte ist in den letzten Jahren nicht mehr zum Einsatz gekommen. Im folgenden sollen Indikation sowie Vorteile und Gefahren der 4 genannten Osteosynthesetechniken kursorisch dargestellt werden.

Schraubenosteosynthese

Dieses Verfahren eignet sich v.a. für Frakturen, welche biomechanisch und pathophysiologisch zu den günstigeren gehören, d.h. also zu den Typen Pauwels I bzw. Garden I und II und Bl nach der AO-Klassifikation. Nach Zilch werden durch eine korrekt ausgeführte Schraubenosteosynthese ungünstige Krafteinwirkungen im Frakturbereich vermieden, die ansonsten den Heilungsverlauf stören. Dazu gehören die durch eine feste Verankerung der Schrauben in beiden Fragmenten ausgeschaltete Kippbewegung des Kopffragmentes auf dem medialen Kortikalisrand, die Verhinderung translatorischer Bewegungen des Hüftkopfes nach kaudal durch die einwirkenden Zugkräfte und das Unterbinden einer Torsion des Hüftkopfes um die Schenkelhalsachse. Was die Positionierung der 3 Schenkelhalsschrauben anbelangt, so ist nach Zilch eine parallele Schraubenlage der gekreuzten vorzuziehen; die Schrauben sollten zur Verhinderung der Rotation möglichst kortikalisnah im Schenkelhals liegen. Die durch die Schrauben ausgeübten Zugkräfte wirken sich senkrecht zur Frakturlinie am günstigsten aus und sind in Richtung der größten mechanischen Festigkeit der Spongiosa in einem 130°-Winkel zur Schaftachse einzubringen. Parallele Schraubenlage erlaubt zudem ein Zurücklaufen derselben nach dem Teleskopprinzip, basierend auf dem durch Nekrotisierung der Fragmentenden auftretenden Nachsintern. Da die Vorspannkraft der Schrauben nach 2–3 Wochen kontinuierlich nachläßt, sollte zu diesem Zeitpunkt bereits eine gewisse Frakturheilung eingetreten sein, was bei Pauwels II/III

– bzw. Garden III/IV und den B2- und B3-Frakturen wegen der ungünstigen Biomechanik in der Regel nicht der Fall ist. Probleme mit der Schraubenosteosynthese sind bei falscher Indikationsstellung, unzureichender Technik mit Fehllage der Schrauben und bei osteoporotischem Knochen zu erwarten.

Primäre Umlagerungsosteotomie

Grundgedanke dieses Verfahrens ist, einen biomechanisch ungünstigen, steilen Bruchlinienverlauf durch Valgisation zu „horizontalisieren", d.h. die Verhältnisse im Pauwel'schen Kräftediagramm in der Weise zu verändern, daß die Schubkraft verringert bzw. die körperresultierende Druckkraft vom Schenkelhals aus nicht exzentrisch sondern durch den Schenkelhals selbst und damit durch die Fraktur verläuft. Die Indikation für eine primäre Umlagerungsosteotomie ist verständlicherweise v.a. beim jüngeren Patienten und bei Pauwels II/III Garden III/IV – und B2- bzw. B3-Frakturen gegeben. Es handelt sich hierbei um ein anspruchsvolles Operationsverfahren, dessen Einzelschritte nach einer exakt vorgeschriebenen Reihenfolge ablaufen müssen. Eine präoperative Planskizze ist unabdingbar. Die jeweiligen Arbeitsschritte sollen nur kursorisch dargestellt werden, wobei nach einer möglichst schonenden Reposition (Cave: Dorsale Trümmerzone) eine präliminäre Fixation mit Bohrdrähten und dann die Sicherung des Repositionsergebnis über eine im lateralen Schenkelhalsanteil gelegene Spongiosazugschraube erfolgt. Von besonderer Bedeutung ist die exakte Plazierung des Plattensitzinstrumentes im hinteren unteren Quadranten des Schenkelhalses, entweder senkrecht bzw. 10° ansteigend zur Schaftachse, je nachdem ob eine 120°- oder 130°-Osteotomieplatte Verwendung finden soll. Die intertrochantäre Valgisation muß in der Regel 30° betragen, die Osteotomie wird mit dem Plattenspanngerät unter Kompression versetzt.

Schwierigkeiten dieses Verfahrens bestehen in der exakten Plazierung der Plattenklinge bzw. deren nicht ausreichender Länge und in einem kurzen, eventuell zusätzlich osteoporotischen Kopffragment. Im Falle einer unvollständigen Reposition infolge dorsaler Trümmerzone kommt das Plattensitzinstrument zwangsläufig in den vorderen Quadranten des Hüftkopfes zu liegen. Ein gravierender operationstaktischer Fehler besteht darin, die Osteotomie vor der Schraubenfixation der Schenkelhalsfraktur vorzunehmen, da dann das gesamte Gefüge in eine erhebliche Instabilität gerät.

DHS

Zwar mehren sich in letzter Zeit Berichte, nach welchen auch die medialen Schenkelhalsfraktur mit der DHS-Technik zuverlässig stabilisiert werden kann, dennoch gilt dieses Verfahren bei uns als Ausnahmeindikation. Eine Studie aus der Freiburger Klinik gelangt bei der Nachuntersuchung von 100 dergestalt behandelten Patienten zu der Aussage, daß Patienten über 35 Jahre mit Vorteil durch diese Methode behandelt werden können. Wir sehen die Problematik für die DHS insbesondere beim kurzen Kopffragment (Halt der Schrauben, Rotation beim Bohren und Eindrehen der

Schraube) und der nicht ganz einfachen korrekten Plazierung des Gewindes im Hüftkopf. Bei intermediären oder lateralen Schenkelhalsfrakturen ist die DHS nach korrekter Reposition und präliminarer bzw. zusätzlicher Fixation mit Bohrdrähten oder einer Spongiosazugschraube gut geeignet.

130°-Winkelplatte

Dieses bis vor einigen Jahren häufig eingesetzte Verfahren wird, abgesehen von einigen wenigen Zentren (Klinik des Tagungspräsidenten), immer seltener eingesetzt. Im Prinzip können diejenigen Falle, welche mit der 130°-Platte gut zu versorgen sind, auch mit Spongiosazugschrauben stabilisiert werden, während die problematischen Frakturen P II und III, G III und IV und B2 bzw. B3 günstiger mit einer primären Umlagerungsosteotomie, beim alten Patienten aber durch einen totalendoprothetischen Ersatz versorgt werden.

Diskussion

Der Wandel bei der Osteosynthese der Schenkelhalsfraktur ist demnach darin zu sehen, daß im Vergleich zur Vergangenheit unterschiedliche Kriterien für die Indikation zum Kopferhalt bzw. der Totalendoprothese zu berücksichtigen sind, wobei neben der Frakturform auch individuelle Voraussetzungen eine entscheidende Rolle spielen. Hat man sich zur Osteosynthese entschlossen, wählt man auf der Basis des Frakturlinienverlaufes das adäquate Verfahren, welches eine unter den gegebenen Umständen günstige Bruchheilung erwarten läßt. Nach unserer Auffassung sind diese Indikationen mit der Schraubenosteosynthese bzw. der primären Umlagerungsosteotomie ausreichend abgedeckt, die DHS stellt in geeigneten Fallen eine ergänzende Operationsmethode dar. Ein Wort noch zur Problematik der Schenkelhalsfraktur beim alten Menschen. Die Formveränderung der Alterspyramide zur Hantel- bzw. Pilzform sowie die psychosoziale Problematik durch das Zusammentreffen von Morbidität und Trauma führen zu immensen Schwierigkeiten, die bis heute noch nicht ausreichend gemeistert sind.

Der Ausspruch Fieldings „We come into the world under the brim of the pelvis and go out through the neck of the femur“ ist durch die modernen Anästhesieverfahren und eine notfallmäßige chirurgische Versorgung mit der Möglichkeit sofortiger Mobilisierung nicht mehr zutreffend. Nur durch eine gemeinsame Anstrengung aller an der Rehabilitation und Reintegration Beteiligter und das Bereitstellen umfangreicher finanzieller Mittel kann es gelingen, dieses Problems Herr zu werden. Nicht zuletzt sind die Motivation und tatkräftige Unterstützung der Angehörigen eine Aufgabe, die es zu lösen gilt, um den alten Menschen nach einer Fraktur am koxalen Femurende wieder in seine gewohnte Umgebung zu integrieren.

Wandel bei der Osteosynthese pertrochantärer und subtrochantärer Femurfrakturen

K. M. Stürmer[1], K. Dresing[1], P. J. Meeder[2], J. Hanke[1], M. Aufmkolk[1] und P. Boesing[1]

[1] Abteilung für Unfallchirurgie, Universitätsklinikum Essen, Hufelandstr. 55, D-45147 Essen
[2] Sektion Unfall- und Wiederherstellungschirurgie, Chirurgische Universitätsklinik Heidelberg, Im Neuenheimer Feld 110, D-69120 Heidelberg, Bundesrepublik Deutschland

Einleitung

Unter dem Gesichtspunkt des „Wandels" sollen schlaglichtartig die folgenden Problembereiche bei der Osteosynthese der per- und subtrochantären Frakturen beleuchtet werden:

1. Altersstruktur der Patienten
2. Problem der Osteoporose
3. Klassifikation der Frakturen
4. Implantate
5. Operationstechnik
6. Ergebnisse und Komplikationen
7. Verwendung von Antibiotika
8. Op-Zeitpunkt
9. Thromboseprophylaxe
10. Anästhesietechnik

Alter und Osteoporose

Die Altersstruktur bei pertrochantären Oberschenkelfrakturen hat sich in den letzten 10 Jahren weiter zu höherem Lebensalter verschoben. Dies belegt am deutlichsten die zentrale AO-Dokumentation[1] aus den Jahren 1980 bis 1989. Hier sind 13.873 pertrochantäre Frakturen aus den der AO verbundenen Kliniken, zu denen unsere Essener Klinik gehört, sorgfältig dokumentiert. Die aktuelle Auswertung dieser Daten ergibt, daß sich in dem eigentlich sehr kurzen Zeitraum von 10 Jahren das mittlere Alter der Frauen mit pertrochantären Frakturen von 76,4 Jahren auf 80,2 Jahre verschoben hat. Bei den Männern änderte sich das Alter von 60,1 auf 66,9 Jahre. Wir haben es also innerhalb eines sehr kurzen Zeitraums mit einem erheblichen Wandel in der Altersstruktur und damit in der Morbidität dieser Patienten zu tun.

Als weiteres Problem kommt die fortschreitende Osteoporose der Stadtbevölkerung in den westlichen Ländern hinzu. Nach dem international anerkannten Singh-Index (Singh et al. 1970) haben Sernbo u. Johnell (1989) die Osteoporose bei Patienten mit pertrochantären Frakturen in den Zeiträumen 1950 bis 1958 und 1983 bis 1985

[1] AO-Dokumentationszentrale, Bern, Schweiz.

Hefte zu der Unfallchirurg, Heft 232
K. E. Rehm (Hrsg.)

miteinander verglichen. Hatten in den 50er Jahren noch 66% der Frauen und 73% der Männer eine recht gute Knochenstruktur mit einem Singh-Index über 4, so reduzierte sich der Anteil dieser Frauen in den 80er Jahren auf 49% und derjenige der Männer auf 63%. Auf diese geänderte Situation müssen wir uns mit unseren Implantaten und der Operationstechnik einstellen.

Klassifikation der Frakturen

Standard in der Klassifikation per- und subtrochantärer Frakturen ist die von M. E. Müller inaugurierte AO-Klassifikation (Müller 1980) in der heute gültigen Version (Müller et al. 1987). Die pertrochantären Frakturen werden als stabile Frakturen (A1), instabile Frakturen (A2) mit Abriß des Trochanter minor und instabile Frakturen (A3) mit zusätzlicher Fraktur der lateralen Kortikalis unterteilt. Diese Klassifikation ist der im angelsächsischen Raum üblichen Einteilung nach Evans (1949) in der Praxis ebenbürtig und von der Systematik her überlegen.

Die subtrochantären Frakturen werden in der AO-Klassifikation den Schaftfrakturen zugeordnet mit der üblichen Einteilung in einfache Brüche (A), Dreifragmentbrüche (B) und Mehrfragmentbrüche (C). Hier hat die AO-Dokumentation jedoch den Nachteil, daß eine Beteiligung des Trochanter minor oder der gesamten Trochanterregion in Verbindung mit subtrochantären Frakturen nicht berücksichtigt wird, so daß die im angelsächsischen Raum verbreitete Klassifikation nach Seinsheimer (1978) eine bessere Zuordnung dieser Frakturtypen erlaubt.

Wandel der Implantate und Osteosynthesetechnik

Per- und subtrochantäre Frakturen stellen heute eine absolute Indikation zur Osteosynthese dar. Ziel dieser Versorgung ist die sofortige schmerzfreie Mobilisation unter Vollbelastung. Dabei soll das Operationstrauma so gering wie möglich gehalten werden.

Welchen Kräften eine Osteosynthese am proximalen Femur standhalten muß, wird aus Messungen der Arbeitsgruppe um Bergmann in Berlin (1989, 1993) deutlich. Bei zwei Patienten wurde eine Totalendoprothese als Meßprothese mit Sender instrumentiert und implantiert, so daß während der üblichen funktionellen Belastung der Hüfte die tatsächlich einwirkenden Kräfte gemessen werden konnten. Ausgedrückt in Prozent Körpergewicht wirken folgende Kräfte auf die Hüfte (Tabelle 1): beim Sitzen 40%, beim entspannten Stehen 60%, beim Anheben des gestreckten Beines 160%, beim „entlastenden" Gehen mit zwei Gehstützen 180% sowie ohne Gehstützen (1 km/h) 280% des Körpergewichtes. Hier zeigt sich, daß nicht die scheinbare „Entlastung", die man auf der Fußwaage messen kann, maßgeblich ist, sondern daß die an der Hüfte einwirkenden Kräfte fast ausschließlich muskulär bedingt sind. Das entlastende Gehen mit zwei Gehstützen kann die beim normalen Gehen auftretenden Kräfte maximal um 30–40% reduzieren.

Tabelle 1. Funktionelle Hüftgelenksbelastung in Prozent des individuellen Körpergewichts. (Nach Bergmann et al. 1989, 1993)

Entspanntes Liegen	10%
Sitzen	40%
Stehen	60%
Anheben des Beckens für Bettpfanne	120%
Anheben des gestreckten Beines	160%
Gehen mit zwei Gehstützen („Entlastung“)	180%
Gehen ohne Hilfe 1 km/h	280%
Gehen ohne Hilfe 6 km/h	450%

Folgende Anforderungen werden heute an Implantate für pertrochantäre Frakturen gestellt:

1. Gewährleistung der Belastungsstabilität.
2. Sichere Verankerung bei Osteoporose.
3. Sintern der Fraktur ermöglichen.
4. Perforation des Implantates in das Hüftgelenk vermeiden.
5. Die Vaskularisation schonen.
6. Einfache Implantationstechnik.

Diesen Anforderungen wird z.B. die 130°-Winkelplatte nicht gerecht, weil sie zur Perforation neigt. Das Operationsverfahren ist als schwierig zu bezeichnen. Die modernen Trends in der Osteosynthesetechnik gehen dahin, daß die Implantate über Zielinstrumentarien eingebracht werden, wie es etwa mit bei der dynamischen Hüftschraube der Fall ist.

Der Wandel in der Osteosynthese pertrochantärer Frakturen läßt sich am deutlichsten anhand der AO-Dokumentation über 13.873 Patienten 1980–1989 darstellen (Abb. 1). Während der Anteil der verwendeten Laschenschrauben (DHS) von 11,7% im Jahr 1980 auf 63,8% im Jahre 1989 kontinuierlich anstieg, ging der Anteil der Federnägel nach Ender und Simon-Weidner von 28% auf 3,3% zurück. Die 130°-Winkelplatte verlor sogar von 20,7% auf 1,1% und die 95°-Kondylen-Platte von 16,9% auf 7,4%. Lediglich die Kopf-Prothesen und Total-Endoprothesen konnten ihren Anteil von 10,3% 1980 mit 9,4% in 1989 in etwa behaupten.

Dieser Trend zur Laschenschraube besteht nicht nur in den AO-Kliniken, sondern ist offensichtlich auch in der Bundesrepublik allgemein zu beobachten. Die Qualitätssicherung Chirurgie Baden-Württemberg[2], erfaßt in den Jahren 1990 und 1991 insgesamt 5.575 Patienten mit per- und subtrochantären Frakturen (Tabelle 2). Der Anteil der Laschenschrauben erhöhte sich in diesem Zeitraum von 54,6% auf 60,6%. Die verschiedenen Typen der Nagelung reduzierten sich dagegen von 20% auf 15,5%, wobei sich unter dem Gesichtspunkt „Nagelung“ und den „sonstigen Implantaten“ auch der Gamma-Nagel verbirgt. Erwähnenswert sind lediglich noch die Winkelplat-

[2] Landesärztekammer Baden-Württemberg, Institut für Medizinische Informationsverarbeitung, Tübingen.

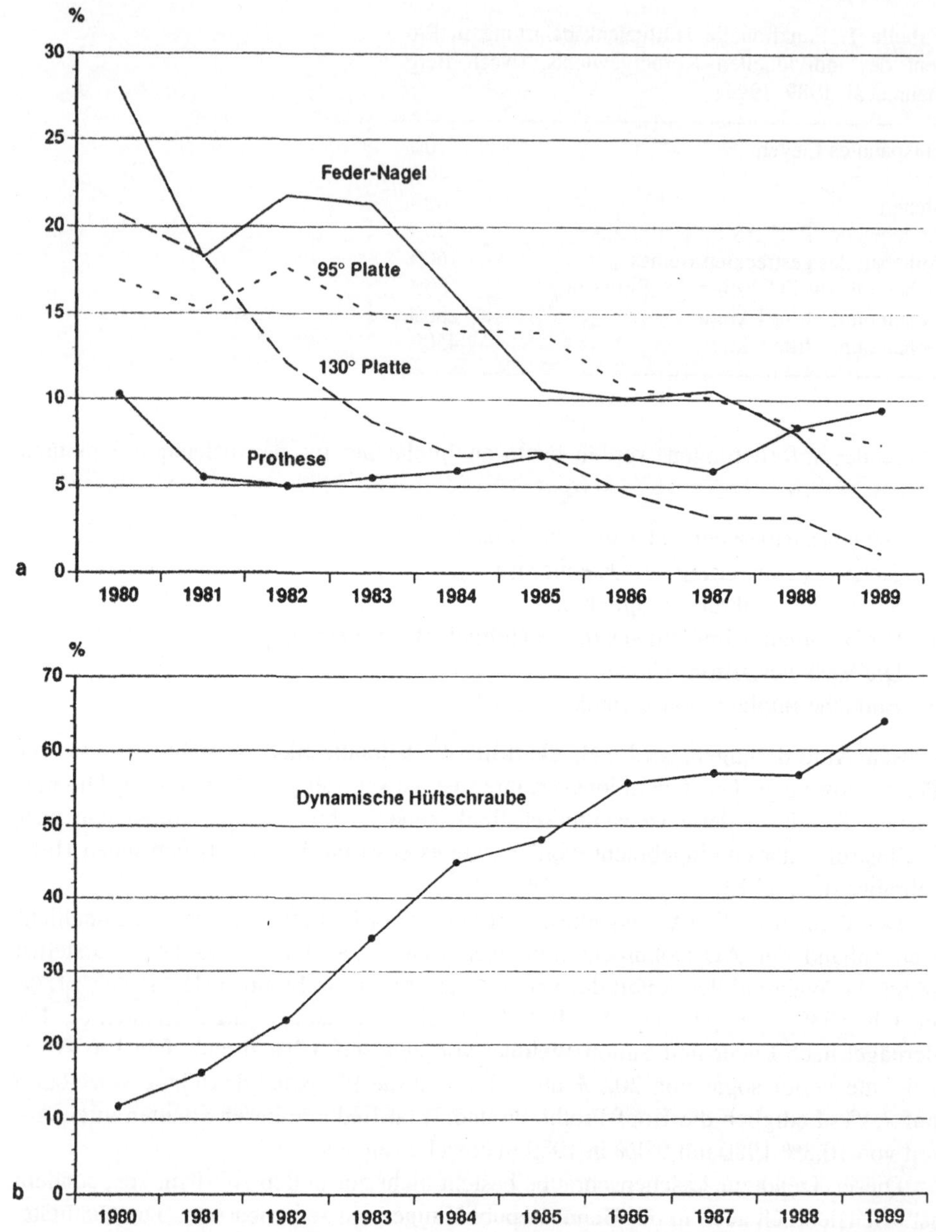

Abb. 1. Anteil der in der AO-Dokumentation erfaßten Implantate bei 13.873 pertrochantären Frakturen 1980–1989. **a** Feder-Nägel, 130°-Platte, 95°-Platte und Endoprothesen. **b** Dynamische Hüftschraube (DHS)

ten mit 13,0% und 11,9%, während die übrigen Implantate keine nennenswerte Rolle spielen; auch die Endoprothesen halten nur einen Anteil um 2,5%.

Tabelle 2. Implantate zur Osteosynthese per- und subtrochantärer Frakturen. Qualitatssicherung Chirurgie der Landesärztekammer Baden-Württemberg 1990 und 1991

	1990	1991
Gesamtzahl der operierten Frakturen	2.414	3.161
Laschenschraube	54,6%	60,6%
Nagelung	20,0%	15,5%
Winkelplatte	13,0%	11,9%
Sonstige	12,8%	12,4%
Totalendoprothese	1,9%	2,2%
Verriegelungsnagel	1,5%	1,5%
Verbundosteosynthese	0,9%	0,9%
Primäre Osteotomie	0,9%	0,8%
Femurkopfprothese	0,6%	0,5%

Dynamische Hüftschraube

Der Siegeszug der Laschenschraube oder Dynamischen Hüftschraube beruht darauf, daß dieses Implantat das Prinzip der inneren Schienung mit dem Zuggurtungsprinzip verbindet (Abb. 2). Es hat zudem eine sehr hohe Biegesteifigkeit und verankert sich sicher im Knochen trotz Osteoporose. Die Schraube erlaubt ein Sintern der Fraktur ohne Perforation. Die Operationstechnik ist dank eines ausgefeilten Zielinstrumentariums einfach und sicher (Krueger et al. 1985; Müller-Färber et al. 1988; Bonnaire et al. 1992).

Die Verwendung eines Extensionstisches ist nicht nötig, es genügt der einfache Hüfttisch. Zur Darstellung der zweiten Ebene wird die Hüfte gebeugt, außenrotiert und der Bildverstärker leicht geschwenkt. So lassen sich exakte Aufnahmen in der Lauensteintechnik durchführen (Abb. 3). Dies wirkt sich auf die Operationszeit, die Durchleuchtungszeit und die Sterilität positiv aus.

Selbstverständlich hat auch die Dynamische Hüftschraube ihre Probleme, Fehler und Schwächen. An erster Stelle ist die Schraubenfehllage und das sogenannte „cutting-out" zu nennen. Optimal sollte die Schraube in beiden Ebenen zentral im Hüftkopf liegen, besser ein wenig nach kaudal und dorsal. Der Abstand zwischen Knorpel und Schraubenspitze sollte zwischen 6 und 10 mm betragen (Krueger et al. 1989; Wu u. Shih 1989; Parker 1992).

Instabile Frakturtypen neigen zur Drehinstabilität aufgrund der fehlenden medialen Abstützung und der lateralen muskulären Zuggurtung. Als Problemlösung für instabile Frakturtypen empfiehlt sich (Abb. 4):

- Die Fixation des Trochanter minor durch Zuggurtung oder Zugschrauben.
- Die Fixation des Trochanter major und der dorsalen Schale durch Zuggurtung.
- Die Rotationsstabilisierung durch eine proximale Antirotations-Zugschraube.

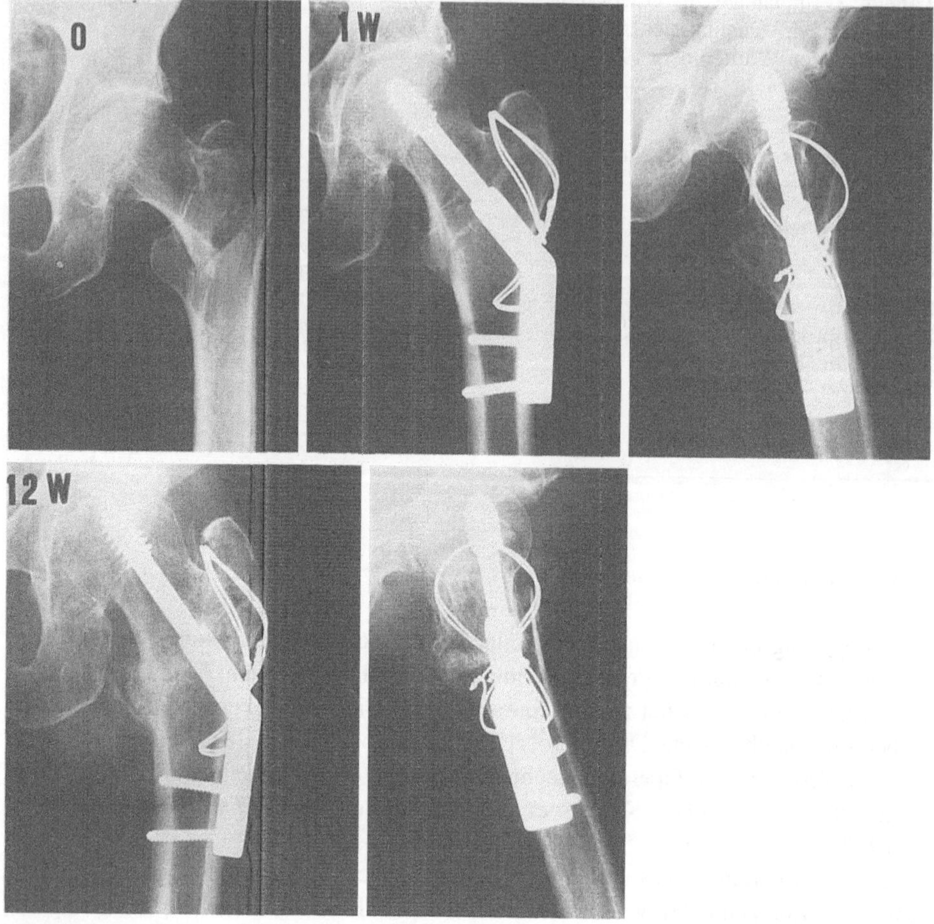

Abb. 2. Pertrochantäre Fraktur mit inkomplettem Abriß des Trochanter minor und disloziertem Trochanter major (A1.3). Anatomische Reposition mit 135°-2-Loch-DHS und Zuggurtung des Trochanter major

Subtrochantäre Frakturen sind nur bedingt für die dynamische Hüftschraube geeignet, weil das proximale Fragment durch die Schraube allein nicht genügend drehstabil gehalten werden kann.

Fixation der Trochanteren

Die Fixation des kleinen und großen Trochanters bringt nicht nur biomechanische Vorteile, sondern sie nimmt den Patienten gerade in der Frühphase der Mobilisierung einen Teil ihrer Schmerzen. Wir wissen von isolierten Trochanterabrissen, daß diese sehr schmerzhaft sind und die Patienten über mehrere Wochen in ihrer Gehfähigkeit erheblich behindern. Insbesondere findet sich bei instabilem Trochanter major vielfach ein ausgeprägtes Trendelenburg'sches Hinken. Dislozierte Trochanterabrisse werden daher in der Regel in unserer Klinik operativ fixiert.

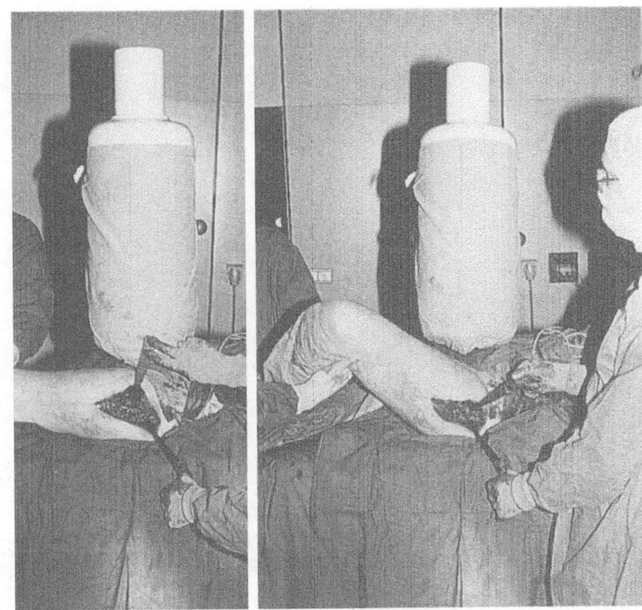

Abb. 3. Osteosynthese einer pertrochantären Fraktur auf dem normalen Hüfttisch. Darstellung der 2. Ebene durch Außenrotation und Beugung im Hüftgelenk sowie leichter Kippung im C-Bogen bei ansonsten gleichbleibender Position des Bildverstärkers

Betrachtet man darüberhinaus die an den Trochanteren angreifende Muskulatur, neben den drei Glutäalmuskeln, insbesondere die kurzen Außenrotatoren und den M. piriformis sowie den M. iliopsoas, so ist es für die Mobilisation der Patienten nicht förderlich, wenn man diese Muskeln ihrer Funktion entblößt. Gerade der alte Mensch ist bereits vor dem Unfall gangunsicher und benötigt *alle* seine Muskeln zum Erhalt einer koordinierten Muskelfunktion. Die Untersuchungen Bergmann's (1989, 1993) haben zudem gezeigt, daß unkoordinierte Krafteinwirkung z.B. bei neurologischen Erkankungen zu einer erhöhten funktionellen Belastung der Hüfte führt. Damit ist die Trochanterfixation ein ganz wesentlicher Teil jeder hüftnahen Osteosynthese, um eine möglichst schmerzfreie Frühmobilisation überhaupt erst möglich zu machen.

Gamma-Nagel

Zu den konkurrierenden Implantaten gehört ganz aktuell der von Grosse (1990) aus dem Y-Nagel Küntschers und der Laschenschraube entwickelte Gamma-Nagel. Vorteile des Gamma-Nagels sind die hohe Belastungsstabilität aufgrund der geringeren Biegekräfte, die halboffene Implantationstechnik und das Prinzip der intramedullären Schienung (Boriani et al. 1991; Halder 1992). Das Einbringen der Gleitschraube erfolgt über Zielinstrumentarien. Der Gamma-Nagel wird an der Essener Klinik nicht eingesetzt, wohl aber in Heidelberg mit guten Resultaten speziell bei pertrochantären A3 und subtrochantären Frakturen.

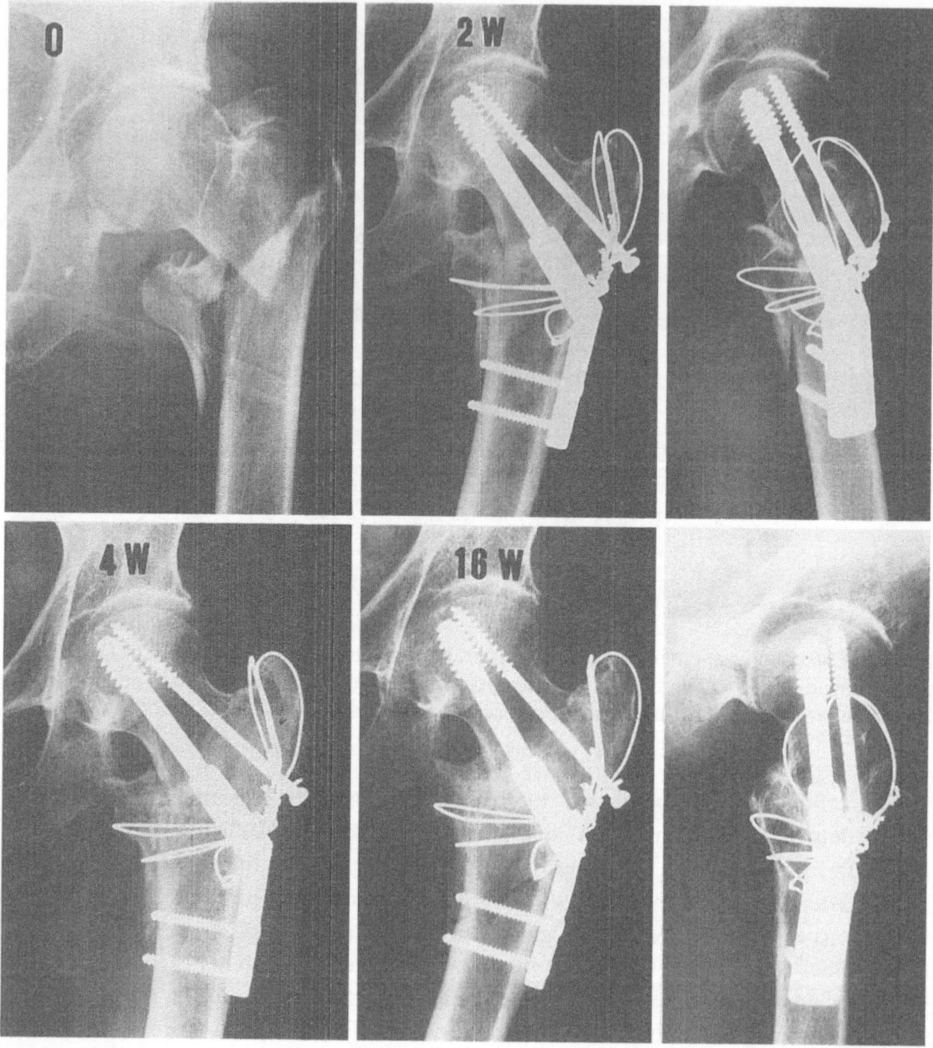

Abb. 4. Pertrochantäre Fraktur mit disloziertem Abriß des Trochanter minor und zusätzlicher dorsokranialer Fraktur des Trochanter major (A2.2). Osteosynthese mit 135°-2-Loch-DHS, 6,5-mm Spongiosa-Zugschraube, Zuggurtung des Trochanter minor und des Trochanter major. Die Spongiosaschraube macht das (erwünschte) Sintern der Fraktur unter Vollbelastung sichtbar. Knochenheilung in nahezu anatomischer Stellung

Der wohl gravierendste Nachteil des Gamma-Nagels ist die Gefahr der Femurschaftfraktur am distalen Nagelende sowohl intraoperativ wie auch als Ermüdungsbruch im weiteren Verlauf (Bridle et al. 1991; Leung et al. 1992). An der Nagelspitze entstehen unphysiologisch hohe Kräfte im Femurschaft, die hier eine Art Sollbruchstelle schaffen. Weiter nachteilig ist die Notwendigkeit des Extensionstisches, die erhöhte Gefahr von Drehfehlstellungen und die zwangsläufige Instabilität der Trochanteren. Darüberhinaus ist das Implantat gerade proximal sehr voluminös und erfordert das Aufbohren der Markhöhle. Dies führt zu der bekannten intramedullären Drucksteigerung und der intravasalen Einschwemmung von Markrauminhalt mit den schädigenden Konsequenzen für die pulmonale Situation (Stürmer u. Schuchardt 1981; Wenda et al. 1988). Zur besseren Fixation werden gelegentlich beim Gamma-Nagel speziell bei den A3 Frakturen und subtrochantären Frakturen zusätzliche Cerclagen erforderlich. Eine typische Komplikation ist die Varusfehlstellung bei subtrochantären Frakturen.

Gamma-Nagel versus DHS

Unter Leitung von Pal Benum, Trondheim wurde in Norwegen eine multizentrische, prospektive, randomisierte Studie zum Vergleich des Gamma-Nagels mit der Dynamischen Hüftschraube der AO durchgeführt (Benum et al. 1992). Diese Studie ist auf 1.000 Patienten geplant. Es konnten bisher 696 Patienten abgeschlossen werden. Obwohl die Studie noch nicht abgeschlossen ist, sind die vorläufigen Ergebnisse bereits jetzt schon so wichtig und aussagekräftig, daß sie berücksichtigt werden müssen.

Es fanden sich zwischen den beiden Implantaten keine Unterschiede hinsichtlich der Operationsdauer, des Blutverlustes, der Thombose- und Emboliehäufigkeit, der Infektionsrate, der Liegedauer, der Mobilisation, der Letalität, der Frakturheilung, der Pseudarthroserate und der Häufigkeit von Schraubenperforationen. Signifikante Unterschiede fanden sich jedoch zu folgenden wichtigen Punkten (Tabelle 3): 36 intraoperativen Komplikationen beim Gamma-Nagel standen 14 Komplikationen bei DHS gegenüber. 66 Schrauben des Gamma-Nagels lagen zu kranial, dagegen nur 31 der DHS. Verriegelungsprobleme ergaben sich 14-mal beim Gamma-Nagel. Intraoperativ kam es 4mal an der Spitze des Gamma-Nagels zur zusätzlichen Femurschaftfraktur, postoperativ 8mal und zwar bis zu mehreren Monaten postoperativ. Die Zahl der Reoperationen lag für den Gamma-Nagel mit 27 signifikant höher als bei der DHS (6mal).

Die Autoren der Studie kommen zu dem vorläufigen Schluß, daß der Gamma-Nagel momentan noch nicht als Standardimplantat für die Versorgung per- und subtrochantärer Frakturen empfohlen werden könne. Die Studie soll jedoch bis zur Zahl

Tabelle 3 Vergleichsstudie Gamma-Nagel versus Dynamische Hüftschraube der AO. Prospektiv, multizentrisch, randomisiert in 5 Norwegischen Krankenhäusern, Trondheim, Bergen und Oslo. Vorläufiger Bericht über 696 ausgewertete Patienten (Benum et al. 1992)

	Gamma-N.	DHS
Gesamtzahl der Frakturen	341	355
Intraoperative Komplikationen	36 = 10,6%	14 = 3,9%
Schraubenlage zu cranial	66 = 19,4%	31 = 8,7%
Probleme bei der Verriegelung	14 = 4,1%	0
Femur-Schaft-Fraktur intraoperativ	4 = 1,2%	0
Femur-Schaft-Fraktur postoperativ	8 = 2,4%	0
Re-Operationen	27 = 7,9%	6 = 1,7%

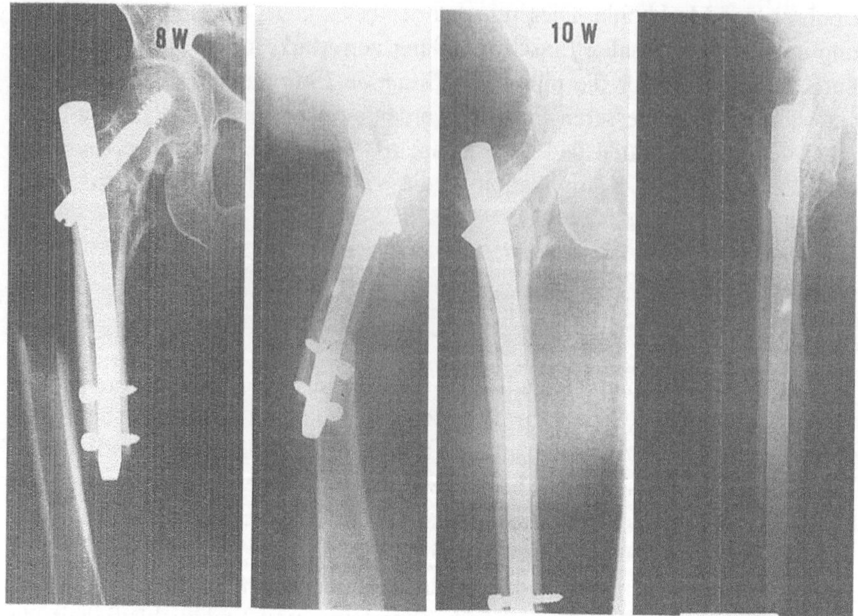

Abb. 5. Typische Fraktur am distalen Ende des Gamma-Nagels ohne adäquates Trauma 4 Wochen nach Versorgung einer pertrochantären Fraktur. Reosteosynthese mit einem langen Gamma-Nagel (Heidelberg)

1.000 fortgesetzt werden, um zu prüfen, ob sich für bestimmte Frakturtypen vielleicht doch ein Vorteil des Gamma-Nagels ergibt. Herr Benum hat auf Nachfrage versichert, daß alle beteiligten Operateure und Kliniken in Trondheim, Bergen und Oslo mit beiden Verfahren gleichwohl vertraut seien und die berichteten Komplikationen nicht der mangelnden Übung einzelner Operateure angelastet werden können.

Es werden inzwischen von der Herstellerfirma längere Gamma-Nägel angeboten, die als Sekundärimplantat nach Auftreten der typischen Schaftfraktur am Nagelende geeignet sind (Abb. 5).

Federnägel

Der Federnagel nach Ender und Simon-Weidner hat bei stabilen Frakturen in der Hand des Geübten sicherlich nach wie vor seine Vorteile (Böhler und Kuderna 1977; Vecsei 1985; Augeneder et al. 1987) und wir haben in Essen Ende der 70er Jahre selbst den Endernagel mit recht guten Erfolgen verwendet. Vorteilhaft ist die geschlossene Reposition, die gedeckte Implantation, das Prinzip der intramedullären Schienung und die kurze Operationszeit für den Geübten. Nachteilig ist die verbleibende Instabilität des Nagels, insbesondere bei starker Osteoporose und instabilen Frakturtypen. Dies führt zur Nagelperforation proximal aber auch an der Einschlagstelle, es führt zu Außenrotationsfehlern und zur schmerzhaften Einschränkung der Belastbarkeit (Raunest et al. 1991).

Totalendoprothesen

Ein Implantat, dem man für die Zukunft eine aufsteigende Tendenz bei der Versorgung pertrochantärer Frakturen zurechnen kann, ist die Total-Endoprothese. Schon heute besteht die Indikation bei begleitender hochgradiger Koxarthrose und bei pathologischen Frakturen. Man sollte aber unserer Ansicht nach auch bei instabilen Trümmerbrüchen und insbesondere bei intraoperativen Katastrophen mehr als bisher auf die Prothese zurückgreifen. Hier sind besonders Langschaftprothesen geeignet, weil die für Standardprothesen notwendige Abstützung im Trochanterbereich frakturbedingt fehlt. Die Trochanteren sollten aus den beschriebenen Gründen mit Schrauben oder Zuggurtungen refixiert werden. Eine zementierte Totalendoprothese ist in jedem Fall sofort voll belastbar und zeigt auch in den Nachuntersuchungsergebnissen der AO hinsichtlich der funktionellen Gebrauchsfähigkeit der Extremität die besten Resultate (Tabelle 7).

Kondylenplatten und DCS

Die 95°-Kondylenplatte der AO ist nach wie vor in der Hand des Geübten ein bewährtes Standardimplantat zur Versorgung instabiler pertrochantärer Frakturen, speziell der Typen A3 und der Subtrochantären Frakturen (Quint u. Wahl 1991). Dies gilt insbesondere für jüngere Patienten mit noch guter Knochenstruktur. Wichtig ist auch hier die Fixation der Trochanteren, um einerseits die mediale Abstützung und andererseits die laterale Zuggurtung der Hüfte wiederherzustellen.

Statt der Kondylenplatte setzt sich in den letzten Jahren auch die DCS als geeignetes Implantat für subtrochantäre Frakturen durch (Kunze u. Linder 1990). Die DCS bietet im Vergleich zur Kondylenplatte den Vorteil, daß sie über den Führungsdraht sicherer an der richtigen Stelle im Hüftkopf plaziert werden kann. Die Platte kann um die Schraube nach vorne und hinten gedreht werden und muß also nicht mehr in drei, sondern nur noch in 2 Ebenen exakt plaziert werden. Darüberhinaus ist die Dynamische Kondylenschraube biegesteifer als die Kondylenplatte. Nachteilig ist lediglich der relativ große Defekt, den man mit der Schraube im Hüftkopf setzt.

Subtrochantäre Frakturen – Grundprinzipien

Die subtrochantären Frakturen betreffen zwei Altersgruppen. Neben den alten Patienten ist die subtrochantäre Fraktur bei Rasanztraumen eine der typischen Verletzungen des jungen polytraumatisierten Patienten. Häufig handelt es sich um stark dislozierte Mehrfragmentbrüche. Die kräftige Oberschenkelmuskulatur der jungen Leute führt zur Adduktion, Verkürzung und leichten Außenrotation des distalen Fragmentes und zur Abduktion und *verstärkten* Außenrotation des proximalen Fragmentes. Hieraus resultieren Schwierigkeiten bei der Reposition und die Gefahr des Entstehens intraoperativer und postoperativer Rotationsfehler.

Zur Behandlung der subtrochantären Frakturen kommen Implantate nach dem Zuggurtungs- und Abstützprinzip wie die Kondylenplatte und die Dynamische Kondylenschraube sowie Implantate nach dem Prinzip der inneren Schienung wie der Verriegelungsnagel und der Gamma-Nagel zur Anwendung.

Indirekte Repositionstechnik

In der Operationstechnik der subtrochantären Frakturen hat sich in den letzten Jahren ein entscheidender Wandel vollzogen. Schlagworte sind „biologisch", „no touch" und „indirekte Repositionstechnik". Es wird nicht mehr zunächst – unter Verletzung der biologischen Prinzipien – mit Repositionszangen und Zugschrauben möglichst fugenlos reponiert, sondern man folgt den Prinzipien der indirekten Repositionstechnik, wie sie von Kinast et al. (1984) und von Mast et al. (1989) empfohlen wurden. Die Klinge der Kondylenplatte wird in das proximale Fragment unter Berücksichtigung ihrer dreidimensionalen Ausrichtung implantiert, ohne daß zunächst die Fraktur beachtet oder gar reponiert wird. Erst wenn die Klinge der Kondylenplatte eingeschlagen ist und durch eine Zugschraube in den Adam'schen Bogen gesichert ist, folgt die Reposition der Fraktur unter Zug und ggf. unter Zuhilfenahme des Distraktors. Bei einfachen Bruchformen wird mit dem Plattenspanner zusätzlich komprimiert. Der Knochen wird nur sparsam unter sorgfältiger Erhaltung des Periosts, soweit dieses nicht unfallbedingt zerrissen ist, dargestellt. Eine mediale und dorsale Freilegung des Knochens erfolgt keinesfalls.

Früher geübte Repositionsverfahren, bei denen sämtliche Fragmente puzzleförmig rekonstruiert wurden und zunächst durch multiple Zugschrauben gehalten wurden, um sie dann durch eine lange Platte als Neutralisationsplatte zu überbrücken, gehören der Vergangenheit an. Bei den modernen Repositionstechniken werden Trümmerzonen höchstens durch Zugschrauben adaptiert, ohne besonderen Wert auf eine fugenlose Reposition zu legen. Wesentlich wichtiger ist es, die zusätzlichen Fragmente unbedingt in ihrem Weichteilverbund zu belassen.

Biologische Osteosynthese

In den letzten Jahren ist die Operationstechnik der Plattenosteosynthese von Femurtrümmerbrüchen noch weiter gegangen: Ähnlich wie bei der Montage eines Fixateur externe oder eines Verriegelungsnagels wird auch die Plattenosteosynthese nur noch im proximalen und distalen Hauptfragment stabil verankert. Die Platte erhält damit die Funktion eines „Fixateur interne", solange ein entsprechendes Implantat für lange Röhrenknochen noch nicht entwickelt ist. Die dazwischen liegende Trümmerzone wird lediglich auf Länge gebracht, die Rotation wird sorgfältig eingestellt und auch Achsenfehler müssen peinlichst vermieden werden. Dies stellt sehr hohe Anforderungen an das räumliche Vorstellungsvermögen des Operateurs. Das Verfahren wurde ganz maßgeblich von der Duisburger BG-Klinik (Kleining u. Hax 1981; Heitemeyer et al. 1986) entwickelt.

Fallbeispiel (Abb. 6)
Ein 25jähriger Motorradfahrer erlitt im Rahmen eines Polytraumas unter anderem eine subtrochantäre Trümmerfraktur rechts mit begleitender Beckenringfraktur und femoraler Gefäßverletzung. Die Fraktur wurde mit einer Kondylenplatte rein überbrückend stabilisiert, wobei die Trümmerzone weder exakt reponiert, noch durch Zugschrauben fixiert wurde. Komplikationen der Gefäßrekonstruktion zwangen im weiteren Verlauf zur Exartikulation des rechten Kniegelenkes. Der Patient mußte insgesamt 6 Wochen aufgrund pulmonaler und abdomineller Probleme beatmet werden. Nach 6 und 12 Wochen erkennt man noch ausgedehnte Defekte im Be-

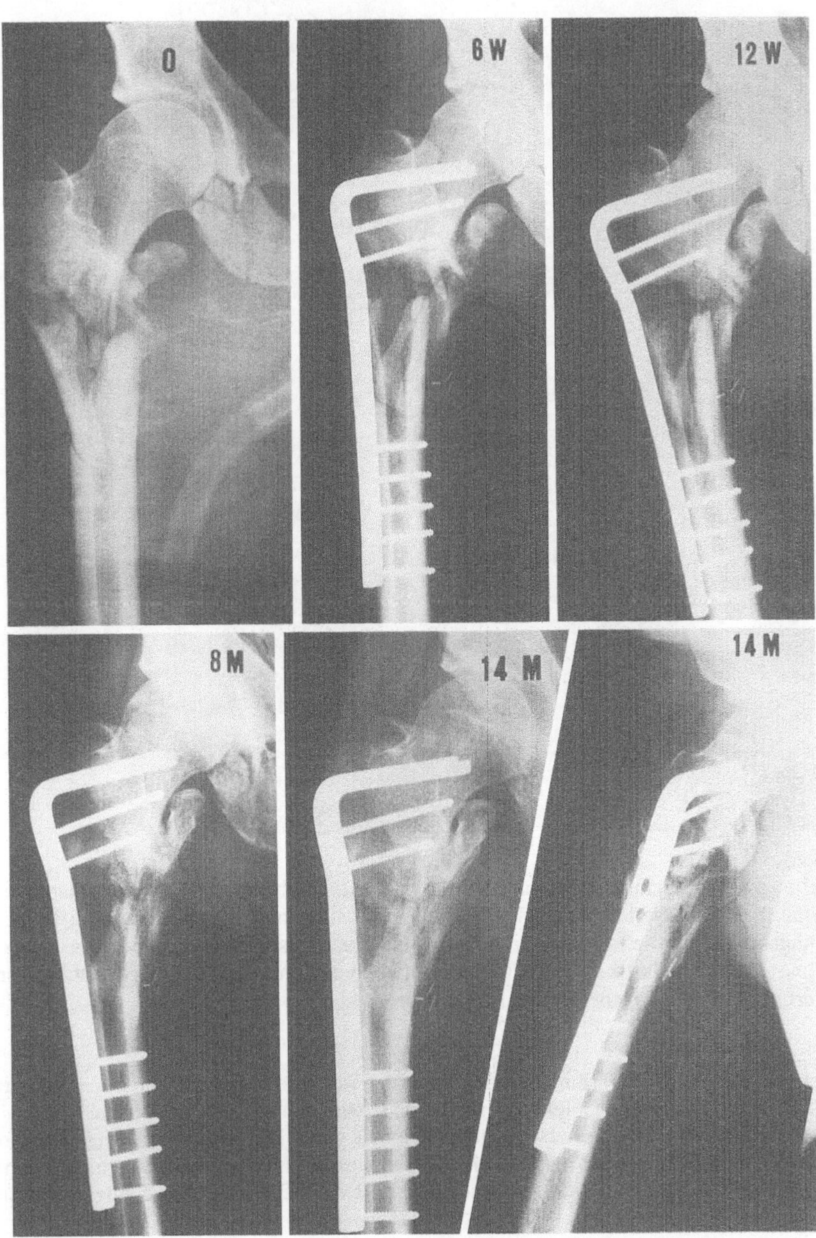

Abb. 6. a

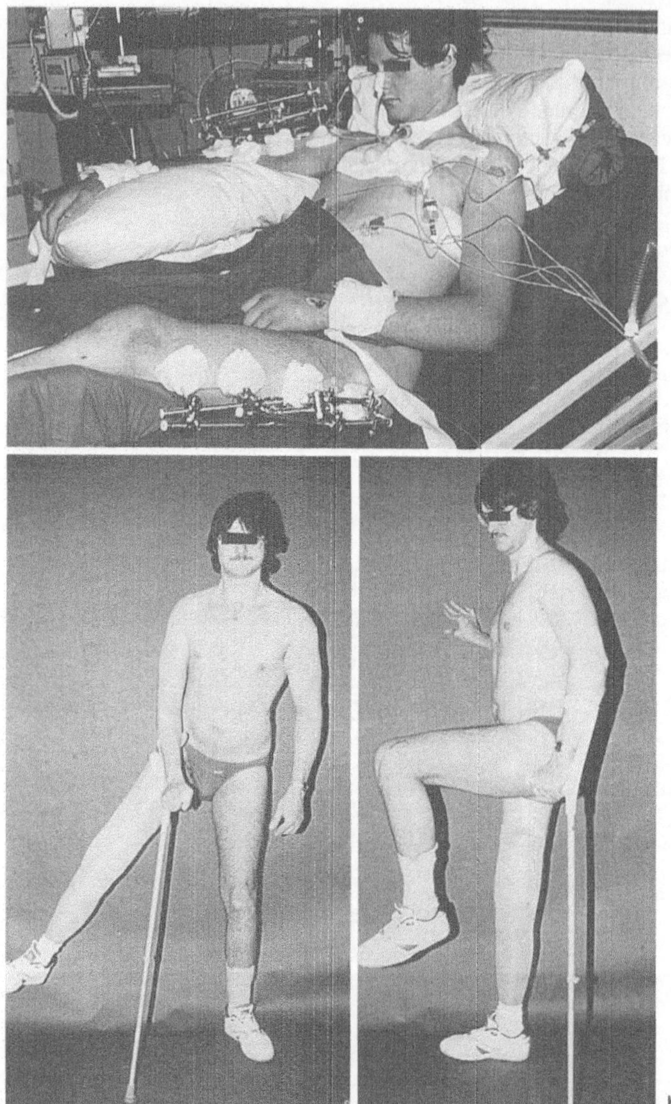

Abb. 6 a, b. 25jähriger Motorradfahrer (s. Text: Fallbeispiel) mit subtrochantärer Trümmerzone und Gefäßverletzung rechts, Knieexartikulation auf derselben Seite. **a** Reine Überbrükkungsosteosynthese mit exakter Achsen- und Rotationseinstellung. Spontane Defektauffüllung ohne Spongiosaplastik. **b** Patient in der Entwöhnungsphase auf der Intensivstation und rehabilitiert mit Endolite-Prothese nach 14 Monaten

reich der ehemaligen Trümmerzone. Unter der weiteren Belastung mit einer Endolite-Prothese füllte sich der gesamte Defekt innerhalb von 6 Monaten spontan vollkommen knöchern auf und es kam bis zum Ende des ersten Jahres zu einer guten Durchstrukturierung des Knochens. Bei dieser Operationstechnik der Plattenosteosynthese ist nicht wie bei fugenlos reponierten Brüchen eine absolute Stabilität notwendig, es sind vielmehr Mikrobewegungen zur Anregung einer sekundären Knochenbruchheilung erwünscht. Die Platte wirkt hier biomechanisch ähnlich wie ein Fixateur oder ein Verriegelungsnagel.

Verriegelungsnagel

Subtrochantäre Trümmerzonen sind ideale Indikationen für den Verriegelungsnagel. Dies gilt immer dann, wenn die Fraktur sicher nicht in die intertrochantäre Zone hinaufreicht, so daß ein fester Halt der proximalen Verriegelungschrauben gewährleistet wird. Ist dieser proximale Halt nicht gegeben, so neigt die subtrochantäre Fraktur bei jeder Art der Nagelung zur Varusfehlstellung. Hauptproblem des Verriegelungsnagels ist die Vermeidung intraoperativer Drehfehler durch entsprechende Lagerung und Reposition auf dem Extensionstisch. Innendrehfehler über 10° und Außendrehfehler über 20° sind beim jüngeren Patienten korrekturbedürftig, weil sie später zu sekundären Schäden am Knie und den Sprunggelenken führen (Stürmer u. Spira 1984).

Ergebnisse und Komplikationen

Die Qualitätssicherung Chirurgie der Landesärztekammer Baden-Württemberg (Tabelle 4, 5) zeigt eine Verkürzung der mittleren Liegedauer der Patienten von 1990 auf 1991 von 30 auf 28 Tage. Die Zahl der Patienten, die eine Bluttransfusion benötigen, bleibt um 60% konstant. Knapp 20% der Patienten mußten auf der Intensivstation nachbehandelt werden, 8% der Patienten verstarben während des stationären Aufenthaltes. 76% verließen das Krankenhaus unter Teil- bzw. Vollbelastung des verletzten Beines; allerdings konnten nur 54,7% nach Hause entlassen werden. An Komplikationen zeigen sich um 20% Komplikationen, welche die Harnwege, das Herz-Kreislauf-System und die Lunge betreffen. Lokale Komplikationen wurden erstaunlich selten dokumentiert: 3,4%/3,8% Hämatome, 1,2%/1,1% Weichteilinfekte, 0,0%/0,1% (!) Knocheninfekte, 1,4% Implantatlockerungen und nur 0,6%/0,8% Fehlstellungen.

Diese niedrigen Zahlen hinsichtlich der Lokalkomplikationen erwecken berechtigte Zweifel an ihrer Aussagekraft, wenn man bedenkt, daß es sich hier um eine flächendeckende Erhebung handelt. Im Vergleich dazu liegen die Komplikationen der AO-Dokumentation, in die ausschließlich die Ergebnisse spezialisierter Kliniken eingehen, wesentlich höher:

Die stationär erfaßten Komplikationen der AO-Dokumentation aus den Jahren 1980 bis 1989 derjenigen Patienten, die auch nach einem Jahr tatsächlich nachdokumentiert werden konnten, haben wir nach Implantaten aufgeschlüsselt prozentual miteinander verglichen (Tabelle 6). Bei den Infektionen führt die 130°-Platte mit 3,3%, wahrend der Endernagel mit 0,7% am günstigsten abschneidet. Bei den Dislokationen führen die 130°-Platte und der Endernagel jeweils mit 4,3%. Bei den notwendigen Reosteosynthesen führt der Endernagel mit 3,8%, ebenso wie bei den Patienten, die gehunfähig blieben (14,9%). Dagegen waren nur 2,8% der Patienten nach Totalendoprothese gehunfähig. Insgesamt hatten die 130°-Platte und die Endernagelung die höchste lokale Komplikationsrate. Die allgemeinen Komplikationen sind im Ver-

Tabelle 4. Ergebnisse der Behandlung per- und subtrochantärer Frakturen. Qualitatssicherung Chirurgie der Landesärztekammer Baden-Württemberg 1990 und 1991

	1990	1991
Gesamtzahl der Frakturen	2.474	3.220
Liegedauer (Median)	30 Tage	28 Tage
Primäre Operation	70,8%	?
Thromboseprophylaxe	98,5%	98,8%
Regional-/Lokal-Anästhesie	41,4%	37,3%
Bluttransfusion	59,8%	61,4%
Intensivtherapie erforderlich	19,1%	19,9%
Teil- und Vollbelastung erreicht	76,3%	75,8%
Entlassen	54,8%	54,6%
Verlegt	37,0%	37,7%
Im Krankenhaus verstorben	8,2%	7,8%

gleich zu den Daten aus Baden-Württemberg nur scheinbar niedriger, weil die bereits stationär verstorbenen Patienten bei der AO selbstverständlich nicht in der Einjahreskontrolle erfaßt wurden.

Bei der Nachuntersuchung nach einem Jahr (Tabelle 7) sind 23% der Patienten mit Ender-Nagelung und 24,6% mit Kopfprothesen gegenüber nur 9,9% der Patienten mit Kondylenplatte, 10,2% mit Totalendoprothesen und 15% mit DHS verstorben. Die Patienten mit Kondylenplatte weisen jedoch eine günstigere Alterstruktur auf. Die niedrigste Rate an nachuntersuchten Patienten findet sich nach Ender-Nagelung mit nur 53,5% gegenüber 75,0% der mit DHS versorgten Patienten. Dies begründet sich einmal aus der höheren Letalität nach Ender-Nagelung, aber auch aus einer extrem hohen Zahl nicht erreichbarer oder ablehnender Patienten. Die Erfahrung mit Nachuntersuchungen besagt, daß gerade diese Patienten eher schlechte Ergebnisse haben.

Tabelle 5. Komplikationen bei der Behandlung per- und subtrochantärer Frakturen. Qualitätssicherung Chirurgie der Landesärztekammer Baden-Württemberg 1990 und 1991

	1990	1991
Gesamtzahl der Frakturen	2.474	3.220
Harnwege, Kardial, Pulmonal	22,5%	19,0%
Thrombose, Embolie	3,3%	2,4%
Dekubitus	2,2%	1,7%
Nachblutung	0,2%	0,2%
Hämatom	3,4%	3,8%
Wundheilungsstörung	1,3%	1,2%
Weichteilinfekt	1,2%	1,1%
Osteomyelitis	(1 =) 0,0%	(3 =) 0,1%
Anatomische Fehlstellung	0,6%	0,8%
Implantatlockerung	1,4%	1,4%

Tabelle 6. Ergebnisse am Ende des stationären Aufenthaltes derjenigen Patienten mit pertrochantären Frakturen, die auch nach 1 Jahr mit dem Nachuntersuchungsbogen erfaßt wurden; identisches Patientenkollektiv wie Tabelle 7. AO-Dokumentation Bern 1980–1989. Angaben in Prozent (%)

	DHS	95°-Pl	Ender-N	130°-Pl	TEP	Kopfpr
Patienten	3637	1028	941	484	176	499
Infektion	1,3	2,3	0,7	3,3	1,1	2,2
Hämatom	5,6	5,5	1,5	4,8	6,8	3,4
Reosteosynthese	1,6	1,6	3,8	2,9	2,3	0,8
Sek. Abweichung	2,6	2,4	4,3	4,3	3,4	1,0
Gehunfähig	10,0	13,5	14,9	12,8	2,8	14,2
Herz	2,7	2,4	4,0	3,5	3,4	4,8
Lunge	2,6	3,7	3,8	3,5	1,1	2,8
Decubitus	2,0	2,5	2,7	2,0	3,4	2,8
Thrombose	1,3	1,7	1,2	1,7	1,7	1,6
Embolie	0,8	1,2	1,2	2,0	1,7	0,8
Tod	0,3	0	0	0,6	0	3,4

Der wohl gravierendste Nachteil der Endernagelung ist die extrem hohe Rate an Außendrehfehlstellungen mit 21,9% gegenüber nur 3% bei der DHS. Andererseits gaben 25,8% der Patienten mit 130°-Platte nach einem Jahr Belastungsschmerzen an gegenüber nur 10,7% der nach Endernagelung Überlebenden. Auch die Angaben über Vollbelastbarkeit zeigen die günstigsten Zahlen für die Endernagelung. Eine normale

Tabelle 7. Ergebnisse pertrochantärer Frakturen mit Nachuntersuchungsbogen nach 1 Jahr; identisches Patientenkollektiv wie Tabelle 6. AO-Dokumentation Bern 1980–1989. Anteile in Prozent berechnet auf die tatsächlich nachuntersuchten Patienten

	DHS	95°-Pl	Ender-N	130°-Pl	TEP	Kopfpr
Patienten	3637	1028	941	484	176	499
Abgelehnt/ nicht erreicht	377	166	269	80	32	76
Verstorben	534	94	169	78	17	115
Nachuntersucht%	75,0	74,7	53,5	67,4	72,2	61,7
Instabilität	1,1	2,1	2,0	3,1	2,4	0,3
Implantatbruch	0,3	2,6	0,2	1,5	0,8	0,3
Verz. Heilung	1,0	3,1	0,8	2,5	–	–
Refraktur	0,4	0,8	0,2	1,2	–	–
Varus-Fehlstellung	2,8	8,9	2,8	4,6	0	1,0
Außendrehfehler	3,0	3,3	21,9	6,1	0,8	2,9
Vollbelast. bis 5 Wo.	34,8	7,7	69,2	12,9	42,5	54,5
Vollbelast. bis 11 Wo.	56,2	34,0	79,5	39,3	69,3	64,2
Belast.-Schmerz	16,5	25,3	10,7	25,8	12,6	13,6
Normale Gebrauchsf.	38,4	40,2	33,8	39,8	42,5	30,5

Tabelle 8. Funktionelle Ergebnisse der Nachuntersuchung pertrochantärer Frakturen 3,4 Jahre (Median) nach operativer Versorgung mit der DHS, Essen 1992, N = 37

	Mittel	Median
Mayo Hip Score (max. Punkte)	80,0	80
Vor Unfall	73,9	75
Nachuntersuchung	60,3	68
Traumatic Hip Rating Scale (max. Punkte)	50,0	50
Vor Unfall	47,8	50
Nachuntersuchung	40,6	46

Gebrauchsfähigkeit der verletzten Extremität gaben mit 42,5% die mit Totalendoprothese versorgten Patienten an, gegenüber nur 30,5% der Patienten mit einer Kopfprothese. Diese Nachuntersuchungsergebnisse scheinen für die Totalendoprothese zu sprechen, wobei allerdings einzuwenden ist, daß dies die kleinste Gruppe mit „nur" 144 nachuntersuchten Patienten ist.

Will man das tatsächliche funktionelle Ergebnis nach pertrochantären Frakturen erfassen, so muß man den funktionellen Status der Patienten vor dem Unfall mit dem Ergebnis nach Ausheilung der Fraktur vergleichen. Hierzu sind aus unserer Sicht am besten der Mayo-Hip-Score (Kavanagh u. Fitzgerald 1985) und der Traumatic-Hip-Rating-Scale (Sanders 1988) geeignet. Diese beiden Score-Systeme sind differenzierter, und dennoch einfacher zu erfassen, als das oft verwendete Schema von Merle d'Aubigné (1954).

Wir haben in einer noch nicht abgeschlossenen Studie in Essen bisher bei 37 Patienten den Status vor dem Unfall erhoben und nach median 3,4 Jahren nachuntersucht. Hierbei hatten die Patienten von 80 möglichen Punkten des Mayo-Hip-Score (ohne Röntgenbefund) vor dem Unfall im Mittel 73,9 (Median 75) Punkte und 3,4 Jahre nach dem Unfall noch 60,3 (Median 68) Punkte. Der Traumatic-Hip-Rating-Scale ermöglicht maximal 50 Punkte (ohne Röntgenbefund), von denen vor dem Unfall im Mittel 47,8 (Median 50) und 3,4 Jahre nach dem Unfall 40,6 (Median 46) Punkte erreicht wurden (Tabelle 8). Der Punktverlust durch die Fraktur liegt bei beiden Scoresystemen um 15–20% (Median unter 10%). Dies bedeutet eine nur relativ geringe Beeinträchtigung des funktionellen Ergebnisses durch die Fraktur, Operation und Rehabilitationsphase, wenn man berücksichtigt, daß innerhalb des Nachuntersuchungszeitraums von 3,4 Jahren auch der natürliche Alterungsprozess unfallunabhängig zu einer Verschlechterung der Score-Punkte führt.

Antibiotikaprophylaxe

Ein bei der Osteosynthese immer wieder umstrittenes Thema ist die Antibiotikaprophylaxe. Die AO-Dokumentation zeigt 1980 eine prophylaktische Antibiotikagabe bei nur 5,9% der Patienten. Bis 1989 steigt dieser Wert kontinuierlich bis auf 41,8% der Patienten an. Dieser Trend ist bisher ungebrochen. Im gleichen Zeitraum sank die Infektionsrate („sichere Infektion" oder nur „Verdacht auf Infektion") von Werten um 2,7% auf 1,5%, was einer Verminderung der Infektionsrate um 44% entspricht. Sicher hat hierzu nicht nur die Thromboseprophylaxe, sondern auch die Verbesserung der Implantate und der Operationstechnik sowie der perioperativen Bedingungen beigetragen.

Falls eine Antibiotikaprophylaxe im Einzelfall oder routinemäßig durchgeführt wird, so muß man berücksichtigen, daß in zahlreichen Studien unterschiedliche Ergebnisse zur Wirksamkeit vorliegen, die von Wirkungslosigkeit bis hin zu 10fach geringeren Infektionsraten reichen (Tengve u. Kjellander 1978; Norden 1983; Gristina u. Kolkin 1983; Gilbert 1984; Classen et al. 1992). Als geeignetes Antibiotikum ist aus der eigenen Erfahrung ein Cefalosporin der ersten Generation empfehlenswert, welches perioperativ, also mindestens 20 bis 30 Minuten vor dem Hautschnitt gegeben wird. Die Dauer der Medikation sollte 24 bis maximal 48 Stunden nicht überschreiten (Wiliams u. Gustilo 1984). Routine sollte ein intraoperativer Wundabstrich sein, um im Falle einer Keimbesiedelung von der Prophylaxe rechtzeitig in eine gezielte Therapie nach Resistenzbestimmung überzuleiten.

Der optimale Operations-Zeitpunkt

Es besteht heute international Einigkeit, daß der optimale Zeitpunkt zur operativen Versorgung per- und subtrochantärer Frakturen des alten Menschen innerhalb der ersten 24 Stunden liegt. Versorgungen innerhalb dieses Zeitraumes werden als Primäroperation bezeichnet. In der Essener Klinik konnte innerhalb der letzten 3 Jahre (n = 131) median ein Operationsbeginn 8 Stunden nach dem Unfallzeitpunkt erreicht werden.

Die Vorbereitungsphase sollte genutzt werden, um die Thromboseprophylaxe einzuleiten und die Patienten insbesondere kardiopulmonal sowie hinsichtlich des Flüssigkeitshaushaltes zu untersuchen und vorzubereiten. Auch sollte die Sturzursache abgeklärt werden, um kardiale oder vaskuläre Ursachen mittherapieren zu können. Differentialdiagnostisch sollte immer an das Vorliegen einer pathologischen Fraktur gedacht werden; die Entnahme entsprechender Proben zur histologischen Untersuchung aus dem Frakturbereich ist im Zweifelsfall empfehlenswert.

Die Primäroperation verhindert die Schmerzen der Patienten, den Dekubitus und Hospitalkeime. Gleichzeitig beugen wir der Thrombose, der Pneumonie und Verwirrtheitszuständen der alten Patienten effektiv vor.

Thromboseprophylaxe

Das Risiko einer tiefen Beinvenenthrombose betragt nach Straub (1989) bei Operationen nach Hüfttrauma ohne medikamentöse Prophylaxe 53,4% (541 Patienten aus 9 Studien). Dieses hohe Risiko entsteht pathophysiologisch auf Grund des Traumas an sich, der Lokalisation der Verletzung, des hohen Alters der Patienten und der prä- und postoperativen Immobilisation. Patienten mit thrombotischen Vorschaden haben ein

50fach höheres Risiko als die Normalpopulation; links finden sich 6mal mehr tiefe Beinvenenthrombosen als rechts (Marshall 1987).

Die Thromboseprophylaxe muß unbedingt präoperativ beginnen. Die Primäroperation selbst ist ein wesentlicher Teil der Thromboseprophylaxe und die Beine sollten eine mechanische Kompression durch Wickel oder angepaßte Kompressionsstrümpfe erhalten. Wichtig ist die sofortige Frühmobilisation postoperativ. Die medikamentöse Thromboseprophylaxe besteht heute als Standard aus Heparin oder niedermolekularem Heparin. Jedoch darf nicht vergessen werden, daß trotz aller dieser Maßnahmen ein Restrisiko von 10–25% nach Hüftfrakturen verbleibt (Stürmer und Kock 1992).

Anästhesieverfahren

Durch die Wahl des Anästhesieverfahrens kann ein weiterer wesentlicher Beitrag zur Thromboseprophylaxe geleistet werden. Nach mehreren internationalen Studien vermindern Spinal- oder Periduralanästhesie das Thromboserisiko um 25–50% im Vergleich zur Allgemeinnarkose (Modig et al. 1981; Davis et al. 1989; Nielsen et al. 1990; Mitchell et al. 1991). Als Ursachen werden ein erhöhter Einstrom und eine Fibrinolyseaktivierung diskutiert.

Unter diesem Gesichtspunkt sollte nach Möglichkeit eine Regionalanästhesie durchgeführt werden. Bei der Wahl des Anästhesieverfahrens sollte die Thromboseprophylaxe auch im Aufklärungsgespräch berücksichtigt werden und die Entscheidung des Anästhesisten und des Patienten mitbeeinflussen.

Schlußfolgerungen

1. Per- und subtrochantäre Frakturen werden primär innerhalb der ersten 24 Stunden operiert.
2. Die Thromboseprophylaxe wird präoperativ begonnen und konsequent postoperativ fortgeführt.
3. Eine Antibiotikaprophylaxe kann generell oder sollte zumindest bei Risikopatienten als perioperative Prophylaxe vorgenommen werden.
4. Das Anästhesieverfahren der Wahl ist die Peridural- oder Spinalanästhesie. U.a. wird so das Thromboserisiko signifikant vermindert.
5. Bei der Versorgung pertrochantärer Frakturen hat sich die Laschenschraube (DHS) als das Implantat der Wahl herausgestellt. Konkurrierende Implantate sind die 95°-Kondylenplatte, der Gamma-Nagel und die Endernagelung.
6. Bei den subtrochantären Frakturen werden als anerkannte Implantate die 95°-Kondylenplatte, die Dynamische Kondylenschraube, der Verriegelungsnagel oder der Gamma-Nagel verwendet. Diese Frakturen werden indirekt reponiert unter Berücksichtigung von Achse, Länge und Rotation. Das Erzwingen einer fugenlosen anatomischen Reposition mit Verschraubung der Fragmente gegeneinander wird bei Mehrfragment- und Trümmerbrüchen nicht mehr empfohlen.

Danksagung: Unser Dank für die freundliche Unterstützung und Überlassung von Daten gilt Herrn Prof. P. Benum (Trondheim), Herrn Dr. G. Bergmann (Berlin), Herrn Prof. Dr. P. Matter (Davos), Herrn Prof. K. Kunze (Gießen), Frau B. Pietsch (IMI Tübingen) und Frau E. Witschi (AO Bern).

Literatur

Augeneder M, Boszotta H, Ohrenberger G, Passl R (1987) Zur Letalität nach Endernagelung pertrochanterer Frakturen. Unfallchirurg 90:380–385

Benum P, Grøntvedt M, Braten M, Walløe A, Ekeland A, Baugstad S, Fasting O (1992) Gamma-Nail versus DHS in inter- and subtrochanteric femoral fractures. Preliminary report of 696 patients Personal Communication. Presented at the Advanced AO-Course, Madrid, Sept 21–25

Bergmann G, Rohlmann A, Gralchen F (1989) In vivo Messungen der Hüftgelenksbelastung, 1. Teil: Krankengymnastik. Z Orthop 127:672–679

Bergmann G, Gralchen F, Rohlmann A (1993) Hip joint loading during walking and running, measured in two patients. J Biomech (in press)

Böhler N, Kuderna H (1977) Ergebnisse der Endernagelung in Österreich unter spezieller Berücksichtigung der Fälle des Lorenz-Böhler-Krankenhauses. Arch Orthop Unfall-Chir 88:339–346

Bonnaire F, Götschin U, Kuner EH (1992) Früh- und Spätergebnisse nach 200 DHS-Osteosynthesen zur Versorgung pertrochanterer Femurfrakturen. Unfallchirurg 95:246–253

Boriani S et al. (1991) Results of the multicentric italian experience on the gamma nail: A report on 648 cases. Orthopedics 14:1308–1314

Bridle SH, Patel AD, Bircher M, Calvert PT (1991) Fixation of intertrochanteric fractures of the femur. J Bone Joint Surg [Br] 73:330–334

Classen DC, Evans RS, Pestotnik SL, Horn SD, Menlove RL, Burke (1992) The timing of prophylactic administration of antibiotics and the risk of surgical-wound infection. New Engl J Med 326:281–286

D'Aubigné RM, Postel M (1954) Functional results of hip arthroplasty with acrylic prosthesis. J Bone Joint Surg [Am] 36:451

Davis FM, Laurenson VG, Gillespie WJ, Wells JE, Foate J, Newman E (1989) Deep vein thrombosis after total hip replacement. J Bone Joint Surg [Br] 71:181–185

Evans EM (1949) The treatment of trochanteric fractures of the femur. J Bone Joint Surg [Br] 31:190–203

Gilbert DN (1984) Current status of antibiotic prophylaxis in surgical patients. Bull NY Acad Med 60:340–357

Gristina AG, Kolkin J (1983) Total joint replacement and sepsis J Bone Joint Surg [Am] 65:128–134

Grosse A (1990) A new device for the treatment of trochanteric fractures: the intramemdullary Gamma locking nail 1990 AAOS proceedings. Park Rodge IL: American Academy of Orthopedic Surgeons

Halder SC (1992) The gamma nail for peritrochanteric fractures. J Bone Joint Surg [Br] 74:340–344

Heitemeyer U, Hierholzer G, Terhorst J (1986) Der Stellenwert der überbrückenden Plattenosteosynthese bei Mehrfragmentbruchschädigungen des Femur im klinischen Vergleich. Unfallchirurg 89:533–538

Kavanagh BF, Fitzgerald RH (1985) Clinical and roentgenolographic assessment of total hip arthroplasty – A new hip score. Clin Orthop Relat Res 193:133–140

Kinast C, Bolhofner BR, Mast JW, Ganz R (1989) Subtrochanteric fractures of the femur. Results of treatment with the 95°- condylar blade-plate. Clin Orthop Relat Res 238:122–130

Kleining R, Hax PM (1981) Die interne Überbrückungsosteosynthese ohne Reposition des Stückbruchbereiches als Alternative zur internen Fragmentfixation von Stückbrüchen nach anatomischer Reposition. Hefte Unfallheilkd 153:213–218

Krueger P, Wischhöfer E, Oberniedermayr M, Schweiberer L (1985) Die dynamische Hüftschraube. Chirurg 56:9–15

Krueger P, Oberniedermayr M, Betz A, Schweiberer L (1989) Wandel und Fortschritte in der Behandlung der Frakturen des coxalen Femurendes. Orthopäde 18:180–186

Kunze K, Linder R (1990) Die Versorgung von subtrochanteren Oberschenkelbrüchen mit der Dynamischen Condylenschraube. Unfallchirurgie 16:8–11

Leung KS, Shen WY, Hui PW (1992) Gamma nails and dynamic hip screws for peritrochanteric fractures. J Bone Joint Surg [Br] 74:345–351

Marshall M (1987) Praktische Phlebologie. Springer, Berlin Heidelberg New York

Mast JW, Jakob R, Ganz R (1989) Planning and reduction technique in fracture surgery. Springer, Berlin Heidelberg New York

Mitchell D, Friedman RJ, Baker II JD, Cooke JE, Darcy MD, Miller III MC (1991) Prevention of thromboembolic disease following total knee arthroplasty. Epidural versus general anesthesia. Clin Orthop Relat Res 269:109–112

Modig J, Borg T, Karlström G, Sahlstedt B, Rikner L (1981) Effects of tocainide, an oral analogue of lidocaine, on thromboembolism after total hip replacement. Upsala J Med Sci 86:269

Müller ME (1980) Klassifikation und internationale AO-Dokumentation der Femurfrakturen. Unfallheilkunde 83:251–259

Müller ME, Nazarian S, Koch P (1987) Classification AO des fractures. Springer, Berlin Heidelberg New York

Müller-Färber J, Wittner B, Reichel R (1988) Spätergebnisse nach Versorgung pertrochanterer Femurfrakturen des alten Menschen mit der DHS. Unfallchirurg 91:341–350

Nielsen PT, Nannestad-Joergensen L, Albrecht-Beste E, Leffers A-M, Rasmussen LS (1990) Lower thrombosis risk with epidural blockade in knee arthroplasty. Acta Orthop Scand 61:29–31

Norden CW (1983) A critical review of antibiotic prophylaxis in orthopedic surgery. Rev Inf Dis 5:928–932

Parker MJ (1992) Cutting-out of the dynamic hip screw related to its position. J Bone Joint Surg [Br] 74:625

Quint U, Wal HG (1991) Die Stabilisierung der hüftgelenknahen Femurfrakturen. Ein Erfahrungsbericht über 1698 Patienten. Unfallchirurgie 17:80–90

Raunest J, Kaschner A, Derra E (1991) Die Endernagelung zur Stabilisierung pertrochantärer Frakturen im hohen Lebensalter. Akt Traumatol 21:16–19

Russel TA, Taylor JC (1992) Subtrochanteric fractures of the femur. In: Skeletal Trauma. Saunders, Philadelphia, pp 1485–1524

Sanders R, Regazzoni P, Routt ML (1988) The treatment of subtrochanteric fractures of the femur using the dynamic condylar screw. Presented at the American Academy of Orthopedic Surgeons Annual Meeting, Atlanta, Georgia Feb 4–9

Seinshelmer III F (1978) Subtrochanteric fractures of the femur. J Bone Joint Surg [Am] 60:300–306

Sernbo I, Johnell O (1989) Changes in bone mass and fracture type in patients with hip fraktures. A comparison between the 1950s and the 1980s in Malmö, Sweden. Clin Orthop Relat Res 238:139–147

Singh M, Nagrath AR, Maini PS (1970) Changes in trabecular pattern of the upper end of the femur as an index of osteoporosis. J Bone Joint Surg [Am] 52:457–467

Straub H (1989) Licht und Schatten der chirurgischen Thromboseprophylaxe. Akt Traumatol 19:1–5

Stürmer KM, Schuchardt W (1980) Neue Aspekte der gedeckten Marknagelung und des Aufbohrens der Markhöhle im Tierexperiment. Teil II: Der intramedulläre Druck beim Aufbohren der Markhöhle. Unfallheilkunde 83:346–352

Stürmer KM, Spira G (1984) Diagnose posttraumatischer Fehlstellungen nach Extremitätenverletzungen durch axiale Computertomographie. In: Rahmanzadeh R und Hahn F (Hrsg) Posttraumatische Fehlstellungen der unteren Extremität. Schnetztor, Konstanz, S 33–38

Stürmer KM, Kock H J (1991) Thrombose-Risiko und Thrombose-Prophylaxe. Dringliche Komplikationen nach konservativer und operativer Knochenbruchbehandlung. Schriftenreihe der Gewerbl. Berufsgenossenschaften 76:231–251

Tengve B, Kjellander J (1978) Antibiotic prophylaxis in operations on trochanteric femoral fractures. J Bone Joint Surg [Am] 60:97–99

Vecsei V (1985) Ender-Nagelung – Pro und Kontra. Chirurg 56:16–24

Wenda K, Ritter G, Degreif J, Rudigier J (1988) Zur Genese pulmonaler Komplikationen nach Marknagelosteosynthese. Unfallchirurg 91:432–435

Wiliams DN, Gustilo RB (1984) The use of preventive antibiotics in orthopedic surgery Clin Orthop Relat Res 190:83–88

Wu Ch-Ch, Shih Ch-H (1991) Biomechanical analysis of the dynamic hip screw in the treatment of intertrochanteric fractures. Arch Orthop Trauma Surg 110:307–310

Reposition der Schenkelhalsfraktur des jüngeren Menschen: Valgus- oder anatomische Reposition ?

M. Nerlich, M. Maghsudi, B. Füchtmeier und R. Hente

Abteilung Unfallchirurgie, Universitätsklinikum, Franz-Joseph-Strauß-Allee 1, D-93053 Regensburg, Bundesrepublik Deutschland

Fragestellung

Welche Auswirkung hat die Repositionsstellung auf das Ausheilungsergebnis einer Schenkelhalsfraktur des jüngeren Menschen?

Patientenkollektiv und Methode

Im Zeitraum 1975–85 wurden 71 Patienten mit medialer Schenkelhalsfraktur (SHF) osteosynthetisch versorgt. Berücksichtigt wurden dabei Patienten, die zum Zeitpunkt der Operation nicht älter als 60 Jahre waren. Zum Zeitpunkt der Nachuntersuchung lag die Fraktur bei allen Patienten mehr als 5 Jahre zurück. Von den 71 Patienten konnten 51 (71,8%) untersucht werden, da 14 in den darauffolgenden Jahren verstarben, 3 ins Ausland verzogen waren und bei weiteren 3 die Epiphysenfugen noch nicht geschlossen waren. Das Patientengut ist zum einen hinsichtlich der Frühkomplikationen (innerhalb der ersten 5 Jahren nach der Operation) wie Kopfnekrosen, Pseudarthrosen und Implantatversagen, zum anderen hinsichtlich Spätschäden (> 5 Jahre) wie Koxarthrosen untersucht worden.

Anhand einer postoperativen Beckenübersichtsaufnahme wurde die Valgusposition bestimmt und das Kollektiv in zwei Gruppen eingeteilt. Gruppe A umfaßte dieje-

Hefte zu der Unfallchirurg, Heft 232
K. E. Rehm (Hrsg.)

nigen Patienten, deren Fraktur anatomisch, Gruppe V diejenigen, deren Fraktur in Valgusstellung (mehr als 5° im Vergleich zur Gegenseite) reponiert wurde.

Ergebnisse

Gruppe A wurden 33 Patienten und Gruppe V 18 Patienten zugeteilt. Das Operationsalter betrug durchschnittlich 37,4 Jahre (sd ± 15,8). Die Einteilung der Frakturen erfolgte nach Pauwels Typ I–III (20%, 57,8%, 22,2%) und nach Garden Typ I–IV (9%, 41%, 41%, 9%). Dabei waren 75% der Frakturen in der Gruppe V den Frakturtypen nach Pauwels Typ III, nach Garden Typ III + IV zuzuordnen, während in Gruppe A nur 35,7% der Frakturen die schwereren Bruchformen aufwiesen (Chi-Quadrat-Test: $p < 0{,}01$). Als Osteosyntheseverfahren kamen in 75% Spongiosaschrauben, in 11% dynamische Hüftschrauben, in 9,8% 3-Lammellen-Nagel und in 4,2% eine 130 Grad-Winkelplatte zur Anwendung. Die SHF der Patienten in Gruppe V sind durchschnittlich in 12,8 Grad (sd ± 5,8) Valgusstellung reponiert worden.

An Frühkomplikationen traten Kopfnekrosen (Gr.A 18%; Gr.V 0%) Pseudarthrosen (Gr.A 9%; Gr.V 5.5%), Implantatbrüche (Gr.A 3%; Gr.V 5,5%) und Implantatlockerungen (Gr.A 3%; Gr.V 5.5%) auf. In der Gruppe A waren die oben beschriebenen Frühkomplikationen mit 38,2% signifikant höher ($p < 0{,}1$) als in der Gruppe V mit 14,3%. Im Gegensatz dazu fand sich bei den Spätkomplikationen in der Gruppe A mit 21,7% gegenüber der Gruppe V mit 53,8% eine hochsignifikant geringere Koxarthrosenrate ($p < 0{,}05$) nach „Kellgren“ (Stadium < 2).

Schlußfolgerung

Bei dislozierten Schenkelhalsfrakturen des jüngeren Menschen treten bei anatomischer Reposition mehr Frühkomplikationen, jedoch weniger Spätschaden als bei einer Valgusreposition auf. Die Valgusreposition hingegen zeigt weniger Frühkomplikationen in den ersten 5 Jahren nach der Operation, langfristig findet sich jedoch eine signifikant höhere Arthroserate.

Ausblick

Die vorliegenden Ergebnisse lassen ein differenziertes Therapieverfahren für empfehlenswert erscheinen. Die Adduktionsfraktur des älteren Menschen ist in Valgusreposition nach wie vor gut versorgt. Bei jüngeren Patienten mit einer nicht dislozierten Schenkelhalsfraktur sollte in Anbetracht der beobachteten Spätschaden nach Möglichkeit anatomisch reponiert werden. Ist die Fraktur disloziert, erscheint eine Valgusreposition zur Verringerung der Frühkomplikationen günstiger zu sein.

Nach knöcherner Durchbauung des Frakturspaltes ist hier jedoch eine intertrochantäre Umstellungsosteotomie zu diskutieren, um einer möglicherweise später auftretenden Koxarthrose vorzubeugen.

Was leistet die Schraubenosteosynthese (DHS/3 Spongiosaschrauben) bei der hüftkopferhaltenden Operation nach Schenkelhalsfraktur?

F. Bonnaire, B. Muller und E. H. Kuner

Abteilung Unfallchirurgie, Albert-Ludwigs-Universität, Hugstetterstr. 55, D-79106 Freiburg, Bundesrepublik Deutschland

Die aseptische Femurkopfnekrose (FKN) hat die Schenkelhalspseudarthrose (PSA) als Hauptkomplikation nach der Osteosynthese am Schenkelhals abgelöst. Erste größere Operationsserien ohne PSA wurden von Reimers (Doppelschraube) 1964 und Zilch (Dreifachverschraubung) 1976 mitgeteilt. Die Rate der HKN wurde in diesen Serien mit 24 bzw. 20,5% durch die Schraubenosteosynthese jedoch nicht wesentlich reduziert.

Die Osteosynthese mit dem AO-Nagel hatte im eigenen Krankengut bis 1983 in 20,7% der Fälle Nekrosen, 13,8% Pseudarthrosen und 12,3% Klingenperforationen als Komplikationen.

Seit Mitte 1983 verwenden wir die reine Verschraubung (SPS) beim jungen Patienten bis 35 Jahre und die DHS als Implantat bei den älteren Patienten bis 70 Jahre.

Die Ergebnisse wurden anhand von 100 Osteosynthesen (87 DHS/13 SPS) anläßlich der Nachuntersuchung von 79 Patienten nach einem Intervall von durchschnittlich 43 Monaten überprüft.

Die Komplikationen teilen sich wie folgt auf: 11 Nekrosen, davon 4 asymptomatische und 3 symptomatische Teilnekrosen sowie 4 Totalnekrosen, 3 Pseudarthrosen, eine Infektion, 2 Schraubenausrisse. Insgesamt waren 12 Reeingriffe notwendig.

Es zeigte sich ein deutlicher Zusammenhang zwischen dem Operationszeitpunkt und der Nekroserate. Das Risiko für eine HKN steigt um das 4fache, wenn nicht innerhalb der erste 6 h nach dem Unfall operiert wird. Vollnekrosen wurden nur nach Pauwels III- und je 2 nach Garden III und IV – Verletzungen gesehen. Nach längerem Zuwarten steigt auch die Rate der asymptomatischen Nekrosen kräftig an. Die guten Ergebnisse können begründet werden mit der hohen Rate der Sofortoperationen (DHS 62/SPS 84%) und Entlastung des Hämarthros, der hohen Primärstabilität der DHS, bei der keine Hypervalgusstellung zur Frakturheilung notwendig und keine Distraktion der Fragmente wie beim Einschlagen einer Klinge möglich ist. Zudem gewährleistet die dynamische Konstruktion einen dauernden Fragmentkontakt bei der Heilung.

Literatur

Reimers C (1964) Erfahrungen mit der primären Doppelverschraubung als Gleitosteosynthese zur Vermeidung von Schenkelhalspseudarthrosen. Hefte Unfallheilkd 78:138

Siebler G, Buchartz M, Kuner EH (1987) Ergebnisse nach Osteosynthesen medialer Schenkelhalsfrakturen mit der Winkelplatte. Chirurg 58:738

Zilch H (1976) Verbessert die Kompressionsverschraubung die Prognose der medialen Schenkelhalsfraktur? Unfallheilkunde 79:263

Hefte zu der Unfallchirurg, Heft 232
K. E. Rehm (Hrsg.)

Mortalität mit Hüftendoprothetik versorgter Schenkelhalsfraktur

P. H. Lubinus, H. H. Lubinus und K. Hudemann

Lubinus Krankenhaus, Steenbecker Weg 25, D-24106 Kiel, Bundesrepublik Deutschland

Zielsetzung

Senkung der Sterblichkeit nach mit Hüft-TEP versorgter hüftgelenksnaher Fraktur durch frühen OP-Zeitpunkt und Änderung der Operationstechnik sowie des Thromboemboliemanagementes.

Wir berichten retrospektiv über 350 Patienten der Jahre 1986 bis 1991 bei denen eine hüftgelenksnahe Fraktur mit einer Hüft-TEP versorgt wurde. Es kam während des stationären Aufenthaltes (durchschnittlich 33,7 Tage) zu insgesamt 25 Todesfällen (7,1%), darunter 6 (1,7%), die eindeutig durch eine Lungenarterienembolie (LE) bedingt waren.

Das Durchschnittsalter der 45 Männer und 305 Frauen betrug 79,9 Jahre. Von den 156 Patienten unter 80 Jahren starben 4 (2,6%), keiner durch eine LE; ≥ 80 Jahre waren 194 Patienten, von ihnen verstarben 21 (10,8%), davon 6 (3,1%) durch eine LE bedingt.

Geleitet von der Überlegung, daß ein Großteil der Thromboembolien durch die Fraktur induziert werden, veränderten wir ab 1990 unsere Operationsstrategie sowie das Thromboemboliemanagement wie folgt:

1. päoperativ: erste Heparingabe, isovolämische Hämodilution auf einen Hkt von 30%, AT3-Kontrolle und gegebenenfalls Substitution
2. sofortige OP, bei kurzfristig verbesserbaren Problemen intensiv-medizinische Behandlung, gefolgt von einer frühelektiven OP innerhalb der ersten 12 h
3. intraoperativ: besonders atraumatische Femurmarkraumpräparation mit obligatem distalen Entlastungsbohrloch; kein Aufbohren des Markraumes
4. kein „pressurizing" beim Zementieren und ein eher schlankes Implantat
5. postoperativ: gewichtsadaptierte Heparingabe 2–4 x 5000 I.E. Heparin/die s.c., bei high risk Patienten PTT-kontrollierter Heparinperfusor für 1 Woche, Fortführung der Prophylaxe bis nach Abschluß der vollständigen Mobilisierung
6. sofortige Phlebographie bei Thromboseverdacht und adäquate Therapie
7. hohe Obduktionsrate als Qualitätskontrolle des Thromboembolie-managements

Als Indiz für die Wirksamkeit der obigen Maßnahmen werten wir den (statistisch noch nicht signifikanten) Trend der Mortalität, die im Jahre 1991 1/48 (2%) betrug.

Ein Vergleich der Ergebnisse mit TEP versorgter hüftgelenksnaher Frakturen mit solchen, die im gleichen Zeitraum konservativ (Fallzahl 94, Durchschnittsalter 74,1 Jahre, Mortalität 7%) oder mit einer Pohlschen Laschenschraube (Fallzahl 308, Durchschnittsalter 76,8 Jahre, Mortalität 7,1%) versorgt wurden, zeigt keine signifikante Erhöhung des Risikos der mit Hüft-TEP versorgten Patienten.

Hefte zu der Unfallchirurg, Heft 232
K. E. Rehm (Hrsg.)

Zusammenfassung

Durch frühen OP-Zeitpunkt und schonendere Operationstechnik mit einem differenzierten Thromboemboliemanagement scheint eine Senkung der Mortalität nach hüftgelenksnaher Fraktur möglich.

Frakturen des koxalen Femurendes bei liegender TEP – Klassifikation – Verfahrensweise – Ergebnisse

J. Buchholz, D. Markel, K. Neumann, W. Knopp und G. Muhr

Chirurgische Klinik und Poliklinik der Krankenanstalten Bergmannsheil, Universitätsklinik, Ruhr-Universität Bochum, Gilsingstr. 14, D-44789 Bochum, Bundesrepublik Deutschland

Die Femurfraktur bei liegender TEP steht an dritter Stelle der postoperativen Komplikationen. Die Zahl dieser Frakturen ist im Ansteigen. Oft sind es ältere Risikopatienten, bei denen das Femur schon mehrfach voroperiert worden ist. Gerade unter diesen Voraussetzungen ist eine, differenziert auf den Frakturtyp bezogene präoperative Risikoabwägung bzgl. der Behandlung und des operative Vorgehens notwendig.

Patientengut

Im Zeitraum von 1981 bis 1992 wurden 84 Patienten mit einer Femurfraktur bei liegender TEP im Bergmannsheil behandelt. 59 dieser Patienten, die die Fraktur im Intervall von 4 Wochen bis zu 23 Jahren nach Primärimplantation erlitten, wurden durchschnittlich 3,2 Jahre nach der Versorgung nachuntersucht. Bezogen auf die Unfallschilderung mußte bei 20 Patienten das auslösende Trauma als inadäquat eingestuft werden. 18 Patienten wiesen begleitende internistische und oder neurologische Erkrankungen mit negativer Auswirkung auf den Knochenstoffwechsel auf. Eine beidseitige Hüftprothese, Girdlestone-Hüfte oder Knieprothese lag ebenfalls bei 18 Patienten vor.

Fraktureinteilung und Therapie

Modifiziert nach der Fraktureinteilung von Johannsson fand sich eine intertrochantäre Fraktur (Typ A) bei 4 Patienten, eine Schaftfraktur in Höhe des Prothesenschaftes ohne Biegungskeil (Typ B1) bei 6 Patienten, eine solche mit Ausbruch eines Biegungskeiles (Typ B2) bei 18 Patienten. In 31 Fällen lag die Fraktur unterhalb der Prothesenspitze (Typ C). In 6 Fällen erfolgte die Behandlung konservativ durch einen

Hefte zu der Unfallchirurg, Heft 232
K. E. Rehm (Hrsg.)

Beckenbeingips oder frühfunktionell. Bei 20 Patienten wurde eine Plattenosteosynthese mit Spongiosaplastik vorgenommen. Ein Prothesenwechsel erfolgte bei 25 Patienten.

Ergebnisse

Postoperativ war in zwei Fällen eine Reosteosynthese erforderlich. Ein Hüftgelenksinfekt trat einmal auf, eine Wackelsteife bzw. instabile Prothese bei 3 Patienten. Bei einem Patienten mit pAVK mußte eine Oberschenkelamputation bei feuchter Gangrän vorgenommen werden. Bei keinem der konservativ versorgten Patienten kam es p.o. zu einer Komplikation.

Therapieempfehlung und Prävention

Unter der Prämisse einer klinisch weiterhin stabilen Prothese kann beim Typ A und B1 eine konservative Therapie erfolgen. Beim Typ B2 sollte ein Wechsel der Prothese und beim Typ C eine Plattenosteosynthese mit Spongiosaplastik durchgeführt werden. Beim Verdacht auf eine Fissur bei TEP Implantation ist eine Entlastung über 3 Monate nötig. Klinisch und oder radiologisch gelockerte Prothesen sind geplant zu wechseln, bevor ein Bagatelltrauma zur Fraktur führt.

Instabile pertrochantäre Oberschenkelfrakturen: DHS oder SHZ?

Ch. von Hasselbach

St. Josephs-Hospital Bochum-Linden, Axstr. 35, D-44789 Bochum, Bundesrepublik Deutschland

Therapeutisches Ziel der operativen Frakturbehandlung bei der instabilen pertrochantären Oberschenkelfraktur ist die primäre Belastungsstabilität. Nur durch eine sofortige Vollmobilisierung lassen sich die kardiopulmonalen Gefahren abwenden, welche bei dieser typischen Fraktur des sehr alten Menschen den limitierenden Faktor für das Überleben darstellen.

Die dynamische Hüftschraube (DHS) sowie die Schenkelhalszuggurtungsplatte (SHZ) werden als primär belastungsstabile Osteosynthesen für die instabile pertrochantäre Oberschenkelfraktur analysiert und verglichen: Beim Belastungsversuch der Montagen am Kunstknochen und am Leichenknochen ergibt sich eine größere Stabilität für die SHZ-Platten. Diese experimentellen Unterschiede in der Stabilität der

Hefte zu der Unfallchirurg, Heft 232
K. E. Rehm (Hrsg.)

Montagen werden erklärt durch umfangreiche konstruktionsabhängige Festigkeitsberechnungen. Bei einer angenommenen Biegezugspannung von 700 N verblieb lediglich die SHZ-Platte unterhalb der kritischen Grenze Sigma-Bruch, d.h. einer plastischen Materialverformung von 45%. Morphologisch wird die Ursache der schwächeren Stabilität der DHS an mazerierten Femurpräparaten deutlich. Die DHS kann nur auf Zug und nicht auf Biegung beansprucht werden, da zwischen dem breiten Gewindegang und der Führungshülse ein Spaltraum verbleibt und damit kein druckkraftaufnehmendes Interface vorliegt. Die klinische Relevanz dieser Untersuchungen wird an den bisherigen Verlaufsbeobachtungen deutlich. Bei 182 bislang implantierten SHZ-Platten mit einem Durchschnittsalter von 81 Jahren lag die Mortalitätsrate bei 5,7% gegenüber 22% (Literatur) mit herkömmlichen Osteosyntheseverfahren. Typische systemimmanente und operationstechnisch bedingte Versagensfälle für beide Montageformen werden demonstriert.

Schlußfolgerung

Bei der instabilen pertrochantären Oberschenkelfraktur stellt die Belastungsstabilität der Osteosynthese einen therapeutischen Imperativ dar.

Versorgung von subtrochantären Femurfrakturen: DCS oder Kondylenplatte? Eine vergleichende Untersuchung

H. Bülhoff, A. David, A. Pommer und G. Muhr

(Manuskript nicht eingegangen)

Differenzierte Indikation zur Behandlung der pertrochantären Femurfrakturen

P. Fröhlich, T. Benko und Gy. Kaplonyi

Zentralinstitut für Traumatologie /Budapest, Fiumei u.17, H-1081 Budapest

Es wurden in den letzten fünf Jahren 1463 Osteosynthesen wegen pertrochantären Femurfrakturen durchgeführt und retrospektiv ausgewertet. Es zeigte sich ein Rückgang der Zahl der Laschennägel, eine Zunahme der DHS, sowie Erscheinen der Gamma-Nagel-Osteosynthesen. Außer diesen Verfahren wurden vorwiegend Ender-Nagelungen und Winkelplatten-Osteosynthesen benutzt. 78% der Patienten waren über 70 Jahre alt. Dieser Altersgipfel der älteren Jahrgänge ist besonders bei den Frauen auffallend. Entsprechend dem hohen Alter ist eine Multimorbidität häufig. Neben dem Zustand der Patienten interessierten uns die spezifischen Komplikationen

Hefte zu der Unfallchirurg, Heft 232
K. E. Rehm (Hrsg.)

der einzelnen Methoden. Es zeigte sich, daß die Komplikationen bei allen Methoden vorwiegend für die instabilen pertrochantären Frakturen typisch sind. Wie unsere Analyse zeigte, kann die Stabilität und somit die Dislokationshäufigkeit der Ender-Nagelungen durch Ausfüllen des Markraumes mit vier oder mehr Nägeln unter 30% gesenkt werden. Alles zusammen kommen die Komplikationen bei Winkelplatten-Osteosynthesen auf 22,2%, nach DHS-Osteosynthesen auf 16,6%. Einen Gamma-Nagel verwendeten wir bei 12 Patienten für subtrochantäre Frakturen.

Betrachtet man bei der Morbidität dieser Patienten die Vorteile einer frühen Versorgung und den bedeutenden Preisunterschied der einzelnen Implantate, entscheiden wir uns individuell für eine der Methoden. Als Kriterien werden Allgemeinzustand, Frakturform (stabil-instabil) und die Fähigkeit zur Entlastung beachtet. So werden Winkelplatten vorwiegend bei jüngeren Patienten benutzt, die Ender-Nagelung nehmen wir weiterhin bei stabilen Frakturformen der alten Patienten, wogegen die instabilen Frakturen mit der DHS stabilisiert werden. Die Gamma-Nägel haben eindeutige Vorteile bei subtrochantären Frakturen.

Wandel bei der Osteosynthese proximaler Femurschaftfrakturen – Teil 2

Vorsitz: G. Ritter, Mainz; S. Grafe, Leipzig

Die biomechanischen Gründe für den Einsatz intraossärer Implantate bei proximalen Femurfrakturen

D. Hempel

II. Chirurgische Abteilung, Allgemeines Krankenhaus Barmbeck, Rübenkamp 148, D-22307 Hamburg, Bundesrepublik Deutschland

Zielsetzung war der Nachweis der biomechanischen Überlegenheit intramedullärer Osteosynthesen durch Computersimultationen der Krafteinleitung am Femur mit einem geeigneten Rechnerprogramm. Mit einem Rechnerprogramm, das eine Optimierung der Krafteinleitungsstellen durch eine große Zahl von Rechenoperationen selbständig im Rahmen vorgegebener Grenzwerte durchführt, wurde die Krafteinleitung am proximalen Femur simuliert und mit der aus der Trabekularstruktur und der Kortikalisdicke tatsächlicher Knochen bekannten Druckverteilung verglichen. In einem weiteren Schritt wurde untersucht, wie sich die Krafteinleitung durch den Einsatz von verschiedenen Osteosynthesemitteln verändert. Die Verwendung eines intramedullären Osteosynthesemittels in Form eines Marknagels gewährleistet den Kraftübergang vom proximalen Femurfragment auf den Femurschaft in einer dem physiologischen Zustand angenäherten Art und Weise. Die Demonstration der Krafteinleitung in der Computersimulation wird durch Farbcodierung der verschiedenen Belastungsgrößen sichtbar gemacht. Die Konsequenz für die Behandlung proximaler Femurfrakturen mit intramedullären Osteosynthesemitteln wird anhand verschiedener Nagelmodelle wie Gamma- Nagel, Y-Nagel oder Y-Verriegelungsnagel demonstriert.

Schlußfolgerungen

Die biomechanisch günstigste Osteosynthese für per- bis subtrochantäre instabile Femurfrakturen ist der Y-Verriegelungsnagel im Vergleich mit anderen Nagelungen und Winkelschrauben oder Winkelplatten.

Hefte zu der Unfallchirurg, Heft 232
K. E. Rehm (Hrsg.)

Hat die Ender-Nagelung zur Versorgung stabiler pertrochantärer Frakturen noch eine Berechtigung?

J. Raunest, S. Epstein und E. Derra

Abteilung für Allgemeine- und Unfallchirurgie der Heinrich-Heine-Universität Düsseldorf, Moorenstraße 5, D-40225 Düsseldorf, Bundesrepublik Deutschland

Die Versorgung koxaler Femurfrakturen im hohen Lebensalter erfordert ein Operationsverfahren, das bei möglichst geringer Morbidität eine möglichst frühere Belastungsfähigkeit gewährleistet. Ziel der vorliegenden Studie ist eine Analyse der Morbidität und des funktionellen Ergebnisses der Endernagelung auf dem Hintergrund der nach DHS-Osteosynthesen erzielten Resultate.

Material und Methodik

Im Rahmen einer retrospektiven klinischen Studie wurden zwei Patientenkollektive (Altersmedian 78 bzw. 80 Jahre) verglichen, bei denen eine stabile pertrochantäre Fraktur durch Endernagelung (n = 112) bzw. durch eine dynamische Hüftschraube (n = 149) belastungsstabil versorgt wurde. Beide Kollekive waren hinsichtlich Art und Prävalenz begleichender Grunderkrankungen vergleichbar. Das perioperative Behandlungskonzept gestaltete sich in beiden Gruppen identisch. Als Beurteilungskriterium für die operative Morbidität wurden definiert: Operationsdauer, perioperativer Blutverlust, Inzidenz unspezifischer und methodegebundener Komplikationen, perioperative Letalität und Dauer der stationären Behandlung. Die Einschätzung des funktionellen Resultates gründete sich auf die Kriterien: Gangbild, Bewegungsausmaß, Beinlängendifferenz, Rotationsfehlstellung sowie der Selbständigkeit bzw. Pflegeerfordernis.

Ergebnisse

Nach einer Endernagelung beträgt der Anteil methodenspezifischer Komplikationen (Implantatdislokation, Wundinfektion Hämatombildung) 21/112. Bei 50% der Patienten waren unspezifische Komplikationen (Pneumonie, Harnwegsinfekt ect.) zu verzeichnen. Die Inzidenz spezifischer Komplikationen nach DHS-Osteosynthese (Schraubendislokation, Pseudartrose, Wundinfektion) ist mit 6/149 signifikant geringer ($p < 0,05$). Nach Endernagelung sind 61%, nach DHS-Implantation 42% der Patienten transfusionsbedürftig. Eine DHS-Osteosynthese erfordert gegenüber der Endernagelung eine um durchschnittlich 15 min verlängerte Operationsdauer, einschließlich Lagerungs- und Repositionsnahmen). Die Dauer der stationären Behandlung ist im Anschluß an eine Endernagelung im Vergleich zur DHS-Osteosynthese signifikant erhöht ($p < 0,05$). Die Frühletalität beträgt nach Endernagelung 14,8%, nach DHS-Osteosynthese 7,4% ($p < 0,01$). Funktionell ergibt die DHS-Versorgung überlegene

Hefte zu der Unfallchirurg, Heft 232
K. E. Rehm (Hrsg.)

Resultate. Die Frakturversorgung mittels Endernagelung bedingt häufig eine Außenrotationsfehlstellung sowie eine Beinverkürzung durch sekundäre Einsinterung. Nach einer Endernagelung sind 31/112 Patienten bettlägerig bzw. auf fremde Hilfe angewiesen, nach DHS Implantation lediglich 22/149 Patienten.

Schlußfolgerung

Die Endernagelung stellt keinen risiko- und belastungsarmen Eingriff dar. Durch eine DHS-Osteosynthese wird das Ziel einer belastungstabilen Versorgung bei geringer Morbidität mit besserem funktionellen Ergebnis erreicht.

Ungewöhnliche Indikationen zur Verriegelungsnagelung bei proximalen und diaphysären Femurfrakturen

G. Oedekoven und B. Claudi

Chirurgische Klinik und Poliklinik der TU München Klinikum Rechts der Isar, Ismaningerstr. 22, D-81675 München, Bundesrepublik Deutschland

Einleitung und Zielsetzung

Die Leistungsfähigkeit der Verriegelungsnagelosteoynthese bei proximalen und diaphysären Femurfrakturen ist trotz zahlreicher operativer Fehler- und Gefahrenquellen hoch. Die ausgezeichnete osteogenetische Potenz des durch ausgeprägten Weichteilmantel geschützten und gut periostal vaskularisierten Femurknochens scheint sowohl das Initialtrauma als auch die zusätzliche iatrogene Schädigung bei intraoperativen Komplikationen zu tolerieren. Ziel dieser Untersuchung war es, den Indikationsbereich für meta-diapysäre Frakturen am Femur zu definieren und zu überprüfen, unter welchen Kriterien dieser erweitert werden kann.

Material und Methoden

30 mit Tibia- und Femur-Verriegelungsnägeln zwischen Jan. 88 und Dez. 91 versorgte Oberschenkelfrakturen, bei denen anatomische oder traumatisch bedingte Weichteil- und Knochenprobleme keine lehrbuchmäßige Versorgung zuließ, wurden nachuntersucht. 5mal wurden ungebohrte Tiba-Verriegelungsnägel anterograd und 2mal retrograd in den Femur eingebracht (enger Isthmus) und erzielten anatomische Repositionen mit konsekutiver problemloser knöcherner Konsolidierung. 2 Femurnägel wurden retrograd bei eröffnetem Kniegelenk (zusätzliche Patellafraktur) kon-

Hefte zu der Unfallchirurg, Heft 232
K. E. Rehm (Hrsg.)

ventionell gebohrt benutzt. 10 Femurnägel wurden je zur Hälfte gebohrt und ungebohrt mit zusätzlichen Spongiosaschrauben bei ipsilateralen Schenkelhals- und Schaftfrakturen erfolgreich angewendet. 7 proximale Femurfrakturen konnten mit Verriegelungsnagel-Osteosynthese und Cerclagen bzw. Zuggurtungsdrähten primär oder sekundär nach vorher gescheiterten Osteosyntheseverfahren reponiert und stabilisiert werden. 4 Femurfrakturen wurden bei liegenden Plattenosteosynthesen ohne Metallentfernung zusätzlich verriegelungsgenagelt, da erneute Frakturen nach Bagatelltraumen aufgetreten waren und der ursprüngliche Knochenbruch noch nicht verheilt war.

Ergebnisse

Sämtliche Frakturen sind knöchern konsolidiert. Tiefe Infektionen (akute Osteomyelitis) wurden keine beobachtet. Varus- und Rotationsfehlstellungen traten 3mal auf (10%). An Implantatversagen fanden wir 3 Schraubenbrüche und 2 Verbiegungen.

Zusammenfassend kann man feststellen, daß eine biologische und anatomisch gerechte intramedulläre Verriegelungsnagel-Osteosynthese auch bei außergewöhnlichem Frakturmuster und grenzwertigen Indikationen vorhersehbare, zuverlässige und reproduzierbare Ergebnisse erzielen kann und u.U. am Femur auch Tibianägel zur Anwendung kommen können. Technisches Geschick und Antizipation von intraoperativen Problemen durch den Operateur sind erforderlich.

Die stabile Osteosynthese hüftgelenksnaher Oberschenkelfrakturen mit dem Gamma-Nagel

T. Gelis

Unfallchirurgische Abteilung, Chirurgische Klinik, Allgemeines Krankenhaus für die Stadt Hagen, Grünstr. 35, D-58095 Hagen, Bundesrepublik Deutschland

Der zunehmend hohe Anteil geriatrischer Patienten mit hüftgelenksnahen Oberschenkelfrakturen fordert ein Osteosyntheseverfahren, das bei Frühmobilisierung nicht nur übungsstabil ist, sondern auch Vollbelastung erlaubt. Weiter sollte das Verfahren für den Patienten wenig belastend und wenig komplikationsbehaftet sein. Im Vergleich zu anderen Osteosyntheseverfahren bietet die Gamma-Nagelung bei der Versorgung dieser Frakturen die größte Stabilität.

Vom Januar 1991 bis Februar 1992 wurden 72 Gamma-Nagelungen bei 70 Patienten durchgeführt. Es handelte sich um 21 männliche und 49 weibliche Patienten. 42

Hefte zu der Unfallchirurg, Heft 232
K. E. Rehm (Hrsg.)

mal war die linke und 28 mal die rechte Seite betroffen. Das Durchschnittsalter war mit 78,5 Jahren (29 J.–96 J.) hoch, 35 Patienten (50%) waren älter als 80 Jahre.

Es wurden 60 per-, 6 subtrochantäre Oberschenkelfrakturen, sowie 3 laterale und 2 mediale Schenkelhalsfrakturen, 3 subtrochantäre Osteolysen mit pathologischer Fraktur, 1 Oberschenkelpseudarthrose nach DHS und drei Oberschenkel-Mehretagenfrakturen durch Gamma-Nagelung versorgt. 5mal wurde ein langer Gamma-Nagel implantiert. Bei der Differenzierung der pertrochantären Frakturen waren mit 22 nur 36% der Frakturen Al-Frakturen nach AO und somit stabil, 64% waren A2- und A3-Frakturen, die bei fehlender medialer Abstützung als instabil anzusehen sind.

Die durchschnittliche Operationsdauer, die Zweiteingriffe mit Verfahrenswechsel eingeschlossen, betrug 78 Minuten. Überwiegend wurden Gamma-Nägel mit einem CCD-Winkel von 130° und 135° sowie mit 12 mm Nagelstärke verwendet. Distal wurde in 61 Fällen (87,1%) quer verriegelt.

Intraoperative Komplikationen

In 4 Fällen gab es Schwierigkeiten mit der distalen Verriegelung (5,7%). Hierbei wurde zweimal nach frustraner Bohrung nur mit einem Querbolzen verriegelt. Intraoperativ kam es zu keinen Femurschaftfrakturen, kardiopulmonale Komplikationen traten nicht auf.

Postoperativ war bei allen Patienten Vollbelastung erlaubt. Der perioperative Blutverlust lag bei 1,5 Blutkonserven. Die durchschnittliche Krankenhausverweildauer betrug 27,8 Tage, wobei auch auch das hohe Durchschnittsalter der Patienten mit berücksichtigt werden muß.

Postoperative Komplikationen

Vier Patienten (5,7%) verstarben, von denen drei mehr als 90 Jahre alt waren. Drei der vier Patienten verstarben innerhalb der ersten 14 p.o. Tage, einer am ersten p.o. Tag an akutem Herzinfarkt. Ein Patient verstarb am 19. p.o. Tag an Pneumonie und Lungenödem. Tiefe Beinvenenthrombosen, alle nach dem 4. p.o. Tag traten in 8 Fällen (15,7%) auf, 6 davon waren Unterschenkel und 2 Oberschenkelthrombosen. Tiefe Beckenvenenthrombosen traten nicht auf, eine Lungenembolie wurde nicht beobachtet.

An weiteren wesentlichen Komplikationen kam es in 7 Fällen (10%) zur Pneumonie, in 10 Fällen (14,3%) zum Apoplex und in 2 Fällen (2,9%) zu einer Peronausparese.

An verfahrensimmanenten Komplikationen kam es postoperativ in einem Fall zu einer Femurschaftfraktur am distalen Nagelende nach nicht korrekter distaler Verriegelung beim Ersteingriff. In zwei Fällen perforierte die Schenkelhalsschraube durch den Femurkopf, einmal lockerte sich die Schenkelhalsschraube in Verbindung mit massivem Hämatom. Es wurden drei oberflächliche nicht revisionspflichtige Wundinfekte behandelt (4,3%). Ein posttraumatischer Knocheninfekt trat nicht auf. In einem Fall einer Mehretagenfraktur kam es zu einer exzessiven Myositis ossificans.

Reoperationen (n = 4)

Die Femurschaftfraktur wurde durch Osteosynthese mit langem Gamma-Nagel versorgt und heilte problemlos aus. Bei den beiden Femurkopfperforationen wurde einmal die Schenkelhalsschraube ausgewechselt und einmal der Gamma-Nagel explantiert und durch eine Hüftendoprothese ersetzt. Bei dem einen Fall mit Schenkelhalsschraubenlockerung in Verbindung mit massivem Hämatom und Verdacht auf Knocheninfekt wurde der Gamma-Nagel entfernt und eine Reosteosynthese mit neuem Gamma-Nagel nach 8 Tagen klinisch unauffälligem Verlauf und negativer Bakteriologie durchgeführt. Der p.o. Verlauf gestaltete sich dann problemlos.

46 Patienten wurden p.o. nach Hause entlassen, 10 Patienten in eine Reha-Klinik verlegt 10 Patienten kamen immobil ins Pflegeheim.

Schlußfolgerung

Der Gamma-Nagel hat als wenig belastendes und komplikationsarmes Verfahren mit der Möglichkeit der Früh- und Vollbelastung bei alten Menschen mit instabilen per- und subtrochantären Frakturen, sowie tumorbedingten Osteolysen gegenüber anderen Verfahren eindeutige Vorteile.

Ergebnisse der Gamma-Nagel-Osteosynthese bei proximalen Femurschaftfrakturen

L. Schroeder und R. Müller

Martin-Luther-Krankenhaus, Abteilung Unfallchirurgie, Lutherstraße 22, D-24837 Schleswig, Bundesrepublik Deutschland

In den letzten Jahren ist es zu einer erheblichen Zunahme von hüftgelenksnahen Femurfrakturen gekommen. Die Ursache hierfür ist nicht nur in der Veränderung der Alterspyramide zu sehen, sondern ebenso durch die Osteoporose und durch Zunahme von Stürzen greiser Patienten (Della Tore et al. 1991) . Gleichzeitig hat sich ein Wandel der Frakturform vollzogen. So treten jetzt vorwiegend instabile per- und subtrochantäre Femurtrümmerfrakturen auf mit einem Altersdurchschnitt von 80–85 Jahren, während die mediale Schenkelhalsfraktur seltener auftritt Das Durchschnittsalter der Patienten liegt weiterhin bei 72–75 Jahren.

Der Wandel der Frakturform erfordert einen Wandel bei der Osteoynthese proximaler Femurfrakturen, da die bisherigen Verfahren (Pohl'sche Lasche, DHS, Condylenplatte, DCS, Ender-Nagel, Lezius-Nagel usw.) keine belastungsstabile Osteosynthese darstellen.

Hefte zu der Unfallchirurg, Heft 232
K. E. Rehm (Hrsg.)

Bereits im Juni 1989 wurde deswegen der Gamma-Nagel wegen seiner besseren Biomechanik als intramedullärer Kraftträger bei uns eingeführt. Inzwischen wurden 241 Patienten mit dem Gamma-Nagel versorgt bei folgenden Frakturlokalisationen: 39 mediale Schenkelalsfrakturen, 15 laterale Schenkelhalsfrakturen, 98 pertrochantäre und 89 sub- und pertrochantäre Femurfrakturen. Es handelt sich um 190 Frauen und 51 Männer im Alter von 27–99 Jahren mit einem Durchschnitt von 79 Jahren. 18 Patienten sind verstorben, entsprechend 7,5%. Primäre Belastungsstabilität wurde bei fast allen Patienten erreicht. Lediglich siebenmal kam es zu Ausbrüchen der Hüftschraube (viermal bei Kopfnekrosen bei medialer Schenkelhalsfraktur, zweimal durch operativ-technische Fehler). An weiteren Komplikationen fanden sich 5 oberflächliche Infektionen 1 tiefe Infektion, 4 Rotationsfehler, 8 Thrombosen, 3 Lungenembolien, 5 Fissuren im Trochanterbereich und 1 Schaftfraktur, die intraoperativ durch einen langen Gamma-Nagel belastungsstabil versorgt werden konnte.

Die Vorteile des Gamma-Nagels gegenüber den anderen Osteosyntheseverfahren liegen in der kurzen Operationszeit, der gedeckten Operationstechnik und damit der geringeren Belastung des meist greisen Patienten. Durch die gute Biomechanik wird eine primäre Belastungsstabilität erreicht. Der Gamma-Nagel hat sich in der Klinik bewährt und die bisherigen Osteosyntheseverfahren fast vollständig abgelöst.

Ergebnisse in der Behandlung pertrochantärer und subtrochantärer Femurfrakturen mit dem Gamma-Nagel

V. Nutz, H. D. Dahl, Niemann, Westerstede

(Manuskript nicht eingegangen)

Vorsitz: E. Markgraf, Jena; W. Dürr, Koblenz

Frühergebnisse nach Gamma-Verriegelungs-Nagelung bei 150 Patienten mit per- oder subtrochänteren Femurfrakturen

D. Wahl

DRK-Krankenhaus Köpenick, Unfallchirurgische Klinik, Salvador-Allende-Straße 2–8, D-12559 Berlin, Bundesrepublik Deutschland

Im August 1990 wurde für die bisher therapeutisch schwierigen per- und subtrochantären Femurfrakturen in unserer Klinik die Gamma-Verriegelungs-Nagelung einge-

Hefte zu der Unfallchirurg, Heft 232
K. E. Rehm (Hrsg.)

führt. Bis März 1992 haben wir das Verfahren 150 mal angewandt und die Frühergebnisse ausgewertet. Das Verhältnis Frauen zu Männern betrug 119:31 und entsprach der im Territorium gegebenen Geschlechtsverteilung bei Patienten mit trochantären Femurfrakturen. Der Altersdurchschnitt der Männer lag bei 61 Jahren, der der Frauen bei 81 Jahren, wobei zwei Drittel der Frauen im 8. Dezennium oder darüber waren. Unter den mit Gamma-Nagelung versorgten trochantären Frakturen überwogen die instabilen der Gruppe 31-A2, es wurden aber auch 8 Schenkelhalsbrüche mit dem Nagel versorgt. Analysiert wurden die Dimensionen der benutzten Gamma-Nägel: Am weitaus häufigsten kam ein 12 mm dicker Nagel mit einem Winkel von 130 Grad und einer 90 mm oder 100 mm langen Schenkelhalsschraube zur Anwendung, die in zwei Drittel der Fälle als Gleitschraube belassen wurde und in einem Drittel statisch verriegelt wurde. Die distale Verriegelung ist eine der operativtechnischen Schwierigkeiten des Systems. Bei 7 Patienten kam es distal zu Fehlbohrungen oder Fehlplazierung der Schraube. Die Gamma-Nagelung wird als anspruchsvoller, mittelgroßer Eingriff eingestuft. Sie war im Untersuchungsgut in 4,6% mit entlastungsbedürftigen Seromen und Hämatomen, in 2,7% mit oberflächlichen Infekten und in 2% mit tiefen Infekten belastet. Bei 2,5% der Patienten kam es zu einer Lungenembolie, in 3,3% zu nachgewiesenen Beinvenenthrombosen und in 8,7% zu thromboseähnlichen Schwellungen bei sonographisch und phlebographisch unauffälligen Venenverhältnissen. Unter Berücksichtigung des hohen Alters und der damit verbundenen Multimorbidität sind die erreichten funktionellen Ergebnisse bemerkenswert: 81% der Männer und 55% der Frauen wurden selbständig gehfähig entlassen. Mit Hilfe gehfähig waren weitere 16% der Männer und 29% der Frauen. Die Gamma-Nagelung wird als vorzügliche Methode zur Versorgung per- und subtrochantärer Femurfrakturen empfohlen.

Technische Komplikationen der Gammanagelosteosynthese. Einfluß der operativen Erfahrung, der Systemanwendungsdauer und der technischen Weiterentwicklung des Instrumentariums

W. Friedl, J. Stern und U. Mieck

Chirurgische Universitätsklinik Heidelberg, Im Neuenheimer Feld 110, D-69120 Heidelberg, Bundesrepublik Deutschland

Bei der Versorgung per- und subtrochantärer Femurfrakturen des alten Menschen ist eine primär belastungsstabile Versorgung immer erforderlich. Aufgrund experimenteller Untersuchungen haben wir ein differenziertes Behandlungskonzept (Teubner-Platte bei Al-Frakturen, DHS bei A2/1-pertrochantären Frakturen, 150° Valgisations-

Hefte zu der Unfallchirurg, Heft 232
K. E. Rehm (Hrsg.)

DHS bei A2-Frakturen mit großem medialem Defekt und Doppelplattenverbundosteosynthese bei A3 und subtrochantären Frakturen) eingesetzt. Sowohl die Valgisationsosteotomie wie die Doppelplattenverbundosteosynthese erfordern ein hohes Maß an operativer Erfahrung. Aufgrund günstiger experimenteller Ergebnisse und der Vereinigung günstiger biomechanischer Prinzipien haben wir als Alternativ-Verfahren die Gammanagelosteosynthese als alleiniges Verfahren zur Versorgung aller per- und subtrochantärer Femurfrakturen untersucht. Die Art der technischen intraoperativen und postoperativen Komplikationen sollte im Rahmen dieser Untersuchung geprüft werden.

Material und Methode

Von Nov. 1989–Juni 1990 wurden in einer Pilotphase 36 Patienten mit Gammanagelosteosynthese versorgt. In der zweiten Jahreshälfte 1990 wurde eine prospektiv randomisierte Studie an 50 Patienten mit per- und subtrochantären Femurfrakturen durchgeführt, wobei die Zuordnung zur Gammanagelosteosynthese oder dem oben geschilderten differenzierten Therapiekonzept erfolgte. Weitere 56 Patienten wurden bis Febr. 1992 mit einer Gammanagelosteosynthese versorgt und nachuntersucht.

Ergebnisse

In der Pilotphase zeigte sich eine deutliche Abhängigkeit der Rate intraoperativer technischer Komplikationen von dem Ausbildungsstand des Operateurs zwischen 5 und 25%. Auch in der prospektiv randomisierten Studie war die Rate intraoperativ technischer Komplikationen mit 24%, verglichen mit 8% bei differenziertem Behandlungskonzept, erheblich höher. Durch technische Verbesserung des Zielbogengerätes und Verlängerung der Anwendungsdauer kam es jedoch in dem dritten Untersuchungszeitraum zu einer wesentlichen Reduktion der intraoperativen Komplikationsrate auf 8%. Die große Mehrzahl dieser technischen Probleme führte nicht zu einer Beeinträchtigung der Belastbarkeit und bedurfte keiner operativen Korrektur. Als Spätkomplikation sind für die Gammanagelosteosynthese typisch: Rotationsinstabilität des Kopfhalsfragmentes, eine Fraktur am distalen Gammanagelende nach erneutem Sturz und Hervorgleiten der Laschenschraube.

Die Gammanagelosteosynthese ermöglicht bei allen pertrochantären und subtrochantären Frakturen immer eine primäre Belastungsstabilität. Die hohe Rate intraoperativer technischer Probleme läßt sich durch technische Verbesserung des Instrumentariums und durch zunehmende operative Erfahrung und Systemanwendungsdauer auf 8% verringern.

Komplikationen bei der Anwendung des Gammanagels – Erfahrungsbericht über 280 Fälle

T. Heinz und V. Vécsei, Wien

(Manuskript nicht eingegangen)

Die „biologische“ Osteosynthese von subtrochantären Mehrfragmentfrakturen mit der Kondylenplatte

F. Baumgaertel, Ch. Dahlen und L. Gotzen

Klinik für Unfallchirurgie der Philipps-Universität Marburg, Baldingerstraße, D-35043 Marburg, Bundesrepublik Deutschland

Den subtrochantären Abschnitt des Femurs beschreibt Schatzker als Raum zwischen Trochanter minor und Grenze zwischen proximalem und mittlerem Femurdrittel. Gemeint ist immer der proximale Femurschaft, der noch metaphysären Knochen enthält, jedoch zum größten Teil aus kortikalem Knochen besteht.

Wegen der exzentrischen Belastung des Femurs muß der subtrochantäre Bereich des Femurs die höchsten Belastungen aller Röhrenknochen aushalten. Kompressionskräfte auf der medialen Seite sind dabei höher als die Zugkräfte lateral, wie Koch bereits 1917 zeigte und Biomechaniker wie Rybicki 1972 im mathematischen Modell mit und ohne Abduktormuskeltätigkeit nachvollziehen konnten. Konsequenzen müssen aus der Kenntnis der biomechanischen Eigenschaften dieses Knochenabschnittes gezogen werden in der Wahl des Implantates.

Legen wir die AO-Klassifikation der subtrochantären Fraktur zugrunde, sind die A-Typen und die einfachen B- oder C-Frakturen gut mit einer Reihe von Implantaten zu behandeln.

Viele Chirurgen wurden bei diesen Frakturtypen den intramedullären Verfahren den Vorzug geben, da, wie Tencer 1984 zeigen konnte, die Marknägel mit entsprechender Verriegelungstechnik zwar eine geringe Drehsteifigkeit besitzen im Gegensatz zu der DHS oder der Winkelplatte, dafür aber eine gleichwertige Biegesteifigkeit und eine höhere Bruchfestigkeit. Vor allem aber sind es periostale vaskularitätsschonende Verfahren mit geringen Knochenheilungsstörungen.

Bei den B3- und C3-Frakturen sind Platten vorzuziehen, da die meisten intramedullären Verfahren den CCD-Winkel nicht stabil halten können. Hier werden jedoch diese Frakturen zu Problemfrakturen, da biomechanischer Anspruch und Vaskularitätsverlust hohe Komplikationsraten nach sich ziehen können, sofern die Plattenosteosynthesetechnik eine anatomische Rekonstruktion des Knochens anstrebt. Zumindest eine unveränderte Länge des Knochens und physiologische Achsen besonders beim nicht-geriatrischen Patienten müssen gefordert werden. Eine kalkulierte Fraktursinterung darf nicht akzeptiert werden.

Hefte zu der Unfallchirurg, Heft 232
K. E. Rehm (Hrsg.)

Lösungsansätze bietet die überbrückende Plattenosteosynthese. Die sogenannte „biologische" Plattenosteosynthese mit der Kondylenplatte erfüllt biomechanische Anforderungen dort, wo IM-Verfahren nicht mehr indiziert sind. Sie ist vergleichbar mit IM-Verfahren in der Schonung der Gesamtvaskularität der Frakturfragmente. Das Prinzip entwickelt sich aus den Techniken der indirekten Reposition. Mit dem transmuskulär plazierten Distraktor wird indirekt reponiert, d.h. eine grobe Achsenausrichtung und präliminäre Stabilisierung vorgenommen. Dann wird die Klinge offen plaziert. Ohne Freilegung der Frakturzone erfolgt die Überbrückung der Fraktur. Die Distraktion erfolgt entweder mit dem Plattenspanngerät oder mit dem Distraktor. Die transmuskuläre Approximierung von Frakturfragmenten wird mit dafür geeigneten spitzen Instrumenten durchgeführt und die axiale Kompression zufällig aufeinandertreffender Fragmente erfolgt über den Kompressionsmodus des Plattenspanngerätes. Auch große Spalte und Defekte werden toleriert. Eine mediale Spongiosaplastik wird nicht durchgeführt. In unserem Krankengut wurden 16 Mehrfragmentfrakturen des proximalen Femurs mit der „biologischen" Plattenosteosynthese behandelt. Alle heilten ohne Infekt und ohne aseptische Komplikationen nach durchschnittlich 19 Wochen aus. Es gab keine Implantatbrüche und nur eine sekundäre Spongiosaplastik bei verzögerter Überbrückung eines Defektes.

Die biologische Plattenosteosynthese hat Frakturheilungsverläufe aufzuweisen wie sie sonst bei den geschlossenen intramedullären Verfahren zu beobachten sind, bei denen Knochenheilungsstörungen zu den seltenen Komplikationen zählen.

Infekt nach fehlgeschlagener Osteosynthese am koxalen Femurende – Eine ausweglose Situation?

R. Ketterl, A. Leitner und B. Stübinger[1]

Kreiskrankenhaus Traunstein, Unfallchirurgie, Cuno Niggl Str. 3, D-83278 Traunstein
[1] Chirurgische Klinik der TU München, Ismaninger Str. 22, D-81675 München, Bundesrepublik Deutschland

Die Infektentstehung und -persistenz nach Osteosynthese wird durch eine nicht beseitigte Instabilität begünstigt. Zur Infektbeherrschung ist die Schaffung einer stabilen Osteosynthese unabdingbare Voraussetzung. Dies gilt auch für Frakturen am koxalen Femur.

Patientenauswahl

Im Zeitraum 1986 bis 1991 wurden 43 Patienten (26 Frauen, 17 Männer, mittl. Alter 74,8 Jahre) mit Infekt nach fehlgeschlagener Osteosynthese einer Fraktur am koxalen

Hefte zu der Unfallchirurg, Heft 232
K. E. Rehm (Hrsg.)

Femurende (22 Winkelplatten, 9 Dynamische Hüftschrauben, 4 Dynamische Kondylenschrauben, 6 Schraubenosteosynthesen, 2 Endernagelungen) behandelt.

Therapeutisches Vorgehen

Alle Erkrankten wurden einem ausgiebigen Debridement unterzogen, wobei das gesamte infizierte und avitale Weichteil- und Knochenmaterial entfernt wurde. Als zusätzliche Maßnahme zur Keimreduktion erfolgte eine Jet-Lavage. Zur Stabilisierung nach Entfernung der Implantate führten wir in 33 Fällen die Implantation einer Endo- bzw. Totalendoprothese des Hüftgelenkes (zweizeitiges Vorgehen) durch. Bei 7 Patienten erfolgte eine Reosteosynthese mit einer DHS, bei 2 Erkrankten mit einer DCS und bei einem Patienten mit einer Schraubenosteosynthese. Gentamicin-PMMA-Kugelketten waren als additive Maßnahmen der Infektbeherrschung in 8 Fällen eingelegt worden, während bei 12 Patienten Gentamicin-Kollagen-Schwämme implantiert wurden. Alle Erkrankten erhielten eine systemische Antibiotikatherapie, wobei überwiegend Cephalosporine zur Anwendung kamen. 7 Patienten mußten einem erneuten Debridement mit Lavagierung unterzogen werden.

Ergebnisse

Mit dem beschriebenen Vorgehen erreichten wir in 40 Fällen (93%) eine Infektberuhigung, während 3 Patienten eine chronische Fistelung entwickelten. Alle Patienten konnten wieder einer Vollbelastung der betroffenen Extremität zugeführt werden. Nachuntersuchungen (Zeitraum 6 bis 54 Monate) bei 29 Patienten ergaben für die Hüftgelenksfunktion nach dem Schema von Merle d' Aubigné ein sehr gutes Resultat für 6 Patienten und ein gutes Ergebnis für 14 Patienten, während eine mäßige Funktion für 6 Erkrankte und ein schlechtes Resultat für 3 Patienten nachweisbar war. Alle Patienten waren infektfrei.

Schlußfolgerung

Die Endo- bzw. Totalendoprothese bleibt bei fehlgeschlagener Osteosynthese am koxalen Femurende auch beim Infekt eine Rückzugsmöglichkeit mit akzeptablen Risiko.

Behandlungskonzept und Spätresultate bei der proximalen Femurfraktur im Kindesalter

W. Schlickewei, U. Großmann und E. H. Kuner

Abteilung Unfallchirurgie, Chirurgische Universitätsklinik, Hugstetterstr. 55, D-79106 Freiburg, Bundesrepublik Deutschland

Behandlungskonzept

Bei der Mehrzahl kindlicher Oberschenkelfrakturen ist die konservative Behandlung mit Becken-Beingips und suprakondylärer Drahtextension zur Rotationssicherung möglich. Eine absolute Indikation zur operativen Stabilisierung ist bei polytraumatisierten Kindern (Intensivpflege), bei offenen Frakturen Grad II und III, bei gleichzeitigem Schädel-Hirn-Trauma (motorische Unruhe) oder gleichzeitiger Gefäß-/Nervenläsion gegeben. Die proximale Femurfraktur bietet bei der geschlossenen Reposition durch den Zug des M. iliopsoas Probleme. Die geschlossene Reposition ist deswegen in vielen Fallen technisch problematisch. Wiederholte Nachrepositionen führen nicht nur zu einer Strahlenbelastung, sondern es ist auch bekannt, daß hierdurch eine zusätzliche Wachstumsstimulation ausgelöst wird und durch mehrmalige Nachrepositionen im Spätverlauf eine Beinverlängerung zu erwarten ist. In unserer Klinik ist aus diesem Grund bei proximalen Femurfrakturen im Kindesalter die primäre operative Stabilisierung mit Plattenosteosynthese Mittel der Wahl.

Eigene Ergebnisse

Bei 34 zwischen 1979 und 1990 behandelten proximalen Femurfrakturen (25% der insgesamt in diesem Zeitraum behandelten kindlichen Oberschenkelschaftfrakturen) wurde deswegen in 76% der Fälle operativ vorgegangen (Schaftmitte 51%, distal 55%). Mehrfachverletzte Kinder mit proximaler Fraktur wurden bis auf eine Ausnahme alle operativ versorgt. Wesentliche Frühkomplikationen wurden nicht beobachtet, insbesondere keine Osteitis. Eine klinische und radiologische Nachkontrolle fand durchschnittlich 6,3 Jahre nach Unfall statt (Minimum 1,5 Jahre nach Unfall). Der entscheidende klinische Befund bei der Spätkontrolle ist die Beinlängendifferenz. Rotationsprobleme sind bei einer primär operativen Versorgung mit offener Reposition und Stabilisierung mit Plattenosteosynthese nicht zu befürchten. Bei der Spätkontrolle zeigte sich, daß primär operativ behandelte Kinder im Vergleich signifikant bessere Ergebnisse bezüglich einer Wachstumsstörung zeigten, als Kinder, die zuerst konservativ und erst nach nochmaliger Dislokation sekundär operativ behandelt wurden. Die Ergebnisse bei primär operativer bzw. rein konservativer Behandlung im Becken-Beingips ohne erneute Dislokation unterschieden sich nicht.

Hefte zu der Unfallchirurg, Heft 232
K. E. Rehm (Hrsg.)

Zusammenfassung

Proximale Femurfrakturen beim Kind sind eine empfehlenswerte Operationsindikation. Mit der übungsstabilen Plattenosteosynthese steht ein komplikationsarmes Verfahren zur Verfügung, das in unserem Haus standardisiert angewandt wird. Geschlossene Nachrepositionen nach konservativer Behandlung bzw. eine sekundäre Operation nach Dislokation ergeben im Spätverlauf schlechtere Ergebnisse. Deswegen sollte bei entsprechender Indikation eine primäre operative Behandlung mit Plattenosteosynthese durchgeführt werden.

Literatur

1. Kuner EH, Schlickewei W, Großmann U (1989) Die Plattenosteosynthese bei der Femurschaftfraktur des Kindes. Z Unfallchir Vers Med Berufskr 82:243–251
2. Kuner EH (1991) Die Plattenosteosynthese. Behandlung von Femurschaftfrakturen bei Kindern. Op Orthop Traumat 3:227–237

Möglichkeiten und Grenzen der funktionellen Behandlung von Verletzungen – Verletzungen der oberen Extremität

Vorsitz: G. Friedebold, Berlin; E. Beck, Innsbruck; G. Muhr, Bochum

Functional Therapy of Upper Extremity Injuries

A. Sarmiento, Los Angeles

(Manuskript nicht eingegangen)

Frühfunktionelle Therapie der akromioklavikularen Luxationen Tossy II und III, eine prospektive Studie

W. Kleschpis und R. Reschauer

Fachabteilung für Unfallchirurgie, Allg. öffentl. Krankenhaus Linz/D., Krankenhausstr. 9, A-4020 Linz, Österreich

Die Behandlung der akromioklavikulären Luxationen wird nicht einheitlich empfohlen. Wir wollten mit einer prospektiven Studie die Ergebnisse der frühfunktionellen Therapie untersuchen. Die Diagnose wird klinisch (Stufe im AC-Gelenk) und radiologisch (Schulter a.p., seitl., unter Zug) gestellt und die Patienten nach der von Tossy und Mead 1963 veröffentlichten Klassifikation Tossy II (Subluxation) oder Tossy III (Dislokatio) zugeordnet. Alle Patienten werden von Beginn an mit Eis, Nsar und Heilturnen behandelt, ohne Einschränkung des Bewegungsumfanges der Schulter. Von 1989 bis 1991 überblicken wir 46 Patienten Tossy II, mittl. Alter 33 Jahre, 31 Patienten Tossy III, mittl. Alter 36 Jahre mit einer durchschnittlichen Beobachtungszeit von 16 Monaten (5–29); mehrheitlich Männer. Bei allen Patienten wurden die objektiven Parameter Beweglichkeit und Kraft, die subjektiven Schmerz und Funktion, der UCLA Shoulder Score erhoben und ein Aktivitätsscore, der Schulterbeanspruchung in Beruf und Sport wertet, aufgestellt. Bei den Tossy II Verletzungen fanden wir in 88% gute und sehr gute Resultate, (UCLA), bei T. III 95% (UCLA). Die Gruppe der Tossy II Patienten zeigte bessere Ergebnisse unter dem 40. Lebensjahr, Tossy III keinen Altersunterschied. Die statistische Auswertung der Aktivität zum UCLA Score wies höhere Scores für die Patienten im höheren Aktivitätslevel auf in beiden Gruppen. Die T. II Patienten zeigten in 59% leichte und in 11% schwerere Verkalkungen, die T. III in 38% bzw. 24%. Statistisch bieten weder Verkalkungen im AC Gelenk oder CC Bereich oder verbliebene Stufenbildung einen Zusammenhang mit

Hefte zu der Unfallchirurg, Heft 232
K. E. Rehm (Hrsg.)

dem klinischen Ergebnis 5 Patienten. Tossy II mußten sich wegen persistierender Schmerzen einer lateralen Klavikelresektion unterziehen. Sie haben ein mittl. Alter von 45 J., Begleiterkrankungen der Schulter und bei 4 läuft oder lief ein Rentenbegehren. 1 Patientin mit T. III wurde aus kosmetischen Gründen nach Weaverdunn operiert. Ihre Dislokation betrug doppelte Schaftbreite (Rockwood V). An therapeutischen Komplikationen mußten wir in 40% der Tapepatienten Hauteffloreszenzen feststellen. Die primär funktionelle Therapie erwies sich als gute Behandlungsalternative, wobei die Resultate der Tossy III Verletzungen besser als die der Tossy II sind. Frühfunktionell behandelte Patienten können mit dem Erreichen ihrer vollen früheren Sportfähigkeit rechnen. Röntgenveränderungen und klinisches Bild stimmen nicht überein. Die frühfunktionelle Therapie bietet sich unseres Erachtens als Therapie der Wahl an, da operative Verfahren diese Ergebnisse nicht immer erreichen und meist eine höhere Komplikationsrate aufweisen.

Ergebnisse der funktionellen Behandlung subkapitaler Humerusfrakturen nach der Selbstinnervationsmethode von Poelchen

H.-P. Kaps

Stiftung Orthopädische Universitätsklinik Heidelberg-Schlierbach,
Schlierbacher Landstr. 200 a, D-69118 Heidelberg, Bundesrepublik Deutschland

Die subkapitale Humerusfraktur ist eine gehäuft im Senium auftretende Verletzung. Durch Begleiterkrankungen ist die Operabilität der Patienten oft eingeschränkt. Hier bietet sich die funktionelle Behandlung der subkapitalen Humerusfraktur an. Die Ergebnisse einer speziellen funktionellen Behandlung, der nach Poelchen, wurde bei 133 subkapitalen Humerusfrakturen aus den Jahren 1969 bis 1986 überprüft. Aufgrund des hohen Altersdurchschnittes der Patienten ist die Ursache für die Fraktur in der überwiegenden Zahl der Fälle eine Osteoporose, ähnlich wie die gehäufte im Alter auftretende Schenkelhals- und pertrochantäre Oberschenkelfraktur als auch die distale Radius- und die spontane Wirbelkörperfraktur bei Achsenskelettosteoporose. Langfristige ambulante Kontrollen waren aufgrund des hohen Alters der Patienten erschwert, sodaß mittels einer Fragebogenaktion Langzeitergebisse bei 47 Patienten erfaßt werden konnten. Die retrospektive Erhebung ergab, daß die Selbstinnervationsmethode nach Poelchen bei der subkapitalen Humerusfraktur, insbesondere des älteren Patienten, nicht nur bei einfachen, sondern auch bei komplizierten sowie Mehrfragmentbrüchen gute bis befriedigende Ergebnisse liefert, sodaß ein operatives Vorgehen in den meisten Fallen nicht indiziert ist. Insgesamt waren trotz meist persitierender endgradiger Bewegungseinschränkungen 87% der Patienten mit dem Behandlungsergebnis zufrieden. Nur 2 Patienten konnten sich aufgrund der Fraktur nicht

Hefte zu der Unfallchirurg, Heft 232
K. E. Rehm (Hrsg.)

mehr selbst versorgen. 15 Patienten fühlten sich in ihrer Aktivität beeinträchtigt. 14 Patienten klagten über belastungsabhängige Schmerzen. Der durchschnittliche Krankenhausaufenthalt betrug 3 Wochen. Bei 133 kurzfristig kontrollierten Patienten trat als Komplikation in einem Fall eine Pseudarthrose sowie eine Reflexdysthrophie auf, in 5 Fällen lag eine passagere neurologische Ausfallssymptomatik vor, in 2 Fällen kam es im Rahmen der Behandlung zu einer sekundären Dislokation der Fraktur. Zusammenfassend kann festgestellt werden, daß die Indikation zum operativen Vorgehen bei der subkapitalen Humerusfraktur des älteren Patienten streng gestellt werden muß, da die konservative, funktionelle Therapie nach Poelchen befriedigende funktionelle Ergebnisse aufweist .

Die konservative Behandlung von subkapitalen Humerusfrakturen. Eine vergleichende Studie zwischen dem klassischen Desault-Verband und der neuen Gilchrist-Bandage.

J. Deldycke, P. M. Rommens, G. Heyvaert und P. L. Broos

Abteilung für Unfallchirurgie, Universitätskrankenhaus Gasthuisberg, Herestraat 49, B-3000 Leuven, Belgien

In einer prospektiv randomisierten Untersuchung an Patienten mit extraartikulären Humerusfrakturen wurden die Qualitäten des klassischen Desault-Verbandes und der neuen Gilchrist-Bandage verglichen. Eingeschlossen wurden 28 Patienten mit einer frischen subkapitalen Humerusfraktur. Es handelte sich stets um Zwei- oder Drei-Fragmentfrakturen. Jeder erste Patient wurde mit einem Desault-Verband, jeder zweite Patient mit einer Gilchrist-Bandage behandelt. Beide Verbände wurden für die Dauer von drei Wochen angelegt. Bei der Aufnahme wurde ein Fragebogen zum subjektiven Empfinden beim Anlegen des jeweiligen Verbandes ausgefüllt. Die Schmerzen wurden von den Patienten auf einer Skala von null (keine Schmerzen) bis hundert (unerträgliche Schmerzen) angegeben. Nach einer Woche, nach drei Wochen und nach Frakturkonsolidierung stellten sich alle Patienten ambulant wieder vor. Eine Anamnese über das subjektive Empfinden, eine klinische Kontrolle bezüglich Qualität der Immobilisierung und Hautirritationen, und eine radiologische Kontrolle wurde jeweils durchgeführt. Die Schmerzen wurden von den Patienten erneut auf der gleichen Skala angegeben. Die Ergebnisse der beiden Patientengruppen wurden nach Frakturkonsolidierung aller Patienten miteinander verglichen.

Die Desault-Gruppe (Gruppe I) und die Gilchrist-Gruppe (Gruppe II) umfaßten jeweils 14 Patienten. Das Durchschnittsalter der Gruppe I betrug 70 Jahre (47–100), das der Gruppe II 68 Jahre (25–87). In den Gruppen I und II befanden sich jeweils 5 Zweifragment- und 9 Dreifragmentfrakturen. Das Anlegen des Desault-Verbandes

Hefte zu der Unfallchirurg, Heft 232
K. E. Rehm (Hrsg.)

wurde 7mal als „belastend“ und 7mal als „sehr belastend“ erfahren. Das Anlegen der Gilchrist-Bandage bewerteten 2 Patienten als „sehr belastend“, 2 als „wenig belastend“ und 10 als „nicht belastend“. Nach dem Anlegen des Verbandes stuften die Desault-Patienten die Schmerzen im Durchschnitt auf 42 auf der Skala, die Gilchrist-Patienten auf 27 ein. Nach einer Woche war die Haut unter dem Desault-Verband bei 2 Patienten schwer irritiert und wurde der Desault-Verband entfernt. Auf der Schmerzen-Skala von Null bis Hundert gaben die Desault-Patienten im Durchschnitt einen Wert von 40 an. Bei 11 Patienten der Gilchrist-Gruppe war die Haut unter dem Verband normal, bei drei Patienten leicht irritiert, bei keinem Patienten schwer irritiert. Der durchschnittliche Wert auf der Schmerzen-Skala lag nach einer Woche auf 17. Nach drei Wochen war die Haut in der Gruppe I normal bei 5, leicht irritiert bei 6 und schwer irritiert bei einem Patienten. Das Schmerzempfinden wurde auf der Skala von 0 bis 100 erneut mit 40 angegeben. In der Gruppe II hatten 8 Patienten eine normale Haut, 5 Patienten eine leicht irritierte Haut, und ein Patient hatte eine schwere Hautirritation. Das Schmerzempfinden lag auf der Skala von 0 bis 100 im Durchschnitt bei 19.

Nach der Frakturkonsolidierung wurde der Desault-Verband von keinem Patienten mit sehr gut bewertet, von 6 Patienten als gut, von 4 als mäßig, und von 2 als schlecht. Die Gilchrist-Bandage wurde von 8 Patienten mit sehr gut bewertet, von 3 Patienten als gut und von 3 Patienten als mäßig. Die konservative Behandlung einer subkapitalen Humerusfraktur bedeutet nicht, daß „nichts gemacht werden muß“. Die Ruhigstellung soll qualitativ gut und für den Patienten auf eine akzeptable Weise durchgeführt werden. Dies bedeutet, daß der Patient den Verband gut verträgt, daß dieser nur geringe Schmerzen verursacht und nicht für Hautirritationen verantwortlich ist. Die Gilchrist-Bandage ist in dieser Hinsicht dem Desault-Verband eindeutig überlegen: die Patienten hatten weniger Beschwerden beim Anlegen des Verbandes, zeigten bedeutend weniger Hautirritationen und hatten geringere Schmerzen.

Wir meinen deshalb, die Gilchrist-Bandage als eine bessere Alternative zur konservativen Behandlung der wenig oder nicht dislozierten Oberarmkopffrakturen empfehlen zu können.

Indikation und Grenzen zur funktionellen Behandlung bei konservativer Therapie von Humerusfrakturen

A. Knop, E. E. Scheller, R. K. Homayoun und R. Rahmanzadeh

Abteilung für Unfall- und Wiederherstellungchirurgie des Universitätsklinikums Steglitz, Hindenburgdamm 30,D-12203 Berlin, Bundesrepublik Deutschland

Die Humerusschaft- wie auch Humeruskopffrakturen werden überwiegend durch kurzfristige Ruhigstellung und frühfunktionelle Therapie behandelt. Nur in Ausnah-

Hefte zu der Unfallchirurg, Heft 232
K. E. Rehm (Hrsg.)

mefällen wird die Indikation zur operativen Therapie gestellt. Um Grenzen zur operativen Versorgung festzulegen sind objektive Kriterien bei Langzeitergebnissen erforderlich. Um der Frage nachzugehen, worin die Indikation zur funktionellen Behandlung bei der Therapie von Humerusfrakturen bestehen, haben wir eine retrospektive Analyse unseres Patientenkollektives durchgeführt. In einem 12-Jahres-Zeitraum konnten 1075 Patienten mit einer Humeruskopf- und Humerusschaftfraktur (Gesamtkollektiv 1427 Patienten) konservativ behandelt werden. 250 Patienten wurden davon nachuntersucht und die funktionellen Ergebnisse in einem modifizierten 100 Punkte Schema nach Neer erfaßt. 65% aller subkapitalen konservativ behandelten Frakturen zeigten nicht dislozierte Bruche. Von diesen Patienten hatten langfristig 80% ein exzellentes funktionelles Ergebnis. Patienten mit einer nicht eingestauchten Zweifragmentfraktur am chirurgischen Hals hatten nach konservativ funktioneller Therapie in mehr als der Hälfte der Fälle ein unzureichendes Ergebnis. 40% der Patienten mit Humerusschaftfraktur sind operativ versorgt worden. Der Grund hierfür waren offene Frakturen, primäre oder sekundäre Radialisparesen, Pseudarthrosenbildung unter konservativer Therapie und ungenügende knöcherne Konsolidierung bei zunächst konservativer Therapie. Patienten unter funktionell konservativer Therapie zeigten in 85% der Falle ein exzellentes Ergebnis bei Humerusschaftfrakturen. Nach gezielter Indikationsstellung und unter Berücksichtigung der Grenzen zur funktionellen Therapie werden Humeruskopf- und Humerusschaftfrakturen zum überwiegenden Teil konservativ funktionell behandelt mit sehr guten Langzeitergebnissen. Ausnahmen hierbei betreffen die Luxationsfrakturen des Humeruskopfes, sowie Pseudarthrosenbildung, Radialisparesen und ungenügende knöcherne Konsolidierung bei Humerusschaftfrakturen.

Die frühfunktionelle Behandlung der Ellbogengelenksluxation

A. Güßbacher und F. U. Niethard

Orthopädische Universitätsklinik Heidelberg, Schlierbacher Landstr. 200 a,
D-69118 Heidelberg, Bundesrepublik Deutschland

Vorrangige Ziele der Behandlung von Ellenbogengelenkluxationen sind neben der Reposition vor allem die Wiedererlangung einer vollständigen Beweglichkeit und einer stabilen und schmerzfreien Belastbarkeit.

Zur Vereinheitlichung der Behandlungsgrundsätze wurden in einer retrospektiven Studie die Krankenblätter von 96 Patienten mit einer Ellenbogengelenkluxation ausgewertet. Das Kollektiv umfaßte 38 Männer mit einem Durchschnittsalter von 31 Jahren, 16 Frauen von einem Durchschnittsalter von 42 Jahren und 42 Kinder und Jugendlichen mit einem Durchschnittsalter von 11 Jahren.

Hefte zu der Unfallchirurg, Heft 232
K. E. Rehm (Hrsg.)

Bei einer durchschnittlichen Nachuntersuchungszeit von 2 Jahren und differenziert nach der Dauer der Immobilisation nach geschlossener Reposition ergaben sich folgende Behandlungsergebnisse:

Bei 3- und mehrwöchiger Immobilisation war die Pro- und Supination in 81% der Fälle frei, der Beugung und Streckung lediglich in 21%. In 10% der Fälle war die grobe Kraft im Seitvergleich vermindert.

Bei einer nur 1–2wöchigen Immobilisation des Ellenbogengelenkes nach geschlossener Reposition ergab sich bezüglich der freien Pro- und Supination ein gleichhoher Prozentanteil, bezüglich der freien Ellenbogengelenkbeugung und -streckung freilich ein Anteil von 44%.

In einer prospektiven Studie wurden 26 Patienten – ausschließlich Sportler – einer frühfunktionellen Behandlung nach Ellenbogengelenksluxation und geschlossener Reposition unterzogen. Eine Immobilisation erfolgte lediglich in dorsaler Oberarmschale bis zum Rückgang der Ellenbogengelenkschwellung für wenige Tage. Frühzeitig wurde mit intensiver mobilisierender und stabilisierender Übungsbehandlung begonnen.

Bei einer Nachuntersuchung dieser Sportler-Patienten 1 Jahr nach Reposition waren 92% bezüglich Pronation und Supination und 98% bezüglich Beugung und Streckung des Ellenbogengelenkes frei. Nur in 11% war die grobe Kraft auf der betroffenen Seite gemindert. Alle diese Patienten hatten ihre zuvor ausgeübte sportliche Betätigung wieder aufgenommen und waren in ihrer Sportart beschwerdefrei belastbar. Reluxationen wurden in diesem Zeitraum nicht beobachtet. Klinisch waren die betroffenen Ellenbogengelenke stabil. Mit sportartspezifischer Belastung war durchschnittlich 6–8 Wochen nach Reposition wieder begonnen worden.

Zusammenfassung

Die retrospektive und prospektive Studie nach Ellenbogengelenkluxation hat gezeigt, daß die Behandlungsergebnisse nach geschlossener Reposition und frühfunktioneller Behandlung bezüglich Beweglichkeit und Belastbarkeit sowie Wiedererlangung der Sportfähigkeit besser sind, als nach 3- oder mehrwöchiger Immobilisation nach der Reposition. Klinisch relevante Instabilitäten konnten in der frühfunktionell behandelten Sportlergruppe nicht gefunden werden. Wenn keine Indikation zur chirurgischen Intervention, z.B. bei knöchernen Begleitverletzung oder Gefäß-/Nervenbeteiligung bei einer Ellenbogengelenkluxation vorliegen, empfehlen wir die frühfunktionelle medicophysikalische und krankengymnastische Behandlung.

Funktionelle Behandlung von komplexen Radiusfrakturen mit Hilfe der kombinierten dynamischen und statischen Kirschnerdrahtosteosynthese

Th. Fritz, D. Wersching und W. Friedl

Chirurgische Universitätsklinik Heidelberg, Im Neuenheimer Feld 110, D-69120 Heidelberg, Bundesrepublik Deutschland

Fragestellung

Bei der Behandlung von instabilen Radiusextensions- und Stauchungsfrakturen sind operative Konzepte verbreitet, die eine Handgelenksimmobilisation durch Fixateur externe oder Gips nach konventioneller Spickdrahtosteosynthese mit sich bringen. Seit 1989 haben wir das Verfahren der kombinierten Kirschnerdrahtosteosynthese eingeführt, das die Vorteile der Kapandji-Methode (gute dorsale, radiale Abstützung) mit denen der konventionellen statischen Methoden (volare Stabilität) verbindet. Alle Patienten werden funktionell ohne Schiene nachbehandelt. Eine retrospektive Studie sollte klären welche Vorteile die kombinierte Radiusspickung mit funktioneller Nachbehandlung im Vergleich zu nicht übungsstabilen Verfahren besitzt.

Methodik

Mit Hilfe unserer EDV-gestützten Dokumentation der handchirurgischen Operationen wurden die Daten der distalen Radiusfraktur im Zeitraum 1/89 bis 12/91 ausgewertet. 1/92 bis 6/92 erfolgte die klinische und röntgenologische Nachuntersuchung der Patienten.

Ergebnisse

n = 107; weibl. 67%; männl. 33%; Durchschnittalter 62 J; dabei handelte es sich im wesentlichen um dorsal instabile Frakturen (A2:34%; A3:29%; B1:2%; C1:11%; C2:24%). In der überwiegenden Zahl konnte eine funktionelle Nachbehandlung durchgeführt werden. Die abschließende Röntgenkontrolle zeigte lediglich in 7% der Fälle ein schlechtes Repositionsergebnis (3mal dorsale Dislokation > 10°; 3mal volare D. > 20°; 2mal Ulnarvorschub > 5 mm). Desweiteren kam es zu 6% leichten Komplikationen ohne Spätfolgen und 3% schweren Komplikationen (Dystrophie, Strecksehnenruptur). Die Nachuntersuchungsergebnisse zeigten, daß die funktionelle Nachbehandlung frühzeitig die Handgelenksfunktion und Arbeitsfähigkeit wiederherstellen konnte.

Hefte zu der Unfallchirurg, Heft 232
K. E. Rehm (Hrsg.)

Schlußfolgerung

Die kombinierte Kirschnerdrahtosteosynthese der distalen Radiusfraktur erweist sich durch die Möglichkeit der funktionellen Nachbehandlung konkurrierenden, konventionellen Methoden als überlegen.

CT- kontrollierte gipsfreie Behandlung von Radiusköpfchenfrakturen

Th. Diethart, E. Wallenbock, M. Plecko und B. Fuchs

Unfallkrankenhaus Graz, Göstingerstraße 24, A-8020 Graz, Österreich

Seit Dezember 1991 wird im Unfallkrankenhaus Graz eine Studie über eine CT-kontrollierte, gipsfreie Behandlung bei Radiusköpfchenfrakturen durchgeführt. 52 Patienten konnten bis jetzt unter regelmäßigen Rö- und CT-Kontrollen nach Punktion des Hämarthros sofort funktionell nach einem entsprechenden Physikotherapiekonzept, behandelt werden.

Bei den ersten nach vier bzw. sechs Monaten stattgefundenen Nachuntersuchungen von 33 Patienten konnte ein besseres Ergebnis des Bewegungsumfanges am Ellbogengelenk festgestellt werden, als bei den früher primär konservativ und operativ versorgten Fällen –, die in der Regel für 3 Wochen mit Gipsverband ruhiggestellt wurden.

Bei den Rö- und CT-Kontrollen konnte weder eine wesentliche Zunahme einer Dislokation der einzelnen Bruchfragmente trotz sofortiger Bewegungsübungen, noch in der Folge eventuell auftretende Ossifikatonen des Kapselbandapparates beobachtet werden.

Hefte zu der Unfallchirurg, Heft 232
K. E. Rehm (Hrsg.)

Dynamische Übungsbehandlung nach Strecksehnenverletzungen an der Hand

Th. Öhner, A. Schultz, M. Leixnering und Ch. Pezzei

UKH-Lorenz Böhler, Donaueschingenstrasse 13, A-1200 Wien, Österreich

Die guten Ergebnisse der dynamischen Nachbehandlung genähter Beugesehnenverletzungen haben uns dazu veranlaßt, diese Methode auch bei frischen Strecksehnenverletzungen im Bereich der Zonen 4 bis 8 nach Verdan an den dreigliedrigen Fingern und in den Zonen 5 bis 8 am Daumen, einzusetzen.

Die Sehnennaht erfolgt mittels der von Zechner beschriebenen Technik mit einem nicht resorbierbaren Faden der Stärke 3.0 und anschließender Feinadaptation. Unmittelbar postoperativ wird die Bewegungsschiene angelegt, mit deren Hilfe der Patient bereits am ersten postoperativen Tag mit aktiven Übungen beginnen soll. Verwendeten wir vorerst das aufwendige Federzugsystem nach Allieu und Rouzaud, sind wir seit 1988 dazu übergegangen, eine dorsale Gipsschiene mit integrierten, schmalen Stahlblattfedern als Übungsverband zu verwenden. Die betroffenen Finger werden in Höhe der DIP-Gelenke an den Blattfedern mittels eines Velcrobandes befestigt, wobei auch die Nachbarfinger, vor allem bei Sehnendurchtrennungen proximal der Connexus intertendinei, mitfixiert werden. Die Ruhigstellung erfolgt für 3 Wochen, etwa 14 Tage nach Verbandabnahme kann der Patient bei freier Fingerbeweglichkeit bereits aus der Behandlung entlassen werden.

In den Jahren 1988 bis 1990 wurden im Unfallkrankenhaus Lorenz Böhler 130 Patienten mit insgesamt 202 Sehnendurchtrennungen mit dieser Methode behandelt. 16mal wurde dabei das System von Allieu und Rouzaud, 114mal die dorsale Schiene mit Blattfedern verwendet. Nach einer mittleren Ruhigstellungsdauer von 4 Wochen konnte die Behandlung nach durchschnittlich 48 Tagen abgeschlossen werden.

109 Patienten wiesen ein sehr gutes, 13 ein gutes und 3 ein befriedigendes Behandlungsergebnis auf. 5mal kam es zu einer Reruptur, das sind 2,5% aller versorgten Strecksehnen. In 4 Fällen war davon der Daumen betroffen, wobei sich die primäre Verletzung bei drei Patienten knapp distal des MP-Gelenkes befunden hatte. Diese Tatsache hat uns dazu bewogen, Verletzungen dieser Region nur mehr statisch nachzubehandeln.

Aufgrund unserer guten Erfahrungen halten wir die dynamische Nachbehandlung genähter Strecksehnenverletzungen in den oben ganannten Zonen für die Therapie der Wahl. Es handelt sich hierbei um eine einfache, komplikationsarme und kostengünstige Methode. Die Verhinderung narbiger Adhäsionen, rasche Wiederherstellung der Fingerstreckung sowie die kurze Behandlungsdauer sind weitere Vorteile, die für dieses Behandlungskonzept sprechen.

Hefte zu der Unfallchirurg, Heft 232
K. E. Rehm (Hrsg.)

Wann funktionelle, wann operative Behandlung von Keilkompressionsfrakturen der thorakolumbalen Wirbelsäule?

W. M. Franck, L. Gotzen, N. Wagner, A. Junge, Marburg

(Manuskript nicht eingegangen)

Funktionelle biomechanische Untersuchungen des Ligamentum alare und des Ligamentum transversum

J. Möller, L.-P. Nolte, R. Willburger und M. M. Panjabi

Chirurgische Klinik der Augusta-Krankenanstalten, Bergstr. 26, D-44791 Bochum, Bundesrepublik Deutschland

Einführung

Bezüglich der Anatomie und Kinematik ist das Okzipito-Atlanto-Axial-Gelenk das komplexeste Gelenk des menschlichen Achsenskelettes. In postmortalen Untersuchungen von Unfallopfern und experimentellen in vitro Studien fanden sich insbesondere ligamentäre Verletzungen überaus häufig. Diese Weichteilverletzungen sind auch mit modernen bildgebenden Verfahren schwierig zu diagnostizieren. Trotz der traumatologischen Bedeutung finden sich in der Literatur widersprüchliche Angaben zur Anatomie und zum biomechanischen Wirkungsprinzip insbesondere der Ligg. alaria und des Lig. transversum. Ziel der experimentellen in vitro Studie war die Untersuchung der funktionellen Anatomie und der viskoelastischen Eigenschaften der Ligg. alaria und des Lig.transversum.

Material und Methode

Von 13 frischen menschlichen C0–C2-Präparate wurden insgesamt 36 Ligg. alaria und Ligg. transversaria gewonnen und sofort tiefgefroren. Das Durchschnittsalter betrug 63,2 Jahre (36–75 J.). Nach sorgfältiger Darstellung und Präparation der Ligamenta alaria und des Ligamentum transversum wurden Makrofotografien mit eingeblendetem Maßstab in Neutralposition der Präparate angefertigt. Durch Induktion der möglichen Bewegungsmomente entlang der Achsen eines dreidimensionalen Koordinatensystems konnte aus der Neutralposition heraus die limitierende Funktion der Ligamente bestimmt werden. Die anschließende Digitalisierung der Makrofotographien ermöglichte die Bestimmung der Länge, Faserorientierung und des Insertionsareales der Ligamente. Nachdem die ligamentären Dimensionen in situ bestimmt waren, wurden 11 Ligg. transversaria und 25 Ligg. alaria aus 13 frischen menschlichen C0–C2-Präparaten mit einem Altersdurchschnitt von 63.2 Jahren (36–77 J.) in einer

Hefte zu der Unfallchirurg, Heft 232
K. E. Rehm (Hrsg.)

Knochen-Band-Knochen Präparation entfernt. Die Ligamente wurden mit 0,9% NaCl-Lösung feucht gehalten und mit der vorher bestimmten Faserlänge und -orientierung auf einer uniaxialen Materialtestmaschine befestigt. Nach Präkonditionierung wurde jedes Ligament nicht-destruktiv und randomisiert über 10 Zyklen bis zu einer Zugspannung von 75 N (Lig. alare) bzw. 150 N (Lig. transversum) bei drei verschiedenen Dehnungsgeschwindigkeiten (0,1 mm/s, 1,0 mm/s und 10,0 mm/s) getestet. Anschließend erfolgte ein Relaxationstest über 300 s bei identischer maximaler Zugspannung.

Ergebnisse

In allen Präparaten waren die Ligamenta alaria in Neutralposition nicht straff gespannt. Unter axialer Rotation kam es jedoch zu einer Anspannung *beider* Ligamenta alaria. Ein Großteil des Bewegungsausmaßes unter axialer Rotation kann ohne größeren ligamentären Widerstand ausgeführt werden, erst in der endgradigen range of motion (ROM) kommt es durch die Anspannung der Ligamente zu einer Limitierung des Bewegungsausmaßes. Bei allen Präparaten umfaßte das Ligamentum transversum etwa die Hälfte der dorsolateralen Seite des Dens axis. In Neutralposition war dieses Ligament deutlich straffer als die Ligamenta alaria. Eine weitere Zunahme der ligamentären Spannung wurde bei atlanto-axialen Flexionsbewegungen gesehen. Während einer initialen Neutralzone (NZ) wurden von keinem Ligament meßbare Zugspannungen aufgebaut. Relativ zu der in situ Länge war die NZ bei den alaren Ligamenten gegenüber dem Lig. transversum ausgeprägter. Die Hysteresis stieg mit höheren Dehnungsgeschwindigkeiten und Zugspannungen an. Die Relaxation erreichte während der ersten 20 s eines Tests ihren Maximalwert. Die größten Dehnungen wurden in der Nähe der knöchernen Insertionsareale der Ligamente gemessen.

Diskussion

Den Ligg. alaria bzw. dem Lig. transversum wird von den meisten Autoren (Dvorak et al. 1990, White u. Panjabi 1990) die biomechanische Funktion einer Limitierung der axialen Rotation der oberen HWS bzw. der Sicherung des Atlas während Flexionsbewegungen zugeschrieben. Diese Theorie wird von den Ergebnissen dieser Studie gestützt. Die Ligamente zeigen ein typisches viskoelastisches Verhalten. Die initiale NZ ermöglicht physiologische Bewegungen der oberen HWS mit minimalem Muskelaufwand. Die Ligamente werden unter höheren Belastungen steifer und limitieren so die ROM im Bereich der oberen HWS. Das aufgrund der experimentellen Ergebnisse entwickelte Finite-Elemente-Programm erlaubt die Simulation der ILD bei verschiedenen ligamentären Belastungssituationen.

Möglichkeiten und Grenzen der funktionellen Behandlung von Verletzungen – Verletzungen der unteren Extremität

Vorsitz: T. Ruedi, Chur; H. Cotta, Heidelberg; K. G. Stuehmer, Ravensburg

Functional Therapy of Lower Extremity Injuries

A. Sarmiento

(Manuskript nicht eingegangen)

Funktionelle Behandlung von Streßfrakturen

M. Geyer, A. Sander-Beuermann, U. Wegner und C. J. Wirth

Orthopädische Klinik im Annastift e.V., Heimchenstr. 1–7, D-30625 Hannover, Bundesrepublik Deutschland

Analyse der funktionellen Behandlung von Streßfrakturen mit orthopädischen Einlagen, Orthesen, Gips oder Teilbelastung und der Indikation zur Operation.

Methode und Material

Von 1987 bis 1991 wurden 70 Sportler mit Streßreaktionen oder Streßfrakturen behandelt. Das Durchschnittsalter der 42 Männer und 28 Frauen lag bei 22,6 Jahren. Leichtathleten waren mit 41,4% gefolgt von Kunstturnern mit 12,9% und Fußballspielern mit 7,1% am häufigsten betroffen. Häufigste Lokalisation war an der Tibia 22mal, am Os naviculare 21mal, am Mittelfuß 17mal, an der Fibula 4mal, am Schenkelhals 1mal und an der Ulna und Os triquetrum je 1mal.

Ergebnisse

Nach einem neuen Gradingsystem nach Schweregrad wurden die Patienten in die Gruppen A bis D eingeteilt, nach Sportfähigkeit, radiologischem Befund und Verlauf. 12 Patienten der Gruppe A wiesen Streßreaktionen mit belastungsabhängigen Beschwerden ohne radiologisch oder szintigraphische Frakturzeichen auf. Sie konnten mit reiner Entlastung behandelt werden. 12 Patienten der Gruppe B mit radiologisch

Hefte zu der Unfallchirurg, Heft 232
K. E. Rehm (Hrsg.)

nachgewiesener Streßreaktion konnten durch Reduktion der sportlichen Belastung behandelt werden. 22 Patienten der Gruppe C mußten Sportpause einlegen, unter funktioneller Behandlung mit orthopädischen Einlagen, Braces, Gips oder Teilbelastung konnten die Frakturen ausgeheilt werden. Lediglich 4 Patienten der Gruppe D zeigten einen mehrmonatigen therapierefraktären Verlauf der zur operativen Versorgung führte.

Bei konsequenter funktioneller Behandlung von Streßfrakturen muß die Indikation zur Operation nur in Ausnahmefällen gestellt werden.

Funktionelle Therapie der isolierten medialen Instabilitäten des Kniegelenkes

T. v. Garrel, J. Petermann, H. Knaepler und L. Gotzen

Klinik für Unfallchirurgie der Philipps-Universität, Baldingerstraße, D-35043 Marburg, Bundesrepublik Deutschland

Zur Therapie der isolierten medialen Instabilität werden in der Literatur der vergangenen Jahre unterschiedliche Ansichten vertreten. So befürworteten O'Donoghue und Hughston Anfang der 70er Jahre eine weitgestellte Indikation zur operativen Versorgung isolierter medialer Kapselbandläsionen. Seit dieser Zeit sind vermehrt Arbeiten erschienen, in denen sich das therapeutische Vorgehen mehr am Schweregrad orientiert oder generell ein konservatives Vorgehen empfohlen wird. Ziel unserer Untersuchungen war es, das Behandlungsergebnis der funktionellen Therapie zu erfassen.

Seit 1985 werden an unserer Klinik isolierte mediale Instabilitäten des Kniegelenkes durch eine funktionelle Behandlung mit sofortiger Rehabilitation behandelt.

Patientengut

Nachuntersucht wurden 86 Patienten mit einer isolierten medialen Bandinstabilität des Kniegelenkes. 63 Patienten waren männlich, 23 weiblich mit einem Durchschnittsalter von 30,2 Jahren bei einer Spanne von 13–58 Jahren. Die Hälfte der Verletzungen ereigneten sich im Rahmen von Sportunfällen. Die durchschnittliche Nachbeobachtungszeit betrug 44 Monate bei einem Minimum von 15 Monaten und einem Maximum von 78 Monaten. Die initiale klinische Valgusinstabilität in 30° Beugestellung gemessen war bei 39 1-plus, bei 41 2-plus und bei sechs Patienten 3-plus nach Hughston.

Hefte zu der Unfallchirurg, Heft 232
K. E. Rehm (Hrsg.)

Diagnostik und Behandlungsprinzip

Die Diagnose der isolierten medialen Instabilität erfolgt nach radiologischem Frakturausschluß klinisch, routinemäßige Streßaufnahmen halten wir für nicht indiziert. Eine Arthroskopie des Kniegelenkes erfolgte in 64 Fällen, wobei die Indikation auf das Vorliegen eines Hämarthros oder auf den Verdacht eines Kniebinnenschadens z.B. Meniskusläsion eingeschränkt wurde. Die funktionelle Behandlung erfolgte durch das Anlegen eines Oberschenkelscharnierverbandes mit einem Bewegungsausmaß von 0–10–90 Grad für einen Zeitraum von vier Wochen und gleichzeitiger krankengymnastischer Übungsbehandlung.

Ergebnisse

Die Nachuntersuchung erfolgte durch eine klinische Stabilitätsprüfung sowie nach den Nachuntersuchungsscores von Lysholm und Marshall. Dabei zeigte sich nur in 2 Fällen eine 1-plus Restinstabilität, der Lysholm-Score betrug durchschnittlich 98 und der Marschall-Score 49 Punkte. Aufgrund der positiven Ergebnisse werden seit 1/91 auch bei medialen Rotationsinstabilitäten mediale Kollateralbandrupturen funktionell behandelt bei gleichzeitiger operativer Versorgung der VKB-Läsion. Außerdem werden isolierte 1+- und 2+-Instabilitäten nunmehr ohne protektiven Oberschenkelscharnierverband frühfunktionell behandelt.

Indikation zur konservativ-funktionellen Behandlung von Patellafrakturen

W. Braun, M. Wiedemann und A. Rüter

Klinik für Unfall- und Wiederherstellungschirurgie, Stenglinstr. 2, D-89156 Augsburg, Bundesrepublik Deutschland

Es ist eine unbestrittene Tatsache, daß heute der überwiegende Teil aller Patellafrakturen nach den Prinzipien der Gelenkchirurgie durch offene Reposition und Osteosynthese behandelt werden muß. Dabei sollte aber nicht übersehen werden, daß die operative Stabilisierung dieser Frakturen nicht ganz ohne Gefahren ist und vor allem durch postoperative Infekte bis zum Verlust der Patella und der Gelenkfunktion führen kann. Vor diesem Hintergrund ist zu beachten, daß es definierte Formen von Patellafrakturen gibt, die aus Gründen der Frakturstabilität und des Fehlens einer retropatellaren Gelenkstufe der operativen Behandlung nicht bedürfen, sondern konservativ funktionell behandelt werden können und sollen.

Hefte zu der Unfallchirurg, Heft 232
K. E. Rehm (Hrsg.)

Entscheidendes Kennzeichen dieser Frakturen ist der erhaltene Streckapparat mit dadurch erhaltener Streckfähigkeit des Kniegelenkes.

Im einzelnen handelt es sich um:

- Längsfrakturen ohne Stufe
- Distale und proximale Frakturen ohne Gelenkflächenbeteiligung
- Querfrakturen ohne Gelenkbeteiligung
- Querfrakturen mit Gelenkbeteiligung, aber einer Gelenkstufe oder Fragmentdiastase unter 1 mm.

Die konservativ-funktionelle Behandlung dieser Frakturformen beinhaltet neben einem anfänglichen, analgesierenden Gipsverband die krankengymnastische Übungsbehandlung bei Teilbelastung des verletzten Beines bis zum Eintritt der Schmerzfreiheit. Eine längerfristige Ruhigstellung des Beines ist aus Stabilitätsgründen der Fraktur nicht nötig und wegen der dadurch bedingten Einsteifung des Kniegelenkes auch nicht wünschenswert.

Unter diesem Regime wurden von 1983–1991 56 Patienten behandelt, von denen 40 klinisch und radiologisch nachuntersucht werden konnten. Dabei wurden in 80% der Fälle sehr gute subjektive und in 90% sehr gute objektive Ergebnisse gefunden, was neben der im Vergleich zur Operation kurzen stationären Behandlungsdauer und Risikoarmut der Methode für die konservativ – funktionelle Behandlung geeigneter Patellafrakturen spricht.

Cryo/Cuff versus Eispackung zur Schmerzreduktion nach arthroskopischer Meniskektomie (A) und nach Kreuzbandersatzoperationen (B). Eine prospektive, randomisierte Studie

H. Pässler, D. Schröder, Bopfingen

(Manuskript nicht eingegangen)

Klinische und radiologische Ergebnisse nach konservativ behandelten Tibiaschaftfrakturen im Kindes- und Jugendalter

M. Krüger-Franke, K. Hettmer und B. Rosemeyer

Staatliche Orthopädische Klinik München, Harlachingerstraße 51, D-81547 München, Bundesrepublik Deutschland

Die isolierte Tibiaschaftfraktur ist nach von Laer die häufigste Fraktur der unteren Extremität im Kindes- und Jugendalter und hat durch den verkürzenden Effekt der Unterschenkelmuskulatur bei intakter Fibula die Tendenz zur Varusfehlstellung. Die Behandlung dieser Frakturen sollte weitgehend konservativ erfolgen, wobei längerfristige Extensionsbehandlungen im Kindes- und Jugendalter als obsolet anzusehen sind. Zwischen dem 1.1.1976 und dem 31.12.1985 wurden in unserer Klinik 93 Kinder und Jugendliche mit isolierter Tibiaschaftfraktur behandelt. 32 dieser Patienten konnten im Mittel 12 Jahre und 2 Monate nach dem Trauma klinisch und radiologisch nachuntersucht werden. Es handelte sich um 27 Männer und 5 Frauen mit einem Durchschnittsalter von 10 Jahren und 2 Monaten zum Zeitpunkt der Fraktur und 22 Jahren und 4 Monaten zum Zeitpunkt der Nachuntersuchung. 24 Patienten wurden konservativ, 8 operativ behandelt. Nach der AO-Klassifikation lagen 24 Frakturen vom Typ A (19 konservativ), 2 Frakturen vom Typ B (beide operativ behandelt), 1 Fraktur vom Typ C (operativ behandelt) und 5 Grünholzfrakturen (alle konservativ behandelt) vor. Die konservative Behandlung bestand in einer Gipsruhigstellung im Oberschenkelgips für 6 Wochen, wobei Achsenfehlstellungen durch Gipskeilung beseitigt wurden. Insgesamt dauerte es durchschnittlich 10 Wochen bis zur gipsfreien Vollbelastung der betroffenen Extremität. Klinisch lag bei den 24 konservativ behandelten und nachuntersuchten Patienten je einmal eine Einschränkung der Knie- und Sprunggelenksbeweglichkeit von weniger als 20° vor. Radiologisch fand sich in 16 Fällen eine Beinlängendifferenz von weniger als 2 cm (7mal Verkürzung, 9mal Verlängerung) und 25 Achsenfehlstellungen von mehr als 5° (5mal Varus, 3mal Valgus, 17mal Recurvatum). Subjektiv beurteilten 20 der 24 Patienten das Ergebnis als „sehr gut" und „gut". Zusammenfassend kann festgestellt werden, daß bei der konservativen Therapie von Tibiaschaftfrakturen im Kindes- und Jugendalter besonders auf die Varus- und Rekurvationsfehlstellung zu achten ist, die jedoch ebenso wie die hohe Zahl geringer Beinlängendifferenzen keinen Einfluß auf das gute subjektive Ergebnis hat.

Hefte zu der Unfallchirurg, Heft 232
K. E. Rehm (Hrsg.)

Konservativ-funktionelle Behandlung frischer Außenbandrupturen am oberen Sprunggelenk mit oder ohne Schiene? Eine prospektive-randomisierte Studie

K. Neumann, I. Wittkämper[1] und G. Muhr[1]

Klinik für Unfall- und Wiederherstellungschirurgie, Auenstraße 6, D-82467 Garmisch-Partenkirchen
[1] Berufsgenossenschaftliche Krankenanstalten Bergmannsheil, Chirurgische Universitätsklinik, Gilsingstr. 14, D-44789 Bochum, Bundesrepublik Deutschland

Über 90 Prozent aller Außenbandrupturen am oberen Sprunggelenk heilen unter konservativ-funktionellen Bedingungen erfolgreich aus. Welchen Einfluß nehmen die Stabilisationshilfen auf das Therapieresultat? Hierzu wurde eine prospektive-randomisierte Studie mit und ohne Schiene durchgeführt. In Gruppe A erhielten die Patienten eine Luftkammerschiene für 6 Wochen, während in der Gruppe 0 der Patient eine elastische Binde nach Bedarf anlegen konnte. Eingangskriterien waren Erstruptur, keine Kombinationsverletzungen, eine Taluskippung über 6 Grad und ein Talusvorschub von über 6 mm. Als Kontrolle zur Therapiegruppe 0 diente die Vergleichsgruppe A mit Schiene. Gruppe A bestand aus 31 und Gruppe 0 ohne Schiene aus 33 Patienten mit einem Durchschnittsalter von 25,2 J. resp. 23,2 J. Als NU-Kriterien diente der 100-Punkte-Score nach Zwipp, der durch eine Modifikation in der Kraftmessung auf 88 Punkte maximal reduziert werden mußte. Sämtliche Untersuchungen folgten in regelmäßigen Abstanden von 3 Tagen, 10 Tagen, 20 Tagen, 6 Wochen, 4 Monaten und 12 Monaten nach Aufnahme in die Studie. Die Arbeitsunfähigkeit betrug bei A durchschnittlich 14,8 und bei 0 18,9 Tage 6 Wochen nach Unfall konnte klinisch wie radiologisch eine OSG-Stabilität in 74,2% bei A und 81,3% bei 0 nachgewiesen werden. Der Einbeinsprung (Hop-Index) betrug A = 86,8% und 0 = 96,2%. Im radiologischen Vergleich lag eine Taluskippung 4 Monate nach Unfall von 6 bis 8 Grad nur bei 4 Patienten vor. Ein Talusvorschub bestand in beiden Gruppen nicht mehr. Hieraus resultierten in beiden Gruppen gleichermaßen Befunde über 60 Punkten, was einem sehr guten Resultat in diesem Zeitraum entspricht. Die isokinetischen Messungen zeigten hinsichtlich max. Drehmoment, explosiver Arbeit und Kraftausdauer im Vergleich zur gesunden Seite eine Leistung bei A von 90% und 0 von 75%. 12 Mon n.U. lag die Stabilität nach klinisch-radiologischen wie subjektiven Kriterien bei 93,6% für Gruppe A und 87,8% für Gruppe 0. Hinsichtlich Komfort und Sicherheit sowie Therapiewiederholung würden die Patienten eindeutig eine Schienenbehandlung bevorzugen. Vergleicht man sämtliche 20 Parameter und jeweiligen 3 Röntgenbefunde bei der Abschlußuntersuchung 12 Mon. n. U. ergibt sich nach dem Chi^2-für Kontingenztafeln sowie den unverbundenen Zweistichproben-t-Test kein signifikanter Unterschied in der Behandlung mit oder ohne Schiene. Beide Gruppen erreichten einen Score bei A von 74,2 und 0 von 73,1 bei maximal 80 Punkten, was einem sehr guten Ergebnis entspricht. Propriozeptive Afferenzen sind Vorraussetzung

Hefte zu der Unfallchirurg, Heft 232
K. E. Rehm (Hrsg.)

für Heilungserfolge, die durch eine semirigide Luftkissenschiene memorisierend und als Feedback unterstützt werden kann.

Konservativ-funktionelle Behandlung der frischen geschlossenen Achillessehnenruptur

J. Peukert, E. Forster, F. Bruggemann, H. Reilmann, Braunschweig

(Manuskript nicht eingegangen)

Funktionell konservative Behandlung der frischen Achillessehnenruptur: Alternative zur Operation?

J. Richter, S. Schmidt, K. Neumann und G. Muhr

Chirurgische Universitätsklinik „Bergmannsheil", Gilsingstr. 14, D-44789 Bochum, Bundesrepublik Deutschland

Einleitung

Die Achillessehnenruptur (ASR) ist i.d.R. Folge eines indirekten Traumas. Sie betrifft oft sportlich aktive Patienten zwischen dem 25. und 45. Lebensjahr. Somit werden hohe Erwartungen an die Behandlung und an das Resultat gestellt. Die konservativ immobilisierende Therapie hat sich aufgrund der hohen Repturrate von 13% bei 275 in der Literatur beschriebenen subkutanen ASR nicht duchgesetzt. Histologische Untersuchungen aus der Literatur fanden während der konservativen Sehnenheilung in den ersten Wochen kapillarreiches Granulationsgewebe, in dem zunehmende Kollagenfasern gebildet wurden, die sich unter funktioneller Belastung parallel ausrichteten. Die operative Behandlung des ASR ist bis heute Standard. Nachteilig sind entsprechend den Angaben in der Literatur Wundheilungsstörungen (10 bis 25%), tiefe Infekte (1%), die zur Sehnennekrose führen und Thrombosen (1 bis 10%). Rerupturen sind mit 2 bis 5% selten.

Material und Methode

Durch die sonographische Untersuchung wird die Indikation zum funktionell konservativen Vorgehen überprüft. Bei frischer ASR, deren Diastase in 20° Grad Spitzfuß weniger als 5 mm betrug, wurde nicht operiert. Ein Unterschenkel-Spaltgips in Spitzfußstellung sollte in der ersten Woche Schmerzen und Schwellungen vermindern. Anschließend durften die Patienten mit einem um 3 cm erhöhten Absatz in vorhandenen

Hefte zu der Unfallchirurg, Heft 232
K. E. Rehm (Hrsg.)

Sport- oder Straßenschuhen bis zur Schmerzensgrenze an zwei Unterarm-Gehstützen belasten. Weiterhin rezeptierten wir eine Lagerungsschiene in entsprechender Spitzfußstellung für die Nacht. Ab der 5. Woche wurde der Absatz auf 2 cm und ab der 9. Woche auf 1 cm reduziert.

Ergebnisse

Zwischen Dez. 90 und Dez. 91 wurden 20 Patienten (18 Männer, 2 Frauen; Durchschnittsalter 32 Jahre) mit frischer ASR funktionell konservativ behandelt. 17 Patienten erreichten nach durchschnittlich 6,5 Wochen wieder Arbeitsfähigkeit, begannen nach 4 bis 6 Monaten mit Sport und konnten zum Nachuntersuchungstermin (6 Mon. n. Ruptur) sicher auf den Zehenspitzen stehen. In 3 Fällen kam es zwischen der 4. und 8. Behandlungswoche zu einer Reruptur infolge mangelnder Kompliance (2mal) sowie nach einem Sturz mit den Gehstützen. Im Anschluß an die Operation erfolgte in diesem Fall eine funktionelle Nachbehandlung.

Diskussion

Die funktionell konservative Behandlung der frischen Achillessehnenruptur führt bei geringer Rupturdiastase zur Ausheilung. Durch eine strikte Immobilisierung im Gipsverband werden keine besseren Ergebnisse erzielt. Die Indikation zu einem funktionell konservativen Vorgehen ist streng zu stellen. Bei einer größeren Rupturdiastase und beim Leistungssportler empfehlen wir die primäre Operation sowie funktionelle Nachbehandlung. Rerupturen sind vermeidbar, ihre Inzidenz kann durch Selektion und Aufklärung der Patienten reduziert werden. Vorteilhaft ist die frühzeitige Mobilisierung, die ambulante Behandlung und der hohe Patientenkomfort.

Konzepte der nicht invasiven apparativen Diagnostik in der Unfallchirurgie – Teil 1

Vorsitz: K. J. Wolf, Berlin; H.-J. Refior, München; M. L. Nerlich, Regensburg

Das Management nicht invasiver Diagnostik bei Unfallverletzungen – ein interdisziplinärer Dialog aus unfallchirurgischer Sicht

D. Havemann

Unfallchirurgie, Chirurgische Universitätsklinik, Arnold-Heller-Straße 7, D-24105 Kiel, Bundesrepublik Deutschland

1 Prolog

Der Begriff „Management" scheint im deutschen Sprachgebrauch in der Medizin vorzugsweise dann verwendet zu werden, wenn heterogene Strukturen und autonome Funktionen sinnvoll, d.h. prioritäten- und informationsgerecht kombiniert und zusammengefügt werden müssen, um verknüpft miteinander methodisch und technisch optimale Effekte zu erzielen. Management wird so das Mittel der Überwindung der Dissoziation der Experten bei fortschreitender Spezialisierung durch Organisation der Leistung. Das bedeutet hier aus unfallchirurgischer Sicht die schnelle und kritisch geprüfte Verbindung des klinischen Befundes mit den Methoden, die eine bildgebende Darstellung zur exakten Objektivierung und Dokumentation des Unfallfolgezustandes ermöglichen.

So wenig mißverständlich und inzwischen notwendig die Zielsetzung auch ist, umso schwieriger ist die Erfüllung von Voraussetzungen, die zum Funktionieren des Managements gegeben sein müssen. Problemkomplexe der interdisziplinären Kooperation, die das Fundament fast aller Managementkonzepte in der Medizin ist, sind vielfach unklare Bedingungen im Verhältnis der Beteiligung der verschiedenen Partner. Neben den Kosten sind es verwaltungs-, versicherungs- und haftpflichtrechtliche Probleme, die es bis heute nicht erlauben, ein verbindliches Konzept für die Klinika vorzustellen, in denen die radiologischen Einrichtungen entsprechend den Empfehlungen des Wissenschaftsrates aufgegliedert und selbständige röntgendiagnostische Kliniken wurden bzw. werden.

Die damit bewirkte Übertragung der unfallchirurgischen Röntgendiagnostik muß als problematisch und bedenklich angesehen werden. Wie kann der Unfallchirurg seiner Zuständigkeit in der Tätigkeit als Durchgangsarzt genügen, wenn die Röntgendia-

Hefte zu der Unfallchirurg, Heft 232
K. E. Rehm (Hrsg.)

gnostik nicht Bestandteil seines Auftrages ist, die Behandlung mit allen geeigneten Mitteln durchzuführen? Wie kann er die Interessen der Patienten sichern und schützen, wenn der gemeinsame Arbeitsplatz, die apparative Ausstattung, die Zuverlässigkeit, Sicherheit und Schnelligkeit der Information nicht gewährleistet sind? Das Kolloquium und die einvernehmliche Einigung über die sich aus der geänderten Form der Zusammenarbeit ergebenden materiellen Konsequenzen sind weitere Voraussetzungen für eine effektive Leistung, die die Übernahme der Verantwortung für den erhobenen Befund einschließt.

2 Methoden nicht invasiver Diagnostik, unfallchirurgische Aspekte

2.1 Konventionelle Röntgendiagnostik

Es ist davon auszugehen, daß in unfallchirurgischen und chirurgischen Kliniken durchschnittlich pro Patient vier Röntgenuntersuchungen vorgenommen werden, die sich auf die klinischen Prüfbereiche der Primär- und Sekundärdiagnostik, Verlaufskontrolle und Begutachtung beziehen (Winkler 1991).

Obwohl die gültige Röntgenverordnung von 1988 eine strenge indikative Entscheidung unter Abwägung von Nutzen und Risiko für die Anfertigung jeder Röntgenaufnahme verlangt, zeigt die kritische Analyse des täglichen Anfalles von Röntgenaufnahmen im Routinebetrieb, daß häufig die Indikation für die Aufnahmen unsicher war, oder die Röntgenuntersuchung der Dokumentation aus mediko-legalen Gründen diente. Die konventionelle Röntgenuntersuchung ist in der Tat ein diagnostisches Instrument höchster Zuverlässigkeit. Für Sensibilität, Spezifität und Treffsicherheit werden Quoten zwischen 96,9 und 100% erreicht (Winkler 1991). Nur geschätzt werden kann der diagnostische Nutzen – im allgemeinen zwischen 20–70% – und der Einfluß auf die Therapiewahl – zwischen 10–40% – als Kenngrößen der Nützlichkeit (Stender 1992).

Träfe es zu, daß bei strenger Indikation die Zahl der Röntgenuntersuchungen um 20–30% gesenkt werden könne, so betrifft das besonders die aus verständlichen „defensiv-medizinischen" Gründen angeordneten und durchgeführten Röntgenuntersuchungen. Eine *nicht* vorgenommene Röntgenuntersuchung aber fordert eine ausführliche Dokumentation des klinischen Befundes *mit* Vermerk von *Normal- und Negativbefunden*, um dem etwaigen Vorwurf mangelnder Sorgfalt zu entgehen .

Besonders kritisch muß die Indikation zur konventionellen Röntgendiagnostik beim kindlichen Schädelhirntrauma gestellt werden. Hier beträgt nach übereinstimmender Meinung in der Literatur der Anteil der allein aus forensischen Gründen gefertigten Aufnahmen ca. 40%. Positive Befunde wurden jedoch nur in 1,4–9% der Fälle erhoben (Windolf 1990).

Zur Frage der Fertigung von Röntgenaufnahmen bei Verdacht auf Fremdkörperinkorporation sollte nach Art des vermuteten Fremdkörpers die Untersuchung ausgewählt werden (Russell et al. 1992).

Bei der radiologischen Diagnostik der Verletzungen an der Wirbelsäule sind drei Standardaufnahmen (ap., seitlich und Dens) als Screening empfehlenswert (Schweig hofer 1992).

Eine Indikation für die Anfertigung von Weichteilaufnahmen besteht nicht bei Sehnen- und Kapselbandverletzungen. Hier geben die sonographische und klinische Untersuchung und gehaltene Aufnahmen diagnostische Sicherheit.

2.2 Computertomographie

Das große Auflösungsvermögen der Computertomographie ermöglicht eine hohe Treffsicherheit für die Ausdehnung und Lokalisation posttraumatischer Veränderungen im Körperquerschnitt. Nachteilig ist, daß durch konventionelle Diagnostik die zu untersuchende Region festgelegt werden sollte. Materielle, physische und psychische Belastung des Patienten sind in Beziehung zu setzen zum erwarteten Ergebnis im Hinblick auf die therapeutischen Konsequenzen.

Die Indikation zur CT-Untersuchung ist nur nach Absprache mit dem Röntgendiagnostiker zu stellen und ergibt sich in der Notfalldiagnostik vor allem beim Schädelhirntrauma, in der ergänzenden Diagnostik bei der Wirbelfraktur, in der Einschätzung und Begutachtung posttraumatischer postoperativer Folgen und als Mittel wissenschaftlicher Untersuchungen.

Das CT, in der Notfalldiagnostik eingesetzt, erfordert die Universalität des Geräteeinsatzes an allen Körperregionen, die räumliche Nähe des Gerätes zu den Versorgungseinrichtungen, die Verfügbarkeit ohne zeitliche Beschränkungen („rund um die Uhr") und die Möglichkeit der Überwachung der Vitalfunktionen während der Untersuchung.

Entscheidendes Indikationskriterium für den Einsatz der CT beim *Schädelverletzten* ist der klinische Befund. Bei *Wirbelsäulenverletzungen* ist die computertomographische Untersuchung nicht in jedem Fall erforderlich, da mit konventioneller Technik Frakturen mit großer Treffsicherheit gefunden werden. Die Entscheidung wird erleichtert durch die Anwendung eines Algorithmus (s. Abb. 1).

Bei *Thoraxverletzungen* wird die Computertomographie chirurgischerseits als Ergänzungsuntersuchung angeordnet und ist hinsichtlich ihrer Anwendbarkeit hinter die schnellere und aussagefähigere konventionelle Technik einzuordnen, wie auch bei *Abdominalverletzungen* die Computertomographie nicht als Routineverfahren einge-

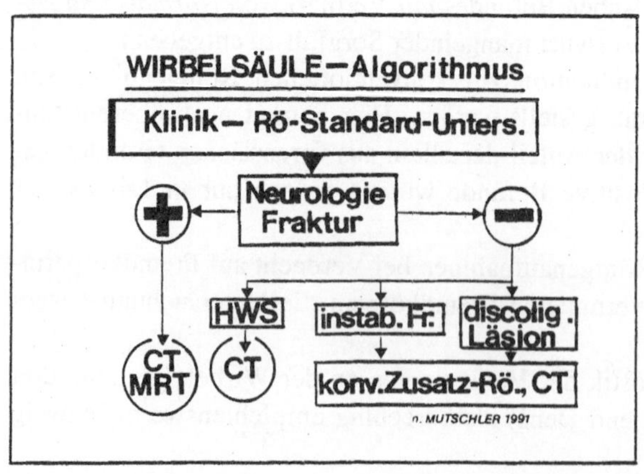

Abb. 1. Algorithmus zum Einsatz röntgendiagnostischer Maßnahmen bei Wirbelsäulenverletzungen. (Nach Mutschler 1991)

setzt wird, obwohl die Sensitivität und Spezifität mit 92–100% bzw. 94–99% hoch sind.

Die Computertomographie erreicht, abgesehen von dem Einsatz beim Schädel-Hirn-Trauma, ihre größte Bedeutung in der ergänzenden *Feindiagnostik bei Verletzungen des Stütz- und Bewegungssystems.* Bei der präoperativen Planung und postoperativen Kontrolle kann auf die CT zugleich mit der phantastischen 3D-Visualisation bei Becken-, Azetabulum- und Kalkaneus-Frakturen nicht verzichtet werden. Der Modellbau von Knochen oder Tumoren durch CT-Daten gesteuertes Werkzeug erlaubt eine naturgetreue präoperative Simulation von Operationsbedingungen.

2.3 Magnetresonanz-Tomographie

Im Gegensatz zu den Möglichkeiten des konventionellen Röntgens und der Computertomographie kann mit der Magnetresonanz-Tomographie (MRT) eine höhere Aussagequalität über Weichteilveränderungen erreicht werden. Zudem lassen sich Strukturen in jeder beliebigen Ebene darstellen (Wallner 1991).

Das Verfahren ist in der Darstellung von Gelenken, des Rückenmarks und intrakranieller Strukturen anderen Verfahren überlegen. Beim schwerverletzten Patienten gibt es nur bei neurologischen Ausfällen in Verbindung mit negativem oder zweifelhaftem Befund aus konventionellem Röntgen oder CT eine Notfallindikation zur Untersuchung unter erschwerten Anästhesiebedingungen, wenn davon therapeutische Konsequenzen abhängen. Die Vorteile der MRT-Untersuchung sind die hohe Weichteildifferenzierung, die multiplanare Abbildungsmöglichkeit und die fehlende Strahlenbelastung.

Dem stehen gegenüber hohe Kosten, mangelnde Verfügbarkeit, längerdauernde Untersuchungszeiten und erschwerte Patientenüberwachung (Wallner 1991). So besteht nur selten die Indikation zum primären Einsatz der MRT beim Verdacht auf *Blutung und/oder Hirngewebsverletzung*

An der *Wirbelsäule* ist mit MRT eine differenzierte, gradierte Schädigungsdiagnostik des Rückenmarks möglich. Daher besteht bei *spinalem Trauma* eine Indikation zur primären MRT.

Am *Schultergelenk* läßt sich dank multiplanarer Bildgebung eine Darstellung posttraumatischer und degenerativer Veränderungen mit hoher Sensitivität erzielen, während am *Hüftgelenk* der Verdacht auf eine Hüftkopfnekrose oder entzündliche Veränderungen die Anwendung bedingen.

Am *Kniegelenk* kann die MRT bei hoher Sensitivität bei Verletzungen der Menisken, Kreuz- und Kollateralbänder und osteochondraler Strukturen eingesetzt werden.

2.4 Sonographie

Erst mit der Verbesserung der Technik der 1967 eingeführten Ultraschalldiagnostik konnten deren Vorteile, nämlich die fehlende Invasivität, Mobilität und Kostenersparnis ausgenutzt werden. Bis heute stehen der breiten Einführung der Sonographie jedoch die nicht befriedigend gelösten Probleme der Befundinterpretation und Dokumentation, optische Täuschungen, Artefakte und apparative Schwächen der Geräteeinstellung und Schallkopfwahl entgegen.

Die Sonographie hat sich beim *stumpfen Bauchtrauma* mit steigender Zuverlässigkeit als Untersuchungsmethode der ersten Wahl zum Ausschluß intra- und retroperitonealer Blutungen erwiesen (Ackermann 1991). Sie ist kein Mittel der Frakturdiagnostik, läßt sich jedoch als Kontrollmethode der Frakturheilung besonders bei kindlichen Frakturen durch den Nachweis von Kallusbildungen einsetzen. Die Domäne der Sonographie stellt bis heute die Darstellung von Veränderungen im Weichteilmantel dar.

3 Zusammenfassung

Spezialisierung in der Medizin verlangt zur Sicherstellung und Optimierung von Diagnostik und Therapie interdisziplinäre Kooperation. Management bedeutet die flexibel in Abhängigkeit von den klinischen Bedingungen vorzunehmende Ordnung von Prioritäten, Zuständigkeiten und Informationswegen. Sie basiert auf der Anerkennung der fachlichen Kompetenz und der Wirksamkeit des Vertrauensgrundsatzes in die sachlich begründete Entscheidung.

Die konventionelle Röntgendiagnostik, angewendet nach klinischer Untersuchung, stellt das zentrale Verfahren nichtinvasiver Techniken dar, CT und MRT sind in geeigneten Fällen essentielle oder ergänzende Untersuchungen, die mit klarer Indikationsstellung versehen, hohe Aussagequalität vermitteln. Die Sonographie hat einen hohen Stand als diagnostisches Mittel bei der intraabdominellen Blutung und bei der Differenzierung von Weichteilmantelveränderungen erreicht .

Literatur

Ackermann (1991) Die Verantwortung des Unfallchirurgen beim Einsatz bildgebender diagnostischer Verfahren am Beispiel des Einsatzes von Sonographie. Schriftenreihe Unfallmed. Tagungen Landesverband gewerbl. Berufsgenossenschaften 78:179–190

Mutschler W (1991) Die Verantwortung der Unfallchirurgen beim Einsatz bildgebender Verfahren am Beispiel des Einsatzes von Computertomographie. Schriftenreihe Unfallmed. Tagungen Landesverband gewerbl. Berufsgenossenschaften 78:145–158, 131–144

Probst J (1991) Grenzen der ärztlichen Zuständigkeit, Überweisung und Rücküberweisung von Patienten, Zusammenarbeit mit niedergelassenen D- und H-Ärzten. Bericht Unfallmed. Tagung Landesverband Rheinland und Westfalen 16./17. 3. 91, Düsseldorf 73–806

Rehn J, Harrfeldt HP (1980) Behandlungsfehler und Haftpflichtschaden in der Unfallchirurgie. Hefte Unfallheilkd 146

Russel RC, Williansen DA, Sullivani JW, Suchy W (1991) Detection of foreign bodies in the hand. J Hand Surg 16A:2–11

Schmidt T (1992) Bemerkungen zum Nutzen und Risiko röntgendiagnostischer Verfahren. Mitteilungen aus d. AWMF 2:17–22

Schweighofer F, Grechenig W, Passler JM, Ranner G, Wildburger R (1992) Radiologische Diagnostik der Halswirbelsäulenverletzungen. Unfallchirurg 95:288–291

Stender H-S (1992) Nutzen und Risiko bei Untersuchungen mit Röntgenstrahlen. Mitteilungen aus d. AWMF 2:12–16

Wallner B (1991) Die Verantwortung des Unfallchirurgen beim Einsatz bildgebender Verfahren am Beispiel des Einsatzes von Magnetresonanztomographie. Schriftenreihe Unfallmed. Tagungen Landesverband gewerbl. Berufsgenossenschaften 78:159–171

Windolf J, Inglis R, Pannike A (1990) Zur Indikation der ambulanten Röntgenuntersuchung des Schädels am Unfalltag. (Multizenterstudie) Hefte Unfallheilkd 220:147–148

Winkler H (1991) Die Verantwortung des Unfallchirurgen beim Einsatz bildgebender diagnostischer Verfahren am Beispiel des Einsatzes von konventionellem Röntgen. Schriftenreihe Unfallmed. Tagungen Landesverband gewerbl. Berufsgenossenschaften 78:131–144

Das Management nicht invasiver Diagnostik bei Unfallverletzungen – ein interdisziplinärer Dialog: Radiologische Sicht

M. Heller

Radiologische Diagnostik, Christian-Albrechts Universität, Arnold-Heller-Straße 9, D-25105 Kiel, Bundesrepublik Deutschland

1 Prolog

Die radiologische Diagnostik hat in den letzten Jahren einschneidende Entwicklungen durchlaufen. Die Schnittbildverfahren *Sonographie, Computertomographie* (CT) und in jüngster Zeit *Magnet-Resonanz-Tomographie* (MRT) bedeuten eine vor 20 Jahren noch unvorstellbare Erweiterung des diagnostischen Spektrums. Damit verbunden ist eine Neuindizierung aller Untersuchungsverfahren, und zwar nicht nur der radiologischen.

Die Entwicklung des Faches Radiologie bedeutet eine zunehmende Spezialisierung. Eine Teilgebietsradiologie ist nicht sinnvoll und möglich, da sie allenfalls Teilmethode im bildgebenden Spektrum, bezogen auf z.B. ein Organsystem, sein kann. Nur die Kenntnis um die heute zur Verfügung stehenden Verfahren, ihre technischen Grundlagen, ihre Aussagekraft und ihre Fehlermöglichkeiten gestatten die richtige Indikationsstellung, die richtige Interpretation und angemessene Wertung sowie die adäquate Dokumentation.

So sind alle Disziplinen, einschließlich der klinischen diagnostischen Radiologie aufgerufen, gemeinsam Strategien zu entwickeln, welche eine bestmögliche Behandlung gewährleisten. Es können zwar Vorschläge gemacht werden, wie aus Sicht einer speziellen Fachdisziplin ein Patient und seine Verletzungsfolgen strategisch günstig zu explorieren und zu therapieren sind, dabei sind jedoch eine Vielzahl von Variablen zu berücksichtigen. Diese Variablen sind der Patient, der erstbehandelnde Arzt – er indiziert das diagnostische und das therapeutische Prozedere –, der diagnostizierende Arzt, sein Wissen und seine apparative Ausstattung und deren Verfügbarkeit, der Transfer der Diagnosen zu dem endgültig Behandelnden und schließlich dessen Er-

Hefte zu der Unfallchirurg, Heft 232
K. E. Rehm (Hrsg.)

folg. Diese vereinfacht dargestellte Kette von Abläufen und Personen beinhaltet weiterhin eine Vielzahl absoluter und relativer Variablen.

Der in die Traumatologie involvierte Radiologe muß die Bedeutung der ihm zur Verfügung stehenden Methoden für die Traumatologie richtig einschätzen, und er muß seinen medizinischen Partnern die Ergebnisse seiner Diagnostik vermitteln können. Die Vermittlung der Untersuchungsergebnisse ist wesentlicher Bestandteil der Kooperation in einer Klinik. Vielerlei Medien sind vorstellbar, beginnend beim Röntgenfilm und dem Schaukasten, endend bei der elektronischen Übertragung über Glasfasernetze auf „intelligente Terminals", also Bildmonitore, an denen dann idealerweise noch Manipulationen des Bildes, der Patienteninformation ohne Zeitverlust möglich werden. Diese Bildmanipulationen, seien es Vergrößerungen, Messungen, die Betonung bestimmter Strukturen, Subtraktion oder zwei- oder dreidimensionale Rekonstruktionen sind Entwicklungen, die ohne den Fachverstand des Radiologen nicht vorangetrieben worden waren. Diese Manipulationen versetzen den diagnostizierenden Radiologen in die Lage, aus Untersuchungen Informationen zu produzieren, welche dem Therapierenden Optimierungen und auch Weiterentwicklungen seiner Therapieverfahren erlauben.

Nicht invasiv, bezogen auf ein diagnostisches Verfahren, bedeutet strenggenommen, daß bei einer Untersuchung die Integrität des Körpers nicht verletzt wird. Diese Voraussetzung ist bei kaum einem Untersuchungverfahren in diesem strengen Sinne erfüllt. Die Exposition des Körpers mit Röntgenstrahlen, Magnetfeldern und Hochfrequenzimpulsen, vielleicht auch mit Schallwellen und die intravenöse Applikation von Kontrastmitteln haben eine biologische Wirkung und sind damit als invasiv zu bezeichnen. Die gängige Interpretation des Begriffes invasiv bezieht sich allerdings auf Untersuchungen wie die Angiographie, Arthrographie, Myelographie oder diagnostische Punktionen, da hier die Verletzung des Körpers augenscheinlich ist. Nach dieser gültigen Auslegung sind Röntgenaufnahmen, sonographische Untersuchungen, die Computertomographie und die Magnetresonanztomographie dann nicht invasive Verfahren.

2 Methoden nicht invasiver Diagnostik, Radiologische Aspekte

2.1 Projektionsradiographie

Ganz außer Frage steht trotz aller neuer Geräteentwicklungen die *konventionelle Röntgendiagnostik,* sprich die Projektionsradiographie mit herkömmlichen Filmfoliensystemen ganz im Vordergrund der traumatologischen Diagnostik, dies wegen der ubiquitären Verfügbarkeit von Röntgenaufnahmegeräten, der Schnelligkeit der Durchführung einer Untersuchung und der Erfahrung mit dem Medium Röntgenfilm und seinem Informationsgehalt.

In jüngster Zeit wurde die Filmdiagnostik durch die *digitale Lumineszenzradiographie* (DLR) erweitert. Hier sind die herkömmlichen Filmfoliensysteme durch wiederverwendbare Speicherfolien ersetzt, deren Auslesung, und dies ist der grundlegende Unterschied zur Filmradiographie, digitale Daten produziert, welche manipulierbar werden und auf elektronischem Wege verschickbar sind. Die Detailauflösung solcher Systeme ist zwar schlechter als die eines richtig exponierten Röntgenfilmes, die digitalen Filmfoliensysteme sind jedoch wesentlich toleranter gegenüber Fehlbelichtungen, welche ohne Wiederholung der Aufnahmen korrigiert werden können. Dies ist praktizierter Strahlenschutz. Fehlerhafte Projektionen bleiben bei beiden Systemen allerdings fehlerhaft.

Für die Verlaufsdiagnostik von Frakturen, sprich für die Stellungskontrolle und wohl bei richtiger Handhabung auch für die Beurteilung der Frakturheilung sind Aufnahmen mit der digitalen Lumineszenzradiographie unter reduzierter Dosis möglich. Auch dies ist unter dem Aspekt des Strahlenschutzes relevant.

Die konventionelle Verwischungstomographie kann sowohl mittels der Film- als auch der digitalen Lumineszenzradiographie erfolgen.

Welche Vorteile sind also von der DLR zu erwarten? Vorteile diagnostischer Art dürften sich nicht ergeben, bzw. sind heute noch nicht abzusehen. Eine Reduktion der Strahlendosis ist möglich bei Verlaufsuntersuchungen und durch die Vermeidung von Wiederholungsaufnahmen. Die digital vorliegenden Bilddaten eröffnen eine Vielzahl von Bearbeitungsmöglichkeiten und den problemlosen Datentransfer, sofern entsprechende Netzwerke etc. vorhanden sind.

2.2 Computertomographie

Die *Computertomographie (CT)* ist zum wichtigsten differenzierten Diagnoseverfahren in der Traumatologie geworden. Dafür maßgeblich sind u.a. die kurzen Untersuchungszeiten zur Erhebung eines sehr komplexen Traumastatus.

Heutige Geräte liefern digitale Übersichtsradiogramme in guter, bereits diagnostischer Bildqualität und erlauben damit die exakte Definition des Untersuchungsbereiches, was sich zeitsparend auswirkt. Die Scanzeiten liegen im Bereich einer Sekunde, Körpervolumina lassen sich in wenigen Sekunden abbilden. Die Rechnerleistungen zur Bildrekonstruktion sind so, daß annähernd ein Sofort-Bild erhalten werden kann. Die zwei- oder dreidimensionale Bildrekonstruktion, z.B. bei Wirbelsäulen- oder Hüftgelenksfrakturen, erfolgt ebenfalls praktisch on-line.

Die genannten technischen Voraussetzungen und das Prinzip der Bildgebung implizieren die komplexe Verwendbarkeit der Computertomographie. Der polytraumatisierte Patient mit zu erwartenden Verletzungen des Neuro- und des Viszerokraniums, der Wirbelsäule, der Thorax- und Abdominalorgane, des Beckens und mit Einschränkungen auch der Extremitäten, läßt sich vollständig computertomographisch untersuchen. Der Informationsgehalt dieser Aufnahmen geht über den der herkömmlichen Filmradiographie deutlich hinaus. Relevante diagnostische Fragen, die beim Unfallpatienten in der Akutphase nicht gelöst werden können, sind mit keinem anderen bildgebenden Verfahren zu beantworten – Ausnahme sind Verletzungen des Spinalmarks (s. MRT). Die Ergebnisse der CT-Untersuchung sind neben der klinischen Situation wegweisend für die Therapie. So ist die Computertomographie, bezogen auf das Skelettsystem, Methode der ersten Wahl bei Verletzungen der Wirbelsäule und des Beckens (hinterer Beckenring, Hüftgelenk). Vertretbare Indikationen sind Frakturen der Schulter (Glenoid), des Kniegelenkes (Tibiakopf) und des Sprunggelenkes (Kalkaneus). Mancherorts werden chirurgische Eingriffe im Bereich der Handwurzel nicht vorgenommen, wenn nicht zuvor eine computertomographische Darstellung des Situs erfolgt ist.

Verletzungen der Mediastinalorgane, hier ist insbesondere die Aorta zu nennen, der Lunge und der parenchymatösen Oberbauchorgane unter Einschluß des Retroperitonealraumes sind Domäne der Computertomographie.

2.3 Magnet-Resonanz-Tomographie

Trotz verbesserten Auflösungsvermögens und der Einführung schneller Aufnahmesequenzen spielt spielt die *Magnet-Resonanz-Tomographie* (MRT) beim akuten Trauma keine wesentliche Rolle.

Die eingeschränkte Anwendbarkeit hat Ursachen in:

1. hohen, somit nicht metall- und elektronikneutralen Magnetfeldern
2. sehr tiefen, die Patienten aufnehmenden Bohrlöchern und daher eingeschränktem Zugang zu dem Patienten mit relativ erschwerter Überwachung des Vitalzustandes
3. der nicht universellen Anwendbarkeit für alle Traumafolgen
4. der meist fehlenden räumlichen Nähe zu den Unfallzentren aufgrund baulicher Erfordernisse sowie
5. der noch fehlenden permanenten Verfügbarkeit von Fachpersonal zur Untersuchung und diagnostischen Auswertung.

Abgesehen von diesen scheinbaren Nachteilen, die für Notfallsituationen zutreffen, besteht eine Reihe von Indikationen, Traumafolgen mit der MRT diagnostisch abzuklären. Dabei sind vor allem zwei Möglichkeiten der MRT ausschlaggebend für die diagnostische Überlegenheit gegenüber den bekannten bildgebenden Verfahren, wie der CT, der konventionellen Röntgendiagnostik, der Arthro- oder Myelographie: – der hohe Gewebekontrast des MR-Bildes und die daraus resultierende hohe diagnostische Empfindlichkeit und Differenzierbarkeit pathologischer Prozesse, – die beliebig wählbaren Bildebenen, die den zu untersuchenden Körperregionen und Fragestellungen angepaßt werden können.

Die Indikation zur Magnet-Resonanz-Tomographie in der Traumatologie ergibt sich aus bisher unbefriedigend mit den o.g. Verfahren beantwortbaren Fragestellungen nach Verletzungsfolgen oder aus der höheren diagnostischen Empfindlichkeit der Methode.

Für die Traumadiagnostik kann heute gelten, daß Verletzungen des Rückenmarks, computertomographisch nicht nachweisbare, vermutete nicht hämorrhagische zerebrale Traumata insbesondere des Hirnstamms und der hinteren Schädelgrube und traumatische Aortenaneurysmen Indikationen zur MRT sind. Komplexe Gelenkverletzungen, Rupturen der Kreuzbänder, Meniskuseinrisse und suspekte intraspongiöse und Streßfrakturen, sowie posttraumatische Knochennekrosen können Indikationen zur Magnet-Resonanz-Tomographie sein.

Medizinische Metallimplantate stellen mit wenigen Ausnahmen (Herzschrittmacher, stark eisenhaltige und damit ferromagnetisch wirksame Legierungen) keine Kontraindikation zur MRT dar.

Eine endgültige Wertung der MRT für die Traumadiagnostik ist zum heutigen Zeitpunkt nicht möglich. Dabei besteht allerdings keinerlei Zweifel an der großen diagnostischen Potentialen der MRT.

2.4 Sonographie

In der Hand des geübten Untersuchers ist die Sonographie ein wichtiges und aussagekräftiges Diagnoseverfahren.

Bei polytraumatisierten Patienten wird sie im Rahmen der Primärdiagnostik bereits während der Sicherung der Vitalfunktionen zum Screening vermuteter abdomineller und mit Einschränkungen auch retroperitonealer Traumen eingesetzt. Gelingt sonographisch eine zweifelsfreie Diagnose, z.B. einer Milzläsion, so ist kein weiteres diagnostisches Verfahren erforderlich. Fragliche sonographische Ergebnisse bedürfen der computertomographischen Sicherung.

Zunehmende Bedeutung hat die Sonographie zur Diagnostik ligamentärer und artikulärer Verletzungen gewonnen. Die Diagnostik knöcherner Verletzungen bleibt dabei jedoch unbefriedigend.

Die Qualität der sonographischen Untersuchungen ist eng gekoppelt an den Untersucher. So scheint es wenig sinnvoll, jemanden eine Untersuchung durchführen zu lassen, der gelegentlich sonographiert und dann nur bestimmte Körperregionen untersucht. Dies wurde eine Limitierung der Methode bedeuten. Auch ist die aussagekräftigste Untersuchung von dem zu erwarten, der sich in allen bildgebenden Verfahren auskennt.

3 Zusammenfassung

Der diagnostische Radiologe begreift sich als interdisziplinär engagierter und damit dialogfähiger Arzt. Seine Kompetenz erwächst aus der Erfahrung in der Anwendung aller bildgebenden Verfahren bei den Krankheiten, deren Pathomorphologie mit bildgebenden Methoden erfaßt werden kann, der Kenntnis um die Aussagekraft einer Methode, ihre immanenten Artefakte und aus dem Wissen um morphologische Varianten, welche pathologische Prozesse vortäuschen können. Die radiologisch untersuchten Krankheiten entstammen dem Spektrum aller Fachdisziplinen.

In der Traumatologie, wie in anderen Spezialfächern, hat der Radiologe für die Anwendung des adäquaten Untersuchungsverfahrens zu sorgen, wobei adäquat praktikabel und aussagekräftig bedeutet. In einem zweiten Schritt ist er verantwortlich für die Interpretation der Untersuchung und die unverzügliche Kommunikation mit demjenigen, der für die Behandlung des Patienten verantwortlich ist. Dies setzt ein den örtlichen Gegebenheiten angepaßtes effizientes Management ohne Leerlauf, Kompetenzstreitigkeiten und Besserwissereien voraus.

Literatur

Daffner RH (1988) Imaging of vertebral trauma. Aspen, Rockville, Maryland
Errico TJ, Bauer RD, Waugh T (1991) Spinal trauma. Lippincott, Philadelphia
Heller M, Jend H-H (1984) Computertomographie in der Traumatologie. Thieme, Stuttgart
Thielen M, Ritter G, Bucheler E (1992) Röntgendiagnostik der Verletzungen von Knochen und Gelenken. Thieme, Stuttgart
Toombs BD, Sandler CM (eds) (1987) Computed tomography in trauma. Saunders, Philadelphia
Rogers LF (1992) Radiology of skeletal trauma, 2nd edn. Churchill Livingstone, New York
Rockwood CA, Green DP (1984) Fractures in adults and children, 2nd edn. Lippincott, Philadelphia

Diagnostik posttraumatischer Knorpelschaden am ISG durch Kernspintomographie (MRI)

A. Meißner[1], M. Bollow[2], C. Hoffmann[2] und B. Hamm[2]

[1] Abteilung für Unfall- und Wiederherstellungschirurgie, [2] Abteilung für Röntgendiagnostik und Nuklearmedizin, Universitätsklinikum Steglitz der FU Berlin, Hindenburgdamm 30, D-12203 Berlin, Bundesrepublik Deutschland

Untersucht wurden Aussagefähigkeit über posttraumatische ISG-Spätbefunde nach instabilen Beckenfrakturen von Röntgen, CT und MRI.

Patienten und Methodik: Insgesamt 21 Patienten nach Beckenfrakturen (Typ C) wurden durch Röntgen, CT MRI (Siemens Magneton 1,5T) untersucht.

Ergebnisse

Röntgen der ISG: Darstellbar sind besonders knöcherne Strukturen in Projektion als Übersichtsbild. Bei der unregelmäßigen Oberfläche des ISG und seinem Verlauf ist dieses Gelenk im ap-Bild immer überlagert abgebildet (mediodorsales Ilium über alarem Sakrum). Diese Screeninguntersuchung manifestiert damit nur ausgeprägte degenerative Veränderungen: subchondrale Sklerosierungen, Randkantenexophyten, grobe Gelenkflächeninkongruenzen und Gelenkspaltunregelmäßigkeiten. Beschwerden wiesen deutlich mehr Patienten auf als beschriebene Röntgenveränderungen.

CT der ISG: Im CT sind knöcherne Strukturen im Gegensatz zu Knorpel und Bändern direkt darstellbar. Viel Metall in oder am ISG bewirkt Artefakte, die durch rechnerische Artefaktunterdrückung zu reduzieren sind. Axiale Bilder erlauben eine überlagerungsfreie Darstellung des gesamten ventrodorsalen ISG-Verlaufes in der jeweiligen Schicht (Forrester 1990). An posttraumatischen Veränderungen können

Hefte zu der Unfallchirurg, Heft 232
K. E. Rehm (Hrsg.)

analysiert werden: Inkongruenz der Gelenkflächen, subchondrale Sklerosierungen, Randkantenexophyten, Gelenkspaltunregelmäßigkeiten im Detail aber auch (Teil-) Ankylosen. Die meisten Patienten mit ISG-Beschwerden wiesen auch CT-Befunde auf, jedoch ergab sich keine statistisch signifikante Korrelation bei den ohnehin schwer quantifizierbaren Merkmalen.

MRI der ISG: Durch MRI sind in beliebigen Schichtebenen kompakter Knochen nur negativ, hingegen Bänder und Nerven sowie Knorpel (bes. im T2-gewichteten Bild) und Knochenmark (bes. im Tl-gewichteten Bild) direkt darstellbar (Friedburg 1987). Bereits geringe Mengen ferromagnetischen Metalls – anders als Titanimplantate – schränken die Auswertbarkeit entscheidend ein. Analysiert werden können: Form, Weite, Kongruenz und Verlauf der ISG-Fuge inklusive Signalintensitätsmessung in der ROI. Synoviales (Knorpel) und fibrogenes (Bänder) Kompartiment im ISG sind eindeutig zu differenzieren! Die Patienten mit Beschwerden im ISG wiesen überwiegend, aber statistisch nicht signifikant MRI-Befunde auf.

Schlußfolgerung

Im MRI sind Knorpel und Bänder des ISG differenziert darstellbar, Hydroxylapatit-Knochenmatrix jedoch nur negativ. Im Spätstadium der degenerativen Veränderungen ergeben sich keine Vorteile in der Aussage gegenüber CT-Bildern. Jedoch im Frühstadium kann durch Vergleich der Signalintensität im direkt darstellbaren ISG-Knorpel beginnende Degeneration im MRI früher als im CT manifestiert werden. Inkongruenz der Gelenkflächen, subchondrale Sklerosierungen, Randkantenexophyten, Gelenkspaltunregelmäßigkeiten und (Teil-) Ankylosen können mit dem CT besser dargestellt werden. Die MRI ist gegenüber ferromagnetischen Implantaten wesentlich störungsempfindlicher als das CT, lediglich Titanimplantate erlauben artefaktlose Untersuchungsergebnisse.

Literatur

Forrester DM(1990) Imaging of the Sacroiliac Joints. Radiol Clin North Am 28:055

Friedburg H, Meske S, Hennig J, Billmann P, Peter HH, Wenz W(1987) Die Kernspintomographie des Sakroiliakalgelenkes. Radiologe 27:30

Farbcodierte Duplexsonographie in der Hüftchirurgie als nichtinvasive Screening-Methode zur Thromboseerkennung

K. Wenda, K. Gupta, U. Jaeger und G.Ritter

Klinik für Unfallchirurgie, Universitätsklinikum, Langenbeckstraße 1, D-55131 Mainz, Bundesrepublik Deutschland

Mit der Farbdopplersonographie steht erstmals ein nichtinvasives Verfahren zur Verfügung, mit dem Thrombosen in dem Oberschenkel sicher nachgewiesen werden können. Der Vorteil der Farbdopplersonographie gegenüber herkömmlichen bildgebenden Verfahren besteht darin, daß strömendes Blut je nach Flußrichtung blau bzw. rot zur Darstellung kommt. Damit sind Venen und Arterien vom Knie bis in die Bekkenetage problemlos zu erkennen. Kriterien der Thrombose sind intraluminäre Farbaussparungen, fehlende Kompressibilität dieser Aussparungen und fehlende Erhöhung des venösen Strömungsflußes bei Kompression der Wade. In ersten vergleichenden Studien erreicht die nichtinvasive Farbdopplersonographie die Sensitivität der Phlebographie. Untersucht wurden 102 Patienten 10 Tage nach der Implantation einer Hüftendoprothese und 57 thrombosegefährdete Risikopatienten. Von den 102 Patienten, denen eine Hüftprothese implantiert wurde, zeigten vier eine Oberschenkelvenenthrombose, die phlebographisch bestätigt wurde. Diese Rate von 4% liegt niedriger als die Inzidenz in der Oberschenkeletage in allen uns bekannten Studien. Wir führen dies auf eine Operationstechnik zurück, die Knochenmarkeinschwemmungen durch operationstechnische Maßnahmen weitestgehend vermeidet. 57 Risikopatienten mit hüftnahen Frakturen wurden ebenfalls farbdopplersonographisch untersucht. Von diesen entwickelten sechs auch phlebographisch nachgewiesene klinisch inapparente Thrombosen der Oberschenkeletage. Die frühzeitige Diagnosestellung ermöglichte eine rasche Heparintherapie im asymptomatischen Stadium mit nachfolgender Marcumarisierung. Zusammenfassend ermöglicht die farbcodierte Duplexsonographie eine Diagnosestellung im asymptomatischen Frühstadium. Die nichtinvasive Untersuchung kann zur Therapiekontrolle wiederholt werden. Die Untersuchung belegt, daß die Durchführung einer Farbdopplersonographie bei gefährdeten Patienten nach Hüft- und Beckenoperationen bzw. Beckenfrakturen eine geeignte Screening-Untersuchung ist, die die Erkennung der klinisch relevanten Thrombosen in der Oberschenkel- und Beckenetage erlaubt und somit eine aussichtsreiche Therapie im meist asymptomatischen Frühstadium ermöglicht. Die Geräte zur Durchführung der farbcodierten Duplexsonographie stehen inzwischen zur Gefäßdiagnostik insbesondere im Bereich der Karotis in allen Zentren zur Verfügung. Das Thrombosescreening kann für alle Risikopatienten und nach Hüftoperationen uneingeschränkt empfohlen werden.

Hefte zu der Unfallchirurg, Heft 232
K. E. Rehm (Hrsg.)

Messung der Erregbarkeit der Quadrizepsmuskulatur nach Ruptur des vorderen Kreuzbandes

Th. Wißmeyer, P.-J. Hülser, Th. Kutter und L. Kinzl

Abt. Unfallchirurgie Universitätsklinikum Ulm Safranberg, Steinhövelstraße 9, D-89075 Ulm, Bundesrepublik Deutschland

Bei der Behandlung von Rupturen des vorderen Kreuzbandes (ACL) steht bis heute die Wiederherstellung der mechanischen Stabilität im Vordergrund. Trotz verbesserter chirurgischer Techniken und der Vielzahl von Studien in der Rekonstruktion des rupturierten ACL sind die Langzeitergebnisse größtenteils enttäuschend. Neue Ansätze liegen in der Bewertung nicht nur der passiven sondern auch der funktionellen Stabilität des Kniegelenkes, was jedoch ausreichende Informationen über die stabilisierende Funktion der Oberschenkelmuskulatur erforderlich macht. In diesem Zusammenhang gewinnt die neurophysiologische Funktion von Mechanorezeptoren im ACL, was Bewegungskontrolle, Diagnose und Therapieerfolg beim ACL-Trauma betrifft, zunehmend an Bedeutung. Seit zehn Jahren sind im ACL des Menschen Spannungsrezeptoren histologisch nachgewiesen, deren Einfluß auf das Gamma-Motoneuron/Muskelspindel-System im neuromuskulären Regelkreis seither zunehmend Bedeutung erlangt. Zur qualitativen Erfassung dieses Regelkreises wird die Erregbarkeit der Quadrizepsmuskulatur abhängig von der Spannung des vorderen Kreuzbandes gemessen.

Hierbei wird die veränderte Erregbarkeit der Quadrizepsmuskulatur abhängig vom Spannungszustand des ACL mit Hilfe des H-Reflexes gemessen, einem Meßverfahren, das seit den 50er-Jahren anerkannt und angewendet wird.

Methodik

Der spezielle neurophysiologische Meßplatz gewährleistet eine entspannte reproduzierbare Lagerung sowie einen konstanten definierten Zug am Kniegelenk. Stimulation und Ableitung erfolgten mit Oberflächen-Klebeelektroden.

Bei einer in fest definierter Position bequem sitzenden Person wird der H-Reflex durch Stimulation des Nervus femoralis mit einer Impulsbreite von 0,5 ms mittels über dem Trochanter major und dem Leistenband aufgeklebten TENS-Elektroden ausgelöst, und seine maximale Amplitude ermittelt bei Registrierung der Reizantwort über dem Musculus vastus medialis mittels Silber-Oberflächenelektroden. Dieses Vorgehen wird einmal in Ruheposition des Kniegelenkes und daraufhin unter Ausübung einer konstanten Kraft von 220 N auf die proximale Tibia in Richtung und Art einer vorderen Schublade durchgeführt. Bei intaktem ACL ist in den vorgegebenen 35°-Kniewinkel das ACL der Hauptstabilisator gegen die Ausübung einer vorderen Schublade, es kommt somit zur Anspannung des intakten ACL und damit zur Erregung der Mechanorezeptoren. Gemessen wurde die prozentuale Veränderung der maximalen H-Reflex-Amplitude bei Belastung des ACL im Vergleich zur Ruheposition.

Hefte zu der Unfallchirurg, Heft 232
K. E. Rehm (Hrsg.)

Probanden und Patienten

Es wurden auf diese Weise in der Kontrollgruppe 34 Probanden ohne klinisch-anamnestische Kniebeschwerden oder neurologische Störungen untersucht. Damit verglichen wurden die Untersuchungsergebnisse bei 26 Patienten mit einseitigen Kniebeschwerden, größtenteils mit dem dringenden Verdacht auf eine Ruptur des ACL, die zur operativen Versorgung anstanden. Es fand sich intraoperativ bei 4 Patienten ein intaktes ACL, bei 3 bestand nur eine Teilläsion. Insgesamt konnten somit 98 Kniegelenke mit intaktem vorderen Kreuzband verglichen werden mit 19 mit rupturiertem Band und 3 mit Teilläsionen.

Ergebnisse

Bei intakten Kniegelenken tendierte die maximale H-Reflex-Amplitude dazu, unter Belastung des ACL abzunehmen oder zumindest gleich zu bleiben (MW: –10,3%, SD 14,9). Bei Kniegelenken mit später operativ nachgewiesenen ACL-Rupturen hingegen stieg die Amplitude eher an (MW: +15,4%, SD 17,9).

Die einzelnen Werte der Amplitudenveränderung des H-Reflexes unter Zug am VKB unterschieden sich zwischen den beiden Gruppen signifikant (Wilcoxon-Rank-Sum-Test, $p < 0{,}05$).

Vergleicht man bei den Patienten intraindividuell dic Meßwerte von betroffenem und gesundem Bein, weist die traumatisierte Seite ganz überwiegend eine geringere Hemmung der Erregbarkeit des Vastus medialis auf ($p < 0{,}01$). Dies spricht für eine höhere Sensitivität der Methode im Seitenvergleich.

Resümee und Schlußfolgerung

1. Zug am vorderen Kreuzband führt zur Minderung der Quadrizepserregbarkeit bei intakten Mechanorezeptoren im Kreuzband. Die Quadrizepskontraktion führt physiologischerweise zur Anspannung des ACL. Es ist somit sinnvoll einen Regelkreis zu erwarten, der unter Belastung des ACL eine Herabsetzung der Erregbarkeit des Kniestreckers bewirkt.
2. Die gezeigte Methode erlaubt eine Bewertung der neurophysiologischen Funktion des intakten und rupturierten vorderen Kreuzbandes.

Verlaufsbeobachtung der Knochenbruchheilung bei Unterschenkelfrakturen mit Fraktometer und quantitativem Computertomogramm

W. Mutschler[1], M. Arand, P. Schnarkowski und L. Claes

[1] Abteilung Unfallchirurgie, Chirurgische Universitätsklinik, D-66424 Homburg/Saar, Abteilung für Unfallchirurgie, Chirurgische Universitätsklinik, Steinhövelstraße 9, D-89075 Ulm, Bundesrepublik Deutschland

Werden Unterschenkelfrakturen mit einem Fixateur externe unter Verwendung von Kohlefaserrohren versorgt, ist es möglich, sowohl mit Hilfe eines Fraktometers (Claes, 1991) die abnehmende Verformung des Fixateurs als quantitatives Maß für die zunehmende Frakturheilung zu ermitteln als auch ein artefaktfreies quantitatives CT der Frakturzone zu erstellen. Damit kann auch beim Menschen die Frakturheilung gleichzeitig mit 2 voneinander unabhängigen Methoden beobachtet werden. In eine prospektive Studie wurden von 9/1990 bis 3/1992 23 Patienten aufgenommen, die 19 komplette Unterschenkelfrakturen, 3 Tibiaschaftfrakturen und eine 2-Etagen-Tibiafraktur aufwiesen. Die 13mal in Schaftmitte und 9mal am distalen Unterschenkel gelegenen Frakturen (6 geschlossen, 17 offen) wurden in 19 Fällen mit dem ventralen Klammerfixateur, in 4 Fällen mit der V-förmigen Fixateuranordnung versorgt. Der Fixateur externe wurde so lange belassen, bis entweder die Fraktur geheilt war oder ein Verfahrenswechsel notwendig wurde. Die Fraktometermessung erfolgte 2-wöchentlich, eine Übersichtsröntgenaufnahme und ein quantitatives CT wurden in der 1., 6., 12., 18. und 24. Woche durchgeführt.

Ergebnisse

1. Von 23 Patienten waren 2 nicht vollständig auswertbar, 15 wurden mit Fixateur externe ausbehandelt, bei einem Patienten erfolgte die sekundäre Transplantation von Knochen, bei 5 Patienten war ein Verfahrenswechel auf Marknagel notwendig.
2. Die Fraktometermessung spiegelt verläßlich die Frakturheilung wieder, wenn das Ausgangssignal größer als 0,1 mm ist.
3. Eine Fraktur heilt sicher, wenn das Ausgangssignal bis zur 12. Woche auf etwa 40% absinkt. Die neugebildete Kallusfläche nimmt dann im Querschnitt auf mehr als 50% der Ausgangsfläche zu.
4. Eine sichere, aber langsamere Frakturheilung läßt sich vorhersagen, wenn das Fraktometersignal bis zur 18. Woche unter 40% fällt und die neugebildete Kallusfläche wenigstens 30% erreicht.
5. Eine unzureichende Frakturheilung ist anzunehmen, wenn das Fraktometersignal wieder ansteigt oder über 40% verharrt und die Kallusflächenzunahme 30% der Ausgangsfläche nicht überschreitet.

Hefte zu der Unfallchirurg, Heft 232
K. E. Rehm (Hrsg.)

Verbesserte sonographische Instabilitätsdiagnostik am oberen Sprunggelenk

R. Hoffmann, H. Thermann, H. Zwipp, B. Wippermann und H. Tscherne

Unfallchirurgische Klinik, Med. Hochschule Hannover, Konstanty-Gutschow-Str. 8, D-30625 Hannover, Bundesrepublik Deutschland

Die Definition von Referenzmeßpunkten zur sonographischen Dokumentation von anterolateralen Sprunggelenksinstabilitäten ist problematisch. Es wurde daher an anatomischen Präparaten eine Methode erarbeitet, die fibulare Bandinstabilität mittels einer einfachen geometrischen Hilfskonstruktion mit einem Standardgoniometer (Kreisdurchmesser 4,5 cm) auf den Videoprintouts (Vergrößerungsfaktor 1,5fach) zu dokumentieren. Hierbei wird der sonographische Talusvorschub ermittelt.

Fünfundneunzig Patienten mit frischem Supinationstrauma und klinischem Verdacht auf fibulare Bandruptur wurden in die Studie aufgenommen. Zunächst erfolgte die klinische Untersuchung durch den chirurgischen Aufnahmearzt. Die klinische Diagnose wurde vom diensthabenden Facharzt überprüft. Die unverletzten Sprunggelenke wurden in jedem Fall auch apparativ mituntersucht. Im Standardhaltegerät wurde dann unter Nervus peroneus superficialis Block mit 150 N Last für Talusvorschub (TV) belastet. Ein sonographischer Längsschnitt wurde über dem anterioren OSG-Bereich medial der M. extensor hallucis longus-Sehne mit einem 7,5 MHz-Schallkopf und einer Silikonvorlaufstrecke gelegt. Die geometrischen Hilfslinien auf den Videoprintouts (Tangente zur Tibiavorderkante, Goniometerkreis auf Taluskörperreflex zentriert, Lot von Tangente auf Kreismitte) ermöglichten die Berechnung des sonographischen TV (sTV, pathologisch > 2 mm) anhand der Distanzverminderung zwischen Tibiavorderkante und Taluskörper. Eine dynamische Untersuchung (belastet-unbelastet) schloß die sonographische Beurteilung ab. Die sonographischen Untersuchungen wurden durch drei unabhängige Untersucher vorgenommen. Anschließend wurden im selben Haltegerät Röntgenstreßaufnahmen (150 N) für Talusvorschub und Taluskippung vorgenommen (pathologisch > 5 mm/5°). Die Diagnose fibulare Bandruptur wurde gestellt bei pathologischen Werten in einem bildgebenden Meßverfahren und pathologischem Befund durch den Facharzt.

Bei 60 Patienten mit radiologischer Instabilität des verletzten OSG (Mittelwerte TV 8 ± 3 mm/TK 8 ± 5°) lag der sTV bei 5,5 ± 2,2 mm. Bei 35 Patienten mit stabilem OSG (Mittelwerte TV 3 ± 2 mm, TK 2 ± 2° lag der sTV bei 0,5 ± 1,2 mm. Diese Werte waren signifikant verschieden ($p < 0{,}001$).

Der sonographische Talusvorschub zeigte im Vergleich zum radiologischen Talusvorschub bzw. zur radiologischen Taluskippung die besten Werte bezüglich Sensitivität, Spezifität, Genauigkeit und positivem/negativem Vorhersagewert.

Die standardisierte sonographische Messung des Talusvorschubes ist leicht zu erlernen und auch vom weniger geübten Sonographeur sicher und schnell anzuwenden. Im eigenen Vorgehen hat sie die Röntgenstreßaufnahmen zur Diagnosesicherung und Dokumentation bei Verdacht auf fibulare Bandruptur abgelöst.

Hefte zu der Unfallchirurg, Heft 232
K. E. Rehm (Hrsg.)

Frühdiagnostik der tiefen Beinvenenthrombose in der Unfallchirurgie mit der B-Bild-Sonographie

S. Görtz, G. Hierholzer und C. Chylarecki

Berufsgenossenschaftliche Unfallklinik Duisburg-Buchholz, Großenbaumer Allee 250, D-47249 Duisburg, Bundesrepublik Deutschland

Auf dem Gebiet der Unfallchirurgie besteht trotz standarisierter Thromboembolieprophylaxe immer noch eine hohe Inzidenz der tiefen Beinvenenthrombose. Die klinische Diagnosestellung ist häufig schwierig, nur in etwa 10–30% finden sich klinische Symptome. Angesichts z.T. lebensbedrohlicher Folgen einer Phlebothrombose ist es notwendig, über eine einfach durchzuführende Suchmethode zu verfügen, die wenig belastend und kostengünstig ist und die relativ sichere Hinweise auf eine Thrombose liefert. Im Rahmen einer Studie untersuchten wir 108 unfallchirurgische Patienten mit dem klinischem Verdacht auf eine Phlebothrombose. Zunächst führten wir bei jedem eine sonographische Untersuchung beider Beine durch. Als Referenzmethode wurde anschließend eine aszendierende Phlebographie des betreffenden Beines durchgeführt. Die Untersuchung erfolgte nach standardisiertem Schema: In Rückenlage des Patienten in mäßiger Abduktions- und Außenrotationsstellung der Beine wurden mit dem 7,5-MHz-Linearscanner die Leitvenen beider Beine unter ständigem Seitenvergleich aufgesucht. Im Leistenbereich beginnend und nach distal fortlaufend wurden die Gefäße im Querschnitt dargestellt. In Bauchlage des Patienten wurden die Poplitealgefäße im Längsschnitt und die Unterschenkelvenen im Querschnitt zugänglich. Die Untersuchung erfolgte bei leichter Beugung des Kniegelenkes von 15–20°. Zur Untersuchung der Wadenvenen wird meist der Wechsel zum 5-MHz-Schallkopf erforderlich. Als relevantes und statistisch signifikantes Kriterium für das Vorliegen einer Thrombose gilt bei uns vor allem eine verminderte oder aufgehobene Komprimierbarkeit des venösen Gefäßes. Unter mäßigem Druck mit dem Schallkopf kollabiert eine frei durchgängige Vene vollständig. Neben der verminderten Komprimierbarkeit gelten als weitere wichtige Kriterien eine vermehrte Echogenität des Lumeninhaltes, eine Doppelung der Gefäßwand sowie eine Dilatation des Venenlumens im Vergleich zur Gegenseite. Insgesamt fanden sich bei 72% der untersuchten Personen eine tiefe Beinvenenthrombose. Bei 64 von 108 Fällen fand sich eine tiefe Beinvenenthrombose im Unterschenkelbereich. Oberschenkel- und Leistenregion waren in 48 bzw. 38 Fällen betroffen. Die Poplitealgefäße wiesen nur bei 26 Patienten eine Thrombose auf. Bei der Auswertung der Phlebogramme und der sonographischen Befunde ergab sich eine Sensitivität von 90% und eine Spezifität von 92%. Falsch negative Befunde ergaben sich ausschließlich bei isolierten Unterschenkelthrombosen, die etwa ein Drittel der Gesamtzahl der Thrombosen ausmachte. Diese Ergebnisse sind für den klinischen Alltag völlig ausreichend. Es wäre wünschenswert, wenn zukünftig routinemäßig eine sonographische Screeninguntersuchung bei Risikopatienten durchgeführt würde.

Hefte zu der Unfallchirurg, Heft 232
K. E. Rehm (Hrsg.)

Konzepte der nicht invasiven apparativen Diagnostik in der Unfallchirurgie – Teil 2

Vorsitz: M. Sarvestani, Siegen; K. Tittel, Oldenburg

Der Einfluß des Untersuchers und des Schallkopfes auf die Aussagekraft der Ultraschalluntersuchung bei Knieband- und Meniskusverletzungen

J. Stern, W. Friedl, U. Göhring und N. Runkel

Sektion Unfall- u. Wiederherstellungschirurgie, Chirurgische Universitätsklinik Heidelberg, Im Neuenheimer Feld 110, D-69120 Heidelberg, Bundesrepublik Deutschland

Die klinische Untersuchung des Kniegelenkes zeigt eine hohe Rate falsch negativer Befunde bei Bandverletzungen und eine hohe Rate falsch positiver Befunde bei der Meniskusdiagnostik. Die CT- und NMR-Untersuchung ist nicht immer verfügbar, kostenintensiv und zeigt erhebliche Interpretationsprobleme. Durch Einsatz der Ultraschalluntersuchung am Kniegelenk kann die Diagnostik nach Kniegelenkstraumata mit Band- und Meniskusverletzungen erheblich verbessert werden. Hochfrequentere Schallköpfe ermöglichen prinzipiell eine genauere Detaildarstellung. Ziel der Untersuchung war es festzustellen, in wieweit die Erfahrung des Untersuchers und die Frequenz des Ultraschallkopfes die Aussagefähigkeit der sonographischen Untersuchung beeinflussen.

Material und Methode

Von 1987–1990 wurden 558 Patienten mit Knieband- oder Meniskusverletzungen prospektiv erfaßt und sonographisch untersucht. Bei 341 dieser Patienten wurde der Befund durch Arthroskopie oder anläßlich einer nachfolgenden Arthrotomie verifiziert. Diese Patienten bilden das Kollektiv der Untersuchung. Verglichen wurden die Ergebnisse des Untersuchers A (Untersucher mit der größten Erfahrung) mit Untersucher B (zweithäufigste Zahl an Untersuchungen). Desweiteren wurden die mit dem 5 MHz-Konvexschallkopf gewonnenen Daten mit denen des 1,5 MHz-Linearschallkopfes verglichen. Ausgewertet wurden die drei am häufigsten verletzten Strukturen: LCA, LCM und Innenmeniskus.

Hefte zu der Unfallchirurg, Heft 232
K. E. Rehm (Hrsg.)

Ergebnisse

Die Sensitivität der Sonographie für die einzelnen Strukturen insgesamt betrug 78 bis 96%. Die Spezifität 81–96%. Beim Vergleich von Untersucher A mit B zeigt sich entsprechend der Erfahrung eine bessere Sensitivität (A:B = 88% zu 68%) und Spezifität (A:B 88% zu 75%) bei der Meniskusbeurteilung. Die Werte für die Erkennung von Innen- und Kreuzbandverletzungen waren für A und B gleich. Beim Einsatz des 1,5 MHz-Linearschallkopfes fand sich gegenüber dem 5 MHz-Konvexschallkopf nur eine Erhöhung der Sensitivität für die Erkennung der vorderen Kreuzbandverletzung (88% zu 71%). Dieser Unterschied var nicht nur im Vergleich des Gesamtkollektives sondern auch bei den einzelnen Untersuchern entsprechend nachweisbar.

Schlußfolgerungen

A) Bei der Beurteilung der Meniskusläsion (direkte Beurteilung veränderter Organstrukturen) ist die Erfahrung des Untersuchers entscheidend.
B) Bei der Beurteilung von Bandinstabilitäten (LCM Valgisationsstreß, LCA Lachmantest) ist der 1,5 MHz-Schallkopf besser durch exaktere Darstellung der für die Messungen wesentlichen Knochengrenzen.
C) Die Beurteilung der Innenmeniskusläsion war mit dem 1,5 MHz-Linearscanner gegenüber dem 5 MHz-Konvexkopf nicht verbessert. Hier ist eine Optimierung durch die Verwendung eines hochfrequenten Sektorscanners zu erwarten.

Sonographische Diagnostik frischer Rupturen des vorderen Kreuzbandes – eine anatomisch-experimentelle und klinische Studie

Chr. Chylarecki, G. Hierholzer und H. J. Tabertshofer

Berufsgenossenschaftliche Unfallklinik Duisburg-Buchholz, Großenbaumer Allee 250, D-47249 Duisburg, Bundesrepublik Deutschland

In einem endoskopisch-sonographischen Labor wurden zunächst an 10 frischen Leichenknien die Strukturen des Kniebinnenraumes unter arthroskopischer Sicht oder ultraschallgesteuert gekennzeichnet, das vordere Kreuzband durchtrennt und von ventral sowie dorsal sonographisch untersucht. Die anschließende Präparation erlaubte es, ein Bild der Sonoanatomie des Kniegelenkes zu erstellen.

Eine sonographische Darstellung des vorderen Kreuzbandes war in einer physiologischen Stellung des Kniegelenkes auf Grund der anatomischen Gegebenheiten nicht möglich. Die arthroskopisch gesetzten Risse konnten durch den ungünstigen

Hefte zu der Unfallchirurg, Heft 232
K. E. Rehm (Hrsg.)

Anfallswinkel selten zuverlässig und reproduzierbar erkannt werden. Der Verlauf und die Form des hinteren Kreuzbandes sowie der hinteren Gelenkkapsel ließen sich hingegen aufschlußreich abbilden.

In einer prospektiven Studie wurden 193 frischverletzte Kniegelenke vor der Arthroskopie sonographisch untersucht. Der Anteil der rupturierten vorderen Kreuzbänder lag bei 44%, die Sonographie erfolgte durchschnittlich 7 Tage nach dem Unfall. Es wurden drei sonographische Kriterien der Kreuzbandruptur untersucht und ausgewertet: das Phänomen einer echofreien Raumforderung am femoralen Ansatz des vorderen Kreuzbandes, der s-förmige Verlauf sowie die Verbreiterung des hinteren Kreuzbandes und als neues Kriterium die rückwärtige Vorwölbung der hinteren Gelenkkapsel.

Die sonographische Untersuchung bei Verdacht auf eine Läsion des vorderen Kreuzbandes wird in unserer Technik ausschließlich von dorsal durchgeführt und beinhaltet zwei Schallkopfpositionen: einen Querschnitt in Höhe der Oberschenkelrollen zur Darstellung des femoralen Ansatzes des vorderen Kreuzbandes und einen Längsschnitt in der Kniekehle zur Darstellung des hinteren Kreuzbandes sowie der hinteren Gelenkkapsel.

Als zuverlässiges sonographisches Zeichen einer Ruptur des vorderen Kreuzbandes erwies sich das Phänomen der echofreien Raumforderung am Ansatz des vorderen Kreuzbandes: die Sensitivität lag bei 91%, die Spezifität bei 78%. Die Vorwölbung der hinteren Gelenkkapsel, der s-förmige Verlauf und die Verbreiterung des hinteren Kreuzbandes stellen weitere sonographische Zeichen einer Kreuzbandruptur dar, ihre Aussagekraft ist aber unzureichend.

Anatomische Präparationen erlaubten zu behaupten, daß die beobachteten spezifischen Phänomene wie die echofreie Raumforderung in der interkondylären Grube und die Vorwölbung der Gelenkkapsel einer Einblutung aus dem gerissenen, kreuzbandversorgenden Gefäß entsprechen. Der s-förmige Verlauf und die Verbreiterung des hinteren Kreuzbandes sind auf eine spontane vordere Schublade zurückzuführen.

Die standardisierte Sonographie des Kniegelenkes nach einem Trauma ist bei Verdacht auf Kreuzbandläsion der klinischen Untersuchung überlegen.

Stellenwert der Meniskussonographie als ergänzendes Untersuchungsverfahren

J. Grifka, J. Richter, Bochum

(Manuskript nicht eingegangen)

Der Aussagewert der Kernspintomographie bei Bandverletzungen des Kniegelenkes

J. Ahlers, M. Runkel, G. Ritter und H. Schild

Klinik und Poliklinik für Unfallchirurgie, Johannes Gutenberg-Universität Mainz, Langenbeckstraße 1, D-55134 Mainz, Bundesrepublik Deutschland

Die Kernspintomographie (MRT) ist seit Anfang der 80er Jahre in der Kniediagnostik als Verfahren etabliert. Die Aussagekraft hinsichtlich der Kniebandverletzung wird in der Literatur mit sehr hoher Sensivität und Spezifität angegeben. Die Kniebänder zeigen durch den hohen Kollagengehalt einen geringen Anteil an freien Wassermolekülen eine geringe Signalintensität. Bei Überdehnung oder Ruptur kommt es durch die Zunahme an freiem Wasser zu einer erhöhten Signalintensität, wobei in der T 2-Wichtung eine Differenzierung zwischen dem signalärmeren abgerissenen Faserenden und dem umgebenden Ödem bzw. Hämatom möglich wird. Läsionen der Kreuzbänder manifestieren sich in Abhängigkeit von Ausmaß, Lokalisation und Alter der Verletzung in unterschiedlicher Weise. Zur Validitätsüberprüfung des Verfahrens wurde eine Untersuchungsreihe von 108 verletzten Kniegelenken durchgeführt, wobei diese Gelenke – zunächst mittels MRT untersucht wurden und diese Befunde anschließend durch Arthrotomie oder Arthroskopie überprüft werden konnten. Dabei ergibt sich, daß für das vordere Kreuzband eine Sensivität von 95,7% und eine Spezifität von 93,4% gegeben ist. Der hohe negative präduktive Wert mit 96,6% beruht auf einer sehr geringen Anzahl falsch negativer Befunde. Für das hintere Kreuzband ergibt sich eine Sensivität bzw. Spezifität von je 100%. Durch die Darstellung des medialen Seitenbandapparates entsprechend der physiologischen Schichtführung ist eine gute Beurteilung der Lokalisationsstelle von Verletzungen möglich. Im eigenen Patientengut liegen die Sensivität bei 92,5 und die Spezifität bei 96,2% mit einem hohen negativen präduktiven Wert von 97,5%. Die Kernspintomographie ist ein inzwischen etabliertes bildgebendes Verfahren mit einer klaren Indikation in der Diagnostik von Kniebandverletzungen. Die hohe Sensivität und Spezifität des Untersuchungsverfahrens, sowie fehlende Strahlenbelastung und Invasivität bei hohem Komfort für alle Patienten zeigen die Überlegenheit des Verfahrens und bieten erhebliche Vorteile für die präoperative Planung. Der hohe negative präduktive Wert läßt eine diagnostische Arthroskopie nicht mehr notwendig werden.

Hefte zu der Unfallchirurg, Heft 232
K. E. Rehm (Hrsg.)

Die Zweienergie-Röntgenabsorptiometrie (DRA) als neue Methode zur Quantifizierung von Knochendichteänderungen des Femurs nach zementfreier Endoprothetik

M. Dickob, A. Schittko, R. Wetzel und W. Puhl

Orthopädische Klinik der Universität Ulm, Orthopädische Abteilung des Rehabilitationskrankenhauses Ulm, Oberer Eselsberg 45, D-89081 Ulm, Bundesrepublik Deutschland

Adaptive Knochendichteänderungen des Femurs nach Endoprothesenimplantation sind bei radiologischen Studien bereits mehrfach qualitativ erfaßt worden. Mit der aus der Osteoporosediagnostik bekannten Röntgenabsorptiometrie (DEXA-Methode) liegt nun ein Verfahren zur Quantifizierung dieser prognostisch wichtigen Phänomene vor. Für die vorliegende Studie wurde ein DPX-L-Densitometer (Fa. Lunar) verwendet, der vom Anbieter mit einer speziellen Software zur Artefaktreduzierung am Knochen-Implantat-Interface ausgestattet wurde. Die Untersuchungen erfolgten im schnellen Scanmodus bei 3 mA mit einer Ortsauflösung von 0,6 x 1,2 mm, dabei betrug die Untersuchungsdauer je Femur 5 min. Die Auswertung der Knochendichte wurde nach dem Gruen-Schema als Flächendichte (Bone mineral density) in g/cm^2 vorgenommen.

In dem den klinischen Verhältnissen nahekommenden Plexiglas-Wasser-Phantom wurde an einem Leichenfemur mit implantierter Endoprothese der Variationskoeffizient als Maß für die Präzision der Methode bestimmt. Dieser schwankte je nach Gruen-Zone zwischen 0,8 und 2,8%. Daraus ergab sich nach der Formel von Christiansen im schlechtesten Fall ein kleinster relativer Unterschied für zwei Messungen von 8% auf einem Signifikanzniveau von $p = 0,05$.

40 Patienten wurden durchschnittlich 4,1 Jahre (3 Monate bis 10 Jahre) nach einseitiger zementfreier Endoprothesenimplantation einer DEXA-Analyse beider Femora unterzogen. Im Gegensatz zu einer unmittelbar postoperativ gescannten Kontrollgruppe zeigten sich im Seitenvergleich bereits nach 2 Jahren z.T. signifikante relative Dichteminderungen von über 20% auf der operierten Seite. Nach 10 Jahren betrugen diese Seitendifferenzen bis zu 80%. Dabei waren die proximalen Gruen-Zonen 1 und 7 deutlich stärker als die distalen Zonen 3 bis 5 betroffen. Neben der Implantationsdauer spielte beim Ausmaß der Dichteverluste auch das Prothesendesign eine wichtige Rolle. Die vorliegenden Ergebnisse müssen aufgrund der noch niedrigen Fallzahlen vorsichtig interpretiert werden, prinzipiell scheint jedoch mit dem DRA-Verfahren eine nicht-invasive Methode zur Quantifizierung von Knochendichteänderungen des Femur nach zementfreier Endoprothetik vorzuliegen.

Hefte zu der Unfallchirurg, Heft 232
K. E. Rehm (Hrsg.)

Quantitative Frakturdiagnostik durch computerisierte Sonometrie – Möglichkeiten eines nicht invasiven Verfahrens in der Beurteilung der Knochenbruchheilung

M. Fellinger, A. Schanner, F. Schweighofer und G. Schippinger

Universitätsklinik für Chirurgie Graz, Department für Unfallchirurgie, Auenbruggerplatz 1, A-8036 Graz, Österreich

Zur Verlaufskontrolle des Heilungsprozesses nach Frakturen werden naturgemäß Standardröntgenaufnahmen herangezogen. Dieses Verfahren läßt jedoch nur indirekte, von der subjektiven Erfahrung des Untersuchers getragene Rückschlüsse auf die Stabilität eines heilenden Knochenbruches zu. Desweiteren können durch radiologische Untersuchungen Frakturheilungsstörungen erst durch das Ausbleiben von entsprechenden Veränderungen an ossären Strukturen diagnostiziert werden. Um bei der Beurteilung von Knochenbruchheilungen nicht allein auf radiologische Untersuchungen angewiesen zu sein, werden zunehmend andere Verfahrenstechniken zur Bewertung der Frakturheilung und der Stabilitätsbeurteilung herangezogen. Die computergestützte Auswertung des mechanischen Schwingverhaltens und der akustischen Schall-Leitung ermöglicht nach systematischer Analyse der ermittelten Frakturparameter die diagnostische Möglichkeit mit einem nicht invasiven Verfahren eine Kontrolle des Heilungsverlaufes als auch eine eindeutige quantifizierbare Aussage zur Stabilität einer in Heilung begriffenen Fraktur. Desweiteren können sich anbahnende Frakturheilungsstörungen bereits zu einem Zeitpunkt erkannt werden, als konventionelle Untersuchungsmethoden noch keinen Hinweis erbringen können. An 150 gesunden Probanden wurde das Schwing- und Schall-Leitungsverhalten der Tibia gemessen, das Meßprinzip der neuartigen Methode besteht darin, Änderungen des mechanischen Schwingungsverhaltens und der akutischen Schalleitung eines frakturierten Knochens aufzuzeichnen. Eine modifizierte lineare Diskriminanzanalyse erbrachte in einer ersten klinischen Meßreihe Parameter mit hoch signifikantem Unterschied zwischen frakturierten bzw. gesunden Tibiae. Desweiteren konnten kontinuierliche Messungen an Patienten bei denen eine Unterschenkelfraktur mittels Fixateur externe versorgt wurde, vorgenommen werden. Die Meßaufzeichnungen gestatten eine eindeutige Aussage über die Wiedererlangung der Stabilität nach Knochenbrüchen und können auch zur Frühdiagnose sich anbahnender Bruchheilungsstörungen herangezogen werden. Das neuartige nicht invasive Verfahren bietet zum Unterschied zu konventionellen Röntgenkontrollen eine quantitative Aussage bezüglich der Wiedererlangung der Stabilität nach Frakturen und empfiehlt sich als ergänzende Untersuchungsmethode.

Hefte zu der Unfallchirurg, Heft 232
K. E. Rehm (Hrsg.)

Vorsitz: H.-G. Wahl, Krefeld; H. Weigand, Wiesbaden

Computertomographisches Verfahren zur Diagnostik von Rotationsfehlern und Beinlängendifferenzen an der unteren Extremität

H.-A. Waidelich, W. Strecker und E. Schneider

Abteilung für Röntgendiagnostik und Nuklearmedizin des Kreiskrankenhauses Waiblingen, Winnender Str. 45, D-71334 Waiblingen, Bundesrepublik Deutschland

Mittels einer praktikablen und reproduzierbaren computertomographischen Methode werden die physiologische Spannweite der Torsionswinkel und die intraindividuellen Torsionswinkeldifferenzen zur Beurteilung und Korrektur posttraumatischer Drehfehler der unteren Extremitäten ermittelt.

Bei Indikationsstellung und Planung von Korrekturosteotomien an der unteren Extremität ist die Kenntnis des begleitenden Torsionsfehlers von wesentlicher Bedeutung. Klinische und konventionell-radiologische Methoden besitzen dabei allenfalls den Wert einer Schätzung.

An 50 Patienten (37 männl., 13 weibl.) mit einem mittleren Alter von 31 J. (13–61 J.) wird nach osteosynthetisch und konservativ versorgter Ober- und/oder Unterschenkelschaftfraktur computertomographisch mittels einer neu entwickelten Methode unter Nutzung graphischer Hilfsmittel des GE CT 9800 Quick eine präzise und reproduzierbare Messung des Torsionswinkels von Femur und Tibia durchgeführt. Die digitale Übersicht dient nicht nur der standardisierten Planung der Schichtlokalisationen, sondern auch der Beinlängenmessung. Die unverletzten Extremitätensegmente der über 18jährigen Patienten weisen am Oberschenkel eine Innentorsion von $-20{,}4 \pm 9{,}0°$ und am Unterschenkel eine Außentorsion von $33{,}1 \pm 8{,}0°$ auf. Der klinisch wichtigste Parameter ist die intraindividuelle Torsionswinkeldifferenz. Diese beträgt im Normalkollektiv am Femur $4{,}3 \pm 2{,}3°$ und an der Tibia $6{,}1 \pm 4{,}5°$. Somit sind erst Torsionswinkeldifferenzen über 9° am Femur und über 15° an der Tibia als pathologisch anzusehen.

Die mittels LiF-Thermolumineszenzdosimetern am Alderson-Phantom ermittelte Hauteinfalldosis beträgt $6{,}3 \pm 1{,}2$ mGy, die max. Gonadendosis bei der Frau $2{,}5 \pm 0{,}3$ mGy und beim Mann $0{,}7 \pm 0{,}1$ mGy.

Bei geringer Strahlenexposition liefert die standardisierte computertomographische Untersuchungstechnik dem Chirurgen verbindliche Längen- und Torsionswinkelmaße zur Indikationsstellung und Planung von Umstellungsosteotomien.

Hefte zu der Unfallchirurg, Heft 232
K. E. Rehm (Hrsg.)

Dynamische Fußsohlendruckmessung zur Erfassung von Gangasymmetrien nach Mittelfußverletzungen

M. Zenkl, Ravensburg, G. Bauer, M. Schierle, R. Bensel, H.-P. Becker, W. Mutschler, L. Claes, Ulm

(Manuskript nicht eingegangen)

Die Frakturlinien des Fußes in Relation zu den funktionellen Bewegungsachsen von Tarsus und Metatarsus. Ein diagnostisches Konzept

S. W. Dihlmann[1], C. Southerland[2], M. Lehnert[1] und N. M. Meenen[3]

[1] Orthopädische Universitätsklinik im Oskar-Helene-Heim, Freie Universität Berlin, Clayallee 229, D-14195 Berlin, Bundesrepublik Deutschland
[2] Barry University, School of Podiatric Medicine, Miami Shores, Florida, USA
[3] Abteilung für Unfall- und Wiederherstellungschirurgie, UK Eppendorf, Martinistraße 52, D-20254 Hamburg, Bundesrepublik Deutschland

Einleitung

Nicht wenige Patienten klagen noch längere Zeit nach Fußdistorsionen über Beschwerden, ohne daß bei der Diagnosestellung eine knöcherne Verletzung gefunden wurde. Die klinische und radiologische Primärdiagnostik sollte daher nach Mittelfußdistorsionen den Schweregrad von knöchernen und ligamentären Verletzungen exakt aufklären können. In einer retrospekiven Untersuchung wurde deshalb versucht, den Einfluß der funktionellen Fußachsen auf das Verteilungsmuster knöcherner Verletzungen und deren Diagnostik festzustellen.

Patienten

Aus einem Krankengut von 382 Patienten mit der Diagnose Fußdistorsion konnten 57 Fälle (15%) mit knöchernen Avulsionsverletzungen und Metatarsalfrakturen gefunden werden. Diese Verletzungen zeigten ein Muster in Form von 3 sogenannten Frakturlinien des Fußes auf.

Ergebnisse

Die laterale Linie knöcherner Verletzungen wurde 32mal gesehen (56%). diese fand sich nach Supinationstraumen. Die mediale Linie konnte in 13 Fällen (23%) nachgewiesen werden, nämlich nach Pronationsverletzungen mit gleichzeitiger Plantarfle-

Hefte zu der Unfallchirurg, Heft 232
K. E. Rehm (Hrsg.)

xion. Die dritte transversale Linie ließ sich 12mal (21%) nachweisen. Sie fand sich nach traumatischen Vorfußextensionen des Chopart Gelenkes. Alle 3 Linien entsprachen in Richtung und Verlauf ziemlich genau den funktionellen Bewegungsachsen des Fußes.

In 42% aller Fälle mit linienförmiger Ausprägung war der Processus anterior calcanei verletzt. Dieser ist gleichermaßen Drehpunkt der funktionellen Bewegungsachsen und Angriffspunkt der 3 Frakturlinien, bei dem der Abriss das knöcherne Korrelat für die maximale Krafteinwirkung darstellen kann.

Diskussion

Aus den von uns gefunden Frakturlinien des Fußes schließen wir, daß neben den Standardprojektionen, wie dolso-plantarer Strahlengang und 45° Schrägaufnahme, auch Zielaufnahmen, z.B. der Basen von Os metatarsale I und II von plantar her, angefertigt werden sollten, wenn beispielsweise der Verdacht einer Verletzung entlang der medialen Linie besteht. Weitere diagnostische Schritte (z.B. Tomographie, CT. Szintigraphie) sollten bestimmten Fällen vorbehalten sein.

Zusammenfassend läßt sich feststellen: Die Kenntnis und Beachtung der Frakturlinien und Bewegungsachsen des Fußes bieten hilfreiche Informationen für Diagnostik und Behandlungskonzept nach Fußdistorsionen.

Literatur

Dihlmann SW, Meenen NM, Bruns J (1992) Die Frakturlinien des Fußes. Unfallchirurg 95:148

Die chronische USG-Instabilität – durch Früherkennung zu verhindern?

G. Bauer, Th. Heuchemer und J. Häberle

Universitätsklinik Ulm, Steinhövelstr. 9, D-89075 Ulm, Bundesrepublik Deutschland

Über die Bedeutung einer Instabilität des unteren Sprunggelenkes (USG) beim frischen Supinationstrauma der Sprunggelenke liegen kaum Erfahrungen vor. Verschiedene Autoren haben auf die Problematik der Reproduzierbarkeit in der Darstellung der Instabilität des Subtalargelenkes hingewiesen, wobei diese für das obere Sprunggelenk (OSG) durch die routinemäßige klinische Anwendung des Scheuba-Halteapparates gewährleistet ist.

Hefte zu der Unfallchirurg, Heft 232
K. E. Rehm (Hrsg.)

Wir haben zunächst an 3 Leichenbeinen die reproduzierbare Einstellbarkeit einer gehaltenen Aufnahme zur Überprüfung der Stabilitätsverhältnisse des hinteren USG mit dem Scheuba-Apparat überprüft. Die beste Einstelltechnik ist: Fuß in 90°-Stellung mit 20° Innenrotation, Röntgenröhre von distal 45° gekippt. Anschließend wurde durch schrittweise Durchtrennung der das OSG und USG übergreifenden Bänder deren Bedeutung für die Stabilität überprüft. Eine signifikante Aufklappbarkeit des USG war dabei erst nach Durchtrennung des Lig. interosseum nachweisbar.

Im Rahmen einer prospektiven Studie haben wir bei 120 Patienten mit frischem Supinationstrauma der Sprunggelenke zusätzlich zu den gehaltenen Aufnahmen des OSG die gehaltenen USG-Aufnahmen durchgeführt. Beide Gelenke wurden jeweils im Seitenvergleich dargestellt. Es konnte beim akuten Trauma kein Fall einer nachweisbaren Instabilität des USG aufgedeckt werden. Die Ursache der klinischen „chronischen USG-Instabilität" bleibt damit nach wie vor ungeklärt.

Schlußfolgerungen

Mit spezieller Technik läßt sich mit dem Scheuba-Apparat das hintere USG darstellen. Die Indikation zu routinemäßigen gehaltenen USG-Aufnahmen beim frischen Supinationstrauma ist nicht gegeben.

Die Bedeutung der Ultraschallsonographie bei pathologischen Veränderungen der Achillessehne

H. Thermann, R. Hoffmann, H. Zwipp, B. Wippermann, Hannover

(Manuskript nicht eingegangen)

Stellenwert der Funktions-Kernspintomographie in der Diagnostik von diskoligamentären Instabilitäten der unteren Halswirbelsäule

E. Hartwig, M. Arand, L. Kinzl, Ulm

(Manuskript nicht eingegangen)

Spezielle Aspekte der Unfallchirurgie bei alten Menschen – Teil 1

Vorsitz: R. Szyszkowitz, Graz; K.-P. Schmit-Neuerburg, Essen, B.Petracic, Oberhausen

Spezielle Aspekte der operativen Behandlung von Frakturen bei alten Menschen

E. H. Kuner

Abteilung Unfallchirurgie, Chirurgische Klinik der Albert-Ludwigs-Universität Freiburg/Brsg, Hugstetter Straße 55, D-79106 Freiburg, Bundesrepublik Deutschland

Die stationäre und ambulante Behandlung von verletzten betagten Menschen nimmt zunehmenden Raum im klinischen Alltag ein und gewinnt in vielerlei Hinsicht enorm an Bedeutung. Diese Tatsache wird durch Zahlen der demografischen Entwicklung belegt.

In den westeuropäischen Ländern sind derzeit etwa ein Fünftel aller Einwohner über dem Pensionsalter von 60–65 Jahren, wobei dieser Anteil der Senioren ständig weiter wachsen wird [1]. Schon heute kann eine Explosion der Alterspyramide vorausgesagt werden [7].

Was nun die typische Verletzung im Alter anbelangt, welche die Unfallchirurgie schon heute übermäßig beansprucht – nämlich die Hüftfraktur – so zeigen Hochrechnungen, daß im Jahre 2010 ihre Zahl gegenüber 1987 um 300% (von 46 auf 138 Fälle je 1000 Einwohner) zugenommen haben wird. Derartige Zahlen, deren Entwicklung in jeder chirurgischen Abteilung nachvollzogen werden kann, zwingen dazu, bereits heute intensiv über Maßnahmen und Kapazitätserweiterungen nachzudenken, um die zunehmenden Problematik zu entschärfen und einer Lösung zuzuführen. Dabei wird in Zukunft ganz im Vordergrund stehen, Menschen zu finden, die bereit sind, den Dienst auf solchen Stationen aufzunehmen, wo es um die Akutpflege alter Menschen geht. Noch schwieriger, möglicherweise gar katastrophal wird es wohl vor diesem Hintergrund in der Altenpflege generell werden, bestehenden Mangel abzuhelfen (Pflegeversicherung u.a.).

In der Unfallchirurgie der Chirurgischen Universitätsklinik Freiburg sind derzeit bis zu einem Drittel der Betten mit Patienten belegt, die älter als 65 Jahre alt sind (Abb. 1). Ihr Durchschnittsalter liegt bei 76 1/2 Jahren. Im Kalenderjahr 1991 betrug die Gesamtzahl dieser Personengruppe 319. Gegenüber 1971 hat sich die Zahl fast verdoppelt. Bis auf wenige Prozente handelte es sich um frische Unfälle.

Hefte zu der Unfallchirurg, Heft 232
K. E. Rehm (Hrsg.)

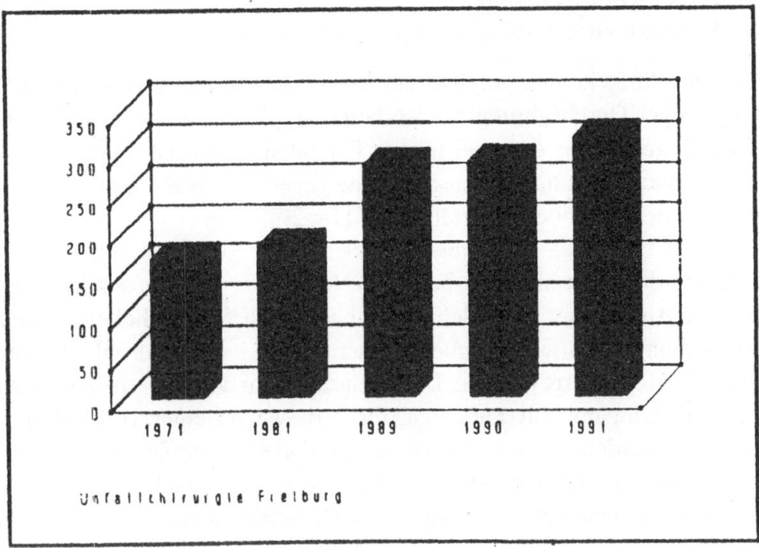

Abb. 1. Zunahme der Behandlungsfälle bei Patienten über 65 Jahren

Als Hauptdiagnosen auf unfallchirurgischem Gebiet fanden sich folgende:

– Hüftfrakturen	36%
– Femurschaft-/ distale Femurfraktur	22%
– Humerusfrakturen	10%
– Unterschenkel-/Tibiakopffraktur	9%
– distale Radiusfraktur	8%
– Malleolarfrakturen	6%
– Wirbelfrakturen	3%

Die Behandlung verletzter älterer Menschen ist eine interdisziplinäre Aufgabe, an der regelmäßig Anästhesie und Innere Medizin beteiligt sind und an deren Ende eine angepaßte Rehabilitation steht. In einer Studie konnte gezeigt werden, daß bei Menschen über 65 Jahren, auch wenn sie sich gesund fühlen, in über Dreiviertel der Fälle Gesundheitsstörungen vorliegen. Der Häufigkeit nach handelt es sich um Erkrankungen des Herz/Kreislaufsystems (77,7%), des Stütz- und Bewegungsapparates (61,5%), der Atmmungsorgane (60,0%), diabetische Stoffwechselstörung (32,9%), Erkrankungen der Leber und der Gallenwege (24,5%) sowie zerebrovaskuläre Störungen (17,5%) [2].

Es gibt Operationen, die vornehmlich und typischerweise erst im höheren Lebensalter notwendig werden.

Es sind dies beispielsweise:

- transurethrale Prostataresektion
- Schrittmacherimplantation
- Totalendoprothesen Hüfte/Knie
- Hüftosteosynthesen
- Endoprothesenwechseloperationen

- pathologische Frakturen
- Kataraktextraktion/Linsenimplantation u.a. [8].

Hallen (1985) konnte zeigen, daß trotz hohen Alters das Risiko der Anästhesie bei sorgfältiger Durchführung der Vorbereitung, Narkose und Nachbehandlung nicht wesentlich gegenüber dem bei jungen Patienten erhöht ist. Notfalloperationen dagegen weisen auch beim alten Menschen eine gegenüber Wahleingriffen vermehrte Komplikationsrate und höhere Mortalität auf [18, 20].

In der Unfallchirurgie handelt es sich in der Regel um Notfälle bzw. um Operationen, die dringlich sind. Es bedarf deshalb einer ganz besonders engen Kooperation mit der Anästhesie. Notfallchirurgie heißt auch für das höhere Lebensalter operative Behandlung ohne wesentlichen Aufschub, um lebensbedrohliche Komplikationen zu vermeiden oder irreversible Defektzustände zu verhindern. Aus langjähriger Erfahrung im Umgang mit Patienten, die z.B. wegen einer Hüftfraktur stationär aufgenommen werden, wissen wir nur zu gut, daß sich der Zustand der alten Menschen im Streckverband und permanenter Rückenlage eher verschlechtern wird, als daß mit einer wesentlichen Verbesserung gerechnet werden darf.

Wichtig und entscheidend ist ein schnelles Medikamenten-Screening sowie die klinische und labormäßige Information über die drei Funktionskreise:

1. Kreislauf und Atmung
2. Funktion der Stoffwechsel-Regulationsorgane (Leber, Nieren, Verdauungsorgane, Nebennieren),
3. Stoffwechselsysteme: Wasser- und Elektrolythaushalt, Kohlehydrat-, Fett- u. Eiweißstoffwechsel.

Im Falle eindeutiger Defizite mit pathologischen Werten ist das internistische Konsil angezeigt. In unserer Klinik wurde dieses beim Monotrauma (pertrochantäre und Schenkelhalsfrakturen) alter Menschen präoperativ in 20,1% der Fälle für notwendig erachtet [13].

Von entscheidender Bedeutung für jede weitere chirurgische Maßnahme, ist das Telefonat mit dem Hausarzt, den Angehörigen oder der Heimleitung. Man kann so sehr rasch herausfinden, in welchem geistigen und körperlichen Zustand bzw. in welcher biologischen Verfassung sich der verletzte Patient vor dem Unfallereignis befunden hat.

Es können unabhängig vom Lebensalter drei Kategorien unterschieden werden, die auf alle weiteren Behandlungsmaßnahmen unmittelbaren Einfluß haben:

1. biologisch völlig intakt
2. biologisch eingeschränkt, aber rehabilitierbar
3. chronisch krank, bettlägerig

Dazwischen gibt es fließende Übergänge.

In der operativen Frakturenbehandlung hat auch die Qualität des Knochens einen ganz entscheidenden Einfluß auf die Methodenwahl. Dieser Gesichtspunkt muß bei allen weitergehenden Überlegungen berücksichtigt werden, soll das Behandlungsziel

– nämlich die möglichst umgehende operative Stabilisierung der erlittenen Fraktur, die den speziellen Belastungen im Alter gerecht wird, erreicht werden.

Unterschieden wird die präsenile von der senile Osteoporose. Die präsenile Osteoporose kommt besonders bei Frauen zwischen dem 45. und 65. Lebensjahr(S). Durch eine Östrogen substituierende Behandlung kann das erhöhte Osteoporoserisiko begrenzt werden. Es wird empfohlen, die Behandlung 10 oder mehr Jahre lang durchzuführen, um einen signifikanten Einfluß darauf zu nehmen [15]. Gynäkologen sagen voraus, daß sich in Zukunft auch die Frakturhäufigkeit drastisch vermindern wird [4]. Man wird diese Entwicklung sorgfältig beobachten müssen.

Die senile Osteoporose selbst ist letztendlich dafür verantwortlich, daß ein Bagatelltrauma zu einem Knochenbruch führt.

Unter den oben dargelegten Kriterien sollen anhand von drei typischen Frakturlokalisationen nämlich der distalen Radiusfraktur, der Humeruskopffraktur sowie der Hüftfrakturen die speziellen Gesichtspunkte für die Osteosynthese beim alten Menschen aufgezeigt werden.

Bei distaler Radiusfraktur sind die beiden wesentlichen Bruchformen nämlich der häufige und typische Extensionsbruch (Colles-fracture) vom selteneren Flexionsbruch (Smith-fracture) zu unterscheiden. Die Ergebnisse nach konservativer Behandlung der typischen Radiusfraktur sind in vielen Fällen unbefriedigend. Das Argument, alte Menschen brauchten nicht mehr schwer körperlich zu arbeiten, kann nicht akzeptiert werden. Da viele ältere Menschen bis zum Verletzungszeitpunkt sich selbständig versorgt haben und vielleicht lediglich auf eine Stockhilfe angewiesen waren, muß es das erklärte Ziel sein, alle Maßnahmen in Erwägung zu ziehen, die mit großer Sicherheit in der Lage sind, den Zustand vor dem Unfallereignis einigermaßen wiederherzustellen. Heute werden bis zu 30% dieser Frakturen auf operativem Wege behandelt, weil der direkte Zusammenhang zwischen anatomischer Wiederherstellung und wiedererlangter Funktion nachgewiesen ist. Für die Indikation zur Operation ist das von Poigenfürst (1980) angegebene Schema der drei wesentlichen Instabilitätsverursacher hilfreich. Dieses sind: Abriß des ulnaren Seitenbandes- meist in Form des Processus styloideus ulnae, die Zerreißung des distalen Radioulnargelenkes und das Bestehen einer Trümmerzone. Sind zwei dieser drei Instabilitätskriterien erfüllt, so ist die operative Intervention angezeigt.

Der Häufigkeit nach kommen folgende Verfahren in Betracht:

- adaptierende Bohrdrahtosteosynthese
- kombinierte Bohrdraht- und Plattenosteosynthese
- Plattenosteosynthese
- Fixateur externe.

Am häufigsten kommt man mit einer Bohrdrahtosteosynthese zum Ziel. Sie ist technisch einfach und verfolgt das Ziel, eine primäre gute anatomische Reposition vor einer Redislokation zu bewahren. Da sie die Fragmente nur adaptiert, muß zusätzlich immer ein Gipsverband angelegt werden. Das Operationstrauma ist für die Entfernung der Kirschnerdähte gering. Die Behandlung kann vorwiegend ambulant durchgeführt werden, wenn die häuslichen Verhältnisse dieses zulassen.

Der Flexionsbruch und andere Formen des instabilen Extensionsbruches sind gute Indikationen für die Plattenosteosynthese. Sie erfolgt bei der Smith-fracture von volar. Sie ist in der Regel übungsstabil und bedarf nur für die ersten Tage eine volare Gipsschiene, aus der heraus geübt werden kann. Die streckseitige Plattenosteosynthese ist operationstechnisch nicht einfach, so daß es günstiger ist, Frakturen mit ausgesprochenen Trümmerzonen zunächst mit dem Fixateur externe zu behandeln.

Alle Überlegungen bei der Behandlung der häufigen distalen Radiusfraktur des alten Menschen sind vom Lebensalter völlig unabhängig und richten sich ausschließlich auf die Wiederherstellung der Funktion.

Humerusfrakturen, wenn sie dem Typ I der Neer'schen Klassifikation zuzurechnen sind (Dislokationen weniger als 1 cm usw.) und auch die wenig verschobenen subkapitalen Humerusfrakturen, sind völlig unproblematisch und können für 10 bis 14 Tage im Desault- oder Gilchristverband ruhiggestellt werden.

Die operative Behandlung hat ihre Indikation bei allen nicht befriedigend zu reponierenden oder schweren Bruchformen. Luxationsfrakturen stellen auch beim alten Menschen eine Notfallsituation dar, die umgehend behandelt werden muß.

Die stabile „T“-Plattenosteosynthese hat ihre Indikation heute vorwiegend bei den Zweifragmentfrakturen (Interpositionen) bzw. bei Rotationsfehlstellungen oder bei proximalen Humerusfrakturen mit langstreckiger Schaftbeteiligung.

Die sog. Minimalosteosynthese hat ihre Indikation vor allem bei schweren bi- oder multifokalen und bei artikulären Bruchformen. Operationsziel ist die Herstellung eines innigen Fragmentkontaktes bei weitgehender anatomischer Achsenstellung. Für diese Osteosyntheseform gelten folgende Kriterien:

- sparsame Frakturfreilegung
- Herstellen eines guten Fragmentkontaktes
- Ausrichten der Achsen einschließlich der Rotation
- Rekonstruktion der Rotatorenansätze
- Minimum an Implantaten zur adaptierenden Fixation.

Als Implantate bzw. Osteosyntheseprinzipien kommen infrage:

- 1,8 mm starke Kirschnerdrähte mit stirnseitigem Kurzgewinde
- Zuggurtungsprinzip (Tuberculum majus)
- Schrauben (als Stell- oder Zugschrauben)
- Osteosutur.

Implantatekombinationen sind die Regel.

Postoperativ wird im losen Gilchristverband immobilisiert jedoch nach Entfernung der Redondrainagen mit geführten Bewegungsübungen die Physiotherapie aufgenommen, die bereits ab dem 3. bis 4. Tag auf dem motorgetriebenen Bewegungsstuhl im schmerzfreien Bereich intensiviert werden kann. Die Rezeptur für die ambulante häusliche Weiterbehandlung ist möglich. Die Leihgebühren werden von den Krankenkassen übernommen, so daß die stationäre Behandlung relativ kurz sein kann. In bestimmten Fällen empfiehlt sich die Kontaktaufnahme mit der Sozialstation oder ähnlichen Einrichtungen.

Aufgrund einer von uns initiierten AO-Sammelstudie wurden die Vorteile dieses Verfahrens erkannt [11]. Die kopferhaltende Operation jedenfalls ist der primären Schulterendoprothese überlegen [11, 12]. Frakturen am koxalen Femurende als mediale Schenkelhals- oder als pertrochantäre Femurfraktur gehören zu den häufigsten und geradezu typischen Frakturen im Alter. In der Regel entstehen diese Frakturen beim häuslichen Sturz und verursachen sofort eine völlige Hilflosigkeit.

Der Lehrer von Walther Ehalt/Graz – Hohenegg – beurteilte damals in den Vorlesungen diese Verletzung wie folgt: „Der Schenkelhalsbruch ist eine Verletzung älterer Leute und meist der Anfang vom Ende. Die meisten Verletzten sterben an Pneumonie, Urosepsis oder Dekubitus. Um dieses bittere Ende zu vermeiden, müssen Sie trachten, die Leute bald aus dem Bett zu bringen. Der Verletzte wird nie mehr ordentlich gehen können, wenn Sie ihm aber das Leben retten, werden Sie Ihr Möglichstes getan haben" [9].

Vergleicht man die heutigen Ergebnisse und Erfahrungen, dann wird einer der größten Fortschritte in der Medizin offenbar. Zunächst war es die Osteosynthese, später dann der künstliche Gelenkersatz, die dazu beigetragen haben, daß der Schenkelhalsbruch diesen Schrecken verloren hat. Man kann sogar sagen, daß die Behandlung des Schenkelhalsbruches des alten Menschen einfacher und sicherer ist als die einer pertrochantären Fraktur.

Für die Behandlung des Schenkelhalsbruches kommen im Prinzip vier Behandlungsmöglichkeiten in Frage:

- funktionell – Adduktionsfraktur
- kopferhaltende Operation / Osteosynthese
- Kopfprothese (Teilprothese)
- Totalendoprothese (TEP).

Die Verfahrenswahl wird durch das biologische Alter des Verletzten und den Frakturtypus entschieden.

Die stabilen Adduktionsfrakturen behandeln wir nach wie vor funktionell. In nur etwa 20% dieser Fälle ist eine sekundäre Stabilisierung oder eine Endoprothese erforderlich. Die kopferhaltende Osteosynthese ist für den „biologisch jungen" Patienten reserviert, der noch sportliche Ambitionen hat (Wandern, Ski, Tanzen etc.). In all diesen Fällen übrigends auch beim Jugendlichen – verwenden wir mit bestem Erfolg die Dynamische Hüftschraube (DHS). Dabei haben wir festgestellt, daß die Hüftkopfnekroserate mit 11% deutlich niedriger liegt, als dies für andere Verfahren mitgeteilt wird. Auch die Pseudarthrosenrate ist mit 3,0% außerordentlich niedrig [14]. Entscheidend ist u.E. vor allem, daß die kopferhaltende Operation notfallmäßig durchgeführt wird. Bei Vorliegen einer Pauwels III- oder Garden III-/IV-Fraktur ist bei Patienten über 65 Jahre der primäre endoprothetische Gelenkersatz angezeigt.

Wir bevorzugen in diesen Fällen routinemäßig die zementierte Geradschaftprothese (Typ M. E. Müller). Auch in diesen Fällen wird angestrebt, die Operation zum frühest möglichen Zeitpunkt durchzuführen, um vor allem die pulmonalen Komplikationen niedrig zu halten und den enormen Vorteil der Frühmobilisierung nicht zu verspielen.

Bis auf wenige Ausnahmen wurden in dem nachkontrollierten Krankengut von 443 Schenkelhalsfrakturen, über das später noch berichtet wird (P. Münst), in 97% der Fälle die Operation in Allgemeinnarkose durchgeführt. Aufgrund der modernen Anästhesieverfahren mit durchgehendem Monitoring sehen wir keinen überzeugenden Grund mehr, die Fraktur lediglich noch durch eine Teilprothese (Kopfprothese) zu behandeln. In früheren Jahren haben wir Fälle mit stark schmerzhafter Protrusio acetabuli bei hochbetagten Patienten nachoperiert und daraus die Konsequenzen zum vollständigen Gelenkersatz gezogen.

Die Behandlung pertrochantärer Femurfrakuren erfolgt durch Osteosynthese, wobei heute im wesentlichen drei Verfahren konkurrieren. Es sind dies:

- dynamische Hüftschraube (Pohl'sche Laschenschraube)
- Simon-Weidner-Ender-Nagelung
- Gamma-Nagelung (Prinzip: Verriegelung/Gleitschraube).

Alle Verfahren haben Vor- und Nachteile. Wir selbst verwenden die Dynamische Hüftschraube (DHS) für alle Frakturformen. Die von uns 1992 publizierten Früh- und Spätergebnisse von 200 DHS-Osteosynthesen zeigen die große interaoperative Sicherheit dieses Verfahrens. In nur 1% der Fälle war eine frühe Reosteosynthese notwendig; in 2,5% entwickelte sich eine tiefe Infektion. Nur ein Mal wurde eine Pseudarthrose mit gleichzeitiger Hüftkopfnekrose festgestellt. Implantatbedingte Reeingriffe wurden nicht erforderlich [3].

In Fällen mit stark ausgeprägter Osteoporose ist gelegentlich die zusätzliche Verwendung von Knochenzement angezeigt. Bei Verwendung der Dynamischen Hüftschraube ist streng darauf zu achten, daß der Zement nur im Laschenbereich deponiert wird, damit die Dynamik des Systems nicht in Mitleidenschaft gezogen bzw. blokkiert wird. Von allogener autoklavierter Spongiosa machen wir großzügigen Gebrauch.

Der endoprothetische Ersatz des Hüftgelenkes im Zusammenhang mit einer pertrochantären Fraktur kommt m.E. allenfalls bei vorbestehender Koxarthrose in Frage. Die Wagner- Revisionsprothese stellt dabei einen ganz wesentlichen Fortschritt dar.

Wir hatten die Möglichkeit im Rahmen einer Dissertation der Medizinischen Fakultäten Strasbourg und Freiburg eine vergleichende Studie der Ergebnisse DHS/ Ender-Kempf-Nagelung durchzuführen [16]. Dabei zeigte sich u.a. in der frühen Mobilisierungsphase, daß nach Ender-/Kempf-Nagelung bereits am 8. Tag post operationem 97% der Patienten belasten konnten, während es in der DHS-Gruppe zu diesem Zeitpunkt erst 72% waren. Ein signifikanter Unterschied fand sich aber bezüglich der Gehfähigkeit ohne oder mit nur einem Stock 3 Monate nach der Operation. Hier lag die DHS-Osteosynthese mit 85% vor der Ender-Kempf-Gruppe, die lediglich 65% ($p < 0,02$) erreicht hatte. Auch die Beurteilung des Endresultates nach Merle D'Aubigne ergab für die Dynamischen Hüftschraube in 87% ($p < 0,02$) der Fälle exzellente bis gute Ergebnisse, während es für die Ender-Kempf-Nagelung nur 75% waren.

Am Schluß steht die Feststellung, daß es alleine mit der Stabilisierung von Frakturen bei betagten Patienten nicht getan ist. Gerade unter den eingangs aufgezeigten Entwicklungen und Problemen sind Schritte zu unternehmen, welche effiziente und würdige Lösungen in Zukunft ermöglichen. Dabei denke ich besonders an die Schaffung von Rehabilitationseinrichtungen z.B. auch als Tageskliniken.

Am Freiburger Universitätsklinikum wurde vor mehr als einem Jahr das Zentrum für Geriatrie und Gerontologie gegründet, an dem die verschiedensten Fachrichtungen beteiligt sind. Der aufgebaute Konsiliardienst wird mehr und mehr von der Unfallchirurgie beansprucht. Aber auch die Fortbildungsveranstaltungen zusammen mit der „Forschungsstelle Ethik und Recht in der Medizin" werden begrüßt. Gerade Fragen der Ethik sind im Umgang und der Behandlung betagter Menschen vielgestaltig. Es ist festzuhalten, daß die allermeisten alten Menschen sowohl an ihrer weiteren Lebenserwartung als auch an der Wiedergewinnung der vorbestandenen Selbständigeit und Lebensqualität interessiert sind. Es kann deshalb keine Empfehlung für indikatorische oder therapeutische Grenzen geben und schon gar Richtlinien für eine Reduzierung oder Beendigung therapeutischer Maßnahmen aus rein wirtschaftlichen Überlegungen [10]. Auch hohes Lebensalter schränkt die Gültigkeit ethischer Grundsätze in der Medizin und speziell in der Unfallchirurgie nicht ein.

Literatur

1. Barolin GS (1987) Der alte Mensch, die Gesellschaft und die Medizin. WMW 137:34–35
2. Blume O, Hauss WH, Kuhlmeyer E, Oberwittler W (1974) Abschlußbericht der interdisziplinären Untersuchung über den Gesundheitszustand älterer Menschen unter besonderer Berücksichtigung ihres sozialen Status und ihrer gesellschaftlichen Kommunikation. MAGS-Altenhilfe 4:49–79
3. Bonnaier F, Gotschin U, Kuner EH (1992) Früh- und Spätergebnisse nach 200 DHS-Osteosynthesen zur Versorgung pertrochanterer Femurfrakturen. Unfallchirurg 95:246–253
4. Breckwold M (1992) pers. Mitteilung
5. Ecke H (1990) Unfallchirurgie im Alter. In: Platt D (Hrsg) Handbuch der Gerontologie. Fischer, Stuttgart New York
6. Hallen B (1985) Erfahrungen bei Anaesthesien im höheren Lebensalter. Anaesth Intensivmed 26:59–262
7. Harwardt P (1987) Modellversuch Fachklinik für Geriatrie mit offener psychosomatischer Abteilung. WMW 137:42
8. Hempelmann G, Seidlmayer-Grimm E, Salomon F (1990) Allgemeine Narkoseverfahren in der Geriatrie. In: Platt, D (Hrsg) Handbuch der Gerontologie. Fischer, Stuttgart New York
9. Hohenegg zit: von Ehalt W (1967) Eröffnungsansprache. Hefte Unfallheilkd 97:1–2
10. Kahle M, Filler RD (1990) In: Platt D (Hrsg) Notfallchirurgie im höheren Alter. Fischer, Stuttgart New York
11. Kuner EH, Siebler G (1987) Luxationsfrakturen des proximalen Humerus. Ergebnisse nach operativer Behandlung. Eine AO-Studie über 167 Fälle. Unfallchirurgie 13:64–71
12. Kuner EH, Münst P (1992) Indikation und Technik der Minimalosteosynthese beim Oberarmkopfbruch. Hefte Unfallheilkd 222:54–61
13. Kuner EH, Eichinger St (1990) Fachinternistische Untersuchung und interdisziplinäres Konsil. Hefte Unfallheilkd 220:320–327
14. Lorz W (1992) AO-Sammelstudie: Schenkelhalsfrakturen beim Erwachsenen über 18 Jahre. Inauguraldissertation, Med. Fakultät d. Albert-Ludwigs-Universität Freiburg
15. Minne H-W (1992) Knochenbruch bei alten Menschen: Osteoporose und andere Ursachen; Medikamente und andere Therapien. – Kompendium zum Freiburger AO-Kurs. Thieme, Stuttgart New York

16. Muller B (1990) Etude comparative de l'enclouage de Ender verrouille et de la vis-plaque DHS dans les fractures trochanteriennes. These de la faculté de Médecine de l'Université Louis Pasteur, Strasbourg
17. Münst P, Kuner EH (1992) Osteosynthesen bei dislozierten Humeruskopffrakturen. Orthopäde 21:12–130
18. Osswald PM, Meier C, Schmegg B, Hartung H-J (1987) Komplikationen der Anaesthesie bei Patienten im höheren Lebensalter. Anaesthesist 36:292–300
19. Poigenfürst J (1980) Bruche am distalen Unterarmende. Einteilung der Frakturen und Indikation. Hefte Unfallheilkd 148:53–59
20. Stober H-D (1987) Anästhesie bei geriatrischen Patienten. Fischer, Stuttgart New York

Spezielle Aspekte der Rehabilitation nach Frakturen bei alten Menschen

H. U. Langendorff, Hamburg

(Manuskript nicht eingegangen)

Das geriatrische Polytrauma

P. Sweeney, F. Hennig und H. v. Kroge

Allgemeines Krankenhaus Altona, III. Chirurgie, Paul-Ehrlich-Str. 1, D-22763 Hamburg, Bundesrepublik Deutschland

Im Rahmen einer retrospektiven Studie wurden Besonderheiten des Polytraumas beim alten Menschen herausgearbeitet. Ausgewertet wurden die Daten von 123 Patienten der Jahre 1980–1990 mit der Diagnose „Polytrauma“. Die Patienten waren zum Zeitpunkt des Unfalles mindestens 60 Jahre alt, das Durchschnittsalter betrug 69 Jahre. Es handelte sich um 60 Männer und 63 Frauen. 92% der Patienten verunglückten im Straßenverkehr, meist als Fußgänger oder Fahrradfahrer. Die Kliniketalität betrug 46,6%, Schädelverletzungen (82,5%) sowie Extremitäten-Verletzungen (81,5%) dominierten im Verletzungsmuster, Abdominalverletzungen (23,3%) und Wirbelsäulenverletzungen (15,5%) waren eher selten vertreten. Vor dem Hintergrund dreier geläufiger Verletzungsscores (AIS, ISS, PTS der MHH) zeigte sich, daß hinsichtlich des Verletzungsmusters und der Verletzungsschwere kein Unterschied zu polytraumatisierten jungen Patienten bestand. Die Letalität wurde vom Alter der Patienten und den alterstypischen Begleiterkrankungen bestimmt. Nicht unerwartet war der hohe Anteil von kardiopulmonalen Vorerkrankungen bei unserem Patientengut, dem im Klinikverlauf eine hohe Rate kardiopulmonaler, häufig letaler Komplikationen entsprach. Die Therapie der Skelettverletzungen trug dem hohen Alter der Patienten Rechnung, konservative Behandlungen bzw. Minimalosteosynthesen dominierten. Dennoch ergab sich bei der operativen Frakturversorgung eine hohe Komplikationsrate von 16,9%. Es führte der tiefe Wundinfekt mit 9,2%. Die Überlebensrate nach Klinikent-

Hefte zu der Unfallchirurg, Heft 232
K. E. Rehm (Hrsg.)

lassung wurde zum Stichtag 31.03.91 anhand der Daten der zuständigen Ortsämter ermittelt. Nur auf den ersten Blick überrascht die 5-Jahres-Überlebensrate von 82% die bei einem vergleichbaren unverletzten Patientengut bei 74% liegt. Offensichtlich ist es durch die Schwere der Verletzungen zu einer Selektion besonders vitaler Patienten gekommen. Trotz altersadaptierender Therapie ist die Letalität des geriatrischen Polytraumas während der Klinikphase hoch. Aufgrund eines positiven Selektionsdruckes ist nach Klinikentlassung die Überlebenszeit der Patienten nicht gemindert.

Spezielle Aspekte des Verbrennungstraumas beim alten Patienten

G. Flechsig, R. Büttemeyer und J. Bruck

Abteilung Plastische Chirurgie, Krankenhaus am Urban, Dieffenbachstraße 1, D-10967 Berlin, Bundesrepublik Deutschland

Vom Januar 1988 bis Dezember 1990, d.h. über einen Zeitraum von 3 Jahren hinweg, wurden in unserem Zentrum für Brandverletzte 40 Patienten über 65 Jahre alt (exaktes Durchschnittsalter 77 Jahre) wegen Verbrennungen stationär behandelt. 19 dieser Patienten waren intensivpflichtig, das Ausmaß der verbrannten KOF betrug hier 21,9% im Schnitt, bei den 21 Patienten , die auf unserer Normalstation behandelt wurden, lag die durchschnittliche KOF bei 4,2%. Insgesamt verweilten die Patienten durchschnittlich 21 Tage auf der jeweiligen Station.

Die Unfallursache liegt beim alten Patienten immer im privaten, häuslichen Bereich, nur in einem unserer Fälle lag ein Unfall „außer Hauses“ vor. Es dominieren Wohnungs- und Kleiderbrände hervorgerufen durch brennende Zigaretten während des Einschlafens sowie Verbrühungen durch zu heißes Badewasser. Eine Verbrennung in suizidaler Absicht, wie man sie bei jüngeren Personen ja in ca. 10% findet, trat bei uns nur in einem Fall auf. Von den im höheren Alter bestehenden Begleiterkrankungen, über die wir später berichten werden, führten 3mal Synkopen zu einer Verbrennung, ansonsten bestand kein Zusammenhang.

Im Vergleich zu einem jüngeren Patientenkollektiv kamen unsere Patienten meist nicht sofort in ärztliche Behandlung, sondern stellten sich erst mit dem Auftreten von Schmerzen und subjektiver Verschlechterung des Allgemeinzustandes (Fieber, Kreislaufreaktionen etc.) bei uns vor. Daher mußten wir z.T. auch Bagatellverbrennungen stationär behandeln. Auf unserer Normalstation waren von 21 Verbrennungen 13 infiziert, auf der Intensivstation von 19 7, im Schnitt war die Verbrennung bei der Aufnahme des Patienten 4,4 Tage alt, wobei das Minimum bei 1 Tag, das Maximum bei 46 Tagen lag.

Prognostisch von vorrangiger Bedeutung sind Art und Anzahl der vorbestehenden Begleiterkrankungen, hier fanden wir überwiegend kardiopulmonale Erkrankungen

Hefte zu der Unfallchirurg, Heft 232
K. E. Rehm (Hrsg.)

verschiedener Schweregrade, von der gut kompensierten Herzinsuffizienz und KHK hin bis zum einige Tage alten Vorderwandinfakt. Daneben fanden sich die altersbedingten Gefaßveränderungen, die zu TIAs, Apoplex oder einfach Zerebralsklerose führten. Unter unseren Patienten waren 13 Diabetiker, wobei die BZ-Werte bei Infekt z.T. deutlich entgleist waren. Bei 5 dieser Patienten lag zudem eine manifeste Niereninsuffizienz vor. Ohne Begleiterkrankungen waren lediglich 5 der behandelten Patienten.

Wir haben 27 der 40 Patienten operativ saniert, 9 wurden konservativ behandelt, bei 4 Patienten haben wir aufgrund des Zusammentreffens von Verbrennungsausmaß, Schwere der Begleiterkrankungen und ausgedehnter Inhalationstraumata a priori auf eine Therapie verzichtet. Nach entsprechender internistischer Vorbehandlung der Begleiterkrankungen waren alle 27 Patienten ohne Komplikationen intra- und unmittelbar perioperativ operabel, an op-spezifischen Komplikationen sind lediglich Transplantatinfekte [5] zu nennen, wobei 2mal ein Nachdebridement mit Deckung erforderlich war, einmal kam es zu einem Infekt der Entnahmestelle, der unter konservativer Therapie ausheilte.

Von den 440 Patienten sind 12 verstorben, darin eingeschlossen sind auch diejenigen, die a priori von jeder Therapie ausgenommen wurden. Die Ursachen waren ausnahmslos durch die Schwere der bestehenden kardiopulmonalen Erkrankung bedingt. So kam es 2mal zur Dekompensation einer Herzinsuffizienz, 4mal zum akuten Herztod, lmal zu einer Pneumonie bei vorbestehender schwerer Emphysembronchitis, lmal zu einem Mittelhirnsyndrom bei Z.n. Reanimation wegen Intoxikation. Da, wie bereits erwähnt, viele Patienten mit infizierten Verbrennungsarealen zur Aufnahme kamen und der Allgemeinzustand reduziert war, kam es entsprechend leichter zur akuten Exazerbation bestehender kardiopulmonaler Affektionen.

28 unserer Patienten wurden mit abgeheilten Wunden entlassen, erfreulicherweise war nur einmal die Heimunterbringung wegen Pflegebedürftigkeit notwendig, alle anderen konnten voll rehabilitiert in die gewohnte häusliche Umgebung zurück und sich auch wieder selbst versorgen.

Unserer Meinung nach ist die Prognose der Verbrennungskrankheit beim alten Patienten maßgeblich beeinflußt durch Art und Anzahl der Begleiterkrankungen, welche zusätzlich bestehen. Ein weiterer Faktor ist der späte Behandlungsbeginn und das häufige Vorliegen von lokalen Infekten, was zu einer Verschlechterung des Allgemeinzustandes führt. In der Praxis sollte daher beim intensivpflichtigen Patienten, wenn sich die Frage der Behandelbarkeit stellt, nicht nur der Bull-Fisher-Index, auf den im nächsten Vortrag eingegangen wird, ausschlaggebend sein. Gerade im Bereich 90–120 Punkte ist das Vorliegen nur einer vital gefährdenden Begleiterkrankung Grund dafür, eine mögliche Therapie von der Schwere der Begleiterkrankung abhängig zu machen, gerechtfertigt, da die Geringfügigkeit der operativ bedingten Komplikationen und die schnelle Rehabilitation für sich sprechen.

Funktionelle Veränderungen des Gangbildes im Alter und ihre Bedeutung für die OP-Planung

R. Eckhardt, H.-P. Scharf, W. Puhl, Ulm

(Manuskript nicht eingegangen)

Einflußfaktoren der Letalitätsquote von operativ versorgten Frakturen am koxalen Femurende des älteren Menschen

R. Pauschert, F. U. Niethard und B. Schöning

Orthopädische Universitätsklinik Heidelberg, Schlierbacher Landstr. 200 a, D-69118 Heidelberg, Bundesrepublik Deutschland

Die typischen knöchernen Verletzungen am Oberschenkel des alten Menschen betreffen den Schenkelhals sowie den per- und subtochantären Bereich. Durch die bei konservativer Behandlung bedingte Immobilisation traten Komplikationen wie Bronchopneumie, Thrombose und Embolie auf, die eine Gesamtletalität von 60% verursachten. Durch Einführung der Osteosynthese beginnend mit Langenbeck wurde die Bettlägerigkeit durch die Frühmobilisierung verringert. Trotzdem beträgt die Letalitätsquote noch immer je nach Autor 9–30%. Dies weist auf das allgemeinmedizinische Problem mit den pathologischen Besonderheiten des alten Menschen hin.

Gilt die operationstechnische Versorgung der hüftgelenksnahen Fraktur als durchaus lösbar, so stellt sich die Frage, inwieweit Fakten von Seiten des Patienten, wie z.B. das Alter, die präoperativen Risikofaktoren oder die Frakturlokalisation auf die Letalitätsquote Einfluß nehmen.

An einem Patientenkollektiv von 1.842 Fällen über 34 Jahre (1957–1991) untersuchten wir unter anderem diese Frage. Die Letalitätsquote im Gesamtkollektiv ausschließlich der pathologischen Frakturen lag bei 10,86%.

Zusammenfassung der Ergebnisse

1. Alter: Die Altersstruktur insbesondere der über 70- bzw. über 80jährigen mit frischen Frakturen des koxalen Femurendes hat sich gemäß der demographischen Pyramide signifikant erhöht. Die kritische Altersgrenze läßt sich auf das 80. Lebensjahr festlegen. Bei der Altersklasse über 80 Jahre konnte die Letalitätsquote durch Einführung der modernen Intensivmedizin signifikant gesenkt werden.
2. Präoperative Risikofaktoren: Bei der Wertigkeit präoperativer Risikofaktoren hat die Integrität des zentralen Nervensystems eine wesentliche Stellung. Von geringerer Bedeutung scheinen Lungenerkrankungen und das Vorliegen von Diabetes zu sein.

Hefte zu der Unfallchirurg, Heft 232
K. E. Rehm (Hrsg.)

3. Frakturlokalisation: Bezüglich der Frakturlokalisation zeigen sich zwischen extrakapsulären und intrakapsulären Frakturen keine statistisch signifikanten Unterschiede in der Letalitätsquote.

Gibt es ein präoperatives Laborscreening mit prognostischem Aussagewert über das Operationsrisiko und den postoperativen Verlauf bei über 70jährigen Patienten mit Schenkelhalsfrakturen?

U. Daßdorff, K. Meinhövel und D. Hempel

II. Chirurgische Abteilung, Allgemeines Krankenhaus Barmbek, Rübenkamp 148, D-22307 Hamburg, Bundesrepublik Deutschland

Eine Gruppe von 639 operierten Patienten mit Schenkelhalsfrakturen mit einem Durchschnittsalter von 79,5 Jahren wurde retrospektiv bezüglich prä- und postoperativer Laborwertveränderung analysiert. Es zeigten sich präoperativ pathologische Werte in 12,2% aller durchgeführten Untersuchungen. Die häufigsten pathologischen Veränderungen betrafen neben der BSG den Nüchternblutzucker, das Hämoglobin, den Harnstoff N, die Transaminasen, die Serum-Elektrophorese und das Urinsediment.

Die meisten untersuchten Parameter waren bei postoperativ verstorbenen Patienten weitaus häufiger präoperativ pathologisch als bei den überlebenden Patienten. Bei der statistischen Überprüfung dieser Unterschiede konnte eine Signifikanz nur für die präoperativ bestehende Erhöhung der Gamma-Globuline nachgewiesen werden. Die Überlebenswahrscheinlichkeit der Patienten mit Gamma-Globulinerhöhung von mehr als 20 Rel.% ist erheblich geringer (56%) als bei normalen Gamma-Globulinwerten (77%). Zu einem obligaten präoperativen Minimallaborprogramm bei über 70jährigen Patienten mit Schenkelhalsfrakturen gehören wegen der prognostischen Relevanz neben dem Hämoglobin, dem Blutzucker, dem Harnstoff und Kreatinin den Serum-Elektrolyten und dem Gerinnungsstatus auch die Untersuchung des Urinsedimentes und der Serum-Elektrophorese. Alle weiteren Parameter müssen präoperativ nicht routinemäßig bestimmt werden und nur bei entsprechender Klinik oder auf Anforderung durch den Anästhesisten in das Programm aufgenommen werden.

Hefte zu der Unfallchirurg, Heft 232
K. E. Rehm (Hrsg.)

Soziale Aspekte der Unfallchirurgie beim alten Menschen am Beispiel der Schenkelhalsfraktur und hüftnaher Frakturen

J. Klein, T. Pfeifer, S. Bernhoft, Th. Tiling, Köln

(Manuskript nicht eingegangen)

Was leistet die Hüfttotalendoprothese in der Behandlung der medialen Schenkelhalsfraktur beim alten Menschen

P. Münst, M. Seif el Nasr und E. H. Kuner

Abteilung Unfallchirurgie, Chirurgische Universitätsklinik, Hugstetterstr. 55, D-79106 Freiburg, Bundesrepublik Deutschland

Die zunehmende Lebenserwartung in der BRD hat zu einer beträchtlichen Steigerung der Inzidenz medialer Schenkelhalsfrakturen beim alten Menschen geführt.

An der Abteilung Unfallchirurgie der Chirurgischen Universitätsklinik Freiburg wurden in einem 8Jahres-Zeitraum 442 Patienten mit medialer Schenkelhalsfraktur durch eine Hüfttotalendoprothese versorgt. Der Vergleich von 2 Patientenkollektiven (Kollektiv I 1980–1984, 284 Patienten; Kollektiv II 1989–1990, 158 Patienten) zeigt neben einer absoluten Zunahme medialer Schenkelhalsfrakturen von 1980 bis 1990 um 70% jährlich auch eine deutliche Verschiebung in das höhere Alter. So liegt der Altersdurchschnitt im Kollektiv II mit 79 Jahren 2 Jahre über dem ersten Kollektiv. Beide Kollektive sind gleichermaßen gekennzeichnet durch eine hohe Rate vorbestehender Erkrankungen, insbesondere kardiovaskulären (60%) und pulmonalen (25%) Erkrankungen. 30% der Patienten weisen mindestens 2, 15% 3 und mehr Vorerkrankungen auf. Auffällig ist die Zunahme zerebrovaskulärer Erkrankungen im Kollektiv II. Ohne Vorerkrankungen waren lediglich 15% der Patienten. Die operative Versorgung erfolgte standardmäßig mit einer zementierten Geradschaftprothese, nur in Ausnahmefällen erfolgte zur Pflegeerleichterung eine Hemiarthroplastik. Die operative Sofortversorgung zeigt insbesondere im Kollektiv II einen Rückgang von 30 auf 8%. 50% der Patienten kommen heute 24–48 Stunden nach der stationären Aufnahme zur Operation. Dies ist Ausdruck einer intensiveren interdisziplinären Vorbereitung bei einer hohen Rate kurzfristig verbesserungsfähiger Vorerkrankungen. Eine Allgemeinnarkose erfolgte bei 97% der Patienten. Die Rate allgemeiner postoperativer Komplikationen ist in den Kollektiven von 55 auf 30% zurückgegangen, insbesondere kardiale (13,0 und 5,7%) und pulmonale (11,6 und 7,5%) Komplikationen. Lokale postoperative Komplikationen liegen bei 13% (Hämatome 8,9%, Protheseninfektionen 1,6%, Luxationen 1,8%). Die mittlere stationäre Behandlungsdauer an der Universitätsklinik betrug 16 Tage, die gesamtstationäre Behandlung mit Nachsorgekrankenhaus 6 Wochen. Eine Nachuntersuchung der Kollektive erfolgte nach 3,2 bzw. 2,1 Jahren. Im Kollektiv I waren zu diesem Zeitpunkt 158 Patienten (55,6%) und im

Hefte zu der Unfallchirurg, Heft 232
K. E. Rehm (Hrsg.)

Kollektiv II 56 Patienten (35,4%) verstorben. Bei den Todesursachen stehen kardiovaskuläre (32%), zerebrovaskuläre (16%) und pulmonale (9%) Erkrankungen im Vordergrund. Es zeigt sich dabei eine besondere Abhängigkeit der Mortalität vom Alter und der Anzahl vorbestehender Erkrankungen. Bezogen auf einen Beobachtungszeitraum von 18 Monaten zeigt sich im Kollektiv II ein Rückgang der Klinikmortalität innerhalb der ersten 2 Wochen von 30 auf 20% der Verstorbenen. Die verbesserte Überlebensrate setzt sich im Vergleich zum Kollektiv I linear fort. Nach 4 Monaten unterscheiden sich beide Kollektive nicht mehr von der Lebenserwartung einer vergleichbaren Normalbevölkerung. 2/3 aller Patienten sind bei der Nachuntersuchung beschwerdefrei, über gelegentliche Schmerzen klagen 16%, nach längerem Gehen 8%. Gehfähig ohne Hilfsmittel sind 45%, 35% unter Zuhilfenahme eines Gehstockes. Nur 10% der Patienten werden nicht mehr gehfähig, Gehunfähigkeit lag bei jedem zweiten dieser Patienten bereits vor.

Die TEP hat sich uns in der Versorgung medialer Schenkelhalsfrakturen bei den häufig polymorbiden, betagten Patienten bestens bewährt. Interdisziplinäre Patientenfürsorge nimmt deutlichen Einfluß auf die Frühmortalität.

Ergebnisse der endoprothetischen Versorgung hüftnaher Femurfrakturen bei sehr alten Patienten

W. Stock, W. Schwenk, K. Findl, D. Rassek, Düsseldorf

(Manuskript nicht eingegangen)

Spezielle Aspekte der Unfallchirurgie bei alten Menschen – Teil 2

Vorsitz: J. Poigenfürst, Wien; F. Schauwecker, Wiesbaden; H. Zilch, Goslar

Die Ruptur der Rotatorenmanschette (RMR) beim Patienten über 60 Jahren: Prospektiver Vergleich konservativer, operativ – rekonstruktiver und arthroskopisch – palliativer Therapie

U. Brunner, P. Habermeyer, E. Wiedemann und M. Weiss

Chirurgische Klinik Innenstadt, Klinikum Innenstadt, Ludwig-Maximilians-Universität München, Nussbaumstr. 20, D-80336 München, Bundesrepublik Deutschland

Ziel

Evaluation verschiedener Therapieansätze beim Patienten über 60 Jahren mit RMR durch Vergleich prä- und posttherapeutischer funktionaler und subjektiver Parameter (Cybex, algofunktionaler Index nach Patte)

Die degenerative Ruptur der Rotatorenmanschette ist eine Erkrankung in erster Linie des alten Menschen. Geeignete Therapieformen müssen speziell für diese Altersgruppe unter Berücksichtigung eigener Voraussetzungen der Sehnenstruktur, der Defektgrößen und der Rehabilitation geprüft werden.

Material und Methode

In einer einfach blinden prospektiven Studie wurden 50 Patienten über 60 Jahren mit gesicherter RMR erfasst. Eine Gruppe (n = 14) wurde konservativ krankengymnastisch und antiphlogistisch behandelt. In einer zweiten Gruppe (n = 16) erfolgte die offene Akromioplastik (Neer) und Sehnenrekonstruktion bzw ein offenes Debridement (Apoil-Dautry). In einer dritten Gruppe (n = 20) führten wir ein arthroskopisches Debridement (ASD nach Ellman) durch. Vor Behandlungsbeginn und 12 bis 14 Monate danach wurden in Gruppe 1 und 2 die objektiven funktionalen Werte durch Cybex sowie für alle Gruppen der algofunktionale Index (Patte) ermittelt.

Hefte zu der Unfallchirurg, Heft 232
K. E. Rehm (Hrsg.)

Ergebnisse

In der dynamisch isokinetischen Messung (Cybex) ergaben sich signifikante Verbesserungen von Bewegungsumfang, Kraft und Ausdauer in allen 3 Gruppen. Bei seitengetrennter Betrachtung waren die Verbesserungen nur nach operativer Rekonstruktion und nur am dominanten Arm signifikant.

Im algofunktionalen Index (Patte) (subjektive Wertung) ergab sich nach konservativer Therapie nur bei einem Drittel der Patienten ein ausreichender Punkteanstieg. Nach operativer Rekonstruktion bzw ASD zeigten sich absolut deutlich höhere Steigerungen des algofunktionalen Index (> 25%) als nach konservativer Therapie. Die Schmerzen waren deutlich vermindert oder aufgehoben. Subjektiver Kraftgewinn konnte nur durch offene Rekonstruktion erreicht werden, die Funktionsverbesserung war nach arthroskopischem Debridement geringfügig besser.

Bei ca. 20% der Patienten nach offener Rekonstruktion aber auch nach ASD konnte zwar eine deutliche Schmerzerleichterung jedoch kein ausreichender Funktionsgewinn erzielt werden. Alle diese Patienten zeigten vor der Therapie eine deutliche Arthropathie mit minimaler Funktion.

Schlußfolgerung

Auch bei RMR im Alter soll die konservative Therapie dem multimorbiden Patienten vorbehalten bleiben, da die Beschwerden nur bei einem Drittel der Patienten ausreichend zu bessern sind. Die objektiven und subjektiven Ergebnisse nach Rekonstruktion bzw. ASD sind gut bis sehr gut. Der objektive und subjektive Kraftgewinn ist jedoch nach offener Rekonstruktion etwas besser, die funktionelle Rehabilitation dagegen nach ASD. Langzeitresultate nach ASD stehen jedoch noch aus.

Langzeitergebnisse nach operativer Versorgung großer Rotatorenmanschettenrupturen beim alten Menschen

E. Wiedemann, U. Brunner, P. Habermeyer und C. Zellner

Chirurgische Klinik und Poliklinik, Klinikum Innenstadt, Ludwig-Maximilians-Universität, Nußbaumstr. 20, D-80336 München, Bundesrepublik Deutschland

Ziel

Große Rotatorenmanschettenrupturen der Gruppen III und IV nach Bateman mit einem Durchmesser von über 3 cm treten bevorzugt bei älteren Patienten auf. Bei der operativen Versorgung steht die Rekonstruktion durch transossäre Refixation und er-

Hefte zu der Unfallchirurg, Heft 232
K. E. Rehm (Hrsg.)

gänzende ortsständige Sehnenplastiken gegen die einfache „superiore Arthrolyse" nach Apoil und Dautry. Dabei handelt es sich um ein Debridement aller rupturierten Sehnenanteile und der Bursa subacromialis sowie um eine erweiterte Akromioplastik ohne Wiederherstellung der Rotatorenmanschette.

Ziel der Untersuchung war es, beim älteren Patienten Unterschiede in den Langzeitergebnissen zwischen beiden Operationsverfahren zu analysieren.

Material und Methode

Untersucht wurden ausschließlich Patienten, die zum Zeitpunkt der Operation älter als 60 Jahre waren. Nach einem Zeitraum von durchschnittlich 4,0 Jahren (Kollektiv I, RM-Naht, n = 19, Durchschnittsalter 63 J.) bzw. 4,5 Jahren (Kollektiv II, Apoil, n = 23, Durchschnittsalter 71 J.) erfolgte die Bewertung der Ergebnisse nach dem Constant-Score.

Zwischen den Kollektiven fand sich kein statistisch faßbarer Unterschied in der Verteilung von Geschlecht, betroffener und dominanter Seite, Belastungsausmaß, und Rupturgröße und -zone. Die statistische Auswertung erfolgte mit dem Mann-Whitney-U Test.

Ergebnisse

	Kollektiv I: (RM-Naht)	Kollektiv II (Apoil)	Maximum	p
Schmerz	13,2	12,8	15	0,43
ADL	16,6	12,7	20	0,0095** (< 0.01)
Beweglichkeit	34,9	28,1	40	0,07 *
Abduktion	8,7	6,9	10)	0,045 * (< 0.05)
Flexion	9,3	7,1	10)	0,048 *
Außenrotation	9,1	6,4	10)	0,012
Innenrotation	7,8	7,3	10)	0,52 *
Kraft	19,8	13,4	25	0,018
Gesamt	*84,3*	*72,1*	*100*	0,10

Obwohl das Kollektiv I (RM-Naht) in allen Werten tendenziell besser war als das Kollektiv II (Apoil), ergaben sich signifikante Unterschiede nur in der Bewertung der Aktivitäten des täglichen Lebens (ADL) und in der Kraftentwicklung. Interessant ist die Auswertung der einzelnen Bewegungsebenen, in der sich für Abduktion, Flexion und Außenrotation ein signifikanter Unterschied findet, nicht hingegen für die Innenrotation.

Schlußfolgerung

Die Operation nach Apoil und Dautry erreicht langfristig Schmerzfreiheit und ausreichende Beweglichkeit. Wegen der besseren Langzeitergebnisse vor allem in den Aktivitäten des täglichen Lebens und in der Kraftentfaltung sollte der Rekonstruktion von großen Rotatorenmanschettenrupturen auch beim alten Menschen immer der Vorzug gegeben werden.

Vorteile des primären Humeruskopfersatzes bei dislozierten Humeruskopffrakturen älterer Patienten

W. Knopp, K. Neumann, J. Buchholz und G. Muhr

Berufsgenossenschaftliche Krankenanstalten Bergmannsheil Bochum, Chirurgische Klinik und Poliklinik, Universitätsklinik, Gilsingstr. 14, D-44789 Bochum, Bundesrepublik Deutschland

Die Probleme dieses Frakturtyps ergeben sich aus einer mechanisch ungünstigen Fragmentkonstellation (dislozierende Muskelzüge, subakromiale Blockade, freies Kopffragment), einer Osteoporose mit schlechter Verankerungsmöglichkeit für Metallimplantate und daher fehlender Funktionsstabilität. Gerade aber der Verzicht auf frühfunktionelle Rehabilitation ist Hauptfaktor von ausgeprägten Bewegungsbehinderungen, neben Engensyndrom durch Fragmente oder Implantate. Gute Ergebnisse nach offener Reposition und Osteosynthese von 3- bis 4-Segmentfrakturen teilten Hagg u. Lundberg in nur 35% mit. Bei den dislozierten 3- bis 4teiligen Humeruskopfbrüchen ließen sich in weniger als 10% gute Ergebnisse erzielen, die avaskuläre Nekroserate belief sich auf 74%. Als Konsequenz muß daher neben der Osteosynthese auch der prothetische Ersatz des Humeruskopfes erwogen werden. In der deutschsprachigen Literatur wird dazu zwar über eine postoperative Schmerzfreiheit, aber gleichzeitig unbefriedigende funktionelle Resultate berichtet. Die in diesen Studien verwendete Humeruskopfprothese ist jedoch biomechanisch äußerst ungünstig. Ihr fehlt die zentrierende Funktion durch einen zu großen Kopf, ebenso verhindern inadäquate Verankerungsmöglichkeiten eine Refixation der Rotatorenmanschette (Tubercula müssen verworfen werden). Zudem erfolgte die Implantation in allen Studien verspätet, nachdem bereits kallöse Vernarbungen, Schrumpfungen der Kapsel und Verklebungen der Gleitschichten eingetreten waren. In der Punktebewertung von Constant stehen Schmerzen und Aktivitäten des täglichen Lebens als Funktionskriterien im Vordergrund der Beurteilung. Unterteilt man den 100-Punktescore in jeweils 25 Punkte, läßt sich auch zwischen sehr gut, gut, befriedigend und schlecht differenzieren. Hervorgehoben wird bei nahezu allen Patienten in beiden Gruppen, nach Implantation der Humeruskopfprothese, die Gebrauchsfähigkeit der Schulter für tägliche

Hefte zu der Unfallchirurg, Heft 232
K. E. Rehm (Hrsg.)

Verrichtungen und Hygiene. Die posttraumatisch früh implantierten Humeruskopfprothesen (Gruppe A) zeigten ein besseres Bewegungsausmaß als die verspätete Implantation (Gruppe B). In Gruppe A lagen nur 3 Patienten mit 4 Humeruskopfprothesen (1 Patientin beiderseits) mit ihren Punkten im 3. Viertel und mußten als befriedigend bewertet werden. Die übrigen Patienten erzielten ausnahmslos Punkte über 50%, 6 Patienten zeigten sogar seitengleiche Verhältnisse! Deutlichere Einschränkungen fanden sich bei der Gruppe B. Immerhin erzielte 1 Patientin mit Operationsintervall von 4 Wochen 72 Punkte und 2 weitere Patienten noch 50 Punkte bei einer Implantationsverzögerung von 5 Monaten; 2 Patientinnen müssen als ausgesprochen schlechtes Ergebnis definiert werden. Von nahezu allen 28 Patienten (29 Prothesen beider Gruppen) wird die Gebrauchsfähigkeit der Schulter für tägliche Verrichtungen und Hygiene hervorgehoben. In der Gruppe A (84,54 Pkt.) gab es keine unbefriedigenden oder schlechten Resultate. In der Gruppe B (43,14 Pkt.) konnte bis auf 2 Fälle immerhin noch ein befriedigendes Resultat erzielt werden. Somit sind Operationszeitpunkt (2 Wochen posttraumatisch), Operationstechnik (Refixation der Tubercula) und das gewählte Prothesenmodell für die Prognose von entscheidender Bedeutung.

Ergebnisse der Schulterendoprothetik in der Unfallchirurgie bei alten Menschen

P. Habermeyer[1], A. Athanasiou, U. Brunner und E. Weidemann

[1] Sportklinik Stuttgart, Taubenheimstraße 8, D-70272 Stuttgart
Schulterambulanz LMU, Pettenkoferstraße. 8 a, D-80336 München,
Bundesrepublik Deutschland

Ziel dieser retrospektiven Untersuchung war es, anhand der Ergebnisse nach Schultergelenkersatz die Leistungsfähigkeit und Grenzen des endoprothetischen Ersatzes des Schultergelenkes bei alten Menschen zu evaluieren.

Material und Methodik

Im Zeitraum 1986 mit 1990 wurden 31 Schulterprothesen bei 29 Patienten implantiert (mittlere Nachuntersuchungszeit 30 Monate). Das Durchschnittsalter der Patienten lag bei 64 Jahren (42–85), der Anteil der Frauen betrug 48%, derjenige der Männer 52%. Nachuntersucht wurden 27 operierte Schultern (89%). Die Indikation zum prothetischen Ersatz stellten wir bei der frischen Humeruskopf-Mehrfragment-Fraktur (11% Gruppe I), bei der posttraumatischen Arthrose (59% Gruppe II) und bei der Humeruskopfnekrose sowie der Omarthrose (30% Gruppe III). Als Implantat verwendeten wir in einem Fall eine isoelastische Kopfprothese, bei 30 Patienten unverblockte kraft-

Hefte zu der Unfallchirurg, Heft 232
K. E. Rehm (Hrsg.)

schlüssige Prothesen mit Neer II Design, davon 11 als Hemiarthroplastik und 16 als Totalprothesen.

Als Nachuntersuchungsschema kam der Constant-Score zur Anwendung. Die radiologische Auswertung erfolgte in Anlehnung an Franklin und Neer.

Ergebnisse

Postoperativ klagten 40% über keinerlei Schmerz und 49% über milde Beschwerden. Nur 11% gaben mäßige Schmerzen an. Die Schmerzverbesserung war hochsignifikant ($p < 0,001$). Das funktionelle Ergebnis anhand des Constant-Scores (max. 100 Punkte) lag bei 77 Punkten (Gruppe I), bei 59 Punkten (Gruppe II) und bei 72 Punkten (Gruppe III). Die Flexion verbesserte sich von 47° auf 114° ($p < 0,001$), die Abduktion von 41° auf 102° ($p < 0,001$), die Außenrotation von 13° auf 40° ($p < 0,001$) und die Innenrotation von 38° auf 63° ($p < 0,001$). Subjektiv waren 63% sehr und 33% zufrieden. Nur 3% waren wenig zufrieden und keiner unzufrieden. 89% der Befragten hätten die Operation wiederholen lassen, 11% nicht. Als Komplikationen kam es zu einer Schaftlockerung, zu einer Subluxation und zu einem Fall einer passageren Plexusläsion. Zu einer Pfannenlockerung war es nicht gekommen, obwohl in 43% radiologische Aufhellungslinien nachweisbar waren.

Diskussion

In Übereinstimmung mit der Literatur konnte mit der Schulterprothetik eine hochsignifikante Verbesserung des Schmerzes und der Funktion erzielt werden. Es zeigte sich, daß von der Indikation und dem Zeitpunkt der Operation erheblich das Ergebnis beeinflußt wird. Das beste Ergebnis erzielten die Frakturprothesen.

Schlußfolgerung

1. Die Indikation zum Gelenkersatz sollte bei der frischen dislozierten Mehrfragmentfraktur des alten Menschen großzügig gestellt werden.
2. Bei der in Fehlstellung verheilten Fraktur sollte frühzeitig der Gelenkersatz durchgeführt werden.
3. Durch ein besseres Prothesendesign und besseres Instrumentarium sollte zukünftig ein stabilerer Prothesenhalt erzielt werden.

Der Humerusverriegelungsnagel nach Seidel in der Traumatologie des alten Menschen

Chr. Ulrich und P. Deffner

Unfallchirurgische Klinik, Klinik am Eichert, D-73006 Göppingen, Bundesrepublik Deutschland

Die Grenzen der bewährten konservativ-funktionellen Behandlung von Oberarmschaftfrakturen sind in der geriatrischen Traumatologie aufgrund eingeschränkter Compliance insbesondere bei altersbedingten neurologisch-psychatrischen Zusatzerkrankungen rasch erreicht. Als schnell durchführbares und wenig belastendes Stabilisationsverfahren mit der Möglichkeit der frühfunktionellen Nachbehandlung hat Seidel 1985 [2] einen Verriegelungsmarknagel für den Humerus eingeführt, der distal durch eine axiale Schraube aufgespreizt und proximal mit rechtwinklig zueinanderliegenden Kortikalisschrauben verriegelt wird. Im Rahmen eines Pilotprojektes haben wir seit 6/87 mit diesem Verfahren 80 Oberarmfrakturen stabilisiert, wovon 55 die Altersgruppe oberhalb von 60 Jahren betrafen. Die Indikation sahen wir 27mal bei Frakturdehiszenz unter konservativer Behandlung, 8mal bei Querfrakturen, 7mal bei pathologischer Fraktur, 10mal beim Parkinsonsyndrom und 3mal bei gleichseitigen zusätzlichen Frakturen. Operationsbedingte perioperative Probleme traten bei keinem Patienten auf, nach durchschnittlich 16 (11–34) Tagen konnten die Patienten ambulant weiterbehandelt werden. 38 dieser Patienten konnten durchschnittlich 1 Jahr nach Implantation des Nagels radiologisch, sonographisch und funktionell anläßlich neuerer Verletzungen in den übrigen Extremtitätenregionen nachuntersucht werden. Wir fanden 4mal subakromiale Verkalkungen, jeweils mit erheblichen Bewegungseinschränkungen und 4 distale Spreizschraubenlockerungen, aber keinen Infekt. Alle Frakturen waren ohne äußere Fixation oder zweite OP knöchern durchbaut. Insgesamt zeigten 20 Patienten eine identische Beweglichkeit rechts gleich links bei Beschwerdefreiheit. In 10 Fallen fand sich eine Beweglichkeitsreduktion zwischen 20 und 40° mit gelegentlichen Schmerzen in der betroffenen Schulter. Sonographisch waren bei diesen Patienten vermehrt narbige Adhäsionen zwischen den Sehnen der Rotatorenmanschetten nachweisbar. 4 Patienten konnten entweder den Hinterhauptsgriff oder den Schürzengriff durchführen, 2 Patienten schafften weder das eine noch das andere und 2 Schultern waren eingesteift. Wie alle intramedullären Verfahren am Oberarm [1] hat nach den vorliegenden empirischen Erkenntnissen also auch dieses Implantat seine Probleme an der Insertionsstelle. Die Vorteile der Methode – einfaches Vorgehen, schnelle Mobilisation – scheinen aber aus unserer Sicht die Nachteile – reduzierte Beweglichkeit – soweit zu überwiegen, daß der klinische Einsatz empfohlen werden kann.

Literatur

1. Robinson CM, Bell KM, Court-Brown CM, McQueen MM (1992) Locked nailing of humeral shaft fractures. J Bone Joint Surg [Br] 74:558–562
2. Seidel H (1989) Humeral locking nail: A preliminary report. Orthopedics 12:219–226

Hefte zu der Unfallchirurg, Heft 232
K. E. Rehm (Hrsg.)

Verletzungen der oberen HWS beim alten Menschen – Operative Behandlung und Ergebnisse

A. Junge, L. Gotzen und N. Wagner

Klinik für Unfallchirurgie der Philipps-Universität Marburg, Baldingerstraße, D-35043 Marburg, Bundesrepublik Deutschland

Die obere HWS stellt aufgrund ihrer Komplexität in Anatomie und Funktion einen Verletzungsschwerpunkt an der Wirbelsäule dar mit einer Vielzahl von Verletzungen ossärer, osteoartikulärer, osteoligamentärer und ligamentärer Art. Insbesondere beim alten Menschen findet sich eine Häufung von Verletzungen in dieser Region, die oft bereits aus alltäglichen Traumata resultieren. Konservative Behandlungsmaßnahmen sind bei den betagten Patienten aus rehabilitationstechnischen Gründen meist nur beschränkt durchführbar. Insofern kommen der internen Osteosynthese und der Spondylodese große Bedeutung zu.

Krankengut

In den Jahren 1985–1991 fanden sich 22 über 70jährige Patienten mit ossären und osteoligamentären Verletzungen der oberen HWS. Es handelte sich hierbei um eine isolierte Atlasbogenfraktur, 3 Jefferson-Frakturen, wovon 2 mit einer Dens-Fraktur kombiniert waren, 2 atlanto-axiale Instabilitäten, eine davon kombiniert mit einer Dens-Fraktur, 6 isolierte Dens-Frakturen, 3 Dens-Frakturen kombiniert mit einer Atlasbogenfraktur und 5 Hangman's fractures, des weiteren ein Tumor des Atlas sowie eine Dornfortsatzfraktur HWK 2/3. Versorgung: 17 der 22 Patienten wurden operativ versorgt. Die Versorgung der Jefferson-Frakturen erfolgte durch eine okzipitozervikale Spondylodese, die atlanto-axialen Instabilitäten wurden in der Technik nach Brooks bzw. nach Gallie versorgt. Bei den Dens-Frakturen wurde eine Verschraubung nach Böhler durchgeführt und bei den Hangman's Fractures erfolgte die Spondylodese HWK 2/3 in der Technik nach Robinson. 3 Patienten verstarben (1 polytraumatisierter Patient und 2 hochbetagte Patienten wegen kardialer Dekompensation). Bei einem Patienten kam es intraoperativ zu einem ischämischen Insult, der zu einer Amaurosis führte.

Zusammenfassung

Die obere HWS stellt einen Verletzungsschwerpunkt gerade beim alten Menschen dar und oft sind bereits alltägliche Traumata Ursache dieser Verletzung. Die Indikation zur operativen Versorgung sollte großzügig gestellt werden, da sichere Osteosynthese- und Spondylodesetechniken zur Verfügung stehen, die den betagten Menschen die belastende externe Protektion erspart und die Rehabilitation entscheidend vereinfacht.

Hefte zu der Unfallchirurg, Heft 232
K. E. Rehm (Hrsg.)

Operationszeitpunkt und Risikofaktoren bei der hüftgelenksnahen Oberschenkelfraktur des alten Patienten: Die Bedeutung des präoperativen Risikoschemas

K. Miller und H.-J. Brunner

LKA-Salzburg, Abteilung für Unfallchirurgie, Müllner Hauptstr. 48, A-5020 Salzburg, Österreich

Das präoperative Risikoschema wurde anhand von 317 Patienten, zwischen Jan. 83 und Jan. 89 mit einer hüftgelenksnahen Oberschenkelfraktur erarbeitet. Das Letalitätsrisiko wurde anhand von Begleiterkrankungen analysiert und durch eine multivariante Varianzanalyse eine Punkteverteilung für Risikofaktoren vorgenommen. Das Risikoschema beinhaltet: Rechtsherzdekompensation, Bettlägrigkeit vor dem Unfall, Myokardinfarkt und Lungeninfarkt innerhalb der letzten 6 Monate, Labor, EKG, Thoraxröntgen, Gefäßerkrankungen und das Alter des Patienten. Das so erarbeitete Risikoschema teilt die Patienten in 3 Risikogruppen ein. Bis zur Neuetablierung der unfallchirurgischen Abteilung im Jan. 88 erfolgte der Operationszeitpunkt nach einer durchschnittlichen Stabilisierungsphase von 3,2 Tagen, ab diesem Zeitpunkt wurde eine Sofortoperation innerhalb 12 Stunden angestrebt. Die postoperative Letalität bei Hüftendoprothesen mit Sofortoperation lag in Risikogrupppe II und III signifikant höher, bei hüftkopferhaltenden Eingriffen signifikant niedriger als in der Patientengruppe mit Stabilisierungsphase. Anhand dieser Ergebnisse erfolgte ab Jan. 89 eine prospektive Studie an 265 Patienten mit folgender Vorgangsweise: Sofortoperation für hüftkopferhaltende Eingriffe der Risikogruppe I und II, verzögerte Operation (mit einer durchschnittlichen Stabilisierungsphase von 24–36 Stunden) für Hüftendoprothesen der Risikogruppen II und III. Die Gesamtletalität konnte durch das risikogruppenspezifische Vorgehen von 10,9% auf 3,4% gesenkt werden. ($p = 0{,}0017$) Das Risikoschema stellt eine klare Aussage über das operative Letalitätsrisiko der einzelnen Gruppen und eine Hilfe bei der Bestimmung des geeigneten Operationszeitpunktes dar.

Hefte zu der Unfallchirurg, Heft 232
K. E. Rehm (Hrsg.)

Gamma-Verriegelungsnagel vs. Gleitlaschenschraube und Kondylenplatte bei proximalen Femurfrakturen im hohen Alter

M. Holch[1], K. Hohlfeld, A. Kuthe und K. Reichel

Klinik für Allgemein-, Unfall- und Gefäßchirurgie, Städtisches Krankenhaus Siloah, D-30449 Hannover
[1] Unfallchirurgische Klinik, Medizinische Hochschule Hannover, Konstanty-Gutschow-Str. 8, D-30625 Hannover, Bundesrepublik Deutschland

Patienten und Methoden

Im Rahmen der Regelversorgung wurden 1986 bis 1990 324 per- bis subtrochantäre Femurfrakturen in einem Patientengut mit hohem Durchschnittsalter (78 Jahre) versorgt. Osteosynthesen wurden im Mittel nach 2,4 Tagen mittels Gleitlaschenschraube nach Pohl (plus kanülierte Spongiosazugschraube nach Howse) oder 95°-AO-Winkelplatte ausgeführt. 24% der alten Patienten konnten klinisch verfolgt werden. Von Anfang 1991 bis Juni 1992 wurden von 93 derartigen Femurfrakturen 33 mittels Trochanterverriegelungsnagel versorgt (mittl. Alter 82 Jahre; 21 nachuntersucht). Die Fraktureinteilung beruht auf der AO-Klassifikation.

Ergebnisse

	Pohl-Schraube	95-Platte	Gammanagel
1986–1990	278	46	
AO: Al/A2/A3	244/34/0	0/15/31	
1991–92	55	5	33
AO: Al/A2/A3	47/8/0	0/1/4	0/13/20
Op-Zeit	58 min	112 min	62 min
Blutbedarf	1,2 EK	3 EK	2,3 EK
Krankenhausletalität	7,8%	15,7%	9,1%
Stationäre Beh.dauer	27 d	78 d	6,3 d
Erste Vollbelastung	6,3 d	65 d	2,7 d*

* Vollbelastung ohne Berücksichtigung zweier Falle präoperativ vorbestehender Bettlägerigkeit sowie eines langwierigen Intensivverlaufs.

Komplikationen in der Gamma-Nagel-Gruppe beruhen auf Schraubenperforation und -ausbruch (3 Fälle), welche durch jeweils 1 Reoperation korrigiert wurden: Nagel-/Schrauben-Neuplazierung, Verbundosteosynthese und Endoprothese. Dem letzteren Eingriff folgten letale Intensivkomplikationen. 2 weitere Todesfälle beruhten auf Herzinfarkt und Tumorfolge.

Hefte zu der Unfallchirurg, Heft 232
K. E. Rehm (Hrsg.)

Schlußfolgerungen

Der Gamma-Nagel erlaubt die wesentlich frühere – meist sofortige – Vollbelastung nach A2- und A3-Frakturen der Trochanterregion im Vergleich mit der herkömmlichen 95°-Winkelplattenosteosynthese. Das einfachere und weniger invasive Operationsverfahren resultiert in kürzerer Op-Zeit und geringerem Blutverlust. Trotz des höheren Alters der hierfür in Frage kommenden Patienten wird die Letalität und die stationäre Verweildauer reduziert. Seit Einführung des „langen Gamma-Nagels“ ergibt sich eine Indikationserweiterung auf proximale Femurfrakturen mit langstreckiger Schaftbeteiligung.

Die operative Versorgung intraartikulärer Kalkaneusfrakturen des alten Menschen

Th. Mittlmeier, H. Hertlein, M. M. Morlock und G. Lob

Chirurgische Klinik und Poliklinik der Universität München Unfallchirurgie, Klinikum Großhadern, Marchioninistr. 15, D-81377 München, Bundesrepublik Deutschland

Die operative Behandlung von Kalkaneusfrakturen mit Gelenkbeteiligung hat seit den Mitteilungen von Bezes et al. [1] mit 80% sehr guter und guter 2–3-Jahresergebnisse bei 120 operativ versorgten intraartikularen Kalkaneusfrakturen wesentliche Unterstützung erfahren. Nur die offene Rekonstruktion erlaubt die anatomiegerechte Wiederherstellung der Gelenkflächen, der äußeren Geometrie des Kalkaneus und der Weichteilfunktion. Eigene funktionell-dynamische Untersuchungen des Abrollvorganges operierter und konservativ therapierter Patienten zeigten signifikant bessere Funktionsergebnisse nach offener Rekonstruktion in Einklang mit dem klinischen Score nach Merle d'Aubigné [2]. Nicht zuletzt unter dem Eindruck der Erfahrungen L. Böhlers mit der operativen Versorgung von Kalkaneusfrakturen in der Technik nach Palmer vor beinahe 50 Jahren bei inakzeptabel hoher Infektrate galt ein Alter über 50 Jahre bis in jüngste Zeit als relative Kontraindikation für eine operative Rekonstruktion des Fersenbeins.

Auch im eigenen Krankengut seit 10/84–9/92 (n = 114 Patienten mit 126 operierten Frakturen) fand sich unter den ersten 50 operativ versorgten Kalkaneusgelenkfrakturen nur 1 Patient mit einem Alter von 62 Jahren. Bei latenter Mikroangiopathie kam es in der Folge zum tiefen Infekt, der nur durch eine freie Lappenplastik bei akzeptablem klinischen Ergebnis beherrscht werden konnte.

Bei steigendem Patientenalter und zunehmender Aktivität älterer Patienten wurden seit 1/88 weitere 9 Patienten mit einem Alter höher als 60 (60–81) Jahre bei dislozierter Kalkaneusgelenkfraktur operativ versorgt. Das funktionelle Ergebnis – beurteilt mittels klinischem Score und Ganganalyse – und die Komplikationsrate sind

Hefte zu der Unfallchirurg, Heft 232
K. E. Rehm (Hrsg.)

nicht signifikant unterschieden vom restlichen Kollektiv. Bei zwei der Patienten wurde bei nicht rekonstruierbarer Trümmerfraktur der Gelenke eine Wiederherstellung der äußeren Geometrie des Fersenbeins durch Osteosynthese und eine Sofortarthrodese des USG, bei den übrigen die Rekonstruktion von einem lateralen oder bilateralen Zugang durchgeführt. Die morphologische Beurteilung erfolgte anhand prä- und postoperativ durchgeführter CT in 2 Ebenen.

Bei präoperativer Selektion von relevanten Risikofaktoren (schwer beherrschbarer Diabetes mellitus, arterielle Durchblutungsstörungen) kann der leistungsfähige Patient über 60 Jahre mit Ansprüchen an die Wiederherstellung seiner Gehfähigkeit von der offenen Rekonstruktion der dislozierten intraartikularen Kalkaneusfraktur profitieren. Die klinischen wie funktionellen Ergebnisse rechtfertigen kein Alterslimit für die Indikation zur Operation.

Literatur

1. Bezes H, Massart P, Fourquet J-P (1984) Die Osteosynthese der Calcaneus-Impressionsfraktur. Unfallheilkunde 87:363–368
2. Mittlmeier Th, Lob G, Mutschler W, Bauer G (1989) Assessment of the subtalar gait function after fracture by analysis of the dynamic foot to ground pressure distribution. Trans Orthop Res Soc 14:248

Freie Vorträge – Teil 1

Vorsitz: A. Rüter, Augsburg; M. Hansis, Bonn; H. Winker, Tübingen

Das „Monorail" – Verfahren zur Behandlung von Segmentdefekten – Die Kallusdistraktion über ungebohrte Marknägel

M. Schüler, M. Raschke, D. Jansen und B. F. Claudi

Chirurgische Klinik und Poliklinik, Technische Universität München, Klinikum Rechts der Isar, Ismaningerstraße 22, D-81675 München, Bundesrepublik Deutschland

Vorgestellt wird ein neues Verfahren zum Segmenttransport am Unter- und Oberschenkel, bei dem das Prinzip der ungebohrten Verriegelungsmarknagelung mit der Kallusdistraktion nach Ilizarov kombiniert wird. Es zeichnet sich durch die volle Bewegungsfreiheit der benachbarten Gelenke, die geringe Weichteiltransfixation, geringere Schmerzen, hohe Patientenakzeptanz und die Schienung des späteren Regenerates aus.

Nach Weichteilsanierung wird ein ungebohrter Verriegelungsmarknagel eingebracht. Er hält die anatomische Reposition, die Länge und die Rotationsstabilität. Der Nagel (8–9 mm Durchmesser) kann im Bereich der Defektzone mit einer zusätzlichen Verriegelungsmöglichkeit versehen werden, um das Segment nach Beendigung des Transportes zu verriegeln. Dieses verhindert ein Zurückgleiten der elastischen Regenerationszone nach Beendigung des Transportes und ermöglicht die frühzeitige Demontage des Fixateursystems.

Der Transport erfolgt über einen AO-Verschiebefixateur mit metaphysärer Osteotomie. Dabei wird das Transportsegment mit ein oder zwei Schanz Schrauben gefaßt. Der Transportfixateur kommt anteromedial (Tibia) oder lateral (Femur) zu liegen, die Schanz-Schrauben werden am Nagel vorbei eingebracht. Nach einer Latenzphase von ca. 5–7 Tage post Op. wird der Transport mit einer Geschwindigkeit von zunächst 0,5 mm/die begonnen, später, abhängig von der Kallusformation auf 1 mm/die unterteilt in 4 Abständen selbständig vom Patienten vorgenommen. Nach Beendigung der Transportphase erfolgt die sekundäre Segmentverriegelung, die autologe Spongiosaanlagerung an der Kontaktstelle (Docking site) und die Demontage des Transportfixateurs. Auf diesem Wege entsteht ein geschlossenes System, in dem die Konsolidierung der Regenerationszone und die Ausheilung der Kontaktstelle ab-

Hefte zu der Unfallchirurg, Heft 232
K. E. Rehm (Hrsg.)

gewartet werden kann. Der intramedulläre Kraftträger schützt die neugebildete Kalluszone und ist ein ideales Implantat, um die Pseudarthrosenregion durch schrittweise Dynamisierung zur Ausheilung zu bringen.

Bisher wurden mit diesem Verfahren 19 Patienten behandelt. Segmenttransporte wurden am Unterschenkel (12mal), am Oberschenkel (3mal) durchgeführt; Verlängerungen erfolgten am Oberschenkel (2mal), am Unterschenkel (2mal). Bei 3 Patienten wurde als Transportmechanismus der Pinless Klammerfixateur verwendet. Komplikationen waren: Nagelbruch (2mal); Infekt und Umsteigen auf anderes Verfahren (2mal); Verklemmung des Transportsegmentes (2mal); lokal beherrschbare Pin Infekte (6mal). 14 Patienten sind inzwischen ausbehandelt.

In dem Vortag werden die technischen Aspekte des Verfahrens erläutert, die Indikationen und Komplikationen dargestellt und mit dem klassischen Ilizarov Verfahren verglichen.

Das Verfahren eignet sich sowohl zum Segmenttransport als auch zur Extremitätenverlängerung. Der intramedulläre Kraftträger schützt des neugebildete Regenerat, ermöglicht die primäre anatomische Reposition, die Bewegungsfreiheit der benachbarten Gelenke, wenig Weichteiltransfixation und ist ein ideales Implantat, um die Pseudarthrosenregion zur Ausheilung zu bringen.

Therapie komplizierter gelenknaher und gelenküberbrückender Defektsituationen langer Röhrenknochen mit bi- und trifokalen Segmenttransporten im Ilizarov Fixateur

M. Raschke, M. Schüler[1], G. Oedekoven, Ch. Freisleben und B. F. Claudi

Chirurgische Klinik und Poliklinik,Technische Universität München, Klinikum Rechts der Isar, Ismaningerstraße 22, D-81675 München, Bundesrepublik Deutschland
[1] Chirurgische Klinik, Kantonspital Chur, CH-7000 Chur, Schweiz

Zielsetzung

Therapie posttraumatischer Osteitiden, großer gelenknaher und gelenküberbrückender Knochendefekte nach Versagen der konventionellen Verfahren im Ilizarov Ringfixateur.

Komplizierte Weichteilsituationen, chronische Osteitiden und Versagen konventioneller Osteosyntheseverfahren führen häufig zu großen ossären Defekten. Dieses gilt insbesonders für die distale Tibia, wo nach Pilonfrakturen Grad III (Ruedi) die Rate der posttraumatischen Osteitiden über 25% beträgt. Auch die bei chronischen Kniegelenksempyemen posttraumatischer oder iatrogener Genese erforderlichen Schritte zur radikalen Infektsanierung hinterlassen gelegentlich große knöcherne Defekte.

Hefte zu der Unfallchirurg, Heft 232
K. E. Rehm (Hrsg.)

Die Rekonstruktion großer Defekte bei grenzwertigen Weichteilen und vorbestehenden Infekten mit den konventionellen Verfahren ist äusserst problematisch.

Ein minimal invasives, multimodales Therapiekonzept bietet die Behandlung im Ringfixateur nach Ilizarov. Es ermöglicht die gleichzeitige Stabilisation, Kallusdistrakion, Weichteiltransport, Extremitätenverlängerung, Achsenkorrektur, Arthrodese und frühzeitige ambulante Behandlung der Patienten. Dieses Verfahren wurde bei gelenknahen und gelenküberbrückenden Defekten nach distalen Tibiafrakturen und Knieresektionen bei therapierefraktären Osteitiden und Kniegelenksempyemem angewandt.

Berichtet wird über die Technik von bi- und trifokalen Segmenttransporten (monoossärer Transport; Tandem-Transport; biossärer Transport) bei Defekten über 5 cm an der distalen Tibia (7 Patienten) und am Knie (3 Patienten). Ausgangssituation waren metapysäre Defektsituationen und Osteitiden mit bis zu 51 Voroperationen. Bestehende Weichteildefekte konnten durch den mit dem Segmenttransport verbundenen Weichteiltransport spontan verschlossen werden, ohne daß eine zusätzliche myokutane Lappenplastik erforderlich gewesen wäre. Bei allen Patienten konnte mit diesem Verfahren der Infekt saniert und die Erhaltung der gefährdeten Extremiät erreicht werden. Bei 7 Patienten ist die Behandlung abgeschlossen.

Schlußfolgerungen

Obwohl der kurze Beobachtungszeitraum keine definitiven Aussagen über Langzeitergebnisse zulässt, scheint der Einsatz des Ilizarov – Verfahrens bei großen Knochendefekten mit langer Osteitisvorgeschichte eine hoffnungsvolle Alternative zur sonst drohenden Amputation zu sein.

Die Behandlung langstreckiger infizierter Knochendefekte durch Segmenttransport oder Verlängerung

H. G. K. Schmidt, D. Wolter, J.-H. Schultz und M. Faschingbauer

Abteilung für Unfall- und Wiederherstellungschirurgie, Berufsgenossenschaftliches Unfallkrankenhaus, Bergedorfer Str. 10, D-21033 Hamburg, Bundesrepublik Deutschland

Die bei uns überwiegend angewandten Verfahren zur Behandlung langstreckiger infizierter Knochendefekte waren bis 1990 die mehrfache autogene Spongiosatransplantation und der mikrovaskulär angeschlossene Knochenspan. Da den unübersehbaren Vorteilen dieser Methode auch Nachteile gegenüberstehen, begannen wir Mitte 1990 ausgedehnte infizierte Knochenschaftdefekte mit 2 dynamischen Verfahren nach Ilisarov zu behandeln. Einerseits führten wir nach Resektion des infizierten Segmentes

Hefte zu der Unfallchirurg, Heft 232
K. E. Rehm (Hrsg.)

einen Segmenttransport im Ringfixateur aus, andererseits beseitigten wir nach Resektion der infizierten Knochenenden den entstandenen Defekt durch Kompression der Fragmente und erreichten die ursprüngliche Länge durch metaphysäre Kortikotomie und schrittweise Verlängerung. Von Mai 1990 bis September 1992 haben wir 15 Segmenttransporte (ST), 10mal am US, 5mal am OS und 3 primäre Verkürzungen/sekundäre Verlängerungen (V/V) am US ausgeführt. Durchschnittsalter der Segmenttransportgruppe war 28,9 Jahre, der Verkürzungsgruppe 44,3 Jahre. Der Ausgangsknochendefekt betrug im Mittel bei der ST-Gruppe 9,8 cm, bei der V/V-Gruppe 5,3 cm.

Hautdefekte über 8 cm^2 Größe hatten bei der ST-Gruppe 6 Patienten, Durchschnittsgröße 69 cm^2, bei der V/V-Gruppe 2 Patienten, durchschnittlich 143 cm^2 groß. Für den Segmenttransport benötigen wir im Mittel 87 Tage, die Fixationszeit betrug bei der ST-Gruppe 320 Tage, pro cm Defektaufbau ergibt sich eine Transportzeit von 11,7 Tagen, eine Fixationszeit von 38,4 Tagen. Bei der V/V-Gruppe betrug die Transportzeit 67 Tage, die Fixationszeit 376 Tage, pro cm^2 Defekt ergeben sich als Transportzeit 11,8 Tage, als Fixationszeit 68,4 Tage.

Zum Erreichen von Stabilität waren in beiden Gruppen 0,3 Spongiosaplastiken pro Patient notwendig, zum Verschluß der Haut/Weichteildefekte führten wir in der ST-Gruppe 3mal freie Lappentransplantationen und 1mal Spalthautplastik aus, bei der V/V-Gruppe wurden 2mal Spalthautplastiken vorgenommen. Als vorläufige Ergebnisse können für die ST-Gruppe mitgeteilt werden (6 Patienten ausbehandelt), daß 5mal Stabilität ohne Fistel, 1mal Teilstabilität ohne Fistel erreicht wurde, während in der V/V-Gruppe, wobei hier erst 1 Patient abschließend beurteilt werden kann, Stabilität ohne Fistel erzielt wurde. Der dynamische Defektaufbau im Ringfixateur bereitet viele Probleme und auch Komplikationen: Als Problem mit der Segmentverschiebung bzw. Verlängerung sind zu nennen: Fehldocking (5mal), Ausriß oder Fehllage des Zugmechanismus (5mal), fehlender Durchbau am Anschlußpunkt (4mal), Kortikotomie vorzeitig verheilt (2mal), Weichteiltasche durch Segmentverschiebung (2mal). Als Komplikation sind aufgetreten: Gelenkempyem (1mal), Teil- oder Komplettauslockerung des Fixateur (6mal), Nervenirritation (1mal).

Aus den bisherigen Ergebnissen ziehen wir folgende Schlußfolgerungen:

- Knochendefekte bis zu 3 cm Lange sollten mit Spongiosa aufgefüllt werden, größere Defekte dynamisch behandelt werden
- die problemlose Knochenregeneration gestattet großzügige Segementresektion
- die Segmentverschiebung oder Verlängerung erzeugt unmittelbar lamellären Knochen, wodurch weniger lokale Durchblutungsstörungen zu erwarten sind, was die Rate der Reinfektionen und Refrakturen zu senken verspricht
- die zeitweilige Verkürzung des Knochendefektes bei gleichzeitig bestehendem Weichteildefekt kann den Aufwand bei der WT-Rekonstruktion mindern helfen.

Erste Erfahrungen in der Behandlung von Extremitätenfehlstellungen und Pseudarthrosen mit dem Ilisarov-Ringfixateur

J.-H. Schultz, H. G. K. Schmidt, C. Jürgens und D. Wolter

Berufsgenossenschaftliches Unfallkrankenhaus, Bergedorfer Str. 10, D-21033 Hamburg, Bundesrepublik Deutschland

In einem 2-Jahreszeitraum von Mai 1990 wurden nach dem Ilisarov-Verfahren bei schwierigen Ausgangssituationen 14 Patienten mit posttraumatischer knöcherner Extremitätenfehlstellung sowie 16 Patienten mit posttraumatischer in Fehlstellung einhergehender Pseudarthrose vornehmlich an den unteren Extremitäten behandelt. In 6 Fällen lag davon eine Infektpseudarthrose vor. Im Anschluß an die nahezu blutungsfreie Operation wurde sukzessive zunächst die Fehlstellung korrigiert. Die folgende Fixationsphase zur Erreichung knöcherner Stabilität benötigte im Falle knöcherner Fehlstellung am Oberschenkel in erster Linie aufgrund der besseren Durchblutung mit 99,5 Tagen ca. 1 Monat weniger Zeit als am Unterschenkel. Knöcherne Ausheilung und angestrebter Korrekturausgleich konnten im Falle knöcherner Fehlstellung in jedem Falle erreicht werden, an den unteren Extremitäten schloß sich überwiegend eine temporäre Gehapparateversorgung an.

Bei den mit Fehlstellung kombinierten posttraumatischen Pseudarthrosen wurde ebenfalls zunächst die Fehlstellung korrigiert. Handelte es sich um infizierte Pseudarthrosen, wurde initial auch ein entsprechendes Debridement mit Anfrischung der knöchernen Kontaktflächen durchgeführt. Hier wurde lediglich 1mal eine sekundäre Spongiosaplastik notwendig. In Abwandlung des Originalverfahrens sahen wir jedoch bei 5 der 10 nicht infizierten Pseudarthrosen nach ca. 8 bis 10 Wochen die Indikation zu einer sekundären Spongiosaplastik, die ursprünglich nicht geplant war. Knöcherne Ausheilung mit der angestrebten Fehlstellungskorrektur – im Falle der infizierten Pseudarthrosen bei Fistelfreiheit – konnte bei 15 Patienten erreicht werden. Lediglich im Falle einer 76jährigen PCP Patientin mit suprakondylärer Humeruspseudarthrose konnte trotz autologer Spongiosaplastik kein Durchbau erzielt werden. Wegen auftretender Bohrlochosteitis und zunehmender Hautweichteilprobleme mußte das Verfahren letztendlich abgebrochen und die Patientin mit einem ellengelenkübergreifenden Schienenapparat versorgt werden.

Mit zunehmender Erfahrung lassen sich immer wieder auftretende Pininfektionen und vornehmlich am Unterschenkel auftretende Bohrlochosteitiden, die in erster Linie auf unsachgemäßes Einbringen der K-Drähte zurückzuführen sind, reduzieren. K-Draht-Brüche sahen wir lediglich in der Anfangszeit. Als Spätkomplikation kam es bei einer ehemals infizierten Pseudarthrose nach knöcherner Konsolidierung zu einer Refraktur. Insgesamt bietet das Ilisarov-Verfahren vornehmlich auch bei erschwerten Ausgangssituationen in der Behandlung von Extremitäten-Fehlstellungen eine wertvolle Erweiterung des Therapiespektrums.

Hefte zu der Unfallchirurg, Heft 232
K. E. Rehm (Hrsg.)

Universaler Fixateur versus Ringfixateur – unterschiedliche Konsolidierung des Knochenregenerates beim Segmenttransport nach Ilisarov

Ch. Josten, M. Walz, Ch. Schumann und G. Muhr

Berufsgenossenschaftliche Krankenanstalten Bergmannsheil, Chirurgische Klinik und Poliklinik, Universitätsklinik, Gilsingstr. 14, D-44789 Bochum, Bundesrepublik Deutschland

Einleitung

Durch die Einführung der Transportkortikotomie nach Ilisarov stellt die Überbrükkung von Knochendefekten ein lösbares Problem dar. Wenig Erfahrung liegen jedoch hinsichtlich der Konsolidierungszeit des Regenerates vor, insbesondere unter dem Aspekt der verschiedenen Transport- und Fixationssysteme.

Patienten

Von 1986 bis 1992 wurden 46 Patienten mit Tibiadefekten > 3 cm durch Segmenttransport behandelt. Diese Patienten wurden retrospektiv hinsichtlich der Konsilidierungszeit bei der Anwendung unterschiedlicher Fixateur-Systeme (unilateraler Fixateur versus Ringfixateur) untersucht .

Bei 14 Patienten erfolgte der Segmenttransport durch ein unilaterales System, wobei überwiegend der Regazzoni-Fixateur zur Anwendung kam. Das Durchschnittsalter der Patienten betrug 34,5 Jahre (15–50 Jahre) mit einer durchschnittlichen Transportdistanz von 7,66 cm. Die Gruppe der Patienten, die mit dem Ringfixateur behandelt wurde, umfaßte 12 Patienten, das Durchschnittsalter betrug hier 29,8 Jahre (7–50 Jahre), die Transportdistanz durchschnittlich 8,31 cm (3–5 cm). Sowohl die Transportzeit als auch die Konsilidierungszeit wurden in Tagen pro cm errechnet. Ein Regenerat war dann konsolidiert, wenn auf äußere Fixationsmaßnahmen (Fixateur, Gipsverband, Orthese) verzichtet werden konnte.

Die durchschnittliche Transportzeit war in beiden Gruppen nicht signifikant unterschiedlich. Sie betrug für die unilateralen Systeme 14 Tage/cm, für die Ringfixateure 15,1 Tage/cm. Einen signifikanten Unterschied ($p < 0{,}05$) bestand jedoch für die Konsolidierungsphase. Betrug die Konsolidierungsphase 34,9 Tage/cm bei den unilateralen Systemen, so war der Wert bei der Ringmontage mit 26,9 Tagen/cm deutlich geringer. Dies verkürzte auch die Gesamtbehandlungsdauer von 49,4 Tage/cm auf 42,1 Tage/cm beim Ringfixateur-System.

Offensichtlich besteht bei den Ringfixateuren durch die frühzeitigere Belastung ein günstiger Einfluß auf die Knochenneubildung.

Hefte zu der Unfallchirurg, Heft 232
K. E. Rehm (Hrsg.)

Anhand der Ergebnisse sollten zwei weitere Fragen geklärt werden:

1. Besteht eine Korrelation des Knochenregenerates zum Alter des Patienten?
   In beiden Gruppen konnte keine Abhängigkeit der Knochenneubildung zum Alter festgestellt werden. Dies beruht sicherlich auf dem niedrigen Durchschnittsalter der Patienten mit der noch hohen biologischen Regenerationsfähigkeit des Knochens.
2. Liegt eine Abhängigkeit zur Distraktionsstrecke vor?
   Die Erwartung, daß mit Zunahme der Transportstrecken ein expotentieller oder ein linearer Anstieg der Konsolidierungszeit eintritt, bestätigte sich nicht. Auch für die Transportstrecke > 10 cm lag die durchschnittliche Konsolidierungszeit bei 28,2 Tage/cm für den Ringfixateur und bei 37,3 Tage/cm bei den unilateralen Systemen.

Zusammenfassung

Hinsichtlich der verschiedenen Systeme beim Segmenttransport bestehen offensichtlich erhebliche Unterschiede für die Konsolidierung von Defekten. Die Ringfixateure weisen eine geringere Konsolidierungszeit für das Knochenregenerat auf als die unilateralen Systeme. Dies verkürzt auch die Gesamtbehandlungszeit signfikant von 49,4 Tage/cm auf 42,1 Tage/cm, wobei 1/3 derzeit für den Transport aufgewandt werden muß, etwa 2/3 für die Durchstrukturierung des Knochens. Eine Abhängigkeit der Konsolidierungsphase von Alter und Transportstrecke besteht nicht. Einfluß auf die Konsolidierungsphase hat offensichtlich jedoch die Höhe der Kortikotomie.

Literatur

Green SA, Jackson JM, Wall MW, Marinow H, Ishkaniam J (1992) Management of segmental defects by the Ilizarov intercalary bone transport method. Clin Orthop 136:42

Empfehlung zur tibialen Kortikotomie bei Verwendung des Ilizarov-Ringfixateurs

Ch. Bertram und J. Menck

Allgemeines Krankenhaus St. Georg, Abteilung für Unfall-, Wiederherstellungs- und Handchirurgie, Lohmühlenstr. 5, D-20099 Hamburg, Bundesrepublik Deutschland

Einleitung

Bei Anwendung der dynamischen Osteogenese wird eine Kortikotomie im gesunden Knochenabschnitt vorgenommen. Da die Durchblutung des Knochens eine der wesentlichen Grundvoraussetzungen zur Regeneratbildung und damit zur Heilung ist, galt es in der vorgestellten Studie die peri- und endostale Blutversorgung an der humanen Tibia zu untersuchen und den intrakompaktären Verlauf der A. nutricia zu bestimmen, um eine optimale Zone zur Kortikotomie angeben zu können.

Material und Methode

Wir untersuchten an 30 unteren Extremitäten nach Injektion mit Berliner-Blau-Gelatine die periostale Gefäßversorgung. An 20 Leichentibiae erfolgte die Injektion der A. nutricia zur Analyse der endostalen Gefäße. Die Eintrittsstelle der A. nutricia wurde an 200 Tibiae bestimmt. Alle Ergebnisse wurden in Relation zur Tibiagesamtlänge gesetzt.

Ergebnisse

Die periostale Versorgung der Tibia weist ein allgemein gültiges Versorgungsprinzip auf. In den distalen (80–100% der Tibialänge) und proximalen (0–20%) epi- und metaphysären Abschnitten findet sich eine ausreichende Durchblutung aus allen Hauptarterien des Unterschenkels. In der proximalen Diaphyse (20–50%) erhält die Facies lateralis 5–12 Rami periostales aus der A. tibialis ant., die Facies post. wird aus Ästen der A. tibialis post und die Facies medialis über Anastomosen aus beiden Arterien versorgt.

Die periostale Durchblutung der distalen Diaphyse (50–80%) erfolgt ausschließlich durch Äste mit Ursprung aus der A. tibialis ant. Einige Äste perforieren die Membrana interossea und gelangen so zur Hinterfläche. Die mediale Flache wird – wie in der prox. Diaphyse – über Anastomosen versorgt. Die A. nutricia tritt zwischen dem ersten und zweiten Drittel (33%) in die Kompakta der Facies post. ein und erreicht den Markraum in Höhe der Tibiamitte. Die proximalste Eintrittsstelle lag bei 27%. 86% aller Tibiae wiesen eine Eintrittsstelle zwischen 30 und 40% der Tibiagesamtlänge auf. Im Markraum setzt ein kräftiger Hauptast den schräg kaudalen

Hefte zu der Unfallchirurg, Heft 232
K. E. Rehm (Hrsg.)

Verlauf weiter fort. Einige kleinere Äste ziehen endostal nach kranial. Mehrere endostale Äste nehmen von den genannten Arterien ihren Ursprung.

Schlußfolgerung

Eine Kortikotomie sollte im Bereich des intrakompaktären Verlaufes der A. nutricia zwischen 33 und 50% der Tibiagesamtlänge vermieden werden. Auch im Bereich der distalen Diaphyse zwischen 50 und 80% der Tibiagesamtlänge sollte wegen der selektiven Versorgung des Periostes aus der A. tibialis ant. auf eine Kortikotomie verzichtet werden. Wir empfehlen daher die Kortikotomie am Übergang vom proximalen ersten zum zweiten Viertel, da hier ein ausreichendes Kollateralnetz, gespeist aus allen Unterschenkelhauptarterien vorliegt.

Thromboxan als Kofaktor pulmonaler Komplikationen bei der Marknagelung

W. Strecker[1], O. Gonschorek[1], U. Brückner[2] und W. Fleischmann[1]

[1] Abteilung für Unfallchirurgie, Hand-, Plastische und Wiederherstellungschirurgie,
[2] Abteilung für Allgemeinchirurgie der Universität Ulm, Steinhövelstr. 9, D-89075 Ulm, Bundesrepublik Deutschland

Die Vorteile der Frühosteosynthese von Frakturen langer Röhrenknochen bei Polytraumatisierten sind weitgehend anerkannt. Strittig bleibt andererseits die Auswahl der günstigsten Osteosynthesetechnik. Marknagelosteosynthesen in ihrer herkömmlichen Form mit Markraumbohrung bieten biomechanische und operative Vorteile, sind andererseits jedoch wegen kardiopulmonaler Komplikationen gefürchtet. Bei 27 Patienten im Durchschnittsalter von 34 Jahren wurden isolierte, geschlossene bis erstgradig offene Unterschenkelfrakturen in 11 Fällen mit gebohrtem Marknagel (GN), in 11 Fällen mit ungebohrtem Marknagel (UN) und in 5 Fällen mit Fixateur externe (FE) versorgt. Relevante Veränderungen der Lungenfunktion und der pulmonalen Hämodynamik konnten mit den üblichen, nicht invasiven Methoden der Lungenfunktionsdiagnostik und der transösophagealen endoskopischen Echokardiographie in keinem Fall nachgewiesen werden. Im femoralvenösen Blut der verletzten Seite fanden sich intraoperativ bei allen 3 Osteosyntheseverfahren ein Konzentrationsanstieg des Thromboxan (TXB_2) um das 5- bis 7fache. Nach der Lungenpassage waren jedoch TXB_2-Konzentrationen im arteriellen Blut deutlich unterschiedlich. Die höchsten TXB_2-Konzentrationen traten hier beim GN auf, gefolgt vom UN und schließlich dem FE. Die transpulmonale venös-arterielle TXB_2-Clearance unterscheidet sich bei den einzelnen Operationsverfahren wie folgt: FE > UN > GN (5,7:4, 4:2,2). Ein ähnli-

Hefte zu der Unfallchirurg, Heft 232
K. E. Rehm (Hrsg.)

ches Verhalten fand sich bei Prostaglandin PGF_2 während die Konzentrationen weiterer Arachidonsäuremetaboliten im femoralvenösen und arteriellen Blut unterhalb der Nachweisgrenze blieben. Sowohl TX als auch PGF_2 wirken bronchokonstriktorisch, erhöhen den pulmonalarteriellen Druck und steigern die Thrombozytenaggregation. Die eingeschränkte transpulmonale Clearance von TX und PGF_2 durch die Markraumbohrung ist als Kofaktor in der Pathogenese pulmonaler Komplikationen bei der Marknagelung zu betrachten.

HIV-Expositionsrisiko für den Chirurgen in der unfallchirurgischen Ambulanz

J. V. Wening , G. Fröschle, H. J. Klomp und A. Augustin

Abteilung für Unfall- und Wiederherstellungschirurgie, Universitätsklinik, Martinistr. 52, D-20251 Hamburg, Bundesrepublik Deutschland

Bei strenger Orientierung am Bundessseuchengesetz der Fassung vom 18.11.79 erfüllt die Krankheit AIDS alle geforderten Kriterien einer Seuche. In der realen Konfrontation im Gesundheitswesen muß jedoch der Eindruck entstehen, daß der Gesetzgeber eine banale Infektionskrankheit beschreibt – auch wenn alle vorhandenen Zahlen dagegen sprechen. Nach Expertenberechnungen auf dem 8. Internationalen AIDS-Kongress 1992 in Amsterdam leben in der BRD inzwischen 81.644 HIV positive Bundesbürger. Weltweit liegen die Schätzungen zwischen 30 und 110.000 Mio für das Jahr 2000. Im unfallchirurgisch/klinischen Bereich stellt sich die Aufgabe, ob das Krankenhauspersonal einem besonderen Risiko ausgesetzt ist. In der unfallchirurgischen Notaufnahme im UKE werden im Jahr durchschnittlich 16.000 (44 pro Tag) Patienten behandelt. 11 (25%) dieser 44 kommen wegen offener Verletzungen und bedürfen einer chirurgischen Behandlung in Form einer Wundversorgung.

In einer prospektiven Untersuchung wurden alle Patienten zwischen 18 und 65 Jahren, die in der Zeit zwischen 7.00 und 17.00 Uhr an Werktagen wegen einer offenen Verletzung die chirurgische Notfallambulanz aufsuchten, eine Blutsprobe entnommen. Jeder Blutentnahme ging ein ausführliches Aufklärungsgespräch mit Einwilligung des Verletzten zur HIV-Untersuchung voraus (Unterschrift).

Der Untersuchungszeitraum umfaßte den Zeitraum vom 1.5.92 bis 15.11.92. Von 286 Verletzten willigten 220 in eine Blutuntersuchung ein (76,8%). 6 der 220 Kontrollierten mit offenen Verletzungen waren HIV-positiv (2%). 2 dieser HIV-Positiven wußten nichts von ihrer Infektion (0,9% von 220); (33,3% von 6). Das Durchschnittsalter aller Patienten betrug 34,8 Jahre, das der Infizierten (fünfmal männl., einmal weibl.) 30 Jahre. Die vorliegenden Zahlen erlauben keine exakte Berechnung des HIV-Risikos, erlauben jedoch die Aussage, daß im UKE davon auszugehen ist, daß jeder 100. Patient HIV-positiv ist, so daß eine errechnete Wahrscheinlichkeit von

Hefte zu der Unfallchirurg, Heft 232
K. E. Rehm (Hrsg.)

0,225 besteht während des Tagesdienstes mit einem HIV-positiven Patienten Kontakt zu haben. Genaue, nachvollziehbare Berechnungen über die Wahrscheinlichkeit durch einen Nadelstich eine HIV-Infektion zu erwerben, konnten in der Literatur nicht gefunden werden. Schätzungen gehen von einem Risiko von 1 zu 250 aus.

Ist die frühfunktionelle Therapie bei vorderer Kreuzbandplastik und Augmentation mit Kennedy-LAD vertretbar?

P. Lechenauer, H. Breitfuß, H.-J. Brunner und F. Ortner

LKA-Salzburg, Unfallchirurgie, Müllner Hauptstr. 48, A-5020 Salzburg, Österreich

An der unfallchirurgischen Abteilung der LKA-Salzburg wurden im 2-Jahreszeitraum 1989–1990 124 Patienten mit chronischer Insuffizienz des vorderen Kreuzbandes operativ behandelt. Bei allen Patienten erfolgte standardisiert ein Ersatz des vorderen Kreuzbandes durch ein Ligamentum patellae-Transplantat und Augmentation mit Kennedy-LAD sowie eine Notchplastik. Bei Nachbehandlung mit Orthese, Abrollen bis Wundheilung und dann limitierte Bewegung bis 4 Wochen postoperativ 0–25–75°, bis 6 Wochen 0–20–90°, ab der 10. Woche funktionell. Die funktionell behandelten Patienten konnten nach der Wundheilung voll belasten und im ganzen Bewegungsumfang aktiv und passiv mobilisiert werden. Bei allen Patienten 6 Monate postoperativ Kontrollarthroskopie mit Metallentfernung und LAD-Entfernung, sowie bei 20% eine zusätzliche arthroskopische Notchplastik. Mit Orthese behandelte Patienten wurden 52 durchschnittlich 1,1 a nach Operation und 46 funktionell behandelte Patienten 1,2 a nach OP retrospektiv analysiert. 25 Patienten waren ausländische Schitouristen und konnten nicht nachuntersucht werden. Krasse Unterschiede gab es in Bezug auf das Streckdefizit: 25% der Patienten mit Orthese 5–10° Streckdefizit, bei funktionell behandelte Patienten konnte kein Streckdefizit nachgewiesen werden. 5–10° Beugungsdefizit wiesen 10% beider Patientengruppen auf. Der Muskelumfang am Oberschenkel war zum Nachuntersuchungszeitpunkt bei Orthesebehandlung bei 79% und bei funktioneller Behandlung bei 91% seitengleich. 4 Patienten mit Orthesebehandlung gaben Instabilitätsattacken an, bei funktionell behandelten Patienten nur 1 Instabilität, Sportfähigkeit (vorher – nachher) 84% mit Orthesebehandlung, 90% funktionell behandelte Patienten. Arbeitsfähigkeit mit Orthese nach 12 Wochen, funktionell 7,5 Wochen. Mit zusätzlich geringeren Kosten und mehr Patientenkomfort konnte durch die funktionelle Behandlung ein besseres Gesamtergebnis erzielt werden. Die eingangs gestellte Frage „Ist die frühfunktionelle Therapie bei vorderer Kreuzbandplastik und Augmentation mit Kennedy-LAD vertretbar" ist somit eindeutig mit ja zu beantworten.

Hefte zu der Unfallchirurg, Heft 232
K. E. Rehm (Hrsg.)

Kettenverletzungen bei Polytraumatisierten – spezielle Aspekte des Managements und Spätergebnisse

R.-K. Homayoun, A. Meißner und R. Rahmanzadeh

Klinikum Steglitz der Freien Universität Berlin, Abteilung für Unfall- und Wiederherstellungschirurgie, Hindenburgdamm 30, D-12203 Berlin, Bundesrepublik Deutschland

In den Jahren 1975–1990 kamen auf der Abteilung für Unfall- und Wiederherstellungschirurgie des Klinikums Steglitz der Freien Universität Berlin 145 Polytraumatisierte mit 186 Kettenverletzungen an oberer und unterer Extremität zur Behandlung. 30 Patienten (21%) verstarben in der Klinik zumeist an den Folgen gleichzeitig vorliegender lebensbedrohlicher Begleitverletzungen. Von den übrigen 115 Patienten mußten nur 18 hospitalisiert werden; 76 konnten in Rehabilitationseinrichtungen und 21 nach Hause entlassen werden.

Bei den überlebenden Patienten war die obere Extremität 30mal und die untere Extremität 115mal betroffen; je Extremität lagen maximal 4 Frakturen vor. An der oberen Extremität erfolgte die definitive Versorgung nach folgenden Kriterien: enge Indikationsstellung zur konservativen Behandlung, primäre Übungsstabilität. Für die untere Extremität wurde angestrebt, mindestens 1 Extremität belastungsstabil zu versorgen; bei lange bettlägerigen Patienten wurde auf die Marknagelung verzichtet, da dieses Verfahren der frühzeitigen Frakturbelastung durch das Körpergewicht des Patienten bedarf, um die zur Frakturheilung nötige interfragmentäre Kompression aufzubauen. Die Kombination primär übungsstabiler mit primär belastungsstabilen Osteosynthesen an derselben Extremität wurde soweit wie möglich vermieden. Bei allen 53 primär mittels Fixateur externe versorgten Frakturen mußte sekundär ein Verfahrenswechsel zur Marknagelung oder Plattenosteosynthese mit oder ohne Spongiosaplastik durchgeführt werden. 42 Patienten mit 50 Kettenverletzungen konnten durchschnittlich 8 Jahre nach dem Unfall funktionell und radiologisch nachuntersucht werden. Zur einheitlichen Bewertung der Gesamtergebnisse wurden die festen Invaliditätsgrade bzw. deren Bruchteile aus der privaten Unfallversicherung herangezogen. Die Gesamtergebnisse waren bei 2/3 der Patienten sehr gut oder gut, bei 1/6 mäßig und bei 1/6 schlecht. Bei der Versorgung von Kettenverletzungen Polytraumatisierter sollten möglichst Osteosyntheseverfahren kombiniert werden, deren Anforderungen an Nachbehandlung und Belastbarkeit sich gleichen. In einem Gesamtbehandlungsplan muß die Versorgung aller Frakturen und ihre Weiterbehandlung sinnvoll aufeinander abgestimmt werden [1, 2].

Literatur

1. Tscherne H et al. (1988) Der schwerverletzte Patient – Prioritäten und Management. Hefte Unfallheilkd 200:394–410
2. Winkler H et al. (1989) Präklinische und klinische Primärtherapie von Mehrfachfrakturen der unteren Extremität. Akt Traumatol 19:246–254

Hefte zu der Unfallchirurg, Heft 232
K. E. Rehm (Hrsg.)

Spezialprothesen für primäre und sekundäre Knochentumoren der unteren Extremität

H. Rechl, R. Ascherl, R. Gradinger und E. Hipp

Orthopädische Klinik und Poliklinik, Klinikum Rechts der Isar der TU, Ismaninger Str. 22, D-81675 München, Bundesrepublik Deutschland

Die Einführung verbesserter adjuvanter Therapiemethoden und die Verbesserung chirurgischer Techniken hat zu einem deutlichen Anstieg der Patientenüberlebensrate geführt. Im Folgenden werden klinische Ergebnisse nach Tumorresektion und endoprothetischer Rekonstruktion analysiert und dargelegt.

Material und Methodik

In der Orthopädischen Klinik der TU München wurden seit 1971 insgesamt 24 Bekken-, 64 Hüft- und 50 Kniespezialprothesen sowie 5 totale Femora bei primären und sekundären Knochentumoren implantiert. Die Indikation zum extremitätenerhaltenden Vorgehen wurde gestellt, wenn der Tumor radikal resezierbar war, oder durch eine Amputation keine größere Radikalität gebracht hätte. Bei Metastasen wurde die Indikation bei Schmerzen, pathologischer Fraktur oder drohender Fraktur gestellt.

Ergebnisse

Die postoperativen funktionellen Ergebnisse nach Enneking für die Beckenprothesen waren gut in 6, befriedigend in 7 und unbefriedigend in 4 Fällen (n = 17; FU = 2 Jahre 5 Monate). Für die Hüftprothesen ergab sich ein sehr gutes Ergebnis in 4, ein gutes in 9, in befriedigendes in 2 und ein unbefriedigendes bei einem Patienten (n = 16; FU = 4 Jahre 10 Monate). Bei den 36 nachuntersuchten Patienten mit Kniespezialprothesen konnte 8mal ein sehr gutes, 15mal ein gutes, 10mal ein befriedigendes und nur 3mal ein unbefriedigendes Ergebnis festgestellt werden. Die Komplikationsrate nach Beckenteilersatz lag bei 77,3%, die Infektionsrate bei 14%, bei 4 Patienten mußte im weiteren Verlauf eine externe Hemipelvektomie durchgeführt werden. Der Ersatz des proximalen Femurs mit Spezialprothese zeigte eine Komplikatonsrate von 17,2%, sekundär mußte zweimal exartikuliert werden und 40% (inkl. Materialverschleiß) Komplikationen traten nach Ersatz des distalen Femurs bzw. der proximalen Tibia mit Kniegelenksprothese auf. Hier mußte zweimal sekundär amputiert werden, einmal konnte durch eine Juvara-Resektionsarthrodese die Extremität erhalten werden.

Hefte zu der Unfallchirurg, Heft 232
K. E. Rehm (Hrsg.)

Diskussion und Zusammenfassung

Eine Hauptproblematik des Becken- und Hüftersatzes ist die Instabilität des künstlichen Gelenkes durch Resektion der stabilisierenden Muskulatur sowie die Prothesenpaßform im Beckenbereich. Dies konnte unter Zuhilfenahme dreidimensionaler Modellrekonstruktionen zur Prothesenplanung verbessert werden. Ein weiterer Hauptpunkt, welcher sowohl den Kniegelenks- und Hüftgelenksersatz betrifft, sind Materialermüdungsfrakturen und Verschleißerscheinungen der Achsgelenke, welche Revisionseingriffe nötig machten.

Trotz der relativ hohen Komplikationsrate wird das extremitätenerhaltende Vorgehen in dieser Form von den Patienten durchweg positiv beurteilt und führt zu einer Verbesserung ihrer Lebensqualität. Voraussetzung ist genaues und individuelles Planen des Vorgehens.

Die Bedeutung des CRP nach traumatischen Verletzungen im Kindesalter

S. Hosie, L. Wessel, S. Shiri-Sokhan und K.-L. Waag

Kinderchirurgische Klinik, Fakultät für Klinische Medizin Mannheim der Universität Heidelberg, Theodor-Kutzer-Ufer, D-68167 Mannheim, Bunderepublik Deutschland

Faktoren wie eine Infektion, rheumatische Erkrankung, Tumor oder Trauma, auch ein chirurgisches Trauma, führen zu Gewebenekrosen und einer Entzündungsreaktion. Hierdurch werden Monozyten und Makrophagen, in geringerem Ausmaß auch Fibroblasten, Endothelzellen, Lymphozyten und Keratinozyten zur Produktion von I L 1 und I L 6 stimuliert. Diese regen die Hepatozyten zur Synthese und Ausscheidung von Akute-Phase Proteine, wie das C-reaktive Protein, an.

Da das CRP bei bakteriellen Infektionen sehr rasch ansteigt und bei erfolgreicher Therapie auch extrem schnell sinkt ist es ein sehr beliebter laborchemischer Entzündungsparameter, der besonders im Kindesalter zunehmend Verwendung findet.

Zu den wichtigsten Funktionen des CRP's zählen die eines Opsonins, so wie die Aktivierung von Thrombozyten und Komplement. Wir untersuchten retrospektiv 167 Patienten im Kindesalter, die Traumen unterschiedlichen Schweregrades erlitten. 107, also 64% waren männlichen Geschlechts. Das Alter betrug 3 Monate bis 17 Jahre mit einem Median von 7,2 Jahren. Die erlittenen Verletzungen wurden in drei Schweregrade eingeteilt, siehe Tabelle 1.

In 40% der leichten, 2/3 der mittelschweren und allen schweren Verletzungen stiegen die CRP-Werte nach dem Trauma. Die Abb. 1 zeigt die Verlaufskurve des CRP nach Schweregrad der Verletzung. Bei den leichten Traumen stiegen die Werte nur geringfügig bis im Mittel auf 1 mg/dl und normalisierten sich am 5.–6. Tag.

Hefte zu der Unfallchirurg, Heft 232
K. E. Rehm (Hrsg.)

Ebenso bei den mittelschweren Verletzungen, obwohl die maximalen Werte etwas höher, im Mittel um 1,5 lagen. Maximalwerte lagen um 5 mg/dl herum. Patienten mit schweren Verletzungen zeigten erheblich höhere Werte mit einem Maximum um den 7.–8. Tag im Mittel bei 3,7 mg/dl mit Maximalwerten bis 20 mg/dl und Normalisierung um den 11.–12. Tag. Diese Unterschiede sind statistisch gesehen signifikant.

Die CRP-Werte zeigen keine Korrelation zu parallel bestimmten Sedimentierungsrate, Leukozytenzählung oder Temperatur. Zusammenfassend können wir festhalten, daß das C-reaktive Protein bei traumatisierten Kindern ansteigt, Ausmaß und Länge dieses Anstiegs sind abhängig vom Schweregrad des Traumas. Bei Werten über 20 mg/dl oder Erhöhungen über der 2. Woche hinaus, im Falle der schwerst traumatisierten Patienten, oder Werten über 10 mg/dl und Erhöhungen, die über der 1. Woche hinaus bestehen, im Falle von mittelschweren Verletzungsformen, sollte immer an mögliche infektiöse Komplikationen gedacht werden.

Freie Vorträge – Teil 2

Vorsitz: B. Claudi, München; E. G. Linke, Darmstadt

Femurkopfabscherfrakturen nach dorsokranialer Hüftluxation – Spätergebnisse aus klinischer, radiologischer und kernspintomographischer Sicht

K. E. Dreinhöfer[1], S. R. Schwarzkopf, M. Prokop[2], C. Ehrenheim[3] und N. P. Haas[1]

[1] Unfallchirurgische Klinik, [2] Abt. Diagnostische Radiologie I, [3] Abt. Nuklearmedizin, Medizinische Hochschule, Konstanty-Gutschow-Straße, D-30625 Hannover, Bundesrepublik Deutschland

Zwischen 1974 und 1989 wurden 28 dorsokraniale Hüftluxationen mit begleitender Femurkopfabscherfraktur, sogenannte Pipkinverletzungen (6 Typ 1, 7 Typ II, 4 Typ III, 11 Typ IV) behandelt.

Die Mehrzahl der Patienten (22/28) waren im Straßenverkehr verunfallt.

Die geschlossene Reposition erfolgte im Durchschnitt nach 109 (50–240) Minuten. Eine operative Versorgung war bei 19 Patienten (4 Typ I, 5 Typ II, 4 Typ III, 6 Typ IV) notwendig. Eine Refixation der Fragmente wurde bei acht Patienten (4 Typ II, 4 Typ IV) vorgenommen, eine Exstirpation erfolgte bei sieben (4 Typ I, 1 Typ II, 2 Typ IV), eine primäre TEP-Implantation bei vier Patienten.

22 der 25 überlebenden Patienten konnten nach nach einem durchschnittlichen Intervall von 59 (9–144) Monaten klinisch, radiologisch und kernspintomographisch nachuntersucht werden.

Radiologische Hinweise auf eine partielle Hüftkopfnekrose fanden sich bei 2/18 Patienten, arthrotische Veränderungen bei 5/18 (Mockwitz II: n = 4, Mockwitz III: n = 1), paraartikuläre Ossifikationen bei 8/22 (Brooker II n = 5, Brooker III: n = 3). MRT-Veränderungen präsentierten vier Patienten (Mitchell. C: n = 1, Mitchell D: n = 3). Bei der Beurteilung des klinischen Befundes nach der Epstein-Klassifikation hatten 11/22 ein gutes oder sehr gutes Ergebnis, bei der subjektiven Selbsteinschätzung beurteilten 12/19 das Ergebnis als mäßig oder schlecht.

Die Analyse der prognostischen Relevanz von Alter, Geschlecht, Unfallursache, Verletzungsschwere, Repositionszeit, Versorgungsart, Zugang und Nachuntersuchungsintervall konnte keine statistisch signifikanten Prädispositionen aufzeigen.

Hefte zu der Unfallchirurg, Heft 232
K. E. Rehm (Hrsg.)

Nur durch eine frühzeitige Reposition und konsequente chirurgische Wiederherstellung der Gelenkkongruenz sollte bei dieser schweren Verletzung eine Verbesserung der Spätergebnisse erreicht werden können.

Qualitative und quantitative intraoperative Bestimmung der Antetorsion des Schenkelhalses bei Femurmarknagelung

A. Schmid, F. König und M. Fuchs

Chirurgische Universitätsklinik, Robert-Koch-Str. 40, D-37075 Göttingen, Bundesrepublik Deutschland

Durch eine intraoperative Bestimmung der Torsion des proximalen Femurs unmittelbar vor definitivem Plazieren des Marknagels sollen Drehfehler vermieden werden. 43 Patienten konnten durch Randomisierung zu zwei unterschiedlicher Verfahren zur Vermeidung von Drehfehlern bei Marknagelung zugeteilt werden. Bei beiden Methoden wird unter Bildwandlerkontrolle eine horizontale Ausrichtung der Achse durch die Femurkondylen eingestellt. Unter Beibehaltung dieser Achsausrichtung erfolgt bei einer Patientengruppe eine Reposition des proximalen Hauptfragmentes mittels eines sterilisierbaren angle finder. In Winkelgraden läßt sich dabei der Anstieg einer Tangente vom Femurschaft zum Femurkopf aus der Horizontalebene messen. Bei der zweiten Gruppe wurde die Antetorsion nur durch die räumliche Projektion des Femurkopfes im Vergleich zum Schenkelhals auf dem Monitor kontrolliert. Die intraoperativ eingestellte Antetorsion wurde bei beiden Patientengruppen durch eine seitenvergleichende postoperative Computertomographieuntersuchung zur Messung des eingestellten Antetorsionswinkels kontrolliert. Die Ergebnisse zeigten, daß sich mittels beider Verfahren korrekturbedürftige Drehfehler vermeiden lassen. Bei der Ausrichtung nach der quantitativen Winkelmessung läßt sich ein Winkel einstellen, der im CT analog reproduzierbar ist. Die seitenvergleichende CT-Messung hat jedoch gezeigt, daß eine relativ große Streubreite hinsichtlich der individuellen Antetorsionswinkel besteht, so daß man eigentlich nicht von einem Standardantetorsionswinkel ausgehen kann. Bei der Reposition von Femurfrakturen zur Marknagelung lassen sich mit beiden genannten Methoden antetorsionsbedingte Drehfehler vermeiden.

Hefte zu der Unfallchirurg, Heft 232
K. E. Rehm (Hrsg.)

Folgefrakturen des Femurschaftes, Einteilung, Ursachen und Behandlung. Eine retrospektive Studie

T. Haase, P. J. Meeder, S. Weller und K. Wagner

Berufsgenossenschaftliche Unfallklinik, Schnarrenbergstraße 95, D-72076 Tübingen, Bundesrepublik Deutschland

Folgefrakturen des Oberschenkels treten gehäuft nach offenen Frakturen oder in Folge eines Infektes auf. Es ist zwischen aseptischen und septischen Folgefrakturen zu unterscheiden, wobei jedoch beiden Formen als begünstigender Faktor die zum Zeitpunkt der Folgefraktur bestehende Dystrophie gemein ist. Ein entsprechendes, der Schwere der Verletzung angemessenes Management bei der Versorgung der Erstfraktur stellt eine wesentliche Prophylaxe bezüglich der Entwicklung von Folgefrakturen dar. Im Rahmen einer retrospektiven Studie erfolgte für den Zeitraum von 1971 bis 1990 die Nachuntersuchung von 87 Patienten mit 101 Folgefrakturen nach Oberschenkelschaftbrüchen. 18 der Patienten wurden primär in der BG Unfallklinik Tübingen behandelt, die übrigen Patienten wurden nach erlittener Folgefraktur übernommen und wiesen in 68,1% der Fälle einen Infekt auf. 64% der Patienten waren primär polytraumatisiert. 2.–3. gradig offene Frakturen lagen bei 47% der Patienten vor. Hauptunfallursache waren in 38% der Fälle Motorradunfälle. Die Versorgung der Erstfrakturen erfolgte in 80% der Fälle mittels Plattenosteosynthesen, bei der Hälfte der Patienten in Verbindung mit Zugschrauben. Zum Zeitpunkt der Folgefraktur wiesen 57% der aseptischen und 100% der septischen Folgefrakturen eine Dystrophie auf. Traumatisierende Osteosyntheseverfahren, fehlende Weichteilprotektion sowie ungenügende mediale Abstützung nach Plattenosteosynthesen stellen wesentliche Faktoren bei der Entwicklung von Folgefrakturen dar. Die in unserer Klinik praktizierte Versorgung von Oberschenkelschaftfrakturen mit schwerem Weichteilschaden: primäre Ruhigstellung mittels Fixateur externe, im Intervall nach Weichteilsanierung Durchführung der Marknagelung oder einer Plattenosteosynthese mit primärer oder bei fehlender medialer Abstützung sekundärer Spongiosaplastik sowie eine Nachbehandlung, die über krankengymnastische Frühmobilisation, steigende Teilbelastung und durch die Patienten eigenständig durchzuführende Muskelkräftigungen der inaktivitätsbedingten Dystrophie vorbeugt, führte über einen Beobachtungszeitraum von 19 Jahren zu einer Folgefrakturrate von 0,9%. Im Falle des Auftretens von aseptischen Folgefrakturen des Femurschaftes propagieren wir unabhängig vom primären Osteosyntheseverfahren, sofern technisch möglich, die Marknagelung. Bei 62 Reosteosynthesen wurde das ursprüngliche Verfahren verlassen. 26mal wurde anstelle der primär durchgeführten Plattenosteosynthese eine Marknagelung durchgeführt. Bei septischen Folgefrakturen steht die Infektsanierung im Vordergrund. Neben der vorübergehenden Fixateur externe Stabilisierung kommt Plattenosteosynthesen, Spongiosaplastiken und plastischen Weichteildeckungen hervorragende Bedeutung zu. Eine Marknagelosteosynthese bei Vorliegen eines Infektes als sogenannte „septische Marknagelung" kam nicht zur Anwendung.

Hefte zu der Unfallchirurg, Heft 232
K. E. Rehm (Hrsg.)

Funktionelle Behandlung des operierten Kniegelenkempyems

F. Draijer, M. Schmidt, R. Nissen, T. Lorentzen und D. Havemann

Klinik für Unfallchirurgie der Universität Kiel, Arnold Heller-Straße 7, D-24105 Kiel, Bundesrepublik Deutschland

Die Empyembehandlung ruht auf drei Säulen.

1. Chirurgische Intervention mit Gelenkdebridement und intensiver Gelenkspülung sowie Anlage von 2 bis 3 Drainagen
2. Postoperative Saug-Spüdrainage und
3. Kontinuierliche, passive Bewegung auf elektromotorischen Schienen (CPM).

Der Vorteil einer CPM-Behandlung liegt in der auch experimentell nachgewiesenen chondroprotektiven Wirkung mit verbessertem Nährstofftransport im hyalinen Knorpelgewebe.

In der Unfallchirurgie Kiel wurden im Zeitraum 1977 bis 1991 24 posttraumatische/postoperative Kniegelenkempyeme behandelt. Der Manifestation des Infektes waren 8 operative Versorgungen von Sehnen-, Band- oder Knochenverletzungen vorausgegangen, 7mal konnten Haut-/Weichteilläsionen nach Bagatellverletzungen für den Infekt verantwortlich gemacht werden. 5mal trat der Infekt nach ein- oder mehrmaliger Gelenkpunktion auf. 4mal ließ sich die Ursache des Gelenkempyems nicht feststellen. Das Keimspektrum zeigte als häufigsten Erreger Staph. aureus (9mal), gefolgt von Staph. epidermidis (3mal) und P. aeruginosa (3mal). Bei 4 Patienten ließ sich trotz deutlicher klinischer Infektionszeichen kein Erreger nachweisen. Zur Infektsanierung kamen folgende Maßnahmen zur Anwendung: Saug-Spüldrainage (17mal), Synovektomie und Saug-Spüldrainage (5mal), Saug-Spüldrainage und spätere Arthrodese bei 2 schweren Defektausheilungen. Es erfolgt immer eine parenterale Antibiotikatherapie. Eine Fixation der infizierten Extremität wurde bei keinem Patienten durchgeführt. Frühzeitig erfolgten Bewegungsübungen im schmerzarmen Sektor mit CPM-Schienen. 14 Patienten konnten nach durchschnittlich 4 Jahren nachuntersucht werden. 5 Patienten hatten ein sehr gutes Ergebnis mit freier Beweglichkeit, fehlenden Arthrosezeichen und Schmerzfreiheit. 5 Patienten hatten befriedigende Resultate mit belastungsabhängigen Beschwerden und einer Bewegungseinschränkung unter 20°, 4 Patienten hatten ein schlechtes Ergebnis mit stärkerer Bewegungseinschränkung und Belastungs-/Ruheschmerzen. Empyeme nach Punktionen und Hautverletzungen können bei rascher Intervention mit guten Ergebnissen zur Ausheilung gebracht werden, während Empyeme nach operativer Behandlung von Band- und Sehnenverletzungen schwerer verlaufen und in der Regel Störungen hinterlassen.

Hefte zu der Unfallchirurg, Heft 232
K. E. Rehm (Hrsg.)

Luxationsfrakturen des Tibiakopfes – Behandlungsregime, Ergebnisse

M. Wiedemann, U. Bubmann, W. Braun und A. Rüter

Klinik für Unfall- und Wiederherstellungschirurgie des Zentralklinikums, Stenglinstraße, D-86456 Augsburg, Bundesrepublik Deutschland

Dislozierte Gelenkfrakturen des Tibiakopfes erfordern operative Behandlung. Das Prozedere für Impressions- und Spaltbrüche ist standardisiert, die postoperativen Ergebnisse bekannt.

Seit den Arbeiten von Moore 1981 wurden die Luxationsfrakturen und das für diese, meist schweren Verletzungen abweichende Behandlungsregime mehr in das Interesse der unfallchirurgischen Kliniken gerückt. Es ist bekannt, daß je nach vorliegendem Frakturtyp ein differenziertes Behandlungskonzept angreifen muß, was vor allem den begleitenden Bandverletzungen Rechnung trägt.

In einer Nachuntersuchung der zwischen 1982–1991 behandelten Patienten wurde vor allem auf persistierende Instabilitäten, subjektives Beschwerdebild und den Grad einer posttraumatischen Arthrose geachtet.

Insgesamt handelt es sich um 361 operativ behandelte Tibiakopffrakturen, von denen in 109 Fällen eine Luxationsfraktur vorlag. 63 dieser Patienten konnten klinisch und röntgenologisch nachuntersucht werden. Von diesen haben 53% ein giving way, bei 24 Patienten ließ sich eine höhergradige ventrale, bei 14 dorsale Instabilität nachweisen. Bei genauer Analyse hatten damit 50 von 63 Patienten (unterschiedlich je nach Frakturtyp) eine Kreuzbandverletzung, allerdings wurde diese intraoperativ nur bei 20 Patienten festgestellt und entsprechend behandelt. Eingegangen wird außerdem auf persistierende mediale und laterale Instabilität und auf den Verlauf der posttraumatischen Arthrose.

Aufgrund dieser umfassenden Nachuntersuchung werden Empfehlungen für eine differenzierte Therapie dieser Verletzung abgeleitet.

Zusammenfassend stellen Luxationsfrakturen des Tibiakopfes weitgehend unbekannte und unterbehandelte Verletzungen dar mit der Folge persistierender Instabilitäten und schwerer posttraumatischer Arthrosen.

Versorgung von Unterschenkelschaftfrakturen mit schwerem Weichteilschaden mit dem unaufgebohrten Tibianagel (AO-UTN)

Ch. Krettek, N. Haas, Berlin; P. Schandelmaier, H. Tscherne, Hannover

(Manuskript nicht eingegangen)

Hefte zu der Unfallchirurg, Heft 232
K. E. Rehm (Hrsg.)

Vorsitz: M. Faensen, Berlin, B. Friedrich, Bremen

Definitive Primärversorgung offener Unterschenkelfrakturen mit dem unaufgebohrten Tibianagel

J. Feil, W. Fleischmann[1] und O. Wörsdörfer

Klinik für Unfallchirurgie und Orthopädie, Städt. Klinikum, Pacelliallee 4, D-36043 Fulda,
[1] Abteilung für Unfall-, Hand-, Plastische und Wiederherstellungschirurgie,
Chirurgische Universitätsklinik, Steinhövelstr. 9, D-89075 Ulm, Bundesrepublik Deutschland

Die Indikationsbreite der Marknagelung als Osteosyntheseverfahren bei Frakturen langer Röhrenknochen hat sich mit Einführung der Markraumaufbohrung und später der Verriegelungstechnik zur Vermeidung von Rotationsinstabilitäten, Achsabweichungen und Knochenverkürzungen durch Teleskopieren erweitert. Unterschenkelfrakturen mit schweren geschlossenen und offenen Weichteilschaden wurden jedoch überwiegend mit dem Fixateur externe stabilisiert, da die Markraumaufbohrung infolge thermischer und mechanischer Beeinträchtigung die kortikale und intramedulläre Blutzirkulation stört und zu bohrungsabhängigen Nekrosen führt, was in Kombination mit dem traumatischen Weichteilschaden die Konsolidierung von Knochen und Weichteilen gefährdet [4, 5]. Den Vorteilen des Fixateur externe in der Frühphase folgen im weiteren Verlauf einige Nachteile wie Pin-Lockerungen und Pin-Infekte, lange Ausheilzeiten oder zusätzliche Verfahrenswechsel mit Infektrisiko bei aseptischen Konsolidierungsstörungen sowie verminderter Tragekomfort und geringe Patientenakzeptanz [3].

Der in unaufgebohrter Technik eingebrachte solide Tibiaverriegelungsnagel bietet sich als therapeutische Alternative für die Primärversorgung von Frakturen mit Weichteilschaden an, da die zusätzliche Traumatisierung von Knochen und Weichteilen gering ist und die Nachteile des Fixateur externe wegfallen. Tierexperimentelle Untersuchungen von Runkel [6] haben ferner gezeigt, daß die end- und periostale Kallusbildung bei unaufgebohrter Technik gegenüber der Markraumaufbohrung verstärkt und beschleunigt ist. Infolge des geringeren Durchmessers ist die Rotationsstabilität gegenüber dem gebohrten Marknagel geringer [1, 2] und die in ihrem Durchmesser auf 3,9 mm reduzierten Verriegelungsbolzen sind weniger stabil mit höherem Bruchrisiko.

Material und Methoden

Vom Juni 1991 bis September 1992 wurde der UTN in 57 Fällen bei 16 Frauen und 41 Männern eingesetzt. 46 Fälle sind ausbehandelt, 9 Patienten sind noch nicht zur Vollbelastung freigegeben, eine 79jährige Patientin mit 20 Jahre dialysepflichtiger Niereninsuffizienz und renaler Osteopathie war 9 Wochen nach Frakturversorgung an den Folgen eines rechtshirnigen Insultes verstorben. Eine weitere 64jährige Patientin, die sich ebenfalls eine offene US-Fraktur im Rahmen eines Polytraumas zugezogen

Hefte zu der Unfallchirurg, Heft 232
K. E. Rehm (Hrsg.)

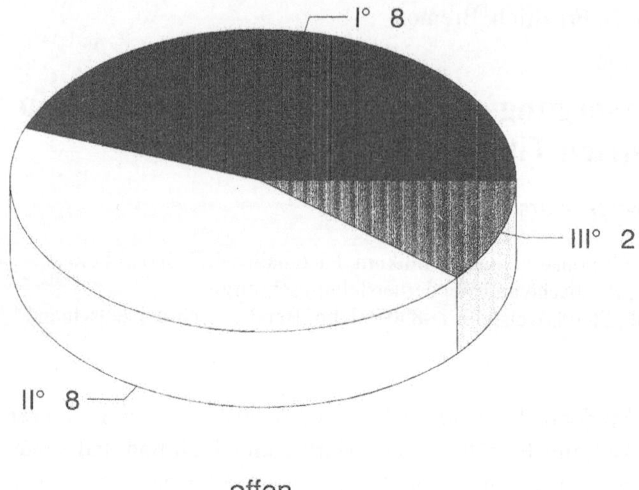

Abb. 1. Weichteilschaden

hatte erlag in der 5. posttraumatischen Woche bei Multiorganversagen infolge eines protrahierten hämorrhagischen Schocks.

Die Differenzierung der Weichteilschäden entsprechend der Klassifikation nach Tscherne [7], ergab 18 Patienten mit G I- und 16 Patienten mit G II-Frakturen. 3 Patienten hatten einen 3.-gradig geschlossenen Weichteilschaden. Von den 17 offenen Frakturen, die im Weiteren näher analysiert werden, waren 5 in die Kategorie O I, 10 in die Gruppe O II und 2 in O III einzustufen (Abb. 1). Die 17 offenen Frakturen waren auf 5 Frauen und 12 Männer verteilt. 10 Patienten lagen in der Altersgruppe unter 30 Jahren.

Bei der Frakturlokalisation dominierte das mittlere (8) und der Übergang vom mittleren zum distalen Drittel (7), 2 Frakturen lagen im proximalen Drittel und eine im 5. Fünftel (Abb. 2).

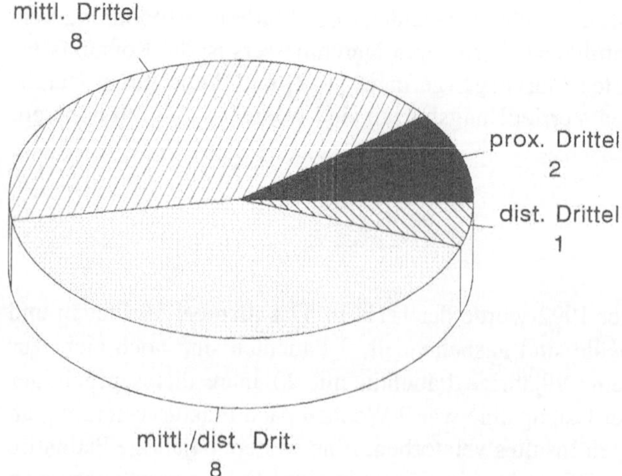

Abb. 2. Frakturlokalisation

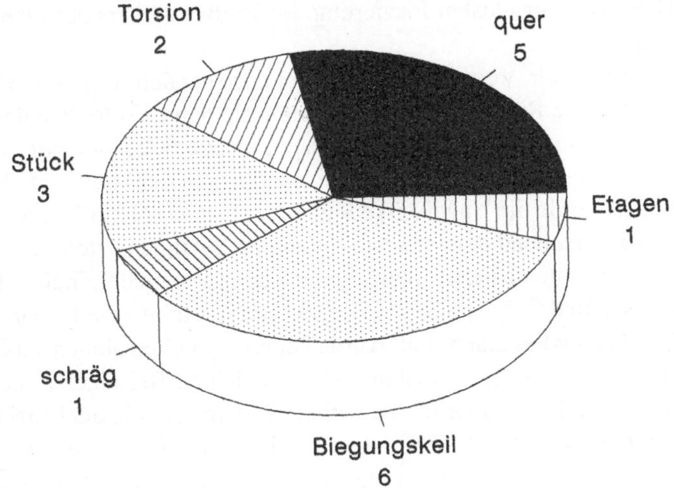

Abb. 3. Frakturtyp

An Frakturtypen fanden sich 5 Quer-, je eine Schräg-, Torsions- und Mehretagen- sowie 3 Stückfrakturen. 6 Frakturen wiesen einen typischen Biegungskeil auf. (Abb. 3).

Bei 12 Patienten trat die Unterschenkelverletzung isoliert und 5mal in Rahmen eines Polytraumas auf. Bei 2 Patienten wies die gleich Extremität eine oder mehrere Begleitverletzungen auf und 4mal waren andere Extremitäten mitverletzt (Abb. 4).

Bei 2 Defektfrakturen mit je 2 cm Defektstrecke war eine sekundäre Spongiosaplastik mit dem bei der Primäroperation mit Hilfe des Markraumeröffnungsinstrument (cheese cutter) gewonnenen und in der Spongiosabank zum Eigenbedarf aufbewahrten Spongiosazylinder ohne zusätzliche Spongiosaentnahme nötig.

Die Lagerung erfolgt ohne Extension auf dem konventionellen OP-Tisch mit zusätzlichem „legholder". Das abgeklappte Beinteil gestattet zur Wahl des Insertionspunktes, zur Eröffnung des Markraumes und zum Eintreiben des UTN gute Übersicht und Schonung der Patellarregion bei möglicher Flexion bis 120°. Das kontralaterale

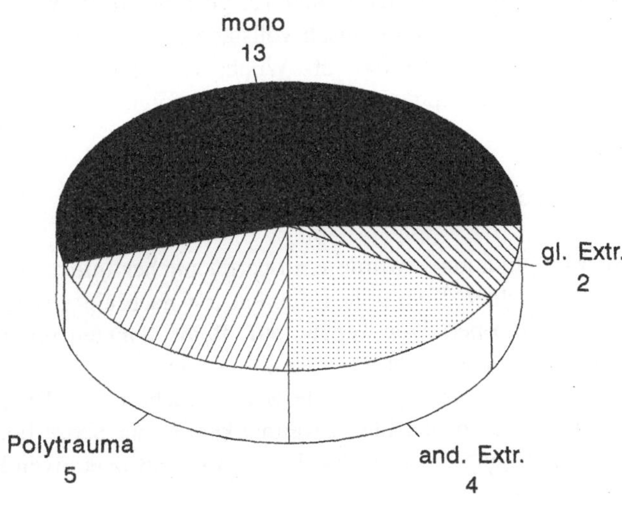

Abb. 4. Begleitverletzungen

Bein wird zur idealen Plazierung des Bildverstärkers auf einer Göbelbeinstütze gelagert.

Die distale Verriegelung wird bei horizontalem Beinteil in Freihandtechnik durchgeführt, die Röntgenzeiten (BV-Kontrolle beim Vortreiben des UTN über die Fraktur sowie beim distalen Verriegeln) lagen unter 6 Sekunden mit Siretron-Technik.

An Nagellängen dominierten die Längen 330 mm (7mal) und 345 mm (5mal), 11mal wurde die Nagelstärke 9 und 6mal ein UTN mit 8 mm Durchmesser gewählt.

Entsprechend dem uns am Anfang zu Verfügung stehenden, nur statisch zu verriegelnden ersten Modell (ohne dynamisches proximales Gleitloch) wurden 14 Frakturen statisch und 3 dynamisch verriegelt, 2mal erfolgte die Dynamisierung nach 6 bzw. 8 Wochen und in einem Fall wurde bei einer gut verzahnten Tibiaquerfraktur auf die distale Verriegelung ausnahmsweise verzichtet. Bei einer in den Tibiakopf hineinziehender Fraktur wurde die zusäztliche proximale Diagonalverriegelung genutzt und bei einer im distalen Fünftel gelegenen Fraktur erfolgte die zusätzliche distale AP-Verriegelung. Bei 2 Patienten mit Fissuren bis ins Pilon tibiale wurden diese vor Eintreiben des UTN mit transkutan eingebrachten Zugschrauben stabilisiert. Bei einer Mehrsegmenttrümmerfraktur wurde ein nach der Nagelung noch „flottierendes“ Diaphysenfragment zusätzlich mit einem Fixateur externe „am Nagel vorbei“ temporär bis zum Abbinden des Frakturhämatoms stabilisiert.

Der traumatische Weichteilschaden erforderte primär oder primär verzögert als additiven Weichteileingriff 2 Spalthauttransplantationen und je eine Gastroknemiuslappen-, fasziokutane Verschiebeschwenklappen und eine mikrovaskuläre M. Latissimus dorsi-Fernlappenplastik.

Ergebnisse

14 Patienten wurden mit Teilbelastung (Abrollen) sofort mobilisiert, bei einem Patienten verzögerte sich die Mobilisierung wegen noch nicht gegebener Belastungsstabilität der mitverletzten kontralateralen unteren Extremität. Vollbelastung wurde bei einer gut abstützenden primär dynamisierten Tibiafraktur gestattet, und 10 Patienten belasteten zwischen der 6. und 12. postoperativen Woche voll. 11 Frakturen waren nach 12 Wochen radiologisch vollständig konsolidiert, bei 4 Patienten war die Frakturheilung bis zu 16. bzw 20. Woche verzögert, davon 2mal nur mit einer zusätzlichen autogenen Spongiosaplastik (s.o.) erfolgt.

Komplikationen

An Komplikationen wurde ein oberflächlicher Infekt im Bereich einer Spalthautplastik beobachtet. Eine tiefe Infektion trat nach einer sekundären Spongiosaplastik in der 14. postoperativen Woche auf. Beide konnten mit lokalen chirurgischen Maßnahmen ausgeheilt werden.

Ferner wurden 3 proximale Bohrerbrüche und 3 Brüche von proximalen Verriegelungsbolzen beobachtet. Zweimal kam es zur Separation der Überwurfhülse, die in einem Fall (erstes, kurzes Modell) erst im postoperativen Röntgenbild bemerkt wurde und sicherheitshalber trotz unbebinderter Kniegelenkbeweglichkeit in einem Zweiteingriff entfernt wurde.

Beurteilung

Der ungebohrte Tibianagel hat sich in Kombination mit einem adäquaten chirurgischen Weichteilmanagement als primäres definitives Implantat bei Frakturen mit Weichteilschaden jeglichen Schweregrades – einschließlich 3°ig offener Frakturen- bewährt. Gegenüber dem alternativen Fixateur externe überzeugt als Vorteil der bessere Patientenkomfort. Ferner entfallen Verfahrenswechsel mit zusätzlichem Infektrisiko. Auch sekundäre Spongiosaplastiken sind verglichen mit der Ausbehandlung im Fixateur externe seltener erforderlich. Durch die schonende unaufgebohrte Applikation ist der limitierende Faktor für seine Verwendung als primäres Implantat nicht der Weichteilschaden sondern die Lokalisation der Fraktur. Durch die vielen weit proximal und distal in verschiedenen Ebenen liegenden Verriegelungslöcher können Frakturen, die bis ins Pilon tibiale bzw. den Tibiakopf ziehen noch erfaßt werden. Der dünne Durchmesser gestattet ferner – falls in „Sonderfällen" erforderlich – das Einbringen zusätzlicher Implantate „am Nagel vorbei". In Analyse sind die hohe Rate der Bolzenbrüche. Sie lassen sich u.E. durch differenzierte Belastungssteigerung und Dynamisierung in Abhängigkeit von der interfragmentären Abstützung reduzieren. Inwieweit ein verändertes Bolzendesign dazu noch beitragen kann wird derzeit geprüft.

Literatur

1. Claudi BG, Oedekoven G (1991) „Biologische" Osteosynthesen. Chirurg 62:336–337
2. Küntscher G (1962) Praxis der Marknagelung. Schattauer, Stuttgart
3. Oedekoven G, Claudi B, Frigg R (1992) Die Osteosynthese der instabilen offenen und geschlossenen Tibiafraktur mit unaufgebohrtem Tibiaverriegelungsnagel. Operat Orthop Traumatol 4:86–99.
4. Pfister M, Rahn BA, Perren SM, Weller S (1979) Vaskularität und Knochenumbau nach Marknagelung langer Röhrenknochen. Akt Traumatol 9:191–195.
5. Rhinelander FW (1973) Effects of medullary nailing on the normal blood supply of diaphyseal cortex. In: A. A. O. S. Instructional Course Lectures. Mosby, St. Louis, p 161
6. Runkel M, Wenda K, Ritter G, Rahn B, Perren S Experimentelle Untersuchungen zur Knochenheilung nach unaufgebohrter Marknagelung. Osteosynthese International, Frankfurt, 31.10.1992
7. Tscherne H, Oestern H-J (1982) Die Klassifizierung des Weichteilschadens bei offenen und geschlossenen Frakturen. Unfallheilkunde 85:111–115

Der Einfluß von intraartikulären und extraartikulären Kalkaneusfrakturen auf das subtalare Gelenk

U. A. Wagner[1], B. J. Sangeorzan, R. Harrington und A. F.Tencer

[1] Orthopädische Klinik der Universität, Auf dem Venusberg, D-53105 Bonn, Bundesrepublik Deutschland
Harborview Medical Center, University of Washington Seattle, USA

Material und Methode

An 13 frischen Leichenpräparaten wurde zunächst das normale Kontaktverhalten und die Druckverhältnisse im subtalaren Gelenk quantifiziert. Die anteriore/mittlere sowie posteriore Facette des subtalaren Gelenks wurde aber einen hinteren und medialen Zugang, ohne Läsion der stabilisierenden Bandstrukturen dargestellt. Drucksensitive Filme (Pressorsensor, C. Itoh & Co/ N.Y.) wurden in die zu testenden Gelenkareale eingebracht und axial abgestuft in verschiedenen Fußpositionen (Eversion und Inversion) belastet. In einem zweiten Schritt wurde bei 8 dieser Präparate am Kalkaneus definierte Osteotomien vorgenommen- und in Fehlstellung mit einem Fixateur extern (Synthes Corp., Paoli, PA) und Kirschner-Drähten fixiert.

Ergebnisse

Bei den simulierten intraartikulären Frakturen wurde nacheinander als primäre Frakturlinie des „joint depression und tongue type“ nach Essex–Lopresti, der Proc. anterius 2 mm nach plantar, 2 mm nach dorsal, sowie in einen maximal dislozierten Bereich mit einem Tuber-Gelenk-Winkel von 0 Grad gebracht. Für die maximale Dislokation des Fragments ist die Durchtrennung im vorderen Anteil des Lig. talocalcaneare interosseum nötig. Der Test der extraartikulären Frakturen beginnt mit einer horizontalen Fraktur, danach Vertikalverschiebung nach dorsal 2 mm und Einstellung eines Tuber-Gelenk-Winkels (Böhler-Winkel) von 0 Grad. Dies entspricht in der Klassifikation nach Essex-Lopresti den Typen I A 3 und 4. Extraartikuläre Frakturen selbst bis zu einem Böhler-Winkel von 0 Grad zeigen keine signifikanten quantitativen Veränderungen von Druck und Kontaktverhalten. Dagegen sind bei intraartikulären Fragmentverschiebungen (ab 2 mm) schon quantitative und qualitative Abweichungen vom normalen Gelenkmuster nachweisbar. Die spezifischen Muster werden demonstriert.

Hefte zu der Unfallchirurg, Heft 232
K. E. Rehm (Hrsg.)

Die biologische Osteosynthese am proximalen Humerus und ihre Ergebnisse

B. Muller, F. Bonnaire und E. H.Kuner

Abteilung Unfallchirurgie, Albert-Ludwigs-Universität, Hugstetterstr. 55, D-79106 Freiburg, Bundesrepublik Deutschland

Nach der von uns betreuten AO-Sammelstudie von 1987 waren schlechte Ergebnisse bei Humerusmehrsegmentfrakturen nach T-Plattenosteosynthesen wesentlich häufiger als nach sog. Minimalosteosynthesen und v.a. auf Humeruskopfnekrosen zurückzuführen. Die Minimalosteosynthese wird als biologisch bezeichnet, da sie die prekäre Durchblutungssituation am Humeruskopf nach dislozierten Frakturen besonders berücksichtigt, indem sie devastierende Freilegungen vermeidet. Die Reposition des Kopffragmentes erfolgt durch Derotation, der Schaft wird durch Abduktion dem Kopf unterstellt und das erreichte Ergebnis mit divergierenden Kirschner-Drähten fixiert. Bei größerem Defekt wird eine Spongiosaplastik eingeschoben. Die Tuberkula werden mit Hohlnadeln am Ansatz unterfahren und mit einer Vorspannung am Schaft über den Kirschner-Drähten mit Drahtschlaufen oder Schrauben fixiert. Auf diese Art kann die Durchblutung des Kalottenfragmentes über Weichteile und Fragmente weitgehend erhalten bleiben.

Zwischen Januar 1988 und Juli 1991 wurden 91 Patienten mit einem Durchschnittsalter von 58 Jahren operativ behandelt. Die Einteilung der Frakturen erfolgte nach Neer und auch nach Habermeyer. In 6% lagen Typ II, in 18% Typ III, in 37% Typ IV, in 7% Typ V und in 23% Typ VI vor. Wir sahen 37% Zwei-, 33% Drei- und 30% Viersegmentverletzungen.

Neurologische Begleitverletzungen sind mit 5 Plexus- und 7 Axillarislähmungen häufig. 36% der Fälle wurden mit Platten- und 61% mit Minimalosteosynthesen versorgt. In 3 Fällen wurde eine Prothese implantiert.

Als Frühkomplikationen sahen wir 3 Hämatome, einen Infekt, 2 Dislokationen und 4 Bohrdrahtwanderungen.

Die Nachuntersuchung erfolgte an 60 Patienten nach dem constant functional score der Europäischen Gesellschaft für Schulterchirurgie, der die vorbestehende Aktivität der Verletzten besonders berücksichtigt.

Als Spätkomplikationen wurde eine Dislokation, eine Refraktur, 5 Bohrdrahtlokkerungen und in 5 Fällen Humeruskopfnekrosen mit einer Häufung bei den Viersegmentluxationsfrakturen gesehen.

Bei 14 Patienten waren deutliche Bewegungseinschränkungen nach 3- und 4-Segmentfrakturen auffällig. Immerhin erreichten 19 von 27 3- und 4-Sementfrakturen mit und ohne Luxation ein gutes Ergebnis nach der Minimalosteosynthese.

Die T-Plattenosteosynthese brachte gute Ergebnisse bei 2 Segmentfrakturen und Frakturen im collum chirurgicum.

Nach diesen Ergebnissen haben wir bisher keine Indikation mehr für eine primäre Kopfprothese gestellt.

Hefte zu der Unfallchirurg, Heft 232
K. E. Rehm (Hrsg.)

Veränderungen der venösen Hämodynamik bei Eingriffen an der unteren Extremität und konsekutiver Gipsruhigstellung

J. Raedecke, F. Bonnaire, Th. Brandt und E. H. Kuner

Abteilung Unfallchirurgie, Chirurgische Universitätsklinik, Hugstetterstr. 55, D-79106 Freiburg, Bundesrepublik Deutschland

In einer prospektiven Studie wurden von 6/90 bis 4/91 posttraumatische und postoperative Veränderungen im Niederdrucksystem als Risikoparameter der Phlebothrombose nach Verletzungen und Eingriffen an der unteren Extremität erfaßt. Hierzu wurden 60 Patienten präoperativ, am 2., 4., 6. postoperativen Tag sowie nach 4 und 12 Wochen doppler- und duplexsonografisch untersucht. Ziel der Studie war, posttraumatisch hämodynamische Veränderungen an der unteren Extremität überhaupt zu erfassen, einen Vergleich zwischen verletzter und unverletzter Seite, sowie im Oberschenkel- bzw. Unterschenkelgips ruhiggestellten Extremitäten herzustellen. Darüberhinaus sollte eine Aussage über die Zeitdauer der aufgetretenen Veränderungen gemacht werden. Erfaßt wurde das venöse Strömungsverhalten im Leisten-/Oberschenkelbereich sowie der Gefäßdurchmesser und die durchschnittliche Flußgeschwindigkeit der operierten und im Vergleich dazu der nicht operierten Seite gemessen.

Alle Patienten erhielten zur Thromboseprophylaxe Heparin bzw. niedermolekulares Heparin. Patienten im Oberschenkelgips auch während der ambulanten Behandlungsphase. Dies betraf 24 Patienten. Patienten im Unterschenkelgips (n = 36) erhielten nur dann eine Thromboseprophylaxe, wenn weitere Risikofaktoren gegeben waren. 34mal handelte es sich um Sprunggelenksverletzungen, 3mal um eine Pilon- und einmal um eine Unterschenkelfraktur. 6mal wurde eine Tibiakopffraktur und 16mal komplexe Kniebandverletzungen vorgefunden. Die Gipsruhigstellung erforderte jeweils 6 Wochen.

Während der Studie kam es bei keinem der 60 Patienten zu einer tiefen Beinvenenthrombose, zweimal konnte bei klinischem Verdacht aber negativer Duplexsonographie mittels Phlebographie eine Thrombose ausgeschlossen werden.

Während der Beobachtungsphase konnte festgestellt werden, daß sowohl auf der verletzten als auch auf der unverletzten Seite die Gefäßdurchmesser der Venen zunahmen. Auf der gesunden Seite normalisierte sich dies wieder relativ rasch sogar unter den Ausgangswert, während auf der verletzten Seite erst nach 4 Wochen dies zu verzeichnen war.

Ähnliche Verhältnisse findet man bei der Flußgeschwindigkeit des venösen Blutes. Sie nimmt an beiden Extremitäten zunächst ab, normalisiert sich auf der unverletzten Seite rascher, z.T. auch überschießend, zeigt jedoch auf der verletzten Seite nach 4 Wochen eine Normalisierungstendenz. Im Vergleich der Untersuchungsergebnisse zwischen Oberschenkel- und Unterschenkelgipsimmobilisation fanden wir bei im Oberschenkelgips ruhiggestellten Patienten einen stärkeren und über längere Zeit vergrößerten Durchmesser genüber Patienten mit Unterschenkelgips. Auch die Fluß

Hefte zu der Unfallchirurg, Heft 232
K. E. Rehm (Hrsg.)

geschwindigkeit in den Venen war deutlicher und länger reduziert als im Unterschenkelgips.

Zusammenfassend findet sich nach Verletzungen und Eingriffen an der unteren Extremität als Folge eines beidseits vergrößerten Gefäßdurchmessers und einer beidseits verlangsamten Flußgeschwindigkeit ein insgesamt erhöhtes Thromboserisiko. Erwartungsgemäß ist dies an der verletzten Extremität über eine längere Zeit und insgesamt stärker ausgeprägt. Entsprechendes gilt beim Vergleich der Gefäßdurchmesser und Flußgeschwindigkeit am im Ober- und Unterschenkelgips immobilisierten Patienten. Der Oberschenkelgips schneidet im Sinne eines erhöhten Thromboserisikos schlechter ab als der Unterschenkelgips. Auch die Zeitdauer dieser Veränderungen hält hier länger als 4 Wochen an. Die Ergebnisse scheinen insgesamt als Argument zur Thromboseprophylaxe auch während der ambulanten Behandlungsphase herangezogen werden zu können.

Ambulante Thromboseprophylaxe mit niedermolekularem Heparin bei Gipsimmobilisation der unteren Extremität

H. J. Kock, K. P. Schmit-Neuerburg, J. Hanke, A. Hakmann[1], M. Althoff[1] und G. Rudofsky[1]

Abteilung für Unfallchirurgie, [1] Klinik für Angiologie, Universitätsklinikum Essen, Hufelandstr. 55, D-45147 Essen, Bundesrepublik Deutschland

Einleitung

Die Notwendigkeit einer medikamentösen Thromboseprophylaxe bei ambulanten Patienten mit Gipsimmobilisation der unteren Extremität wird kontrovers diskutiert, obwohl das Extremitätentrauma ein besonderes Risiko für die Thromboseentstehung darstellt. Über die tatsächliche Häufigkeit von Thrombosen bei ambulanten Patienten und über die Wirksamkeit der Thromboseprophylaxe mit niedermolekularem Heparin liegen bisher keine ausreichenden Angaben vor.

Material und Methoden

Im Rahmen einer prospektiv, kontrolliert und randomisiert durchgeführten klinischen Studie wurde je eine Gruppe ambulant im Gipsverband immobilisierter Patienten mit und ohne medikamentöse Thromboseprophylaxe behandelt. Zur medikamentösen Thromboseprophylaxe wurden 1mal täglich subkutane Selbstinjektionen eines niedermolekularem Heparins (mittleres Molekulargewicht 5.000 bis 7.000 Dalton) in Fertigspritzen (Fa. Sandoz) durchgeführt. Die eingesetzte NMH-Dosis (1 Fertigspritze

Hefte zu der Unfallchirurg, Heft 232
K. E. Rehm (Hrsg.)

mit 0,3 ml/Tag) betrug 32 mg mit einer Aktivität von 1.500 E aPTT sowie 3.000 E anti-Xa, jeweils gemessen gegen den ersten internationalen Standard für niedermolekulares Heparin. Alle Patienten wurden vor und nach der Gipsruhigstellung klinisch, venenverschlußplethysmographisch, B-Scan- und duplexsonographisch auf das Vorliegen von Venenthrombosen untersucht. Bei Thromboseverdacht und fraglichen Befunden erfolgte die phlebographische Diagnosesicherung.

Ergebnisse

Bisher konnten von insgesamt 306 bei Aufnahme in unserer Poliklinik untersuchten Patienten 242 Verletzte ohne besondere Risikofaktoren für eine Thromboseentstehung (n = 260 mit Unterschenkelgipsen und n = 46 mit Oberschenkelgipstutoren) in die Studie aufgenommen, randomisiert und nach Beendigung der Gipsbehandlung abgeschlossen werden. An Verletzungsarten lagen 84 (34,7%) Distorsionen und Prellungen, 86 (35,5%) Bandrupturen, 58 (24%) konservativ behandelte Frakturen und 14 (5,8%) weitere Diagnosen vor. Von 242 Patienten erhielten n = 113 für die Dauer der Gipsruhigstellung niedermolekulares Heparin und n = 129 keine medikamentöse Thromboseprophylaxe.

Nach Gipsabnahme wurden in der Gruppe ohne Prophylaxe bei 5 Patienten (= 3,9%) tiefe Beinvenenthrombosen gegenüber keiner Beinvenenthrombose (= 0%) in der Prophylaxegruppe festgestellt ($p < 0,05$). 4 dieser Thrombosen traten nach geringen Verletzungen (Distorsionen und Prellungen) auf. In der Prophylaxegruppe wurden keine ernsthaften Nebenwirkungen des niedermolekularen Heparins beobachtet.

Schlußfolgerungen

Bei ambulant im Gipsverband behandelbaren Verletzungen der unteren Extremität kommt es auch bei Patienten ohne besondere Risikofaktoren zur Entstehung tiefer Beinvenenthrombosen. Das Auftreten dieser Thrombosen kann durch Prophylaxe mit niedermolekularem Heparin sicher und effektiv verhindert werden.

Die Kapselraffung nach Rockwood bei Schulterinstabilität. Eine klinische Nachuntersuchung

M. Maghsudi, H. C. Pape, B. Conrad und H. Tscherne

Medizinische Hochschule Hannover, Unfallchirurgische Klinik, Konstanty-Gutschowstr. 8, D-30625 Hannover, Bundesrepublik Deutschland

Neben der Wiederherstellung einer maximalen Gelenkstabilität ist das Erreichen einer vollen Funktionsfähigkeit das Hauptziel in der operativen Behandlung der Schulterinstabilität. Die Kapselraffung nach Rockwood orientiert sich an der Pathophysiologie der multidirektionalen Schulterinstabilität und konnte von daher beide Behandlungsziele vereinigen. Ziel der vorliegenden Arbeit war es die postoperativen Resultate klinisch zu erfassen.

Seit 1984 wird an unserer Klinik dieses Operationsverfahren zur Behandlung der rezidivierenden Schulterluxation angewendet. Erst in den letzten Jahren hat sich hinsichtlich der Operationstechnik ein Wandel zum arthroskopischen Vorgehen ergeben.

Über einen Zeitraum von 1 bis 7 Jahren postoperativ wurden 83 von insgesamt 92 Patienten (90,2%) nach offener Kapselraffung klinisch und mit standardisierter Kraftmessung nachuntersucht (mittleres Alter – 32,7 Jahre).

Die postoperative Reluxationsrate betrug 6,0% (n = 5), davon war eine traumatisch bedingt. Subjektiv wurde das Operationsergebnis von 78 Patienten als gut bis sehr gut eingeschätzt. Etwa 59,1% (n = 49) waren postoperativ uneingeschränkt sportfähig. 27,7% (n = 23) waren sportlich aktiv jedoch hinsichtlich Schultersportarten eingeschränkt sportfähig. 13,2% (n = 11) übten postoperativ keinen Sport aus.

In der Funktionsuntersuchung zeigte sich eine Bewegungseinschränkung bei Abduktion/Elevation von 10–60 Grad bei 6% (n = 5) und > 60 Grad bei 2 Patienten (2,5%). Eine Minderung der Muskelkraft von mehr als 10% im Seitenvergleich war vorwiegend bei der Außen-/Innenrotation bei abduziertem Oberarm (90 Grad) festzustellen.

Die vordere Kapselraffung nach Rockwood ist eine geeignete Operationstechnik zur Wiederherstellung der Schulterstabilität ohne wesentliche Minderung der Muskelkraft und des Bewegungsausmaßes.

Hefte zu der Unfallchirurg, Heft 232
K. E. Rehm (Hrsg.)

II. Spezielles Thema

Allogener Knochenersatz

Vorsitz: L. Schweiberer, München; V. Vecsei, Wien; F. U. Niethard, Heidelberg

Grundlagen des Knochenersatzes

L. Claes, Ulm

(Manuskript nicht eingegangen)

Stellenwert allogener Knochenbank aus klinischer und hygienischer Sicht

H. Rudolph

II. Chirurgische Klinik für Unfall-, Wiederherstellungs-, Gefäß- und Plastische Chirurgie, Diakoniekrankenhaus, Elise-Averdieck-Straße 17, D-27356 Rotenburg (Wümme), Bundesrepublik Deutschland

In Deutschland wurden noch vor wenigen Jahren im Durchschnitt 20.000 bis 30.000 allogene Knochentransplantationen vorwiegend von Unfallchirurgen und Orthopäden durchgeführt.

Die Indikationen zur allogenen Knochentransplantation sind bekannt:

1. Knochendefekte bei Frakturen,
2. Knochentumoren und Zysten, besonders bei Kindern und Jugendlichen mit limitiertem autogenen Knochenlager,
3. Knochendefekte bei Wechsel von zementierten Prothesen.

Die Vorteile der allogenen Knochentransplantation waren in erster Linie die nahezu unbegrenzte Verfügbarkeit der Spenderknochen, die preisgünstige Gewinnung und Konservierung sowie die Ersparnis eines zusätzlichen Eingriffes.

Nachteilig waren die relativ geringe osteoinduktive Potenz im Vergleich mit autogenem Material, mehr oder weniger ausgeprägte Abstoßungsreaktionen sowie die kontraindizierte Anwendung im infizierten Knochen.

An erforderlichen Voruntersuchungen wurden in der Regel durchgeführt:

Hefte zu der Unfallchirurg, Heft 232
K. E. Rehm (Hrsg.)

Anamneseerhebung und klinische Untersuchung beim Spender sowie laborchemische und mikrobiologische Untersuchungen auf Lues und Hepatitis.

Bereits vor 10 Jahren hatten wir in unserem Hause von bakteriologischen Untersuchungen bei Entnahme und vor Transplantation abgesehen, da nach Aussagen kompetenter Mikrobiologen diese Untersuchungen keinerlei Relevanz haben [1, 3]. Mit Bekanntwerden der HIV-Risiken wurde versucht, die Risikogruppen als Spender bei der allogenen Transplantation auszuschließen.

Zu diesem Zeitpunkt war eine Arbeitsgruppe in Deutschland in Zusammenarbeit mit Bundesärztekammer und BGA beschäftigt, Richtlinien für die allogene Knochentransplantation zu erarbeiten. Obwohl klar sein mußte, daß durch Anamnese und klinische Untersuchung die Risikofaktoren nur sehr unzuverlässig zu erfassen sind, bestand diese Arbeitsgruppe auf einem hohen Aussagewert derartiger Untersuchungen mittels umfangreicher Untersuchungsbögen.

Der deutschsprachige Arbeitskreis für Krankenhaushygiene vertritt 19 wissenschaftlichen Gesellschaften und Organisationen aus Deutschland, Österreich, der Schweiz und Skandinavien [1]. Die Mitglieder repäsentieren das ganze Spektrum medizinisch tätiger ärztlicher und nichtärztlicher Mitarbeiter, aber auch Juristen, Politiker und Vertreter der Kostenträger.

In den Verhandlungen mit der o.a. Arbeitsgruppe bestand unser Arbeitskreis nachdrücklich darauf, daß die damals üblichen Vergleiche mit Fremdbluttransfusionen unzulässig sind. Bei der Fremdbluttranfusionen besteht eine vitale Indikation, bei der allogenen Knochentransplantation dagegen nicht.

Damit müssen für allogene Knochentransplantationen wesentlich strengere Indikations-Kriterien gelten als für Fremdbluttransfusionen. Spezielle Untersuchungen auf HIV, Hepatitis, Lues und Zytomegalie bei Spender und Empfänger sind unerläßlich.

In einigen Kliniken wurden durch Einlegen des Knochens in antibiotische oder antiseptische Lösungen eine Infektprophylaxe versucht, die erwiesenermaßen nicht nur nutzlos, sondern durch die Provokation allergischer und toxischer Reaktionen sogar schädlich ist.

Es ist heute unstrittig, daß der Ausschluß von Infektionen wie Hepatitis, Zytomegalie, Lues und besonders von HIV obligat ist. Dabei ist nachdrücklich darauf hinzuweisen, daß diese Nachweisuntersuchungen nach dem jeweiligen Stand der Wissenschaft und nicht nach den Möglichkeiten des jeweiligen Krankenhauses durchgeführt werden müssen.

Die Übertragung von HIV durch Knochentransplantate ist bewiesen. Eine effektive Impfung und Therapie HIV-Infizierter liegen in weiter Ferne und sind nach Meinung qualifizierter Experten in diesem Jahrtausend nicht mehr zu erwarten. Deshalb ist eine strikte Beachtung der Transplantationshygiene angezeigt.

Es ist erwiesen, daß die Inkubationszeit von HIV mehr als 18, evtl. 36 Monate betragen kann [2]. Deswegen war es eigentlich seit vielen Jahren klar, daß HIV-Infektionen nicht durch eine einmalige Untersuchung beim Spender und Empfänger auszuschließen sind [1, 6]. Trotzdem war es ein harter Kampf, die Kontrolluntersuchung nach 3 Monaten als Mindestforderung durchzusetzen. Die wenig intelligenten Argumente dagegen sind sattsam bekannt. Dabei ist zu bedenken, daß eine HIV-Kontrolle nach 3 Monaten bei negativem Ausfall lediglich eine Nachweiswahrscheinlichkeit von 60–70% hat.

Da in der Regel die Spender dem Betreiber der Knochenbank für Kontrollen nicht mehr oder nur unter Schwierigkeiten zur Verfügung stehen, ist die HIV-Untersuchung durch den behandelnden Arzt anzustreben, was in praxi häufig ebenfalls sehr schwierig ist. Möglichen Problemen bezüglich der entstehenden Kosten für den Hausarzt kann man dadurch entgehen, daß man das Testblut an den Betreiber der Knochenbank senden läßt [1, 8].

Erst nach dem 2. negativen HIV-Antikörpertest darf der Knochen transplantiert werden.

Eine negative Kontrolle auf HIV nach 3 Monaten ist aber immer noch keine Garantie für Infektfreiheit des Transplantates.

Jeder Patient muß deshalb auch bei negativen Untersuchungsergebnissen über ein verbleibendes Restrisiko gründlichst aufgeklärt werden.

Schon aus juristischen Gründen müssen bei Empfänger und Spender die gleichen Laboruntersuchungen durchgeführt werden. Bei Multiorganspendern sind in der Regel Anamnese und klinische Befunderhebungen nicht möglich. Deshalb besteht bei jeder Gewebespende von Leichen eine erhöhte Infektionsgefahr. Die Kontrolluntersuchungen auf HIV müssen nach 3 Monaten deshalb beim Organempfänger durchgeführt werden, was in der Regel von den organtransplantierenden Ärzten sowieso veranlaßt wird.

Erst nach dem 2. negativen HIV-Test darf dann, genau wie bei der allogenen Knochenspende, von lebenden Spendern transplantiert werden.

Die Verwendung von allogenem Knochen erfordert eine sehr lange Indikationsstellung und penible Aufklärung. Dabei ist es eine Selbstverständlichkeit, daß bei der Transplantatentnahme die gleichen aseptischen Bedingungen zu fordern sind wie bei jeder Operation an Knochen und Gelenken.

Was ist weiterhin zu beachten? Der Knochen muß sofort nach der Entnahme steril verpackt werden. Die Art der Verpackung, ob Beutel oder Gläser, muß unter Tiefkühlbedingungen die Stabilität sicher gewährleisten. Vorherige Spülungen mit Ringerlösung können zu Problemen beim Tiefgefrieren führen. Weiterhin muß die innere Verpackung nach der Entnahme aus der äußeren Hülle bei der Transplantation steril bleiben. Daher muß sorgfältig darauf geachtet werden, daß kein kontaminiertes Eis oder Abtropfwasser vor der Transplantation über die Verpackung an das Transplantat gelangen .

Die Konservierung allogener Knochen erfolgt in der Regel durch Kältekonservierung bei Mindestemperaturen von –34°. Kryokonservierung, Lyophilisierung, Mazeration und chemische Konservierung haben sich wegen der vielfältigen Komplikationsmöglichkeiten nicht allgemein durchsetzen können.

Besondere Vorsicht ist bei der Benutzung von im Handel erhältlichen allogenen Knochentransplantaten angezeigt. Es ist selbstverständlich, daß solche Präparate ebenfalls uneingeschränkt den strengen Hygienevorschriften unterliegen. Eine entsprechende Kontrollmöglichkeit, ob dies gewährleistet ist, besteht jedoch nicht, besonders im vereinigten grenzenlosen Europa.

Die Sicherheit der Transplantate muß durch eine lückenlose Gefrierkette mit einem höheren Anspruch als beim Einfrieren von Brathähnchen oder Fisch gewährleistet sein. Nur ein Minimum-Maximum-Thermometer mit Anschluß an eine Tag und Nacht bewachte Zentrale mit Notstromaggregat kann dies garantieren.

Das Betreiben einer allogenen Knochenbank ist schwierig geworden, die Diagnostik ist teuer, unsicher und durch die komplizierte Organisation inzwischen schwer durchführbar, ohne daß die Sicherheit der Transplantation größer wird. Lebendspenden allogenen Materials von Verwandten werden dies nicht wesentlich beeinflussen. Deshalb gehörte nicht viel Phantasie dazu, wenn wir wie bereits vor Jahren dem sterilisierten Knochen oder den Knochenersatzpräparaten die besten Zukunftsaussichten einräumten.

Nun gibt es eine ganze Reihe von Möglichkeiten, Knochen einem Sterilisations- bzw. einem Desinfektionsprozeß zu unterziehen. Diese Verfahren haben in der Regel eins gemeinsam: Sie sind entweder unsicher oder die biomechanische Struktur des Transplantates wird zerstört oder zumindest schwer geschädigt. Eine sichere Methode, um allogenen Knochen so zu desinfizieren oder zu sterilisieren, daß von ihm weder eine Infektionsgefahr ausgeht, noch die osteogenetische Potenz bzw. *seine* Struktur soweit unzerstört bleibt, daß eine Transplantation noch sinnvoll ist, existiert entgegen anderslautenden und inkompetenten Berichten z. Zt. nicht [7, 4].

Die allogene Knochentransplantation ist kein vital indizierter Eingriff. Die Transplantate können durch autologen Knochen oder deutlich schlechter durch Knochenersatzpräparate mehr oder minder ersetzt werden [1]. Die Zukunft gehört dem Knochenersatzpräparat.

Brauchbare Knochenersatzpräparate haben den wesentlichen Vorteil, daß sie

1. unbegrenzt verfügbar sind,
2. finanziell kalkulierbar, also entsprechend preisgünstig sind,
3. eine unproblematische Lagerung ermöglichen und
4. bei entsprechender Aufbereitung hygienisch unbedenklich sind.

Der entscheidende Nachteil ist, daß ein Knochenersatzpräparat in der geforderten Qualität zur Zeit nicht verfügbar steht. Auch der Ersatz allogener Knochentransplantate durch osteoinduktive Substanzen im klinischen Alltag ist z.Zt. Wunschdenken. Die Knochentransplantation ist im Gegensatz zur allogenen Bluttranfusion kein vital indizierter Eingriff.

Wenn wir uns alle Schwierigkeiten und Kosten, die heute beim Betreiben einer allogenen Knochenbank auftreten, vor Augen führen, besteht kein Zweifel, daß die allogene Knochenbank ein auslaufendes Modell, oder wie moderne Sprachverstümmler es nennen würden, ein Oldie ist.

Diese Tatsache haben wir aus Bequemlichkeit, Inkonsequenz, Inkompetenz und einem Mangel an entsprechendem Ersatz bisher noch nicht entsprechend realisiert. Die progrediente Entwicklung der HIV-Problematik wird uns dabei rasch den rechten Weg weisen.

Literatur

1. Arbeitskreis für Krankenhaushygiene (1987) AIDS-Prophylaxe im Krankenhaus und Praxis. Hyg Med 4

2. Imagawa DT, Lee MH, Wolinsky SM et al. (1989) Human immuno deficiency virus type I infection in homosexual men who remain seronegative for prolonged periods. N Engl J Med 320:1458–62
3. Junghannß U, Steuer W, Heeg P, Maslo D (1990) Erhebungen über die Führung von Knochenbanken. Hyg Med 15:89–92
4. Kreiebergs A, Köhler P (1989) Bone exposed to heat. Bone Transplant 198–208
5. Knaepler H, Garrel TV, Seipp HM, Ascherl R (1992) Experimentelle Untersuchungen zur thermischen Desinfektion und Sterilisation allogener Knochentransplantate und deren Auswirkung auf die biologische Wertigkeit. Unfallchirurgie 95:1–8
6. Rudolph H (1989) Der Kliniker. Hefte Unfallheilkd 207:341–346
7. Seipp HM (1991) Zur Hygiene von Knochenbanken, (3) Biomechanisierte und thermodynamische Untersuchungen an wärmebehandelten Spongiosa-Blocktransplantaten. Hyg Med 16:299–316
8. Wissenschaftlicher Beirat der Bundesärztekammer(1990) Richtlinien zum Führen einer Knochenbank. Dtsch Ärztebl

Alternativen zum allogenen Knochenersatz

K. E. Rehm

Klinik für Unfall-, Hand- und Wiederherstellungschirurgie der Universität,
Joseph-Stelzmann-Str. 9, D-50931 Köln, Bundesrepublik Deutschland

Einleitung

Die Alternativen zum allogenen Knochenersatz sind nicht nur die autogene Transplantation allein, wenn auch die syngene, xenogene und alloplastischen Transplantationen weniger klinische Relevanz erreicht haben.

Die syngene Transplantation vom eineiigen Zwilling ist eine solche Möglichkeit ohne praktische Bedeutung, allen wegen der der Seltenheit der Koinzidenz. In begründeten Ausnahmen kann auch auf ein immunologisch identisches Elternteil oder Geschwister zurückgegriffen werden. Xenogene Transplantate können bei unergiebigem Spongiosalager weiterhelfen. Vielleicht bringen Zusätze von Wachstumsfaktoren in der Zukunft eine Verbesserung ihrer osteogenen Potenz. Besonders die Kallusdistraktion ist in der Lage, Transplantationsindikationen zu verringern. Zusammengenommen sind die Alternativen so vielfältig, daß sich für mich unter Ausschöpfung aller Möglichkeiten kaum noch Indikationen zur allogenen Transplantation ergeben. Einzige Ausnahme im unfallchirurgisch-orthopädischen Krankengut stellt die Pfannendachplastik am Hüftgelenk dar.

Hefte zu der Unfallchirurg, Heft 232
K. E. Rehm (Hrsg.)

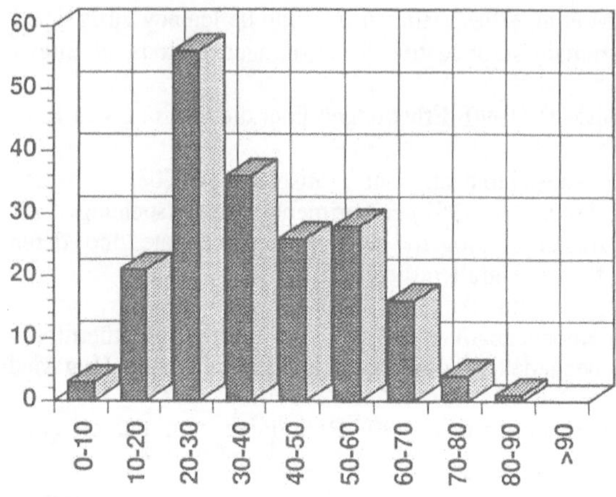

Abb. 1. Alter und autogene Knochentransplantationen bei 207 Patienten der Kölner Klinik 1987–1992

Material

Das erste Argument gewinne ich aus dem Krankengut der Kölner Klinik mit 207 Patienten, bei denen in 5 Jahren 313 Transplantationen durchgeführt wurden: Es handelt sich um ein überraschend junges Kollektiv mit Betonung des 3. Dezenniums (Abb. 1), was bedeutet, daß mehrere Jahrzehnte Überlebenszeit eine hohe ethische Anforderung darstellt besonders in Bezug auf die Vermeidung der Übertragung von Infektionen.

Im Gegensatz zur theoretischen Vielfalt der Alternativen steht bei der autogenen Transplantation die gleichbleibend hohe biologische Wertigkeit, so daß sie klinisch an

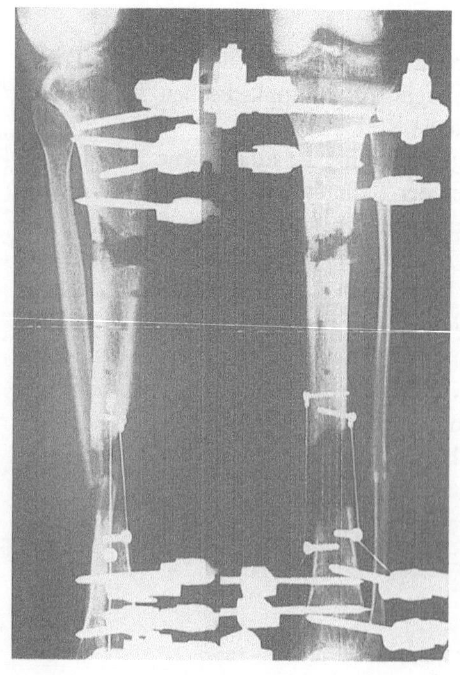

Abb. 2. Zweitgradig offene Unterschenkelfraktur, nach Weichteildeckung mit ortsständiger Muskelplastik Segmenttransport in der von Rüter und Brutscher entwickelten Seilzugtechnik, Defekt von ca 10 cm Länge

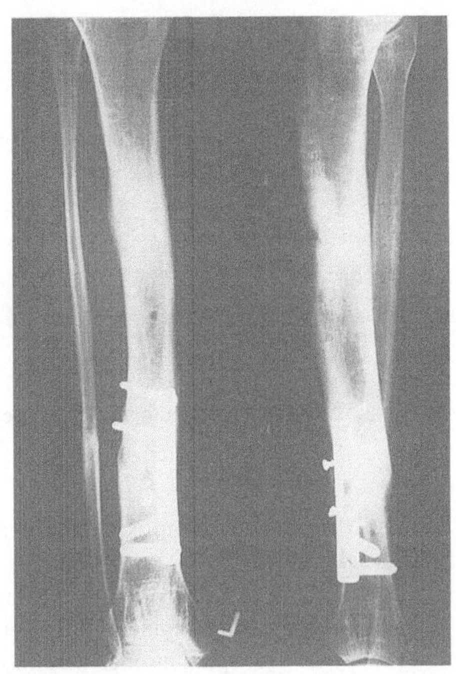

Abb. 3. Ausheilung nach 14 Monaten, vor Metallentfernung. Ein ventraler überbrückender kortikospongiöser Span. Proximale Regeneratzone ohne Transplantat mit strukturiertem Knochen

erster Stelle steht, alle anderen Verfahren haben sich an ihr zu messen. Allogene Aufbauten langer Röhrenknochendefekte habe hohe Komplikationsraten [3].

Bei ausgesuchten Indikationen ist lediglich Konkurrenz durch die Kallusdistraktion entstanden [1]. Nachdem 1986 die weltweite Anerkennung der Methoden von Ilizarov begann, habe wir alle dazugelernt, daß dadurch erheblich autologe Transplantate eingespart werden können, da unter dynamischem Zug besser strukturierter kortikaler Knochen entsteht, als bei Spongiosaeinlage. Die Wiedergewinnung der Form des Röhrenknochens rechtfertigt den hohen Aufwand (Abb. 2 und 3). Unsere Indikationen (Abb. 4) sind in fast der Hälfte der Fälle Frakturen, gefolgt von Pseud-

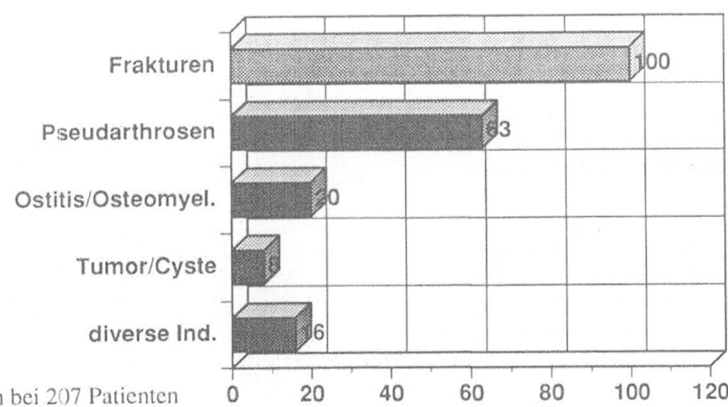

Abb. 4. Indikationen bei 207 Patienten

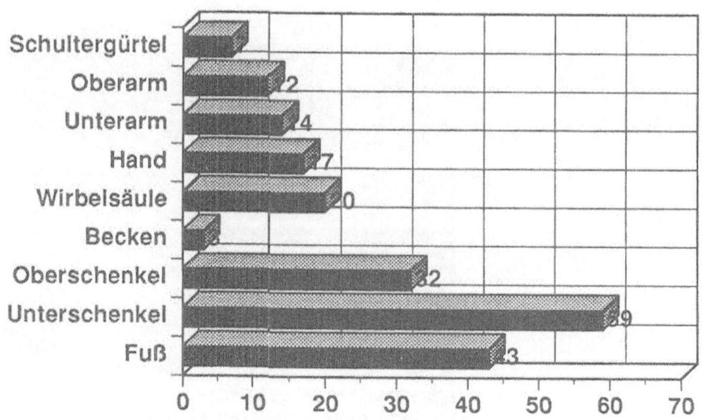

Abb. 5. Lokalisationen der autogenen Knochentransplantationen bei 207 Patienten mit 313 Eingriffen

arthrosen. Septische Komplikationen und weitere Indikationen treten dagegen deutlich zurück

Bei den Lokalisationen überwiegt deutlich der Unterschenkel, gefolgt vom Fuß, bedingt durch die zunehmende Zahl operierter Kalkaneusfrakturen. Die obere Extremität erfordert Transplantationen deutlich seltener (Abb. 5).

Im Folgenden möchte ich nun das Spektrum der autogen Möglichkeiten darstellen.

Autogene Knochentransplantate

Als Spenderregionen kommen in erster Linie das Becken, aber auch Rippen und Fibulasegmente in Frage. Der Tibiakopf und distale Radius haben dagegen mindere Qualität. Rippen sind Beckenspänen in der Revitalisierung gleichwertig [4] erlauben lange kortikospongiöse Späne, sie lassen sich gut wie Schiffsplanken anformen und überbrücken so die ehemals osteomyelitische Höhle.

Der autologe Knochen kann nun wiederum in ganz verschiedenen Aufbereitungen appliziert werden (Tabelle 1), wobei die reine Spongiosa und der kortikospongiöse Span überwiegend gebraucht werden.

Zur Gewinnung von Spongiosa, die im Patientenblut bis zu Implantation frisch gehalten wird, empfehlen sich zwei technische Spielarten.

Tabelle 1. Formen der autogenen Knochentransplantation

1	Spongiosaspäne
2	Kortikospongiöse Späne
3	Kortikalis gemahlen (Chips)
4	Kallus /Ossifikationen
5	Mikrovaskuläres Segment

Erstens die Entnahme mit einer kleinen Azetabulumfräse aus dem hinteren Bekkenkamm, wenn zerkleinertes Material bevorzugt wird, und

zweitens die perkutane Entnahme mit einen Instrumantarium von Holzmüller, besonders wenn kleinere Mengen hochwertigen Materials benötigt werden. Mit diesem Instrumentarium kann der Beckenkamm mit einer Hohlsäge eröffnet werden. Eine schneidende Stanze entnimmt einen Zylinder, der mit einem Stößel ausgeworfen wird.

In der Praxis werden natürlich Kombinationen, besonders mit dem kortikospongiösen Span, sinnvoll. Vorrangiger Vorteil dieser Transplantatform ist die Überbrükkung des Spaltes mit einem aufgesetzten oder eingefalzten Knochenstück mit eigener Stabilität, stellt also eine biologische Platte dar.

Auch in der Knochenmühle zerkleinerte Kortikalis aus freien Fragmenten, die anderenfalls verloren wäre, läßt sich mit Vorteil für den Patienten verwenden. Besonders bei Fällen, wo wegen des Weichteilschadens oder des Gesamtzustandes keine aufwendige primäre Rekonstruktion gerechtfertigt ist, kann mit der Methode rasch die Möglichkeit genutzt werden, den Aufbau mit dem vorhandenen Material ohne zusätzliches Risiko einzuleiten.

Auf diesem Wege kann oft ein respektables funktionelles Ergebnis erzielt und Transplantat eingespart werden.

Mikrovaskulär gestieltes, freies Fibulatransplantat ist besonders an der oberen Extremität geeignet, lange Defektstrecken zu überbrücken. Das vitale Röhrenknochensegment hypertrophiert unter funktionellem Reiz. Gute Erfahrungen haben wir bei ausgedehnten zystischen Defekten und gutartigen Tumoren mit dem Fibulatransplantat. Vaskulär gestielte Beckenkammanteile können nach Mobilisation örtlich verlagert werden und zur Wiederherstellung der Stabilität des Beckenrings benutzt werden. Ortsständiger hypertropher Kallus und ektope Ossifikationen entstehen bei Zertümmerungen von Gewebe in Gelenknähe und am Schaft besonders reichlich, wenn auch noch ein Schädelhirntauma vorliegt.

Sie können dann zur Einschränkung oder völliger Versteifung des Gelenks führen. Eine Arthrolyse fördert große Mengen spongiösen Knochens.

Dieser kann an anderer Stelle zwanglos wieder gebraucht werden, auch zweizeitig mit Gefrierkonservierung.

Die bisher gezeigten Maßnahmen können auch kombiniert und wiederholt werden müssen, um das Ziel der Behandlung in kürzester Zeit zu erreichen. So wird man in Zentraleuropa im Allgemeinen nicht abwarten, bis nach einer Segmentverschiebung die Überbrückung eintritt, sondern mit einer Spongiosaplastik und Osteosynthese den Abschluß beschleunigen. Auch die Kombination von alloplastischem Knochenersatzmaterial mit autogener Spongiosa erweitert das limitierte Transplantatvolumen. Mehrfache Rippenentnahmen erweitern die Möglichkeiten zur Gewinnung von großen Transplantatmengen, da subperiostal ausgeschälte Transplantate in wenigen Monaten von suffizienten Regeneraten ersetzt werden.

Zusammenfassend möchte ich feststellen:

Bei der Abwägung der Argumente für autogene oder allogene Transplantate sollte man die guten Ergebnisse der risikoarmen autogenen Möglichkeiten berücksichtigen, bevor man leichtfertig zu allogenen Transplantation greift. Mehr chirurgische Kunst verbirgt sich in den autologen Techniken

Also muß ich abschließend mein Thema umkehren:
Die autogene Transplantation und der Segmenttransport mit Kallusdistraktion sind erste Wahl, die Alternative ist allogen.

Literatur

1. Brutscher R, Josten Ch (1991) Spongiosaplastik und Transportcorticotomie-Alternative oder Ergänzung. Chirurg 62:388–393
2. Ecke H, Neubert Chr, Haas R, Rehm KE, Völkel W, Schultheis KH (1982) Ergebnisse nach autologen Knochenspanverpflanzungen – eine elfjährige Behandlungsperiode. Unfallchirurgie 8/6:392–398
3. Regel G, Südkamp NP, Illgner A, Buchenau A, Tscherne H (1992) 15 Jahre allogene Knochentransplantation: Indikationen, Behandlung, Ergebnisse. (im Druck)
4. Faupel L (1988) Durchblutungsdynamik autologer Rippen- und Beckenspantransplantate. Hefte Unfallheilkd 191

Indikationen für den allogenen Knochenersatz – eine retrospektive Analyse von 2072 Transplantationen

G. Regel, A. Weinberg, B. Kiesewetter und H. Tscherne

Unfallchirurgische Klinik, Medizinischen Hochschule Hannover,
Konstanty-Gutschow-Str. 6–8, D-30625 Hannover, Bundesrepublik Deutschland

Die Erfahrung mit über 2000 allogenen Knochentransplantaten zwischen den Jahren 1975 und 1990 beweist, daß die Transplantation von allogenem, kältekonserviertem Knochenmaterial ein breites Anwendungsgebiet gefunden hat. Hier ist vor allem der Einsatz in der rekonstruktiven Chirurgie sowie nach Tumorresektion zunehmend. Der wesentliche Vorteil der allogenen Transplantation von Knochenmaterialien ist die fast unbegrenzte „Verfügbarkeit“ und die Möglichkeit des „en bloc“ – und orthotopen Einsatzes. Eine besondere Indikation stellt das „composite graft“ da, welches die Vorteile der besseren osteogenetischen Potenz des autogenen Transplantates und die bessere Verfügbarkeit des allogenen Materials bietet. Ihr Einsatz ist vor allem bei der Behandlung von Pseudarthrosen und Tumoren zur Anwendung gelangt. Insgesamt zeigen sich auch bei größeren Defekten zufriedenstellende Ergebnisse. Defekte bis zu 10 cm verheilten in 83% der Fälle komplikationslos. Bei größeren Defektstrecken (> 10 cm) sahen wir jedoch in 50% die Entwicklung einer Pseudarthrose. 4,5% postoperative Komplikationen bei der allogenen Transplantation in unserem Kollektiv ist im Vergleich zu anderen Studien gering und unter Berücksichtigung des Schwierigkeitsgrades der vorliegenden Befunde vernachlässigbar. Der Knocheninfekt steht dabei im Mittelpunkt. Bei den Frakturen sind die Komplikationen auf einen ho-

Hefte zu der Unfallchirurg, Heft 232
K. E. Rehm (Hrsg.)

hen Anteil komplexer Frakturen (Typ C nach AO-Klassifikation) und den fast 20%igen Anteil offener Verletzungen zurückzuführen. Die Transplantation bei Pseudarthrosen und nach Tumorresektion stellt weiterhin eine extreme Herausforderung dar. Die Heilungstendenz allogener Transplantate ist befriedigend; obwohl sie nachweislich verzögert ist gegenüber den autogenen Transplantaten, ist eine Durchbauung bei allogenen und autogenen Transplantaten nach ca. 30 Wochen gleich. Die Vollbelastung ist in Abhängigkeit von der Größe der Defektstrecke nach durchschnittlich 14 Wochen erreichbar. Kritisch ist weiterhin die Verwendung von Knochensegmenten. Hier werden Störungen beim Umbau des Transplantates gesehen. Vaskularisierte allogene Transplantate scheinen hier geeigneter zu sein.

Experimentelle Untersuchungen und klinische Ergebnisse zur Thermodesinfektion allogener Knochentransplantate

H. Knaepler, T. von Garrel und L. Gotzen

Klinik für Unfallchirurgie der Philipps-Universität, Baldingerstraße, D-35043 Marburg, Bundesrepublik Deutschland

Nach einer Umfrage an den traumatologischen Abteilungen der Bundesrepublik Deutschland 1988 konnten wir feststellen, daß 43% der Kliniken die geantwortet hatten, allogene Knochentransplantate verwendeten. Insgesamt wurden im Umfragejahr 6169 allogene Knochentransplantate benutzt.

Nach Herausgabe der Richtlinien zum Führen einer Knochenbank 1990 und dem darin enthaltenen obligaten HIV-Drei-Monats-Test, konnte bei einer zweiten Umfrage 1992 festgestellt werden, daß die Zahl der allogenen Knochentransplantationen um 28% zurückgegangen ist. Dabei führten lediglich 42% der Kliniken den obligaten zweiten HIV-Test durch. Neben der HIV-Kontamination spielen jedoch auch die bakteriellen Erreger bei der allogenen Knochentransplantation eine wesentliche Rolle. Je nach Sorgfältigkeit der bakteriologischen Untersuchung des steril entnommenen Transplantates werden Kontaminationsraten zwischen 10 und 65% angegeben. Die thermische Desinfektion oder Sterilisation bietet den Vorteil der leichten Steuerbarkeit und des nicht toxischen oder mutagenen Verfahrens.

In einer ersten experimentellen und klinischen Studie wurden autoklavierte, d.h. sterilisierte Transplantate verwendet. Es zeigte sich, daß in biomechanischen Untersuchungen die Ausgangsfestigkeit im Vergleich zum nicht behandelten Präparat lediglich noch etwa 10–15% betrug. Im Tierversuch zeigte sich eine wesentlich schlechtere biologische Wertigkeit und ein verzögertes Einbauverhalten. Auch in der klinischen Anwendung fand sich bei 71 Patienten eine Komplikationsrate von 19%. Die klinische Anwendung deckt sich somit mit den experimentellen Erkenntnissen.

Da aufgrund mikrobiologischer Untersuchungen bekannt ist, daß bei steriler Entnahme des Transplantates die bakterielle Kontamination nur durch vegetative Keime

Hefte zu der Unfallchirurg, Heft 232
K. E. Rehm (Hrsg.)

möglich ist, die bei 80° inaktiviert werden, und darüberhinaus HIV bei 60° abgetötet wird, entwickelten wir ein Verfahren der thermischen Desinfektion der Transplantate. Dabei wird das Transplantat in einem Wassermedium langsam auf 80° erhitzt, für 15 Minuten desinfiziert und abschließend nach Abkühlung kryokonserviert. In einer ersten Serie wurden in der unfallchirurgischen Universitätsklinik Marburg mit diesem Verfahren 48 Patienten behandelt. Im Gegensatz zur autoklavierten Gruppe zeigten sich bisher keine auf das Transplantat zuruckzuführende Komplikationen.

Die Vorteile dieses Desinfektionsverfahrens (Lobator sd 1, Fa. Telos) sind somit: HIV-Sicherheit, Inaktivierung vegetativer bakterieller Infektionserreger, hohe biomechanische und biologische Wertigkeit des Transplantates, einfache intraoperative Anwendung, geschlossenes System ohne Rekontaminationsgefahr.

Die experimentellen wie klinischen Ergebnisse zeigen, daß dieses Verfahren in jeder Klinik einsetzbar ist, daß es sich um ein kostengünstiges nicht toxisches Verfahren handelt, wobei das Transplantat in seiner biologischen Wertigkeit nicht wesentlich geschädigt wird.

Chemische Sterilisation allogener Knochentransplantate

F. Morgenthal, T. v. Garrel, H. Knaepler, R. Mutters[1], F. Eggers[2] und L. Gotzen

[1] Klinik für Unfallchirurgie, Institut für Mikrobiologie, [2] Klinik für Neurochirurgie, Philipps-Universität Marburg, Baldingerstraße, D-35043 Marburg, Bundesrepublik Deutschland

Einleitung

Das Hauptproblem bei der chemischen Desinfektion oder Sterilisation von nichtdekalzifizierten Knochen ist die Fähigkeit des chemischen Agens in den Knochen zu penetrieren. Weiterhin sollte die sterilisierende Substanz keine toxischen oder mutagenen Nebenwirkungen aufweisen. Aus diesem Grund sind zahlreiche Desinfektionsmittel (Ethylenoxid, Formaldyd) nur bedingt für die Behandlung von Biomaterialien geeignet.

Material und Methode

1. Alkohol: Humane Spongiosascheiben mit einer Schichtdicke von 3 und 6 mm wurden als Diffusionsbarriere in einem Zweikammer-System plaziert und die Diffusionsfähigkeit einer 70%igen Ethanollösung über 24 Stunden gaschromatographisch gemessen. Mit dem gleichen Versuchsaufbau wurde die Inaktivierungsfähigkeit für HIV bestimmt.

Hefte zu der Unfallchirurg, Heft 232
K. E. Rehm (Hrsg.)

2. Peressigsäure: Die Diffusion von Peressigsäure durch Spongiosascheiben (6 mm, 9 mm und 12 mm) wurde ebenfalls mit dem Zweikammerdiffusionssystem und flüssigkeitschromatographischer Bestimmung untersucht (analog der Originalmethode der Zentralen Gewebebank der Charité -Humboldt Universität Berlin: Peressigsäurekonzentration 1%, Behandlungsdauer 4 Stunden, Unterdruck von 0,2 bar). Der mikrobiologische Wirksamkeitsnachweis wurde mit Bazillus subtilis an Spongiosablöcken unterschiedlicher Größe untersucht.

3. Wasserstoffperoxid (Niedrig-Temperatur-Plasmasterilisation NTP): Die Penetrationsfähigkeit von Wasserstoffperoxid als Vorläufersubstanz bei der Plasmasterilisation im Sterrad-100-Sterilisationssystem wurde qualititativ an entfetteten und lyophilisierten Spongiosascheiben (6 mm, 9 mm, 12 mm) bestimmt. Der mikrobiologische Inaktivierungsnachsweis erfolgte mit Bazillus pumilus, Staphyloccus aureus und Enterococcus faecalis. Im Kompressionsversuch wurde die biomechanische Festigkeit nach NTP-Behandlung im Vergleich zu nativen Spongiosaproben bestimmt.

Ergebnisse

1. Nach 24-stündiger Diffusion einer 70% Alkohollösung konnte keine Inaktivierung der verwendeten HIV-Suspension festgestellt werden. Die gaschromatographische Konzentrationsbestimmung zeigte eine geringe Diffusionsrate für Alkohol (25,6% in der 3 mm Schicht, 18% in der 6 mm Schicht nach 24 Stunden).

2. Die Diffusionsfähigkeit der Peressigsäure konnte ebenfalls als sehr niedrig bestimmt werden. Jedoch konnten bei Spongiosascheiben mit niedriger Schichtdicke sporozide Konzentrationen nach 4-stündiger Behandlung gemessen werden.

3. Beim NTP-Verfahren zeigte sich eine ausreichende Penetrationsfähigkeit bis zu Schichtdicken von 9 mm sowie eine bakterizide Wirkung bis zu einer Schichtdicke von 12 mm. Die biomechanischen Parameter ergaben keinen signifikanten Stabilitätsverlust. Entscheidend für eine chemische Behandlung allogener Transplantate ist die physikalische Aufarbeitung des Knochens zur Erleichterung der Penetration. Die NTP-Behandlung liefert erfolgversprechende Ergebnisse bei der Sterilisation von humaner Spongiosa.

Mit freundlicher Unterstützung der DFG

Komplikationen nach Knochenenersatz mit allogener Spongiosa

J. Rödig, E. E. Scheller, A. Meißner und R. Rahmanzadeh

Abteilung für Unfall-und Wiederherstellungschirurgie im Klinikum Steglitz der Freien Universität, Hindenburgdamm 30, D-12203 Berlin, Bundesrepublik Deutschland

Komplikationen nach allogenem Knochenersatz sind Abstoßungsreaktionen, langsames Remodelling vor allem im ersatzschwachen Lager, AB0 und Rh Unverträglichkeiten und Übertragung von HIV-und Hepatitisinfektionen.

Von 1986 bis 1992 wurden in unserer Klinik 434 Knochentransplantate aufbereitet und bei 224 Transplantationen verwendet. In 75 Fällen mußten die Präparate verworfen werden (pos. Keimnachweis, aufgetaute und nicht implantierte Präparate, Unterbrechung der Kühlkette, unzureichende Dokumentation etc.). Es kam sowohl Material von Multiorganspendern trotz bekannter Infektproblematik als auch Asservation von Koxarthrosehüftköpfen nach TEP zum Einsatz. Alle Transplantate wurden nach den Richtlinien der Deutschen Ärztekammer zum Führen einer Knochenbank aufbereitet. 79 Patienten wurden 1992 klinisch, radiologisch und serologisch nachuntersucht, um Früh-und Spätkomplikationen retrospektiv aufzuzeigen.

Die serologische Untersuchung ergab bei allen Patienten einen negativen HIV Test. Eine operationsbedingte Hepatitisinfektion wurde nicht nachgewiesen. Die Röntgen- und kernspintomographischen Aufnahmen zeigten bei der Langzeituntersuchung eine in die Trabekelstruktur des Knochens integriertes knöchernes Transplantat. 6% der Implantate war mit Staph. aureus oder epiderm. verunreinigt. Eine Refraktur nach Auffüllung einer Zyste mit allogenem Material sowie eine Ostitis wurden registriert. Neunmal trat eine sekundäre Wundheilung ein, sechsmal registrierten wir ein Hämatom.

Trotz fehlender Sterilisation sahen wir in unserem Patientengut keine schwerwiegenden Komplikationen, die uns zur Aufgabe unserer allogenen Knochentransplantation gezwungen hätte. Die Qualität des Implantates leidet sowohl hinsichtlich der Biomechanik als auch der osteoinduktiven Potenz. Heterologes Material ist teuer und nur in kleinen Größen erhältlich, sodaß der Ersatz nach Beimpfen mit Knochenmark im ersatzstarken Lager bei kleinem Defekt möglich ist, jedoch zum Beispiel bei TEP-Wechsel mit großen Substanzdefekten versagt. Defekte am Röhrenknochen sollten mittels Kallusdistraktion ersetzt werden. Das beste, jedoch nur begrenzt zur Verfügung stehende Material ist die autologe Spongiosa.

Auch die allogenen Spongiosaplastiken sind teuer (ca. 700 DM pro Transplantat) und bergen erhebliche Komplikationsmöglichkeiten. Trotzdem kann zur Zeit auf den Einsatz dieser Transplantate noch nicht verzichtet werden. Eine lückenlose Austestung vor der Transplantation sollte zur Risikoverminderung gefordert werden, gerade vor dem Hintergrund der bereits publizierten Kasuistik einer durch Knochentransplantation übertragenen HIV-Infektion. Methoden zur vorsichtigen Sterilisation ohne Zerstörung der Osteoinduktion sowie der direkte HIV-Nachweis im Transplantat mittels PCR sind Ansätze, die juristischen Fragestellungen zu vereinfa-

Hefte zu der Unfallchirurg, Heft 232
K. E. Rehm (Hrsg.)

chen und die Möglichkeit des Knochenersatzes auch in kleineren Abteilungen weiterhin aufrecht zu erhalten.

Erfahrungen mit einer weiterentwickelten Polymerase-Kettenreaktion (PCR) zum routinemäßigen HIV-Nachweis in Knochentransplantaten

W. Röder, H. Merz[1], W. E. G. Müller[1], J. Ahlers[1] und F. E. Isemer

St. Josefs-Hospital, Abteilung für Allgemein- und Unfallchirurgie, Solmsstr. 15, D-65189 Wiesbaden
[1] Chirurgische Universitätsklinik, Langenbeckstr. 1, D-55131 Mainz, Bundesrepublik Deutschland

Bei der allogenen Knochentransplantation wird, wenn keine Vorsichtsmaßnahmen getroffen werden, das Risiko einer HIV-Infektion auf bis zu 1:161 geschätzt. Unter Berücksichtigung der Charakteristika des HIV ist die Effektivität von Desinfektionsmitteln, welche nicht die Nukleinsäuresequenz der Wirtszelle und das in ihr enthaltene Provirus zerstören, problematisch. Standardmethoden zum Nachweis des HIV im Knochen sind sehr aufwendig. Mit der Technik der Polymerase-Kettenreaktion steht eine weniger aufwendige Labormethode zum Direktnachweis viraler Antigene, u.a. zur sensitiven und spezifischen Detektion proviraler HIV-RNA, zur Verfügung. Bei der PCR laufen drei Grundschritte mehrfach ab. Zuerst erfolgt bei 95 °C eine Hitzedenaturierung, als zweites eine Hybridisierung der Primärsequenz mit den komplementären DNA-Einzelsträngen und als drittes die Neusynthese eines komplementären zweiten DNA-Stranges. Zuletzt erfolgt die Identifizierung der PCR-Produkte. Wir haben untersucht, ob in humanen Knochen eine Detektion von HIV mittels einer weiterentwickelten PCR direkt erfolgen kann. Die PCR wurde mit Knochenmaterial von 10 HIV-infizierten und 50 nichtinfizierten Patienten durchgeführt. Als Kontrolle dienten infizierte und nichtinfizierte Lymphozyten. In einer ersten Versuchsreihe wurde die Nachweisgrenze für die PCR bestimmt. Sie lag bei 50–500 Zellen/ml. Zur Detektion von HIV im Knochen wird dieser zuerst lysiert und danach aus dem Lysat die PCR durchgeführt. Mit den durchgeführten Versuchen konnte gezeigt werden, daß die Technik der PCR geeignet ist, HIV-Genom im Knochen sicher nachzuweisen. Unserer Meinung nach bietet nur der Nachweis der HIV-Freiheit im Transplantat Sicherheit zur Vermeidung von HIV-Transmission durch Transplantation. Die PCR stellt somit eine einfache Labormethode zum HIV-Nachweis in Knochen dar, mit der die Sicherheit der Knochentransplantation erhöht werden kann.

Hefte zu der Unfallchirurg, Heft 232
K. E. Rehm (Hrsg.)

Allogene versus autogene Knochentransplantation in der Behandlung von primären Knochentumoren

M. Schulte und W. Mutschler

Klinik für Unfallchirurgie, Hand-, Plastische und Wiederherstellungschirurgie der Universität, Steinhövelstr. 9, D-89075 Ulm, Bundesrepublik Deutschland

Bei der Ausräumung bzw. Resektion von primären Knochentumoren entstehen Knochendefekte, die ausgefüllt bzw. überbrückt werden müssen. Autogene Knochentransplantate sind dafür bei Kindern und Jugendlichen sowie bei großen Knochendefekten nur begrenzt verfügbar. Gegen eine allogene Knochentransplantation werden hauptsächlich das erhöhte Risiko der Infektübertragung und eine verzögerte Einheilung aufgrund einer geringeren osteogenetischen Potenz und von immunologischen Reaktionen eingewendet.

Ob tatsächlich klinisch ein Unterschied zwischen beiden verschiedenen Verfahren besteht, wurde durch die Analyse der Daten von 182 Patienten geklärt, bei denen insgesamt 226 Operationen mit Knochentransplantationen erfolgten. Die 44 Reeingriffe waren bei 28 Patienten erforderlich. Autogener Knochen wurde bei 110 Eingriffen transplantiert, allogenes Material verwandten wir bei 97 Operationen, und in 19 Fällen kam ein kombiniert autogen-allogenes Verfahren zum Einsatz. Voraus gingen 101 Ausräumungen bei tumorähnlichen Läsionen, 61 Resektionen bei benignen Knochentumoren und 64 Resektionen bei primär malignen Knochentumoren, vorwiegend am proximalen und distalen Femur, am Becken und am proximalen Humerus. Die Alters- und Geschlechtsverteilung sowie Größe und Lokalisation des jeweils behandelten Defektes war insgesamt ausgewogen. Die Patienten wurden im Rahmen unserer Tumornachsorge über 2–5 Jahre kontrolliert.

Als mögliche transplantatbezogene Komplikationen wurden frühe und späte lokale Infekte und nicht tumorbezogene Eingriffe, wie Implantatlockerungen und Brüche sowie Refrakturen ausgewertet. Implantatversagen und Refrakturen waren in der Regel Ausdruck einer Transplantatresorption. Bei 226 Eingriffen traten insgesamt 21 (9%) derartige Komplikationen auf, die sich in 4 Infekte (2%), 11 Transplantatresorptionen (5%) und 6 Implantatversagen (3%) aufteilten. Die Komplikationsrate lag für autogene Transplantate bei 10% (n = 11), für allogene Transplantate bei 2% (n = 2) und für kombinierte Verfahren bei 42% (n = 8). Die 2 Komplikationen bei allogenem Knochenersatz beinhalteten einen Spätinfekt und eine revisionsbedürftige partielle Transplantatresorption.

Aus den genannten Zahlen muß gefolgert werden, daß der Einsatz von allogenen Knochentransplantaten bei der Behandlung von primären Knochentumoren weder zu einem klinisch faßbaren erhöhten lokalen Infektrisiko noch zu einem reduzierten Einheilungsverhalten im Vergleich zur autogenen Knochentransplantation führt.

Hefte zu der Unfallchirurg, Heft 232
K. E. Rehm (Hrsg.)

Allogener oder autogener Knochenersatz bei der ventralen interkorporellen Spondylodese der Brust- und Lendenwirbelsäule? Eine vergleichende radiologische und klinische Studie

M. Blauth, Uffmann, H. Tscherne, Hannover

(Manuskript nicht eingegangen)

Pathologische Frakturen

Vorsitz: U. Holz, Stuttgart; S. Decker, Hannover; P. Matter, Davos

Systematik der pathologischen Frakturen

W. Mutschler und W. Fries

Abteilung Unfallchirurgie der Chirurgischen Universitätsklinik, D-66424 Homburg/Saar, Bundesrepublik Deutschland

Der Begriff der pathologischen Fraktur ist wahrscheinlich erstmals von Matti 1918 [10] klar definiert worden. Als pathologische Fraktur wird allgemein eine Fraktur bezeichnet, die sich an einem krankhaft vorgeschädigten und mechanisch vermindert belastbaren Knochen ereignet [1, 13]. So genügen oft minimale Krafteinwirkungen, die weit unter der biologischen Belastbarkeit des gesunden Knochens liegen, um die Fraktur auszulösen.

Als Ursachen kommt eine Fülle ganz unterschiedlicher Entitäten in Betracht, von denen die häufigeren in Tabelle 1 zusammengefaßt sind. Zweckmäßigerweise werden systemische von lokalen Ursachen unterschieden. Bei einer systemischen Qualitäts-

Tabelle 1. Häufigere Ursachen der pathologischen Fraktur

1. Systemische Ursachen
Entwicklungsstörungen, z.B. Osteogenesis imperfecta
Erhöhter Knochenabbau, z.B. Osteoporose, renale Osteopathie
Verstärkter Knochenanbau, z.B. Osteopetrose
Mineralisationsstörungen, z.B. Osteomalazie
Überschießender Knochenumbau, z.B. M. Paget
2. Lokale Ursachen
Knochendestruktion bei tumorähnlichen Veränderungen
– benignen Knochentumoren
– primär malignen Knochentumoren
– Metastasen
– posttraumatischer Osteitis
Posttraumatischer Knochendefekt
Lokale Knochenumbaustörung nach Fraktur (Refraktur)
Lokaler Knochenabbau, z.B. M. Sudeck
Knochenversprödung nach Bestrahlung

Hefte zu der Unfallchirurg, Heft 232
K. E. Rehm (Hrsg.)

Tabelle 2. Häufigkeiten von pathologischen Frakturen bei ausgewählten Krankheitsbildern

1. **Systemische Ursachen**	
Osteogenesis imperfecta:	fast immer
Osteoporose:	5–25%
Osteopetrosis tarda:	sehr oft
Osteomalazie:	?
M. Paget:	1–20%
2. **Lokale Ursachen**	
tumorähnliche Veränderungen:	2–80%
benigne Knochentumoren:	5–8%
maligne Knochentumoren:	2–5%
Knochenmetastasen:	10–25%
Osteitis:	1–2%
Refraktur:	1–2%

minderung des Knochengewebes führen Entwicklungsstörungen, eine globale Reduktion der Knochenmasse oder ein gestörter Regelmechanismus der Knochenspeicherfunktion für Kalzium und Phosphat zur allgemeinen Knochenbrüchigkeit, bei den lokalen Ursachen dominiert die begrenzte Knochenzerstörung unterschiedlicher Genese [1, 14].

Die Häufigkeitsangaben für pathologische Frakturen differieren beträchtlich, was angesichts der Vielfalt der zugrundeliegenden Erkrankungen und der Patientenselektion einzelner Studien nicht verwunderlich ist. Ohne Berücksichtigung der Osteoporose waren in den Jahresstatistiken der Abteilung Unfallchirurgie der Universität Ulm von 1984 bis 1990 jeweils zwischen 1,4 und 2,5% der operierten Frakturen als pathologische Frakturen zu klassifizieren. Generell durfte ihre Rate etwa bei 1% aller operierten Knochenbrüche liegen. Einige orientierende Häufigkeitsangaben für spezielle Krankheitsbilder sind in Tabelle 2 enthalten [3, 5, 6, 13, 14].

Diagnostik der pathologischen Frakturen

Wie bei jeder anderen Fraktur auch, verspürt der Patient das Eintreten einer pathologischen Fraktur als ein akutes Ereignis mit schmerzhafter Funktionseinbuße; er wird meist als Notfallpatient zum Arzt gebracht. Dieser wird anhand der klinischen Untersuchung und der orientierenden Röntgenuntersuchung die Diagnose einer Fraktur stellen. Die entscheidende Weichenstellung für eine adäquate Therapie der pathologischen Fraktur erfolgt jetzt: Werden die Zeichen der pathologischen Fraktur erkannt oder nicht erkannt?

Wichtige anamnestische Hinweise auf eine pathologische Fraktur sind das inadäquate frakturauslösende Trauma, frühere Frakturen und frühere Knochenoperationen, vorbestehende längeranhaltende Schmerzperioden, metabolische oder tumoröse Vorerkrankungen und Knochenerkrankungen in der Familie. Ein klinisches Indiz ist die fehlende Mitbeteiligung der umgebenden Weichteile.

Die Standardröntgenaufnahmen müssen sorgfältig analysiert werden. Meist lassen sich schon auf der Übersichtsaufnahme systemische von umschriebenen Skelettveränderungen abgrenzen. Für viele der in Tabelle 1 genannten Ursachen der pathologischen Fraktur werden charakteristische Veränderungen im Röntgenbild beschrieben, die eine „Anhiebsdiagnose“ erlauben. Falls dies nicht gelingt, helfen 4 Schlüsselfragen, wenigstens die Art der zugrundeliegenden Erkrankung zu definieren [4]. Die 4 Fragen beziehen sich 1. auf die Lokalisation der Läsion, 2. auf das Destruktionsmuster des Knochens, 3. auf die knöcherne und Weichteil-Reaktion und 4. auf die charakteristische Morphologie des Gewebes in der Knochenläsion selbst [7, 9]. Werden diese 4 röntgenologischen Kategorien zur Anamnese und zum Alter in Bezug gesetzt und mit Hilfe der einschlägigen Literatur überprüft, ist das differentialdiagnostische Spektrum schon stark einzuengen. Eine ursachenspezifische Fein- und Umfelddiagnostik als dritter diagnostischer Schritt (Tabelle 3) soll in solchen Fällen auf diejenigen Untersuchungen beschränkt werden, die den Patienten mit seiner noch unversorgten pathologischen Fraktur nicht übermäßig belasten und zur Festlegung der definitiven Therapie notwendig erscheinen. Dies können z.B. Laboruntersuchungen, Röntgenaufnahmen anderer Skelettregionen oder eine Beckenkammbiopsie sein, wenn eine systemische Skelettaffektion als Grunderkrankung vermutet wird.

Bei einem hochgradigen Verdacht auf einen primär benignen oder malignen Knochentumor muß dagegen eine extensive Diagnostik bis hin zur Gewebebiopsie betrieben werden. Die compartmentgerechte Entfernung solcher Tumoren und die aufwendigen Methoden der Überbrückung entstehender Knochen- und Weichteildefekte setzen eine genaue Kenntnis aller befallenen Strukturen und des Tumorstadiums voraus und machen daher die lokale Zusatzdiagnostik mit CT/MRI und die Umfelddiagnostik notwendig.

Wird ein Patient unter einer anderen Diagnose operiert und stößt man intraoperativ auf einen Tumor, so muß die Dignität durch einen Schnellschnitt geklärt werden. Das weitere Vorgehen richtet sich dann danach, ob ein benigner oder maligner Prozeß vorliegt. Einige taktische Hinweise hierzu haben wir an anderer Stelle gegeben [2]; ein fehlerhaftes Vorgehen zeigt Abb. 1.

Therapie der pathologischen Frakturen

Allgemeine Parameter, anhand derer das Therapieverfahren gewählt werden soll, sind in Tabelle 4 aufgelistet. Daraus ergeben sich für die jeweiligen Ursachen bei der pathologischen Fraktur Therapiekonzepte, wie sie in den Tabellen 5 und 6 dargestellt sind [3, 5, 8, 11, 12, 14, 15, 16]. Es handelt sich dabei um globale Therapieempfehlungen, die nur als allgemeine Richtlinien aufgefaßt und im Einzelfall entsprechend modifiziert werden müssen. Unter konservativer Behandlung sind hier alle Formen der äußeren Ruhigstellung mit Gips, Schienen, Verbänden, Orthesen und die funktionelle Behandlung subsummiert. Die operative Therapie umfaßt die gängigen Formen der intramedullären und extrakortikalen Osteosynthesen und Gelenkprothesen, gegebenenfalls kombiniert mit den verschiedenen Arten der Knochentransplantation.

Einige stichwortartige Erläuterungen mögen dem besseren Verständnis der Tabelle 5 und 6 dienen. Pathologische Frakturen aus systemischer Ursache sollten zunächst in

Tabelle 3. Diagnostik der Pathologischen Fraktur

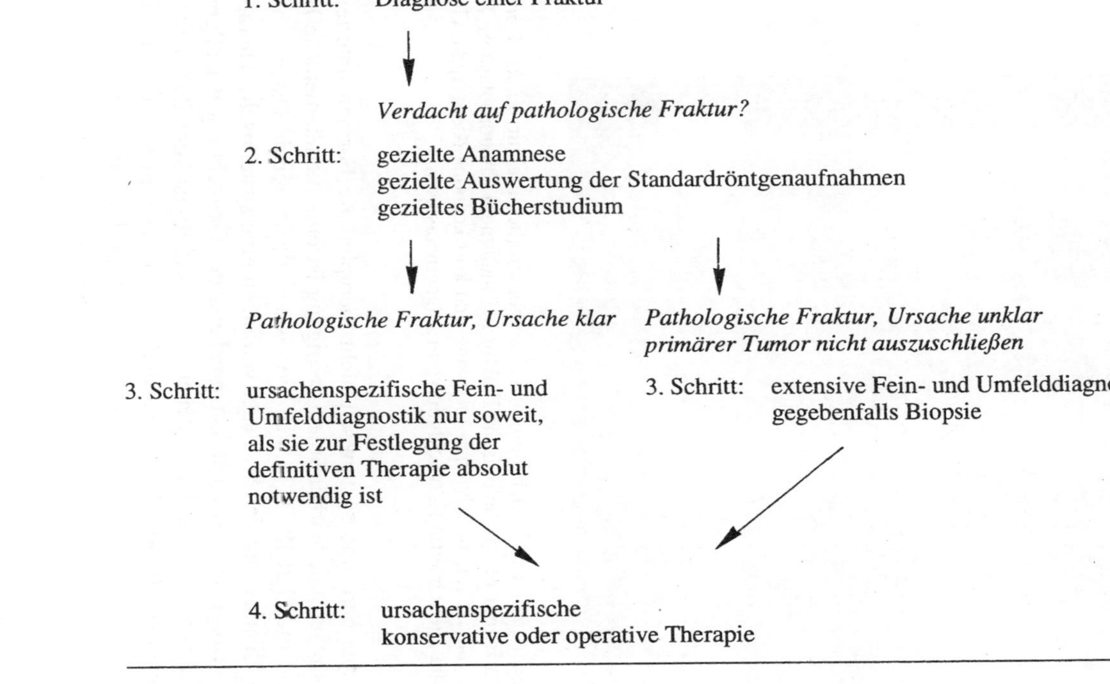

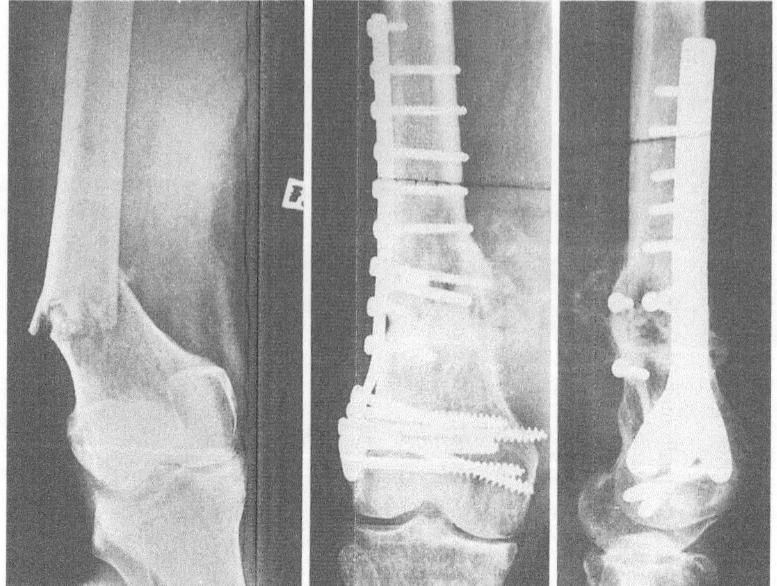

Abb. 1. Übersehener maligner Knochentumor bei pathologischer Fraktur. *Links:* Röntgenaufnahme des distalen Femur re., pathologische Fraktur bei malignem Chondroblastom. *Rechts:* 2 Jahre nach Osteosynthese mit Kondylenabstützplatte und kortikospongiösem Span. Großes lokales Rezidiv medial, gleichzeitig Entwicklung von Lungenmetastasen

systemisch therapierbare und systemisch nicht therapierbare Formen unterteilt werden. Bei Osteoporosen mit Wirbelsäulenbeteiligung ist eine medikamentöse Behandlung sinnvoll und indiziert [8, 11]; auch die Osteomalazie, renale Osteopathien, der Hyperparathyreoidismus und der M. Paget verlangen eine systemische Therapie. Die lokale Therapie erfolgt parallel dazu, entsprechend der Gewichtung der allgemeinen Parameter aus Tabelle 4 [8, 16]. Die seltenen, aber vielfältigen konstitutionellen Knochenkrankheiten (Osteochondrodysplasien und Dysostosen) im Kindes- und Jugendalter, von denen hier als Beispiel die Osteogenesis imperfecta und Osteopetrose aufgeführt sind, sind bisher keiner ursächlichen Therapie zugänglich. Meist können

Tabelle 4. Allgemeine Parameter, die die Therapiewahl beeinflussen müssen

- systemisches Geschehen, medikamentös beeinflußbar
- systemisches Geschehen, medikamentös nicht beeinflußbar
- lokales Geschehen

2. Mechanische Auswirkung der Erkrankung auf den Knochen
3. Zu erwartender Ablauf der Frakturheilung – gestört oder nicht gestört
4. Lokalisation – unbelasteter oder belasteter Körperabschnitt
5. Prognose der Erkrankung
6. Risiko und Morbidität der Therapie
7. Alter und Compliance des Patienten

Tabelle 5. Synopsis der Therapie von pathologischen Frakturen mit systemischer Ursache

Erkrankung	Art der Therapie	Operationstechnik	Systemische Therapie
Osteogenesis imperfecta	konservativ/operativ	Teleskopnagel nach Bailey-Dubow	–
Osteoporose	konservativ: Wirbelsäule, nicht dislozierte Frakturen operativ: dislozierte Frakturen, vor allem untere Extremität	Osteosynthese, Verbundosteosynthese Endoprothese	+
Osteopetrosis tarda	konservativ	Marknagel selten möglich, Plattenosteosynthese mit hoher sekundärer Komplikationsrate	–
Osteomalazie	konservativ		+
M. Paget	operativ: Femur (Tibia)	Bei gelenknaher Fraktur Endoprothese, sonst Marknagel Plattenosteosynthese schwierig	+

Tabelle 6. Synopsis der Therapie von pathologischen Frakturen mit lokaler Ursache

Erkrankung	Art der Therapie		Operationstechnik		Systemische Therapie
Tumorähnliche Veränderungen	konservativ: operativ:	obere Extremität untere Extremität	Ausräumung oder marginale Resektion	Osteosynthese + Knochentransplantat	–
benigne Knochentumoren	operativ		marginale/weite Resektion + Knochentransplantation, selten Gelenkersatz/ Arthrodese	extremitäten- und gelenkerhaltende Osteosynthesen	–
maligne Knochentumoren	operativ		weite oder radikale Resektion Amputation	Gelenkersatz durch Tumorprothese, selten Arthrodese/	+ multimodal
Knochenmetastasen	operativ: + Extremitäten	Wirbelsäule	intraläsionale Ausräumung oder marginale Resektion	Belastungsstabilität durch Verbundosteosynthese, Spondylodese, Endoprothese	+ je nach Primärtumor
Osteitis	operativ		Ausräumung	externe/interne Stabilisierung ± Sek. Knochentransplantation	–
Bestrahlungsfolge	operativ			Osteosynthese + Knochentransplantation	–
Refraktur	operativ			Reosteosynthese + Knochentransplantation	–
posttraumatischer Knochendefekt	operativ			Osteosynthese + Knochentransplantation oder andere Methode der Defektüberbrückung	–

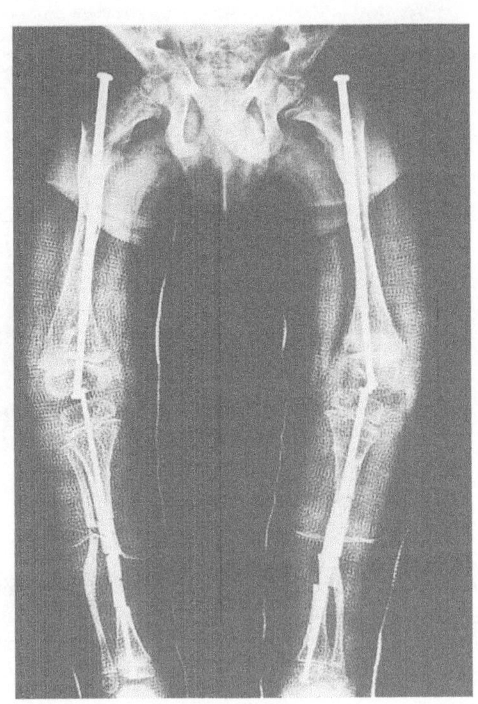

Abb. 2. Versorgung beider Oberschenkel- und beider Schienbeinknochen mit dem Teleskopnagel nach Baily-Dubow bei Osteogenesis imperfecta

Frakturen aus dieser Gruppe konservativ behandelt werden, da die Frakturheilung rasch abläuft. Operative Verfahren sind technisch aufwendig und schwierig, müssen ggf. Fehlstellungen mitkorrigieren (Abb. 2) und führen bei falscher Technik auf Grund der pathologischen Viskoelastizität des Knochens zu Refrakturen am Plattenende o.a. [14, 15].

Sieht man von der Osteoporose ab, werden dem Unfallchirurgen häufiger pathologische Frakturen mit lokaler Ursache zugewiesen. Die Hauptvertreter aus der Gruppe der tumorähnlichen Knochenveränderungen sind die juvenile und aneurysmale Knochenzyste, das nicht ossifizierende Fibrom, das intraossäre Ganglion, das solitäre eosinophile Granulom und die lokalisierte fibröse Dysplasie. Bei pathologischen Frakturen an der unteren Extremität wird man aus Gründen der Diagnosesicherung, vor allem aber wegen der Möglichkeit der sofortigen Bewegungs- und frühen Belastungsstabilität zur Ausräumung des Prozesses und zur Osteosynthese in Kombination mit einer Spongiosatransplantation neigen (Abb. 3). Die Rezidivrate zwischen 20 und 60% ist direkt mit der Sorgfalt bei der Kurettage der Läsion korreliert [3]. An der oberen Extremität konkurrieren die bloße Ruhigstellung mit der Schraubendekompression oder der en bloc-Resektion beim Rezidiv der juvenilen Knochenzyste, während für die aneurysmale Knochenzyste, das frakturierte intraossäre Ganglion und nicht ossifizierte Fibrom und das eosinophile Granulom unabhängig von der Lokalisation die operative Entfernung und Stabilisierung allgemein empfohlen werden [3, 4, 13].

Benigne Knochentumoren (z.B. das Chondroblastom und das Chondromyxoidfibrom) wachsen lokal destruierend und müssen daher auch im Falle einer pathologi-

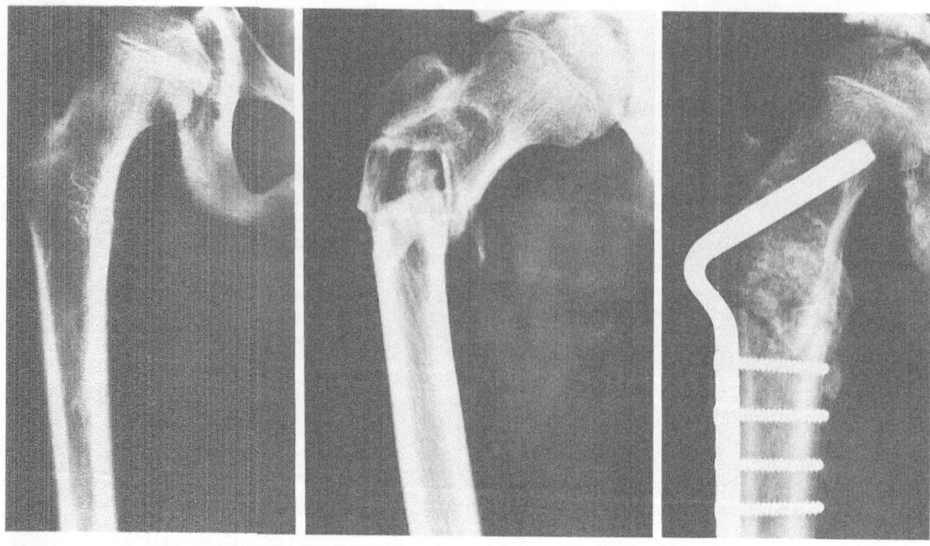

Abb. 3. Juvenile Zyste am proximalen Oberschenkel re. mit pathologischer Fraktur. *Links:* Beginnende Zystenbildung 1 Jahr vor der Fraktur. *Mitte:* Eingetretene pathologische Fraktur. *Rechts:* Ausräumung der Zyste, Einbringen von gemahlener allogener Spongiosa, Stabilisierung mit aufgebogener 100°-Kinderhüftplatte (10jähriger Knabe)

schen Fraktur vollständig entfernt werden. Ob dazu eine marginale oder weite Resektion notwendig wird, richtet sich nach dem Aktivitätsgrad des Tumors. Da häufig die Dignität präoperativ nicht abzuschätzen ist, empfiehlt sich hier die Probebiopsie, danach die externe Ruhigstellung der gebrochenen Extremität und die geplante, sekundäre, tumoradäquate Resektion und Defektüberbrückung.

Dies gilt auch für die primär malignen Knochentumoren (z.B. das Osteosarkom, das Ewing-Sarkom, das Chondrosarkom), bei denen die Operation in ein multimodales Therapiekonzept mit Chemotherapie und/oder Strahlentherapie eingepaßt werden muß (Abb. 4). Ein „Anoperieren" eines primären Knochenmalignoms mit einer ungenügenden Tumorentfernung verschlechtert durch lokale Tumoraussaat die Prognose und zwingt häufig zur sekundären Amputation [4].

Die Therapie bei Skelettmetastasen hat dagegen von vorneherein einen palliativen Charakter. Daher halten wir die häufig empfohlene präoperative Skelettszintigraphie und Probebiopsie nicht für sinnvoll. Die vorrangigen Therapieziele sind Schmerzlinderung, Kontrolle der Tumorprogression und die Erhaltung oder Wiederherstellung der Stabilität und Funktion des betroffenen Skelettabschnittes. Dabei reicht eine intraläsionale oder marginale Tumorresektion aus, an die eine belastungsstabile Osteosynthese oder ein künstlicher Gelenkersatz, unabhängig von dem zugrundeliegenden Primärtumor, angeschlossen werden [5, 12]. Die Sofortstabilisierung bietet dem meist alten Patienten eine rasche Schmerzreduzierung und ermöglicht erst die umfassende Diagnostik.

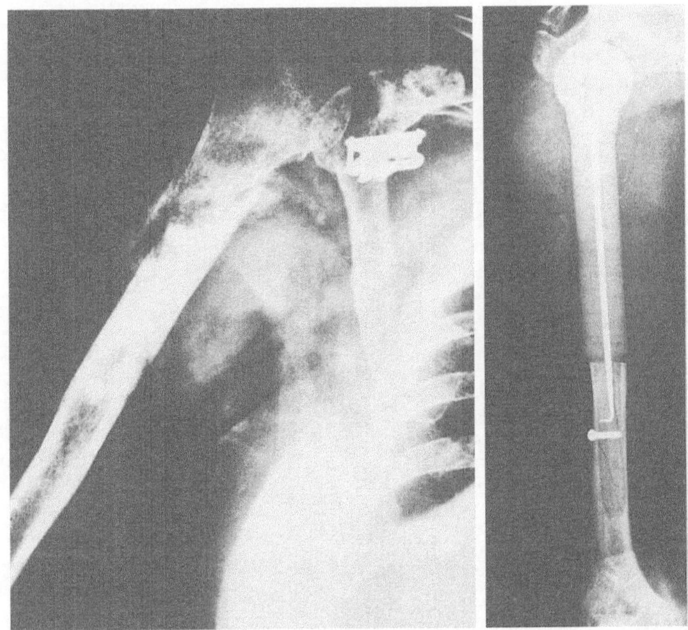

Abb. 4. Pathologische Fraktur bei Osteosarkom des proximalen Humerus re. *Links:* Röntgenaufnahme der Ausgangssituation. *Rechts:* Nach Biopsie, Einleitung einer Chemotherapie und Tumorresektion Implantation einer Tumorprothese als Ersatz des proximalen Humerus

Pathologische Frakturen bei der posttraumatischen Osteitis werden nach den Grundsätzen der Osteitistherapie: Herdausräumung, Stabilisierung, lokale Infektbehandlung, Weichteildeckung und sekundäre Knochentransplantation behandelt.

Bei Strahlenschaden ist die Regenerationskraft von Knochen- und Weichteilgewebe so herabgesetzt, daß neben der Osteosynthese eine autologe Spongiosaplastik zur Osteoinduktion hinzukommen muß (Abb. 5).

Refrakturen verlangen in der Regel nach einer Reosteosynthese, wobei meist ein Wechsel auf ein intramedulläres Implantat sinnvoll ist und je nach Knochenqualität und Knochendefekt mit einer Spongiosaplastik kombiniert wird.

Bei erhöhter Verletzlichkeit eines Knochens oder des gesamten Skelettes, die durch vielfältige Ursachen zustande kommt, kann eine pathologische Fraktur entstehen. Die adäquate Behandlung dieser pathologischen Frakturen setzt das Erkennen und die genaue Ursachenergründung voraus. Werden die genannten allgemeinen Behandlungsrichtlinien auf die jeweilige individuelle Situation angewandt, sollte es möglich sein, dem Patienten auch unter den ungünstigen Bedingungen einer pathologischen Fraktur die Gebrauchs- und Belastungsfähigkeit des betroffenen Skelettabschnittes wieder herzustellen.

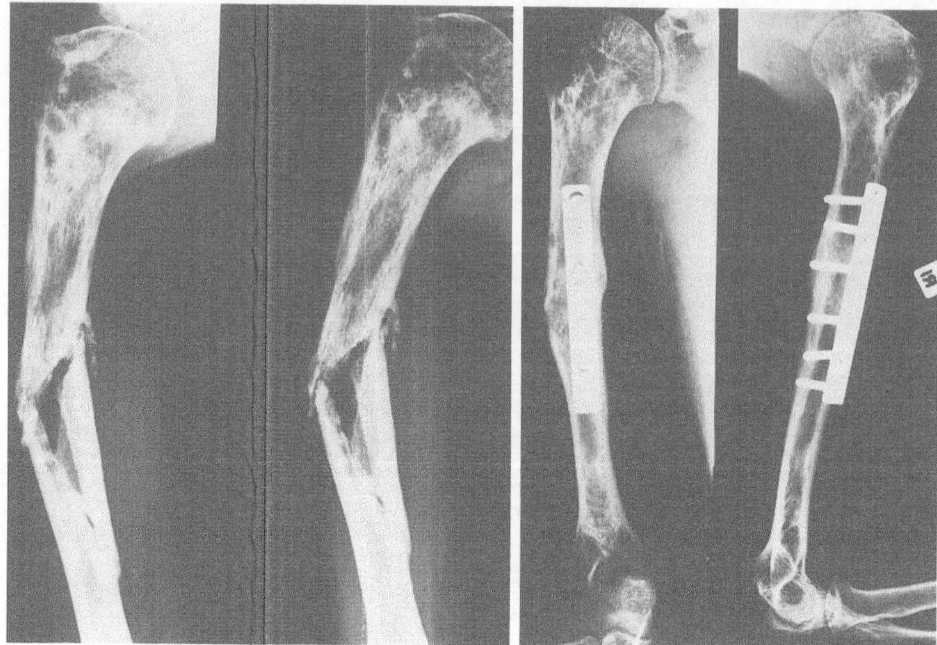

Abb. 5. Pathologische Fraktur des re. Humerus nach Bestrahlung eines Ewing-Sarkoms im Humeruskopf. *Links:* Röntgenaufnahme der Fraktur, kein Nachweis eines Tumorrezidivs. *Rechts:* Ausheilungsbild 2 Jahre nach Spongiosaplastik und Plattenosteosynthese

Literatur

1. Adler CP (1983) Knochenkrankheiten. Thieme, Stuttgart New York
2. Burri C, Mutschler W (1989) Der bösartige Tumor als Ursache der pathologischen Fraktur. Langenbecks Arch Chir Suppl II:515–521 (Kongreßbericht)
3. Campanacci M (1990) Bone and soft tissue tumors. Springer, Wien
4. Enneking WF (1987) Musculoskeletal tumor surgery. Churchill Livingstone, New York
5. Galasko CSB (1986) Skeletal metastases. Butterworths, London
6. Goudarzi YM, Sautmann F (1987) Pathologische Frakturen im Kindes- und jugendlichen Alter. Akt Traumatol 17:73–79
7. Greenspan A (1990) Skelettradiologie. Edition Medizin, Weinheim
8. Krück F, Kaufmann L, Bünte H, Gladtke E, Tölle R, Wilmans W (1992) Therapiehandbuch. Urban & Schwarzenberg, München
9. Lodwick GS (1971) The bones and joints. Year Book Medical Publishers, Chicago
10. Matti H (1918) Die Knochenbrüche und ihre Behandlung. Springer, Berlin
11. Minne AW (1989) Die Osteoporose als Ursache der pathologischen Fraktur. Langenbecks Arch Chir Suppl II (Kongreßbericht)
12. Mutschler W (1989) Diagnostik und Therapie von Knochenmetastasen. In: Rothmund M (Hrsg) Metastasenchirurgie. Thieme, Stuttgart New York
13. Weller S, Hierholzer G (Hrsg) (1991) Pathologische Frakturen. OP J 7/3
14. Witt AN, Rettig H, Schlegel KF, Hackenbroch M, Hupfauer W (1984) Orthopädie in Praxis und Klinik, Bd III, Teil 1. Thieme, Stuttgart New York

15. Wörsdörfer O, Vetter U, Brenner R (1990) Femurosteosynthesen mit dem Teleskopnagel nach Bailey-Dubow bei Osteogenesis imperfecta. Operat Orthop Traumatol 2:122–130
16. Zollinger H, Gampp R, Dambacher MA (1990) Diagnose und Therapie der Osteodystrophia deformans Paget an der Hüfte. Z Orthop 128:249–253

Pathologische Frakturen durch Metastasen

A. Meißner

Abteilung für Unfall- und Wiederherstellungschirurgie Klinikum Steglitz
der Freien Universität, Hindenburgdamm 30, D-12203 Berlin, Bundesrepublik Deutschland

Pathologische Frakturen entstehen am häufigsten auf dem Boden von Skelettmetastasen (Cotta 1984). Bis zu 15% dieser pathologischen Frakturen decken das Tumorleiden erstmalig als sog. „Enthüllungsfrakturen" auf (Kurock 1989). Knochenmetastasen sind Ausdruck der prognostisch ungünstigen hämatogenen Metastasierung. Beim Vorliegen pathologischer Frakturen sind in ca. 80% weitere Metastasen nachweisbar (Langendorff 1991, Meißner 1991). Dementsprechend gering ist die zu weitere Lebenserwartung mit durchschnittlich einem Jahr, die zwischen 22 Monaten beim Hypernephrom und 3 Monaten beim Bronchialkarzinom schwankt (Rieden 1988). Das Ziel der operativen Therapie ist deshalb nicht die Lebensverlängerung durch anzustrebende Radikalität des Eingriffs, sondern die Lebensqualitätsverbesserung durch primär stabile Frakturversorgung sowie dadurch bedingte rasche Schmerzbekämpfung und Mobilisierbarkeit des Patienten (Faensen 1989). Im Rahmen eines multimodalen Gesamttherapiekonzeptes ist eine effiziente Behandlung sowohl der komplexen Tumorerkrankung als auch zur Vermeidung eines Lokalrezidivs durch der Ausgangssituation angepaßte Kombination von Operation, Bestrahlung (bei osteolytischen Metastasen), Chemotherapie (beim Plasmozytom etc.) und Hormontherapie (Mammakarzinom etc.) anzustreben. Da Frakturen im Bereich von Knochenmetastasen nur ausnahmsweise unter konservativer Therapie ausheilen, ist die Indikation zu deren operativer Stabilisierung überwiegend gegeben (Heinz 1989). Voraussetzungen sind:

- Der Allgemeinzustand des Patienten und seine Lebenserwartung müssen ausreichend sein, um den Eingriff zu rechtfertigen.
- Ein Überwiegen der Vorteile gegenüber der konservativen Therapie muß erwartet werden können.
- Die Knochenqualität proximal und distal der Fraktur muß eine hinreichend stabile Fixation erlauben.
- Das Operationsergebnis muß eine verbesserte Mobilisierbarkeit, verbesserte Pflegefähigkeit oder anders nicht zu erreichende Schmerzreduktion erlauben (Parrish 1970).

Hefte zu der Unfallchirurg, Heft 232
K. E. Rehm (Hrsg.)

Im folgenden soll ein systematischer Überblick über die Möglichkeiten und Grenzen der in Frage kommenden Eingriffe gegeben werden. Dabei ist zu unterscheiden zwischen Frakturen an Gelenken bzw. in Gelenknähe, an den Diaphysen langer Röhrenknochen, an der Wirbelsäule und am Becken.

Frakturen an Gelenken oder in Gelenknähe

An den Extremitäten sind pathologische Frakturen durch Metastasen am häufigsten im proximalen Femur lokalisiert. Frakturen mit auf den Schenkelhals begrenzter Ausdehnung können in typischer Weise durch zementierte Totalendoprothesen primär voll belastbar mit sehr gutem Erfolg stabilisiert werden. Bei Frakturen im Trochantermassiv oder proximalen Femur mit Metastasenausdehnung bis in diesen Bereich ist die metaphysäre Verankerungsmöglichkeit der Prothesenschäfte reduziert. In diesen Fällen kommen zwei Möglichkeiten in Betracht: Sind Femurkopf, Schenkelhals und Adam'scher Bogen nicht vom Tumor arrodiert, so ist eine Verbundosteosynthese mit Kondylenplatte, Winkelplatte oder DHS – je nach Befund – möglich. Ist mindestens einer der genannten Bereiche dagegen arrodiert, so muß die Stabilisierung durch zementierte Totalendoprothese erfolgen. Dann ist jedoch eine Langschaftprothese zu wählen und das pertrochantäre Kragenfragment bis zur typischen Schenkelhalsosteotomiestelle ist zu reponieren und ebenfalls zu fixieren, um den Ansatz von Abduktoren und Außenrotatoren am Trochanter major sowie des Musculus iliopsoas am Trochanter minor zu erhalten. Dehnt sich die frakturverursachende Metastase im proximalen Femur bis nach subtrochantär aus, so ist eine Tumorprothese – die sog. „Krückstockprothese" – indiziert, an der ein Trochanter major-Fragment anzuschrauben und der Iliopsoas-Ansatz anzunähen ist. Bei noch weiter nach distal reichender Metastasierung kann ein zementierter Prothesenschaft mit einem Marknagel kombiniert werden. Dabei wird zunächst der gekürzte Marknagel implantiert und in dessen Konus die Prothesenschaftspitze eingezapft und zementiert.

Die zweithäufigste Lokalisation gelenknaher metastasenbedingter Frakturen stellt der proximale Humerus dar. Seltener kann eine Verbundosteosynthese mit einer weit nach kranial geführten DC-Platte hinreichende Funktions- und Belastungsstabilität ergeben. Meist ist dagegen die Metastase bis in den Humeruskopf ausgedehnt. In diesen Fällen ist ein befriedigendes Funktionsergebnis nur durch eine Humeruskopfprothese zu erreichen. Dehnt sich die Metastase bis in den proximalen Humerusschaft aus, so ist auf spezielle Tumorprothesen zurückzugreifen, die eine Resektion des gesamten Metastasenbezirkes erlauben und den entsprechenden Teil des proximalen Humerus endoprothetisch ersetzen. Die erreichbare Schulterfunktion ist durch die erforderliche Ablösung der Rotatorenmanschette weniger befriedigend, aber für die Alltagsbedürfnisse meist ausreichend.

Metastasenbedingte Frakturen an Knie- und Ellenbogengelenk sind selten. Zieht die pathologische Fraktur in das Gelenk oder betrifft die Metastase die Epiphyse der gelenkbildenden Knochen, so ist eine zementierte Endoprothese des befallenen Gelenkes indiziert, anderenfalls kann eine Verbundosteosynthese durchgeführt werden.

Frakturen der Diaphyse langer Röhrenknochen

Am häufigsten finden sich diaphysäre metastasenbedingte Frakturen am Humerusschaft, gefolgt vom Femurschaft, während sie am Unterschenkel und Unterarm selten sind.

Am Humerusschaft sollten die Frakturflächen so weit reseziert werden, daß entweder ein zirkulärer Knochenmantel nach Reposition erreicht werden kann, oder die Metastase im gesunden Knochen reseziert wird. Dabei können Verkürzungen von bis zu 5 cm ohne funktionelle Defizite problemlos in Kauf genommen werden, wenn dadurch ein Stabilitätsgewinn zu erzielen ist. Die Verbundosteosynthese wird mit einer DC-Platte durchgeführt. Ergänzend können Metallstifte oder weitere Maßnahmen zur Verbesserung der Gesamtstabilität kombiniert werden.

Beim Femurschaft sollte durch die Metastasenreduktion keine Beinverkürzung in Kauf genommen werden, die nicht problemlos durch Schuhhöhenausgleich kompensiert werden kann. Die Verbundosteosynthese erfolgt hier eher durch einen Marknagel – ggf. inclusive Verriegelung – und immer seltener durch eine Plattenosteosynthese. Wichtig ist jedoch die weitgehende Entfernung der Metastase und Auffüllung des Defektes durch Knochenzement, um eine möglichst hohe Stabilität primär zu erreichen und sekundär für die gesamte restliche Lebenszeit des Patienten zu bewahren.

An den Unterarm- und Unterschenkelknochen gelten die gleichen Prinzipien, wobei an den Parallelknochen dieser Extremitätenabschnitte Verkürzungen eines Knochens wegen der daraus resultierenden Funktionsverluste vermieden werden sollten.

Frakturen der Wirbelsäule

62% aller Skelettmetastasen sind in der Wirbelsäule zu finden. Bei den meisten Patienten läßt sich eine Verbesserung der Lebensqualität durch konservative Maßnahmen wie Strahlen, Hormon- und Chemotherapie erzielen. Die wesentlichen Verbesserungen bei den operativen Verfahren in den letzten Jahren hat deren Einsatz potential jedoch erweitert. Dabei ist entschieden zu betonen, daß die reine Laminektomie wegen der zusätzlich bewirkten Instabilität als obsolet zu bezeichnen ist. Eine absolute Operationsindikation besteht bei nachgewiesener intraspinaler Raumforderung mit entsprechend drohenden neurologischen Ausfällen und bei inkompletter Querschnittslähmung auf Rückenmarks- oder Kaudaebene. Relative Indikationen liegen vor bei Wirbelkompression, therapieresistenten Schmerzen sowie Instabilität (Etter 1987, Harrington 1988, Magerl 1988, und Schwarzenbach 1990). Im Prinzip bestehen die operativen Verfahren aus vier Elementen: der Spinalkanaldekompression – falls erforderlich –, der Tumorresektion, der Defektauffüllung und der Stabilisierung. Die Zugänge zur Wirbelsäule werden unterteilt in ventrale, dorsale und kombinierte ventro-dorsale. Auf dem heutigen Stand des Wissens sollten ventrale Zugange zur Wirbelsäule bevorzugt werden, da nur sie eine ausreichende Wirbelkörperresektion erlauben und sich die höchste Stabilität durch den Wirbelkörperersatz mit ventraler oder besser ventro-dorsaler Fixation erreichen läßt. Die möglichst komplette Entfernung der betroffenen Wirbelkörper und der benachbarten Bandscheiben erlaubt eine weitgehende Tumorentfernung und breitbasige ventrale Spinalkanaldekompression.

Der Wirbelkörperersatz – z.B. durch Titankorb – bietet eine hohe primäre Kompressionsstabilität. Die Gesamtstabilität wird besonders hoch durch zusätzliche Fixation der benachbarten unveränderten Wirbel gegeneinander durch kombinierte ventrale und dorsale Fixationssysteme. So kann primär fast immer volle Mobilität unter Vollbelastung erreicht werden, wenn eine gute Verankerung der Fixationssysteme in unveränderten benachbarten Wirbeln möglich ist und nur maximal drei Wirbelkörper in Folge zu ersetzen sind.

Frakturen des Beckens

Häufiger als allgemein angenommen liegen Metastasen im Bereich des Beckens vor, die zu drohenden oder manifesten pathologischen Frakturen führen. Therapieziele sind die Wiederherstellung der Beckenringstabilität durch Fixation insbesondere des dorsalen Beckenringes sowie die Sicherung oder Wiedererlangung der Hüftgelenksfunktion bei Beteiligung des Azetabulums. Aus diesem Grunde kommen im wesentlichen zwei Arten von Eingriffen in Frage. Bei Beckenringinstabilität ist durch eine Verbundosteosynthese insbesondere des dorsalen Beckenringes wieder ausreichende postoperative Stabilität zu erzielen. Bei Azetabulumfrakturen erfolgt die Implantation einer zementierten Totalendoprothese des betroffenen Hüftgelenkes in Kombination mit einer Verbundosteosynthese durch Pfannendachschale, Verschraubung oder Plattenosteosynthese.

Schlußbemerkungen

Generell ist zu betonen, daß es in der Knochenmetastasenchirurgie günstiger ist, stabilitätsgefährdende Metastasierungen vor Eintreten der pathologischen Fraktur zu stabilisieren. Aufwendige Repositionen entfallen, der Blutverlust wird geringer, die Operation ist technisch einfacher und schneller durchzuführen, so daß die Gesamtbelastung des Patienten deutlich geringer ist. Die verbliebene Reststabilität des Knochens kann biomechanisch genutzt werden, wodurch sich der Eingriff oftmals beschränken läßt. Durch frühzeitige Stabilisierung und günstigere Ausgangssituation kann die Nachbehandlung effizienter sein, und das Ergebnis zeigt bessere funktionelle und damit rehabilitative Ergebnisse.

Literatur

Cotta H, Rohe K (1984) Die „pathologische Fraktur“ des proximalen Femurs und ihre Therapie. Akt Traumatol 14:151

Etter Ch, Kinzl L (1987) Operationsindikation, Technik und Ergebnisse bei Metastasen der Wirbelsäule. Ther Umschau 44:728

Faensen M, Meißner A (1989) Die Behandlung pathologischer Frakturen mit der Endoprothese. Aktuelle Unfallheilkunde 5 und 6, Schnetztor

Harrington KD (1988): Anterior decompression and stabilization of the spine as a treatment for vertrebral collapse and spinal cord compression from metastatic malignancy. Clin Orthop Relat Res 233:177

Heinz Th, Stoik W, Vecsei V (1989) Behandlung und Ergebnisse von pathologischen Frakturen. Unfallchirurg 92:477

Kurock W, Sennerich Th, Issendorff WD (1989) Versorgung pathologischer Femurfrakturen bei malignen Knochentumoren und Skelettmetastasen. Langenbecks Arch Chir 374:291

Langendorff HU (1991) Chirurgische Stabilisierung von Skelettmetastasen. In: Wüster C, Ziegler R (Hrsg) Knochenmetastasen. PMI-Verlag, Frankfurt, S 55

Magerl F, Jeanneret B (1988): Surgical management of tumor-related spinal instability. Rec Res Cancer Res 108:163

Meißner A, Rahmanzadeh R (1991) Die operative Versorgung pathologischer Frakturen mit Endoprothesen. In: Wüster C, Ziegler R (Hrsg) Knochenmetastasen. PMI-Verlag, Frankfurt, S 102

Parrish FF, Murray JA (1970) Surgical treatment for secondary neoplastic fractures. J Bone Joint Surg [Am] 52:665

Rieden K (1988) Knochenmetastasen. Springer, Berlin Heidelberg New York

Schwarzenbach O, Boos N, Aebi M (1990) Metastasen und durch Metastasen bedingte pathologische Frakturen der Wirbelsäule. Unfallchirurg 93:457

Kontinuierliche Dekompression – Ausheilung juveniler Knochenzysten als bestmögliche (Re-)Frakturprophylaxe

A. Ekkernkamp, A. Lies und G. Muhr

Berufsgenossenschaftliche Krankenanstalten Bergmannsheil Bochum, Universitätsklinik, Chirurgische Klinik, Gilsingstr. 14, D-44789 Bochum, Bundesrepublik Deutschland

Das Behandlungsspektrum juveniler Knochenzysten reicht von großziügiger Resektion mit Spongiosaplastik über Phenol- und Kortisoninstillationen bis zum bloßen Zuwarten auf die „heilende Fraktur". Die Risiken iatrogener Maßnahmen – besonders epiphysennah – dürfen nicht unterschätzt werden.

Zu klären ist die Frage, ob die von uns erstbeschriebene Methode (Unfallchirurg 1990, 93:539–543) der Dekompression mit Lochschrauben auch langfristig zur sicheren Ausheilung und Frakturprophylaxe führt.

Die pathologischen kindlichen Frakturen werden klassisch konservativ therapiert. Nach Heilung erfolgen das sparsame Freilegen der Zyste, Kürettage und Gewebeentnahme zur Histologie. 2–5 Lochschrauben (4,0) werden durch die Zystenwand eingebracht, so daß der Inhalt kontinuierlich in die Weichteile abfließen kann. Die seit 1985 auf diese Weise behandelten Patienten wurden von uns begleitet .

Hefte zu der Unfallchirurg, Heft 232
K. E. Rehm (Hrsg.)

Ergebnisse

Bei einem Rahmen von 7–1 Jahr und einem Durchschnittsalter von 9,5 Jahren konnten 17 Patienten engmaschig klinisch und radiologisch kontrolliert. werden. In absteigender Folge waren proximaler Humerus, proximales Femur, distale Tibia und Kalkaneus betroffen. Ein Therapieversager mußte bisher nicht dokumentiert werden. Auch die in Südamerika, Österreich, der Schweiz und in verschiedenen deutschen Kliniken entlasteten Zysten sind ausgeheilt.

Schlußfolgerung

Neue, vielversprechende Therapiemethoden, besonders seltener Krankheitsbilder, leiden unter der anfänglich kleinen Erfahrungsquantität. In allen bisher dokumentierten Fällen war die Dekompressionstherapie erfolgreich und empfiehlt sich somit als wenig aufwendiges und risikoarmes Verfahren.

Resektion oder Stabilisierung? Fakten und Empfehlungen zur Behandlung von Knochenmetastasen

G. Berentey und T. Barabas

Lehrstuhl für Traumatologie, Semmelweis Med. Universität, Pf.76, H-1441 Budapest, Ungarn

Die sprunghafte Entwicklung der Onkologie verlängert das Leben zahlreicher Patienten, wodurch aber auch die Zahl der Knochenmetastasen und pathologischer Frakturen erhöht wird. Bei der Wahl der entsprechenden Behandlungsmethode hilft uns eine einfache Einteilung.

Die Grundlage unseres Staging bildet die Progression der Tumorerkrankung zum Operationszeitpunkt, da somit die annähernde Überlebenszeit und darauf aufbauend die Behandlungstaktik bestimmt werden kann.

Unser Patientengut bezieht sich auf 134 Operationen. Die Überlebenszeit der zwischen 1980 und 1990 behandelten 96 Patienten kennen wir vollständig. Bei den in den letzten zwei Jahren behandelten 38 Patienten beziehen wir uns nur auf den Zusammenhang zwischen Staging und Behandlungskonzept.

Die Femurmetastasen im Hüftbereich sind bei uns die häufigsten, die wir operativ behandeln. Unsere Daten über die Lokalisation der Metastasen halfen bei der Suche nach dem Muttertumor.

Die Metastasen im Hüftbereich haben auch dadurch besondere Bedeutung da hier nur zu 16,2% Monometastasen vorliegen, bei andersweitiger Lokalisation jedoch zu 46,3%.

Hefte zu der Unfallchirurg, Heft 232
K. E. Rehm (Hrsg.)

Einerseits kann die Überlebenszeit und das Behandlungsergebnis nicht genau bestimmt werden, andererseits aber wäre die Resektion für dauerhafte Ergebnisse wünschenswert. Aus diesem Grund hat sich in den letzten zwei Jahren die Anzahl der sogenannten „radikalen" Operationen auch bei uns verdoppelt (19,8%–37,6%).

Damit bezogen wir auch diesbezüglich Stellung, daß wir in begründeten Fällen nicht bei der Stabilisierung stehen bleiben, sondern nach möglichst radikaler Entfernung der Metastasen streben. Die Fallbeispiele zeigen die Ungenauigkeit der Planung und die Notwendigkeit von Reoperationen nach verschiedenen Methoden.

Zusammenfassung

Unsere Daten und die vorgestellten Fälle zeigen, daß auch Metastasen und pathologische Frakturen nach individueller Abwägung behandelt werden sollten. Wo eine längere Überlebenszeit möglich ist, sollte die Resektion ins Kalkül genommen werden, um die Zahl der Reoperationen zu senken und die Überlebenschancen der Patienten zu erhöhen.

Die Versorgung pathologischer Oberarmschaftfrakturen mit dem Oberarmverriegelungsnagel

R. Maier, O. Kwasny, G. Kaltenecker und M. Greitbauer

Universitätsklinik für Unfallchirurgie, Währinger Gürtel 18–20, A-1090 Wien, Österreich

Einleitung

Am Oberarmschaft treten in ca. 2% aller Malignome Metastasen auf. Das Auftreten einer pathologischen Fraktur ist häufig ein Ereignis, das die Endphase der Karzinomkrankheit einleitet. Aus diesem Grund sollte für diesen Zeitraum eine möglichst hohe Lebensqualität für den Patienten angestrebt werden. Dieses Ziel ist fast ausschließlich nur mit einer operativen Versorgung der pathologischen Fraktur zu erreichen. Weitere Ziele der Versorgung sind die Schmerzlinderung durch die Frakturstabilisierung mit der Möglichkeit der frühfunktionellen Nachbehandlung. Eine extensive präoperative Tumorsuche ist bei unbekanntem Primärtumor nicht zielführend, da bei der operativen Versorgung Material zur histologischen Aufarbeitung gewonnen werden kann. Zu fordern sind allerdings Röntgenaufnahmen der übrigen langen Röhrenknochen in einer Ebene, um den Ausschluß oder den Nachweis weiterer Metastasen zu erhalten.

Hefte zu der Unfallchirurg, Heft 232
K. E. Rehm (Hrsg.)

Operationsverfahren

Am Oberarmschaft werden in der Metastasenchirurgie mehrere Verfahren angewandt. Spielte bisher bei der Verfahrenswahl die AO-Plattentechnik, meist im Rahmen einer Verbundosteosynthese am Oberarmschaft die dominierende Rolle, so besteht mit der Einführung des Verriegelungsnagels eine therapeutische Alternative, da die bisher verwendeten intramedullären Osteosynthesen keine ausreichende Stabilität gewährleisten konnten. Der totale prothetische Ersatz des Humerus stellt beim meist reduzierten Allgemeinzustand der Patienten einen großen und sehr belastenden Eingriff dar. Da sich bisher die intramedulläre Osteosynthese mit dem Verriegelungsnagel bei pathologischen Frakturen der unteren Extremität an unsere Abteilung sehr bewährt hat, haben wir den neuentwickelten Oberarmverriegelungsnagel nach Seidel in das Behandlungskonzept der pathologischen Oberarmschaftfraktur miteinbezogen.

Patientengut

An der Universitätsklinik für Unfallchirurgie, Wien, wird seit Dezember 1988 der Oberarmverriegelungsnagel nach Seidel verwendet. Seither wurden 9 Patienten mit pathologischer Fraktur mit diesem Implantat stabilisiert. Bei diesen 7 Frauen und 2 Männern mit einem Durchschnittsalter von 64,4 Jahren (49a–72a) bestanden folgende maligne Grunderkrankungen: Plasmozytom (4), Hypernephrom (2), Mamma-Ca (3). Der Primärtumor war bei 7 Patienten bekannt, 2 mal konnte erst nach histologischer Aufarbeitung der intraoperativ gewonnenen Tumormassen das Malignom diagnostiziert werden. Zum Zeitpunkt des Auftretens der pathologischen Fraktur lag bei 7 Patienten bereits eine generelle Metastasierung vor.

Die operative Stabilisierung erfolgte nach der von Seidel angegebenen Technik. Zusätzlich wurde bei 3 Patienten eine Verbundosteosynthese durchgeführt. Postoperativ wurde bei allen Patienten sofort mit der Übungstherapie begonnen, so daß die obere Extremität in kurzer Zeit wieder voll gebrauchsfähig war. Der postoperative Verlauf war bei allen Patienten komplikationslos.

Ergebnisse

Von den 8 Patienten sind in der Zwischenzeit 5 verstorben. Die durchschnittliche postoperative Überlebenszeit betrug 233 Tage (58–396 d). Anläßlich einer NU der 4 überlebenden Patienten war die Schulterbeweglichkeit nur bei einem Patienten geringfügig eingeschränkt, bei allen anderen frei. Die Ellenbogenbeweglichkeit war bei allen Patienten seitengleich. Die röntgenologische Kontrolle zeigte, daß alle Frakturen geheilt waren bzw. sich in knöcherner Konsolidierung befanden. Da die 5 verstorbenen Patienten wegen ihres Grundleidens in enger klinischer Nachsorge standen, ist dokumentiert, daß bis zu ihrem Tod von seiten der operativ versorgten pathologischen Fraktur keinerlei Probleme bestanden.

Zusammenfassung

Die intramedulläre Stabilisierung pathologischer Humerusfrakturen mit dem Oberarmverriegelungsnagel hat sich bestens bewährt. Alle anderen bisher verwendeten intramedullären Implantate sind im Vergleich dazu weniger stabil und stellen keinen wesentlich geringeren Operationsaufwand dar. Von Vorteil ist, daß mit dem OAVN langstreckige aber auch disseminierte Tumorzonen überbrückt und damit stabilisiert werden können. Limitierend für den Einsatz des Implantates ist lediglich das Übergreifen der pathologischen Veränderungen auf das Kondylenmassiv.

Aufgrund des wenig belastenden Eingriffes, der relativ kurzen Operationszeit und des komplikationslosen Heilungsverlaufes geben wir jetzt der Verriegelungsnagelung gegenüber der AO-Plattenosteosnythese als stabiles Implantat den Vorzug.

Die Behandlung pathologischer Humerusfrakturen mit isoelastischen Polyacetalharzprothesen und ihre Ergebnisse

M. Schürmann, H. Hertlein, T. Mittlmeier und G. Lob

Chirurgische Klinik und Poliklinik der Universität München, Klinikum Großhadern, Marchioninistr. 16, D-81377 München, Bundesrepublik Deutschland

Die sich zunehmend verlängernde Überlebenszeit von Patienten mit malignen Tumorerkrankungen und Skelettmetastasen erfordert ein effizientes und erfolgversprechendes Vorgehen beim Auftreten von pathologischen Frakturen.

Im Zeitraum von 1/87 bis 10/92 wurden in der Chirurgischen Universitätsklinik München-Großhadern 42 Patienten wegen Humerusmetastasen mit isoelastischen Polyacetalharzprothesen behandelt. Insgesamt wurden 47 Prothesen implantiert, davon 14 Humeruskopftumorprothesen und 33 Humerusdiaphysenprothesen. Die durchschnittliche Überlebenszeit der Patienten betrug 12,8 Monate.

Aufgrund von drei Implantatbrüchen am Prothesenkonus bei den ersten 12 Diaphysenprothesen wurde im weiteren Verlauf eine zusätzliche Plattenstabilisierung in der Konusregion durchgeführt. Wir verwendeten dazu 3,5 mm-DC-Platten mit Kleinfragmentschrauben. Bei Humeruskopftumorprothesen erfolgte ebenfalls eine verstärkende Plattenstabilisation im distalen Konusbereich. Durch diese additive Stabilisierung konnte ein erneutes Implantatversagen bei allen weiteren Humeruskopf- und Diaphysenprothesen (n = 31) vermieden werden. Neben den Implantatbrüchen kam es in drei Fällen zu passageren Radialisparesen, zu einem Lymphödem und zu zwei Wundinfekten.

Abweichend vom herkömmlichen dorsalen Zugang mit Spaltung des M. triceps brachii bei der Kontinuitätsresektion am Humerusschaft wurde die Humerusdiaphyse

Hefte zu der Unfallchirurg, Heft 232
K. E. Rehm (Hrsg.)

über einen ventrolateralen Zugang dargestellt. Dieses Vorgehen über das Septum intermusculare zwischen M. triceps und biceps brachii ist deutlich weniger traumatisierend und erspart dem Patienten die narkosetechnisch schwierige Bauchlage. Die Operationszeit ließ sich beim ventralen Zugang gegenüber dem dorsalen Zugang auf ca. die Hälfte reduzieren.

Im Vergleich zu biologischen Verbundosteosynthesen mit bis zu 3 monatiger Konsolidierungszeit und Knochenzement-Verbundosteosynthesen mit der Gefahr der Refraktur und Tumorprogredienz bietet die Kontinuitätsresektion am proximalen Humerus mit alloplastischem Ersatz durch isoelastische Polyacetalharzprothesen eine im Op-Verfahren optimierte, sofort belastungsstabile und dauerhafte Versorgung, die dem betroffenen Patienten ein Höchstmaß an Lebensqualität erhält.

Besonderheiten der Endoprothetik zur Versorgung pathologischer Frakturen durch Metastasen

M. Fell, A. Meißner und R. Rahmanzadeh

Abteilung für Unfall- und Wiederherstellungschirurgie, Klinikum Steglitz der FU Berlin, Hindenburgdamm 30, D-12203 Berlin, Bundesrepublik Deutschland

Das Auftreten von Skelettmetastasen manifestiert die prognostisch ungünstige hämatogene Tumorausbreitung. Eine Ausheilung metastatisch bedingter Frakturen tritt unter konservativer Therapie nicht ein, so daß im Bereich gelenknaher pathologischer Frakturen die Endoprothetik zum Einsatz kommt.

Zwischen 1975 und 1990 wurden 100 Patienten (76 Frauen, 24 Männer, Alter: 28–86 Jahre) wegen drohender oder bereits eingetretener pathologischer Fraktur infolge Knochenmetastasierung endoprothetisch versorgt (80 Hüft-, 14 Schulter-, 3 Knie-, 3 Ellenbogengelenksprothesen). Deren Krankenakten und Röntgendokumentation über die Dauer der verbliebenen Lebenszeit wurden ausgewertet.

Die Überlebenszeit nach der pathologischen Fraktur betrug durchschnittlich 13,5 Monate. Die operative Versorgung diente der Palliation (Schmerzlinderung, Sicherung/Wiederherstellung der Stabilität und Funktion des betroffenen Skelettabschnittes). Wegen der erforderlichen hohen Primärstabilität wurden die Prothesen im Bereich der unteren Extremität mit Knochenzement implantiert. Die Prothesenverankerung erfolgte so weit wie möglich im sicher unveränderten Knochen. Im Bereich des Hüftgelenkes erfolgte bei Ausdehnung der Fraktur in die Trochanterregion der Einbau einer Langschaftprothese, die sich unterhalb des Trochantermassivs verankert. Das „Kragenfragment" wurde refixiert. Tumorprothesen kamen zum Einsatz, wenn auch der proximale Femurschaft durch die Metastasierung zerstört war. Bei 12 Patienten haben wir Endoprothesen mit ergänzenden Marknägeln verwendet, deren Konus in die Schaftspitze der Prothese eingebolzt und mit Knochenzement verankert wurde. Im

Hefte zu der Unfallchirurg, Heft 232
K. E. Rehm (Hrsg.)

Bereich des proximalen Humerus wurden neben isoelastischen Humerusprothesen spezielle Tumorprothesen zur Überbrückung des metastatisch veränderten Bezirkes implantiert. An Komplikationen traten 3 Luxationen, 3 Hämatome/Serome, 1 Wunddehiszenz, 6 Harnwegsinfekte, 2 Pneumonien auf. Es ergaben sich weder Wundinfekte noch Nervenläsionen. 5 Patienten verstarben postoperativ während des stationären Aufenthaltes. 84% der Patienten erreichten volle Funktion/Gehfähigkeit bzw. für häusliche Anforderungen ausreichende Funktion/Gehfähigkeit. 16% der Patienten waren auch wegen des reduzierten Allgemeinzustandes oder wegen weiterer Frakturen nicht rehabilitierbar. 83% der Patienten gaben Schmerzfreiheit oder Schmerzlinderung gegenüber dem präoperativen Zustand an.

Durch alloarthroplastische Versorgung gelenknaher pathologischer Frakturen durch Metastasen ist meist eine zumindest für häusliche Rehabilitation ausreichende Funktion der Extremität für die verbleibende begrenzte Lebenszeit zu erreichen, wenn alle Maßnahmen ergriffen werden, die eine primär volle Mobilität und Stabilität des betroffenen Gelenkes oder Extremitätenabschnittes zulassen.

Literatur

Burri C, Rüter A (1977) Die chirurgische Behandlung von Knochenmetastasen. Akt Probl Chir Orthop 5:140–160

Mutschler W, Sabo D, Schulte M (1992) Die chirurgische Therapie von Metastasen des proximalen Femur und Acetabulum. Zentralbl Chir 117 (2):97–102

Pathologische Wirbelkörperfraktur bei malignen Tumoren

R. Gradinger, R. Ascherl, E. Höppel und E. Hipp

Orthopädische Klinik und Poliklinik, Klinikum Rechts der Isar der Technischen Universität, Ismaninger Str.22, D-81675 München, Bundesrepublik Deutschland

Einleitung

Unsere Erfahrung mit Wirbelkörperersatzmaterialien (Knochenzement, Polster-Brinkmann-Distraktionsschraube, Harms-Distanzhalter), die wir mit 82 derartigen Implantaten sammeln konnten, war nicht immer zufriedenstellend (mangelhafte intraoperative Einpassung und Ausrichtung, mangelhafte Stabilität). Grundsätzlich ist bei der Mehrheit der Patienten ein ventraler Eingriff durchzuführen, da ventralseitig überwiegend die Tumormetastasen anzutreffen sind.

Erste klinische Studien (1975 bis 1983, N = 30) zeigten jedoch, daß ein fortgeschrittenes neurologisches Defizit nur unzureichend korrigiert werden konnte. In einer zweiten Studie (1984–1988, N = 40) konnte die neurologische Symptomatik bzw.

Hefte zu der Unfallchirurg, Heft 232
K. E. Rehm (Hrsg.)

deren Verlauf bereits wesentlich gebessert werden. Wir haben deshalb zum einen die Operationsindikation, wenn sie zu stellen war, frühzeitiger gestellt und zum anderen ein eigenes Wirbelkörperersatzsystem als Modularsystem für HWS, BWS und LWS (GHG-Wirbelkörperersatzsystem) entwickelt.

In den letzten beiden Jahren wurden damit 13 Patienten operativ versorgt (Durchschnittsalter 60,6 Jahre, 31–81 Jahre). An Primärtumoren fanden wir Lungen-, Nierenzell-, Prostata-, Mamma-, Schilddrüsen-, Uterus-Karzinom und Plasmozytom. Die neurologische Symptomatik konnte bei zwei Drittel der Patienten deutlich gebessert werden, auch wenn bei zwei Drittel insgesamt ein segmentales Defizit zurückblieb. Eine entscheidende Verbesserung fand sich bezüglich der Schmerzsymptomatik, welche nur bei einem Patienten unverändert blieb. Bei allen anderen Patienten zeigte sich eine entscheidende Besserung. Der Nachuntersuchungszeitraum beträgt 6–24 Monate. Von den 13 operierten Patienten sind zwischenzeitlich 4 an ihrer Grunderkrankung verstorben, ohne daß eine erneute Querschnittssymptomatik oder zunehmende neurologische Defizite aufgetreten waren. Bei einem Patienten mußte sekundär eine erneute dorsale Laminektomie und transpedikuläre Stabilisierung wegen dorsaler Metastasierung durchgeführt werden.

Als wesentlicher Vorteil des neu vorgestellten GHG-Wirbelkörpersystems hat sich die einfache intraoperative Anpassung und Distraktionsmöglichkeit erwiesen. Eine zusätzliche DKS-Stabilisierung halten wir für sinnvoll, insbesondere dann, wenn ein alleiniges ventrales Vorgehen gewählt wird. Ein kombiniertes ventro-dorsales Vorgehen ist nur dann indiziert, wenn Tumormassen sich sowohl ventral als dorsal finden, bei einer LWK 5-Resektion und bei multisegmentalem Befall. Die grundsätzliche Indikation zur Operation wird gestellt bei anderweitig nicht beherrschbaren Schmerzsituationen, bei drohendem oder eingetretenem Wirbelsäulenkollaps und bei beginnenden neurologischen Ausfällen.

Die neurologische Remissionsrate nach metastasenbedingten Wirbelfrakturen: Ein Vergleich verschiedener Operationsverfahren

V. Ewerbeck, H. Cotta und Th. Hardt[1]

Orthopädische Universitätsklinik, Schlierbacher Landstraße 200 a, D-69118 Heidelberg
[1] Aukamm-Klinik, Leibnitzstr. 21, D-65191 Wiesbaden, Bundesrepublik Deutschland

Zielsetzung

Anhand zweier zahlenmäßig gleichstarker Patientenkollektive soll überprüft werden, welche Chancen das technisch aufwendigere ventrale Vorgehen bei metastasenbe

Hefte zu der Unfallchirurg, Heft 232
K. E. Rehm (Hrsg.)

dingten Wirbelfrakturen im Vergleich zur dorsalen Dekompression bietet, eine Besserung eines präoperativ bestehenden neurologischen Defizites herbeizuführen.

Im Rahmen einer retrospektiven Studie wurden die Behandlungsergebnisse von 80 Patienten untersucht, die wegen metastatischer Wirbelsäulen-Destruktion einer operativen Therapie unterzogen wurden. Bei 52 Patienten (65%) lag präoperativ ein progredientes neurologisches Defizit vor. Insgesamt wurden 40 Patienten ausschließlich von dorsal (Dekompression mittels Laminektomie, anschließend Stabilisierung) operiert. Bei weiteren 40 Patienten wurde das betroffene Segment von ventral freigelegt. Es erfolgte die breite Dekompression des Myelons durch möglichst vollständiges Ausräumen des metastatisch durchsetzten Wirbelkörpers, einschl. der angrenzenden Bandscheiben. Stabilisiert wurde durch Implantation geeigneter Platzhalter im Verbund mit PMMA und einer sichernden ventralen Instrumentation. Unter definierten Voraussetzungen wurde zusätzlich dorsal stabilisiert.

Das neurologische Defizit wurde jeweils praoperativ und bei Entlassung aus dem Krankenhaus nach dem Frankel-Schema klassifiziert. Eine Rückbildung konnte nach ventraler Vorgehensweise bei 76% der Patienten (19 von 25) beobachtet werden, während es nach ausschließlich dorsalen Operationen nur bei 44% (12 von 27) zu einer Besserung kam. Ein unveränderter Befund wurde bei 35% (18 Patienten) des Gesamtkollektives festgestellt. In 3 Fällen (zweimal nach dorsalem, einmal nach ventralem Vorgehen) kam es zu einer Verschlechterung. Eine komplette motorische und sensible Paraplegie konnte niemals behoben werden.

Schlußfolgerungen

Die Aussichten auf Remission eines metastasenbedingten neurologischen Defizites sind im Bereich der Wirbelsäule nach operativer Intervention von ventral günstiger als nach alleiniger Dekompression von dorsal. Das ventrale Vorgehen bleibt allerdings Patienten in besserem Allgemeinzustand vorbehalten. Eine stabilisierende Instrumentation ist bei beiden Verfahren obligat.

Aktuelle Apekte der EDV in der Unfallchirurgie

Vorsitz: P. Kirschner, Mainz; O. Oest, Ratingen; J. Müller-Färber, Heidenheim

Aktuelle Aspekte der EDV in der Unfallchirurgie

A. Pannike

Unfallchirurgische Abteilung, Chirurgische Universitätsklinik, Theodor-Stern-Kai 7, D-60596 Frankfurt, Bundesrepublik Deutschland

Unsere Aufgabe ist eine aktualisierte Standortbestimmung der EDV in der Unfallchirurgie. Sinnvoll und lösbar scheint diese Aufgabe nur dann, wenn frühere Analysen und aktuelle gesundheitspolitische Entwicklungen in die Überlegungen einbezogen und miteinander verglichen werden.

Welche Arten von Daten- und Informationskategorien benötigen wir in unseren Krankenhäusern? Es sind dies (nach Eichhorn)

Patientendaten
Leistungsdaten
Einsatzdaten

Welchen Kriterien muß das Anforderungsprofil des Dokumentations- oder Informationssystems genügen, mit dem diese Daten erfaßt und bearbeitet werden? Es sind dies (modifiziert nach Ohmann)

Einheitlichkeit und Vollständigkeit
Logik und Systematik
Zuverlässigkeit und Genauigkeit
Zweckmäßigkeit und Effektivität
Verfügbarkeit und Vergleichbarkeit

Wissenschaftlicher Kenntnisstand und Alltagsrealität scheinen oft unvereinbare Gegensätze.

Eine vom BMA eingesetzte Gutachterkommission kam 1987 zu der nachfolgend auszugsweise wiedergegebenen Feststellung:

„Die bundesdeutschen Krankenhäuser verfügen im Gegensatz zur Situation in den USA über keine ausreichende organisatorische, personelle und apparative Ausstattung, wie sie für die vollständige Erfassung – und nur diese ist sinnvoll – krankenhaustypischer Leistungen vorausgesetzt werden müßte. Als erforderlicher Zeitraum für den Aufbau einer in diesem Zusammenhang leistungsfähigen Infrastruktur sind 3–5 Jahre und Kosten in Milliardenhöhe anzusetzen".

Hefte zu der Unfallchirurg, Heft 232
K. E. Rehm (Hrsg.)

In dem zitierten Gutachten wurde weiterhin dargelegt, daß „derzeit (1987) in den bundesdeutschen Krankenhäusern, von einigen punktuellen Lösungsversuchen abgesehen, weder diagnostische und/oder therapeutische Einzelleistungen, noch die in den Krankenakten dokumentierten Patientencharakteristika (Einweisungsdiagnose, Entlassungsdiagnose, Komplikationen, Stadien und Schweregrade der Erkrankung usf.) systematisch patientenbezogen erfaßt, zusammengefasst und ausgewertet werden. Dasselbe gilt auch für die Pflegedokumentation".

1992, 5 Jahre nach Erstellung des zitierten Gutachtens, scheint der seinerzeit beschriebene Sachstand nur geringfügig, d.h. nur in Teilbereichen bzw. in Einzelkliniken gebessert.

Zum einen fehlt es an den erforderlichen Mitteln, zum anderen aber vor allem an der insbesondere auf Seiten der Politiker erforderlichen Einsichtsfähigkeit bezüglich der seinerzeit zur Kenntnis gebrachten Mängel.

Dies wird bestätigt durch die 1990 publizierte Situations- und Trendbeschreibung von Roger France, der feststellte, daß die Gesundheits- und Krankenhausinformationssysteme in Europa noch immer als fragmentarisch und rudimentär bezeichnet werden müssen. France sieht die Ursache hierfür vor allem in den noch immer fehlenden Standards in der Terminologie und in den medizinischen Klassifikationssystemen, aber auch in den nach seiner Auffassung noch immer unzulänglichen Voraussetzungen für den Transfer von Daten, Text- und Bildmaterial, wie in der mangelnden Verfügbarkeit guter aber kostengünstiger Software auf diesem Sektor.

Vorrangige Aufgabe der 1987 vom Bundesarbeitsministerium eingesetzten Gutachterkommission war es, das in den USA entwickelte und dort zunehmend praktizierte „diagnosebezogene Fallgruppensystem" zu überprüfen. Hierbei sollte festgestellt werden, ob und unter welchen Voraussetzungen es sinnvoll ist, „diagnosebezogene Fallpauschalen" als Grundlage eines von der bisherigen „per diem"-Vergütung des Pflegesatzes abweichenden Systems zur Vergütung krankenhaustypischer Leistungen in der Bundesrepublik einzuführen.

Das Ergebnis der begleitenden Ist-Analyse in bundesdeutschen Krankenhäusern lautete: „Die Dokumentation sinnvoller Merkmale (unter Einbeziehung des Aufnahmegrundes, des Schweregrades der Erkrankung, der Pflegeintensität und des Behandlungsziels) und deren Verknüpfung mit anderen wesentlichen Variablen (Alter, Komplikation, Begleiterkrankungen, Operation, primäre Diagnosen) ist weder auf der Basis vorhandener oder kurzfristig verfügbarer Daten, noch auf der Basis vorhandener Dokumentationssysteme in absehbarer Zeit realisierbar".

Zusammenfassend kam die Gutachterkommission zu dem Schluß, daß die Übernahme des von ihr geprüften „DRG-Systems" wegen grundsätzlicher konzeptioneller Mängel nicht empfohlen werden könne.

Zahlreiche Berichte aus amerikanischen Schwerpunktkrankenhäusern und Universitätskliniken, vor allem aber Berichte aus den Unfall-Zentren haben die 1987 von der Gutachterkommission des BMA vertretene Auffassung zwischenzeitlich nachhaltig bestätigt und unterstützt. Einige der neueren amerikanischen Literatur entnommene Zitate sollen die bei Einführung der Fallgruppen bezogenen Leistungsvergütung insbesondere für die Unfallchirurgie zu erwartenden Defizite kurz veranschaulichen: „Alle Versuche, Patienten mit gleichem Verletzungsmuster auf der Basis der DRG-Kodierung (d.i. ICD-9-Kodierung) zu identifizieren sind gescheitert. Mit Hilfe des

DRG-Systems konnten lediglich 44% der Verletzten identifiziert werden (J. C. Young u.a. 1990)".

„Die geringe Sensitivität des DRG-Systems zeigt an, daß diese Schwachstelle auch nicht durch weitere Untergliederung des Systems mit Hilfe zusätzlicher Variabler – eingeschlossen die „severity scores" beseitigt werden kann (J. C. Young u.a. 1990)".

„Eine auf der Grundlage des DRG-Systems basierende Leistungsvergütung bringt für die Unfallchirurgie schwerwiegende Defizite. Z.B. vermag das DRG-System nicht zu unterscheiden zwischen verstorbenen und überlebenden Schwerstverletzten. Die Vergütung der für den Überlebenden erbrachten Leistungen hat somit keine Grundlage (Joy und Yurt 1992)".

„Die Mängel des DRG-Systems sind vor allem darauf zurückzuführen, daß alle Verletzungen nach dem ICD-9-Code definiert werden müssen, dem allenfalls die Bedeutung einer alphabetischen Listung beigemessen werden kann. Im Hinblick auf die Erfordernisse der Unfallchirurgie steckt das DRG-System noch in den Kinderschuhen (J. C. Young 1992)".

„Die ICD-Klassifizierung unterscheidet nicht zwischen stabilen und instabilen Wirbelbrüchen oder zwischen den Brüchen der Dorn- bzw. Querfortsätze und den Brüchen der Wirbelkörper (E. MacKenzie 1990)".

„Das DRG-System ist zur Identifikation von Verletzungen ungeeignet, da weniger als die Hälfte aller Verletzungsformen korrekt erfaßt werden kann. – Eine geschlossene Beckenringfraktur kann ebensowenig erfaßt werden wie Vielfalt und Schweregrad der Verletzungen eines Polytraumas (J. C. Young 1990)".

„Das erforderliche und noch zu entwickelnde Klassifizierungs- und Vergütungssystem muß alle Diagnosen eines Polytraumatisierten erfassen und darf nicht auf die ersten ein oder zwei Diagnosen des DRG-Systems beschränkt bleiben (J. C. Young 1990)".

„In der Tat wünschte ich, wir könnten Politik und Regierung davon überzeugen, daß die Einführung der Fallgruppen-bezogenen Leistungsvergütung nicht der richtige Weg ist. Wir werden uns jedoch damit abfinden müssen, daß Regierung und Ministerium unmißverständlich angekündigt haben, keine abweichenden Systeme zur Vergütung unfallmedizinischer Leistungen in Betracht ziehen zu wollen. So werden wir mit dem DRG-System arbeiten müssen und, wenn es sich schließlich doch als falsch und defizitär erweist, lediglich sagen können, wir haben uns redlich bemüht, das System zu unterstützen.

Ungeachtet dessen werden wir zugleich nach Wegen suchen müssen, um (auch) für die Behandlung der Unfallverletzten eine leistungs- und aufwandgerechte Vergütung sicherzustellen (Joy und Yurt 1992)".

Bei den nun folgenden Referaten und der anschließenden Diskussion sollten wir bei aller Bewunderung des wissenschaftlichen und technologischen Fortschritts nicht vergessen, daß wir vor allem für die Sicherstellung einer qualifizierten Unfallversorgung im Lande einzutreten haben.

Digitale Radiologie – Klinische Realität

W. Hruby, H. Mosser, M Urban, W. Rüger und K. Kaissas

Donauspital des Sozialmedizinischen Zentrums Ost, Langobardenstr. 122, A-1220 Wien, Österreich

Seit etwa einer Dekade wird die technologische wie auch die klinische Forschung auf dem Gebiet der „Digitalen Radiologie" rasant vorangetrieben, was sich in einer großen Zahl digitaler Teilvernetzungen, wie etwa CT und MR mit einer radiologischen Befundungskonsole wiederspiegelt. Weiters findet auch die digitale Projektionsradiographie, und hier insbesondere die digitale Bildverstärkerradiographie und die Phosphorspeicherfolientechnik in der klinischen Routine Eingang. Ziel dieser Entwicklung ist die Nutzung der Vorteile der digitalen Radiologie wie Dosisreduktion und Bildnachverarbeitung, und die Vernetzung und digitale Speicherung der Röntgenbilder.

Bisherige digitale Gesamtlösungen für ein gesamtes Krankenhaus scheiterten an zwei grundlegenden Faktoren: Einerseits waren die verfügbaren Monitore hinsichtlich Ortsauflösung und Leuchtdichte nicht für die diagnostische Arbeit ausreichend, und andererseits verhinderten relativ lange Bildtransferzeiten von den digitalen Archiven zur Workstation die Benutzerakzeptanz der Hauptanwender, der Radiologen. Bahnbrechende Neuerungen in der Netzwerk- und in der Monitortechnologie haben nun zur Errichtung einer vollständig digitalen Röntgenabteilung und einer digitalen Bildverteilung im gesamten Krankenhaus geführt, die auf den konventionellen Film völlig verzichten kann: das Zentrale Röntgeninstitut im neu erbauten Donauspital in Wien ist bereits seit April 1992 in klinischem Routinebetrieb.

Diese Arbeit gibt einen Überblick über die Implementation der letzten technologischen Entwicklungen der Digitalen Radiologie im Donauspital und die ersten klinischen Erfahrungen in der filmlosen Röntgenabteilung.

Integrierte Dokumentation und Archivierung in der bildgebenden Diagnostik

W. Wenz[1] und C. H. Buitrago-Tellez[2]

[1] Riedbergstr. 6, D-79100 Freiburg
[2] Abteilung Röntgendiagnostik der Radiologischen Universitätsklinik, Hugstetterstraße 55, D-79106 Freiburg, Bundesrepublik Deutschland

Wie in der Unfallchirurgie sieht sich der Radiologe einer unübersehbaren Flut von Daten gegenüber, die ausgewertet, verteilt und archiviert werden sollen. Solange di-

Hefte zu der Unfallchirurg, Heft 232
K. E. Rehm (Hrsg.)

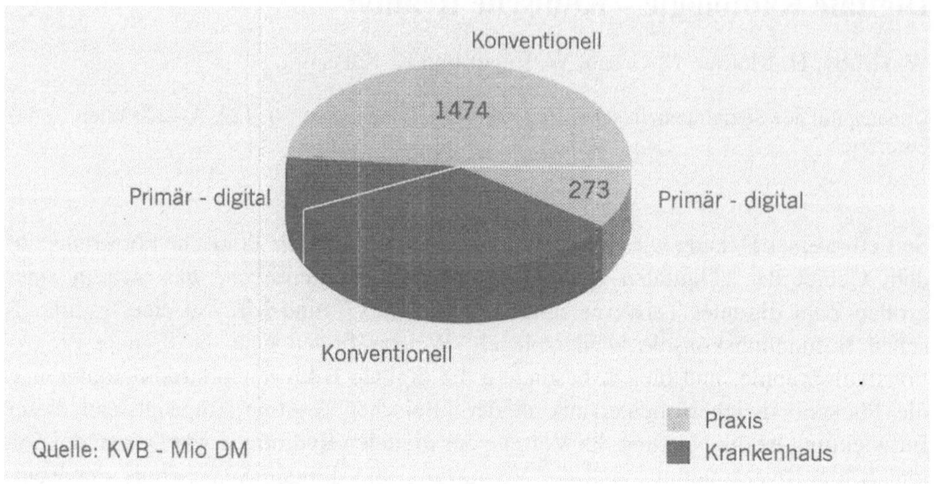

Abb. 1. Aufwand bildgebende Verfahren BRD 1991

gitale Daten aus der Computer- und Kernspintomographie, vom Ultraschall und der Subtraktionsangiographie vorhanden sind, bestehen keine technisch-apparativen Probleme.

PACS – als picture archiving and communication system zum Schlagwort geworden – erlaubt die Vernetzung aller Bildgebenden Systeme mit den Auswerteplätzen, mit einem Bildarchiv sowie Satellitenstationen vor Ort, also in der Poliklinik, im Op. usw. Die Investitionskosten belaufen sich jedoch bei den wenigen Pilotprojekten mit speziellen Fragestellungen schon auf rund 5 Mill DM; hinzu kommen 7–10% der Investitionskosten für Wartung und Verbrauch sowie zusätzliches Fachpersonal. Die Umsetzung der vertrauten Lichtkasten zur Filmauswertung in eine PACS-Umgebung wird zur Entwicklung einer Bildschirmlandschaft führen mit bis zu 16 Monitoren pro Arbeitsplatz (Peters, 1991) (Abb. 1).

Was geschieht jedoch mit den 70% konventioneller Röntgenaufnahmen, die in den größeren Röntgeninstituten heute noch anfallen oder mit den ausschließlich konventionell arbeitenden Abteilungen und Praxen? Unfallchirurgen und Orthopäden sind hier in erster Linie zu nennen.

Die Investitionskosten für direkte digitale Verfahren (z.B. Lumineszenzradiographie) sind erheblich. Wir demonstrieren deshalb ein System, das mit vertretbarem Aufwand den Anschluß an die digitale Welt erlaubt und zwar in Form einer integrierten Dokumentation und Archivierung.

Digitalisierung konventioneller Röntgenaufnahmen

Im Gegensatz zum PACS haben wir die Digitalisierung des herkömmlichen Röntgenfilmes in den Mittelpunkt gestellt. In der Praxis geschieht dies mit einem Scanner, der zwar in allen heute bekannten Kommunikationssystemen zur Eingabe des Röntgenbildes in ein digitales Netz vorgesehen ist, über dessen diagnostische Möglichkeiten

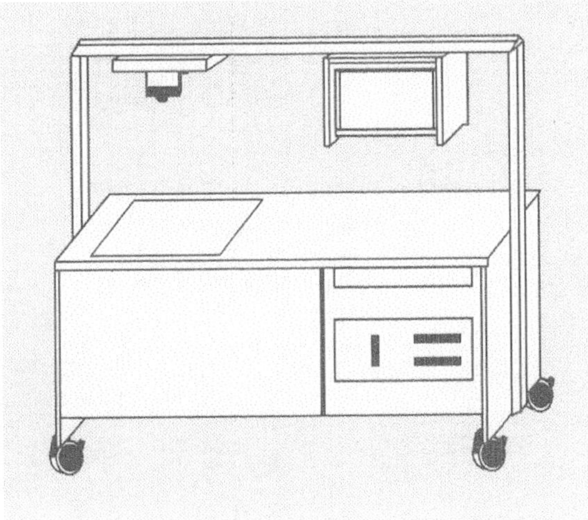

Abb. 2. Film-Digitalisation

im Sinne einer verbesserten Filmauswertung nur wenig bekannt ist. Der Film wird auf eine Leuchtplatte gelegt und automatisch in ein Monitorbild umgewandelt (Cook et al. 1989).

Ein Zeilensensor rastert das Bild nach dem Prinzip des Photoeffektes dergestalt, daß eine Standardmatrixgröße 2048 x 2048 resultiert entsprechend einer Ortsauflösung von 2,5 Lp/mm. Für besondere Fragestellungen wie die Erkennung von Mikrokalk in der Mammographie oder feinster Fissuren besteht die Möglichkeit einer Ortsauflösung von 5 Lp/mm bei einer 4096 x 4096 Matrix (Abb. 2).

Der Analog/Digital-Wandler des uns zur Verfügung stehenden Gerätes erlaubt schließlich eine Speichertiefe von 10 bit entsprechend 1024 Graustufen, die bei der weiteren Bildauswertung eine wesentliche Rolle spielen.

Am Beispiel einer primär extrem unterbelichteten Unterschenkelaufnahme kann gezeigt werden, daß noch feinste Fissuren nach Digitalisierung einer Aufnahme sichtbar gemacht werden können (Wenz et al. 1992).

Damit wird durch die Digitalisierung der hohe Standard des Röntgenfilms nahezu erreicht. Dieser beruht auf einer maximalen Ortsauflösung, weshalb er allen modernen bildgebenden Verfahren zum Trotz seine Bedeutung für die Routinediagnostik nicht eingebüßt hat. Unter den sogenannten primären digitalen Verfahren, der Bildverstärker- und Lumineszenzradiographie erlaubt nur die geschilderte Digitale Filmradiographie die Vorteile der digitalen mit der konventionellen Radiographie zu kombinieren (Abb. 3).

Bildauswerteplatz

Das auf diese Weise erzielte Monitorbild kann wie jede digitale Darstellung manipuliert werden. Identisch wie z.B. bei der Computertomographie bieten sich folgende Verarbeitungsmöglichkeiten an:

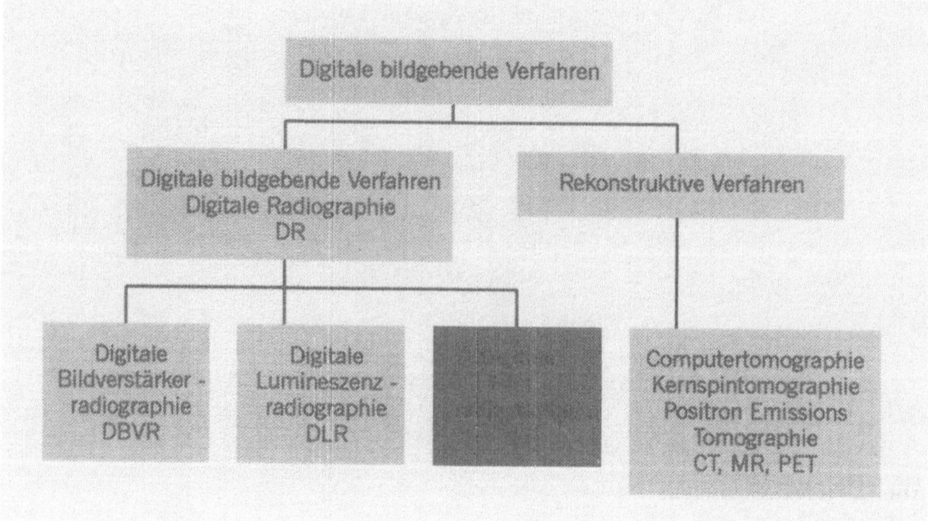

Abb. 3. Bildgebende Verfahren

- Kantenanhebung
- Kontrastoptimierung
- Zooming
- Filterung
- Fenstertechnik
- Gradationskurven
- Vermessung

Diese Aufzählung scheint sehr theoretisch-technisch,ist jedoch von erheblicher praktischer Bedeutung für die Filmauswertung und damit für die endgültige Befundung.

Flaue, unscharfe Strukturen im Originalfilm lassen sich durch Kantenanhebung gegenüber ihrer Umgebung hervorheben. Der schwache Kontrast einer unterbelichteten Handaufnahme kann so verstärkt werden, daß z.B. die Bestimmung des gewünschten Knochenalters möglich wird.

Wir haben bei der Bearbeitung fehl- oder unterbelichteter Röntgenfilme die Erfahrung gemacht, daß ein Großteil solcher Bilder noch durch die Digitalisierung zu „retten" ist. In einer entsprechenden Studie mit 4 Versuchsreihen konnten Buitrago et al. (1992) zeigen, daß durch Reduktion des mAs Produktes zwischen 20 und 40% eine ebenbürtige diagnostische Bildqualität zu erzielen ist, wenn der Originalfilm digital nachbearbeitet wird.

Bei einer Fehlbelichtungsrate konventioneller Röntgenfilme zwischen 5 und 20% (Stender u. Stieve 1990) gewinnt damit die digitale Bearbeitung eine ganz besondere Dimension, ganz abgesehen von Risikopatienten, deren Strahlenbelastung extrem niedrig gehalten werden muß, wie das bei Kindern, Schwangeren und Kranken mit sehr häufigen Kontrollaufnahmen (Intensivstation) der Fall ist.

Die zweifellos durch die Bildmanipulation anfallende, zusätzliche Arbeitszeit am Bildauswerteplatz gilt nur für ganz besondere Fragestellungen. Für mehr als 90% der zu digitalisierenden Filme sorgt eine automatische Bildoptimierung mit vorgegebenen Schwärzungsparametern für eine optimale Bildgüte; damit kommt der Filmdigitalisierung zusätzlich noch eine besondere Rolle bei der Qualitätskontrolle zu. Kein Zweifel, daß die Zahl schlecht auswertbarer Filme zu reduzieren ist.

Neben einer gleichbleibend guten Bildqualität ist die Quantifizierung des Bildinhaltes bedeutsam. Strecken- und Winkelmessung ist ebenso schnell möglich wie Bestimmung von Flächen. Praktische Folgen für die klinische Arbeit demonstrieren Vorträge auf diesem Kongreß über Längenmessungen nach Klavikulafrakturen (Paech et al.) sowie Messung der Komponentenwanderung in der Hüftprothetik (Dickob). Die Bestimmung weniger Fixpunkte am Becken genügt, um prognostische Aussagen im Verlauf postoperativer Kontrollen zu machen. Gleiches gilt für den Einsatz in der präoperativen Planung speziell an der Hüfte. Zahlreiche Arbeitsgruppen bemühen sich auf diesem bisher vernachlässigten Gebiet der modernen Bildgebung weitere Anwendungsbiete zu erarbeiten (Abb. 4).

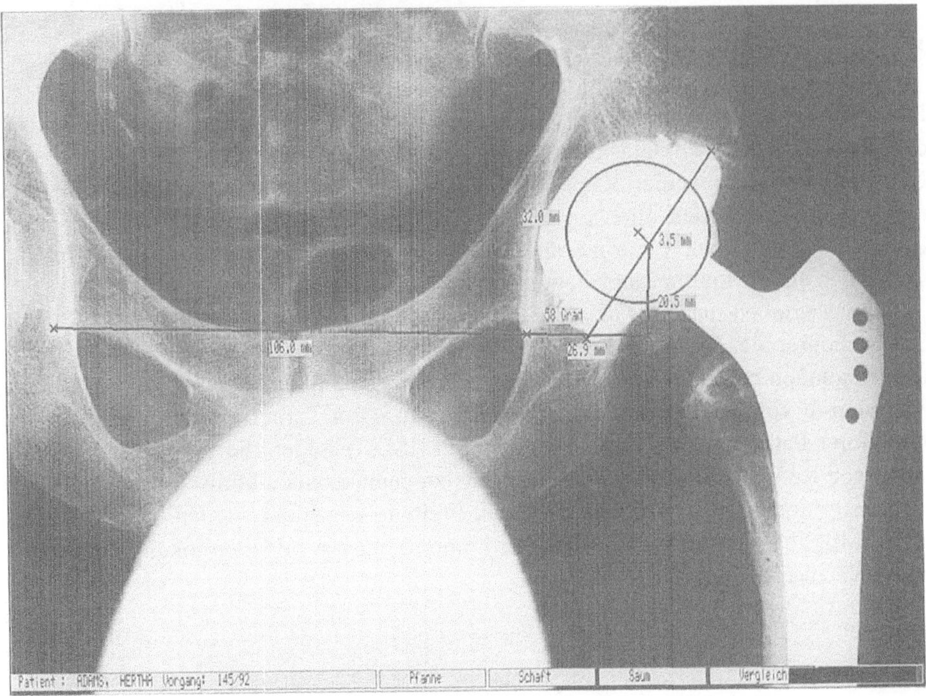

Abb. 4

Systemmanagement

Die Möglichkeiten der digitalen Bildradiographie sind heute noch keineswegs ausgeschöpft. Eine Fülle wissenschaftlicher Fragestellungen harren der Bearbeitung. Für die Routine in Klinik und Praxis existiert inzwischen ein Managementsystem mit Patientendatenverwaltung, Bild/Befund-Registrierung sowie einem Dokumentenscanner, der z.B. den vom Patienten ausgefüllten Fragebogen aufzunehmen vermag.

Möglich ist der Anschluß an bestehende Krankenhausinformationssysteme für bildgebende Verfahren wie Rados oder Simedos. In der Erprobung ist eine optische Karte, die der Patient ausgehändigt bekommt und die seine wesentlichen Daten enthält. Sie gibt darüber hinaus Auskunft über die bisherigen Röntgenuntersuchungen, deren Befunde und vermag die digitalisierten Bilder auf einem Monitor wiederzugeben. Damit wird manche unnötige Röntgenuntersuchung vermieden.

Während die Bildbefundung am Auswerteplatz geschieht, bietet der sogen. Praxismanager die Sprachausgabe für das Schreiben des Befundes, für weitere Eingaben von spezifischen Patientendaten sowie der Abrechnung. Die Assistentin erledigt diese Aufgaben während der Digitalisierung der Originalaufnahmen.

Bildkommunikation

Der Verteilung von Röntgenbild und -befund dient ein Netzwerkmanagement entweder über Ethernet oder Glasfaser. Eigene Erfahrungen in Freiburg zeigen, daß die Querverbindung von einer Klinikabteilung zu einer anderen Abteilung problemlos möglich ist. So werden alle konventionellen Röntgenuntersuchungen der Abteilung Röntgendiagnostik zur Urologie übertragen, wo am frühen Nachmittag die Demonstration an einer Monitorwand stattfindet.

Da inzwischen auch die Bildübernahme von rein digitalen Verfahren (CT, MR, BV-Radiographie, Sonographie, DSA) technisch gelöst ist, lassen sich sehr komplexe Übertragungen realisieren. So wird beispielsweise das Material einer gezielten Knochenbiopsie von der Universität Tübingen zu unserem Tumorreferenzzentrum in die Freiburger Pathologie geschickt. Per Telefon (ISDN) folgen die zur Befundung notwendigen Röntgenaufnahmen, die ihrerseits zu gemeinsamen klinisch-pathologischen Demonstrationen in die Universitätsklinik Freiburg geschickt werden. Die konsiliarischen Möglichkeiten eines mit der Zeit immer dichter werdenden lokalen und regionalen Netzwerkes liegen auf der Hand.

Archivierung

Bleibt zum Schluß noch die Archivierung der Bilddaten. § 28 der Röntgenverordnung bestimmt in Punkt 5.2 der Durchführungsbestimmungen, daß bei Röntgendirektaufnahmen die Übertragung auf andere Bildträger erst nach 3 Jahren zulässig ist. Für die digitale Filmradiographie bedeutet dies, daß die Originalaufnahmen statt 10 nur 3 Jahre archiviert werden müssen, daß der digitale Datensatz von diesem Zeitpunkt ab das Original ersetzen darf.

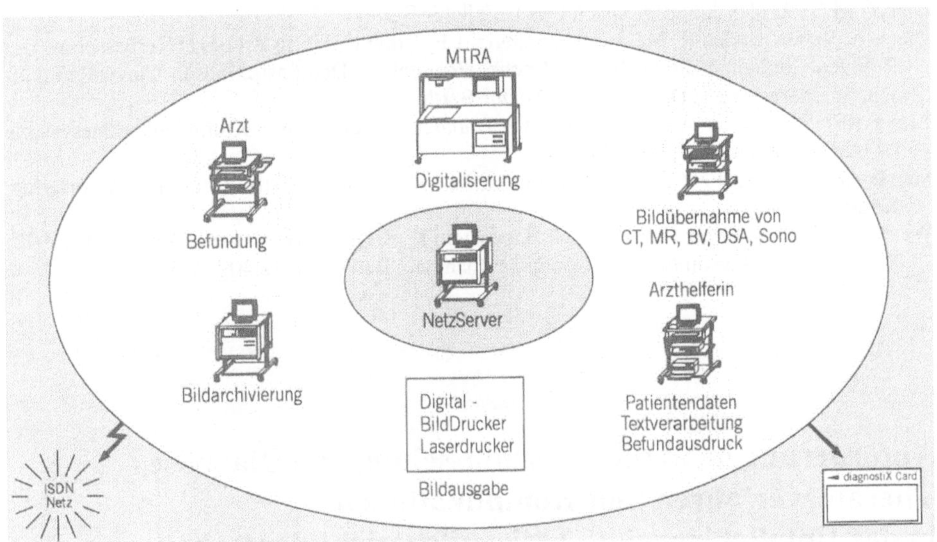

Abb. 5. Integrierte Dokumentation und Archivierung in der bildgebenden Diagnostik – System diagnostiX 2048

Zur Speicherung wird eine optische Platte (Worm) benutzt, die mit 1 Gigabyte eine hohe Kapazität aufweist. Sie kann nicht überschrieben werden und weist dank Lasertechnik eine lange Haltbarkeit auf, jedenfalls so lange wie die vorgeschriebene Archivierungszeit. Juke-Box-Erweiterung ist möglich.

Zusammenfassung

Ausgehend von der Digitalisierung des konventionellen Röntgenfilmes, der immer noch rund 70% der modernen Bildgebung ausmacht, ermöglicht das System „diagnostiX 2048" der Fa. Digital Diagostik Deutschland den Zugang zur digitalen Welt. Neben einer modernen Erfassung der Verwaltungsdaten steht die verbesserte Bildauswertung im Vordergrund, wobei die Befundquantifizierung mit Hilfe einer entsprechenden Software gerade dem Unfallchirurgen und Orthopäden in wichtigen operativen Teilbereichen eine wesentliche Hilfe bei Operationsplanung und postoperativer Kontrolle bietet. Bildkommunikation und -demonstration ebenso wie die Archivierung sind wie bei primär digitaler Radiographie möglich (Abb. 5).

Literatur

Buitrago-Tellez CH (1992) Digitalisierung koventioneller Röntgenaufnahmen: Klinische Wertigkeit und experimentelle Untersuchungen zur Reduktion der Strahlendosis. Diss. Univ. Freiburg

Cook L, Giger ML, Wetzel LH, Murphey MD, Banitzky S (1989) Digitized film radiography. Invest Radiol 24:910–916

Dickob M (1992) 56. Jahrestg. Dtsch Ges Unfallchir Berlin

Paech A, Rahmanzadeh R, Meißner A, Scheller EE, Voigt C, Uhrig A (1992) Verbesserung der Röntgenbildqualität durch digitale Nachbearbeitung. – Demonstration an Claviculafrakturen. 56. Jahrestagung Dtsch Ges Unfallchir Berlin

Peters PE, Wiesmann W (1991) Digitale Bildarchivierungs- und Kommunikationssysteme (PACS). Dt Arztebl 88:1432–1440

Stender H-St, Stieve FE (1990) Bildqualität in der Röntgendiagnostik. Deutscher Ärzteverlag, Köln

Wenz W, Buitrago-Tellez CH, Blum U, Hauenstein K-H, Gufler H, Meyer E, Rüdiger K (1992) Digitalisierung konventioneller Röntgenaufnahmen. Radiologe 32:409–415

Anforderungen an die Verschlüsselung von Diagnose, Therapieverfahren und Komplikationen in der Unfallchirurgie – Tätigkeitsbericht der Arbeitsgruppe Dokumentation/EDV im Wissenschaftsausschuß der DGU

N. M. Meenen[1], K. M. Stürmer[2], T. Pohlemann[3], Th. Rack[2] und E. Soldner[4]

[1] Abteilung Unfall- und Wiederherstellungschirurgie, Universitätskrankenhaus Hamburg-Eppendorf, Martinistr. 52, D-20251 Hamburg
[2] Unfallchirurgische Abteilung, Universitätsklinikum, Hufelandstr. 55, D-45147 Essen
[3] Unfallchirurgische Abteilung, Medizinische Hochschule Hannover, Konstanty-Gutschowstr. 8, D-30625 Hannover
[4] BG-Unfallklinik, Friedberger Landstr., D-60389 Frankfurt/Main, Bundesrepublik Deutschland

Die Fokussierung der täglichen Arbeit auf medizinische Aufgaben muß das vorrangige Ziel ärztlicher Tätigkeit sein. Dokumentation soll vor allem dem Erreichen dieser Zielsetzung dienen.

Bisher ist auf dem Gebiet der Basisdokumentation mit dem ICD-9 (und dem folgenden ICD-10) eine weitgehende Vereinheitlichung erreicht. Klinische oder gar wissenschaftliche Belange sind damit aber insbesondere für die Unfallchirurgie nicht annähernd erfüllt. Auf dieses Defizit ist vielfach von ärztlicher Seite hingewiesen worden. Lösungmöglichkeiten für den ärztlichen Dokumentationsbedarf wurden deshalb in Form unterschiedlichster Systeme erarbeitet, von denen bisher keines die Anforderungen der Kliniker meistert. Der Wissenschaftsausschuß der Deutschen Gesellschaft für Unfallchirurgie hat es sich zur Aufgabe gemacht, eine umfassende und einheitliche unfallchirurgische Klassifikation der Verletzungen zu erarbeiten. Als Anforderungen an ein solches System werden definiert:

1. Zuordnung posttraumatischer Zustände (Verletzungsfolgen) zur primären Diagnose durch Verknüpfung muß möglich sein. (Beispiel: Z.n. OSG-Luxationsfraktur Weber B mit großem Volkmann'schem Dreieck rechts; Sprunggelenksarthrose).

Hefte zu der Unfallchirurg, Heft 232
K. E. Rehm (Hrsg.)

2. Die Lokalisation muß zur ausreichenden Diffenzierung 4stellig erfaßt werden.
3. Die Verletzungsart muß wenigstens 3-stellig dokumentiert werden.
4. Die Schlüssel sollen hierarchische Struktur haben.
5. Der Schlüssel soll auf Rechnern unterschiedlichster Betriebssysteme installierbar sein, auch muß eine Handverschlüsselung möglich sein.
6. Die Akzeptanz für das zu erarbeitende Schlüsselsystems muß hoch sein, dazu trägt Anwenderfreundlichkeit und Netto-Arbeitsersparnis für die Dokumentare bei.
7. Der Schlüssel muß in der Tiefe seiner Differenziertheit steuerbar sein, bei geringeren Anforderungen muß auch einfacher (z.B. 2stellig Lokalisation) klassifizierbar sein.
8. Es müssen Sonderdokumentationen integrierbar sein (für Studienzwecke z.B. Scores).
9. Der Schlüsselaufbau muß logisch sein, d.h. nachvollziehbar.
10. Die AO-Klassifikation muß voll integriert sein.
11. Ein Polytrauma muß als Summation vieler einzelner Verletzungen einfach zu dokumentieren sein.
12. Der Schlüssel muß ein automatisches Matching zum ICD ermöglichen.
13. Das Dokumentationssystem muß menügesteuert am Bildschirm geführt werden.
14. Der Thesaurus des Schlüssels muß jederzeit den Sinngehalt des Dokumentierten in Hochdeutsch angeben.

Aus der Masse der Klassifikationen zur Erfassung unfallchirurgischer Diagnosen ragt ein System heraus, das viele Wünsche und Bedingungen für eine sinnvolle Dokumentation erfüllt. Seine Bedeutung ist inzwischen auch im angloamerikanischen Sprachraum erkannt. Ein Editorial im Journal of bone and joint surgery streicht das System heraus unter dem Schlagwort „Esperanto for fractures" [1].

Die Arbeitsgruppe Dokumentation setzt für ihre Empfehlung eines unfallchirurgischen Schlüsselsystems auf das Primat dieses AO-Klassifikationsmodells: Die Praktikabilität ergibt sich aus der Einstufung nach morphologischer Komplexität der Verletzung und korreliert mit der Behandlungsschwierigkeit und prognostischen Aspekten [2].

Der Frakturenschlüssel der AO erfüllt alle Anforderungen, die wir an ein Klassifikations- und Erfassungssystem für Frakturen stellen müssen: Es ist logisch und hierarchisch aufgebaut, es ist nachvollziehbar. Die Einteilung der Frakturen erfolgt konstistent, d.h. eine Rückkonvertierung der Codes führt zu einem Diagnosetext, der dem Erfaßten entspricht.

Die Einsatzmöglichkeit der AO-Dokumentation für das gesamte Spektrum der Unfallchirurgie ist allerdings limitiert durch die Beschränkung auf Frakturen langer Röhrenknochen. Es müssen aber in einem umfassenden unfallchirurgischen Klassifikationssystem neben den Frakturen auch sämtliche traumatologischen Krankheitsbilder der Weichteile systematisch erfaßbar werden. Dazu gehören Problembereiche wie Knie, Schulter, allgemein nicht knöcherne Gelenkverletzungen sowie Kopf, Thorax und Abdomen und kindliche Frakturen. Nicht klassifiziert sind bisher Folgezustände von Verletzungen. Weiter sind bisher nicht einheitlich erfaßbar die Wirbelsäulenverletzungen und die Beckenfrakturen.

Die Arbeitsgruppe erarbeitet für die DGU das Konzept eines von Unfallchirurgen nach klinischen und wissenschaftlichen Bedürfnissen erstellten Verletzungsschlüssel, der sich an positiven Erfahrungen mit der AO-Klassifikation der Frakturen orientiert. Erste Konsensergebnisse werden hier vorgestellt.

Die Einteilung dient zunächst der nachvollziehbaren Systematisierung aller unfallchirurgischer Krankheitsbilder, außerdem der Vergabe von alphanumerischen Schlüsseln zur reproduzierbaren Verkürzung. Die Kodierung wird in die beiden Achsen Lokalisation und Diagnose aufgeteilt:

Wir sehen zur Lokalisation der Verletzungen/Erkrankungen einen drei- bis vierstelligen Schlüssel vor.

Die erste Stelle bezeichnet die übergeordnete Körperregion, die zweite Stelle den eingegrenzten Körperteil, die dritte und vierte Stelle bezeichnen die exakte Lokalisation. Naturgemäß nehmen die Lokalisationen am Achsenskelett und am Bewegungsapparat den größten Raum ein, sodaß Kopf, Thorax und Abdomen unter der Rubrik „Kopf/Rumpf" zusammengefaßt werden können (Abb. 1).

Generalisierte Verletzungen und Erkrankungen unterschiedlicher Organsysteme können dokumentiert werden. Das Kniegelenk und das Schultergelenk werden aufgrund der Komplexität ihres Aufbaus und ihrer Pathologie als eigene übergeordnete Körperregionen eingeführt. Um eine hierarchische Ordnung aller Körperregionen zu erreichen, verwendet der DGU-Schlüssel für den „Knochenmann" der AO eine modifizierte Ziffernzuordnung (Abb. 2).

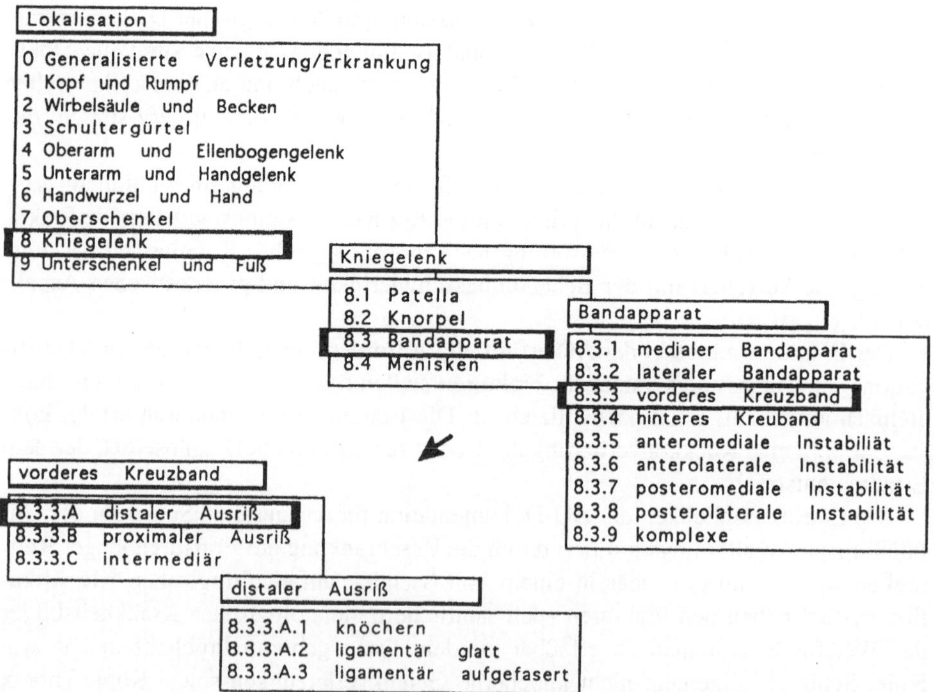

Abb. 1. Aufstellung der übergeordneten Körperregionen und ihrer Zahlenschlüssel. Die unter O klassifizierten generalisierten Verletzungen/Erkrankungen sind in der Übersicht der ersten Hierarchiestufe ausgeworfen

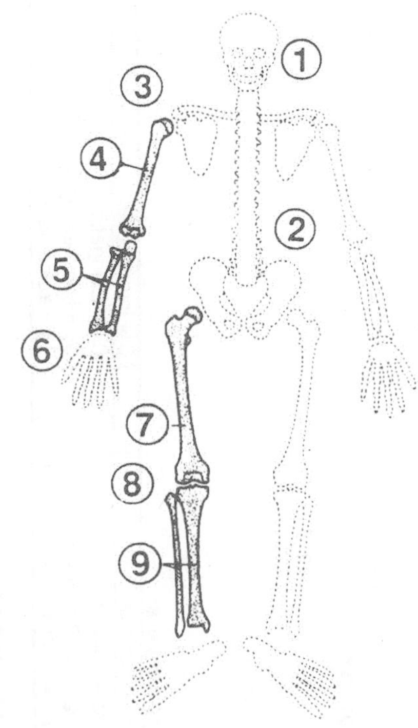

Abb. 2. Zur Lokalisationserfassung aller unfallchirurgischer Krankheitsbilder ist die Vergabe erweiterter Zahlencodes für die übergeordneten Körperregionen notwendig. So erhalten jetzt das Schultergelenk und das Kniegelenk die ihrer Funktion und Pathologie entsprechende Bedeutung in der Klassifikation

Die Morphologie der Verletzung wird entsprechend der AO-Klassifikation beschrieben. Die auch auf Weichteilschäden erweiterte ABC-Einteilung verbindet den Schwergrad der Verletzung mit der morphologischen Systematik und progonostischen Aspekten.

Als Beispiel seien Knieverletzungen z.B. Kreuzbandläsionen und Beckenringfrakturen dargestellt (Tabelle 1 und Abb. 3). Das vorgeschlagene Schema der Klassifikation integriert ohne nennenswerten Informationsverlust gegenüber der textlichen Diagnoseerfassung spezielle Bereiche unfallchirurgischer Diagnose.

Für die Ergänzungen von Verletzungen werden vergleichbar der erfolgreichen TNM Klassifikation für Tumoren nach der alphanumerischen Verschlüsselung der Verletzungsmorphologie Felder mit der Bezeichnung H = Haut; M = Muskel (Sehne, Fascie); G = Gefäß; N = Nerv mit entsprechend morphologisch geprägtem Schweregrad 1–3 angehängt.

Beispiel G1 = Intimaläsion; G2 = glatte Durchtrennung, G3 langstreckige Läsion/Defekt.

Beispiel N1 = Kontusion/Dehnung, N2 = Durchtrennung, N3 = Defektverletzung.

Eine solche Unterteilung scheint einfacher zu sein als die von der AO vorgeschlagene Einteilung der Weichteilverletzungen, insbesondere die dort vorgenommene Vermengung von Nerven- und Gefäßverletzung [3]. Diese Verletzungen müssen nachvollziehbar mit den gleichen Anforderungen an Differenziertheit isoliert dokumentiert werden.

Tabelle 1

Unterklassifikation Kniegelenk

8.1 = Patella

8.2 = Knorpel

8.3 = Bandapparat

8.3.1 = Medialer Seitenbandapparat

A = Distal	B = Proximal	C = Intermediär
A_1 = knöchern A_2 = ligamentär glatt A_3 = ligamentär aufgefasert	B_1 = knöchern B_2 = ligamentär glatt B_3 = ligamentär aufgefasert	C_1 = Elongation C_2 = kulissenförmig C_3 = aufgefasert

8.3.2 = Lateraler Seitenbandapparat

A = Distal	B = Proximal	C = Intermediär
A_1 = knöchern A_2 = ligamentär glatt A_3 = ligamentär aufgefasert	B_1 = knöchern B_2 = ligamentär glatt B_3 = ligamentär aufgefasert	C_1 = Elongation C_2 = kulissenförmig C_3 = aufgefasert

8.3.3 = Vorderes Kreuzband

A = Distal	B = Proximal	C = Intermediär
A_1 = knöchern A_2 = ligamentär glatt A_3 = ligamentär aufgefasert	B_1 = knöchern B_2 = ligamentär glatt B_3 = ligamentär aufgefasert	C_1 = Elongation C_2 = kulissenförmig C_3 = aufgefasert

8.3.4 = Hinteres Kreuzband

A = Distal	B = Proximal	C = Intermediär
A_1 = knöchern A_2 = ligamentär glatt A_3 = ligamentär aufgefasert	B_1 = knöchern B_2 = ligamentär glatt B_3 = ligamentär aufgefasert	C_1 = Elongation C_2 = kulissenförmig C_3 = aufgefasert

8.3.5 = Anteromediale Rotationsinstabilität (kombinierte Verletzungen)
8.3.6 = Anterolaterale Rotationsinstabilität
8.3.7 = Posterolaterale Rotationsinstabilität

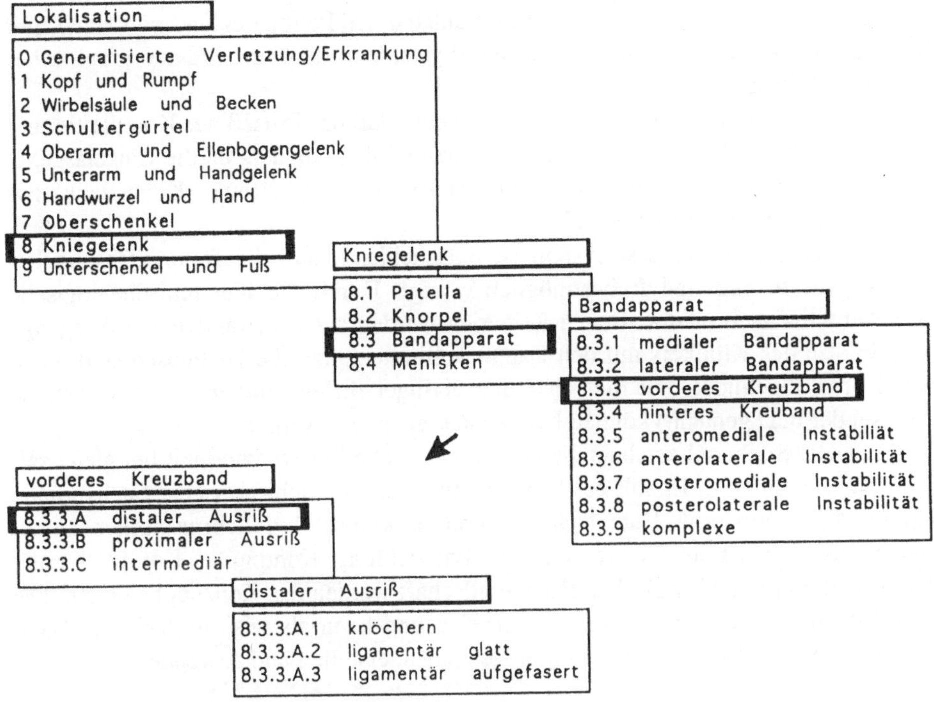

Abb. 3. Erfassungskaskade für den distalen Ausriß eines vorderen Kreuzbandes, wie sie sich aus der 3stelligen Lokalisationsbeschreibung und der zweistufigen Verletzungsmorphologie ergibt

Bezüglich allgemeiner Komplikationen von Verletzungen wie Thrombose oder Infekt wird nach Dokumentation der Primärverletzung ein Feld Z (Zusatz) angefügt, wenn die Thrombose mit der Fraktur lokalisatorisch im Zusammenhang steht.

Liegt eine Thrombose ohne Zusammenhang mit einer zufällig zur Aufnahme führenden Fraktur oder ganz ohne Fraktur oder Verletzung vor, wird diese Thrombose unter „Generalisierte Erkrankungen und Verletzungen 0,5“ dokumentiert (Abb. 1).

Typische Kindliche Frakturen lassen werden zu ihrer Lokalisation mit der Bezeichnung K und einer ABC-Klassifikation erfaßt.

Auch Folgezustände nach Verletzungen sollen zuverlässig erfaßt werden können. Da aber oft bei z.B. bei Arthrosen oder anderen Gelenkerkrankungen die Morphologie der Primärverletzung nicht nachvollziehbar ist, wird nach der Lokalisation die Diagnosestelle nicht auf ABC gesetzt, sondern auf O (Fraktur nicht näher bezeichnet), es folgt als Zusatzfeld die Sonderklassifikation (Arthrose).

Aufgrund der hierarchischen Struktur der Klassifikation kann die Tiefe der Erfassung den Bedürfnissen und Möglichkeiten der Klinik angepaßt werden. Es ist bekannt, daß bei 90% aller Diagnoseerfassungen nur Basisdokumentation betrieben werden soll. So wird mit dem verkürzten Lokalisations- und Diagnoseschlüssel eine gute und reproduzierbare Dokumentation erreicht. Für Studien und andere wissenschaftliche Fragestellungen ist die Ausnutzung aller Kodierungsstellen sinnvoll. Selbst die Ankopplung individueller Sonderdokumentation ist möglich.

Die Dokumentation kann in der Praxis anhand des Faltblattes und von Hand, mit Belegleserkonzepten oder mit Datenbank-Systemen sogar in direkter graphischer Eingabe erfolgen.

Die Arbeitsgruppe ist sich darüber im Klaren, daß der Prozeß der Komplettierung des DGU-Schlüssels Zeit in Anspruch nehmen wird, besonders da die Einzelaspekte jeweils Fachgruppen in der DGU (Beispiel Becken, Wirbelsäule, Kniegelenk) zur Mitberatung anvertraut werden sollen.

Auch für dieses Schlüsselsystem ist entscheidend, daß die Datenerfassung behandlungsbegleitend und frühestmöglich erfolgt. Durch die hierarchische logische Grundstruktur nach medizinischen Kritierien werden auch interaktive Suchvorgänge (das Spielen des Klinikers mit den Daten) voll unterstützt, die Diagnosen sind nachvollziehbar abgebildet. Für die Ableitung geringer differenzierter Schlüsselsysteme (hier sei der ICD genannt) können Kreuzschüssel erstellt werden.

Der DGU-Schlüssel zeichnet sich durch eine hohe Differenziertheit bei gleichzeitiger Transparenz aus. Er soll zur Vereinheitlichung unfallchirurgischer Sachverhalte führen. Nicht moderne Datentechnik, sondern klinisch-unfallchirurgischer Dokumentationsbedarf ist die Triebfeder für die Entwicklung; Kontinuität, Kompetenz und Autorität der unfallchirurgischen Fachgesellschaft werden das Konzept begleiten. Die Klassifikation wird als Grundgerüst erarbeitet und kann als wissenschaftliche Basis denen dienen, die Dokumentationssysteme planen, erstellen und anwenden.

Literatur

1. Colton CL (1991) Telling the bones, Editoriral J Bone Joint Surg [Br] 73: 362–364
2. Müller ME, Nazarian S, Koch P (1987) Classification AO des fractures 1 Les Os Longs. Springer, Berlin Heidelberg New York
3. Müller ME, Allgöwer M, Schneider R, Willenegger H (1991) Manual of internal fixation. Springer, Berlin Heidelberg New York

Klinik-Informationssystem in der Unfallchirurgie (OP-DOC)

E. Basad und H. Schöttle

Unfallchirurgische Klinik, Krankenhaus Nordwest, Steinbacher Hohl 2–26,
D-60488 Frankfurt a.M., Bundesrepublik Deutschland

Das Klinik-Informationssystem (OP-DOC) für die Unfallchirurgie ist eine Entwicklung auf dem Macintosh-Computer. OP-DOC ermöglicht dem authorisierten Benutzer den Zugriff auf die Patientendaten von allen klinischen Computerarbeitsplätzen aus. Die Funktionen gliedern sich in folgende: Patientenstammdatenverwaltung: Die Patientenstammdatenerfassung wird durch die Verwaltung im Krankenhaus Nordwest auf

Hefte zu der Unfallchirurg, Heft 232
K. E. Rehm (Hrsg.)

einer DEC PDP1138 mit einer MUMPS Datenbank durchgeführt. Diese bereits erfaßten Daten können in unser klinikeigenes Macintosh-Netzwerk importiert werden. Auf die Verwaltungsdaten kann sowohl über eine Terminalemulation als auch aus unserer Applikation direkt zugegriffen werden.

Diagnose- Risiko- und Komplikationsverschlüsselung

OP-DOC enthält den kompletten 4stelligen ICD-9-Schlüssel mit seinen Originaltexten, welche jedoch oftmals mißverständlich sind und als Suchbegriffe, um die jeweilige Diagnoseziffer zu finden, ungeeignet sind. Deshalb wurden die ICD-9 Diagnosen durch ein Suchwörterbuch mit durchschnittlich 5–10 Synonymen pro ICD-Nummer, ergänzt. Das Synonymwörterbuch ist ausbaufähig und kann vom Benutzer um beliebig viele Begriffe und Kürzel erweitert werden. Mit Hilfe dieses medizinischen Thesaurus (über 100 000 Suchbegriffe) werden Klartexteingaben halbautomatisch nach dem 4stelligen ICD-9 Schlüssel kodiert.

Operationsplanung und -dokumentation

Die Erstellung von Operationsplänen auf dem Computer dient der präoperativen Patientenvorbereitung. Operationstagespläne können ausgedruckt werden und sind an jedem Terminal verfügbar. Die eingegebenen Operationsdaten werden fall- und patientenbezogen archiviert. Wichtige Ergänzungen der Operationsdaten können unmittelbar postoperativ im Operationstrakt eingegeben werden. In der aktuellen Version von OP-DOC sind der VESKA-Schlüssel und ein weiterer Schlüssel, zur Erstellung des Operationskataloges nach den Richtlinien der Gesellschaft für Chirurgie, integriert.

Arztbriefe, Operationsberichte und andere Dokumente

Bei der halbautomatischen Erstellung von Arztbriefen, Operationsberichten, D-Arzt Zwischenberichten und anderen Dokumenten werden die bereits erfaßten Daten zusammengeführt. Diese Textdokumente können editiert, gedruckt, exportiert und archiviert werden. Auswertung und Export: Alle mit OP-DOC erfaßten Daten sind mit Hilfe integrierter Tools nach verschiedenen Kriterien auswertbar und in Austauschformaten exportierbar.

Ergebnisse

Die Arbeitsumgebung des Mac/OS 7-Betriebssystems zeigte sich einfach beherrschbar, durchschaubar und ästhetisch. Dies ermöglichte eine komfortable Erfassung und Auswertung von Patientendaten. Optimierungen der Software könnten während der laufenden Anwendung durchgeführt werden. Die Anbindung unseres Systems an bestehende EDV-Systeme gestaltete sich problemlos. Benutzerfreundliche Entwicklungswerkzeuge ermöglichen dem Kliniker, eigene Problemstellungen in EDV-Lösungen umzusetzen. Der Vergleich von computerunterstützter und konventioneller Verschlüsselung hat gezeigt, daß es zu einer ca. 45%igen Nichtüberinstimmung der ermittelten ICD-Diagnosen kommt. Die Unterschiede bestanden in der Exaktheit der verwendeten ICD-Ziffern, welche bei der computerunterstützten Verschlüsselung den Klartextdiagnosen näher kamen. Die Qualität einer Dokumentation hängt auch von der Akzeptanz durch den Benutzer, der Transparenz des Systems, sowie von Ort und Zeitpunkt der Eingabe ab.

Die Verwaltung von Patientendaten an einer unfallchirurgischen Universitätsklinik mit Macintosh und FileMaker Pro – Mehraufwand oder Erleichterung der Routine mit verbessertem Informationsfluß

M. Heinzelmann, A. Platz, K. Kach, O. Trentz, Zürich

(Manuskript nicht eingegangen)

Einsatz EDV-gestützter Bildkommunikation in der Unfallchirurgie

Almut Tempka, M. Nerlich, R. Kretschmer und U. Rottke

Unfallchirurgische Abteilung, Medizinische Hochschule, Konstanty-Gutschow-Str. 8, D-30625 Hannover, Bundesrepublik Deutschland

Vorgestellt werden die technischen Voraussetzungen, die Nutzungsmöglichkeiten und Kosten der Videokonferenztechnik in der unfallchirurgischen Patientenversorgung, der Aus- und Weiterbildung, sowie deren Vernetzbarkeit mit anderen EDV-gestützten Dokumentationssystemen, z.B. bildgebender Verfahren.

Nachdem im Dezember 1986 das Projekt MEDKOM – MEDizinische KOMmunikation – von der Bundesregierung gestartet wurde, sind zwischenzeitlich 20 Kliniken am Projekt Medkom II/2 beteiligt. Diese Kliniken bzw. Praxen haben die Möglichkeit mittels Videokonferenztechnik miteinander zu kommunizieren; sprich, unter Vermeidung kostspieliger oder gar schmerzhafter Transporte, Patienten vorzustellen und Röntgenbilder, histologische oder hämatologische Präparate etc. zu demonstrieren.

Technische Voraussetzung ist ein Videokonferenzarbeitsplatz, der, über eine Schnittstelle mit zwei 64 kbit/s Bild- und Tonkanälen bzw. einem digitalen 2 mbit/s Netzanschluß, an das TELEKOM-Netz der Deutschen Bundespost angeschlossen ist. Bundesweit waren nach Angaben der TELEKOM im Oktober 1991 bereits 37 Kliniken MEDKOM-Teilnehmer, wobei sich deren Anzahl bis Mitte 1992 um etwa 30 er-

Hefte zu der Unfallchirurg, Heft 232
K. E. Rehm (Hrsg.)

höhen soll. Hieraus resultiert noch keine flächendeckende Vernetzung, aber erste niedersächsische Erfahrungen zeigen, daß sich nach anfänglichen Problemen eine breite Nutzungspalette für die Videokonferenztechnik, besonders in der Unfallchirurgie, ergibt.

So konnte z.B. ein mittags in ein Krankenhaus eingelieferter Patient, der plötzlich eine Querschnittslähmung unklarer Genese entwickelte, sofort in einem entsprechenden Zentrum vorgestellt werden. Die erstbehandelnden Kolleginnen und Kollegen haben im direkten Gespräch alle ihnen bekannten Befunde inklusive CT-Bildern demonstrieren können, sodaß die weiterbehandelnden Ärzte die zum Lufttransport benötigte Zeit zur Operationsvorbereitung nutzen konnten. Bereits 40 Minuten nach Eintreffen des Patienten war Operationsbeginn und bei der Visite 4 Stunden später zeigte sich ein deutlicher Rückgang der neurologischen Symptomatik.

Analog zu diesem Beispiel kann die Videokonferenztechnik orts- und zeitunabhängig in der kliniksübergreifenden Versorgung Schwerstverletzter genutzt werden.

In den Videokonferenzarbeitsplatz lassen sich zusätzlich eine mobile Raumkamera, ein Videorekorder oder Kreuzschienen zur Kommunikation mit anderen, lokalen, externen und internationalen EDV-Systemen integrieren. Dies macht, neben der objektiven Dokumentation und wissenschaftlichen Auswertung von Versorgungsabläufen, die Erstellung bisher kaum verfügbarer Videoaufnahmen zur Aus- und Weiterbildung möglich, kann aber auch hausinterne Versorgungsabläufe erheblich effizienter gestalten. Gleichzeitig können alle Aufnahmen und Daten auch an eventuell weiterbehandelnde Krankenhäuser überspielt werden, sodaß zukünftig eine Minimalisierung des Informationsverlustes zu erzielen ist. Außerdem kann dem gewonnenen Bildmaterial „online" weiteres Material z.B. aus dem OP oder der Röntgenabteilung angefügt werden. Wenn auch es sich um Zukunftsmusik handelt, technisch können mit diesem System bereits heute fragliche oder besonders interessante Krankheitsverläufe ohne zeitliche Verzögerung dokumentiert und anderen Teilnehmern vorgestellt werden, wenn gewünscht auch über internationale Satellitenkontakte. Zusammenfassend kann von einer neuen Dimension in der unfallchirurgischen Patientenversorgung gesprochen werden.

Differential-Diagnose-Hilfe und Informationssystem durch neu entwickeltes rechnergestütztes Expertensystem zur Qualitätssicherung

D. Gießner, A. Meißner und R. Rahmanzadeh

Abteilung für Unfall- und Wiederherstellungschirurgie, Klinikum Steglitz der FU Berlin, Hindenburgdamm 30, D-12203 Berlin, Bundesrepublik Deutschland

Bei der traumatologisch-wiederherstellungschirurgischen Differentialdiagnostik ist insbesonders bei seltenen Diagnosen die Treffsicherheit und Effizienz der Diagnostik zu verbessern. Die Möglichkeit systematischer Vorgehensweise anhand eines Diagnose-Hilfe Programms erlaubt die umfassende und effiziente Verifizierung der Diagnose.

Unsere Arbeitsgruppe beschäftigt sich mit der Entwicklung eines computergesteuerten Expertensystems zur Differential-Diagnose-Hilfe und einem traumatologischen Informations- und Datenbanksystem.

Das Differentialdiagnose-Programm sollte daraufhin überprüft werden, ob es:

1. die Anzahl inkorrekter oder unvollständiger Diagnosen vermindert,
2. die diagnostische Effizienz und Treffsicherheit erhöht,
3. Testpersonen durch das interaktive Lernprogramm zu einer systematischen Vorgehensweise befähigt werden und
4. die Anbindung an eine Datenbank, sowie ein komplettes Multimedia-Programm möglich ist.

Mit und ohne das System wurden 50 Patienten mit verschiedenen selteneren Diagnosen 5 Kollegen (AiP, PJ usw.) unterschiedlicher Weiterbildungsgrade zur Differentialdiagnostik vorgestellt. Die Rate inkorrekter Diagnosen bzw. inkorrekter diagnostischer Maßnahmen wurde ermittelt und ausgewertet.

Das Programm wurde mit einem 486 DX-33MHz Personal-Computer (IBM-kompatibel), sowie einem 386 SX-16MHz unter MS-DOS entwickelt. Es wurde auf ein objektorientiertes Programmpaket zur Herstellung von Windows-Software zurückgegriffen. Hierbei bot sich 1991 ein unter Windows laufendes Software-Entwicklungs-Programm an (Toolbook Vl.5, Asymetrix).

Während der Entwicklung der Software ergaben sich noch einige zusätzliche Möglichkeiten. Hierunter zählten die Integrierung eines Lernprogramms, einer Bilddatenbank für digitale Daten (Die Einbindung anderer digitaler Bilder, CT- oder Kernspinscans gelang uns ebenfalls, mittels eines von uns entwickelten Programms konnten wir digitale CT- und Kernspinbilder auf einen DOS-Rechner übertragen und darstellen), Anbindung von Word für Windows und somit die Möglichkeit einer standardisierten Arztbrieferstellung, sowie Abspeichern und statistische Auswertung der Patientendaten mittels DDE (Dynamischer Daten Austausch) und der Diagnosen nach ICD Schema, sowie die Einbindung eines Lehrbuchs mit Abfrage nach Themen oder in alphabetischer Reihenfolge.

Hefte zu der Unfallchirurg, Heft 232
K. E. Rehm (Hrsg.)

Durch die Benutzung des Expertensystems zur Diagnosehilfe konnte die Rate überflüssiger bzw. inkorrekter diagnostischer Schritte auf über die Hälfte reduziert werden. Die verbliebenen Fehler ließen sich in der Einzelanalyse auf fehlerhafte Befunderhebung zurückführen. Durch das System wurde in allen Fällen aus den eingegebenen Befunden die korrekte Konsequenz gezogen.

Literatur

Bühren V, Potulski M, Niemeyer H, Mroszek W (1988) Rechnergestützte Klartextdokumentation in der Unfallchirurgie. Hefte Unfallheilkd 200:619

Sambale R, Ennis M, Gotzen L (1988) Entwicklung und Einsatz eines personal-computer-unterstützten Langzeitdokumentationssystems für Wirbelsäulenverletzungen. Hefte Unfallheilkd 200: 615

Feine U, Müller-Schauenburg W (1989) Eine assoziative Fallsammlung der Skelettszintigraphie als Hypertext. Wachholz, Nürnberg

Ein neues computergestütztes audiovisuelles Dokumentationssystem für schwere kombinierte Handverletzungen

G. Germann, C. Donauer, D. Hebebrand und H. U. Steinau

Abteilung für Plastische Chirurgie und Verbrennungskrankheiten Berufsgenossenschaftliche Krankenanstalten Bergmannsheil, Universitätsklinik, Gilsingstr. 14, D-44789 Bochum, Bundesrepublik Deutschland

Problem

Die vollständige Dokumentation ist der Schlüssel zu einer suffizienten Qualitätssicherung, der konkreten wissenschaftlichen Auswertbarkeit, der Evaluation therapeutischer Verfahren und der Möglichkeit des multizentrischen Vergleichs.

In der Routine wird eine ausreichende Dokumentation aus vielfältigen Gründen nur selten erreicht (Arbeitsüberlastung, ungeeignete Dokumentationsverfahren (Klartext, unvollständige oder überladene Bögen, zu komplexe Methodik), Personalmangel, Desinteresse der UV-Träger und niedrige „Compliance" der Mitarbeiter).

Hefte zu der Unfallchirurg, Heft 232
K. E. Rehm (Hrsg.)

Methodik

Aus diesen Gründen wurde ein Dokumentationssystem konzipiert das bei hohem Vollständigkeits- und Genauigkeitsgrad bei niedrigen Kosten nur eine geringe „Compliance“ der Mitarbeiter erfordert.

Dazu wurde ein Computerprogramm entwickelt, das mit digitalisierten, auf den Bildschirm übertragenen, farbig entsprechenden anatomischen Abbildungen der Hand arbeitet. Nach Markieren der verletzten Strukturen (palmar und dorsal, rechts und links unabhängig möglich) gibt das Programm auf Tastendruck eine genaue Übersicht der Verletzung aus.

Sämtliche Daten werden gleichzeitig in das Bewertungssystem für Handverletzungen eingelesen und der Verletzungswert automatisch bestimmt. Darüber hinaus besteht die Möglichkeit der Dateneinbindung in OP-Berichte, Arztbriefe und D-Arzt Formulare. Die bisher erreichte Präzison liegt bei 95–98%, die Eingabezeit für eine Handverletzung liegt bei max. 2 min.

Schlußfolgerung

1. Mit diesem System wurde die Voraussetzung geschaffen, bei zeitlich begrenztem Aufwand und niedrigen Kosten eine vollständig auswertbare, exakte Dokumentation derart komplexer Verletzungsmuster zu erstellen.
2. Statistische Analysen sind nach allen Parametern möglich.
3. Behandlungsergebnisse und Nachuntersuchung sind exakter mit dem Ursprungstrauma zu korrelieren.
4. Die Vergleichbarkeit von Ergebnissen verschiedener Zentren wird verbessert.
5. Die Datenerfassung für UV-Träger und den Verletzten selbst wird optimiert.

Vorteile der On-Line-Erfassung von Daten für Qualitätssicherung und Leistungserfassung innerhalb eines EDV-Programmes

J. Grüber und D. Hempel

Allgemeines Krankenhaus St. Georg, Abteilung für Unfall-, Wiederherstellungs- und Handchirurgie, Lohmühlenstraße 5, D-20099 Hamburg, Bundesrepublik Deutschland

Die in zwei Bundesländern durchgeführten Qualitätssicherungsprojekte mit einer Datenerfassung über zentral ausgewertete Belege mit drei Leitdiagnosen/-therapien sind für eine umfassende interne und externe Qualitätssicherung ungeeignet. Die Risikofaktoren und Komplikationen der nach Leitdiagnosen/-therapien erfaßten Ein-

Hefte zu der Unfallchirurg, Heft 232
K. E. Rehm (Hrsg.)

griffe sind statistisch nicht repräsentativ für die Gesamtzahl aller Eingriffe. Die Komplikationsraten aller Eingriffe in einem Zeitraum von 5 Jahren (14682 Eingriffe) korrelieren in keiner der dokumentierten Störungen des postoperativen Heilungsverlaufes mit denen von vier beliebig ausgewählten Leitdiagnosen (Fraktur OSG, Fraktur Oberschenkel, hüftgelenksnahe Oberschenkelfraktur und Implantation einer TEP) desselben Krankengutes [1]. Die zentrale Auswertung führt zu einer zeitlichen Verzögerung, die rechtzeitiges Reagieren bei Abweichungen nicht zuläßt, da die Auswertung nur jährlich nach Eingang aller Belege erfolgt. Nur die On-Line-Erfassung bietet die Möglichkeit, jederzeit und für jede Diagnose und Therapie Auswertungen vorzunehmen. So kann auf etwaige Qualitatsmängel wie z.B. gehäufte Infektionen oder Thrombosen schnell in der Klinik reagiert werden. Unsere Erfahrungen mit der wöchentlichen Komplikationsdokumentation bei allen Eingriffen hat gezeigt, daß die Komplikationsrate von 5,4% auf 3,1% innerhalb von 11 Jahren gesenkt werden konnte. Bei der großen Zahl von Dokumentationsaufgaben, die wir täglich erfüllen müssen, sollte in einer Datenerfassung, die alle Patienten berücksichtigt, alles Relevante aufgenommen werden. In unserem Programm werden Erstellung des OP-Buches, interne und externe Qualitätssicherung, Leistungserfassung, ICD Statistik, Überwachung der Weiterbildung und in Zukunft die ICPM Statistik in einem Arbeitsgang ohne großen Zeitaufwand zusammengefaßt. Qualitätssicherung mit Leitdiagnosen über Fragebögen, die von Hand ausgefüllt werden, ist eine zusätzliche Belastung bei unklarem Nutzen.

Literatur

1. Biewener A, Wolter D (1989) Komplikationen in der Unfallchirurgie. Hefte Unfallheilkd 196

Begutachtung: Vorschaden und Unfallzusammenhang

Vorsitz: H.-D. Strube, Duisburg; W.-D. Schellmann, Peine; M. Roesgen, Duisburg

Definition der Begriffe „Schadensanlage, Vorschaden, Vorzustand, Vorinvalidität"

E. Ludolph

Institut für Ärztliche Begutachtung, Brunnenstr. 8, D-40223 Düsseldorf, Bundesrepublik Deutschland

Aufgabe des ärztlichen Gutachtens

Das ärztliche Gutachten hat eine dienende Funktion. Es soll medizinisches Wissen als Voraussetzung für die Gewährung von Leistungen vermitteln. Das heißt also, wenn aufgrund eines körperlichen und/oder geistigen Defizites Leistungen fließen sollen, wird ein ärztliches Gutachten eingeholt, um dem Entscheidungsträger die medizinischen Argumente an die Hand zu geben. Das ärztliche Gutachten ist damit fremdbestimmt.

Ebenso fremdbestimmt sind die Begriffsdefinitionen. Sie sind das Gerippe, das der ärztliche Gutachter auskleidet. Sie sind die Grundlage des ärztlichen Gutachtens und nicht sein Inhalt. Wenn ärztliche Gutachten mit juristischen Definitionen gespickt sind, so ist dies in aller Regel Makulatur. Wissensdefizite werden übertüncht. Der ärztliche Gutachter hat nicht die Aufgabe, den „Fall" zu lösen. Er hat die Aufgabe, den medizinischen Sachverhalt – nicht zu verwechseln mit dem Ereignisablauf – aufzubereiten und als Entscheidungsgrundlage anzubieten. Ich will versuchen, die vorgebenen Begriffe mit dem für den Gutachter wesentlichen Inhalt zu füllen. Definieren können die Juristen besser.

Als Thema vorgegeben ist je ein Begriffspaar aus der Gesetzlichen und der Privaten Unfallversicherung.

Gemeinsam ist den vier Begriffen, daß sie einen unfallfremden Gesundheitszustand definieren. Sie benennen die Disposition, die Befindlichkeit, auf die ein Unfall trifft.

Entscheidend aber ist nicht das Verbindende, sondern das Trennende. Schadensanlage und Vorschaden sind ein Begriffspaar aus dem Sozialrecht. Vorzustand und Vorinvalidität sind Definitionen aus den Vertragsbedingungen der privaten Unfallversicherer (AUB). Jeder der vier Begriffe ist mit einem ihm eigenen Regelungsinhalt ausgefüllt.

Hefte zu der Unfallchirurg, Heft 232
K. E. Rehm (Hrsg.)

Schadensanlage und Vorschaden

Ich zitiere als advocatus diaboli einen Satz, der sich großer Beliebtheit erfreut: „Der Meniskusriß ist die Verschlimmerung eines Vorschadens". Der Meniskusriß ist in diesem Negativbeispiel beliebig austauschbar durch den Bizepssehnenriß, den Bandscheibenriß, den Rotatorenmanschettenriß. An diesem Satz ist alles falsch, wobei einschränkend gilt: Keine Regel ohne Ausnahme.

Richtig müßte es heißen: „Die Meniskusveränderung ist die Manifestation einer Schadensanlage".

Sprachdisziplin

Die Wortwahl suggeriert Inhalte. Ein Meniskusriß indiziert eine gewaltsame Zusammenhangstrennung, also eine Verletzung. Es wird die Folge einer Gewalteinwirkung benannt, wo in aller Regel ein allmählicher Zerfall abläuft. Ich zitiere aus dem Duden: „Der Löwe zerriß die Antilope". Der Riß oder die Ruptur ist kein Synonym für Schaden oder Veränderung. Eine intraoperativ gesicherte Zusammenhangstrennung ist zunächst nur ein regelwidriger Befund, dessen Genese der Abklärung bedarf. Ob es sich um einen Meniskusriß, also eine traumatische Veränderung handelt, oder einen allein verschleißbedingten Schaden, ist die Frage, die der Gutachter zu beantworten hat. Es ist das Ergebnis des Gutachtens, nicht dessen Prämisse.

Begriffsdefinition

Bei der Abgrenzung der Schadensanlage vom Vorschaden geht es nicht mehr nur um falsche Signale, sondern um falsche Inhalte.

Die Schadensanlage ist ein Kausalitätsproblem. Der Vorschaden ist ein Problem der MdE-Einschätzung.

Die Unterscheidung zwischen Schadensanlage und Vorschaden ist versicherungsrechtlich von eminenter Bedeutung. Denn bei der Schadensanlage wird der Unfallschaden im Sinne der Entstehung entschädigt („Alles oder Nichts"). Der Vorschaden ist demgegenüber bei der MdE-Einschätzung zu berücksichtigen.

Die Schadensanlage

Eine Schadensanlage (Krankheitsanlage) liegt vor, wenn der regelwidrige Zustand klinisch und/oder funktionell noch nicht in Erscheinung getreten ist. In der großen Zahl der Fälle ist es die Degeneration, die als Schadensanlage zu diskutieren ist.

Ein ganze Reihe von „Ohrwürmern" plakatiert die Begriffsbestimmung:
„Die Schadensanlage schützt nicht vor einem Unfall",
„Der Mensch ist so versichert, wie er zur Arbeit antritt",
Entschädigt wird „Alles oder Nichts".

Beispiel

Ein Versicherter fällt wuchtig auf das Gesäß, dokumentiert durch einen deutlichen Bluterguß als äußeres Verletzungszeichen. Die Röntgen-Aufnahme der Lendenwirbelsäule zeigt einen Bruch des 4. Lendenwirbelkörpers, wobei sich im Röntgenbild deutliche osteoporotische Veränderungen finden.

Wesentlich teilursächlich für den Schaden waren der Sturz und die anlagebedingte Minderbelastbarkeit des Wirbelkörpers durch die Osteoporose. Da diese aber bis zum Unfall klinisch nicht manifest war, sich funktionell nicht auswirkte, wird nach dem Grundsatz „Alles oder Nichts" Alles entschädigt.

Ist eine unphysiologische Belastung nicht zu sichern, kommt von dem Prinzip „Alles oder Nichts" das Nichts zum Tragen. Ohne Prellmarke und/oder Bluterguß am Gesäß wäre die wesentliche Teilursächlichkeit eines äußeren Ereignisses für den Wirbelbruch schwerlich zu begründen. Im Schaden hatte sich kein versichertes Risiko realisiert, sondern allein die Schadensanlage. Der Satz „So versichert, wie man zur Arbeit antritt" setzt also einen Unfall voraus.

Ich darf auf den Eingangssatz zurückkommen: „Der Meniskusriß ist die Verschlimmerung eines Vorschadens". Führt der veränderte Innenmeniskus während der versicherten Tätigkeit erstmals zu einer Dysfunktion des Kniegelenkes, dann fehlte bis dato jegliche Funktionseinbuße, jeglicher Vorschaden. Mangels vorbestehender Funktionseinbußen kann sich auch nichts verschlimmern. Die per definitionem stumme Schadensanlage manifestiert sich, sie wird offenbar.

Nicht zu verwechseln mit dem Vorschaden ist die Vorerkrankung als Schadensanlage.

Beispiel

Ein Versicherter leidet seit Jahren an einem klinisch manifesten Diabetes mellitus. Es fällt ihm ein schweres Werkstück auf den Fuß. Der durch die Vorerkrankung komplizierte Verlauf endet mit der Unterschenkelamputation.

Entschädigt wird der Verlust des Beines im Unterschenkel ohne Abzug für den hoch anzusetzenden Ursachenbeitrag der Vorerkrankung. Es wird nach dem Prinzip „Alles oder Nichts" Alles entschädigt. Die Gefäßveränderungen des Beines durch den Diabetes mellitus sind bezogen auf die durch den Unfall betroffene anatomisch-funktionelle Einheit „Bein" eine Schadensanlage.

Dieses Beispiel macht deutlich, daß die Abgrenzung Schadensanlage/Vorschaden nur auf den Erstschaden bezogen wird. Der Fuß, der von dem Werkstück getroffen wurde, war bis zum Unfall voll funktionsfähig. Es war kein der Vorfußprellung zugehöriges pathologisches Geschehen vorhanden.

Einfach ausgedrückt: Der Versicherte, dem das Werkstück auf den Fuß fiel, konnte bis zum Unfall sein Bein voll belasten. Die Vorerkrankung wirkte bei der Entstehung des Erstschadens nicht mit.

Der Vorschaden

1. Beispiel

Eine 35jährige Frau stürzt auf ihren rechten Arm. Sie erleidet einen Oberarmschaftbruch im Bereich eines bösartigen Knochentumors.

Der vorbestehende Gesundheitsschaden wird verschlimmert.

2. Beispiel

Der Versicherte hat unfallfremd einen Oberschenkelverlust im mittleren Schaftdrittel. Er stürzt und zieht sich einen hüftgelenksnahen Oberschenkelbruch zu.

Die durch den Vorschaden, den Verlust des Beines im Oberschenkel, gesetzte Funktionseinbuße wird verschlimmert. Der bis dahin prothesenfähige Stumpf ist in seiner Beweglichkeit und Belastbarkeit eingeschränkt.

3. Beispiel

Der Versicherte hat unfallfremd einen Oberschenkelverlust. Unfallbedingt verliert er kontralateral den Unterschenkel.

Für einen Einbeinigen ist das andere Bein vergoldet. Der bis dahin bereits eingeschränkte Bewegungsradius des Versicherten wird verkleinert. Der Versicherte ist auf den Rollstuhl angewiesen.

Die unfallbedingte Minderung der Erwerbsfähigkeit wird eingeschätzt bezogen auf die Vorerwerbsfähigkeit von 100%. Diese 100% sind aber nicht der einem sog. Gesunden zur Verfügung stehende allgemeine Arbeitsmarkt. Dann würde der unfallfremde Vorschaden miteingeschätzt. Die individuelle Vorerwerbsfähigkeit, also der durch den Vorschaden bereits begrenzte Arbeitsmarkt, wird mit 100% angesetzt.

Vorzustand und Vorinvalidität

Der Vorzustand ist das Pendant zur Schadensanlage. Die unterschiedliche Bewertung bestehender Gesundheitsschäden in der Gesetzlichen und Privaten Unfallversicherung hat ihren Grund in den unterschiedlichen Kausalitätstheorien. Nach der für die Private Unfallversicherung maßgeblichen Adäquanztheorie ist auch das Ereignis ursächlich, das nur einen geringen Anteil am Schaden hat. Die Risikobegrenzung erfolgt über die „Partialkausalität".

Die AUB 88 enthalten dazu folgende Regelung (§ 8):

„Haben Krankheiten oder Gebrechen bei der durch ein Unfallereignis hervorgerufenen Gesundheitsschädigung oder deren Folgen mitgewirkt, so wird die Leistung entsprechend dem Anteil der Krankheit oder des Gebrechens gekürzt, wenn dieser Anteil mindestens 25 Prozent beträgt".

Die Bestimmung umfaßt zwei Alternativen: Die Mitwirkung bei der unfallbedingten Gesundheitsschädigung, dem sog. Erstschaden, und die Mitwirkung beim Folgeschaden.

Ein Beispiel für die 1. Alternative, der Mitwirkung beim Erstschaden, ist der Wirbelbruch bei Osteoporose. Die Versicherungsleistung vermindert sich um den osteoporotischen Mitwirkungsanteil.

Ein Beispiel für die 2. Alternative, der Mitwirkung beim Folgeschaden ist die Fußprellung bei Diabetes mellitus mit nachfolgender Unterschenkelamputation.

Ein Problem für die Zukunft werden die Altersgebrechen sein.
Beispiel:

Eine 80jährige Frau, die sich selbst und eine pflegebedürftige Schwester versorgt, erleidet bei einem Sturz einen Schenkelhalsbruch und wird jetzt selbst pflegebedürftig.

Die unfallbedingte Invalidität von 100% wird entscheidend durch die Mitwirkung von Altersgebrechen bestimmt.

Altersentsprechende Veränderungen bzw. die alterskorrigierte Norm sind aber grundsätzlich kein die Versicherungsleistung mindernder Mitwirkungsfaktor.

Die Vorinvalidität ist das Pendant zum Vorschaden. Mit dieser Aussage endet die Gemeinsamkeit. Denn die Bewertung nach den Vertragsbedingungen der privaten Unfallversicherer folgt eigenen Regeln. § 71. (3) AUB 88 lautet:

„Wird durch den Unfall eine körperliche oder geistige Funktion betroffen, die schon vorher dauernd beeinträchtigt war, so wird ein Abzug in Höhe dieser Vorinvalidität vorgenommen. Diese ist nach (2) (d.h. wie die Invalidität; d.Verf.) zu bemessen".

Ein Beispiel für die Vorinvalidität ist der hüftgelenksnahe Oberschenkelbruch bei Oberschenkelverlust.

Der Verlust der kontralateralen Gliedmaße nach unfallfremdem Beinverlust ist demgegenüber kein Fall der Vorinvalidität. Nach der Systematik der Gliedertaxe betrifft der Abzug der Vorinvalidität nur die konkrete unfallbedingte Funktionseinbuße. Der unfallfremde Beinverlust ist für die Bewertung der Unfallfolgen unbeachtlich.

Im Beispielsfall des Oberarmbruchs bei vorbestehendem Knochentumor ist nebeneinander sowohl der Vorinvaliditätsgrad in Abzug zu bringen als auch die Versicherungsleistung um den Mitwirkungsanteil zu kürzen.

Die Private und die Gesetzliche Unfallversicherung haben ihre eigenen Regelungsinhalte. Die Bewertung bzw. Einschätzung von Unfallfolgen ist zwischen den beiden Rechtsgebieten nicht austauschbar oder in – Neudeutsch – nicht kompatibel.

Literatur

1. Bonnermann R (1987) Kausalität im Zivil- und Sozialrecht Äquivalenz, Adäquanz, wesentliche Teilursache, überholende Kausalität, Vor-, Nachschaden, Beweis-, Beweislastregeln – Versicherungsrechtliche Sicht. In: Hierholzer G, Ludolph E (Hrsg) Gutachtenkolloquium 2. Springer, Berlin Heidelberg New York London Paris Tokyo
2. Decker S (1987) Das versicherte Risiko in der gesetzlichen Unfallversicherung – Erwerbsunfähigkeit, Minderung der Erwerbsfähigkeit, Gesamt-MdE, Verschlimmerung – Ärztliche Sicht. In: Hierholzer G, Ludolph E (Hrsg) Gutachtenkolloquium. Springer, Berlin Heidelberg New York London Paris Tokyo
3. Lehmann R (1992) Kausalität und Mitwirkung aus versicherungsrechtlicher Sicht. In: Hierholzer G, Ludolph E (Hrsg) Gutachtenkolloquium 7. Springer, Berlin Heidelberg New York London Paris Tokyo Hong Kong Barcelona Budapest

4. Ludolph E (1987) Kausalität im Zivil- und Sozialrecht. Äquivalenz, Adäquanz, wesentliche Teilursache, überholende Kausalität, Vor-, Nachschaden, Beweis-, Beweislastregeln – Ärztliche Sicht. In: Hierholzer G, Ludolph E (Hrsg) Gutachtenkolloquium 2. Springer, Berlin Heidelberg New York London Paris Tokyo
5. Nehls J (1991) Verschlimmerung eines bestehenden Leidens. In: Hierholzer G, Ludolph E, Hamacher E (Hrsg) Gutachtenkolloquium 6. Springer, Berlin Heidelberg New York London Paris Tokyo Hong Kong Barcelona Budapest
6. Ricke W (1990) Der Versicherungsfall. Hauptverband der gewerblichen Berufsgenossenschaften, S 154
7. Rompe G (1992) Kausalität und Mitwirkung aus ärztlicher Sicht. In: Hierholzer G, Ludolph E (Hrsg) Gutachtenkolloquium 7. Springer, Berlin Heidelberg New York London Paris Tokyo Hong Kong Barcelona Budapest
8. Schönberger A, Mehrtens G, Valentin H (1988) Arbeitsunfall und Berufskrankheit, 4. Aufl. Schmidt, Berlin
9. Schröter F (1991) Vorzustand und Vorinvalidität in der privaten Unfallversicherung. In: Hierholzer G, Ludolph E, Hamacher E (Hrsg) Gutachtenkolloquium 6. Springer, Berlin Heidelberg New York London Paris Tokyo Hong Kong Barcelona Budapest

Degeneration und Kausalität

J. Probst

Berufsgenossenschaftliche Unfallklinik, Prof. Küntscher-Str. 8, D-82418 Murnau/Staffelsee, Bundesrepublik Deutschland

Beide Titelbegriffe haben eines gemeinsam: sie sind unbestimmte und vielseitig verwendete Begriffe, von denen der eine, Kausalität, nicht unmittelbar medizinischen Inhalts ist und deswegen leicht dem ärztlichen Mißverständnis anheimfällt, während der andere, Degeneration, einen zweifelhaften Wert hat und deswegen dem ärztlichen Mißbrauch ausgesetzt ist. Brauchen wir überhaupt diese beiden Begriffe oder können wir klarere Bezeichnungen an ihre Stelle setzen? Und wozu dient dieses Begriffspaar, das so wenig gemein zu haben scheint, überhaupt?

Der Begriff der Kausalität ist, wenn es sich um das Thema Begutachtung handelt, vorgegeben und nicht entbehrlich. Hierzu bedarf es der Rückbesinnung auf den Zweck der Begutachtung. Fast stets handelt es sich um das Problem des Schadenersatzes im weitesten Sinne. Ob es um die Feststellung der konkreten Grundlagen einer Entschädigung durch Rente oder eines sonstigen materiellen oder immateriellen Schadenersatzes oder um eine Schadensminderung durch Operation oder um Arbeitsunfähigkeit oder um Schuldfeststellung geht: immer beinhalten Feststellung und Bewertung des Schadens auch die Klärung des ursächlichen Zusammenhanges zwischen Unfallereignis und Schaden. Selbst beim alltäglichen berufsgenossenschaftlichen Rentengutachten kann nicht auf die Feststellung des ursächlichen Zusammenhanges zwischen bestehendem Schaden und schädigendem Ereignis verzichtet werden, auch wenn diese Prüfung mit keinem Wort erwähnt wird.

Hefte zu der Unfallchirurg, Heft 232
K. E. Rehm (Hrsg.)

Was uns dabei Schwierigkeiten bereitet, ist weniger die Kausalität an sich als die jeweilige Kausalitätsnorm. Die dem naturwissenschaftlich ausgebildeten Arzt verständliche Kausalität ist die sog. naturwissenschaftlich-philosophische Kausalität, die alle Ereignisse, welche eine Bedingung für den Eintritt einer Folge (eines Schadens) gesetzt haben, als grundsätzlich gleichwertig begreift. Die praktische Anwendung dieser Kausalität wurde in der Handhabung des Rechts ins Uferlose führen. Bedeutung hat diese Kausalitätsbetrachtung im wesentlichen nur für das Strafrecht, das darauf abstellen muß, im Sinne der Äquivalenz alle Faktoren als gleichwertig zu betrachten; es steht somit der naturwissenschaftlich-philosophischen Kausalität nahe.

Für alle Arten des Schadenersatzrechts taugt die uneingeschränkte Kausalität nicht. Um dem jeweiligen Rechtszweck entsprechen zu können, bedient sich das Prozeßrecht des Kunstgriffs, nur diejenigen Kausalfaktoren auszuwählen und gelten zu lassen, die dem beabsichtigten Ordnungszweck des jeweiligen Rechtszweiges dienlich sind. Das kommt in zwei Rechtsgebieten, die den Arzt angehen, deutlich zum Ausdruck:

Im Zivilrecht wählt die Adäquanztheorie nur diejenigen Bedingungen aus, die im allgemeinen und nicht nur unter besonders eigenartigen, ganz unwahrscheinlichen und nach dem regelmäßigen Verlauf der Dinge außer Betracht zu lassenden

Umständen zur Herbeiführung des eingetretenen Erfolges geeignet waren. Mit anderen Worten muß die angeschuldigte Ursache generell oder erfahrungsgemäß geeignet sein, den betreffenden Schaden herbeizuführen (Zurechenbarkeitsprinzip).

Diese Kausalitätsnorm wurde dem Zweck des Sozialrechts nicht genügen. Deswegen gilt hier eine abgewandelte Theorie, nämlich diejenigen der wesentlich mitwirkenden Ursache oder Teilursache, die nicht auf den Urheber (den es u.U. gar nicht gibt), sondern auf das versicherte Risiko, das Arbeitsleben, abstellt. Dementsprechend gilt nicht das als kausal, was erfahrungsgemäß den gleichen Erfolg gezeitigt hatte, sondern die Feststellung des ursachlichen Zusammenhanges richtet sich im Sozialrecht nach den besonderen Umständen und der besonderen Einzelpersönlichkeit.

Der Sinn dieser von den einzelnen Kausalitätstheorien verfolgten Zwecke wird schlagartig klar, wenn man bedenkt, daß im sozialen Unfallversicherungsrecht auch die auf Zufall beruhenden Arbeitsunfälle versichert sind.

Aber andererseits besagt die Kausalitätstheorie der wesentlichen Mitwirkung, daß Ursachen im Rechtssinne nur diejenigen Bedingungen sind, die wegen ihrer besonderen Beziehung zu dem eingetretenen Erfolg wesentlich mitgewirkt haben. Wenn ohne eine solche Mitwirkung der Erfolg nicht eingetreten wäre, ist der ursächliche Zusammenhang im Sinne des Unfallversicherungsrechts gegeben.

Der solchermaßen rechtlich beachtlichen Ursache steht die rechtlich unbeachtliche Gelegenheitsbedingung gegenüber, d.h. jenes Vorkommnis, das nicht wesentlich, sondern von untergeordneter, mehr oder weniger zufälliger Bedeutung war, das gerade noch die Auslösung markierte, wenn das Leiden schon so weit fortgeschritten war, daß sein Hervortreten nahe bevorstand. Das vermeintliche Schadensereignis sinkt herab zur zufälligen Gelegenheit, zur Gelegenheitsbedingung.

So einleuchtend diese Differenzierung der einzelnen Kausalitätsbegriffe und die Notwendigkeit der Anwendung zweckbezogener Korrektive ist, so mehrdeutig begegnet uns die Degeneration. Im Reallexikon der Medizin von 1977 finden sich 89

Krankheitsbezeichnungen, die auf Degeneration abstellen, sie reichen von der Degeneratio adiposogenitalis bis zur zystischen Degeneration [1].

Was Degeneration meint, bleibt für die einzelnen Krankheitsbezeichnungen durchaus offen und hat auch Meinungen hervorgebracht, den Degenerationsbegriff aufzugeben, zu ersetzen, etwa durch Pathobiose oder Organopathie, z.B. Meniskopathie, als wenn dadurch eine klarere Definition herbeigeführt wurde. Die Begriffsbestimmung bewegt sich zwischen Devolution, Entartung, Abweichung von der Norm und Minderwertigkeit; mit Bezug auf die Zellfunktion wird auch die Dystrophie dazugerechnet [2].

Was immer am einzelnen Organ unter dem Degenerationsbegriff zu subsummieren ist, bedarf die Anwendung des Begriffs in der Begutachtung einer allgemeinverbindlichen Feststellung etwa dahingehend, daß weder Entwicklungsstörung, noch Entzündung, noch spezifische Erkrankung, noch Tumor, noch gewebsspezifischer Alterungsvorgang darunter fallen. Was übrig bleibt, ist die nicht krankhafte Veränderung des Systems leistungsorientierter funktioneller Zuordnungen, beruhend auf dem Verlust der Gleichwertigkeit der zusammenwirkenden Gewebe, Organe und Strukturen. Die Definition kann demgemäß allgemeinverbindlich, d.h. ohne Bezugnahme auf ein bestimmtes Organ, lauten: Verlust der im ursprünglichen, bauplanmäßigen Normzustand gegebenen Eigenschaften (oder einzelnen von diesen) ohne gleichzeitiges Bestehen krankhafter Prozesse. Solchermaßen beruht Degeneration einerseits auf Abnutzung; es können andererseits aber auch der Verlust oder die Änderung von Eigenschaften infolge Nicht- oder Fehlgebrauchs eintreten [3].

Der Unterschied der organischen Degeneration gegenüber dem unorganischen Verschleiß technischer Gegenstande oder Strukturen besteht hauptsächlich darin, daß die biologische Degeneration nicht wie eine mechanische Abnutzung vor sich geht, sondern organspezifisch je nach innerer Zusammensetzung und organeigentümlicher Beanspruchung abläuft. Daraus folgt, daß kein Organ mit einem anderen vergleichbar ist.

So betrachtet bleibt Raum für die Feststellung, daß biochemische Degenerationen stattfinden, die nicht unmittelbar, sondern erst im Zusammenwirken mit anderen Eigenschaften des Organs zum Leistungsabfall führen.

Die Bedeutung und somit auch die Anwendbarkeit des Degenerationsbegriffs ergibt sich dann nicht aus der einzelnen pathobiotischen Veränderung, sondern aus deren Wirkung innerhalb der zusammengesetzten Organleistung. Insoweit rechtfertigt sich der Degenerationsbegriff als Kennzeichnung eines Leistungsverfalls ohne eigentliche Organerkrankung.

Leistung ist in diesem Zusammenhang nicht nur das gelieferte Produkt der Organtätigkeit, sondern auch der an das Organ bauplanmäßig gestellte Anspruch, der im Fall der Degeneration nicht mehr erbracht werden kann und im Einzelfall einen verborgen bestehenden Schaden evident werden läßt .

Die Abwägung dieser Degeneration gegenüber dem Kausalitätsbegriff wird in den meisten Fällen zu der Feststellung kommen, daß die angeschuldigte Ursache in Wirklichkeit nur eine Gelegenheitsbedingung gewesen ist.

Literatur

1. Reallexikon der Medizin (1967) 2. Bd. Urban & Schwarzenberg, München Berlin Wien
2. Mohr W (1987) Pathologie des Bandapparates (Spezielle pathologische Anatomie, Bd 19). Springer, Berlin Heidelberg New York London Paris Tokyo
3. Probst J (1986) Rotatorendefekt und Schulterluxation aus gutachterlicher Sicht. Die Bedeutung von Degeneration und anlagebedingter Stabilität. Unfallchirurg 89:436–439

Bestimmt die Degeneration die Prognose bei der HWS-Distorsion? Ergebnisse einer vergleichenden Nachuntersuchung

S. Held, N. M. Meenen, S. W. Dihlmann[1] und K. H. Jungbluth

Abteilung für Unfall- und Wiederherstellungschirurgie, Universitätskrankenhaus Hamburg-Eppendorf, Martinistr. 52, D-20251 Hamburg
[1] Orthopädische Klinik und Poliklinik, Oskar-Helene-Heim, Freie Universität Berlin, Clay Allee 229, D-14195 Berlin, Bundesrepublik Deutschland

Aufgrund des weitgehenden Mangels an objektivierbaren Verletzungszeichen beim HWS-Schleudertrauma werden den radiologischen Befunden bei der Beurteilung von Verletzungsschwere und Verletzungsfolgen eine zentrale Rolle beigemessen. Besonders der Nachweis von röntgenrelevanten degenerativen Veränderungen bei der Erstuntersuchung erfährt große Beachtung: Die Degeneration der Halswirbelsäule soll die Verletzungsschwere beeinflussen, den Heilungsverlauf verzögern und die Spätschäden verschlimmern. Andererseits werden nach dem Trauma auftretende degenerative Veränderungen diesem angelastet.

Material und Methoden

Um diesen wechselseitigen Zusammenhang zwischen HWS-Schleudertrauma und Degeneration zu klären haben wir ein Gesamtpatientengut von 126 Verletzten in einer Studie untersucht. Alle zeigten ein typisches Verletzungsmuster: Es handelt sich um HWS-Distorsionen bei Auffahrunfällen, selten waren Frontalkollisionen und rotatorische Komponenten, auf jeden Fall aber lagen keine sog. Kontaktverletzungen von Kopf oder Hals vor. Frakturen waren ausgeschlossen. Es wurden nach radiologischen Kriterien 2 Gruppen gebildet, eine mit Probanden mit degenerativen Zeichen an der HWS, die andere mit Patienten, bei denen keine Veränderungen festgestellt werden konnten. Die Patienten mit degenerativen Veränderungen sind im Mittel 15 Jahre älter. In der Akutphase weisen die Beschwerden im Sinne eines zervikobrachialen Syndroms mit Parästhesien und Schulter-Arm- Schmerz bei diesen Patienten auf eine er-

Hefte zu der Unfallchirurg, Heft 232
K. E. Rehm (Hrsg.)

höhte Vulnerabilität der degenerativ veränderten unteren HWS-Segmente. Bei nicht Vorgeschädigten traten in der Akutphase in gleicher Inzidenz Beschwerden auf, die als akutes zervikozephales Syndrom bezeichnet werden mit Nackenbeschwerden, Hinterkopfschmerz. Objektivierbare neurologische Läsionen wurden in keinem Fall gefunden. Die radiologische Funktionsdiagnostik erbrachte keinen Hinweis auf vermehrtes Auftreten von Segmentinstabilitäten bei degenerativ vorgeschädigten Wirbelsäulen. Bei der Dauer der attestierten Arbeitsunfähigkeiten fand sich kein Unterschied der beiden Gruppen.

Ergebnisse

Zur Nachunteruntersuchung nach mindestens 5 Jahren erschienen 60 Patienten, die bezüglich Alter, Geschlechtsverteilung und Prozentualität degenerativer Vorschäden einen präzisen Ausschnitt aus dem Gesamtkollektiv darstellen. Die Röntgenbilder bei der Nachuntersuchung zeigen Verschlimmerung der vorbestehenden spondylotischen und unkovertebralarthrotischen Vorveränderungen in gleicher Lokalisation, hier muß angenommen werden, daß es sich aber um den schicksalsmäßigen Verlauf der Erkrankung handelt. Nur 3 Patienten ohne radiologisch nachweisbare degenerative Vorschäden entwickelten nach dem Unfall gering ausgeprägt spondylotische Veränderungen. Damit wird auch die Schrittmacherfunktion des HWS-Schleudertraumas für neu entstehende degenerative Schäden unwahrscheinlich.

Ab dem 30. LJ trifft ein HWS-Schleudertrauma kaum eine nicht degenerativ veränderte WS. Da diese Degeneration nicht in jedem Fall radiologischen und selten klinischen Niederschlag findet, ist eine rein radiologisch geprägte Beurteilung der Traumafolgen verfehlt. Das wesentliche Kriterium für die Einschätzung der Verletzungsschwere und der posttraumatischen Folgezustände ist neben der Anamnese und dem klinischen Verlauf das Beschwerdenbild des Patienten mit seinem posttraumatischen Zervikalsyndrom. Es leiden viele Patienten ob mit oder ohne röntgenonologisch nachgewiesenen degenerativen Veränderungen über Monate und Jahre in individueller Ausprägung an den Folgen eines HWS-Schleudertraumas. Das HWS-Syndrom der Patienten mit Degeneration dürfen nicht primär dieser angelastet werden, auch ist die Beschwerdeschilderung nicht wegen fehlender Objektivierbarkeit der Klinik grundsätzlich in Zweifel zu ziehen.

Die Rolle des degenerativen Vorschadens bei HWS-Distorsion nach Verkehrsunfall

W. v. Bremen, M. Magin und A. Wentzensen

BG-Unfallklinik, Ludwig-Guttmann-Str.13, D-67071 Ludwigshafen, Bundesrepublik Deutschland

Von 1990 bis 1992 wurden 74 Gutachten zur Frage des Zusammenhanges unter der Fragestellung des Einflusses einer degenerativen Vorschadenslage auf den weiteren Verlauf des Krankheitsbildes HWS-Distorsion untersucht. Die biomechanischen Parameter des Unfallablaufs und deren Einflußnahme auf das Krankheitsbild wurden ausgewertet. 49 Patienten zeigten degenerative Vorschäden, am häufigsten lokalisiert zwischen HWK-5/6.

Bei 33 Patienten mit Vorschaden wurde eine vorübergehende, nicht richtungsweisende Verschlimmerung anerkannt mit einer Dauer der AU von 5 Monaten. Bei 11 Patienten mit disko-ligamentärer Verletzung wurde der Zusammenhang zwischen Unfall und Beschwerden mit einer AU von 12 Monaten anerkannt. Bei 10 dieser 11 Patienten war der neu aufgetretene Schaden direkt oberhalb der degenerativen Veränderung aufgetreten. Die Bandscheibenverletzungen (6 Pat.) wurden nach Durchführung einer NMR-Untersuchung diagnostiziert. Die seitens der Patienten geklagten Beschwerden zeigten bei degenerativem Vorschaden zwischen Unfalltag und Begutachtung eine deutliche Zunahme.

Unter Beachtung der biomechanischen Abläufe des Unfalles läßt sich festhalten, daß bei zum Unfallzeitpunkt bestehenden degenerativem Vorschaden die zur Auslösung einer Verletzung notwendige Energie niedriger ist als bei fehlendem Vorschaden.

Die Rotatorenmanschettenruptur – degenerative Erkrankung oder Unfallfolge

M. Loew und G. Rompe

Orthopädische Universitätsklinik Heidelberg, Schlierbacher Landstraße 200 a, D-69118 Heidelberg, Bundesrepublik Deutschland

In der gesetzlichen Unfallversicherung nimmt die Beurteilung von Folgeschäden nach Verletzungen des Schultergelenkes und der paraartikulären Weichteilstrukturen einen hohen Stellenwert ein.

In der Gutachtenambulanz unserer Klinik stand in einem 10 Jahreskollektiv unter 3000 Fällen bei 250 Patienten (8%) die Frage nach Schultererkrankungen und -folge-

Hefte zu der Unfallchirurg, Heft 232
K. E. Rehm (Hrsg.)

schäden im Vordergrund. Wegen der hohen Morbidität degenerativer Erkrankungen der Rotatorenmanschette ist die gutachterliche Klärung der Zusammenhangsfrage in vielen Fällen außerordentlich schwierig und führt nicht selten zu kontroversen Beurteilungen. Da in den wenigsten Fällen eine primär chirurgische Intervention indiziert ist ist ein Operationssitus und die histologische Beurteilung nur selten verfügbar. Daher kommt dem differenzierten klinischen Erstbefund die entscheidende Bedeutung zu. Vor allem die Weichteilsonographie als einfaches nichtinvasives Verfahren eignet sich zur Beurteilung der Verletzungsschwere und läßt im Seitenvergleich den Rückschluß auf vorbestehende degenerative Veränderungen zu. Die retrospektive Analyse der fraglich traumatischen Genese einer Rotatorenmanschettenruptur muß sich auf 4 Säulen stützen:

1. dokumentierte Vorschaden,
2. Mechanismus des angeschuldigten Unfallereignisses,
3. klinischer Erstbefund und
4. posttraumatischer Verlauf.

Zur Systematisierung dieser Befunde haben wir eine 20-Punkte Bewertungsskala erarbeitet, die die Vorgeschichte und den Verletzungsmechanismus mit 5 Punkten, den Primärbefund mit 10 Punkten und den Krankheitsverlauf mit 5 Punkten gewichtet. Je nach erreichter Punktzahl läßt sich das angeschuldigte Ereignis als „Ursache", „wesentliche Teilursache" oder „Gelegenheitsursache" für die Schädigung der Rotatorenmanschette bewerten.

Die retrospektive Anwendung der Bewertungsskala an 30 abgeschlossenen Gutachten zeigte eine hohe Übereinstimmung mit den vorgenommenen Beurteilungen, in kontroversen Fällen war die Beurteilung mit Hilfe des Scores richtungsweisend.

Geeignete und nicht geeignete Mechanismen zur Entstehung von Rotatorenmanschettenrupturen

F. Bopp, F. W. Thielemann, Ch. Gekle und U. Holz

Abteilung für Unfall- und Wiederherstellungschirurgie, Katharinenhospital, Kriegsbergstr. 60, D-70174 Stuttgart, Bundesrepublik Deutschland

Bei der Begutachtung von Rotatorenmanschettenläsionen ist der Verletzungsmechanismus von entscheidender Bedeutung. Es stellt sich für den Gutachter die Frage, ob ein Trauma geeignet war, eine Ruptur an der RM herbeizuführen, oder ob der Defektzustand auch ohne dieses Trauma entstanden wäre (Gelegenheitsursache) oder sogar schon vorbestanden hat (Vorschaden). Eine möglichst genaue Befragung soll Informationen über Art, Mechanismus und Schwere des stattgehabten Traumas erbringen. Die RM liegt anatomisch unter dem osteoligamentären Schulterdach und dem

Hefte zu der Unfallchirurg, Heft 232
K. E. Rehm (Hrsg.)

M.deltoideus gut geschützt. Eine direkte Traumatisierung der RM ist ohne Mitverletzung dieser protektiven Strukturen nicht möglich. Für eine traumatische Schädigung der RM muß also ein indirektes, fortgeleitetes Trauma einwirken, das eine maximale Zugbelastung der RM beinhaltet. Die zentrale Frage ist: bei welcher Art fortgeleitetem Unfallmechanismus kommt die RM unter maximale Anspannung? Poppen u. Walker [1] haben die auf das Schultergelenk wirkenden Kräfte bei isometrischer Abduktion untersucht. Dabei werden die Resultanten aus einem parallel zur Fossa glenoidalis angelegten Schervektor und einem gelenkzentrierten Vektor ermittelt. Physiologischer Hauptrepräsentant für der Schervektor ist der M. deltoideus. für den gelenkzentrierten Vektor die RM. Es zeigte sich, daß der Summationsvektor bei allen Abduktionsgraden in das Glenoid hinein orientiert ist, sich also die vektorielle Krafteinleitung in das Schultergelenk im Vergleich zu seinem hohen Freiheitsgrad wenig ändert, Beim Abfangen eines Sturzes muß zum ermittelten Summationsvektor der Vektor der einwirkenden Stoßenergie addiert werden. Auswertungen von Foto- und Filmaufnahmen stürzender Personen ergeben, daß bei der Abfangreaktion eines Sturzes sich regelmäßig eine Einstellbewegung abspielt, die eine direkte gelenkzentrierte Einleitung der Sturzenergie in das Glenoid ermöglicht. Der Umlenkmechanismus der RM wird somit nicht oder nur gering beansprucht, die RM kommt nicht unter maximale Belastung. Kapandji [2] hat die Aufhängung der Skapula auf ihre Mobilität hin untersucht. Dabei zeigt sich, daß im Fall eines Sturzes besonders bei „eingestellter Schulter" erhebliche Ausweichbewegungen möglich sind, die im Sinn einer Bremswegverlängerung eine Pufferwirkung entfalten. Stellt sich also bei der Ermittlung zum Unfallmechanismus heraus, daß die Stoßenergie bei eingestellter Skapula abgefangen wurde, ist eine Rißbildung an der RM nicht wahrscheinlich, da die RM gar nicht unter adäquate Belastung geriet. Bei Unfallereignissen, bei denen z.B. ein Sturz bei nur gering abduziertem Arm abgefangen wird, muß die Stoßenergie durch die RM in das Glenoid abgeleitet werden. Die dabei entstehenden Zugkräfte können die Reißfestigkeit einer durch physiologische Alterung und Degeneration geschwächten RM übertreffen und zur Ruptur der Sehnen führen. Der Gelenkschluß kann dadurch verlorengehen, die Sehnenplatte kann sekundär durch Quetschung unter dem Schulterdach geschädigt werden. Wie stark eine RM in ihrer individuellen Reißfestigkeit bereits beeinträchtigt ist, kann im Einzelfall nicht geklärt werden. Trat die Degeneration der RM vor dem Unfall nicht in Erscheinung, ist sie nicht als Vorschaden zu werten. Entscheidend für die Anerkennung eines Schultertraumas als wesentliche Teilursache für eine RM-Ruptur ist, ob der Unfallmechanismus eine Überbeanspruchung der Sehnenplatte mit sich gebracht hat, der geeignet war die RM zu zerreißen. Geeignete Mechanismen sind: das indirekte Schultertrauma bei nicht eingestelltem Schultergelenk, die vordere Schulterluxation und, zu diskutieren, das extreme überfallartige, passive Adduktionstrauma bei muskulär fixiertem Schultergürtel. Nicht geeignete Mechanismen sind: das direkte Schultertrauma, das indirekte Schultertrauma bei eingestelltem Schultergürtel, das Verhebetrauma,

Literatur

Poppen NK, Walker PS (1978) Forces at the Glenohumeral Joint in Abduction. Clin Orthop 135:165–170
Kapandji IA (1982) The physiology of the joints, 5th edn. Churchill Livingstone, Edinburgh

Vorschaden und Unfallzusammenhang bei der Begutachtung der Ruptur der langen und der distalen Bizepssehne

S. Zimmer-Amrhein, A. Meißner und R. Rahmanzadeh

Abteilung für Unfall- und Wiederherstellungschirurgie, Klinikum Steglitz der Freien Universität, Hindenburgdamm 30, D-12203 Berlin, Bundesrepublik Deutschland

Einleitung

Bizepssehnenrupturen ereignen sich häufig während der Arbeit und werden so Gegenstand gutachterlicher Fragestellungen. Die Ruptur der kurzen proximalen Bizepssehne ist eine Rarität und im gutachterlichen Alltag ohne Bedeutung. Unterschiede und Gemeinsamkeiten in der Beurteilbarkeit der Rupturen der langen und der distalen Bizepssehne werden im folgenden diskutiert.

Grundlagen

Bei allen Sehnen ist 1. mit physiologischer Alterung (Reduktion von Zellen zugunsten von Fasern) und 2. mit Degeneration (Faserquellung, Lipoideinlagerung, Kalkeinlagerung) zu rechnen. Die lange Bizepssehne ist darüber hinaus mechanischer Belastung in ihrem Verlauf durch das Schultergelenk, insbesondere im Bereich des Sulcus intertubercularis ausgesetzt. Auch die distale Bizepssehne, die sich bei Pronation um den Radius wickelt, erleidet hierdurch rezidivierende Mikrotraumen. Die Belastungsgrenzen von Sehnen sind individuell unterschieden, die Rupturgefährdung ist deshalb schwer prognostizierbar.

Das Unfallereignis

Keine adäquaten Traumen für Rupturen von Bizepssehnen sind: 1. Gelegenheitsursachen, 2. Traumen, die nicht zur Belastung der Beugemuskulatur des Oberarms führen, 3. eine „außergewöhnliche Kraftanstrengung". Adäquate Traumen für Rupturen von Bizepssehnen sind 1. plötzliche, passive Bewegungen des muskulär fixierten Ellen-

Hefte zu der Unfallchirurg, Heft 232
K. E. Rehm (Hrsg.)

bogen- oder Schultergelenks, 2. die stumpfe oder scharfe direkte Gewalt gegen den Oberarm bei angespanntem M. biceps.

Eigene Daten

Bei der betroffenen Patientengruppe handelt es sich meist um schwer körperlich arbeitende Männer: Durchschnittsalter für die lange Bizepssehne 48 Jahre (n = 33), für die distale Bizepssehne 42 Jahre (n = 16). Adäquate Traumen fanden sich bei 9% der Rupturen der langen Bizepssehne, bei 50% der distalen Sehnen. Histologisch nachweisbare Vorschäden waren bei 85% der langen Bizepssehnenrupturen, bei den distalen bei 43% nachweisbar. Sonographisch sahen wir degenerative Vorschäden (Schultergelenk) bei 91% der langen, jedoch nur bei 25% der distalen Bizepssehnenrupturen.

Zusammenfassung

Bei den Rupturen der langen Bizepssehne finden sich nur selten adäquate Traumen in o.g. Sinne bei genauer Analyse der Unfallereignisse, wogegen überwiegend histologisch und sonographisch degenerative Vorschäden nachweisbar sind. Bei der distalen Bizepssehne sind die Verhältnisse umgekehrt. Ein haftungsausfüllender Zusammenhang zwischen Körperschaden und Unfallgeschehen ist deshalb für die Ruptur der langen Bizepssehne abzulehnen, für die Ruptur der distalen Bizepssehne mehrheitlich anzuerkennen.

Ursache von Kniestrecksehnenrupturen – adäquates Trauma oder Vorschaden?

C. Würtenberger, A. Meißner und R. Rahmanzadeh

Abteilung für Unfall-und Wiederherstellungschirurgie, Universitätsklinikum Steglitz, Hindenburgdamm 30, D-12203 Berlin, Bundesrepublik Deutschland

Anhand der klinischen und histologischen Daten sowie der Nachuntersuchungsergebnisse von 29 Patienten mit Kniestrecksehnenrupturen der Jahre 1975–1990 wird überprüft, inwieweit Kniestrecksehnenrupturen spontan, rein traumatisch oder als wesentliche Teilursache unfallbedingt entstehen können. Nach Literaturangaben entstehen etwa 88% der Quadrizepssehnenrupturen jenseits des 40. Lebensjahres und 80% der Patellarsehnenrupturen vor dieser Altersgrenze häufiger bei Männern als bei Frauen.

Hefte zu der Unfallchirurg, Heft 232
K. E. Rehm (Hrsg.)

Prädestinierende systemische oder lokale Vorerkrankungen oder Vorschäden lagen bei 19 Patienten mit Quadrizepssehnenrupturen in 10 Fällen vor (6mal chronische Niereninsuffizienz mit Kortisonmedikation, 2 Patienten mit rheumatoider Arthritis, einmal eine Infektion nach Knie-Endoprothese und ein Patient mit einem insulinpflichtigen Diabetes mellitus). Von 10 Patienten mit Patellarsehnenrupturen wiesen 2 Patienten mit inadäquatem Trauma einen Vorschaden am gleichen Kniegelenk auf (Infektion nach Knieprothese; Z.n. Morbus Osgood-Schlatter). Histologisch bestanden bei rupturierten Quadrizepssehnen grundsätzlich erhebliche degenerative Vorschäden. Die Patienten mit Quadrizepssehnenrupturen erlitten in jedem Fall nur ein Bagatelltrauma (Stolpern, Verfehlen einer Treppenstufe) und waren deutlich älter als diejenigen mit Patellarsehnenruptur. 8 von 10 Patienten mit Patellarsehnenrupturen erlitten ein adäquates direktes oder indirektes Trauma (Sport bzw. Verkehrsunfall) als Ursache der Verletzung. Eine Vorerkrankung war nicht bekannt, histologisch ergaben sich keine Vorschäden.

Welche Argumentationskette sollte nun erfüllt sein, um eine Kniestrecksehnenruptur als Unfallfolge anzuerkennen? Ganz wesentlich kommt es hier auf die Erforschung, Dokumentation und Gewichtung des Unfallherganges an, wobei nur ein plötzliches Trauma extremen Ausmaßes mit direkter umschriebener offener oder geschlossener äußerer Gewalteinwirkung bei muskulär fixiertem Gelenk – etwa ein direkter Pferdehufschlag, eine Dashboard-Verletzung oder ein Sturz auf das flektiertes Knie bei angespannter Quadrizepsmuskulatur- eine unfallbedingte Kniestrecksehnenruptur auslösen kann. Ein Vorschaden durch eine systemische Grunderkrankung mit degenerativen Veränderungen der Sehne muß als wesentliche Ursache ausgeschlossen sein. Quadrizepssehnenrupturen erwiesen sich in über 75% durch Vorschäden bedingt, während Patellarsehnenrupturen In ca 60% durch adäquates Trauma entstehen.

Literatur

1. Leitner A, Meißner A, Rahmanzadeh R (1990) Patellasehnen- und Quadricepssehnenruptur. Akt Traumatol 20231:236
2. Müller KH, Knopp W (1984) Die Rupturen der Sehnen am Streckapparat des Kniegelenkes. Unfallchirurgie 10:254–261 (Nr 5)

III. Experimentelles Forum

Teil 1

Vorsitz: M. Börner, Frankfurt; J. Ahlers, Mainz; O. Wörsdörfer, Fulda

Heilungsphasen nach traumatischer vorderer Kreuzbandruptur – eine elektronenmikroskopische und immunhistochemische Studie

M. F. Neurath, E. Stofft und A. Zschäbitz

Anatomisches Institut der Universität, Saarstraße 19–21, D-55122 Mainz, Bundesrepublik Deutschland

Fragestellung

Dem vorderen Kreuzband werden im Gegensatz zum medialen Kollateralband nur sehr geringe Heilungskapazitäten zugeschrieben (1–4). In vorliegender Studie sollte das spontane Regenerationsverhalten des vorderen Kreuzbandes in Abhängigkeit vom Intervall zwischen Ruptur und operativer Bandversorgung charakterisiert werden.

Methodik

Bei 31 Patienten (mittleres Alter: 32 Jahre) mit traumatischer vorderer Kreuzbandruptur (Grad III) konnten intraoperativ Gewebsproben entnommen werden. Das Material wurde kombiniert transmissions- und rasterelektronenmikroskopisch untersucht. Zudem wurden immunhistochemische Studien mit monoklonalen Antikörpern an Kryostatschnitten durchgeführt. Postmortal dissezierte vordere Kreuzbänder (n = 39) dienten als Vergleichsgruppe.

Ergebnisse

Die vorderen Kreuzbänder der Kontrollgruppe zeigen eine Domainorientierung in der Anordnung ihrer kollagenen Fasersysteme. An den Bandoberflächen sind trajektorielle Verspannungszüge nachzuweisen. Die Heilungsphasen nach vorderer Kreuzbandruptur können aufgrund unserer Befunde in vier verschiedene Stadien eingeteilt werden: Wahrend der ersten Tage nach Ruptur (Entzündungsphase – Phase 1) treten

Hefte zu der Unfallchirurg, Heft 232
K. E. Rehm (Hrsg.)

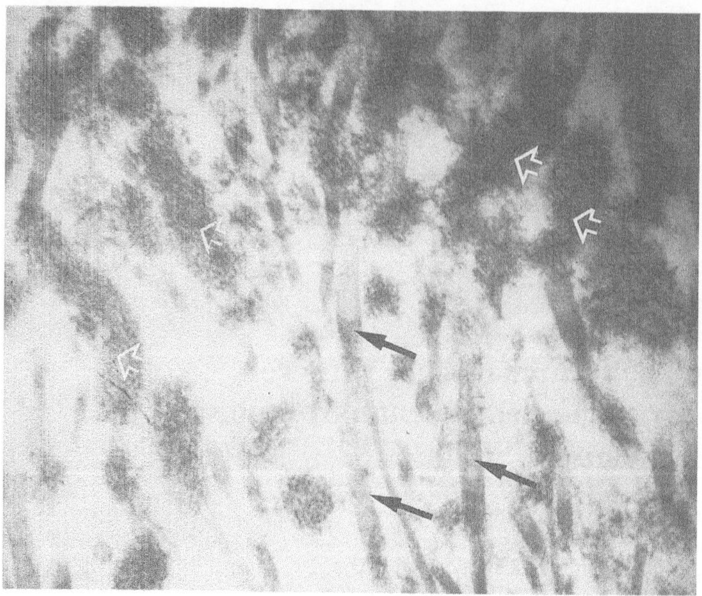

Abb. 1. Atypische dicke Fibrillen (*offene Pfeile*) in direkter Nähe der Rupturzone nach vorderer Kreuzbandruptur. Daneben erhaltene dünnere Firillen mit normaler Bandung (*lange Pfeile*). TEM

Rundzellinfiltrationen im Bandgewebe auf, mononukleäre Makrophagen sind vermehrt nachweisbar. In der Matrix zeigen sich abnorm dicke Fibrillen (giant fibrils) In Nähe der Rupturzone (Abb. 1). Zudem ist eine erhebliche Vermehrung von Fibronektin in der extrazellulären Matrix festzustellen. In der nachfolgenden Proliferationsphase (Phase 2) treten proliferierende Fibroblasten auf, die Komponenten der extrazellulären Matrix synthetisieren. Prokollagen Typ III ist immunhistochemisch jetzt zunehmend nachweisbar, dünne Fibrillen sind vermehrt zu beobachten. In der Remodelingphase (Phase 3) nimmt dann auch der Kollagen Typ I-Anteil zu. Ultrastrukturell treten zunehmend feine 30nm-Fibrillen auf (Abb. 2), die jedoch dramatische Störungen in ihrer Anordnung und Ausrichtung aufweisen (interfibrilläre Kollagendysplasien). Im weiteren Verlauf sind sie auch deutlich vermehrt in bis zu 3 cm Abstand von der eigentlichen Rupturzone nachzuweisen (periphere Ausbreitungsrichtung). Der durchschnittliche Fibrillendurchmesser sinkt deutlich. Auch in der nachfolgenden Ausreifungsphase (Phase 4) kommt es nicht zur Ausbildung einer normalen Fibrillenarchitektur.

Diskussion

Nach vorderer Kreuzbandruptur können vier verschiedene Heilungsphasen mit fließendem Übergang unterschieden werden. Kollagendysplasien nach Bandruptur können über die Konfrontation des Kollagens mit Kollagenasen aus Fibroblastenvesikeln oder mit Matrixmetalloproteinasen aus der Synovialflüssigkeit nach Ruptur des pro-

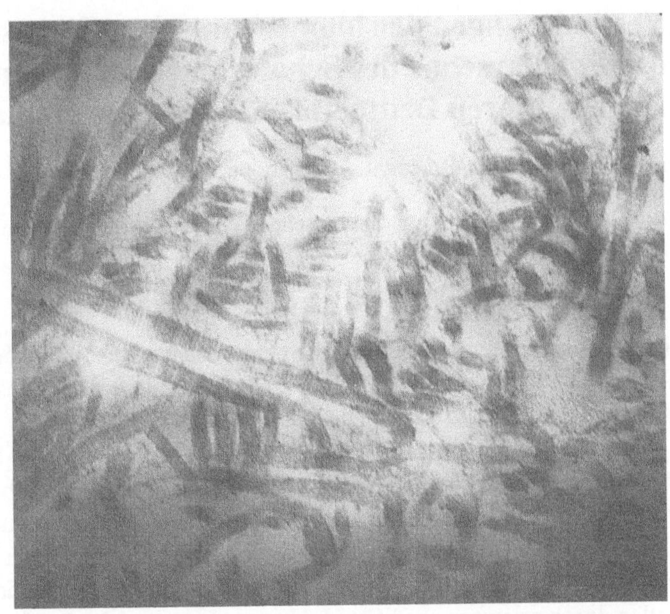

Abb. 2. Schwere Störungen in der Anordnung der feinen kollagenen Fibrillen nach vorderer Kreuzbandruptur. TEM

tektiven Synovialschlauches des vorderen Kreuzbandes erklärt werden. Mit zunehmendem Intervall zwischen Bandruptur und operativer Versorgung treten Texturstörungen der kollagenen Systeme vermehrt auch in rupturfernen Zonen auf. Die Fehlstrukturierung des Regeneratgewebes nach vorderer Kreuzbandruptur bedingt seine funktionelle Insuffizienz. Dies konnte zu schlechten klinischen Ergebnissen bei Patienten mit vorderer Kreuzbandruptur beitragen.

Literatur

1. Hefti FL, Kress A, Fasel J, Morscher EW (1991) Healing of the transected anterior cruciate ligament in the rabbit. J Bone Joint Surg [Am] 73:373–383
2. Neurath MF, Stofft E (1992) Collagen ultrastructure in ruptured cruciate ligaments. Acta Orthop Scand 63 (in press)
3. Amiel D, Kuiper S, Akeson WH (1990) Cruciate ligaments. Response to injury. In: Daniel DM, Akeson WH, O'Connor JJ (eds) Knee ligaments: structure, function, injury, and repair. Raven, New York, pp 365–77
4. Arnoczky SP (1991) Physiologic principles of ligament injuries and healing. In: Scott NA (ed) Ligament and extensor mechanism injuries of the knee – diagnosis and treatment. Mosby, St Louis, pp 67–81

Veränderungen der biomechanischen Eigenschaften der Patellarsehne des Schafes durch Entnahme eines mittleren Drittels als Sehnentransplantat

K.-F. Hanselmann, P. Augat, L. Dürselen und L. Claes

Abteilung für Unfallchirurgische Forschung und Biomechanik, Helmholtzstr. 14, D-89081 Ulm, Bundesrepublik Deutschland

Das Ziel der Untersuchung war die biomechanischen Veränderungen, die die Patellarsehne nach Entnahme eines mittleren Drittels für Sehnentransplantate erfährt, zu bestimmen.

Die Entnahme des mittleren Drittels der Patellarsehne bedeutet zunächst eine Schwächung ihrer biomechanischen Eigenschaften. An 11 Schafen wurde das zentrale Drittel der Patellarsehne für eine Bandplastik entnommen und nach einem Jahr p.o. die biomechanischen Eigenschaften der verbliebenen Sehne getestet. Die Bestimmung der Patella-Positionen am Gelenk ergab keine signifikante Fehlstellung der Patellae durch operationsbedingte Längenänderungen der Patellarsehnen. Die operierten Patellarsehnen, sowie die kontralateralen Kontrollsehnen wurden jeweils mit der Patella und einem Teil der Tuberositas tib. entnommen und die Kraft-Verformungs-Kurve in einem Zugversuch aufgenommen. Der Mittelwert der Steifigkeiten der operierten Patellarsehnen entsprach nach einem Jahr dem der Kontrollen, obwohl die operierten Sehnen ein Narbengewebe schlechter mechanischer Qualität (niedriges E-Modul) aufwiesen. Die gleiche Steifigkeit wurde jedoch über einen größeren Querschnitt erreicht.

Auch nach Entnahme eines Patellarsehnendrittels erfüllt die verbleibende Sehne ihre biomechanische Funktion. Mechanisch schwaches Narbengewebe wird durch einen größeren Querschnitt kompensiert.

Hefte zu der Unfallchirurg, Heft 232
K. E. Rehm (Hrsg.)

Okkulte Läsionen nach Rekonstruktion des vorderen Kreuzbandes

K. Lehner, M. A. Scherer, H. Gerngroß, R. Ascherl und G. Blümel

Institut für Experimentelle Chirurgie der Technischen Universität, Ismaninger Str. 22, D-81675 München, Bundesrepublik Deutschland

Fragestellung

Lassen sich mit der MRT im p.op. Verlauf bei asymptomatischen Kniegelenken und bei nicht-invasiv ungeklärten Schmerzen okkulte Läsionen nachweisen?

Einleitung

Die MRT wurde eingesetzt, um beim akuten Trauma „okkulte", also mit anderen Verfahren nicht diagnostizierbare Läsionen aufzudecken. Die chronische VKB-Insuffizienz und die Instabilität nach VKB-Rekonstruktion ziehen zeitabhängig eine zunehmende Rate von Meniskus-Lasionen nach sich. Da die Sensitivität der MRT für Meniskus-Läsionen im akuten Trauma mit bis zu 98% angegeben wird, liegt der Gedanke nahe, systematisch mit der MRT sekundäre Meniskus-Läsionen oder andere okkulte Verletzungen zu suchen.

Material und Methoden

41 MRT von 40 Patienten, durchschnittlich 14,3 Monate p.op.. MRT mit 0,5/1,5 Tesla, Schichtdicke 3–5 mm, FOV 200–400 mm, Matrix 256 x 256, Tl, koronar gekippte SE in T2.

Ergebnisse

Nur 32% im Gesamtkollektiv haben keine pathologischen Veränderungen, da die Wertigkeit dieser Veränderungen deutlich unterschiedlich ist. 21,7% weisen am Meniskus Typ II Signalerhöhungen auf (degenerative Veränderungen), bei 15,2% müssen Meniskusrisse diagnostiziert werden. Am rekonstruierten VKB stellen sich zwei Fehlinsertionen und eine Teilruptur nach Naht dar; in sechs Fällen findet sich eine umschriebene Signalerhöhung und/oder Ausdünnung des hinteren Kreuzbandes. Sechsmal wurde bei der VKB-Rekonstruktion der isometrische Punkt verfehlt, in je einem Fall wird eine Osteochondrosis dissecans und freie Gelenkskörper gefunden, bei fünf Patienten stellen sich narbige Veränderungen der Ligamenta collateralia und zweimal artdiagnostisch nicht eindeutig diagnostizierbare, pathologische Veränderungen im periartikulären Gewebe dar.

Hefte zu der Unfallchirurg, Heft 232
K. E. Rehm (Hrsg.)

Diskussion

Die hohe Auffindungsrate okkulter Läsionen rechtfertigt unzweifelhaft die Durchführung der kostenintensiven MRT. Zumindest den sekundären Meniskus-Läsionen kann eine herausragende prognostische Relevanz für das Schicksal des Kniegelenks zugeschrieben werden. Nur die MRT ist in der Lage, nicht invasiv und vor allem rechtzeitig diese Diagnose zu stellen, so daß sich daraus sinnvolle, rekonstruktive (Meniskus-Naht) und nicht nur ablative (Meniskus-Resektion) therapeutische Konsequenzen ziehen lassen.

Klinische Konsequenzen

1. Bei 50–75% der Patienten mit VKB-Rekonstruktion finden sich okkulte Läsionen verschiedener klinischer Wertigkeit.
2. Jedes klinisch symptomatische Knie nach VKB-Rekonstruktion sollte mit der MRT untersucht werden, um rechtzeitig therapeutische Schritte einleiten zu können.

Der Stellenwert der instrumentierten Laxizitätsmessung nach Rekonstruktion des vorderen Kreuzbandes (VKB)

Ch. Haas, M. A. Scherer, H. Gerngroß und P. Conradi

Institut für Experimentelle Chirurgie der Technischen Universität, Ismaninger Straße 22, D-81675 München, Bundesrepublik Deutschland

Fragestellung

Wertigkeit der instrumentierten Laxizitätsmessung im Vergleich zur klinischen Untersuchung und den subjektiven Scores nach VKB-Rekonstruktion?

Einleitung

Besonders im angloamerikanischen Sprachraum hat sich die Verwendung der instrumentierten Laxizitätsmessung bei der Akutdiagnostik der Kreuzband-(VKB-) Läsion als Routineverfahren durchgesetzt. Umfangreiche Untersuchungen über die Genauigkeit und Reproduzierbarkeit liegen vor allem für das KT 1000 (Daniel 1985) vor. Nur wenige Autoren verwenden das KT 1000 regelmäßig zur p.op. Nachsorge, ein direk-

Hefte zu der Unfallchirurg, Heft 232
K. E. Rehm (Hrsg.)

ter Vergleich mit den gängigen klinischen Untersuchungsmethoden im Rahmen der p.op. Verlaufskontrolle fehlt.

Material und Methoden

Insgesamt 128 Männer mit Z.n. Naht des VKB wurden zwischen 9 und 96 Monaten p.op. (Mittel: 40.2) klinisch mit folgenden Testverfahren unter dem Zielkriterium „Instabilität" nachuntersucht: subjektive Einschätzung (Marshall-/Lsyholm-Scores), vord. Schublade (VS), graded Lachman (LST), Jerk (JT), graded Pivot shift (PST) und instrumentierte Laxizitätsmessung (n = 60) mit dem KT 1000 (67N,89N, QUAD, Seitendifferenz, Compliance).

Ergebnisse

Es bestehen extreme Unterschiede in der Sensitivität der einzelnen Methoden. Die subjektive Einschätzung des Patienten – die bekannten Scores – korrelieren nicht mit der objektiv (auch klinisch) meßbaren Instabilität. Obwohl das KT 1000 faktisch nur eine unidirektionale Gesamtinstabilität mißt, zeigt es mit weitem Abstand die höchste Sensitivität; „stabil" und „instabil" läßt sich in 95% der Fälle eindeutig differenzieren. Einzelergebnisse in der Tabelle 1.

Diskussion

Die instrumentierte Laxizitätsmessung muß ein unverzichtbarer Bestandteil jeder klinischen Nachuntersuchung und erst recht jeder wissenschaftlichen Arbeit sein: „... comparison among clinicians in quantitating knee motion limits may be invalid because of the wide variations that occur ..." (Noyes 1991); die VKB-Naht ergibt befriedigende subjektive, aber schlechte objektive Ergebnisse.

Klinische Konsequenzen

Die instrumentierte Laxizitätsmessung ist ein „Muß" bei der wissenschaftlichen Aufarbeitung nach VKB-Rekonstruktion. Sie deckt auch subklinische, subjektiv für den Patienten (noch) nicht relevante Instabilitäten auf.

Tabelle 1. Kriterium „instabil", Angabe in%; subj. = Score, VS = vordere Schublade, JT = Jerk Test, LT = Lachman, PST = Pivot Shift, 89N = KT 1000–89N, QUAD = aktiv, d/ = Seitendifferenz

Parameter subj	VS	JT	LT	PST	89N	QUAD	d/89	d/QU
% instabil	19,8	16,7	21,7	25,0	25,0	26,7	45,0	46,7

Sonografie zur postoperativen Beurteilung von Rekonstruktionen des vorderen Kreuzbandes (VKB)

M. Kraus, H. Gerngroß und M. A. Scherer

Institut für Experimentelle Chirurgie der Technischen Universität, Ismaninger Straße 22, D-81675 München, Bundesrepublik Deutschland

Fragestellung

Wert der Sonographie als Diagnostikum nach Eingriffen am VKB und ihre Korrelation zu klinischen und instrumentierten Stabilitätsparametern?

Einleitung

Die Resultate der sonographischen (US-) Kreuzbanddiagnostik im akuten Trauma sind nach Graf differenziert zu bewerten. Unseres Wissens existiert keine Arbeit über den Wert der Sonographie zur p.op. Verlaufskontrolle nach Rekonstruktion des VKB.

Material und Methoden

In einer prospektiven Studie wurden 88 m. Patienten mit Z.n. Rekonstruktion des VKB klinisch untersucht (u.a. Lachman, Pivot-shift, KT 1000). Ohne Kenntnis des klinischen Untersuchungsbefundes erfolgte dann die US-Darstellung (5 MHz Konvex) des VKB in 90°/140°/Schubladentest (VS)/ventrale und dorsale Schnitte. Folgende Parameter werden beurteilt: 1. Darstellbarkeit, 2. Anspannen bei VS, 3. Echogenität, 4. Verlauf des VKB – a) = gestreckt oder b) = gebogen und 5. Kontinuität. Aus diesen Einzelwertungen ergibt sich ein Grading: Typ I: echoarm, gestreckt, Anspannung bei VS, Kontinuität; Typ IIa: wie I, aber echoreich; Typ IIb: Kontinuität, beliebige Echogenität, schlaff, Anspannung bei VS; Typ III: wie IIb, keine Anspannung bei VS, Kontinuität fraglich/nicht erhalten.

Ergebnisse

Unabhängig vom p.op. Intervall sind Patellarsehnentransplantate und Augmentationen mit der Semitendinosus-Sehne besonders leicht als echoarme Strukturen zu differenzieren. Im intraindividuellen Vergleich zur Kontrollseite ist die VKB-Rekonstruktion fast immer besser erkennbar. Insgesamt läßt das US-Bild bei 68% der Patienten eine gute, bei weiteren 23% eine eingeschränkte Beurteilung mit dem genannten Grading-System zu. In 64% kann eine sichere Aussage zum Verhalten bei der VS gemacht werden. Die dorsale Schnittebene ist nicht zur p.op. Beurteilung geeignet. Die Einteilung mit dem US-Grading ergibt 35 Typ I-, 10 Typ IIa-, 12 ein Typ IIb- und 26

Hefte zu der Unfallchirurg, Heft 232
K. E. Rehm (Hrsg.)

Typ III-Bänder. Der US stellt stabile Bandrekonstruktionen mit höherer Genauigkeit fest als instabile Operationsergebnisse.

Diskussion

Beim normalen VKB ist die Grenzschichtunterscheidung durch die geringen Dichteunterschiede nur sehr schwer möglich. Nach Naht und VKB-Plastiken kommt es zu einer zeitabhängigen Narbenbildung, die die Grundlage für die deutlich verbesserte Visualisierung darstellt. Die stark echogene Grenzschichtzeichnung entspricht einer Bindegewebsnarbe. Der eigentliche Wert der p.op. US-Untersuchung liegt darin, daß neben der bildlichen Dokumentation der VS in 2/3 der Fälle ein Eindruck vom intraartikulären Verlauf der VKB-Rekonstruktion gewonnen werden kann. Klinisch symptomatische Kniegelenke mit grenzwertiger Translation können in erster Näherung dahingehend beurteilt werden, ob eine Bandkontinuität besteht, die sich bei funktioneller Beanspruchung anspannt oder ob es sich um eine resorbierte, degenerierte Rekonstruktion handelt, die keinen Lasttransfer mehr ermöglicht.

Klinische Konsequenzen

1. Die Darstellbarkeit des VKB ist p.op. deutlich verbessert.
2. Die US-Untersuchung ermöglicht die bildliche Dokumentation der VS und in 2/3 der Fälle eine Darstellung des funktionellen intraartikularen Verhaltens der VKB-Rekonstruktion.
3. Sie eignet sich zur Routinekontrolle nach rekonstruktiven Eingriffen am VKB.

Läßt sich die Verankerungstechnik für alloplastische Kreuzbänder verbessern? – Eine biomechanische Untersuchung

R. Letsch und J. M. Garcia-Schürmann

Abteilung für Unfallchirurgie, Universitätsklinikum Essen, Hufelandstr. 55, D-45147 Essen, Bundesrepublik Deutschland

Problemstellung

Ziel der Untersuchung war es, eine neuartige Verankerungstechnik für Kunststoffbänder im Vergleich zu bisher gängigen Fixationsmethoden zu prüfen.

Hefte zu der Unfallchirurg, Heft 232
K. E. Rehm (Hrsg.)

Material und Methode

Folgende Fixationstechniken wurden zur Verankerung des künstlichen Bandes untersucht: Einzelklammer, Doppelklammer in Gürtelschnallentechnik, Einzelklammer mit doppelt transossärer Bandführung sowie die neu entwickelte Klemmhülse. Dabei wurden in Ausreißversuchen mit der Zugmaschine die Versagensgrenzen des Systems, die maximale Belastbarkeit, die Steifigkeit sowie die Längenänderung bei 500 Newton untersucht. Als Fixationsmodelle dienten Leichenknie, Hundeknie und Kunststoffknochen. Zusätzlich wurde die Dauerbelastbarkeit der Klemmhülse im Vergleich zur Doppelklammer in Hystereseversuchen mit 10.000 Zyklen getestet.

Ergebnisse

Für jede Verankerungstechnik zeigten die Kurven ein typisches reproduzierbares Versagensmuster. Dabei war die Klemmhülse den übrigen Befestigungssystemen bezüglich Haltekraft, maximaler Belastbarkeit, Steifigkeit und geringster Längenänderung in allen Versuchsanordnungen signifikant überlegen. So lag z.B. die Versagensgrenze 4mal höher als bei der Einzelklammer und fast doppelt so hoch wie bei der Doppelklammer bzw. der doppelt transossären Bandführung. Auch die Hystereseversuche zeigten eine deutlich bessere Belastbarkeit des Kunstbandes mit Klemmhülsenfixation im Vergleich zur Doppelklammer. Die Implantationstechnik der Klemmhülse ist sehr einfach und kann sowohl bei der arthroskopischen als auch bei der offenen Kreuzbandchirurgie durchgeführt werden.

Schlußfolgerungen

Da dem alloplastischen Bandersatz bzw. der Augmentation autogener Bandplastiken eine zunehmende klinische Bedeutung, vor allem in der Kreuzbandchirurgie, zukommt, ist die Verbesserung der Bandverankerung, wie sie durch die neu entwickelte Klemmhülse gewährleistet wird, von großer klinischer Relevanz, insbesondere unter dem Aspekt der frühzeitigen Belastbarkeit im Rahmen der funktionellen Nachbehandlung.

Biofunktionalität und Biokompatibilität von Aramidfaser – Allenthesen nach Ersatz des anterioren Kreuzbandes im Tierversuch

K.-K. Dittel[1], H. Planck, M. Dauner und C. Jerusalem.

[1] Unfallchirurgische Abteilung, Marienhospital, Böheimstr. 37 , D-70199 Stuttgart
Institut f. Textil- und Verfahrenstechnik, Körschtalstr. 36, D-73770 Denkendorf, Bundesrepublik Deutschland

Problembeschreibung

Mittelfristige Versagerquoten von 50% der zum prothetischen Kreuzbandersatz verwendeten Allenthesen reflektieren durch Ruptur und Auslockerung die ungelösten Probleme und implizieren damit auch widersprüchliche Beurteilungen. Die Idee zur Neuentwicklung einer geflochtenen Schlauchprothese aus Kevlar 29 begründete sich in ungewöhnlich vorteilhaften Eigenschaften dieser Chemiefaser.

Material und Methodik

Die Para-Amidfaser Kevlar 29 besitzt nicht nur eine hohe Zugfestigkeit und Ermüdungsbeständigkeit, sondern auch eine geringe Bruchdehnung. In die Prothesenstruktur mit den Abmessungen (300 x 6 x 2 mm) wurden 18.000 Einzelfilamente verarbeitet, die ihr eine Reißfestigkeit von 3.500 N geben. Um die aufgeworfenen Fragestellungen, ob die Kevlarprothesen als alloplastischer Kreuzbandersatz unter den Aspekten – lokale gewebliche Integration, histologische Reaktionsweisen und Stabilitätsverhalten – implantationstauglich sind, zu beantworten, wurden bei 40 Merinoschafen nach Resektion des anterioren Kreuzbandes am rechten Hinterlauf die schlauchförmigen Bandprothesen transtibial – transartikulär – transfemoral, isometrieangenähert implantiert. Im Abstand von drei Monaten wurden jeweils 10 Tiere sakrifiziert.

Ergebnisse

Die Dokumentation erfolgte unter makroanatomischen, radiologischen – in ausgewählten Fallen mittels CT und/oder NMR – biomechanischen und histomorphologischen Gesichtspunkten. Operationstechnische Versager waren durch Implantatauslokkerungen (n = 8) und Kontinuitätsdefekte der Prothesen (n = 8) zu erklären. Die Ursachen dafür lagen im druckinduzierten Knochenabbau (Osteoporose) und in osteophytären Neoplasien in der Interkondylärregion. Eine vollständige und solide knöcherne Inkorporation konnte in keinem Fall bestätigt werden. Nach einem Jahr Implantationszeit gewährleistete die narbige Integration der Prothesen in den Bohrkanälen biomechanische Voraussetzungen, die durchschnittlichen Ausreißkräften von

Hefte zu der Unfallchirurg, Heft 232
K. E. Rehm (Hrsg.)

515 N (355–695 N) entsprachen. Polarisationsoptisch lagen Abriebpartikel sowohl periprothetisch als auch im autochthonen spongiösen Knochen vor. Doppeltbrechendes Material ließ sich hingegen weder in den periartikulären Lymphknoten noch in parenchymatösen Organen nachweisen. Die Biodegradation des Kevlarmaterials trat in einem Umfang auf, der zumindest bedenklich erscheint.

Schlußfolgerungen

Die Bandprothese aus Kevlar 29 zeigt in vivo auf Grund der eigenen tierexperimentellen Untersuchungen beim Einsatz als prothetischer Ersatz für das VKB ungelöste Probleme und wirft damit offene Fragen auf. Sie erscheint als alloplastisches Implantat nicht empfehlenswert. Als klinische Konsequenz daraus ist festzustellen, daß bis heute der beste Kreuzbandersatz noch immer das autogene Patellarsehnentransplantat ist.

Therapeutische Beeinflussung des Tourniquet-Syndromes durch Indomethazin

S. Rose, C. Braun, I. Marzi und V. Bühren

Abteilung für Unfallchirurgie, Chirurgische Universitätsklinik, D-66424 Homburg/Saar, Bundesrepublik Deutschland

Die vaskuläre Permeabilitätsstörung nach hypovolämischem Schock oder prolongierter Extremitäten-Ischämie manifestiert sich in vielen Fällen als respiratorisches Versagen mit hoher Morbidität und Mortalität. Ursache sind u.a. Membranschäden, induziert durch toxische Sauerstoffradikalspezies aus der reperfusionsbedingten Xanthinoxidase-Aktivierung oder Granulozyten/Endothel-Interaktion. In der vorliegenden Untersuchung sollte die zeitliche Sequenz des „respiratory burst" polymorphkerniger Granulozyten (PMNL) nach Ischämie/Reperfusion des menschlichen Skelettmuskels untersucht werden. Es wurde geprüft, inwieweit das nichtsteroidale Antiphlogistikum Indomethazin die PMNL-Sauerstoffradikal- und Elastase-Produktion während Reperfusion beeinflußt.

Methode

Bei 18 Patienten (18–60 Jahre) mit Oberarm-Tourniquetischämie (67 ± 5 min) während handchirurgischer Eingriffe wurde sowohl aus der Kubitalvene des ischämischen als auch des nichtischämischen Kontrollarmes vor Ischämie und bis 90 min nach Er-

Hefte zu der Unfallchirurg, Heft 232
K. E. Rehm (Hrsg.)

öffnung des Tourniquet heparinisiertes Vollblut entnommen. Polymorphkernige Granulozyten (PMNL) wurden mittels Percoll-Gradienten isoliert. Als Parameter des PMNL-„respiratory burst" wurden PMNL-Myeloperoxidase (MPO)(Guaiacol-Assay), Sauerstoffradikal-Produktion (SRP)(Ferricytochrom C-Assay) photometrisch quantifiziert. 8 Patienten wurde 2 Stunden vor der Ischämie 50 mg Indomethazin (Indo) oral verabreicht.

Ergebnisse

PMNL isoliert aus Venenblut des Kontrollarmes zeigten in beiden Patientengruppen keine signifikanten Aktivitäts-Änderungen über den gesamten Beobachtungszeitraum. PMNL des reperfundierten Armes unbehandelter Patienten zeigten 60 min nach Eröffnung des Tourniquet im Vergleich zum Kontrollarm einen signifikanten Anstieg der MPO-Aktivität (547 ± 57 vs. 872 ± 77 mU), Sauerstoffradikalproduktion (SRP) (56,5 ± 3 vs. 68,2 ± 4 nmol/min/10^6 Zellen) und Plasma-Elastase-Aktivität (22 ± 6 vs. 60,3 ± 3 μg/l) ($p < ,05$). Während Indomethazin-Behandlung den MPO und SRP-Anstieg signifikant reduzierte (MPO: 399,8 ± 26; 02˚–: 42,9 ± 3, $p < ,05$), zeigte sich kein Einfluß auf die Elastase-Aktivität (80 ± 13 μg/l). Reperfusionsplasmen beider Patientengruppen zeigte keinen signifikanten Einfluß auf die SRP gesunder Spender-Leukozyten.

Schlußfolgerungen. Aktivierte PMNL 60 min nach Muskel-Reperfusion könnten einen wesentlichen pathogenetischen Faktor pulmonaler Komplikationen darstellen, da diese Beobachtung zeitlich mit radikal-induzierten Membranschäden in Leber und Lunge korreliert (tierexperimentelle Vorstudien). Der hemmende Einfluß von Indomethazin auf das MPO- und NADPH-Oxidase-System, nicht aber auf die Elastase-Aktivierung zeigt eine Cyclooxygenase-abhängige SRP im postischämischen Reperfusionssyndrom.

Teil 2

Vorsitz: K. E. Rehm, Köln; L. Claes, Ulm

Biomechanische Untersuchungen verschiedener Osteosynthesen bei Frakturen des proximalen Femur

H. von Kroge, F. F. Hennig[1], P. Sweeney[1] und H. U. Langendorff

Abteilung für Unfallchirurgie, Universitätskrankenhaus, Eppendorf, Martinistr. 52, D-20251 Hamburg
[1] Abteilung für Unfallchirurgie, Allgemeines Krankenhaus Altona, Paul-Ehrlich Str. 1, D-22763 Hamburg, Bundesrepublik Deutschland

Aufbauend auf die in den 70iger Jahren an der Unfallchirurgischen Abteilung Eppendorf durchgeführten Untersuchungen wurden dynamische und statische Stabilitätsuntersuchungen von Osteosynthesen proximaler Femurfrakturen durchgeführt. Ziel der Untersuchung war, die Tragfähigkeit und damit die Biopraktikabilität konkurrierender extra- und intramedullärer Osteosynthesen bei experimentell gesetzten stabilen und instabilen pertrochantären und subtrochantären Brüchen zu messen.

Material

Verwendet wurden Leichenfemora von über 60 Jahre alten Verstorbenen, bei denen aus der Vorgeschichte kein konsumierender Prozeß oder eine Infektionskrankheit bekannt war.

Es wurden fünf Versuchsgruppen gebildet: Modell einer 1. stabilen pertrochantären 2. instabilen pertrochantären Fraktur, jeweils versorgt mit einer DHS 135° und Gamma-Nagel), 3. reversed, 4. stabilen, 5. instabilen subtrochantären Oberschenkelfraktur (jeweils versorgt mit einer DCS 95° und Gamma-Nagel).

Die Zuteilung der jeweils 7 Femora zu den Osteotomie- und Osteosynthesegruppen erfolgte zufällig. Die Belastungsversuche erfolgten mit einer Materialprüfmaschine (Fa Schenk). 2000 sinusförmige Lastwechsel bei 500, 1000, 1500 und 2000 N wurden jeweils durchgeführt. Nach erfolgter dynamischer Wechseldruckbelastung ohne Instabilität erfolgte die statische Belastung mit abgestufter steigender Belastung (50 N/sec) bis zum Bruch.

Hefte zu der Unfallchirurg, Heft 232
K. E. Rehm (Hrsg.)

Ergebnisse

Bei den mit der DHS und Gamma-Nagel versorgten stabilen und instabilen pertrochantären Osteotomiemodellen kam es bei der dynamischen Belastung bis 2000 N zu keiner Instabilität (Gesamtverformung: Gruppe 1: DHS 14,5 mm, Gamma 14 mm, Gruppe 2: DHS 17,4 mm, Gamma 16,5 mm). Die statische Belastbarkeit zeigte zwischen dem Gamma-Nagel und der DHS 135° deutliche Unterschiede (Gruppe 1: DHS 2800 N, Gamma 4800 N. Gruppe 2: DHS 2700 N, Gamma 4700 N).

Bei den Gruppen 3, 4 und 5 tritt bei der DCS eine Instabilität bei 2000 N auf, keine Instabilität nach dynamischer Belastung mit 2000 N beim Gamma-Nagel. Die statischen Belastungswerte lagen beim Gamma-Nagel zwischen 4500 und 8300 N.

Schlußfolgerung

Zusammenfassend können wir aufgrund der experimentellen Ergebnisse feststellen, daß sowohl extra- wie intramedulläre Kraftträger eine vergleichbare Stabilität besitzen und zur Versorgung von stabilen und instabilen pertrochantären Frakturen konkurrierend einsetzbar sind.

Bei der Versorgung von subtrochantären Frakturen erwies sich lediglich der Gamma-Nagel in allen Belastungsstufen als stabil. Bei einer statischen Maximalbelastbarkeit von ca 700% des durchschnittlichen Körpergewichts ist mit diesem Implantat eine primäre Belastungsstabilität zu erreichen.

Lockerungs- und Infektionsvorgänge an Schanzschen Schrauben. Vergleichende histomorphologische Untersuchungen mit kurzem und langem Gewinde

Th. Rack, K. M. Stürmer und Frau Xia Guo

Abteilung für Unfallchirurgie, Universitätsklinikum Essen, Hufelandstr. 55, D-45147 Essen, Bundesrepublik Deutschland

Vergleichende Untersuchung von Lockerungs- und Infektionsvorgängen an Schanzschen Schrauben mit kurzem Gewinde (4,5 mm und 5 mm ø) und mit langem, durchgehendem Gewinde (5 mm ø)

Hefte zu der Unfallchirurg, Heft 232
K. E. Rehm (Hrsg.)

Methodik

38 Schafstibiae, Osteotomie in Schaftmitte, Osteosynthese mit ventralem Klammerfixateur und 4 Schanzschen Schrauben, Vollbelastung. Versuchsbegleitend polychrome Sequenzmarkierung nach Rahn in 1–2-wöchigen Abständen, Röntgendokumentation, Versuchsdauer 8 Wochen. Auswertung mittels Röntgenbildern, Mikroangiographien, Mikroradiographien, Fluoreszenzmikroskopie, klinischer Stabilitätsprüfung und klinischem Verlauf.

Ergebnisse

Histologischer Ablauf der Lockerung: beginnende Resorption der Gewindegänge durch Mikroinstabilität und lokale Nekrose durch Erhöhung der Instabilität und Anstoßen eines Circulus vitiosus aus Resorption und dadurch weiter steigender Instabilität. Bei Infekt Beschleunigung und Verstärkung dieses Circulus vitiosus durch freigesetzte Mediatoren und Endotoxine, die die Resorption steigern.

Gruppe I	5,0 mm langes Gewinde 10 Tiere	n = 40	10,0% locker	45%	Infekt
Gruppe II	5,0 mm kurzes Gewinde 10 Tiere	n = 40	35,0% locker	45%	Infekt
Gruppe III	4,5 mm kurzes Gewinde 18 Tiere	n = 72	34,7% locker	72,2%	Infekt

1. Lockerung fand sich bei 28% aller Schanz-Schrauben. Eine Lockerung war wegen des passgenauen Sitzes und der dadurch geringeren Mikroinstabilität bei 5 mm Durchmesser und langem Gewinde (Gruppe I) mit 10% signifikant seltener als bei kurzem Gewinde (Gruppen II und III) mit jeweils 35%.
2. Infektionszeichen fanden sich häufiger in der fixateurnahen als in beiden Kortikales, ein isolierter Infekt der fixateurfernen Kortikalis trat nicht auf. Die Infektion wurde durch das vitale Markhöhlengewebe auf den Schraubenkanal oder die fixateurnahe Kortikalis begrenzt. Klinische Infektzeichen fanden sich bei 7,9%, histologische Infektzeichen bei 57,9%. Ein großer Teil der Pin Tract Infektionen verlief also subklinisch. In allen Gruppen fanden sich bei Lockerung meist mikroskopische Infektzeichen. Die histologische Infektionsquote war in Gruppe I und II gleich und lag bei 45%, bei höherer Instabilität (Gruppe III) lag sie bei 72,2%.
3. Um den Schraubenkanal bestand durch Unterbrechung des intrakortikalen Blutflusses regelmäßig eine Nekrosezone von 0,2 bis 3 mm Breite mit nachfolgendem Remodeling, geringer Resorption bei festem Sitz, aber flächenhafter Resorption bei Lockerung. Resorption wurde ab einer Aufweitung des Schraubenkanals um über 0,5 mm als Osteolyse im Röntgenbild sichtbar. Eine röntgenologisch sichtbare Osteolyse entsprach in der Regel einem Infekt.

Die Patellarsehne nach Transplantatentnahme zur Kreuzbandrekonstruktion. Verschluß oder Belassen des Defektes? – Eine tierexperimentelle biomechanische Studie

W. J. Kasperczyk, U. Bosch, H. J. Oestern[1] und H. Tscherne

Medizinische Hochschule Hannover, Unfallchirurgische Klinik, Konstanty-Gutschow-Str. 8, D-30625 Hannover
[1] Allgemeines Krankenhaus, Unfallchirurgische Klinik, Siemensplatz 4, D-29223 Celle, Bundesrepublik Deutschland

Der plastische Ersatz verletzter Kreuzbänder durch ein autogenes Patellarsehnentransplantat (PT) ist heute aus guten Gründen ein anerkanntes und erfolgversprechendes Verfahren. Im Hinblick auf die Patellarsehne sind folgende Fragestellungen interessant:

1. Kommt es zur vollständigen funktionellen Wiederherstellung der Sehne nach der Transplantatentnahme? 2. Hat die Art der Versorgung des Entnahmedefektes einen Einfluß auf die Heilungsvorgänge? Diese Fragen sollten im Tierexperiment am Versuchstier Schaf 52 Wochen postoperativ mit biomechanischen Methoden beantwortet werden.

Material und Methode

Nach Ersatz des hinteren Kreuzbandes am linken Hinterlauf in ITN-Narkose mittels zentralem PT (Breite 5 mm = 40% der Gesamtbreite von 13,5 + 0,8 mm) und Nachbehandlung ohne Protektion des operierten Beines, wurden nach 52 Wochen 19 Patellarsehnen biomechanisch untersucht. Die rechte Seite diente stets der nicht-operierten Kontrolle. Gruppe I: Nicht-Op Patellarsehne, Gruppe II: Defektverschluß (millimeterscharfes Fassen des gesamten Sehnenrandes) mit Polyglactin (Vicryl®/3–0), Gruppe III: Belassen des Defektes, Verschluß der Sehnengleitschicht. Längenmessung: dorsalseitig unter Vorspannung des Präparates mit 50 N. Bestimmung der Gewebequerschnittsfläche mit Flächenmikrometer. Testung: 200 mm/min, uniaxiale Belastung, mechanische Zwick-Universalprüfmaschine. Statistik: Multivariante Varianzanalyse (Manova) $p < 0.05$.

Hefte zu der Unfallchirurg, Heft 232
K. E. Rehm (Hrsg.)

Ergebnisse

	Länge (mm)	Querschnitt (mm)	Reißkraft (N)	Spannung (N/mm)	E-Modulus (MPa)
Gruppe I n = 7	59,8 ± 1,8	35,9 ± 3,2	1680 ± 289	46,3 ± 5,0	320 ± 23
Gruppe II n = 7	55,2 ± 1,3[a]	44,7 ± 4,5[a]	1410 ± 338	32,3 ± 7,0[a]	240 ± 38[a]
Gruppe III n = 5	58,0 ± 1,2	36,6 ± 3,1	1725 ± 198	47,1 ± 4,2	276 ± 19[a]

[a] = Statistisch signifikanter Unterschied. Rupturmodus: 19/19 Präparate rissen nahe des patellaren Ansatzes.

Diskussion

Der Defektverschluß führt zu einer Verplumpung und Verkürzung der Patellarsehne. Ursache scheint die umfangreiche Narbenbildung und Degeneration zu sein. Die Materialeigenschaften der Sehne sind signifikant vermindert. Nach Belassen des Entnahmedefektes ist die Sehnengeometrie nach 52 Wochen nicht verändert. Der Defekt wird durch eine dünne Bindegewebsschicht abgedeckt, bleibt aber erhalten. Die verbliebene Patellarsehne hypertrophiert und kann so die Gewebeentnahme weitgehend kompensieren.

Das Belassen des Defektes ist für den Kniestreckapparat funktionell günstiger, das Risiko von femoro-patellaren Problemen geringer.

(Förderung durch die Deutsche Forschungsgemeinschaft OE 88 2–1. Tierexperimentelle Untersuchung genehmigt durch die zuständige Landesbehörde)

Experimentelle Prüfung eines biodegradierbaren Polylactidstiftes

H. J. Helling[1], L. Claes[2], K. E. Rehm[1], D. Hutmacher[3] und A. Weiler[1]

[1] Unfall-, Hand- und Wiederherstellungschirurgie, Universität zu Köln, Joseph Stelzmann Str. 9, D-50931 Köln
[2] Abteilung für Unfallchirurgische Forschung u. Biomechanik der Universität, Steinhövelstr. 9, D-89075 Ulm
[3] Fa. Biovision, Im Kirchenhürstle, D-79224 Umkirch, Bundesrepublik Deutschland

In vitro wurde unter mehreren Ausgangsmaterialien ein Polylactid Copolymer ausgewählt, das seine mechanische Festigkeit erst nach der 36. Woche verliert.

Es besteht aus 70/30 L/DL Polylactid, Molgewicht ca. 370 000 Dalton.

Material und Methode

Phase 1: Implantation von Polylactid Stiften, Durchmesser 4 mm, in den Schafstibiamarkraum bei 8 Schafen, beidseitige Implantation. Explantation nach 3, 15, 18, 21 und 24 Monaten und histologische Aufarbeitung.

Phase 2: Befestigung osteochondraler Fragmente vom medialen Schafs-Femurkondylus mit Prüfstiften aus 70/30 L/DL Polylactid (Design: 2 mm Durchmesser, Rö-Kontrastmarkierung im Köpfchen aus Zirkoniumoxid, 12 Schafe) im Vergleich zu handelsüblichen faserverstärkten Stiften aus Polyglycolsäure (2 mm Durchmesser, ungefärbt, 12 Schafe) Explantation von je 6 Schafen nach 6 Monaten, Rö-Beobachtung bisher 12 Monate.

Ergebnisse

Phase 1: nach 3 Monaten unveränderte Festigkeit, nach 15 Monaten mechanischer Zerfall, nach 18 Monaten zunehmende bindegewebige Durchdringung, nach 21 Mo. Fragmentierung des Materials und vereinzelt inflammatorische Reaktion, nach 24 Monaten Abklingen der Rundzellinfiltrate und bindegewebiger Ersatz. Phase 2: Einheilung der Flakes bei 11/12 Schafen in beiden Gruppen, Komplikationen: ein Gelenksempyem in der Polylaktidgruppe. Zystische Osteolysen im Stiftlager in der Polyglycolsäuregruppe. Histologie: Stiftlager der Polylactid-Stifte eng von Trabekeln eingefaßt, in den Osteolysen der Polyglycolsäure-Gruppe findet sich Bindegewebe mit Fremdmaterialeinlagerungen.

Diskussion

Die Polylactidstifte sind geeignet, apikale Fragmente und kleine Gelenkbrüche sicher bis zur Ausheilung zu befestigen. Die Röntgenkontrastmarkierungen im Stiftkopf er-

Hefte zu der Unfallchirurg, Heft 232
K. E. Rehm (Hrsg.)

lauben eine röntgenologische Kontrolle der Stiftposition. Die literaturbekannten sterilen Fisteln in 3–20% bei Verwendung von Polyglycolsäure-Stiften entsprachen Osteolysen bei allen Schafen dieser Gruppe.

Vitalität von Knorpelzellen in der Gewebekultur nach Bestrahlung mit dem Excimer-Laser

R. Fischer, R. Krebs und H.-P. Scharf

Orthopädische Klinik der Universität, Orthopädische Abteilung
des Rehabilitationskrankenhauses, Oberer Eselsberg 45, D-89081 Ulm, Bundesrepublik Deutschland

Die arthroskopische Knorpelglättung mit dem Laser findet zunehmende Verbreitung in der Chirurgie, obwohl das Ausmaß der Gewebeschädigung bisher noch unklar ist. Bisherige Versuche an Knorpel in vitro zeigten licht- und elektronenmikroskopisch Veränderungen der Zellmorphologie und Knorpelmatrix in einem 40–200 µm breiten Areal um den Laserkrater. Da Untersuchungen an Gewebe in vivo oder ex vivo fehlen, sind Aussagen über die tatsächliche Ausdehnung der Zellschädigung bisher nicht möglich. Um dies zunächst für den Excimer-Laser zu klären führten wir den folgenden Versuch durch.

An einem traumatisch bedingten Amputat einer 25jährigen entnahmen wir steril 60 Knorpelzylinder. Die Stanzen hatten einen Durchmesser von 5 mm und umfaßten alle Knorpelschichten. Sie wurden in DMEM unter Standardbedingungen für 8 Tage kultiviert. Die Metabolisation radioaktiv markierten Prolins diente als Parameter der Zellvitalität. Am Tag nach Entnahme wurden 42 Proben (6 pro Gruppe) mit einem XeCl-Excimer-Laser (308 nm, 60 ns Pulsdauer) im Kontaktverfahren bearbeitet. Die verwendeten Pulsenergien lagen zwischen 10 und 40 mJ, die Pulsfrequenzen zwischen 2 und 40 Hz. 18 Proben dienten als Kontrollgruppe (Zellvitalität nach 0 und 8 Tagen, scheinbestrahlte Gruppe). In der Kontrollgruppe wurde der prozentuale Anteil vitaler Zellen ermittelt, an den behandelten Proben der Abstand zwischen Laser-Kraterrand und vitalen Zellen bei 250facher Vergrößerung gemessen. In Abhängigkeit von den verwendeten Laserparametern zeigte sich eine irreversible Zellschädigung im Abstand von 0,4–0,7 mm vom Kraterrand. Wie in Vorversuchen zur Ermittlung der thermischen Wirkung des Excimer-Lasers fand sich auch hier ein linearer Anstieg der Schädigung mit zunehmender Ablationsrate. Die Zellschädigung ist somit deutlich höher als bisher erwartet. Der Einsatz des Excimer-Lasers zur Knorpelbehandlung sollte kritisch überdacht werden, vor dem klinischen Einsatz sollten die Wirkungen an Gewebekulturen überprüft werden.

Hefte zu der Unfallchirurg, Heft 232
K. E. Rehm (Hrsg.)

Einfluß hochenergetischer Stoßwellen auf die Knochenheilung

P. Augat, G. Suger und L. Claes

Abteilung für Unfallchirurgische Forschung und Biomechanik der Universität, Helmholtzstr. 14, D-89081 Ulm, Bundesrepublik Deutschland

Mit biomechanischen, histomorphologischen und röntgenologischen Methoden wurde untersucht ob Stoßwellen eine Stimulation für die Frakturheilung darstellen.

Mechanische Stimulation von Frakturen bewirkt Kallusbildung und dadurch beschleunigte, knöcherne Heilung. Stoßwellen stellen eine massive mechanische Reizung dar, die auf die Heilung einen positiven Einfluß über diesen Stimulationseffekt haben könnte.

Bei 18 Schafen wurde unter Inhalationsnarkose (Halothan) eine Querosteotomie der Tibia durchgeführt und bei konstanter Spaltbreite mit einem unilateralen Fixateur externe stabilisiert. 1 und 3 Wochen p.o. wurde die Frakturzone mit Stoßwellen verschiedener Intensitäten (0,12 kV und 16 kV Generatorspannung) behandelt. Nach 9 Wochen erfolgte die Tötung und die Aufarbeitung der entnommenen Knochen. Folgende Parameter wurden bestimmt: Biegesteifigkeit des gesamten Knochens, Drucksteifigkeit und Zugfestigkeit an bestimmten Lokalisationen, periostale Kallusfläche, Fläche und Dichte des interfragmentär gebildeten Knochens.

Unsere Untersuchungen zeigten keinen signifikanten, quantifizierbaren Unterschied zwischen den behandelten und den Kontrolltieren. Mit hoher Intensität beschallte Tiere zeigten den scheinbar geringsten Heilungserfolg was sich an den durchweg schlechtesten Werten für die Beurteilung der Stabilität äußerte.

Nach unseren Ergebnissen läßt sich keine Möglichkeit zum Einsatz von Lithotriptern in der Frakturtherapie erkennen. Bei hoher Stoßwellenintensität kann es zu Nebenwirkungen kommen, die die Frakturheilung verzögern.

Immunhistochemische Darstellung von Nervenfasern und Mechanorezeptoren im vorderen Kreuzband bei Mensch und Tier

B. Fromm, J. Andreas und H. Cotta

Orthopädische Universitätsklinik, Schlierbacher Landstr. 200 a, D-69118 Heidelberg, Bundesrepublik Deutschland

Zur Abklärung von Verlauf, Verteilungsmuster und -dichte neuraler Strukturen im vorderen Kreuzband beim Kaninchen, Schaf und Mensch haben wir deren vordere Kreuzbänder unter folgender Fragestellung untersucht:

Hefte zu der Unfallchirurg, Heft 232
K. E. Rehm (Hrsg.)

Welches Tiermodell kommt hinsichtlich seiner neuralen Kreuzbandanatomie dem menschlichen vorderen Kreuzband am nächsten? Gibt es neuroanatomische Unterschiede zwischen jungen und alten Menschen?

Methodik

Hierzu wurde ein vorderes Kreuzband (VKB) von je 8 ausgewachsenen Schafen, Kaninchen und Menschen zweier Altersgruppen (< 40 Jahren und > 60 Jahren) mit monoklonalen Antikörpern immunhistochemisch auf schnell-leitende sensorisch afferente A-Fasern, langsam leitende sensorisch afferente nozizeptive C-Fasern und auf vasomotorisch efferente Fasern des sympathischen Nervensystemes als Längsschnittserien mit einer Schnittdichte von 20 µm hin untersucht. Monoklonale Antikörper gegen das nur in A-Fasern vorkommende Neurofilament, gegen die nur in C-Fasern vorkommende Substanz P und gegen das Schrittmacherenzym der Noradrenalinsynthese, Thyrosin Hydroxylase (TH) wurden verwandt. Die Auswertung erfolgte semiquantitativ im Epifluoreszenzmikroskop.

Ergebnisse

Wesentliche Unterschiede bezüglich des Verteilungsmusters der Nervenfasern der verschiedenen Untersuchungsgruppen ergaben sich nicht, die Nervenfasern waren vor allem subsynovial, teilweise und spärlicher auch im interfaszikulären Bindegewebe zu finden. Neurofilamente als Marker schnell-leitender sensorisch afferenter Fasern verliefen im VKB in Gefäß/Nervenbündeln, um sich dann im subsynovialen Gewebe, entweder als freie Nervenendigungen aufzuzweigen oder aber an Mechanorezeptoren zu enden. An spezialisierten Nervenendigungen waren immunhistochemisch nur Ruffini-Körperchen aufzufinden. Substanz P positive Fasern fanden sich subsynovial wie auch perivaskulär, während die vasokonstriktiven TH-positiven Fasern nur perivaskulär aufzufinden waren. Die Anzahl der Nervenfasern war – bezogen auf Länge und Durchmesser der verschiedenen Kreuzbänder – bei den verschiedenen Spezies nur unwesentlich different. Die Kreuzbänder der älteren Menschen waren deutlich dünner und enthielten weniger Nervenfasern als die der Jüngeren.

Neue Wege in der Prävention des septischen MOV – Reduktion der schockbedingten Bakterientranslokation durch frühzeitige Intestinallavage

J. Brand, A. Ekkernkamp, A. Pommer und G. Muhr

Chirurgische Universitätsklink Bergmannsheil, Gilingstr. 14, D-44789 Bochum, Bundesrepublik Deutschland

In einer tierexperimentellen Studie sollte die Möglichkeit überprüft werden, durch eine frühzeitige Intestinallavage die Rate bakterieller Translokationen nach 60minütigem Volumenmangelschock zu reduzieren.

Material und Methode

Bei 44 Jungschweinen mit einem Durchschnittsgewicht von 25 kg wurde in Intubationsnarkose nach Anlage eines Katheters in der Arteria carotis, Vena jugularis, Vena porta ein Volumenmangelschock über 60 Minuten durch Entnahme von 40% des Blutvolumens induziert. Nach Retransfusion und Kreislaufstabilisierung haben wir über eine Gastro-Jejunalsonde bei 22 Tieren der Verumgruppe eine orthograde Intestinallavage durchgeführt. Vor Schock und in regelmäßigen Abstanden nach Kreislaufstabilisierung wurden arterielle und portal-venöse Blutproben entnommen, aus welchen Blutkulturen, Endotoxinwerte und sämtliche Routinelaborparameter analysiert wurden. Ebenfalls vor und nach Schock wurden Darmwandbiopsien entnommen. Die Versuche entsprachen dem Tierschutzgesetz und waren vom Regierungspräsidenten genehmigt.

Ergebnisse

Bei der histologischen Untersuchung der Darmwandbiopsien ließ sich jeweils ein schockinduzierter Mukosaschaden nachweisen, welcher vom subepithelialen Ödem bis hin zur Epithel-Lyse reichte. Zwischen Kontroll- und Versuchsgruppe fand sich kein signifikanter Unterschied hinsichtlich der sogenannten Routinelaborparameter. Die Rate gramnegativer Besiedlungen der Blutkulturen betrug bei der Kontrollgruppe ohne orthograde Darmspülung nach 4 Stunden 60% gegenüber 5% in der Versuchsgruppe. Entsprechend verhielt sich die Analyse der Endotoxinwerte. Auch hier waren die Unterschiede hochsignifikant. Während von 22 Tieren 16 (72,5%) innerhalb von 24 Stunden verstorben waren, überlebten aus der Versuchsgruppe 17 Tiere (77%) bis zum geplanten Versuchsende nach 48 Stunden.

Hefte zu der Unfallchirurg, Heft 232
K. E. Rehm (Hrsg.)

Schlußfolgerungen

Durch eine sehr frühzeitige Darmdekontamination durch orthograde Darmspülung nach Schock läßt sich die intestinale Bakterientranslokation drastisch reduzieren.

Teil 3

Vorsitz: E. Brug, Münster; H. Zwipp, Hannover; K.-H. Müller, Wuppertal

Knochenregeneration im ersatzschwachen Lager nach Transplantation autoklavierter Spongiosa – Experimentelle Untersuchungen*

T. Schoch, I. Kutschka, M. Portzky und R. Ascherl

Institut für Experimentelle Chirurgie der TU, Ismaningerstr. 22, D-81675 München, Bundesrepublik Deutschland

Fragestellung

Die Sterilisation von ossärem Gewebe mit Hilfe der Autoklavierung konnte bei Knochentumoren, bei infizierten Knochen und gerade bei der Bankspongiosa im Zeitalter der HIV-Problematik ihre Anwendung finden. Inwieweit die Autoklavierung die Qualität und Einheilung von spongiösem Knochen im ersatzschwachen Lager beeinfiußt, sollte in dieser tierexperimentellen Studie untersucht werden.

Material und Methoden

Unter aseptischen Operationsbedingungen und in Allgemeinanasthesie mit Ketamin und Xylazin wurde aus dem rechten lateralen Femurkondylus 400 mg Spongiosa entnommen, zu zwei Portionen je 200 mg aufgeteilt und anschließend bei einer Temperatur von 134 °C und einer Zeitdauer von 3 bzw. 6 Minuten autoklaviert. Die Transplantation erfolgte beidseits in standardisierte Bohrlochdefekte (6 mm Durchmesser) im metaphysären Bereich der Kaninchentibia. Es wurden folgende Gruppen untersucht: Autogen autoklaviert (n = 14), allogen autoklaviert (n = 14) und als Kontrollgruppen autogen frisch (n = 7) und allogen frisch (n = 7), die Beobachtungszeit lag bei 2 und 4 Wochen. Bei der autogenen Transplantation wurden White New Zealand-Kaninchen, bei der allogenen White New Zealand- und Bastardkaninchen verwendet. Bei der Auswertung wurde die Szintigraphie (14. postop. Tag, „Regions of interest"-Methode), die Radiologie (Kontaktröntgenaufnahme in 2 Ebenen) und die Histologie eingesetzt.

---

* aus Mitteln der DFG.

Hefte zu der Unfallchirurg, Heft 232
K. E. Rehm (Hrsg.)

Ergebnisse

Die autogen frische Spongiosa stellt hinsichtlich der Einheilung und Regeneration von Knochendefekten das überlegene Transplantat dar. Die Autoklavierung vermindert mit zunehmender Sterilisationsdauer die Qualität und verzögert die Einheilung des Transplantats. Die autogen autoklavierten Transplantate zeigten jedoch bessere Ergebnisse als die allogen autoklavierten, was einen Faktor vermuten läßt, der trotz Autoklavierung im Transpantat zurückbleibt.

Schlußfolgerung

Die Autoklavierung verschlechtert zwar die Qualität und verzögert die Einheilung eines spongiösen Transplantats, sie könnte aber bei einer kürzeren Sterilisationszeit (3 Minuten) wegen ihrer Sicherheit ihren Einsatz finden.

Extrakorporale Bestrahlung und Einheilung autogener Spongiosa mit tumorwirksamen Dosen – Experimentelle Untersuchungen**

I. Kutschka, T. Schoch, M. Portzky und R. Ascherl

Institut für Experimentelle Chirurgie der TU, Ismaningerstr. 22, D-81675 München, Bundesrepublik Deutschland

Fragestellung

In der Zeit der extremitätenerhaltenden Knochenchirurgie wird immer wieder nach Möglichkeiten gesucht, körpereigenes Knochengewebe extrakorporal zu behandeln und zu replantieren. Inwieweit sich die Bestrahlung zu diesem Zweck eignet, sowie welche Dosis die besten Einheilungsergebnisse ohne einen allzu hohen Qualitätsverlust zeigt, sollte in dieser tierexperimentellen Studie untersucht werden.

Material und Methoden

Als Versuchmodell diente ein standardisierter Bohrlochdefekt der Tibia (6 mm Durchmesser) beim White New Zealand-Kaninchen. Aus den Femurkondylen wurden 400 mg Spongiosa entnommen und nach extrakorporaler Bestrahlung mit 10, 25, 50

** aus Mitteln der DFG.

Hefte zu der Unfallchirurg, Heft 232
K. E. Rehm (Hrsg.)

und 100 kGy in 200 mg Portionen beidseitig in die Tibia transplantiert. Alle Eingriffe erfolgten unter aseptischen Bedingungen in Allgemeinanästhesie (Ketamin/Xylazin). Folgende Gruppen wurden untersucht: Autogen Frisch-Tx (n = 8) als Kontrollgruppe und autogen bestrahlt (10, 25, 50 und 100 kGy, jede Gruppe n = 8). Nach einer Beobachtungszeit von 2 und 4 Wochen p.op. wurde von jedem Tx eine Kontaktröntgenaufnahme in 2 Ebenen angefertigt. Anschließend wurden die Präparate histologisch aufgearbeitet.

Ergebnisse

Radiologisch zeigten die Frisch-Tx die besten Resultate, während bei den Bestrahlungsgruppen mit steigender Dosis eine immer schlechter werdende Transplantatintegration zu beobachten war. Bei der histologischen Auswertung schnitten die Frisch-Tx wiederum am besten ab. Die niedigeren Bestrahlungsdosen (10 und 25 kG,v) konnten vor allem nach der 4wöchigen Beobachtungszeit eine ausreichende Einheilung erreichen. Die hohen Bestrahlungsdosen fanden nur langsam oder überhaupt nicht den Anschluß an das Transplantatlager und mußten eher als Hindernis für die Knochenregeneration angesehen werden.

Schlußfolgerung

Bei der extrakorporalen Bestrahlung zeigen die Tx mit niedrigeren Dosen (10 und 25 kGy) gegenüber den hohen Dosen (50 und 100 kGy) eine ausreichende Integration und könnten in der Tumorchirurgie ihren Einsatz finden.

Optimierung des mikrobiologischen Keimnachweises bei der allogenen Knochentransplantation

T. v. Garrel[1], J. Garbas[2], H. Knaepler[1] und R. Mutters[2]

[1] Klinik für Unfallchirurgie,[2] Institut für Mikrobiologie, Philipps-Universität, Baldingerstraße, D-35043 Marburg, Bundesrepublik Deutschland

Einleitung

Das Risiko der Übertragung bakterieller Infektionserkrankungen mit dem kryokonservierten allogenen Knochentransplantat ist wesentlich höher als die virale Infektionsgefahr (HIV, Hepatitis B und C, CMV). Literaturangaben über die bakterielle Kontaminationsrate von unter „sterilen" Bedingungen entnommenen Knochentrans-

Hefte zu der Unfallchirurg, Heft 232
K. E. Rehm (Hrsg.)

plantaten schwanken zwischen 5%–65%. Diese Unterschiede lassen sich durch die unterschiedlichen mikrobiologischen Screening-Techniken erklären. Als Keimnachweismethoden kommen das herkömmliche Abstrichverfahren mit einem Wattetupfer, die direkte Bebrütung einer Knochenprobe oder die Inkubation und Untersuchung der Spülflüssigkeit von allogenen Knochentransplantaten in Frage. Ziel dieser Untersuchung war es, die Sensibilität des Wattetupfer-Abstrichverfahrens zu testen, und diese Methode mit anderen Verfahren zu vergleichen.

Material und Methode

Es wurden drei unterschiedliche Keimnachweismethoden getestet: 1. das Abstrichverfahren (Port-A-Cul Universal Transportmedium mit Wattetupfer) mit anschließender Inkubation in Thioglycolat-Medium bei 36 °C für 48 Stunden, 2. die Untersuchung einer Spülflüssigkeit der Knochenoberfläche (Ringerlösung) mit anschließender Ultrafiltration (bakteriendichtes Membranfilter 0,2 um) und Bebrütung des Filters in Thioglycolat-Nährmedium und 3. die Untersuchung einer Spülflüssigkeit durch 10 ml Probenentnahme und Inkubation in einem Blutkulturnährmedium (Bactec Plus, Becton und Dickinson). Als Knochenmaterial wurden entknorpelte, porcine Hüftköpfe verwendet (20 je Serie). Getestet wurden klinikrelevante Problemkeime: Staphylococcus aureus, E. coli, Proteus vulgaris und Bazillus pumilus. Die Verkeimung der Knochenproben wurden durch eine Punktkontamination mittels einer Hamilton-Pipette mit jeweils 0,2 ul der unterschiedlichen Keimsuspensionen (3 x 10^6 Keime/ml) durchgeführt.

Ergebnisse

Bei der qualitativen und quantitativen mikrobiologischen Auswertung ergab sich eine durchschnittliche Sensibilität für den Wattetupferabstrich von 64%. Dagegen führte die Verwendung eines Bakterien-Filters zu einem Keimnachweis in 98% Die Untersuchung nur eines Teils der Spülflüssigkeit in Blutkulturflaschen ergab eine Sensitivität von 96%.

Diskussion

Das herkömmliche Abstrichverfahren stellt keine suffiziente Untersuchungstechnik zur Erfassung bakterieller Oberflächenkontaminationen auf Knochentransplantaten dar. Die Oberflächenspülung und anschließende mikrobiologische Untersuchung dieser Lösung führt zu weit aussagekräftigeren Ergebnissen, wobei die Filtration der Spülflüssigkeit technisch aufwendiger ist.

Pharmakologische Modulation der knöchernen Heilung – Objektivierung der osteoinduktiven Wirkung durch experimentelle Kallotasis

C. Pistor und R. Schlenzka

Klinik für Unfallchirurgie der Philipps-Universität, Baldingerstraße, D-35043 Marburg, Bundesrepublik Deutschland

Eine standardisierte Beurteilung osteoinduktiv wirkender Pharmaka auf die Kallotasis ist bislang nicht publiziert worden. Die Kallotasis als Modell für die Objektivierung derartiger Modulationen bietet sich an, da innerhalb eines Präparates sämtliche Vorstufen knöcherner Regeneration vorhanden sind und sich getrennt voneinander z.B. histologisch beurteilen lassen. Pharmakologische Einflüsse können so für jedes Stadium der Osteoregeneration ermittelt werden.

Material und Methodik

Unter Barbituratnarkose wurden 16 männliche Kaninchen operiert, indem an beide Hinterläufe monolateral ein Miniatur-Fixateur-externe appliziert wurde, der eine schrittweise Distraktion des diaphysär osteotomierten Knochens erlaubte. Nach einer einwöchigen Latenzphase folgte eine zehntägige Distraktionsphase mit einer Gesamtverlängerung von 7 mm. Postoperativ wurden zwei Gruppen gebildet, von denen die eine (9 Tiere) in der späten Distraktionsperiode 300 E. Faktor XIII Konzentrat (Fibrogammin HS, Behringwerke) in je 6 Einzeldosen erhielt; die andere Gruppe (7 Tiere) diente als Kontrollkollektiv. Die Einschläferung erfolgte am 21. p.o. Tage. Nach Explantation, Fixierung, Entkalkung und Paraffineinbettung der Femora wurden die Präparate mit HE und nach Erös gefärbt. Unter Zuhilfenahme von Rasteroptiken konnten folgende Parameter lichtmikroskopisch quantifiziert werden: 1.) Mineralisation; 2.) Zellzahl der Progenitorzellen; 3.) Zellsortendifferenzierung und Quantifizierung im Distraktionsspalt.

Ergebnisse

Die histologische Aufarbeitung zeigte ein der Wachstumsfuge nachempfundenes Bild mit zentral nach proximal und distal proliferierenden bindegewebigen „Stammzellen" und anschließender Gewebsdifferenzierung über Säulen-, Blasenknorpelzonen, Aufschließungszone und „primärer Spongiosa". Das Einsprossen der Zellen von periostal und perivaskulär konnte lichtmikroskopisch gut verfolgt werden. Die Histomorphometrie zeigte eine erheblich gesteigerte Mineralisation der Distraktionszone bei der F.-XIII-Gruppe (22% gegenüber 15% bei der Kontrollgruppe). Auch die Zahl der Osteoprogenitor-(„Stamm-") Zellen unterschied sich statistisch signifikant (2326 Zellen/mm^2 bei der F.-XIII-Gruppe und 1950 Z/mm^2 bei der Kontrollgruppe). Mit der

Hefte zu der Unfallchirurg, Heft 232
K. E. Rehm (Hrsg.)

lichtmikroskopischen Artbestimmung und Quantifizierung der Zellen im Distraktionsspalt wiesen wir eine gesteigerte Proliferation von Osteozyten und Osteoblasten bei der F.-XIII-Gruppe und einen leicht vermehrten bindegewebigen Anteil bei der Kontrollgruppe nach. Auch radiologisch imponierte eine verminderte Strahlentransparenz bei den mit F.-XIII behandelten Distraktionszonen.

Diskussion

Infolge der zonalen Gliederung der Distraktionsspalten bei der Kallotasis ergibt sich eine gute Beurteilung modulierender exogener Faktoren auf die ossäre Regeneration. Die vorgestellten Untersuchungen beinhalten eine qualitative sowie eine quantitativ-statistische Beurteilung der Distraktionszone unter Einwirkung des Blutgerinnungsfaktors XIII am Kaninchenmodell. Die Ergebnisse zeigen, daß der Faktor XIII seine Wirkung nicht nur in der ersten, sondern auch in der zweiten postop. Phase entwikkelt, namentlich durch Förderung der Mineralisation, beschleunigte Gewebsdifferenzierung. Perspektivisch ergibt das Verfahren die Möglichkeit, Aussagen über die Wirkung von Pharmaka auf die Knochenheilung zu treffen.

In-vitro-Toxizitätstestung von allogenen Knochentransplantaten und Knochenersatzstoffen in einer humanen Fibroblastenkultur

K.-P. Günther, H. P. Scharf, W. Puhl, Ulm

(Manuskript nicht eingegangen)

Standardisiertes Kompatibilitätsprüfverfahren für verschiedene Biomaterialien mit Hilfe einer humanen Knochenmarkszellkultur

A. Wilke, S. v. Hirschheydt, M. Lomb und J. Orth

Philipps-Universität, Baldingerstraße, D-35043 Marburg, Bundesrepublik Deutschland

Ständigen Neuentwicklungen von Biomaterialien auf der einen Seite stehen klinische Mißerfolge durch unzureichende Biokompatibilität auf der anderen Seite gegenüber. So spielt die Auswahl eines geeigneten Biomaterials eine entscheidende Rolle in der Endoprothetik. Daher sollte die biologische Verträglichkeit der Materialien vor deren klinischen Einsatz getestet werden. Einige Forschungsgruppen arbeiten zu diesem

Hefte zu der Unfallchirurg, Heft 232
K. E. Rehm (Hrsg.)

Zweck mit Tierversuchen (Oonishi, Japan, Van Blitierswyck, Niederlande). Die Problematik von Tierversuchen und deren Durchsetztbarkeit ist jedoch hinlänglich bekannt. Andere Gruppen verwendeten animale Zellkulturen oder humane Zellkulturen aus Tumorzellen. Unserer Meinung nach erfüllen diese Methoden nicht die Anforderungen an ein solches Screening-Verfahren. Aus diesem Grund entwickelten wir eine humane Zellkultur, die aus Zellen besteht, welche wirklich in Kontakt zum Biomaterial stehen. Das Verhalten dieser humanen Knochenmarkszellen in Langzeitkultur auf verschiedenen Biomaterialienoberflächen wurde beobachtet. Humanes Knochenmark wurde im Rahmen einer totalen Hüftgelenksersatzoperation (TEP) steril aus der Trochanterregion entnommen. Es handelt sich dabei um einen spongiösen, markhaltigen Block von etwa 7 x 10 x 20 mm. Dieser Block wird in liqueminhaltigen Phosphatpuffer aufgenommen, mechanisch zerkleinert und gesiebt. Die Maschenweite beträgt 0,1 mm. Die resultierende Suspension wird auf einen Ficoll/Histopaque Dichtegradienten geschichtet. Nach Zentrifugation von 20 Minuten bei 500 g wird die Interphase entnommen und das Gradientengemisch ausgewaschen. Um die Zellen in Kultur zu halten, wurde ein Iscove Medium mit fetalem Kälberserum und Pferdeserum genutzt. Weiter enthält das Medium Hydrokortison und Streptomycin. Als Faktoren für das Zellwachstum wurde den Kulturen Interleukin III und GMCSF (Granulozyten-Makrophagen Kolonie-stimulierender Faktor) zugesetzt. Jeden vierten Tag wurde das Medium gewechselt. Durchschnittlich bildete sich innerhalb von sieben Tagen ein Zell-Monolayer aus. Es wurden 5 Millionen Zellen auf jeden Probenkörper ausgesät. Nach vierzehn Tagen wurden folgende Techniken zur Untersuchung des Verhaltens der adhärenten Zellen angewandt: Adhäsion und Proliferation in Rasterelektronenmikroskopie,Vitalitätstestung (Acridin-Orange/Toluidinblau) in Fluoreszenz- u. Auflichtmikroskopie. Zelldifferenzierung (Pappenheim) in Auflichtmikroskopie. Testmaterialien waren: Poröses Hydroxylapatitkeramik (HA), Reintitan Ti), Ti6A14V mit nitrierter Oberfläche (ni-Ti), Polysulfon (PS), Polyacrylätherketon (Paek), Polyäthylen (UHWMPE). Alle Testkörper waren scheibenförmig und haben eine Dicke von 2 bzw. 3 mm, die Durchmesser betragen 22 bzw. 26 mm. Die Differenzierung der Zellen durch Pappenheimfärbung zeigte eine physiologische Population von Normoblasten, Myelozyten, Granulozyten und Lymphozyten.

Im Rasterelektronenmikroskop war auf den Oberflächen von HA, Ti und ni-Ti die Ausbreitung und Proliferation der Zellen und auch morphologische Anzeichen von Extrazellulärer Matrix (ECM) nachweisbar. In Kontakt zu PS und Paek zeigte sich eine deutliche Reduzierung der Zellzahl und eine geringere Ausbreitung von ECM. Auf UHWMPE war fast keine Zellentwicklung zu beobachten. Durch Auflichtmikroskopie (Toluidin), und Fluoreszenz-Auflichtmikroskopie (Acridin-Orange) lies sich auch die Vitalität der Zellen demonstrieren. Nach Inkubation mit Acridin-Orange war die Inkorporation von Farbstoffpartikeln in Lysosomen zu beobachten. Die Ergebnisse unseres Zellkulturverfahrens korrelieren mit klinischen und tierexperimentellen Erfahrungen. So wird zum Beispiel das unterschiedliche Verhalten der alloplastischen Materialien bezüglich Osseointegration in unserem experimentellen Ansatz bestätigt. Durch die Reproduzierbarkeit unserer Ergebnisse eignet sich unser Verfahren als Vorstufe zum Tierversuch. Zum tierexperimentellen Einsatz oder gar zur klinischen Erprobung sollten nur Materialien verwendet werden, deren zytologisches Verhalten bekannt ist und unbedenklich erscheint.

Biomechanische Untersuchungen zur Veränderung der Patellarsehne nach Transplantatentnahme

M. A. Scherer, H.-J. Früh, R. Ascherl, W. Siebels und G. Blümel

Institut für Experimentelle Chirurgie der Technischen Universität, Ismaninger Straße 22, D-81675 München, Bundesrepublik Deutschland

Fragestellung

Schicksal der Patellarsehne nach Transplantatentnahme (Tx)?

Einleitung

Die Patellarsehnenplastik ist die am häufigsten angewendete Methode zur Rekonstruktion des VKB bei chronischer Instabilität. Als seltene Komplikation (unter 1%) werden Patellaluxationen, Rupturen der Patellarsehne nach Tx-Hebung und Patellafrakturen beschrieben.

Material und Methoden

Nach Genehmigung der Regierung von Oberbayern wurde an rechten Kontrollknien (n = 11) ein 5 mm breiter, zentraler Streifen der Patellarsehne reseziert und die verbleibende Patellarsehne mit dem Hebedefekt biomechanisch getestet. Bei insgesamt 40 weiblichen, erwachsenen Merinoschafen (40–75 kg KG) wurde 4 Wochen (n = 5), 3 Monate (n = 14), 6 Monate (n = 15) und 1 Jahr (n = 6) p.op. die Patellarsehne, aus der das Tx entnommen worden war, scharf als Knochen-Band-Knochen-Präparat präpariert und zerstörend getestet. Parameter zur Auswertung: freie Sehnenlänge (mm), Querschnittsfläche (mm^2), maximale Bruchkraft (N), maximale Gesamtsteifigkeit (N/mm), Festigkeit (maximale Zugfestigkeit N/mm^2) und die Versagensart (Lokalisation des Versagens).

Ergebnisse

0-Wert-Operation: Nach der 0-Wert-Operation versagen die meisten Präparate im Sehnenverlauf und nahe an der Patella. Das Heben eines Tx reduziert die Ausgangsfestigkeit der Patellarsehne auf durchschnittlich 60–70% der Ausgangssituation einer intakten Patellarsehne. Die Steifigkeit wird bis auf 50% reduziert. Die interindividuell zum jeweiligen Opferungszeitpunkt nach 1, 3, 6 und 12 Monaten bestimmten freien Patellarsehnenlängen unterscheiden sich nicht signifikant voneinander, tendenziell ist eher eine Auslängung der Restsehne zu beobachten. Der Sehnenquerschnitt ist im gesamten p.op. Verlauf deutlich, d.h. zwischen 80 und 100% erhöht ($p < 0{,}05$). Die maximale Bruchkraft liegt zu keinem p.op. Zeitpunkt unter dem Ausgangswert zum Zeitpunkt t 0: Nach einem initialen Anstieg im ersten p.op. Monat kommt es zu einem relativen Abfall, wobei der niedrigste Wert 6 Monate p.op. vorliegt. Nach 12 Mona-

Hefte zu der Unfallchirurg, Heft 232
K. E. Rehm (Hrsg.)

ten Beobachtungszeit bewegt sich die maximale Bruchkraft wieder nahe dem Normalbereich einer unverletzten Patellarsehne. Bei Betrachtung der maximalen Zugfestigkeit ist ein massiver Abfall bis zum 6. p.op. Monat zu erkennen, erst ein Jahr p.op. wird die Ausgangssituation wieder annähernd erreicht. Die Gesamtsteifigkeit des Systems verhält sich vergleichbar der maximalen Bruchkraft.

Diskussion

Die Schwächung der Patellarsehne durch den operativen Eingriff hängt in erster Linie von der Geometrie des gehobenen Tx ab. Kollagenes Bindegewebe verhält sich während der Heilung völlig dem Knochen vergleichbar – über eine Querschnittserhöhung wird die mechanische Minderwertigkeit des Ersatzgewebes kompensiert. Es kommt zu einer zeitabhängigen Änderung der biomechanischen Eigenschaften, die strukturellen Schwächen werden über eine Querschnittszunahme kompensiert.

Klinische Konsequenzen

Die Patellarsehne wird nicht ad integrum restituiert, es verbleibt ein narbiger Defekt mit geänderten biomechanischen Eigenschaften. Eine Zweitentnahme vom gleichseitigen Patellarsehnenlager ist nicht zu empfehlen.

Über die Freisetzung von Ciprofloxacin aus resorbierbaren Polyglykolsäurekörpern. Experimentelle Untersuchungen in vitro und in vivo

S. Winckler, R. Meffert, J. Overbeck und E. Brug

Klinik und Poliklinik für Unfall- und Handchirurgie der Westfälischen Wilhelms-Universität Münster, Jungeblodtplatz 1, D-48149 Münster, Bundesrepublik Deutschland

Das Primat der Therapie chronischer Osteitiden liegt immer noch in der chirurgischen Behandlung, lokalantibiotische Maßnahmen haben lediglich eine unterstützende Funktion bei der Infektberuhigung. Die bisher erfolgreichste lokale Behandlungsform – Gentamycin aus Knochenzementkugeln – ist mit Nachteilen verbunden.Wir haben deshalb zur Therapieoptimierung der Lokalantibiotikumbehandlung eine neue, resorbierbare Chemotherapeutikum-Träger-Kombination entwickelt

In PGS-Zylinder der Größe 3,2 x 5 mm bzw. 4,5 x 5 mm in monofiler bzw. polyfiler Herstellungsart wurde Ciprofloxacin eingeschmolzen, so daß Testkörpervarianten mit einer Konzentration zwischen 0,5–5 mg Ciprofloxacin/PGS-Zylinder zur Ver-

Hefte zu der Unfallchirurg, Heft 232
K. E. Rehm (Hrsg.)

fügung standen. Der 3,2 x 5 mm große, monofile Ciprofloxacin-PGS-Zylinder mit einem Wirkstoffgehalt von 3 mg zeigte in vitro das beste Freisetzungsverhalten. Die Freisetzung wurde in Phosphatpuffer, 1/15 molar, ph 7,4 bei 37 °C über 14 Tage täglich, dann in größeren Zeitintervallen bis zum 155. Tag verfolgt. Die freigesetzte Ciprofloxacinmenge wurde mittels HPLC bestimmt.

Zur Überprüfung der therapeutischen Wirksamkeit diente die experimentell erzeugte Osteitis des Kaninchenfemurs (80 Kaninchen, an 14 Tieren Vorversuche, 30 Tiere unbehandelte Kontrollgruppe, 36 Tiere Therapiegruppe). Nach Injektion von 0,5 ml des Sklerosierungsmittels Varicocid® in den Markraum wurde eine definierte Keimzahl von Staph. aureus (3 x 10^6 Keime) in die Markhöhle instilliert. 2 Wochen später dann Implantation der Wirkstoffträger in das Femur ohne chirurgische Herdsanierung (9–25 Zylinder, im Mittel 18,6 Zylinder/Femur). Beurteilt und verglichen wurden Gewichtsverläufe, laborchemische Untersuchungen (BKS, Leukozytenzahl, Hb-Wert, Leber- und Nierenwerte), mikrobiologische, radiologische und histologische Befunde bis maximal 9 Wochen nach Infektion. Bei den therapierten Tieren wurden die Ciprofloxacin-Konzentrationen im Serum, Urin und Wundsekret mittels HPLC bis Versuchsende bestimmt. Im gewählten Infektionsmodell wurde in allen Fällen eine chronische Osteitis erzeugt. Die Letalität (Todesursache: generalisierte Sepsis) betrug 13,3% in der Kontrollgruppe und 8,3% in der Therapiegruppe. Gewichtsverläufe und laborchemische Kontrollen ergaben keine Unterschiede zwischen den Kollektiven, die radiologischen Befunde wiesen keine statistisch signifikanten Unterschiede auf. Dagegen waren die aus den Markhöhlen therapierter Tiere entnommenen Abstriche steril. Feingeweblich beherrscht bei den unbehandelten Tieren die chronisch-persistierende Verlaufsform in der stark aktiven oder wenig aktiven Form das histologische Bild, in der Therapiegruppe ließ sich bereits 2 Wochen nach Therapiebeginn überwiegend eine chronisch-narbige Osteitis feststellen. Als Testversager müssen insgesamt 4 Tiere (14,3%) eingestuft werden. Die gute Verträglichkeit des Wirkstoffträgers war aus der zunehmenden, reizlosen bindegewebigen Einscheidung durch das umgebende Gewebe zu ersehen. Mit weitergehender Therapiedauer erfolgte eine dem Testkörper entsprechende knöcherne Einscheidung. Während der gesamten Versuchsdauer ließ sich im Serum und Urin Ciprofloxacin nachweisen, die Konzentration des Wirkstoffes korrelierte mit der Anzahl der eingebrachten Wirkstoffträger. Im Urin lag die Konzentration (abfallend von 23,9 auf 4,7 µg/ml) um den Faktor 10^3 höher als im Serum (abfallend von 21,8 auf 9,1 ng/ml). Die Konzentrationen im Wundsekret konnten nur bis zum zweiten Tag bestimmt werden, da ab diesem Zeitpunkt die Sekretion sistierte. Die Konzentrationen lagen aber immer über dem MHK-Wert der osteitisrelevanten Keime.

Neben der antibakteriellen Wirksamkeit mit prolongierter Freisetzung von Ciprofloxacin aus dem Träger ergab sich aus den histologischen Untersuchungen eine positive Beeinflussung im Entzündungsablauf der chronischen Osteitis. Es zeigte sich weiterhin eine gute Gewebeverträglichkeit des Wirkstoffträgers mit Osteoinduktion. Lokale oder systemische Nebenwirkungen von Ciprofloxacin kamen nicht zur Beobachtung.

Teil 4

Vorsitz: E. Teubner, Göppingen; P. Regazzoni, Basel; K. Welz, Cottbus

Die Rotationsstabilität von thorakolumbalen Wirbelsäulensegmenten nach dorsalen stabilitätsmindernden Maßnahmen

J. Degreif, K. Wenda, U. Gehrmann und G. Ritter

Klinik und Poliklinik für Unfallchirurgie der Johannes-Gutenberg-Universität, Langenbeckstr. 1, D-55131 Mainz, Bundesrepublik Deutschland

In der operativen Versorgung von thorakolumbalen Wirbelfrakturen müssen zur Überprüfung des Spinalkanales und zur direkten Reposition von Hinterkantenfragmenten im Bereich der Laminae Knochenfenster vom kleinen interlaminären Schallfenster bis hin zur kompletten Laminektomie angelegt werden, die aufgrund der funktionellen Anatomie eine Minderung der Rotationsstabilität bewirken können.

An 10 Wirbelsäulenpräparaten wurden jeweils Bewegungssegmente in Höhe von BWK 12, LWK 2 und LWK 4 einer Rotationsbelastung von 20 Nm ausgesetzt. Anschließend wurde schrittweise zunächst ein interlaminäres Knochenfenster von 8 x 10 mm, wie es für die intraoperative Sonographie benutzt wird, angelegt. Danach wurde das Fenster auf 10 x 20 mm, wie es für direkte Repositionsmanöver gebraucht wird, erweitert; schließlich erfolgte die Hemilaminektomie und die komplette Laminektomie mit jeweiliger Meßung der Rotationsstabilität.

In Höhe von LWK 2 fand sich eine Stabilitätsminderung für das Schallfenster von 4%, für das Repositionsfenster von 8%, eine erhebliche Stabilitätsminderung von 24% für die Hemilaminektomie und von 33% für die Laminektomie. Bei BWK 12 betrugen die Werte für das Schallfenster 2%, für das Repositionsfenster 4%, für die Hemilaminektomie 18%, für die Laminektomie 21%. Bei LWK 4 wurden Werte von 3% für das Schallfenster, 18% für die Hemilaminektomie und 27% für die Laminektomie gemessen. Die Ergebnisse sind mit 5%iger Irrtumswahrscheinlichkeit signifikant nach Wilcoxon für verbundene Stichproben.

Die intraoperative Sonographie erlaubt es somit ohne ausgedehnte stabilitätsmindernde Maßnahmen wie Hemilaminektomie oder Laminektomie, den Spinalkanal zu beurteilen. Bei direkten Repositionsmanövern ist es hinsichtlich der Rotationsstabilität effektiv, einen Teil des betreffenden Wirbelbogens nicht zu resezieren.

Hefte zu der Unfallchirurg, Heft 232
K. E. Rehm (Hrsg.)

Vergleichende in vitro Untersuchung von drei verschiedenen Fixateur interne Implantaten

R. Steffen[1], L. P. Nolte[2] und E. Schopphoff[3]

[1] Orthopädische Universitätsklinik, St. Josef-Hospital, Ruhr-Universität, Gudrunstr. 56, D-44791 Bochum, Bundesrepublik Deutschland.
[2] Bioengineering Center, Wayne State University, 818 W. Hancock, Detroit, Ml 48202, USA
[3] Biomechanisches Labor am Institut für allgemeine Mechanik Stumpf, Ruhr-Universität, Universitätsstr. 150, D-44801 Bochum, Bundesrepublik Deutschland

Einleitung

Zur Stabilisierung von Wirbelsäulenabschnitten liegen inzwischen zahlreiche Implantatsysteme vor, die sich in der äußeren Form wie Schraubendesign, Schraubenstärke, Durchmesser und Form der Längsträger sowie deren Verbindung zur Pedikelschraube unterscheiden. Zur Abschätzung der zu erwartenden Auswirkungen auf eine in vivo Belastung führten wir eine in vitro Untersuchung von drei verschiedenen Fixateur interne Systemen, implantiert in menschliche Wirbelsäulenpräparate, unter physiologischen Lasten durch.

Material und Methode

Zur Untersuchung wählten wir neben zwei eingeführten Implantatsysteme vom Typ Fixateur interne „Kluger“ (Endotec) und „Dick“ (AO-Synthes) den neu entwickelten Fixateur „SoconN“ (Aesculap). Nach standardisierter Vorbereitung und Bestimmung der Knochendichte und der biomechanischen Untersuchungsparameter (intakt) wurden jeweils 5–6 bisegmentale lumbale Wirbelsäulenabschnitte der Etagen L2–L5 mit einem Fixateur interne versorgt. Die folgenden Parameter: Mobilität und Stabilität/Instabilität (ROM bzw. NZ gem. Panjabi 1979) und Momentandrehpunkt der intakten und mit Fixateur versorgten bzw. verletzten Bewegungssegmente wurden in einer dreidimensionalen computergesteuerten Meßeinrichtung bestimmt. Als physiologische Belastungen wurden simuliert: a) Kompression, b) Flexion/Extension, c) laterale Biegung und d) Torsion. Zusätzlich wurde nach Anbringung und Testung des Fixateurs eine Korpektomie durchgeführt. Zur Bewertung der verschiedenen Fixationssysteme wurde eine Stabilisierungskapazität definiert.

Ergebnisse

Der Knochenmineralgehalt der untersuchten Präparate betrug 0,842 bezogen auf ein 20jähriges Normalkollektiv und lag damit im alterskorrigierten Normbereich. Die Präparategruppen zeigten in ihren Grundeigenschaften (intakt) nur geringfügige Abweichungen. Nach Anbringen des jeweiligen Fixateur interne entsprachen die Verformungen unter den Momenten Mx, My, Mz und unter axialer Last Fy der Elastizität

Hefte zu der Unfallchirurg, Heft 232
K. E. Rehm (Hrsg.)

des Interface Knochen/Schraube und lag deutlich über der Eigenelastizität des Systems. In Abhängigkeit von den Grundeigenschaften der Präparate ergaben sich für die einzelnen Belastungen folgende Stabilisierungsfaktoren:

Stabilisierungskapazität (%)	Kluger	AO	Socon
Flex/Extension	78	82	86
Seitbiegung	80	82	89
Torsion	40	42	58
Gesamt	66	69	77

Zur Überprüfung der Entlastung im Bereich der ventralen und mittleren Säule wurde bespielhaft an drei Präparaten mit dem Socon Fixateur eine Korpektomie mit anschließender Testung durchgeführt. Es zeigte sich zwar erwartungsgemäß ein Stabilitätsverlust gegenüber dem Testverhalten des Fixateurs mit intaktem Präparat, dieser ging jedoch nicht über die Werte der eigentlichen Präparateeigenschaften (intakt) hinaus:

Korpektomie Socon (n = 3)	intakt	int./Fixateur	Korp./Fixateur
Flexion/Extension	19,8	4,9	19,4
Seitbiegung	19,9	2,85	5,0
Torsion	11,7	7,8	12,0

Diskussion

Die untersuchten Fixateursysteme zeigten eine vergleichbare Leistungsfähigkeit bzl. der Stabilisierungseigenschaften bei bisegmentaler Anwendung. Die Ergebnisse des Korpektomiemodells bestätigen die Einsatzfähigkeit in der Frakturbehandlung, jedoch muß die Dauerbelastungfähigkeit aufgrund von vorliegenden zyklischen Belastungstesten (Wittenberg 1991) kritisch gewürdigt werden.

Stabilitätsbeurteilung intakter und metastatisch veränderter Wirbelkörper mittels Dual-Energy-CT?

W. Crone Münzebrock, N. M. Meenen, V. Nicolas und P. Steiner

Abteilung Röntgendiagnostik und Abteilung Unfallchirurgie, Universitätskrankenhaus, Martinistr. 52, D-20251 Hamburg, Bundesrepublik Deutschland

Ziel der vorgelegten experimentellen Studie war es, die Korrelationen zwischen doppelenergetisch bestimmtem Mineralgehalt und biomechanischen Messungen an normalen und metastatisch veränderten menschlichen Leichenwirbelkörpern zu bestimmen, um somit Grundlagen zu erarbeiten, ob es möglich sein könnte, mit Hilfe der 2-Energien-CT eine Abschätzung der Stabilität einzelner Wirbelkörper zu leisten. Zunächst wurden 41 frisch entnommene Leichenwirbelkörper der Brustwirbel- und Lendenwirbelsäule in einem Wasserbadphantom computertomographisch mit 2 Energien untersucht und der Mineralsalzgehalt für Spongiosa und Kortikalis getrennt berechnet. Die biomechanischen Untersuchungen wurden an einer elektronischen Kompressionsmaschine durchgeführt und auf einem XY-Schreiber synchron mitgeschrieben. Das gleiche Vorgehen wurde bei 14 Leichenwirbelkörpern mit osteolytischen und 5 Leichenwirbelkörpern mit osteoplastischen Metastasen durchgeführt.

Die Beziehung zwischen Mineralsalzgehalt sowie dem Bruchlastverhalten der nicht-metastatisch veränderten Leichenwirbelkörper ergab eine logarithmische Funktion (r2 = 0,9). Die Bruchlast nahm von kranial nach kaudal zu. In Leichenwirbelkörpern mit osteolytischen Metastasen war das Bruchlastverhalten noch deutlicher herabgesetzt als es nach der Mineralsalzgehaltbestimmung zu erwarten gewesen wäre. Ein vergleichbares Ergebnis gab es auch bei Wirbelkörpern mit osteoplastischen Metastasen. Die Abschätzung der Frakturgefährdung bei gesunden Wirbelkörpern- allein aufgrund des Mineralsalzgehaltes erschient sicher nicht möglich, da die Ausrichtung der Trabekel und Spongiosa von entscheidenderer Bedeutung ist, als der absolut gemessene Mineralgehalt. Eine Abschätzung mittels 2 Energien-CT bei metastatisch veränderten Wirbelkörpern im Vergleich zu konventionellen Röntgenbildern erscheint ebenfalls nicht möglich so daß die Stabilitätsberuteilung und Indikationsstellung zur evtl. operativen Intervention bei Wirbelkörpermetastasen weiterhin aufgrund des Aspektes des konventionellen Röntgenbildes genügt.

Hefte zu der Unfallchirurg, Heft 232
K. E. Rehm (Hrsg.)

Revaskularisation und Knochenumbauvorgänge nach aufgebohrter vs. unaufgebohrter Marknagelung der Tibia. – Experimentelle Untersuchungen am Hund –

Barbara Güssregen, R. Ascherl, G. Oedekoven und G. Blümel

Institut für Experimentelle Chirurgie der TU, Ismaninger Str. 22, D-81675 München, Bundesrepublik Deutschland

Einführung

Die unaufgebohrte Marknagelung könnte bei, im Vergleich zur konventionellen Nagelungstechnik, initial verbesserter medullärer und kortikaler Durchblutung eine mögliche Alternative zum Fixateur externe bei der Erstversorgung höhergradig offener Unterschenkelfrakturen darstellen. Darüber hinaus gewährleistet die Verriegelung des dünneren Implantates eine rotationsstabile Osteosynthese.

Material und Methoden

Nach Genehmigung durch die Regierung von Oberbayern wurden 8 Beagle-Hunde (12–16 kg KGW) unter Allgemeinnarkose an beiden intakten Tibiae operiert: Implantation eines 5 mm dicken Marknagels ohne Vorbereitung des Markraumes links; aufgebohrte Marknagelung (6/7 mm) rechts. Während des postoperativen Verlaufes wurden regelmäßig klinische, röntgenologische (t/0, 2, 4, 6, 8 Wo p.op.) und szintigraphische (t/0, 1, 2, 4, 6, 8 Wo p.op.) Untersuchungen durchgeführt. 8 Wochen p.op. wurden die Tiere geopfert und die Präparate mikroangiographisch und histologisch (Paraffin/Hartschnitt) ausgewertet.

Ergebnisse

Die Mikroangiogramme der unaufgebohrten Tibia lassen bei erhaltenem medullären Gefäßnetz ein physiologisches Gefäßverteilungsmuster (zentrifugale Perfusion der inneren 2/3 der Kortikalis) erkennen. Das Gefäßmuster nach aufgebohrter Marknagelung korreliert mit dem Ausmaß des operativen Schädigungsmusters bzw. der Kontaktfläche des Implantates: bei erhaltenem medullären Gefäßsystem in den Spaltzonen weisen die benachbarten Kortexbezirke ein dichtes, z.T. hypervaskularisiertes zentrifugales Gefäßnetz auf. Über den Nagel-Knochen-Kontaktzonen lassen sich mikroangiographisch keine Gefäße nachweisen. Das subperiostale, plexiforme Gefäßsystem bleibt auf das äußere Drittel der Querschnittsfläche beschränkt. Eine kompensatorische Revaskularisation avaskulärer Kortexbezirke aus dem periostalen System findet nicht statt.

Im Rahmen der Revitalisierungsvorgänge stattfindenden Knochenumbauvorgänge setzen nach aufgebohrter Marknagelung, im Vergleich zur unaufgebohrten Nage-

Hefte zu der Unfallchirurg, Heft 232
K. E. Rehm (Hrsg.)

lungstechnik, zeitlich verzögert ein: Endostale Knochenapposition sowie Haverssche Umbauvorgänge der zentralen Kortexbereiche beginnen auf der unaufgebohrten Seite unmittelbar postoperativ und erreichen bereits 2 Wochen p.op. ihre maximale Anbauleistung. Die primär periostale Geflechtknochenbildung nach aufgebohrter Marknagelung erreicht in der 2. Woche p.op. ihre maximale Anbaurate und läßt zum Versuchsende bereits resorptive Umbauvorgange über den Seiten der Knochenquerschnittsfläche erkennen. Sowohl die Bildung lamellärer Knochentrabekel in den vom Aufbohren ausgesparten Buchten, als auch die kortikalen Umbauvorgange setzen in der 4. Woche ein. Entsprechend der maximalen endostalen Knochenneubildungsrate in der 6. Woche p.op. treten diese, im Vergleich zur periostalen Geflechtknochenbildung, mit einer 4-wöchigen Verzögerung ein.

Schlußfolgerung

Das physiologische Gefäßverteilungsmuster 8 Wochen nach unaufgebohrter Marknagelung bestätigt indirekt den protektiven Effekt dieser Nagelungstechnik. Die Knochenumbauvorgänge nach unaufgebohrter Marknagelung bleiben auf die zentralen Kortikalisbereiche beschränkt.

Das konventionelle Verfahren der intramedullären Frakturstabilisierung behindert demgegenüber, durch den obliterativen Effekt des formschlüssig, im aufgebohrten Markraum implantierten intramedullären Kraftträgers, die Revitalisierungsvorgänge.

Vergleich von Implantatsteifigkeit und Steifigkeit im Knochenimplantatverbund verschiedener Tibiaverriegelungsmarknägel

P. Schandelmaier, C. Krettek, N. Haas und H. Tscherne

Unfallchirurgische Klinik, Medizinische Hochschule, Konstanty-Gutschow-Str. 8, D-30625 Hannover, Bundesrepublik Deutschland

Ziel dieser Studie war es, die Steifigkeit des Knochenimplantatverbundes im Modell mit der Steifigkeit des intakten Knochens zu vergleichen, sowie verschiedene Implatate untereinander zu vergleichen.

Material und Methode

Es wurden 18 Paare kältekonservierte humane Tibiae verwendet. Zur Simulation einer Mehrfragment- oder Trümmerfraktur mit fehlender kortikaler Abstützung wurde

Hefte zu der Unfallchirurg, Heft 232
K. E. Rehm (Hrsg.)

in Schaftmitte ein Defekt von 20 mm Länge geschaffen. Die isolierten Knochen wurden proximal und distal standardisiert in einem Eingießrahmen in Kunstoffzement eingebettet. Alle Untersuchungen wurden mit einer Universalprüfmaschine Zwick 1445 (UPM) (Fa. Zwick D-89079 Ulm) durchgeführt. Die Torsionsversuche wurden als überlagerte Torsions-Druckprüfung mit einer konstanten axialen Belastung von 10 N mit einem maximalen Moment von 5 Nm durchgeführt. Bei der axialen Prüfung wurde bis maximal 1100 N belastet. Die Biegelast wurde in einer Vierpunktbiegeprüfanlage bis maximal 66 Nm durchgeführt. Bis auf den Brooker-Wills Nagel wurden alle Implantate proximal und distal mit Schrauben verriegelt, allen angewandten Implantaten war die Nennlänge von 360 mm gemein, bei den unaufgebohrt eingebrachten Implantaten wurde ein Durchmesser von 9 mm angewendet, bei den anderen der kleinste erhältliche Durchmesser. Der Brooker-Wills Nagel wurde proximal mit 2 queren Schrauben, distal mit ausfahrbaren Finnen verriegelt. Schraubenverriegelung erfolgte unter Bildwandlerkontrolle in Frei- Hand- Technik zuerst distal dann proximal.

Ergebnisse

Die Torsionssteifheit wurde als Moment pro Grad Winkeldeformation (Nm/°) zwischen den beiden Endpunkten bei +5 Nm und -5 Nm definiert, das Ergebnis wurde mit der Torsionssteifheit der intakten Tibia verglichen. Die untersuchten Marknägel konnten anhand der Steifigkeit ihres KIV in drei signifikant unterschiedliche Gruppen eingeteilt werden: a) ungeschlitzte Marknägel (B-W, RTR, UTN9) mit hoher Torsionssteifigkeit. b) ungeschlitzte Marknägel mit geringem Durchmesser mit mittlerer Steifigkeit (RTD, UTN8). c) geschlitzte Marknägel geringer Torsionssteifigkeit (AOU, B–M, G–K, K–S).

Als Parameter der axialen Steifigkeit des KIV diente die Federrate des KIV zwischen 100 N und 1000 N in N/mm. Im Vergleich zur Torsionstestung fanden sich nur geringe Unterschiede zwischen Implantaten, jedoch zeigten die Marknägel mit Verriegelung durch Schaftschrauben (K–S, B–M, G–K) bei diesem Versuchsaufbau eine signifikant höhere Steifigkeit.

Bei der Biegung war die Steifigkeit des KIV mit 10,5 Nm/° bis 25,6 Nm/° verglichen mit der Torsion (0,21 Nm/° bis 1,59 Nm/°) in einem relativ engen Bereich. Bei der Valgusbiegung zeigt sich eine signifikant höhere Biegesteigkeit der B–M, G–K, RTR und K–S KIV im Vergleich zum B–W und UTN8 KIV. Der KIV des K–S hat eine signfikant höhere Biegesteifigkeit als der UTN9 und RTD. Die Nägel mit größerem Durchmesser und Verriegelung durch Schaftschrauben zeigten eine größere Steifigkeit.

Zur theoretischen Analyse wurde über den angegebenen Querschnitt des Implantates in Nagelmitte, der Wandstärke und der Schlitzbreite das Flächenträgheitsmoment errechnet unter der Annahme eines runden Profils. Es zeigt sich bei der Berechnung der Profilsteifigkeit die um ein vielfaches höhere Torsionssteifigkeit der ungeschlitzten Profile. Da die Biegesteifigkeit vom Außendurchmesser in 4. Potenz abhängt, zeigen die Implantate mit größerem Außendurchmesser hohe Steifigkeit. Die Implantate aus Vollmaterial zeigen aufgrund ihres geringen Außendurchmessers eine niedrigere Steifigkeit. Die Unterschiede zwischen den geschlitzten und den ungeschlitzten Implantaten sind bei den Berechnungen der Biegesteifigkeit nur gering im Vergleich zur Torsionssteifigkeit.

Die Berechnung der Steifigkeit des Marknagelprofils der Implantate zeigt in der Rangfolge untereinander eine Übereinstimmung mit den Versuchsergebnissen für den jeweiligen KIV, jedoch sind die Unterschiede bei der Profilsteifigkeit sehr viel größer als bei der Steifigkeit des KIV.

Zusammenfassung

1. Ungeschlitzte Marknagel haben eine signifikant höhere Torsionssteifigkeit
2. Die Stärke der Verriegelungsbolzen ist für die axiale Steifigkeit entscheidend.
3. Für die Biegesteifigkeit ist der Außendurchmesser und in zweiter Linie das Profil entscheidend.

Die computerisierte Sonometrie – Die Anwendung eines nicht invasiven Verfahrens zur Beurteilung der Knochenbruchheilung im tierexperimentellen Modell

N. Stockenhuber, M. Fellinger, A. Schanner und W. Grechenig

Universitätsklinik für Chirurgie Graz, Auenbruggerplatz 1, A-8036 Graz, Österreich

Die Beurteilung der Frakturheilung erfolgt bisher anhand der Röntgendiagnostik und des subjektiven klinischen Befundes. Dabei kann die Fehlinterpretation von Röntgenaufnahmen Korrektureingriffe erfordern. Die computerisierte Sonometrie stellt ein nicht invasives Verfahren zur Beurteilung der Knochenbruchheilung dar. Durch die Analyse des Schwingverhaltens und der akustischen Schalleitung kann man nicht nur die wiedererlangte Knochenfestigkeit sondern auch frühzeitig Bruchheilungsstörungen erkennen. In einem Tierversuch stellten wir die Ergebnisse der Standardverfahren zur Beurteilung der Knochenbruchheilung den Parametern der computerisierten Sonometrie gegenüber. So war es uns möglich die Ergebnisse der Sonometrie mit den anderen Untersuchungsverfahren, die eine Quantifizierung der Bruchheilung ermöglichen, zu vergleichen. Diese Verfahren sind: Das quantitative CT (Knochendichte), die Morphometrie der Mikroradiologie und das Osteogramm (Mineralsalzbestimmung). An 20 Schafen wurde nach Legen einer Vorderlaufosteotomie und deren Versorgung mit einem Fixateur externe die kontinuierliche Messung entsprechend der Parameter der computerisierten Sonometrie im Verlauf der Frakturheilung durchgeführt. Das Meßsystem besteht aus 2 Mikrophonen (proximal und distal der Fraktur) einem Verstärkermodul und einer analog-digital Wandlerkarte in einem PC-System. Durch eine

Hefte zu der Unfallchirurg, Heft 232
K. E. Rehm (Hrsg.)

modifizierte Diskriminanzanalyse konnten Parameter mit hohem signifikanten Unterschied zwischen frakturierten und intakten ossären Strukturen identifiziert werden. Nach Tötung der Tiere wurden die osteotomierten Knochen als Präparate gewonnen. Es wurde jeweils die Schalleitung, ein Standardröntgen in 2 Ebenen, eine Tomographie, ein CT, eine histologische Untersuchung, eine Knochendichtemessung sowie ein Osteogramm durchgeführt. Die jeweiligen Untersuchungsergebnisse klassifizierten wir mit den Noten 1 bis 6. Nach den herkömmlichen Untersuchungsmethoden konnten wir die 20 Tiere in 3 Gruppen unterteilen: Gruppe A Note 5–6 (konsolidiert), Gruppe B Note 3–4 (voraussichtliche Konsolidierung), Gruppe C Note 1–2 (verzögerte Heilung). Anhand von 3 Heilungsverläufen, dem des Schafes I aus der Gruppe A, des Schafes K aus der Gruppe B und dem des Schafes B aus der Gruppe C möchten wir die signifikanten Unterschiede aufzeigen, die mit Hilfe der Schalleitung bereits zu einem Zeitpunkt festgestellt werden konnten, als die herkömmlichen Diagnoseverfahren noch keine derartigen Hinweise erbrachten. Die computerisierte Sonometrie ermöglicht eine standardisierte quantitative und objektive Aussage über die wiedererlangte Stabilität nach Knochenbrüchen. Durch das Ausbleiben zu erwartender Parameteränderungen zu einem bestimmten Zeitpunkt der Bruchheilung können sich anbahnende Bruchheilungsstörungen frühzeitig erkannt werden. Diese Parameteränderungen korrelieren mit den anderen bisher möglichen quantitativen Verfahren.

Zur Bedeutung der Radioaktivität in Knochenzementen

R. Winkler, M. A. Scherer, R. Ascherl, E. Lenz und G. Blümel

Institut für Experimentelle Chirurgie der Technischen Universität, Ismaninger Str. 22, D-81675 München, Bundesrepublik Deutschland

Fragestellung

Die Angaben über die Radioaktivität von Röntgenkontrastmitteln in Knochenzementen schwanken von „nicht nachweisbarer" bis zu 11.500 Bq/kg, deshalb soll die Radioaktivität in den tatsächlich implantierten Konfektionen verschiedener Knochenzemente bestimmt werden.

Material und Methoden

8 verschiedene Konfektionsformen von Knochenzement (Viskosität, Antibiotikazusätze) von verschiedenen Herstellern wurden aus dem klinischen Routinebetrieb bei der Implantation zementierter Hüftgelenkstotalendoprothesen gewonnen (n = 14 Proben). Die auspolymerisierten Proben werden mit einer Analysenmühle pulverisiert. Aliquots werden ausgewogen, in gasdicht verschließbare Kunststoffbehälter gefüllt

Hefte zu der Unfallchirurg, Heft 232
K. E. Rehm (Hrsg.)

und die Gammaspektren nach einer Wartezeit von mindestens 2 Wochen in Low-Level-Meßplätzen (Ge-Detektoren, 10 cm-Bleiabschirmung) aufgenommen. Die Meßzeiten betragen zwischen 2500 und 6000 Minuten. Die Angabe der Meßwerte erfolgt in Bq/kg. Der systematische Fehler des angewendeten Analysenverfahrens beträgt etwa 10%.

Ergebnisse

Alle untersuchten Knochenzemente weisen niedrige Radioaktivitätsgehalte auf, und zwar zwischen < 1 und maximal 100 Bq/kg. Dabei liegen sämtliche Gehalte an U-238 und K-40 unter den jeweiligen Nachweisgrenzen (< 1 bis < 10 Bq/kg). Bei den Gehalten an Ra-226, Pb-210 und Ra-228 als Folgeprodukt von Th-232 finden sich deutliche Unterschiede sowohl bei verschiedenen Proben der gleichen Konfektion vom gleichen Hersteller als auch zwischen den verschiedenen Zementfabrikaten, wobei die höchsten Gehalte für Ra-226 gemessen werden (100 Bq/kg).

Diskussion

Von den im menschlichen Körper befindlichen natürlichen Radionukliden trägt besonders das K-40 zur Gesamtexposition bei. Es befindet sich mit etwa 60 Bq/kg Körpergewicht im dynamischen Gleichgewicht. Da es gleichmäßig im Körper verteilt ist, bedingt es eine homogene Strahlung. Im Gegensatz dazu belasten U-238 und Th-232 bzw. Ra-226 und Ra-228 sowie deren Folgeprodukte vor allem das Knochengewebe. Sie liegen dort in einer Gesamtaktivität zwischen etwa 0,1 und 15 Bq vor. Geht man von einer Gesamtmenge von ca. 50 g implantierten Knochenzementes aus, so liegt der radioaktive Beitrag, den das Implantat liefert, maximal im Bereich der natürlichen Radioaktivität des Knochengewebes. Die resultierende Strahlenexposition verringert sich zudem deutlich dadurch, daß die betreffenden Radionuklide chemisch inert im Implantat fixiert sind und der größte Anteil der Radioaktivität bereits im Zementmaterial durch Absorption verlorengeht: Es ist also nur mit einer niedrigen effektiven Strahlung an der Zementoberfläche zu rechnen. Zusammenfassend läßt sich sagen, daß sich die mit Knochenzement zugeführte Aktivität von K-40, U-238, Ra-226, Pb-210 und Ra-228 unter bzw. maximal im Bereich der normalerweise vorliegenden Gesamtaktivität im Skelett bewegen.

Klinische Konsequenzen

Obwohl stochastische Strahlenschäden nicht ausgeschlossen werden können, muß aufgrund der niedrigen Radioaktivität und effektiven Strahlung nicht mit negativen Auswirkungen auf den Empfängerorganismus oder das Schicksal des alloplastischen Implantates gerechnet werden.

Effekte der Elektrostimulation bei der immobilisationsbedingten Muskelatrophie – eine tierexperimentelle Untersuchung am Musculus vastus medialis des Schafes

A. Weckbach, H. Reichmann, U. Mandlmeier und N. Pobyjpicz

Chirurg. Universitätsklinik, Unfallchirurgie, Josef-Schneider-Str. 2, D-97080 Würzburg, Bundesrepublik Deutschland

Zur Untersuchung der Wirksamkeit der Elektrostimulation der Muskulatur mit einem handelsüblichen Stimulationsgerät (Impulsfrequenz 50 Hz, Impulstyp biphasisch, perkutane Stimulation, Stimulationsdauer 2 x 90 bzw. 2 x 180 min, für 4 bzw. 8 Wochen) wurde der M. vastus med. des Schafes aufgrund seiner Faserverteilung mit 1/3 Typ I und 2/3 Typ II-Fasern gewählt. Zur Erreichung möglichst praxisnaher Verhältnisse wurde bei 18 Schafen die Achillessehne tenotomiert, wodurch für ca. 6 Wochen eine Nichtbelastung der entsprechenden Extremität bei freier Beweglichkeit des Kniegelenkes erfolgte. Es wurden 3 Gruppen gebildet : 1. Kontrollgruppe, 2 . Gruppe I mit einer Stimulationsdauer von 2 x 90 min und Gruppe II mit einer Stimulationsdauer von 2 x 180 min. Zum Zeitpunkt der Tenotomie, nach 2, 4 und 8 Wochen (Gruppe I und Kontrollgruppe) wurde eine Biopsie aus dem Musc. vastus med. entnommen und hinsichtlich Faserverteilung, Faserdurchmesser, Kapillardichte und Enzymaktivität (CS, HAD, PK und LDH) untersucht.

Ergebnisse

Bei den vorgegebenen Stimulationsparametern tritt eine signifikante Änderung der ursprünglichen Faserverteilung nicht ein. Im Vergleich zur Kontrollgruppe, die eine signifikante Atrophie der Typ I und II (24%/22%) Fasern während der ersten 4 Wochen zeigt, kommt es bei der Gruppe I zu einer signifikanten Zunahme der Faserdurchmesser bei den Typ II-Fasern nach 4 Wochen um 15%, während bei den Typ I-Fasern nach 2 Wochen eine Zunahme des Faserdurchmessers von 10% festzustellen ist mit anschließender signifikanter Atrophie dieses Fasertyps nach 8 Wochen. In der Gruppe II kommt es bei den Typ I-Fasern zu einer signifikanten Atrophie, während die Typ II-Fasern beim Ausgangsniveau verbleiben. Bei der Kapillarisierung zeigen sich in den 3 Gruppen keine signifikanten Unterschiede Die Enzyme des oxidativen (CS, HAD) sowie anaeroben Muskelstoffwechsels (PK u . LDH) zeigen einen signifikanten Aktivitätsabfall während der ersten 4 Wochen, der jedoch über dem Niveau der Kontrollgruppe liegt. Nach den vorliegenden. Ergebnissen scheint es zu einer rascheren Erholung der oxidativen Enzyme nach 8 Wochen zu kommen.

Hefte zu der Unfallchirurg, Heft 232
K. E. Rehm (Hrsg.)

Schlußfolgerung

1. Signifikante Atrophie der Typ I- u . Typ II-Fasern in der Kontrollgruppe. 2. Signifikante Atrophie der Typ I-Fasern in beiden Stimulationsgruppen. 3. Signifikante Hypertrophie der Typ II-Fasern in Gruppe I. 4. Überlange Stimulationszeiten führen zur Schädigung der Muskelzellen beider Fasertypen, jedoch ausgeprägter der Typ I-Fasern. 5. Signifikanter Abfall der Enzymaktivitäten im aeroben wie anaeoroben Stoffwechsel. 6. Regeneration der oxidativen Enzymaktivitäten scheint in der Stimulationsgruppe günstiger. Durch die vorgegebenen Stimulationsparameter werden die für die Gelenkstabilisierung in der Alltagsmotorik wichtigen Typ I-Fasern negativ beeinflußt. Weitere Untersuchungen sind zur Optimierung der Stimulationsfrequenz bzw. -dauer erforderlich.

Teil 5

Vorsitz: C.-J . Wirth, Hannover; U. H. Pfister, Karlsruhe; J. Rudigier, Offenburg

Routinemeßverfahren der alveolo-kapillären Permeabilität nach Polytrauma

U. Obertacke, M. Bardenheuer, Ch. Kleinschmidt, K. Dresing, J. Bruch[1] und K. P. Schmit-Neuerburg

Universitätsklinikum, Abteilung für Unfallchirurgie, [1] Abteilung für Hygiene- und Arbeitsmedizin, Hufelandstr. 55, D-45147 Essen, Bundesrepublik Deutschland

Zielsetzung der Verfahrensentwicklung war die Etablierung eines wiederholbaren Routineverfahrens zur begrenzt invasiven Bestimmung der alveolo-kapillären Albuminpermeabilität nach hypovolämisch-traumatischem Schock. In der Pathophysiologie der posttraumatischen Reaktionen ist die erhöhte kapilläre Permeabilität ein gesichertes und bekanntes Phänomen. Eine der posttraumatisch relevantesten Gewebeabschnitte stellt dabei die Lunge dar, wobei jedoch derzeit keine in der klinischen Routine einsetzbare und wiederholbare Meßverfahren der alveolo-kapillären Permeabilität bekannt sind [1, 2].

Das entwickelte Meßverfahren beruht auf seriellen Abnahmen von bronchoalveolären Lavagen (BAL) im Verlauf nach Polytrauma. Nach heutiger Kenntnis ist die BAL-Abnahme beim Beatmeten vollständig ungefährlich und wiederholbar [3]. Die Spülflüssigkeit beträgt 100 ml, lavagierte Segmente sind der rechte Mittellappen und die Lingula. Gleichzeitig werden 5 ml Blut entnommen. In der rückgewonnenen Spülflüssigkeit und im Blut werden zunächst Harnstoff bestimmt (enzymatischer Farbtest nach Berthelot) um im weiteren nach der von Rennard [4] angegebenen Methode eine Quantifizierung der analysierten gelösten Komponenten durchführen zu können. Weiter erfolgt die Bestimmung von Albumin (Bromkresolgrün-Methode) im Blut sowie in der BAL. Die Bestimmung der alveolo-kapillären Albuminpermeabilität bzw pulmonal-mikrovaskulären Permeabilität [5] erfolgt dann durch die Bildung eines Quotienten aus der alveolären zur plasmatischen Albuminkonzentration: [Albumin (BAL) x Harnstoff (Blut)]: [Harnstoff (BAL) : Albumin (Blut)]. Die BAL-Messungen werden täglich durchgeführt. Die Ergebnisse werden zum klinischen Verlauf, insbesondere hinsichtlich der Ausbildung eines Organversagens [6], korreliert. An einer ersten Beobachtungsstudie an n = 19 schwer-mehrfachverletzten Patienten konnten insbesondere für die ersten 4–6 Tage typische Verläufe bzw. auch Risikobereiche der pulmonalen mikrovaskulären Permeabilität als Hypothese bestimmt werden. Der

Hefte zu der Unfallchirurg, Heft 232
K. E. Rehm (Hrsg.)

Normalbereich liegt zwischen 0 und 0,12 [7, 8], ein Bereich noch tolerabler, nach hypovolämisch-traumatischem Schock aber zu erwartender Erhöhung der pulmonal-mikrovaskulären Permeabilität liegt zwischen 0,12 und 0,35 („low risk"). Ein intermediärer Bereich liegt zwischen 0,35 und 0,5, der Bereich zwischen 0,5 und 1 gilt als „high risk". Nach Hypothesenbildung erfolgte eine systematische Stabilisierung der Methode des Meßverfahrens an 15 Patienten mit minderschwerem Trauma (PTS < 30 Punkte) und n = 10 Patienten mit schwerem Trauma (PTS > 30 Punkte). Die Permeabilitätsmessungen zeigen sowohl für Patientengruppen als auch für individuelle Patienten kontinuierliche Verläufe und korrelieren hinsichtlich Erkrankungsschwere [6] (r = 0,76, p = 0,006), definitiver Beatmungsdauer (r = 0,78, p = 0,01), und Behandlungsdauer (r = 0,81, p = 0,01). Mit der entwickelten Methode konnten ebenso Therapieansätze (Surfactant-Replacement) beim progressiven Lungenversagen, als auch pulmonale Reaktionen auf operative Interventionen (Marknagelosteosynthese) verifiziert werden. Die BAL-gestützte Messung der pulmonal-mikrovaskulären Permeabilität nach Trauma ist mit dem üblichen intensivmedizinischen Instrumentarium gefahrenfrei und wiederholt ausführbar, das Meßergebnis liegt am Abnahmetag vor und ist mit Routinelabormethoden zu erhalten. Die Meßergebnisse können dem Monitoring, der Risikoabschätzung und der Entscheidung über Zeitpunkt weiterer Interventionen dienen.

Literatur

1. Petty TL (1988) ARDS: Refinement of concept and redefinition. Am Rev Resp Dis 138:174
2. Kreuzfelder E, Joka Th, Keinecke Ho, Obertacke U, Nakhosteen JA, Scheuermann N, Schmit-Neuerburg KP (1988) ARDS as a specific manifestation of a general permeability defect. In: trauma patients. Am Rev Resp Dis 137:95–99
3. Hertz MI, Woodward ME, Gross CR, Swart M, Marcy TW, Bittermann PB (1991) Safety of broncho-alveolar lavage in the critical ill, mechanically ventilated patient. Crit Care Med 19:1526–1532
4. Rennard Sl, Basset G, Lecossier S, O'Donnell KM, Pinkston P, Martin PG, Crystal RG (1986) Estimation of volume of epithelial-lining-fluid recovered by lavage using urea as a marker of dilution. J Appl Physiol 60:532–538
5. Staub NC (1978) Pulmonary edema due to increased microvascular permeability to fluid and protein. Circ Res 43:143–151
6. Murray JF, Mathay MA, Luce JM, Flick MR (1988) An expanded definition of the adult respiratory distress syndrome. Am Rev Resp Dis 138:720–723
7. Joka Th, Nakhosteen JA, Obertacke U, Herrmann J, Brand M, Jochum M, Zilow G, Dwenger A, Kreuzfelder E (1988) Beeinflußt die BAL das Milieu In der Alveole? Prax Klin Pneumol 42:705–710
8. Obertacke U, Joka Th, Kreuzfelder E (1991) Alveolo-kapilläre Albumindurchlässigkeit nach Polytrauma – Monitoring durch bronchoalveoläre Lavage. Pneumologie 45:610–615

Effekt von Neutrophilen-Adhäsions-Antagonisten und Antioxidantien auf den durch Ischämie/Reperfusion bedingten Lungenschaden

A. Seekamp, U. Lehmann, G. Till[1], H. Tscherne und P. Ward[1]

Unfallchirurgische Klinik der Medizinischen Hochschule, Konstanty-Gutschow-Str. 8, D-30625 Hannover, Bundesrepublik Deutschland
[1] Department of Pathology, University of Michigan Medical School, Ann Arbor

Einleitung

Aus der Pathophysiologie polytraumatisierter Patienten ist bekannt, daß sich infolge eines hämorrhagischen Schocks durch Zentralisierung eine Ischämie der Extremitäten entwickelt. Mit Beginn der Reperfusion werden die polymorphkernigen neutrophilen Leukozyten (PMN) durch verschiedene Systeme aktiviert, akkumulieren in den Kapillaren und setzen O_2-Radikale, Elastase und andere toxische Metabolite frei, die zu einem generalisierten Endothelzellschaden führen. Das Adhärenzverhalten der PMN wird auf leukozytärer Seite hauptsächlich durch die Adhäsionsmoleküle CD 18, CD 11b und LECAM 1 und auf der Gefäßseite durch ICAM1 und das ELAM 1 vermittelt.

Fragestellung

Es wurde untersucht, wie in die geschilderten Pathomechanismen therapeutisch durch Substanzen aus der Gruppe der Antioxidantien und Adhäsionsantagonisten eingegriffen werden kann.

Methodik

In einem tierexperimentellen Modell an der Ratte wurde durch ein Tourniquet an beiden Extremitäten eine Ischämie über 4 Stunden erzeugt. Mit dem Eröffnen der Tourniquets wurde Jod^{125}-markiertes Albumin zur Bestimmung der Gewebepermeabilität infundiert. Der durch Ischämie erzeugte Reperfusionsschaden wurde über eine Radioaktivitätsmessung im Gewebe bestimmt. Zur Quantifizierung des Schadens in Muskel und Lunge wurde der Permeabilitäts-Index errechnet. Die PMN-Akkumulation im Gewebe wurde durch den Gehalt an Myeloperoxidase bestimmt.

Von den Antioxidantien wurden Catalase +SOD, DMTO, DMSO, Allopurinol und Desferrioxamin untersucht. Von den Adhäsionsantagonisten wurden monoklonale Antikörper gegen CD 18, CD 11b, ICAM 1 und ELAM 1 untersucht.

Hefte zu der Unfallchirurg, Heft 232
K. E. Rehm (Hrsg.)

Ergebnisse

In dem primär geschädigten Organ, dem Muskel, ist der Permeabilitätsschaden deutlich höher ausgeprägt als in der Lunge. Beiden Organen gemeinsam ist ein initial vermehrter Anstieg der PMN-Akkumulation, dem verzögert der Anstieg der Permeabilität folgt.

Die Antioxidantien konnten den Endothelschaden im Muskel zwischen 3% (Desferrioxamin), 17% (DMTU), 20% (DMSO), 45% (Allopurinol) und 48% (Catalase + SOD) reduzieren. Die Adhäsionsantagonisten erzielten Werte zwischen 0% (ELAMI-AK). 11% (ICAMl-AK). 18% (CD11b-AK) und 25% (CD18-AK). In dem sekundär geschädigten Organ, der Lunge, konnte durch die Antioxidantien der Permeabilitätsschaden deutlich vermindert werden, zwischen 20% (Desferrioxamin), 51% (DMSO), 54% (DMTU). 74% (Catalase + SOD) und 77% (Allopurinol). Die monoklonalen Antikörper gegen Adhäsionsmoleküle konnten den Kapillarschaden um 49% (ELAMI-AK). 60% (CD18-AK) bis 64% (CD11b-AK, ICAM 1-AK) reduzieren.

Zusammenfassung

Dem Permeabilitätsschaden geht vermutlich eine Akkumulation der Neutrophilen voraus. Antioxidantien und Adhäsionsantagonisten vermindern besonders im sekundär betroffenen Organ effektiv den Schaden. Die Antagonisierung neutrophiler Adhäsionsmoleküle ist wirksamer als die endothelialer Adhäsionsmoleküle.

Untersuchungen zur quantitativen Analyse von extrazellulärem ATP

J. Windolf, R. Inglis, A. Zega und A. Pannike

Unfallchirurgische Klinik, Zentrum der Chirurgie, Klinikum der J. W. Goethe Universität, Theodor-Stern-Kai 7, D-60596 Frankfurt

Zielsetzung

Entwicklung einer exakt reproduzierbaren und praktikablen Methode zur Bestimmung von extrazellulärem ATP in Vollblutproben.

Hefte zu der Unfallchirurg, Heft 232
K. E. Rehm (Hrsg.)

Einleitung

Adenosintriphosphat (ATP) ist der universelle Energielieferant bei allen Lebensvorgängen. Ausgangspunkt unserer Untersuchungen war die Frage, ob es nach einem Trauma, im Schock oder in der Sepsis zu Veränderungen des extrazellulären ATP-Gehaltes kommt. In der Literatur gibt es allerdings bislang keine tatsächlich reproduzierbare Methode zur quantitativen Analyse von extrazellulärem ATP in Vollblutproben.

Material und Methode

3 Versuchsserien zur Bestimmung von ATP aus Vollblutproben von Probanden und Patienten mit der Luciferin-Luciferase-Reaktion (Gerät: Lumat LB 9501, Fa. Berthold. Test-Kit: ATP-Biolumineszenz HS, Fa. Boehringer).

1. Sofortmessungen:
Arterielles, zentralvenöses und peripheres EDTA-Blut mit und ohne Zugabe eines internen Standards wird sofort, 5, 10, 15 und 20 Minuten nach der Entnahme zentrifugiert und anschließend direkt gemessen (43 Versuchsreihen).

2. Konservierungsversuche:
Zeitversuche zur Konservierung der Proben vom Entnahmezeitpunkt bis zum Meßzeitpunkt durch Zugabe verschiedener Stabilisatoren in unterschiedlichen Konzentrationen (EDTA, Alkohol, Glycin, Dipyridamol, Trichloressigsäure u.a., 194 Versuchsreihen mit 10.350 Einzelanalysen).

3. Spätmessungen:
Stündliche Messungen über 24 Stunden nach der Blutentnahme an sedimentierenden Vollblutproben ohne Zentrifugation (22 Versuchsreihen).

Ergebnisse

ad 1. Reproduzierbare Meßwerte ergeben sich nur bei sofortiger Zentrifugation von EDTA-Blut, da es bereits zwischen den ersten beiden Meßpunkten zu einem raschen Abfall der ATP-Spiegel kommt. Durch Zugabe eines internen Standards läßt sich die Halbwertzeit von freiem ATP in Vollblutproben bei 37 Grad auf 510 Minuten bestimmen.

ad 2. Durch Hemmung der Blutgerinnung und der Enzymaktivität im Plasma läßt sich mit den durch uns bisher getesteten Lösungen keine anhaltende Konservierung der Vollblutproben erreichen. Einzig durch Heißwasserextraktion von in Glycin aufgenommenem Serum lassen sich die Proben für einige Stunden stabilisieren.

ad 3. 10 Stunden nach der Blutentnahme kommt es in sedimentierenden Vollblutproben zu einem über 5 Stunden stabilen Plateau der ATP-Spiegel, das für die einzelnen Blutproben unterschiedlich hoch und reproduzierbar ist.

Schlußfolgerung

Vollblutproben lassen sich zur Analyse des extrazellulären ATP-Gehaltes nicht konservieren. Die Messungen müssen daher innerhalb der Halbwertzeit von ATP in Vollblutproben durchgeführt werden, was technisch kaum praktikabel ist. In unseren jüngsten Versuchsreihen konnten wir mit sedimentierenden Vollblutproben einen neuen methodischen Ansatz erarbeiten, der durch Analyse der Plateauphase zuverlässige und reproduzierbare Meßwerte erbringt.

Ascorbinsäure reduziert den durch reaktive Sauerstoffmetabolite erzeugten Endothelzellschaden

A. Dwenger, E. Jonas, H.-C. Pape[1] und H. Tscherne[1]

Abteilung für Klinische Biochemie, [1] Unfallchirurgische Klinik der Medizinischen Hochschule, Konstanty-Gutschow-Str. 8, D-30625 Hannover, Bundesrepublik Deutschland

Zielsetzung

Der Effekt von Ascorbinsäure auf Neutrophilen/Endothelzellen (PMN/EC)-Wechselwirkungen soll ihre Eignung als Therapeutikum beim Organversagen demonstrieren.

Fragestellung

Lassen sich die für das Mono-/multiple Organgversagen wesentlichen Patomechanismen der EC-Schädigung (PMN-Adhärenz, Bildung reaktiver Sauerstoffmetabolite aus NADPH-Oxidase und Xanthin-Oxidase-Reaktionen) durch Ascorbinsäure beeinflussen?

Methodik

Die Bildung reaktiver Sauerstoffmetabolite durch aktivierte isolierte humane PMN (Stimulantien: Formyl-Methionyl-Leucyl-Phenylalanin, Latex, Endotoxin, Zymosan, Phorbolmyristatacetat) und diejenige aus der Hypoxanthin/Xanthinoxidase-Reaktion werden mit der Luminol-verstärkten Chemilumineszenz in Abhängigkeit von der Ascorbinsäure-Konzentration (bis 6 mmol/l) untersucht. Bei der Wechselwirkung von Endotoxin-geprimten (20 ng/ml Blut) und isolierten PMN mit humanen isolierten und kultivierten Nabelschnur-EC werden die Lucigenin-verstärkte Chemilumineszenz als Maß für die Bildung reaktiver Sauerstoffmetabolite, die Adhärenz und der EC-Schä-

Hefte zu der Unfallchirurg, Heft 232
K. E. Rehm (Hrsg.)

den (111 in Markierung von EC) simultan und in Abhängigkeit von der Ascorbinsäure-Konzentration gemessen.

Ergebnisse

Die durch unterschiedliche Stimuli von isolierten humanen PMN erzeugten reaktiven Sauerstoffmetabolite werden dosisabhängig von Ascorbinsäure abgefangen (64%–99% scavenging bei 6 mmol/l Ascorbinsäure). Reaktive Sauerstoffmetabolite aus der Hypoxanthin/Xanthinoxidase-Reaktion werden von $\geq$100 mmol/l Ascorbinsäure vollständig eliminiert. Bei der Wechselwirkung von Endotoxin-aktivierten isolierten humanen PMN mit kultivierten humanen Endothelzellen werden durch 6 mmol/l Ascorbinsäure signifiktante Reduktionen der Bildung reaktiver Sauerstoffmetabolite ($p < 0{,}025$), der Adhärenz ($p < 0{,}005$) und des EC-Schadens ($p < 0{,}0005$) beobachtet.

Schlußfolgerungen

Die Ergebnisse zeigen, daß Ascorbinsäure durch ausgezeichnete antioxidative und antiadhärente Eigenschaften ein potentielles Therapeutikum für oxidative Streßsituationen darstellt, wie sie bei Trauma, Sepsis, Schock und bei Reperfusionsschäden vorliegen.

Faktor XIII und seine Auswirkung auf die Osteogenese und Verankerungsfestigkeit von porösen Oberflächenimplantaten

H. Kienapfel, M. Lengsfeld, J. Orth und A. Wilke

Orthopädische Klinik und Poliklinik, Philipps Universität, Lahnberge, D-35043 Marburg, Bundesrepublik Deutschland

Einleitung

Bisherige tierexperimentelle Untersuchungen zum systemischen Einfluß des Faktor XIII-Konzentrates auf die Frakturheilung zeigten teilweise einen positiven Effekt (Claes, 1985, Benfer, 1977), teilweise keinen Effekt (Hellerer, 1980). Die Zielsetzung der hier vorgelegten Studie war die Bestimmung des Effektes von 1.) systemischer Gabe von rekombinantem Faktor XIII (Behringwerke AG, Marburg) und 2.) von plazentarem Faktor XIII-Konzentrat (Behringwerke AG Marburg) auf das KEV und die

Hefte zu der Unfallchirurg, Heft 232
K. E. Rehm (Hrsg.)

Verankerungsfestigkeit von porösen Oberflächenimplantaten in einem unbelasteten press-fit Modell zu bestimmen.

Methode

Zylinderförmige Implantate mit einer porösen Schichtdicke von 1,5 mm wurden proximal mit einem Gewinde versehen – unter Nutzung einer Materialprüfmaschine – um die Bestimmung der Verankerungsfestigkeit zu ermöglichen. Die Implantate wurden bilateral in das proximale Femur von 15 Merino-Hammeln eingesetzt. 5 Hammel erhielten eine systemische Gabe von rekombinantem Faktor XIII, 5 Hammel eine systemische Gabe von plazentarem Faktor XIII-Konzentrat sowie 5 Hammel die systemische Gabe von Placebo in Form von Albumin. Die systemischen i.v. Applikationen für die einzelnen Behandlungen erfolgte identisch direkt präoperativ sowie am 1., 3., 5., 7. und 9. postoperativen Tag. Zu den gleichen Zeitpunkten erfolgten auch die Faktor XIII Plasmakonzentrationsbestimmungen mit Hilfe des Faktor XIII-ELISA-Tests. Alle Tiere wurden nach 3 Wochen getötet.

Ergebnisse

Die univariate Varianzanalyse mit dem Scheffe-Test zeigte, daß das Knocheneinwachsverhalten in der mit plazentarem Faktor XIII-Konzentrat behandelten Gruppe signifikant höher als in der Kontrollgruppe wie auch signifikant höher als in der mit rekombinantem Faktor XIII behandelten Gruppe war ($p < 0,05$). Die Verankerungsfestigkeit der mit plazentarem Faktor XIII behandelten Gruppe war signifikant höher als bei der Kontrollgruppe ($p < 0,05$).

Diskussion/Schlußfolgerungen: Die Ergebnisse der hier vorgestellten Untersuchungen zeigen, daß die systemische Gabe des plazentaren Faktor XIII-Konzentrats einen positiven Effekt auf das Knocheneinwachsverhalten sowie die Implantatverankerungsfestigkeit von metallporösen Oberflächenimplantaten ausübt. Aufgrund der unterschiedlichen Ergebnisse zwischen dem Faktor XIII- Konzentrat und dem rekombinantem Faktor XIII sollten weitere Untersuchungen erfolgen, um den aktiven Teil im Faktor XIII- Konzentrat (z.B. spezifische und unspezifische Placentaproteine) zu bestimmen.

Hydroxylapatitkeramik als zytophiler Kulturgrund für Chondrozyten

T. T. Jüres, N. M. Meenen, P. Adamietz[1], M. Dallek und H.-U. Langendorff

Abteilung für Unfall- und Wiederherstellungschirurgie, [1] Institut für physiologische Chemie, Universitätskrankenhaus, Martinistr. 52, D-20251 Hamburg, Bundesrepublik Deutschland

Synthetische poröse Hydroxylapatitkeramik (HAK) hat sich bei sämtlichen experimentellen Untersuchungen und klinischen Anwendungen als osteotropes Implantationsmaterial zur Defektauffüllung knöcherner Läsionen erwiesen. Im keramoossären Regeneratkomplex entsteht zur Integration des Implantatmaterials ein formschlüssiger Kontakt, den wir Verbundosteogenese nennen. HAK ist ein gestaltfestes, in Mengen unbegrenzt haltbares und im Autoklaven sterilisierbares Granulat oder es können beliebig herstellbare Formkörper gesintert werden. Neben diesen werkstofftechnischen Kriterien ergeben sich aus der Verwendung des Analogons der mineralischen Phase der Knochengrundsubstanz bei dessen enossaler Implantation osteotrope Eigenschaften. Diese lassen die Hydroxylapatitkeramik insbesondere durch ihre spezielle Struktur und das interkonnektierende Makroporensystem und die Mikroporen für Osteoblasten zum idealen Partner zur funktionsadaptierten Defektfüllung werden, wie unsere histologischen und biomechanischen Untersuchungen gezeigt haben (Meenen et al. 1992).

Um nachzuweisen, daß HAK auch bei anderen an kalzifizierte Matrix gewohnte Zellen einen positiven Effekt auf das Wachstumsverhalten hat, haben wir mit Gelenkknorpelzellen junger Kaninchen Zellkulturen angelegt. Chondrozyten eignen sich für diesen experimentellen Nachweis gut, weil sie unter Standardkulturbedingungen für diese Zellen bereits nach wenigen Tagen eine Reduktion der Teilungsrate und eine Dedifferenezierung zu Fibroblasten zeigen. Differenzierte Chondrozyten produzieren Kollagen 2, wohingegen dedifferenzierte Zellen eine Vielzahl anderer Kollagene, vor allem Kollagen 1 produzieren.

Ein wesentlicher Aspekt der Analyse ist daher die immunologische Identifizierung der Kollagen-1 und Kollagen-2 Produktion der Zellen in einem DMEM-Nährmedium, um den Differenzierungsstatus kultivierter Chondrozyten anhand der exprimierten Kollagen-Typen bestimmen zu können. Das ins Medium sezernierte Kollagen wird separiert, elektrophoretisch aufgetrennt und immunologisch den Kollagen Typen zugeordnet.

Wir verwenden als Kulturgrund der Langzeitkulturen von Gelenkknorpelchondrozyten Granulat von 0,5 mm Durchmesser der reinen Hydroxylapatitkeramik Osprovit®[1]. Für die Kontrollansätze wird auf den Zusatz von HAK in die Kulturwells verzichtet.

Die Ergebnisse zeigen, daß in den mit HAK beschickten Kulturansätzen innerhalb von 3 Monaten vielschichtige Formationen (multilayers) differenzierter Chondrozyten mit gleichbleibender typischer Zellmorphologie und mit Ausbildung von struktu-

[1] Osprovit® = Warenzeichen der Cerasiv GmbH, Plochingen.

Hefte zu der Unfallchirurg, Heft 232
K. E. Rehm (Hrsg.)

rierter Interzellularsubstanz im direkten Aufwachsen der Kollagenfibrillen auf die Keramikgranula entstehen. Es kommt im Untersuchungszeitraum zu einer Zunahme der Zellzahl um den Faktor 12. Im Kontrollversuch ohne Keramikzusatz kommt es zu flachen Zellformationen ohne fibrilläre Abscheidungen. Die Dedifferenzierung der Chondrozyten wird bereits nach 2 Wochen nachweisbar an spindelförmigen fibroblastenähnlichen Zellen mit geringer Matrixsynthese. Der Anteil avitaler Zellen ist in dieser Kontrolle um den Faktor 2 erhöht.

Mit dem immunologischen Nachweis findet sich Kollagen 2 im Nährmedium der Wells mit Keramik-Zusatz in erheblich höherer Konzentration als bei den Kontrollen. Der Nachweis der Kollagen-2 Produktion gelingt auf HAK bereits in der ersten Woche. Ein wesentlicher Teil des Kollagen 2 entzieht sich allerdings dem Nachweis im Medium durch substanzielle Integration in die geformte Zwischenzellsubstanz. Auch immunhistochemische Untersuchungen zeigen in der Matrix keramikgeförderter Zellen nur einen Nachweis von Kollagen-2.

In den Wells ohne Keramikzusatz ist ab der 8. Woche das Kollagen 1 im Nährmedium mit dynamischer Zunahme festzustellen.

Poröse Hydroxylapatitkeramik zeichnet sich in dieser Untersuchung als biokompatible und chondrotrope Substanz mit fördernder Eigenschaft auf Proliferation und Differenzierungserhalt von Chondrozyten aus. Sie eignet sich hervorragend als Kulturgrund für mengenmäßig ergiebige Langzeitkulturen und bietet damit vielfältige Möglichkeiten für den experimentellen und klinischen Einsatz. Es ist an den Aufbau einer Knorpelbank oder an eine Defektfüllung tiefgreifender Gelenkschäden mit einer Schichtung aus Keramik Granulat und Chondrozyten zu denken.

Literatur

Meenen NM, JF Osborn, M Dallek, D Donath (1992) Hydroxyapatite-ceramic for juxta-articular implantation. J Mat Sci Mat Med 3:345–351

Intrahepatische Tamponade von schweren Leberrupturen mit resorbierbarem Dexon-Netz

U. Schmidt, K. I. Maull, B. L. Enderson, S. B. Frame, F. J. Beuerlein und M. Nerlich

Unfallchirurgische Klinik, Medizinische Hochschule, Konstanty-Gutschow-Str. 8, D-30625 Hannover, Bundesrepublik Deutschland
University of Tennessee, Medical Center at Knoxville, Dept. of Surgery, Knoxville, TN 37020, USA

Einleitung

Die perihepatische Tamponade von schweren Leberrupturen stellt eine schnelle, effektive Methode dar, um Hämostase zu erzielen, insbesondere beim unterkühlten koagulopathischen Patienten. Hierbei ist jedoch eine Relaparotomie erforderlich. Diese tierexperimentelle Studie untersucht die Effektivität der intrahepatischen Tamponade mit resorbierbarem Dexon-Netz.

Methodik

Bei 11 Schweinen wurden unter Fluothan-Narkose mit dem Skalpell Leberläsionen (8 cm lang, 3 cm tief, sternförmig, beide Leberlappen) imitiert. Ergebnisse früherer Studien zeigen, daß diese Läsionen unbehandelt eine letale Verletzung darstellen. In dieser Untersuchung wurden alle 11 Tiere mit resorbierbarem Dexon-Netz versorgt, das direkt in die sternförmigen Läsionen unter Kompression „gepackt" wurde. Die Tiere wurden hinsichtlich der Überlebensrate, Komplikationen und Laboranalysen überwacht.

Ergebnisse

Alle mit der intrahepatischen Tamponade versorgten Tiere überlebten. Die Tiere wurden nach 1 Woche (n = 2), nach 1 Monat (n = 2), nach 3 Monaten (n = 4) und nach 6 Monaten (n = 3) durch eine Barbituratüberdosis getötet, die entnommenen Organe makroskopisch und mikroskopisch untersucht. Die Leukozyten, das Gesamtbilirubin, die GOT und die GPT gingen nach initialem postoperativen Anstieg innerhalb von 2 Wochen zu den Ausgangswerten zurück. Gallelecks, intraabdominelle Hämatome, Infektionen oder Abszedierungen konnten nicht beobachtet werden. Die histologische Untersuchung zeigte eine dichte fibröse Reaktion um das Netz herum mit allmählicher Resorption des Netzes, vollständiger Resorption 6 Monate postoperativ.

Hefte zu der Unfallchirurg, Heft 232
K. E. Rehm (Hrsg.)

Schlußfolgerung

Mit der intrahepatischen Tamponade mit resorbierbarem Dexon-Netz wird bei schweren Leberrupturen schnell, effektiv und ohne Relaparotomie Hämostase erzielt. Indikationen sind das stumpfe Lebertrauma (Parenchymverletzung) bei instabilen Patien ten ohne intraabdominelle Kontamination durch begleitende Verletzungen.

Extracorporeal Shock Waves for the Treatment of Nonunions

D. M. K. S. Kaulesar Sukul und E. J. Johannes

University Hospital Rotterdam Dijkzigt, Dr. Molewaterpleinplein 40, NL-3015 GD Rotterdam, The Netherlands

The aim of our research was to achieve bony union of an established nonunion in a non-surgical way with use of extracorporeal high-energy shock waves. To investigate the possibilities of high-energy shock wave application for the treatment of nonunions in a non-surgical way, a nonunion was made in the right radius of 14 mature Beagles under supervision of a qualified veterinarian and the Supervisor of Animal Experimentation. The diagnosis nonunion was radiographically and histologically confirmed 12 weeks after the surgery. The dogs, all having a nonunion, were randomly subdivided into three groups. Group I ($n = 5$) was treated with shock waves, group II ($n = 5$) served as control group, and group III ($n = 4$) was treated with shock waves and served for a sequential histological study shortly after the shock wave application. Shock waves were applied with an Osteostar® (Siemens A.G., Germany), a specially designed, experimental, transportable, high-energy shockwave apparatus. Under general anaesthesia, with Ethran/Oxygen (2:1) intubation anaesthesia, all dogs in Group I and III were subjected to 4 series of 1,000 shock waves of 14.5 kV (0.54 mJ/mm^2). The shock waves were applied to 4 different sites, at the dorsal and ventral side of the radius. Of all dogs standardized radiographs were made before and after the shock-wave therapy and were repeated after 1, 3, 6, 9, and 12 weeks. To monitor the bone-growth histologically use was made of „polychrome sequential bonelabeling" with Calceine®, Alizarin Complex one®, and Xylenol Orange®. Primarily there were no radiographic changes. After recovery from anaesthesia the dogs did not experience any inconvenience from the shock-wave treatment. Six weeks after the shockwave application bony union was evidently in progress radiographically. Complete bony union was reached after twelve weeks in all five treatment-group dogs, which was confirmed histologically. All but one of the control dogs had histologically confirmed, persistent nonunions after the same observation period. Statistical analysis with Fisher's exact test (2-sided; $p \leq 0.05$) revealed a statistically significant difference in outcome between the treatment-group and the control-group dogs. From this study we conclude that extracorporeal high-energy shockwave therapy with the

Hefte zu der Unfallchirurg, Heft 232
K. E. Rehm (Hrsg.)

Osteostar® is a promising, non-surgical, alternative for the treatment of nonunions. The results from this study justify in our opinion, the application of shock waves for the treatment of nonunions in the clinical situation, providing the use of a specially designed device for this purpose. Extracorporeal high-energy shockwave application to nonunions in dogs leads to bony consolidation. In our opinion, these results justify clinical application of shock waves for the treatment of nonunians, provided the use of a special clinical protocol.

IV. Arbeitsgruppen und Spezialistensitzungen

Handchirurgie

Die Handwurzel: Biomechanik, Diagnostik und Behandlungskonzepte

Vorsitz: D. Buck-Gramcko, Hamburg; A. Wilhelm, Aschaffenburg

Biomechanik des Kapselbandapparates

J. Koebke

Anatomisches Institut der Universität, Joseph-Stelzmann-Str. 9, D-50931 Köln, Bundesrepublik Deutschland

Die karpalen Ligamente sichern und führen die dreidimensionale Bewegung von einzelnen oder mehreren Handwurzelknochen. Generell kann festgestellt werden, daß bezüglich dieser genannten Funktionen Bänder erster und zweiter, eventuell auch dritter Ordnung existieren.

Beispielhaft für ein Band erster Ordnung werden Anatomie und Funktion des Lig. scapholunatum interosseum dargestellt. Anhand eigener Untersuchungsergebnisse wird gezeigt, daß bei einer Diskontinuität des Bandes zum einen die freie Rotation von Skaphoid und Lunatum erhöht ist. Zum anderen wird eine gesteigerte Arthroserate für die proximale Gelenkfläche von Skaphoid und Lunatum bei zerstörtem Interossärband nachgewiesen.

Die Ligamenta radiotriquetrum dorsale und palmare als Bänder zweiter Ordnung haben zentrale Bedeutung für die Stabilisierung der proximalen Handwurzelknochenreihe. Sie verhindern deren Luxation nach ulnar, indem sie mit dem Os triquetrum eine sog. Schleuder bilden.

Schließlich wird auf die Retinacula flexorum und extensorum eingegangen. Diese können als Bandsysteme dritter Ordnung angesehen werden; sie tragen zur Rotationsstabilität des gesamten Karpus bei und wirken passiv einer palmaren Subluxation des Karpus entgegen.

Hefte zu der Unfallchirurg, Heft 232
K. E. Rehm (Hrsg.)

Untersuchungstechnik der Handwurzel

A. K. Martini

Sektion Handchirurgie, Orthopädische Universitätsklinik, Schlierbacher Landstr. 200 a, D-69118 Heidelberg-Schlierbach, Bundesrepublik Deutschland

Die Anamnese gibt uns Hinweise auf den Unfallmechanismus, den Zeitraum, das Beschwerdebild und die Lokalisation des Schmerzes. Wichtig ist die Frage nach einem Schnapp-Phänomen, Blockade und in welcher Position, bzw. bei welcher Bewegung die Hauptbeschwerden auftreten.

Die Inspektion zeigt eventuell eine Schwellung, unregelmäßige Konturen des Handgelenkes und bei Bewegungen eine Disharmonie.

Die Palpation dient dazu, die Hauptschmerzpunkte zu lokalisieren, oder auch ein „Schnappen" der Handwurzeln zu erfassen. Die Prüfung der aktiven Beweglichkeit gibt Auskunft über Blockade oder Hemmung, eine Einschränkung der passiven Beweglichkeit wegen Schmerzen oder weicher bzw. harter Sperre.

Eine besondere Untersuchungstechnik in diesem Zusammenhang ist die Prüfung der „Schublade", die Rotationsinstabilität und die Mobilität der einzelnen Handwurzeln gegenseitig.

Die Bedeutung der bildgebenden Verfahren bei der Untersuchung der Handwurzel

K. Wilhelm

Handchirurgische Abteilung der Chirurgischen Klinik Innenstadt der LMU, Pettenkoferstr. 8 a, D-80336 München, Bundesrepublik Deutschland

Die bildgebenden Verfahren haben ihre Aufgabe bei der Untersuchung des Karpus in dem Nachweis der Stabilität, Kontakt und Vitalität zu erfüllen. Seitdem man Röntgenstrahlen zu nutzen gelernt hat, haben sich die verschiedenen Verfahren entwickelt wie das Röntgen-Standard, das Skaphoid-Quartett, gehaltene Aufnahmen, Tomographie, Zielaufnahmen, Szintigraphie, Computertomographie und Kernspintomographie sowie Arthrographie. Die auch heute noch bedeutendste wie einfachste Röntgentechnik ist die Anfertigung von Aufnahmen in 2 Ebenen wie auch Schrägaufnahmen. Entscheidend ist die Lagerung der Hand in Neutralstellung, Mondbein als Mittelpunkt und definierter Film-Fokusabstand. Alle weiteren Techniken sind Varianten mit dem Ziel, die Strukturen genauestens darzustellen, um Ausmaß einer Verletzung bzw. Veränderung etwa durch Tumoren erkennen zu können. Mit der Mammographietechnik bzw. durch intraartikulär verabreichte Kontrastmittel kann man die Weichteile gut

Hefte zu der Unfallchirurg, Heft 232
K. E. Rehm (Hrsg.)

darstellen, so etwa eine skapho-lunäre Dissoziation oder ein Diskusschaden infolge eines Impingement. Einen erheblichen Fortschritt stellte das Computertomogramm dar, das allerdings sehr strahlenintensiv ist. Mit diesem Verfahren kann man Größe und Ausdehnung etwa einer knöchernen Verletzung deutlich machen. Erweitert wird die Leistungsfähigkeit durch das Kernspintomogramm, das auch den absoluten Nachweis über die Durchblutungsverhältnisse besonders des Knochens erbringt, vor allem dann, wenn das Kontrastmittel Gardolinum, ein Schwermetall, verabreicht wird. Dies ist für die Indikationsstellung zur Behandlung sehr wichtig z.B. bei der Skaphoidpseudarthrose und Lunatummalazie. Allerdings stehen das CT und das NMR auch aus Kostengründen am Ende aller radiologischen Überlegungen und sind dann konkurrenzlos. Die Mehrzahl aller Probleme lassen sich aber mit den einfachen und billigeren Verfahren der Radiologie klären.

Klassifikation der karpalen Instabilitäten

D. Buck-Gramcko

Abteilung für Handchirurgie und Plastische Chirurgie,
Berufsgenossenschaftliches Unfallkrankenhaus, Bergedorfer Straße 10, D-21033 Hamburg,
Bundesrepublik Deutschland

Die Stabilität des Handgelenkes ist abhängig von der Form der beteiligten Knochen, dem sie verbindenden Bandapparat und den Gelenkkapseln sowie den über das Handgelenk hinwegziehenden Sehnen und deren Muskeln. Schädigungen dieser anatomischen Strukturen können zu Instabilitäten führen, die daher unterschiedliche Ursachen haben können und entsprechend auch unterschiedlich zu behandeln sind. Trotz der verschiedenen Ursachen lassen sich aber immer wiederkehrende klinische und radiologische Ausdrucksformen der Instabilitäten feststellen, so daß eine Klassifikation trotz der Vielfalt der zugrunde liegenden Ursachen möglich ist.

Die Klassifikation erfolgt einmal nach der Schwere der Schädigung, nämlich, ob die Instabilität dynamisch oder statisch ist, zum anderen nach der Lokalisation in den Bereichen lateral, medial und proximal. Differenziertere Angaben, aus denen sogleich das Ausmaß der geschädigten Ligamente zu erkennen ist, werden in Mayfield's Stadien-Einteilung gemacht. Die neuere Klassifikation der Mayo-Clinic berücksichtigt besonders die Frage der Dissoziation zweier oder mehrerer Knochen.

Für die Feststellung der Form der Instabilität sind bestimmte klinische und radiologische Merkmale vorhanden, die sorgfältig geprüft werden müssen; die radiologisch sichtbaren Veränderungen werden teilweise erst durch gehaltene Aufnahmen erkennbar. Die erwähnten Einzelheiten werden durch klinische und radiologische Beispiele erläutert.

Hefte zu der Unfallchirurg, Heft 232
K. E. Rehm (Hrsg.)

Behandlungskonzepte bei Frakturen der Handwurzelknochen

P. Brüser, Bonn

(Manuskript nicht eingegangen)

Die Handwurzel: Behandlungskonzepte und Ergebnisse

Vorsitz: P. Brüser, Bonn; P. Haußmann, Baden-Baden

Verletzung des distalen Radioulnargelenkes nach Radiusfrakturen

K. Henkert, Berlin

(Manuskript nicht eingegangen)

Karpale Instabilitäten nach Radiusfrakturen

S. Pechlander, Innsbruck

(Manuskript nicht eingegangen)

Ligamentäre Rekonstruktionsverfahren bei karpalen Instabilitäten

P. Haußmann

Abteilung für Handchirurgie, Plastische und Rekonstruktive Chirurgie der DRK-Klinik Baden-Baden, Lilienmattstr. 5, D-76530 Baden-Baden, Bundesrepublik Deutschland

Ligamentäre Rekonstruktionsverfahren bei karpalen Instabilitäten haben zum Ziel, die Fehlstellung und/oder die pathologische Beweglichkeit der Handwurzelknochen und die damit verbundenen Beschwerden nach einer karpalen Bandläsion dauerhaft zu beheben oder zumindest zu bessern, ohne dabei zu sehr in das normale Handwurzelgefüge einzugreifen. Auf lange Sicht soll damit der Entwicklung einer posttraumati-

Hefte zu der Unfallchirurg, Heft 232
K. E. Rehm (Hrsg.)

schen Arthrose vorgebeugt werden. Im frischen Zustand, d.h. bis zu zwei bis drei Wochen nach der Verletzung ist die offene Reposition und direkte Bandnaht die Methode der Wahl. Dazu müssen meist die reponierten Handwurzelknochen mit Kirschnerdrähten gegeneinander temporär (acht bis zwölf Wochen) fixiert werden. In veralteten Fällen sind nähbare Bandreste meist nicht mehr vorhanden, so daß der plastische Ersatz durch ortsständiges oder transplantiertes Gewebe angezeigt ist. Auch hier ist eine langdauernde Immobilisierung notwendig, um eine feste narbige Konsolidierung zu gewährleisten. Dies scheint von entscheidender Bedeutung zu sein, da Transplantate alleine unter den erheblichen im Karpus auftretenden Kräften im Laufe der Zeit auslockern. Die individuell unterschiedliche Qualität der Narbenbildung erklärt die breite Streuung der Behandlungsergebnisse. Die umfangreichsten Erfahrungen mit ligamentären Rekonstruktionen liegen bei der Behandlung der skapholunären Dissoziation vor. Vom Autor wird diesbezüglich ein eigenes, seit 1985 bei elf Patienten angewendetes Operationsverfahren vorgestellt.

Partielle karpale Arthrodesen bei karpalen Instabilitäten

P. Reill, Tübingen

(Manuskript nicht eingegangen)

Schwere Walzenquetschverletzungen der oberen Extremitäten

P. Zellner, Ludwigshafen

(Manuskript nicht eingegangen)

Kindertraumatologie – Verletzungen der distalen Tibiaepiphyse

Vorsitz: W. Kurz, Lübben; H.-G. Breyer, Berlin; S. Hofmann-v.-Kap-Herr, Mainz

Pathophysiologie und klinische Einteilung der Epiphysenverletzungen

W. Pförringer, München

(Manuskript nicht eingegangen)

Die konservative Therapie und ihre Grenzen

K. Welz und W. Kurz

Carl Thiem Klinikum, Thiem-Str. 111, D-03048 Cottbus, Bundesrepublik Deutschland

In den Kliniken Lübben und Cottbus wurden von 1982 bis 1991 138 distale Tibiaepiphysenfugenverletzungen erfaßt. Davon wurden 70 (50,7%) konservativ versorgt. Als indikationsbestimmende Kriterien wurden Lokalisation (artikuläre oder extraartikuläre Verletzungsmuster), Ausmaß an Dislokation, Alter des verletzten Kindes, begleitende Weichteilschäden und Mehrfachverletzungen beachtet. Konservative und operative Behandlung wurden nicht nach konkurrierenden Maßstäben eingesetzt. Mit den Behandlungsindikationen wurde als Nahziel die Wiederherstellung anatomischer Achsen- und kongruenter Gelenkverhältnisse, als prognostische Ziele die Minimierung der Gefahr einer Wachstumsschädigung und die Vermeidung einer präarthrotischen Deformität verfolgt. Unter Berücksichtigung verschiedener Verletzungsmuster sind 31 von 42 Lyseverletzungen, 19 von 57 epiphysären Frakturen und 20 von 39 Übergangsfrakturen einer konservativen Behandlung zugeführt worden. Die Indikationsliste erstreckte sich auf Lyseverletzungen ohne wesentliche Dislokation und reponierte Fehlstellungen, auf nicht dislozierte Epiphysenfrakturen und Übergangsfrakturen ohne Gelenkflächenverwerfungen. Verbliebene Fehlstellungen jenseits des 10. Lebensjahres, irreponible Dislokationen sowie Dislokationen gelenkflächentragender Epiphysenfragmente verdeutlichten die Grenzen der konservativen Behandlung. In diesem Zusammenhang werden wiederholte Narkosen, mehrfache radiologische Untersuchungen und Irritation der Wachstumsfugen als Nachteile und Gefahren von Nachreposition hervorgehoben. Technik und Taktik konservativer Maßnahmen ori-

Hefte zu der Unfallchirurg, Heft 232
K. E. Rehm (Hrsg.)

entieren sich an bewährten Empfehlungen zu Art und Dauer der Ruhigstellung sowie Kontrollregime. Angesichts hoher Leistungsfähigkeit der konservativen Methoden sind unblutige Maßnahmen indikationsgerecht auszuschöpfen.

Die operative Therapie

H.-G. Breyer

Abteilung für Unfall- und Wiederherstellungschirurgie, Klinikum Steglitz der FU, Hindenburgdamm 30, D-12203 Berlin, Bundesrepublik Deutschland

Die Verletzungen der distalen Tibiaepiphyse müssen genau analysiert werden, um die Entscheidung zwischen einer konservativen oder der operativen Therapie primär fällen zu können. Wiederholte Repositionsmanöver schädigen die Wachstumszone und müssen vermieden werden.

Während die Mehrzahl der Epiphyseolysen (Salter und Harris Typ I und II) konservativ therapiert werden kann und nur nicht reponible Verletzungen operiert werden sollten, bestehen bei den Epiphysenfrakturen (Salter und Harris Typ III und IV) klare Operationsindikationen: die Verschiebung der Fraktur in der Horizontalen um mehr als 1 (bis 2) mm und die Dislokation des Malleolus medialis. Die Versorgung aller dislozierten Epiphysenverletzungen sollte in Narkose notfallmäßig erfolgen.

Die Operation dient in erster Linie der Gelenkrekonstruktion, d.h. der anatomischen Wiederherstellung einer stabilen Malleolengabel. Bei der Osteosynthese sind Zugschrauben nur fugenparallel zu führen, weil eine temporäre Epiphyseodese vermieden werden muß. Kirschner-Drähte können, möglichst kurzstreckig, die Wachstumsfuge kreuzen. Hierbei sind mehrfaches Anbohren und die Verwendung zu dicker Drähte (> 2 mm) zu vermeiden.

Begleitende Fibulaepiphyseolysen oder -frakturen bedürfen selten einer operativen Stabilisierung, wenn keine gipsfreie Behandlung gewünscht wird. Die Entfernung von Osteosynthesematerial sollte nach 6–8 Wochen (K-Drähte) bzw. 4 Monaten (Zugschrauben) durchgeführt werden.

Auch eine sorgfältige operative Therapie vermag ein späteres Fehlwachstum nicht zu verhindern, weshalb regelmäßige klinische Kontrollen bis zu 2 Jahren nach der Verletzung, bei eintretendem Fehlwachstum bis zum Wachstumsabschluß erfolgen sollten.

Hefte zu der Unfallchirurg, Heft 232
K. E. Rehm (Hrsg.)

Ergebnisse der konservativen und der operativen Therapie

A. M. Würfel und G. Gundlach

Klinik und Poliklinik für Kinderchirurgie der Johannes Gutenberg-Universität, Langenbeckstr. 1, D-55131 Mainz, Bundesrepublik Deutschland

Von 1970–1991 wurden in der Kinderchirurgischen Universitätsklink Mainz 170 Sprunggelenksfrakturen behandelt. 125 bis 1985 und 45 zwischen 1986 und 1991. Es wurden nur die kindlichen Frakturen berücksichtigt, nicht die sogenannten Übergangsfrakturen. Durchschnittsalter: 11 Jahre.

Bei den Nachuntersuchungen im Jahre 1986 fanden sich bis zu 40% posttraumatische Komplikationen nach Tibiaepiphysenverletzungen, gleichermaßen bei Epiphysenlösungen und bei Epiphysenfrakturen, prozentual gleich bei operativer und konservativer Therapie. Aufgrund dieser Erfahrungen wurde die Indikation zur operativen Therapie in den folgenden Jahren klar definiert und konsequent eingehalten.

OP-Indikation bei der Epiphysenfraktur (mit/ohne metaphysärem Fragment):

1. Immer bei Verschiebung des Innenknöchels nach kranial.
2. Immer bei Frakturdehiszenz über 2 mm.

OP-Indikation bei Epiphysenlösungen (mit/ohne metaphysärem Fragment):

1. Wenn achsengerechte Reposition nicht möglich ist.
2. Wenn die Gipsretention unsicher ist.

Wenn immer möglich, wird die konservative Therapie vorgezogen, besonders beim kleinen Kind !

Entsprechend dieser Indikationen wurden zwischen 1986 und 1991 39 Epiphysenverletzungen behandelt, 17 operativ und 22 konservativ. Alle 39 wurden nachuntersucht, bisher zeigten sich keine gravierenden Komplikationen. 6mal vorzeitiger Epiphysenschluß, entspricht vorauseilendem Wachstum ohne klinische Bedeutung, 1mal Beinverlängerung (1,5 cm), 3mal subjektive Beschwerden. Die Nachuntersuchungszeit ist allerdings in dieser Serie noch kurz, die Überwachung bis zum Abschluß des Wachstums muß konsequent weitergeführt werden.

Hefte zu der Unfallchirurg, Heft 232
K. E. Rehm (Hrsg.)

Frakturen der distalen Tibiaepiphyse

W. E. Linhart

Universitätsklinik für Kinderchirurgie, Heinrichstr. 31, A-8010 Graz, Österreich

Die distale Tibiaepiphyse stellt im Gefüge des kindlichen Sprunggelenkes aufgrund ihrer Disposition gegenüber Schub- und Scherkräften eine besondere Schwachstelle im kindlichen Skelett dar. Unter 6.287 kindlichen Frakturen des eigenen Krankengutes stellen Frakturen der distalen Tibiaepiphyse mit 0,53% die häufigsten Epiphysenbrüche dar. Zwei Patientenkollektive von insgesamt 67 Kindern mit Frakturen der distalen Tibiaepiphyse (Salter III oder IV), die teils konservativ, teils operativ behandelt wurden, wurden miteinander verglichen. Aufgrund der Ergebnisse erwies es sich als sinnvoll, eine Unterteilung in verschobene und unverschobene Epiphysenfrakturen zu treffen. Es zeigte sich, daß die Ergebnisse bei unverschobenen Brüchen gleich waren, ob sie konservativ oder operativ behandelt wurden. Ganz anders verhielt sich dies bei den verschobenen Frakturen der distalen Tibiaepiphyse, die nach operativer Behandlung signifikant bessere Ergebnisse zeigten als nach konservativer Behandlung. Die konservative Behandlung von unverschobenen Epiphysenfrakturen der Typen Salter III und IV kann daher empfohlen werden. Verschobene Epiphysenbrüche der distalen Tibiaepiphyse sollten offen reponiert und durch Schrauben- oder Kirschnerdrahtfixation stabilisiert werden.

Die Übergangsfraktur beim Jugendlichen

L. v. Laer, Basel

(Manuskript nicht eingegangen)

Zeitpunkt und Indikation operativer Korrekturen bei Fehlstellungen nach distalen Tibiaepiphysenverletzungen

F. Süssenbach

Orthopädische Fachklinik Ratingen, Rosenstr. 2, 40882 Ratingen, Bundesrepublik Deutschland

Die Hauptfehlstellung am Unterschenkel nach Verletzungen der distalen Tibiawachstumsfuge ist die Varusverbiegung des oberen Sprunggelenkes. Sehr selten werden nach wachstumsfugennahen Metaphysenfrakturen auch Valgus-Fehlstellungen gesehen, die sich in Abhängigkeit von der Wachstumsreserve des Kindes meistens spontan korrigieren – anders als bei einem posttraumatischen Varus!

Hefte zu der Unfallchirurg, Heft 232
K. E. Rehm (Hrsg.)

Bei letzterem ist die Tibia in der Regel ungleichmäßig verkürzt, die Fibula verlängert. Eine Verlängerung der Fibula wird gewöhnlich symptomlos vertragen. Hingegen erzeugt eine Verkürzung der Fibula als Folge einer verletzungsbedingten Wachstumsstörung wie beim Erwachsenen einen posttraumatischen Knick-Senk-Fuß mit Verkippung des Talus in der asymmetrischen Knöchelgabel, weil die laterale Tibiaepiphyse in das Fehlwachstum miteinbezogen wird. Eine operative Korrektur wird erforderlich.

Die Varusfehlstellung des OSG kann das Kind im lockeren USG kompensieren, sodaß sich der Fuß in gewissem Ausmaß an die Fehlstellung adaptieren kann. Bekanntermaßen ist die Adaptationsfähigkeit des Kinderfußes erstaunlich groß – nicht immer zum Vorteil, wie das Beispiel des unbehandelten Klumpfußes zeigt, bei dem sich das gesamte Fußkelett der Deformität anpaßt.

Gegen Ende des Wachstums sind adaptive Fusskelettveränderungen nicht mehr zu erwarten.

Die Kompensationsmöglichkeiten im USG auf Achsenfehlstellungen des OSG sind begrenzt. Bereits ab 5 Grad Varusverbiegung können schon Kompensationsprobleme subtalar auftreten, andererseits sind zahlreiche Fälle bekannt, in denen Achsenfehler von über 15 Grad Varus bis ins 4. Lebensdezennium mühelos toleriert werden.

Der Kompensationsfähigkeit eines gesunden, mobilen, frei funktionierenden USG kommt demnach eine zentrale Bedeutung für Zeitpunkt und Indikation einer operativen Korrektur zu. Beginnen Kontrakturen einzutreten, muß beim Kleinkind mit Skelettanpassungsmechanismen gerechnet werden, beim Adoleszenten und jungen Erwachsenen entsteht eine präarthrotische Deformität. Der Zeitpunkt der operativen Korrektur ist gekommen – auch wenn beim Kleinkind mit genügender Wachstumsreserve mit einem Rezidiv gerechnet werden muß.

Wegen der enormen Anpassungsfähigkeit des Kinderfußes im allgemeinen und des USG im besonderen, die von Individuum zu Individuum verschieden ist, ist der ideale Zeitpunkt für eine operative Korrektur nur schwer zu bestimmen. Anhaltszahlen in Monaten oder Jahren nach Unfallereignis und beginnender Fehlstellung sind nicht möglich.

Höchst interessant ist die Beobachtung von Laer's, die wir retrospektiv anhand unseres Krankengutes bestätigen können, daß in allen Fällen des vorzeitigen partiellen Fugenverschlußes dieser Verschluß immer in dem Bereich stattfindet, in dem der physiologische Fugenschluß auch beginnt. Die eigentliche Wachstumsstörung, die zum Varus führt, tritt häufig erst mit Beginn der Pubertät auf, auch wenn das schädigende Ereignis, das nicht immer ein Trauma sein muß, schon einige Jahre zurückliegt und keine Brückenbildung bisher zu sehen war. Der physiologische Fugenschluß muß also in dem Bereich, in dem er auch sonst beginnt, pathologisch schnell ablaufen, so daß eine Varusstellung entstehen kann.

Wachstumsstörungen nach Epiphysenfugenverletzungen treten an der distalen Tibia in Abhängigkeit von Krankengut und Behandlungsprinzipien der einzelnen Kliniken in 15–20% der Fälle auf. Zur Klärung des günstigsten Zeitpunktes und der Indikationskriterien bezüglich einer zu planenden operativen Korrektur wurde eine multizentrische Befragung namhafter Autoren nach ihrer Vorgehensweise durchgeführt. Es antworteten jeweils auf die gleichen Fragen: W. Blauth, Kiel, A. Eichler, Wiesbaden,

L. von Laer, Basel, R. Marti, Amsterdam, F. Niethard, Heidelberg, H. Rettig, Gießen, B. G. Weber / St. Gallen[1].

Zeitpunkt

Folgende Behandlungsempfehlungen kristallisieren sich heraus: Die frühzeitige Desepiphyseodese und die Defektauffüllung meist mit Knochenzement oder Silikon, seltener mit Fettlappen oder Rippenknorpel sollte der erste Schritt der operativen Korrektur sein und zwar dann, wenn die subtalare Kompensation zu schwinden beginnt, d.h. die Funktion des USG nachläßt. Voraussetzung ist, daß der Brückenkallus klein ist, d.h. ca. 5–8 mm und von medial her gesehen auf keinen Fall die Medianlinie der Epiphysenfuge überschreitet. Ansonsten wäre keine postoperative Spontankorrektur der Fehlstellung mehr möglich (u.U. CT-Diagnostik). Je früher die Desepiphyseodese bei einem kleinen Kind mit noch großer Wachstumsreserve, desto günstiger die weitere Zukunft (v. Laer, Marti, Süssenbach, Weber). Ist die Varusfehlstellung bei einem unter 10jährigen Kind bereits beträchtlich, wird die Brückenresektion allein nicht mehr genügen und man muß gleichzeitig eine supramalleoläre subperiostale additive Korrekturosteotomie knapp oberhalb der Wachstumsfuge durchführen. Marti betont dabei die Vorteile der aufspreizenden Osteotomie, mittels derer alle 3 Ziele, nämlich Kallusresektion durch die Osteotomie hindurch und gleichzeitig auch Achsenkorrektur und Längenausgleich erzielt werden können. Die Desepiphyseodese kann technisch unmöglich sein.

Für diesen Fall empfiehlt Weber wiederholte Korrekturosteotomien mit jeweils leichter Überkorrektur, etwa im Abstand von 2–4 Jahren. Bei nur geringer Fehlstellung und guter Kompensation ohne Beschwerden kann und sollte beobachtend abgewartet werden, eventuell bis zum Wachstumsabschluß.

Bei einem etwas älteren Kind kurz vor der Pubertät wird eine solitäre Desepiphyseodese ohnehin nutzlos sein, sodaß ebenfalls ein kombiniertes Vorgehen angestrebt werden muß. Auch ein Kind jenseits des 10./11. Lebensjahres mit Fehlstellung sollte in regelmäßigen Abständen (spätestens alle 6 Monate) kontrolliert werden, bis sich die Wachstumsfuge zu schließen beginnt. Dann ist die einmalige definitive Korrekturosteotomie mit Beinlängenausgleich angezeigt.

Für kurz vor der Pubertät stehende etwa 12–13 Jahre alte Kinder werden etwas unterschiedliche Empfehlungen der befragten Autoren gegeben: Niethard strebt bei Mädchen mit knapper Wachstumsreserve definitive Verhältnisse mittels Osteotomie an, bei Jungen mit vermutlich größerer Wachstumspotenz bei partieller Epiphyseodese eine Verödung der gesamten Fuge und Korrektur von Fehlstellung und Verkürzung mit externen Distraktions- und Fixationsverfahren. Rettig gibt für die gleiche Altersgruppe die temporäre Epiphyseodese mittels Epiphysenklammerung nach Blount an und zwar im lateralen Tibiafugenanteil und ggf. auch an der Fibula – evtl. mit gleichzeitiger supramalleolärer Osteotomie.

Kallusdistraktion oder asymmetrische Epiphysendistraktion sind aus der Literatur bekannt, von den befragten Autoren hat dazu jedoch nur Eichler eigene, positive Er-

---

[1] Den genannten Autoren sei an dieser Stelle nochmals für ihre Mitarbeit gedankt.

fahrungen. An Osteosynthesetechniken bei Korrekturosteotomien werden hauptsächlich die äußere Fixation mit Fixateur externe (Marti, (Süssenbach, Weber) bzw. modifizierte Ilizarov-Verfahren favorisiert (Niethard, Eichler), bzw. gekreuzte KD und Platten (Blauth, Eichler, von Laer, Weber).

Indikation

Die frühestmögliche Desepiphyseodese ist anzustreben, wenn sich eine progrediente Fehlstellung auszubilden beginnt. Auch hier ist genaue Beobachtung angezeigt, denn es gibt bei Kleinkindern zunächst klinisch stumme Brückenbildungen, die erst in der Pubertät zu einem Varus führen, worauf ja insbesondere von Laer hingewiesen hat.

Führt die Kallusresektion nicht zu einem ungestörten Weiterwachstum der Fuge oder ist sie technisch nur unvollständig möglich, kommt die Korrekturosteotomie in Frage, die entweder – je nach Fehlstellung und USG-Kompensation – direkt mit der Desepiphyseodese kombiniert wird (v. Laer, Marti, Süssenbach, Weber), oder die entweder ein- oder mehrmalig isoliert vorgenommen bzw. wiederholt werden muß (Marti, Süssenbach, Weber). Hinsichtlich der Indikation zur Korrekturosteotomie ergibt sich bei Kindern unter 10 Jahren mit noch großer Wachstumsreserve bzw. bei solchen um die Pubertät kein prinzipieller Unterschied.

Die Indikations-Reihenfolge wird von den befragten Autoren nicht ganz einheitlich angegeben: Weber gewichtet die Progredienz von Deformierung und Verkürzung etwa gleich wie den Mangel an Spontankorrektur bei zunehmender Schiefstellung des OSG. Eichler's Indikation: Grad der Fehlstellung mehr als 10 Grad und Progredienz. Blauth wertet Alter des Kindes, fehlstellungsbedingte Schmerzen und auch ästhetische Gesichtspunkte vor den Kompensationsmöglichkeiten des USG, die seiner Erfahrung nach keine große Bedeutung für die Indikation zur Korrekturosteotomie haben. Beschwerden und Deformierung in Bezug auf das jeweilige Lebensalter stehen bei von Laer oben an, während bei Marti, Süssenbach, Niethard die Kompensationsfähigkeit des USG vor Alter und Verkürzung bei gegebener Schiefstellung rangieren. Bei den jugendlichen Übergangsfrakturen – Twoplane und Triplane I- und II-Frakturen, heilt die tibiale Gelenkfläche bei nicht adäquater – das ist meist konservativer Behandlung gewöhnlich mit einer Stufenbildung zusätzlich zur Varusfehlstellung aus, so daß eine Inkongruenz des OSG resultiert. Die dann notwendige Korrekturosteotomie beeinflußt erfahrungsgemäß diese präarthrotischen Deformitäten besonders günstig, sodaß diese auffälligen Gelenke klinisch über Jahre symptomlos bleiben können. Allerdings sollte man eine subtraktive Technik bevorzugen und die Verkürzung ggf. später ausgleichen, um damit das Risiko des erhöhten Gelenkdruckes bei additiver Osteotomie zu vermeiden (Marti). Beim jungen Erwachsenen mit OSG-Varus ergeben sich nach der Befragung ebenfalls etwas unterschiedliche Indikationsstellungen: Blauth empfiehlt bei Varusstellung von ca. 10 Grad ohne wesentliche Beschwerden eine Schuhaußenranderhöhung, um bei lockerem USG Umknicktendenzen vorzubeugen; ansonsten beobachtendes Abwarten und Aufklärung des Patienten über eine mögliche Korrekturosteotomie. Ähnlich verhält sich Rettig. Marti kann bei dieser Fehlstellung die präventive Osteotomie auch noch hinauszögern, wenn keine Beschwerden bestehen und das USG funktioniert. Für Weber sind 10 Grad die Toleranzgrenze: Dann open-wedge-Osteotomie. Niethard korrigiert Fehlstellungen erst ab 15 Grad Varus in Abhängigkeit von der Funktion des USG. Eichler osteotomiert auch erst ab 15 Grad, bei Dauerbeschwerden eventuell schon ab 10 Grad.

Unbedingt muß bei länger bestehender Deformität der daran adaptierte Fuß berücksichtigt werden, der im Falle einer vollständigen Korrektur aus dem Gleichgewicht gebracht werden könnte. In Abhängigkeit von einer bereits eingetretenen Funktionseinbusse des USG darf dann nicht voll auskorrigiert werden (Marti).

Zusammenfassung

Die frühestmögliche Desepiphyseodese sollte der erste Schritt der operativen Korrektur bei progredienter Achsenfehlstellung sein; die Prognose ist dann am günstigsten. Ist die Desepiphyseodese technisch nicht möglich oder hat sie bereits versagt, kommen Kombinationseingriffe oder wiederholte Korrekturosteotomien mit leichter Überkorrektur in Frage. Bei älteren Kindern kann oder sollte man, wenn Kompensationsmechanismen im USG funktionieren, bis zum Wachstumsende abwarten, um dann einmalig definitiv zu korrigieren.

Hinsichtlich der Indikation zur Korrekturosteotomie besteht zwischen jüngeren und älteren Kindern mit teils größerer, teils kürzerer Wachstumsreserve kein prinzipieller Unterschied. Wegen der enormen Anpassungsfähigkeit von Kinderfuß und speziell USG ist der ideale Zeitpunkt für eine operative Korrektur nur schwer zu bestimmen. Bei jungen Erwachsenen sind 10 bis 15 Grad Varusfehlstellung so lange tolerierbar, wie Kompensationsmechnismen funktionieren. Präarthrotische Gelenke, insbesondere nach jugendlichen Übergangsfrakturen, sprechen im allgemeinen günstig auf die operative Achsenkorrektur an.

Sporttraumatologie

Sporttraumatologische Probleme in Rede und Gegenrede

Vorsitz: U. Holz, Stuttgart; L. Gotzen, Marburg; TH. Seiler, Bremerhaven

Operative Behandlung der Achillessehnenruptur beim Sportler? Pro – Operative Behandlung der Achillessehne beim Sportler

K. Weise

Berufgenossenschaftliche Unfallklinik Scharrenberger Str. 95, D-72076 Tübingen, Bundesrepublik Deutschland

In jüngster Zeit wird von einigen Zentren die konservativ-frühfunktionelle Therapie der Achillessehnenruptur propagiert, nicht zuletzt unter dem Aspekt einer angeblich hohen Komplikationsrate der operativen Versorgung dieser zunehmend häufigeren Verletzung. Die angloamerikanische und skandinavische Literatur empfiehlt in einigen Publikationen die alleinige Immobilisierung als eine ebenso gefahrlose wie erfolgreiche Methode bei Achillessehnenverletzungen. Einschränkend wird von Nyström, Lea, Wills und anderen lediglich eine nicht geringe, im Mittel um 10% betragende Rerupturrate angegeben.

Die Durchsicht der einschlägigen Literatur im Hinblick auf die Komplikationen nach operativer Behandlung subkutaner Achillessehnenrupturen unter besonderer Berücksichtigung der Rerupturrate läßt erkennen, daß insbesondere bezüglich der Wundheilungsstörungen und Infektionen einige Gesichtspunkte differenzierter betrachtet werden müssen, als dies vielfach geschieht. In den letzten Jahren erkennt man fraglos einen Trend zur Verringerung von Weichteilkomplikationen, seit resorbierbares Fadenmaterial verwendet und außerdem feinere und zahlenmäßig weniger Nähte benötigt werden. Außerdem ist nach überwiegender Ansicht der Autoren die Mehrzahl dieser Heilungsstörungen harmlos und heilt praktisch ohne Folgen ab. Die Inzidenz einer Reruptur ist vor allem bei Anlage einer Verstärkungsplastik gering, deren Auswirkungen auf die Zahl der Komplikationen im eigenen Krankengut zu vernachlässigen, was mutmaßlich auf eine ausgereifte Technik zurückzuführen ist. Unter Abwägung aller Umstände halten wir die operative Therapie der Achillessehnenruptur für das Verfahren der Wahl nicht nur beim Sportler, wobei uns die Umkipp-Plastik bei entsprechend schonender Technik unproblematisch und daher eine wertvolle Verstärkung der Naht zu sein scheint.

Hefte zu der Unfallchirurg, Heft 232
K. E. Rehm (Hrsg.)

Kontra – Operative Behandlung der Achillessehnenruptur beim Sportler

H. Zwipp, H. Thermann und H. Tscherne

Unfallchirurgische Klinik, Medizinische Hochschule Hannover, Konstanty-Gutschow-Str. 8, D-30625 Hannover, Bundesrepublik Deutschland

Eine eigene prospektiv-randomisierte Studie hat inclusiv der mittleren 3Jahres-Ergebnisse bewiesen, daß die primär-funktionelle Behandlung der Achillessehnenruptur mit einem Spezialschuh der operativ-funktionellen Therapie nicht unterlegen ist. Erfahrungen in zwischenzeitlich 110 Fällen einer primär-funktionellen Behandlung im Beobachtungszeitraum von 5 bis 1 Jahr zeigen:

1. 90% aller frischen Rupturen zeigen unter sonographischer Kontrolle eine lückenlose Adaptation der Sehnenstümpfe in 20 Grad Plantarflexion des Fußes.
2. Nur bei Diastasen über 5 mm in 20 Grad Plantarflexion kann eine Kraftminderung des Trizeps surae entstehen (3 Fälle mit 20% Plantarflexion Kraftverlust bei relativer Sehnenverlängerung)
3. Die Rerupturrate mit 3,3% der Fälle ist auch im Langzeitergebnis nicht schlechter als bei operativer Behandlung (3,6%).
4. Arbeits- und Sportfähigkeit werden durch das funktionelle Behandlungskonzept im Mittel um 3 Wochen verkürzt. Alle vor der Verletzung sportlich aktiven Patienten (79%) konnten ihre gewohnte Sportart wieder aufnehmen und uneingeschränkt ausüben.
5. Die primär-funktionelle Behandlung hat keinerlei Operations- und Narkoserisiko, erfordert keine stationäre Behandlung, ist kostendämpfend und unter sonographischer Kontrolle und Zuverlässigkeit der Patienten sicher durchführbar.

Nach eigener 5jähriger Erfahrung mit dieser Methode können unter sonographischer Erstdiagnostik Diastasen bis 5 mm in 20 Grad Plantarflexion des Fußes verläßlich funktionell-konservativ behandelt werden. Bei Patienten mit hohem Operationsrisiko (Organtransplantation, Diabetes, AVK) werden selbst größere Diastasen unter geringem Kraftverlust gut überbrückt und durchstrukturiert. Lediglich beim Hochleistungssportler der Sprungdisziplinen wird eine sonographisch lückenlose Adaptation der Sehnenstümpfe gefordert, um eine primär-funktionelle Behandlung durchzuführen.

Alloplastisches Material in der VKB-Chirurgie des Sportlers?

Pro: G. Hörster, Bielefeld
Contra: P. Hertel, Berlin
Diskussionsleiter: L. Gotzen, Marburg

(Manuskripte nicht eingegangen)

Hefte zu der Unfallchirurg, Heft 232
K. E. Rehm (Hrsg.)

Gehört die operative Meniskusrefixation heute bereits zur klinischen Routine?

Pro: T. Tiling, Köln
Contra: W. Glinz, Zürich
Diskussionsleiter: H. Seiler, Bremerhaven

(Manuskripte nicht eingegangen)

Intensivmedizin – Teil 1

Vorsitz: E. Eyrich, Berlin; P. Fasol, Wien; V. Bühren, Homburg

Monitoring und Intensiv-Behandlungskonzept beim schweren Schädelhirntrauma

H. G. Imhof, Zürich

(Manuskript nicht eingegangen)

Stellenwert hypertoner Lösungen in der präklinischen Versorgung

A. Meier-Hellmann und K. Reinhart

Klinik für Anästhesiologie und Operative Intensivmedizin Klinikum Steglitz der Freien Universität, Hindenburgdamm 30, D-12203 Berlin, Bundesrepublik Deutschland

Bedeutung einer adäquaten Volumentherapie

Das primäre Ziel der präklinischen Versorgung schwerstverletzter Patienten ist die Wiederherstellung bzw. Aufrechterhaltung der kardiozirkulatorischen Funktion. Veränderungen auf der Ebene der Makrozirkulation sind durch eine Reduktion und Umverteilung des zirkulierenden Blutvolumens bedingt. Darüber hinaus werden über eine Reihe verschiedener Mediatoren Perfusionsstörungen im Bereich der Mikrozirkulation induziert. Eine daraus folgende Gewebehypoxie führt zu einer Schwellung des Gefäßendothels und somit zu einer weiteren Verschlechterung der Gewebeoxygenierung [8]. Insbesondere das Versorgungsgebiet der Aa. mesentericae ist aufgrund des relativen Überwiegens der alpha-Rezeptoren in einer Phase vermehrter Katecholaminausschüttung von einer Minderperfusion und Hypoxie bedroht. Bereits 1960 wurde von Ravin et al. [31] die Bedeutung des Magen-Darmtraktes in der Pathogenese der Sepsis gezeigt. Der Magen-Darmtrakt reagiert auf kurze Phasen von Minderperfusion und Hypoxie mit einem Zusammenbruch der Mukosa-Integrität, was zu einer Translokation von Darmkeimen und Toxinen in das zirkulierende Blut führen und somit eine Sepsis induzieren kann [8]. Dieser pathophysiologische Zusammenhang hat den Begriff des „Darmes als Motor des multiplen Organversagens“ geprägt

Hefte zu der Unfallchirurg, Heft 232
K. E. Rehm (Hrsg.)

[6]. Eine Grundlage für das häufig erst Tage nach dem Trauma auftretende Multiorganversagen kann somit bereits im Rahmen des Traumas bzw. der Primärversorgung geschaffen werden [41].

Hieraus folgt, daß die Aufgabe der Primärversorgung eines Patienten mit hämorrhagischem Schock nicht nur die Wiederherstellung der Makrozirkulation umfaßt. Um die fatalen Folgen im Bereich der Mikrozirkulation zu vermeiden, muß bereits bei der präklinischen Versorgung versucht werden, eine kritische Verminderung des nutritiven Blutflusses zu verhindern. Potentielle Vorteile bietet hierbei das Konzept der „small volume resuscitation", worunter die schnelle Gabe (ca. 5 Minuten) einer kleinen Menge (4 ml/kg/KG) einer hypertonen Kochsalzlösung (HTS) verstanden wird.

Wirkungsmechanismen der „small volume resuscitation"

Bei den Wirkungsmechanismen kann zwischen Effekten auf die Makrozirkulation und den nutritiven Blutfluß unterschieden werden. Im Bereich der Makrozirkulation kommt es aufgrund des hohen osmotischen Gradienten zwischen Intra- und Extravasalraum nach der schnellen Infusion von HTS zu einem Flüssigkeitseinstrom und somit zu einer Erhöhung des intravasalen Volumens [22, 25]. Eine periphere Vasodilatation [24] und ein positiv inotroper Effekt [15, 45] führen zu einer Zunahme des konvektiven Sauerstofftransportes. Eine Verbesserung des nutritiven Blutflusses geschieht durch eine Reduzierung des Endothelzellödems, durch ein verringertes Erythrozytenvolumen und durch verbesserte Fließeigenschaften aufgrund der Hämodilution [1].

Tierexperimentelle Untersuchungen

Velasco et al. [44] konnten 1980 zeigen, daß Hunde nach einem 30 Minuten andauernden hämorrhagischen Schock alle überlebten, wenn 10% des verlorenen Blutvolumens durch eine 7,5% NaCl-Lösung ersetzt wurden. Wurde hingegen eine gleiche Menge 0,9% NaCl-Lösung infundiert, verstarben alle Tiere. Um den Effekt der „small volume resuscitation" zu verlängern, wird die hypertone Lösung mit einer hyperonkotischen Lösung kombiniert, wobei sich die Kombination mit Dextran-70 als am günstigsten erwiesen hat [12]. Aufgrund der geringeren Gefahr anaphylaktoider Reaktionen wird auch Hydroxyäthylstärke (HAES) 6% als hyperonkotische Lösung benutzt [35]. Kramer et al. [16] haben 1986 eine Untersuchung durchgeführt, die zeigt, daß eine Schockphase durch den Einsatz der „small volume resuscitation" entscheidend verkürzt werden kann. Nach einem 3 Stunden andauernden hämorrhagischen Schock wurde bei Schafen eine einmalige Bolusgabe von 200 ml 7,5% NaCl/6% Dextran-70 oder 200 ml 0,9% NaCl-Lösung verabreicht. Die Tiere, die die hyperton/hyperonkotische Lösung erhielten, zeigten einen raschen Blutdruckanstieg im Gegensatz zu den Tieren, die mit der isotonen Lösung behandelt wurden. Nach weiteren 30 Minuten, die einer Transportzeit in ein weiterversorgendes Krankenhaus entsprechen sollten, schloß sich eine weitere Volumentherapie an. Hierbei wurde

Ringer-Laktatlösung so dosiert, daß auch die Tiere, die keinen Bolus der hypertonen/hyperonkotischen Lösung erhalten hatten, stabilisiert werden konnten. Die so therapierten Tiere benötigten jedoch wesentlich größere Volumina als die Tiere, die primär 7,5% NaCl/6% Dextran-70 erhalten hatten.

In einer Reihe weiterer tierexperimenteller Arbeiten wurde HTS als Volumenersatzmittel getestet. Es konnte in diesen Untersuchungen eine im Vergleich zu Ringer-Laktat-Lösung oder physiologischer Kochsalz-Lösung schnellere hämodynamische Stabilisierung der Versuchstiere gezeigt werden [4, 26, 27, 40]. Der Volumenbedarf war nach HTS geringer [27, 40], die Diurese stärker [26] und Serum-Laktat-Spiegel, die auf eine periphere Sauerstoffschuld schließen lassen, waren nach HTS niedriger [40].

Viele Untersuchungen haben lediglich gleiche Volumina einer hyperton/hyperonkotischen Lösung mit einer isotonen Lösung verglichen. In einer Untersuchung von Pascual et al. [27] wurde 7,5% NaCl/6% Dextran-70 mit 0,9% NaCl verglichen, wobei es hinsichtlich der zu verabreichenden Volumina keinerlei Beschränkungen gab. Es zeigte sich, daß zur Stabilisierung der Tiere bei Einsatz der hypertonen/hyperonkotischen Lösung lediglich 5% des Volumens nötig ist, das verabreicht werden muß wenn mit einer isotonen Lösung gearbeitet wird.

Behrmenn et al. [2] konnten in einer Untersuchung, in der es hinsichtlich der verabreichten Volumina keinerlei Beschränkungen gab, zeigen, daß Tiere nach hämorrhagischen Schock, die initial mit 7,5% NaCl/ 6% Dextran-70 volumensubstituiert wurden, eine bessere Mukosa-Perfusion des Jejunums und der Nierenrinde hatten, als Tiere, die mit 7,5% NaCl therapiert wurden. Die Bedeutung der Mukosa-Perfusion und der günstige Effekt der „small volume resuscitation" wurde in einer Untersuchung von Reed et al. [32] gezeigt. Es wurden Ratten in einen hämorrhagischen Schock versetzt und nach Stabilisierung mittels Volumengabe die abdominellen Lymphknoten, Leber und Milz hinsichtlich einer Besiedelung mit Darmkeimen untersucht. Hierbei zeigte sich, daß Tiere nach einer Volumentherapie mit 3% und 7,5% NaCl eine geringere Darmkeimtranslokation aufwiesen als Tiere die zur Volumentherapie Blut erhalten hatten. Unter den Bedingungen einer Sepsis bzw. Endotoxinämie führt die Volumensubstitution mit einer hypertonen/hyperonkotischen Lösung zu einer Verbesserung des regionalen Blutflusses [14, 19].

HTS und Schädel-Hirntrauma

Aufgrund der Hyperosmolarität ist HTS grundsätzlich geeignet, einen pathologisch erhöhten intrakraniellen Druck zu senken, was tierexperimentell [3] und in klinischen Pilotstudien [23] gezeigt werden konnte. Eine abschließende Bewertung ist zur Zeit noch nicht möglich, da in den genannten Untersuchungen die Serumosmolaritäten nach HTS jenseits der klinisch üblichen Werte lagen. Ob die teilweise bessere Wirkung von HTS ein substanzspezifischer, oder lediglich ein Effekt der hohen Serumosmolaritäten ist, muß in weiteren Untersuchungen geprüft werden. Tierexperimentelle Arbeiten haben zeigen können, daß HTS im Vergleich mit Ringer-Laktat [28, 37], isotoner NaCl-Lösung [29] und Dextran-40 [11] im Rahmen des Volumenersatzes bei hämorrhagischem Schock zu einem geringeren Anstieg des intrakraniellen Druckes führte, bzw. diesen verhinderte. In einer Arbeit von Prough et al. [29] wurden Tiere in einen hämorrhagischen Schock versetzt und gleichzeitig mittels eines epiduralen Ballons eine intrakranielle Druckerhöhung provoziert. Hierbei zeigte sich, daß mit HTS stabilisierte Tiere, einen zwar absolut erniedrigten, aber im Vergleich zu Tieren, die mit isotoner NaCl-Lösung volumensubstituiert wurden, relativ höheren zerebralen Blutfluß hatten. Lediglich Tiere ohne intrakranielle Druckerhöhung, die mit HTS volumensubstituiert wurden, zeigten einen nicht oder nur leicht erniedrigten zerebralen Blutfluß.

Klinische Studien

De Felippe et al. [7] berichteten 1980 erstmalig von einer erfolgreichen Anwendung 7,5% Kochsalzlösung in der Therapie des Volumenmangelschocks. Bei 11 von 12 Patienten im therapierefraktären hypovolämischen Schock führte die Infusion von 100–400 ml 7,5% NaCl-Lösung zu einer raschen Stabilisierung der Patienten. Holcroft et al. [13] konnten 1987 an 20 Traumapatienten zeigen, daß Patienten, die am Unfallort 250 ml 7,5% NACl/4,2% Dextran-70 erhielten, im Vergleich zu Patienten, die mit Ringer-Laktatlösung therapiert wurden, mit einem höheren systolischen Blutdruck die Klinik erreichen. 424 Patienten konnten in die USA-Multicenterstudy [21] eingeschlossen werden, in der doppelblind 7,5% NaCl/6% Dextran-70 mit Ringer-Laktatlösung als initiale Volumentherapie verglichen wurde. Hinsichtlich einer weiteren Volumentherapie im Rahmen der Primärversorgung bestanden in dieser Untersuchung keine Einschränkungen. Aufgrund logistischer Probleme konnten nur die Daten von 359 Patienten mit einem mittleren Injury Severity Score (ISS) von 19 zur Auswertung herangezogen werden. Die mit 7,5% NaCl/6% Dextran-70 therapierten Patienten zeigten bei Klinikaufnahme einen signifikant höheren Blutdruck. Während im Gesamtkollektiv der 359 Patienten hinsichtlich der Letalität keinerlei Unterschiede bestanden, zeigten im Subkollektiv der schwerst traumatisierten Patienten, bei denen eine dringende Operationsindikation bestand, die Patienten, die am Unfallort die hypertone/hyperonkotische Lösung erhielten, eine signifikant geringere Letalität. In einer Untersuchung von Vassar et al. [42] wurde ebenfalls doppelblind 7,5% NaCl/6% Dextran-70 mit Ringer-Lactatlösung verglichen. Von 166 traumatisierten Patienten mit einem mittleren ISS von 31 wurden 83 Patienten initial mit 7,5% NACl/6% Dextran-70 therapiert. Diese Patienten hatten einen höheren systolischen Blutdruck bei Klinikaufnahme und einen geringeren Volumenbedarf im Rahmen der Primärversorgung. Zum Zeitpunkt der Klinikaufnahme hatten die Patienten mit SHT eine geringere Letalität, eine Beobachtung die zunächst signifikant war und im weiteren Verlauf fortbestand, dann jedoch nicht mehr statistisch signifikant abzusichern war. Ob dies ein spezifischer Effekt von HTS auf den intrakraniellen Druck ist, oder ob hier die schnellere hämodynamische Stabilisierung und damit auch die schnellere Wiederherstellung eines ausreichenden zerebralen Perfusionsdruckes zum Tragen gekommen sind, bleibt unklar.

Potentielle Probleme der „small volume resuscitation“

Im Gegensatz zu den oben genannten Befunden, zeigen experimentelle Untersuchungen, die zwischen einem kompensierten und nicht-kompensierten hämorrhagischen Schock unterscheiden, Ergebnisse, die HTS zur Therapie des hämorrhagischen Schock wenig geeignet bzw. sogar kontraindiziert erscheinen lassen [10, 18, 30]. Ein kompensierter hämorrhagischer Schock liegt vor, wenn die Blutung gestoppt und dann eine Volumentherapie begonnen wird. Andere Untersuchungen haben die Wirkung von HTS bei einem nicht kompensierten hämorrhagischen Schock untersucht, das heißt, die Blutungsquelle wurde nicht beseitigt, sondern es wurde nur versucht, die Tiere mittels Volumengabe zu stabilisieren. Wurde ein solches Schockmodell gewählt, zeigte sich, daß die Tiere, die HTS erhielten, mehr Blut verloren, später oder gar nicht zu stabilisieren waren, und eine geringere Überlebenszeit aufwiesen [30]. Die Autoren erklären dieses Phänomen durch die primäre blutdrucksteigernde Wirkung von HTS, was zu einer vermehrten Blutung führt und durch den vasodilatorischen Effekt, der eine kompensatorische Minderdurchblutung des verletzten Gefäßareals verhindert. In der zitierten Untersuchung führte jedoch auch der Volumenersatz mit physiologischer Kochsalzlösung im Vergleich zu einer Kontrollgruppe von Tieren, die keine Volumentherapie erhielten, zu einem höheren Blutverlust und einer geringeren Überlebenszeit. Der beobachtete Effekt scheint somit keine spezifische Wirkung von HTS zu sein. Darüberhinaus erfahren die Ergebnisse beim unkontrollierten hämorrhagischen Schock durch andere Untersuchungen deutliche Einschränkungen. So konnte von der selben Arbeitsgruppe [18] gezeigt werden, daß der beschriebene negative Effekt der hypertonen Lösung nur auftrat, wenn die Volumensubstitution mittels HTS bereits 15 Minuten nach Einsetzen der Blutung durchgeführt wurde. Bei einem Einsatz von HTS 30 Minuten nach Blutungsbeginn waren keine negativen Effekte mehr zu sehen. Die ungünstigen Wirkungen von HTS traten ebenfalls nicht auf, wenn gleichzeitig mit der Gabe von HTS mit einer aggressiven Volumentherapie mittels isotoner Lösungen begonnen wurde [17]. Rocha e Silva et al. [36] zeigten bei Hunden, daß die frühe Volumensubstitution mit HTS zwar zu einem erhöhten Blutverlust führte, die Therapie mit HTS aber auch zu einem verbesserten Sauerstoffangebot in der Schockphase führte und nicht mit einer erhöhten Letalität einherging. Die Problematik der unkontrollierten Blutung ist zur Zeit sicher noch nicht endgültig geklärt. In einer klinischen Studie von Martin et al. [20], in der bei Patienten mit Schuß- und Stichverletzungen eine sofortige Volumentherapie (n = 96) mit einer verzögerten Volumentherapie (n = 81) verglichen wurde, zeigte hinsichlich Letalität und Komplikationen keine Unterschiede.

Eine klinisch bedeutsame Beeinträchtigung der Blutgerinnung muß nicht befürchtet werden. Reed et al. [33] konnten nachweisen, daß eine Störung der Thrombozytenaggregation erst bei deutlich höheren HTS-Volumina als für die „small-volume resuscitation“ üblich auftritt.

Soliman et al. [39] weisen auf die Gefahren der durch HTS induzierten intrazellulären Dehydratation hin. In einer tierexperimentellen Arbeit an 50 Ratten im hämorrhagischen Schock haben bei einer dreitägigen Beobachtungszeit die Tiere, die mit einer 3%igen NaCl-Lösung (10,64 ml/kg) substituiert wurden eine niedrigere Überlebensrate als jene, die mit Ringer-Laktat-Lösung (42 ml/kg) volumensubstituiert wurden. Obwohl den Tieren Nahrung und Flüssigkeit angeboten wurden, waren die Tiere nach Auffassung der Autoren nicht in der Lage, eine intrazelluläre Dehydratation auszugleichen. Mehrere Autoren [9, 39] fordern daher eine hinsichtlich Zeit und Volumen sehr strenge Indikationsstellung für HTS und fordern, daß nach einer Volumensubstitution mittels HTS die möglichst frühe und adäquate Flüssigkeitstherapie mit isotonen Lösungen folgen muß.

Perspektiven für die präklinische Versorgung

Obwohl beim Einsatz von hypertonen Lösungen keine wesentlichen Nebenwirkungen zu befürchten sind [43] und tierexperimentelle sowie klinische Studien wie oben ausgeführt Vorteile von HTS gezeigt haben, kann der Einsatz von HTS zur Zeit nicht uneingeschränkt empfohlen werden.

Die vorliegenden klinischen Studien vergleichen HTS mit Ringer-Laktat-Lösung, dem in den USA üblichen Volumenersatzmittel. Darüberhinaus unterscheidet sich das Rettungssystem der USA ganz wesentlich von dem der Bundesrepublik Deutschland. Eine erste Auswertung einer eigenen Untersuchung, die HTS 7,5%/HAES 10% (n = 19) mit HAES 10% (n = 15) vergleicht hat keine Unterschiede hinsichtlich der hämodynamischen Parameter bei Klinikaufnahme gezeigt, was sich möglicherweise mit der geringen Zahl eingeschlossener Patienten erklärt. Unterschiede zwischen der präklinischen Versorgung in den USA und der eigenen zeigen sich jedoch bereits dadurch, daß in der eigenen Untersuchung im Rahmen der präklinischen Versorgung mehr Volumen verabreicht wird. Die in den vorliegenden Multicenterstudien aufgezeigten Vorteile von HTS müssen somit nicht zwangsläufig auch bei uns auftreten. Darüberhinaus steht der Vergleich von HTS mit HAES im Rahmen klinischer Studien noch aus. Einen günstigeren Effekt auf die Mikrozirkulation von 7,2% NaCl/ 6% HAES verglichen mit 6% HAES bei kardiochirurgischen Eingriffen konnten Boldt et al. [5] zeigen. Andererseits konnte in tierexperimentellen Untersuchungen von Reinhart et al. [34] gezeigt werden, daß Tiere, die in einen hämorrhagischen Schock versetzt wurden nach Volumensubstitution mittels 6% HAES eine im Vergleich zur Ausgangsmessung vor Induzierung des hämorrhagischen Schocks erhöhte Sauerstoffaufnahme hatten. Tiere, die zur Volumensubstitution NaCl 7,5%/6% HAES erhielten, hatten nach erfolgter Volumensubstitution lediglich eine Sauerstoffaufnahme wie zum Zeitpunkt der Ausgangsmessung. Die Lösungen wurden so dosiert, daß in beiden Gruppen ein vergleichbarer arterieller Mitteldruck erzeugt wurde. Dieses Ergebnis zeigt, daß die Tiere, die HAES in ausreichender Dosierung erhielten in der Lage waren, ein in der Schockphase eingegangenes Sauerstoffdefizit nach erfolgter Volumensubstitution schneller zu kompensieren.

Um eine Empfehlung für den Einsatz von HTS im Rahmen der präklinischen Versorgung aussprechen zu können, müssen Ergebnisse vorliegen, die eine Überlegenheit von HTS gegenüber HAES oder anderen kolloidalen Volumenersatzmitteln aufzeigen. Solche Untersuchungsergebnisse liegen zur Zeit nicht vor. Aus Vergleichen mit anderen isotonen Lösungen ist bekannt, daß HTS in der Lage ist, sowohl auf der Ebene der Makrozirkulation als auch auf der Ebene der Mikrozirkulation eine schnelle Wiederherstellung und Stabilisierung der Organperfusion zu bewirken. Das

Konzept der „small volume resuscitation" darf somit sicherlich als praktikabel bezeichnet werden, eine Überlegenheit gegenüber herkömmlicher Volumentherapie mit Plasmaexpandern ist jedoch nicht bewiesen.

Literatur

1. Baue AE, Tragus ET, Parkins WM (1967) A comparison of isotonic and hypertonic solutions and blood flow and oxygen consumption in the initial treatment of hemorrhagic shock. J Trauma 7:743–756
2. Behrman SW, Fabian TC, Kudsk KA, Proctor KG (1991) Microcirculatory flow changes after initial resuscitation of hemorrhagic shock with 7.5% hypertonic saline/6% dextran 70. J Trauma 31:589–600
3. Berger S, Schürer L, Härtl R, Messmer K, Baethmann A (1992) Therapy of post-traumatic intracranial hypertension: Mannitol vs. hypertonic/hyperoncotic saline/dextran. Abstract, SALTS, Galveston June 3–5
4. Bitterman H, Triolo J, Lefer AM (1987) Use of hypertonic saline in the treatment of hemorrhage Shock. Circ Shock 21:271–283
5. Boldt J, Zickmann B, Herold C, Ballesteros M, Dapper F, Hempelmann G (1991) Influence of hypertonic volume replacement on the microcirculation in cardiac surgery. Brit J Anaesth 67:595–602
6. Carrico CJ, Meakins JL, Marshall JC, Fry D, Maier RV (1986) Multiple-organ-failure syndrome. Arch Surg 121:196–208
7. De Felippe J, Timoner J, Velasco IT, Lopes OU, Rocha E Silva M (1980) Treatment of refractory hypovolaemic shock by 7.5% sodium chloride injections. Lancet 1002–1004
8. Deitch EA, Berg R, Specian R (1987) Endotoxin promotes the translocation of bacteria from the gut. Arch Surg 122:185
9. Gala GJ, Lilly MP, Thomas SE, Gann DS (1991) Interaction of sodium and volume in fluid resuscitation after hemorrhage. J Trauma 31:545–556
10. Gross D, Landau EH, Assalia A, Krausz MM (1988) Is hypertonic saline resuscitation safe in 'uncontrolled' hemmorrhagic shock? J Trauma 28:751–756
11. Gunnar W, Jonasson O, Merlotti G, Stone J, Barett J (1988) Head injury and hemorrhagic shock: Studies of the blood brain barrier and intracranial pressure after resuscitation with normal saline solution, 3% saline solution, and dextran-40. Surgery 103:398–407
12. Halvorsen L, Gunther RA, Dubick MA, Holcroft JW (1991) Dose response characteristics of hypertonic saline dextran solutions. J Trauma 31:785–795
13. Holcroft JW, Vassar MJ, Turner JE, Derlet RW, Kramer GC (1987) 3% NaCl and 7.5% NaCl/Dextran 70 in the resuscitation of severely injured patients. Ann Surg 206:279–287
14. Horton JW, Walker PB (1991) Small-volume hypertonic saline dextran resuscitation from canine endotoxin shock. Ann Surg 214:64–73
15. Kien ND, Kramer GC, White DA (1990) Immediate increase in cardiac contractility following hypertonic saline infusion. Eurg Surg Res 22:293–295
16. Kramer GC, Perron PR, Lindsey DC, Ho HS, Gunther RA, Boyle WA, Holcroft JW (1986) Small-volume resuscitation with hypertonic saline dextran solution. Surg 100:239–247
17. Krausz MM, Horn Y, Gross D (1992) The combined effect of small volume hypertonic saline and normal saline solutions in uncontrolled hemorrhagic shock. Surgery, Gynecology & Obstetrics 174:363–368
18. Krausz MM, Landau EH, Klin B, Gross D (1992) Hypertonic saline treatment of uncontrolled hemorrhagic shock at different periods frombleeding. Arch Surg 127:93–96
19. Kreimeier U, Frey L, Dentz J, Herbel Th, Messmer K (1991) Hypertonic saline dextran resuscitation during the initial phase of acute endotoxemia: Effect on regional blood flow. Crit Care Med 19:801–809

20. Martin RR, Bickell WH, Pepe PE, Burch JM, Mattox KL (1992) Prospective evalution of preoperative fluid resuscitation in hypotensive patient with penetrating truncal injury: A preliminary report. J Trauma 33:354–361
21. Mattox KL, Maningas PA, Moore EE et al. (1991) Prehospital hypertonic saline/dextran infusion for post-traumatic hypotension – the USA multicenter trial. Ann Surg 213:482–491
22. Mazzoni MC, Borgström P, Intaglietta M, Arfors KE (1988) Dynamic fluid redistribution in hyperosmotic resuscitation in hypovolemic hemorrhage. Am J Physiol 24:H629–637
23. Meier-Hellmann A, Hannemann L, Kuss B, Reinhart K (1990) Treatment of therapy-resistant intracranial pressure by application of hypertonic saline (7.5%). Eur Surg Res 22:303
24. Mellander S, Johansson B, Gray S, Jonsson O, Lundvall Ljung B (1967) The effects of hyperosmolarity on intact and isolated vascular smooth muscle. Possible role in exercise hyperemia. Angiologica 4:310–322
25. Nakayama S, Sibley L, Gunther RA, Holcroft JW, Kramer GC (1984) Small-volume resuscitation with hypertonic saline (2400 mOsm/liter) during hemorrhagic shock. Circ Shock 13:149–159
26. Nerlich M, Gunther R, Demling RH (1983) Resuscitation from hemorrhagic shock with hypertonic saline or lactated ringer's (Effect on the pulmonary and systemic microcirculations). Circ Shock 10:179–188
27. Pascual JMS, Watson JC, Runyon AE, Wade CE, Kramer GC (1992) Resuscitation of intraoperative hypovolemia: A comparison of normal saline and hyperosmotic/hyperoncotic solutions in swine. Crit Care Med 20:200–210
28. Prough DS, Johnson JC, Poole GV, Stullken EH, Johnston WE, Royster R (1985) Effects on intracranial pressure of resuscitation from hemorrhagic shock with hypertonic saline versus lactated Ringer' solution. Crit Care Med13:407–411
29. Prough DS, Whitley JM, Taylor CL, Deal DD, DeWitt DS (1991) Regional cerebral blood flow following resuscitation from hemorrhagic shock with hypertonic saline. Anesthesiology 75:319–327
30. Rabinovici R, Krausz MM, Feuerstein G (1991) Control of Bleeding is essential for a successful treatment of hemorrhagic shock with 7.5 per cent sodium chloride solution. Surgery, Gynecology & Obstetrics 173:98–106
31. Ravin HA, Rowley D, Jenkins C, et al. (1960) On the absorption of bacterial endotoxin from the gastrointestinal tract of the normal and shocked animal. J Exp Med, 112:783–792
32. Reed LL, Manglano R, Martin M, Hochman M, Kocka F, Barrett J (1991) The effect of hypertonic saline resuscitation on bacterial translocation after hemorrhagic shock in rats. Surgery 110:685–690
33. Reed RL, Johnston ThD, Chen Y, Fischer R (1991) Hypertonic saline alters plasma clotting times and platelet aggregation. J. Trauma 31:8–14
34. Reinhart K, Rudolph T, Bredle DL, Cain SM (1989) O_2 uptake in bled dogs after resuscitation with hypertonic saline or hydroxyethylstarch. Am J Physiol 257:H238–H243
35. Ring J, Messmer K (1977) Incidence and severity of anaphylactoid reactions to colloid volume substitutes. The Lancet 466–469
36. Rocha e Silva M, Loureiro MI, Velasco IT (1990) Uncontrolled pressure-driven hemorrhage: A new concept in the experimenteal study of hemorrhagic shock. Eur Surg Res 22:309
37. Schmoker JD, Zhuang J, Shackford SR (1991) Hypertonic fluid resuscitation improves cerebral oxygen delivery and reduces intracranial pressure after hemorrhagic shock. J Trauma 31:1607–1613
38. Sibbald WJ, Berston A, Rutledge FS (1989) The role of tissue hypoxia in multiple organ failure. In: Reinhart K, Eyrich K (Hrsg): Clinical aspects of O_2 transport and tissue oxygenation. Springer, Berlin Heidelberg New York
39. Soliman MH, Ragab H, Waxman K (1990) Survival after hypertonic saline resuscitation from hemorrhage. The American Surgeon 56:749–751
40. Traverso LW, Bellamy RF, Hollenbach SJ, Witcher LD (1987) Hypertonic sodium chloride solutlons: effects on hemodynamics and survival after hemorrhage in swine. J Trauma 27:32–35

41. Trunkey DD (1983) Trauma. Sci Am 249:20–27
42. Vassar MJ, Perry CA, Gannaway WL, Holcroft JW (1991) 7.5% Sodium Chloride/Dextran for resuscitation of patients undergoing helicopter transport. Arch Surg 126:1065–1072
43. Vassar MJ, Perry CA, Holcroft JW (1990) Analysis of potential risks associated with 7.55~ sodium chloride resuscitation of traumatic shock. Arch Surg 125:1309–1315
44. Velasco IT, Pontieri V, Rocha e Silva M, Lopes OU (1980) Hyperosmotic NaCl and severe hemorrhagic shock. Am J Physiol 239:H664–H673
45. Wildenthal K, Mierzwiak DS, Mitchell JH, (1969) Acute effects of increased serum osmolality on left ventricular performance. Am J Physiol 216:898–904

Aktuelle Aspekte in der Therapie des akuten Lungenversagens

K. Falke, Berlin

(Manuskript nicht eingegangen)

Gesichertes und Perspektiven in der Therapie der Sepsis

K. Reinhart, L. Hannemann und A. Meier-Hellmann

Operative Intensivmedizin, Universitätsklinikum Steglitz, Hindenburgdamm 30, D-12203 Berlin, Bundesrepublik Deutschland

Definition

Leider wird der Begriff Sepsis bzw. Sepsissyndrom nach wie vor uneinheitlich gebraucht bzw. definiert. Bis vor wenigen Jahren galt im deutschsprachigen Raum die Definition Schottmüllers aus dem Jahr 1914 [1] „Eine Sepsis liegt dann vor, wenn sich innerhalb des Körpers ein Herd gebildet hat, von dem konstant oder periodisch pathogene Bakterien in den Blutkreislauf gelangen und zwar derart, daß durch diese Invasion subjektive und objektive Krankheitserscheinungen ausgelöst werden." Zwingend war demnach für die Diagnose „Sepsis" der Nachweis eines Erregers aus der Blutbahn. Da jedoch beim klinischen Bild der Sepsis nur in 20–40% auch ein Erregernachweis aus dem Blut gelingt [3–5] wird heute die Diagnose „Sepsis" anhand klinischer, laborchemischer und ggf. hämodynamischer Parameter gestellt [6], ein direkter Erregernachweis ist nicht obligat. Von Sepsis spricht man, wenn der Verdacht auf eine Infektionsquelle besteht mit entsprechenden Infektionszeichen und sich gleichzeitig Symptome einer systemischen Ausbreitung finden, d.h. eine Beeinträchtigung einzelner oder mehrerer infektionsortferner Organsysteme. Als Ursache hierfür gilt eine direkte Beeinträchtigung durch aktivierte endogene Mediator- bzw. Kaskadensysteme oder sekundäre Folgen dieser Aktivierung mit Zeichen der peripheren Organminderperfusion infolge der kardiozirkulatorischen Auswirkungen der Sepsis. Für die inzwischen vorliegenden Multicenterstudien zur Überprüfung von Thera-

Hefte zu der Unfallchirurg, Heft 232
K. E. Rehm (Hrsg.)

Tabelle 1. Einschlußkriterien für die Methylprednisolone Severe Sepsis Study

- Klinisch plausibler Infektionsherd
- Rektale Körpertemperatur > 38 °C oder < 36 °C
- Tachykardie (> 90 Schläge/min)
- Tachypnoe (> 20 Atemzüge/min bei Spontanatmung)

sowie mindestens einer der unten genannten Zeichen der eingeschränkten Organfunktion:

- Mentale Verwirrtheit – Hypoxämie (PaO2 < 72 Torr bei Raumluft) (nicht bedingt durch Pneumonie)
- Erhöhtes Plasmalaktat
- Oligurie (Urinausscheidung < 30 ml oder 0,5 ml/kg für mindestens eine Stunde)

nach Lit. 3.

pieansätzen hat man sich auf Sepsisdefinitionen gestützt, die der oben gegebenen Beschreibung mit kleinen Variationen entsprechen [3–6]. In Tabelle 1 ist die Definition von Bone wiedergegeben, wie sie für eine der „Glukokortikoidstudien" verwendet wurde [3].

Die Definition Sepsis wird dadurch erschwert, daß dieses Krankheitsbild auch ohne Beteiligung eines Krankheitserregers ausgelöst werden kann, so etwa durch Schockzustände mit Gewebeminderperfusion und/oder durch zerstörtes Gewebe. Einige Autoren grenzen deshalb von der „klassischen" Sepsis ein „sepsis-like" Syndrom ab, dem primär keine Infektion zugrunde liegt. Die Grenzen in der Pathogenese sind jedoch fließend, denn in Situationen mit Schock kann es leicht, infolge von Minderperfusion, im Magen-Darm-Trakt zur Translokation von Bakterien und/oder Endotoxin kommen, wodurch das Sepsisgeschehen weiter unterhalten werden kann. Für die allgemeine supportive intensivmedizinische Therapie ergeben sich jedoch keine unterschiedlichen Ansätze.

Pathophysiologie

Die pathophysiologischen Abläufe, die zur Sepsis führen, sind sehr komplex und in allen Einzelheiten bisher auch noch nicht richtig verstanden. Die in der Folge gemachten Ausführungen sind daher unvollständig und beschränken sich auf die Beschreibung der Vorgänge, die einen potentiellen therapeutischen Ansatz ermöglichen. Wird im betroffenen Organismus die körpereigene Clearance bzw. Abwehrkapazität für einen bestimmten Erreger bzw. dessen Stoffwechselprodukte überschritten, so kann dies zur überschießenden Aktivierung endogener Mediator- und Kaskadensysteme führen. In deren Folge kann es zur Beeinträchtigung nahezu aller Organsysteme kommen. Tabelle 2 nennt die wichtigsten der heute bekannten endogenen Mediatoren der Sepsis. In Abb. 1 findet sich eine vereinfachte Darstellung der pathophysiologischen Abläufe, die die Ausbildung des septischen Schocks und seine häufigste Folge – das Multiorganversagen – bedingen können. Hieraus lassen sich im wesentlichen die zentralen Therapieansätze ableiten.

Tabelle 2. Endogene Mediatoren der Sepsis

Tumor necrosis factor alpha
Interleukine- 1, 2, 4, 6, 8
Plättchen aktivierender Faktor
Eikosanoide
  Leukotriene B4, C4, D4, E4
  Thromboxan A
  Prostaglandine-E2, 12
Gamma-Interferon
Granulocyte-macrophage colony stimulating factor
Endothelium-derived relaxing factor
Endothelin-1
Complement-Fragmente C3a, C5a
Polymorphkernige Zellen
  Toxische Sauerstoffradikale
  Proteolytische Enzyme
Adhäsions Moleküle
  Endothelial-leukocyte adhesion molecule-1
  Intercellular adhesion molecule-1
  Vascular cell adhesion molecule-1
Thrombozyten
Transforming growth factor $beta_1$
Vascular permeability factor
Macrophage-derived procoagulant and inflammatory cytokine
Bradykinin
Thrombin
Gerinnungsfaktoren
Fibrin
Plasminogen activator inhibitors
Myocardial depressant substance
Beta-Endorphin

nach Bone (1991).

1. Kontrolle bzw. Beseitigung des Sepsisherdes

Dieser Therapieansatz ist durch keine andere Maßnahme zu ersetzen. Die Suche nach der Infektions- bzw. Sepsisquelle gehört daher zu den ersten und entscheidenden Maßnahmen für eine erfolgreiche Sepsistherapie. Hierzu gehört die Entfernung infizierter Katheter bzw. Fremdkörper, die chirurgische Herdsanierung, sei es durch Abszeßdrainage, offene Peritonitisbehandlung, oder Entfernung toten Gewebes.

2. Antibiotikatherapie

Neben der Beseitigung des Herdes bzw. des infektiös-toxischen Materials ist eine kalkulierte Antibiotikatherapie, die so breit angelegt ist, daß sie mit hoher Wahrscheinlichkeit die in Frage kommenden Erreger erfaßt, erforderlich. In verschiedenen

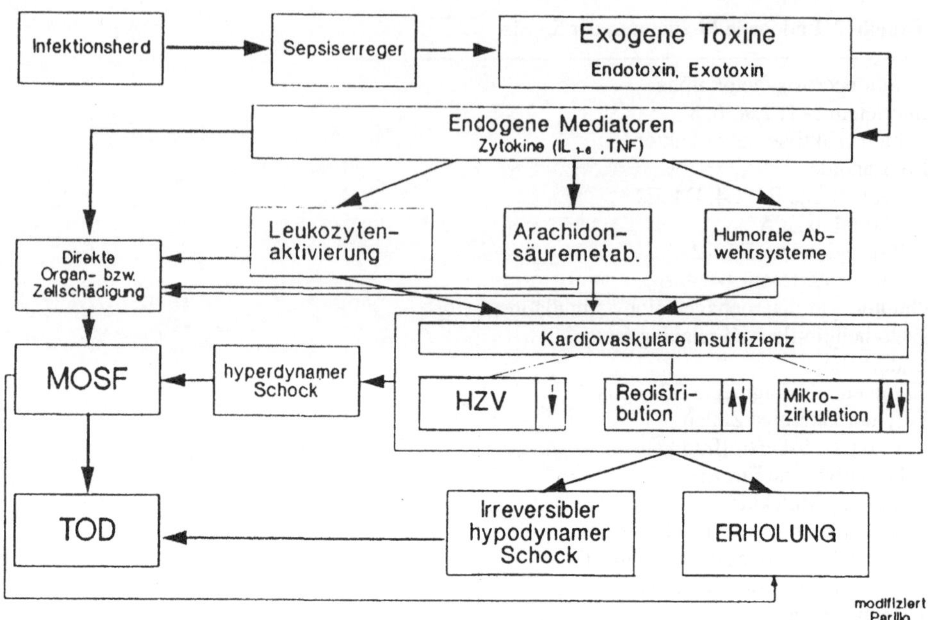

Abb. 1. Vereinfachte Darstellung der pathophysiologischen Abläufe bei der Ausbildung des septischen Schocks

Studien konnte gezeigt werden, daß ohne adäquate bzw. richtig dosierte Antibiotika die Letalität der Sepsis höher ist [7]. Eine alle Erreger erfassende Antibiotikatherapie ist jedoch leider kein Garant für eine erfolgreiche Therapie der Sepsis. Auf unserer operativen Intensivstation hatten 60% der Patienten, die ein septisches Syndrom entwickelten, eine Antibiotikatherapie. Inwieweit es infolge der Bakteriolyse durch die antibiotische Therapie zur vermehrten Endotoxinfreisetzung kommt, bzw. dieses Phänomen klinische Relevanz besitzt, d.h. Mitursache für die eingeschränkten Therapieerfolge trotz Antibiotika ist, läßt sich anhand von klinischen Untersuchungen schwer belegen. In experimentellen Arbeiten konnte jedoch gezeigt werden, daß es unter der Einwirkung von bakteriziden Antibiotika auf Bakterienkulturen zu weit höheren Endotoxinspiegeln kommt wie unter bakteriostatischen Antibiotika [8]. Trotzdem kann in der Regel klinisch auf den Einsatz von bakteriziden Antibiotika nicht verzichtet werden.

3. Blockierung exogener Mediatoren

Folgt man der Hierarchie in der Pathogenese, dann wäre ein weiterer kausaler Therapieansatz die Blockierung der exogenen Mediatoren der Sepsis. Am besten bekannt ist die Rolle von Endotoxin, das aus der Wand gramnegativer Bakterien freigesetzt wird. Sogenannte Exotoxine, die im Gegensatz zu Endotoxin vorwiegend bei grampositiven Erregern eine Rolle spielen, haben wahrscheinlich ähnliche pathophysiologische Effekte, sind aber weniger exakt beschrieben bzw. erforscht. Mit Endotoxin allein läßt sich das Vollbild eines septischen Schocks auch ohne die Anwesenheit eines intakten Bakteriums auslösen [9]. Endotoxin kann sekundär zur überschießenden Bildung der in Tabelle 2 aufgeführten endogenen Mediatoren führen. Die Höhe initialer Endotoxinspiegel beim Patienten korreliert mit der Schockinzidenz und der Letalität [10]. Die Idee, die unerwünschten Wirkungen gramnegativer Bakterien bzw. ihrer Toxine zu neutralisieren, ist alt [11].

Endotoxin setzt sich aus dem für jeden Serotyp spezifischen O-Polysaccharid und dem aus den Kernzuckern und dem Lipid-A bestehenden Kernglykolipid zusammen, welches nur eine geringe genetische Variabilität zwischen den gramnegativen Spezies aufweist. Der Lipid-A-Anteil wird als das eigentliche toxische Prinzip des Endotoxins angesehen [Übersicht bei 12]. Natürlicherweise bilden sich bei Exposition mit einem gramnegativen Keim solche Antikörper gegen die O-spezifische Seitenkette gegen das Kernglykolipid. Während die Antikörper gegen die O-spezifische Seitenkette nur eine Protektion gegen einen spezifischen Bakterienstamm bilden, haben die Antikörper gegen das Kernglykolipid eine kreuzprotektive Wirkung für nahezu alle gramnegativen Erreger, da das Kernglykolipid nur eine geringe genetische Variabilität aufweist. Dies ist wahrscheinlich der Grund, warum Patienten mit Sepsis infolge diverser gramnegativer Erreger, die spontan hohe Antikörpertiter gegen das Kernglykolipid aufweisen, eine geringere Schockinzidenz und bessere Prognose hatten, wie McCabe und Mitarbeiter [13] schon 1972 beobachteten. Sie schlossen daraus, daß Antikörper gegen das Kernglykolipid kreuzprotektiv sind. In den folgenden Jahren wurde das durch Antikörper bzw. Antiseren gegen das Kernglykolipid vermittelte Prinzip der Kreuzprotektion in zahlreichen Tierexperimenten bestätigt.

Klinische Studien zur Therapie und Prophylaxe der gramnegativen Sepsis mit polyklonalen Antiseren:

1982 publizierten Ziegler und Mitarbeiter [14] die erste plazebokontrollierte, doppelblindrandomisiert durchgeführte klinische Studie, in der die Wirksamkeit eines polyklonalen Antiserums bei Patienten mit Verdacht auf gramnegative Sepsis untersucht wurde. Dieses Serum wurde durch Vakzination von Freiwilligen mit der rauhen Mutante J5 des Stammes E. coli 0111 gewonnenen. Ein Bakterienstamm, dem aufgrund eines Enzymdefekts die O-spezifische Seitenkette fehlt. Bei Vakzination mit dem inaktivierten Bakterium bilden sich deshalb Antikörper gegen die Kernregion.

Bei 191 (63%) von 304 in die Studie eingeschlossenen Patienten bestätigte sich die Diagnose „gramnegative Sepsis" durch ein entsprechendes Blukulturresultat. Für dieses Kollektiv zeigte sich in der Therapiegruppe eine signifikante Letalitätsreduktion um 37%; diese ließ sich auch bei den Patienten nachweisen, die bei Studienbeginn bereits im septischen Schock waren. Die Arbeitsgruppe um Baumgartner und Glauser [15] setzte ein derartiges polyklonales Antiserum auch prophylaktisch erfolgreich ein. Die Inzidenz von septischem Schock und der Sepsis-assoziierten Letalität infolge Infektionen mit gramnegativen Erregern war bei schwerkranken chirurgischen Intensivpatienten in der Therapiegruppe deutlich geringer, obwohl sich erwartungsgemäß die Zahl schwerer gramnegativer Infektionen nicht von der in der Kontrollgruppe unterschied.

Therapie der gramnegativen Sepsis mit monoklonalen Antikörpern gegen das Endotoxinkernantigen.

Die Herstellung von Antiseren gegen das Kernantigen des Endotoxins mittels Vakzination ist logistisch aufwendig, birgt methodische Probleme und enthält Risiken für die Spender. Eine gentechnologische Produktion erschien somit wünschenswert und konnte schon 1985 von der Arbeitsgruppe um Teng realisiert werden. Aus einer Hybridom-Zellinie wurde ein vom Menschen abgeleiteter IgM-Antikörper herstellt.

Inzwischen liegen die Ergebnisse von zwei Multicenter-Studien mit zwei verschiedenen monoklonalen Antikörpern gegen Endotoxin vor, in denen sich in Subkollektiven von Patienten eine signifikante Reduzierung der Letalität durch dieses Therapieprinzip zeigen ließ [5, 16]. In der Studie von Ziegler et al. waren dies die 200 Patienten (37%) aus dem Gesamtkollektiv mit dem Verdacht auf eine gramnegative Sepsis, deren Diagnose durch eine positive Blutkultur mit einem gramnegativen Keim dann bestätigt wurde [5]. In der E5-Studie [16] war eine statistisch signifikante Letalitätsreduktion nur in einem Subkollektiv von Patienten nachzuweisen, deren Sepsisursache in einem gramnegativen Keim begründet lag, die aber keinen Schock aufwiesen. Wurden die Patienten mit Schock in die Analyse einbezogen, war der Unterschied zwischen Therapiegruppe und Plazebogruppe nicht mehr statistisch signifikant.

Die amerikanische Zulassungsbehörde FDA hält eine Zulassung für die USA derzeit noch nicht für gerechtfertigt und fordert weitere Daten. Auf dem Hearing für die Zulassung vor der FDA wurden unter anderem folgende Kritikpunkte an der Ziegler-Studie vorgebracht: Wirkung nur bei einem Subkollektiv, kein signifikanter Unterschied in der Letalität nach 14 Tagen, dem ursprünglich festgelegten Studienziel, höhere Inzidenz von Organversagen und höhere Apache II-Scores in der Plazebogruppe, höherer Anteil von Patienten mit einer inadäquaten Antibiotikatherapie in der Plazebogruppe [17]. Es muß deshalb festgehalten werden, daß derzeit dieser Therapieansatz kontrovers beurteilt wird und noch nicht zum Standard in der Behandlung der gramnegativen Sepsis gerechnet werden kann. Das Hauptproblem besteht darin, daß zum Zeitpunkt, zu dem der Antikörper eingesetzt werden muß, nicht sicher identifiziert werden kann, ob bei dem betreffenden Patienten auch eine gramnegative Bakteriämie vorliegt, denn nur hier wurde seine Wirksamkeit gezeigt. Eine relativ teuere Therapie muß somit relativ ungezielt erfolgen.

4. Unspezifische polyvalente Immunglobuline zur Unterstützung der körpereigenen Abwehr

Der Einsatz polyvalenter Immunglobuline bei Sepsis gilt bisher als nicht gesichert [18]. Ergebnisse großer Multicenter-Studien liegen noch nicht vor. Die bisherigen positiven Studien mit IgG-Immunglobulinen bzw. IgM-angereicherten Immunglobuline [19, 20] sind für eine endgültige Bewertung dieses Therapieansatzes nicht ausreichend.

5. Blockierung endogener Mediatoren

Monoklonale Antikörper gegen Tumor Nekrose Faktor (TNF).

Die Wirkung von Endotoxin im Organismus wird zum überwiegenden Teil über endogene Mediatoren vermittelt, die entweder direkt unter Endotoxinwirkung freigesetzt werden, oder indirekt über primär stimulierte Mediatoren. Nach heutiger Auffassung ist dabei die Freisetzung von tumor necrosis factor (TNF) aus Makrophagen der primäre und wichtigste Schritt. Die entscheidende Rolle von TNF im pathophysiologischen Ablauf der gramnegativen Sepsis ist durch Tierexperimente, Probandenstudien und zahlreiche klinische Beobachtungen belegt. Mehrfach wurden in klinischen Studien Beziehungen zwischen dem Ausmaß bzw. der Dauer der TNF-Ausschüttung einerseits und der Schockinzidenz, der Erkrankungsschwere oder der Prognose andererseits nachgewiesen. Tierexperimentell wurde gezeigt, daß TNF allein – in Abwesenheit von Endotoxin bzw. intakter Erreger – in der Lage ist, alle Symptome der Sepsis bis zum letztlich letalen Ausgang auszulösen [21].

Endotoxin ist nicht der einzige Mediator, der TNF induziert. Auch grampositive Erreger, bakterielle Exotoxine, Pilze, Viren, Protozoen sowie verschiedene endogene Mediatoren, unter anderem TNF selbst, stimulieren seine Synthese und Freisetzung. Die Gabe von gegen TNF gerichteten Antikörpern stellt einen weiteren möglichen Therapieansatz bei der Sepsis dar. Von einer derartigen Immunmodulation könnten prinzipiell wesentlich mehr Patienten profitieren als von einer nur auf einen speziellen exogenen Mediator zielenden Therapie, und bei Patienten mit gramnegativer Sepsis könnte dies ein additives oder synergistisches Prinzip darstellen, das die Therapie mit Antikörpern gegen Endotoxin ergänzt.

Antikörper gegen TNF sind bereits in verschiedenen Tiermodellen eingesetzt worden. Die Wirksamkeit war aber nur nachweisbar, wenn die Applikation vor oder kurz nach einer experimentellen Sepsisinduktion erfolgte. Wahrscheinlich ist dies darauf zurückzuführen, daß TNF ähnlich wie Endotoxin – zumindest im Experiment – einen frühen Trigger des septischen Geschehens darstellt, im weiteren Verlauf aber seine Bedeutung verliert. Tierexperimentelle Studien zeigen, daß TNF nach entsprechender Stimulation sehr früh freigesetzt wird; auch Probandenstudien belegen den engen zeitlichen Zusammenhang zwischen Endotoxinapplikation und TNF-Freisetzung. Zum Zeitpunkt maximaler TNF-Plasmaspiegel – im Tier- wie im Humanexperiment nahezu regelhaft 90 Minuten nach dem jeweiligen Stimulus – sind gerade die Prodromi (wie beispielsweise Myalgien und Kopfschmerzen) sowie erste klinische Infektions- und Sepsis-Symptome (wie Fieber, Tachykardie, Tachypnoe) nachweisbar; letztere erreichen wie auch weitere typische hämodynamische Veränderungen ihr Maximum meist erst einige Zeit, häufig Stunden später. Die Plasmahalbwertszeit von TNF ist sehr gering und wurde in Tierexperimenten mit 6 bis 7, 11 bzw. 27 Minuten angegeben; in Probandenstudien war nach Endotoxinbolusinjektion eine Stunde nach dem Erreichen maximaler Plasmaspiegel kein TNF mehr nachweisbar.

Inzwischen stehen gegen TNF gerichtete monoklonale Antikörper auch zum Einsatz beim Menschen zur Verfügung, die entweder rein muriner Struktur sind oder human-murine Chimären. Exley berichtete 1990 im Lancet [22] über erste Erfahrungen mit einem murinen TNF-Antikörper bei 14 Patienten im therapierefraktären septischen Schock. Trotz einer zunächst eindrucksvollen hämodynamischen Stabilisierung zeigt sich in dieser Studie kein deutlicher Einfluß auf die Prognose behandelter Patienten; am Ende der Beobachtungszeit (vier Wochen) lebten nur noch drei Patienten.

Es ist heute noch ungewiß, ob Antikörper gegen TNF eines Tages einen gesicherten Stellenwert in der Sepsistherapie haben werden. So wurden bei Probanden ähnlich hohe TNF-Spiegel bestimmt wie bei septischen Patienten mit letalen Verläufen; bislang ist nicht erklärt, warum diese TNF-peaks nicht zu der Kaskade von Ereignissen führen, wie wir sie vom septischen Patienten her kennen. Andererseits wurde in klinischen Studien dokumentiert, daß nicht nur Patienten mit initial hohen TNF-peaks, sondern vor allem Patienten mit dauerhaft erhöhten TNF-Plasmaspiegeln eine schlechte Prognose haben. In dieser Hinsicht unterscheidet sich die klinische Situation möglicherweise von der Beobachtung in Tierexperimenten, daß persistierende oder repetitive septische Stimuli keine anhaltend hohen bzw. erneut ansteigenden TNF-Spiegel verursachen. Entsprechend der deutlichen Abhängigkeit der Wirksamkeit vom Applikationszeitpunkt im Tierexperiment kann man aber nicht ausschließen, daß sich beim klinischen Einsatz von Anti-TNF Parallelen zur hochdosierten Glukokortikoidtherapie ergeben könnten, bei der die positiven Ergebnisse von Tierversuchen in mehreren klinischen Studien nicht bestätigt werden konnten [3, 4], zumal der wesentlichste Effekt der Steroidtherapie nach heutigem Kenntnisstand wahrscheinlich in einer Hemmung der Synthese und Freisetzung von TNF zu sehen ist.

Weitere Ansätze zur Hemmung der pathophysiologischen Auswirkung überschießender Mediatoraktivierung:

Neben der Therapie mit monoklonalen Antikörpern gegen Endotoxin und TNF sind weitere pathophysiologisch orientierte Therapieansätze bei der Sepsis denkbar, die auf einer spezifischen Interaktion mit den aktivierten Mediator- und Kaskadensystemen beruhen und teilweise schon im Tierversuch erprobt wurden. Dazu zählen der Einsatz kompetetiver Antagonisten von Endotoxin (Lipid X) [23], die Blockade von LPS-Rezeptoren [25], die Therapie mit LPS-Anti-Idiotyp-Antikörpern, die Bindung von TNF durch lösliche TNF-Rezeptoren [25], der Einsatz neuer Antagonisten des Arachidonsäuremetabolismus und die Therapie mit Interleukin 1-Rezeptor-Antagonisten [26] sowie mit monoklonalen Antikörpern gegen Interleukin 6. Ob diese Ansätze jemals eine klinische Relevanz haben werden, ist zum jetzigen Zeitpunkt offen.

6. Zum Stellenwert der Intensivmedizin

Der Ausbau und die Entwicklung der Intensivmedizin hat sicherlich zum besseren Verständnis der Pathophysiologie des septischen Schocks und auch zu einer Verbesserung der Prognose bei diesem Krankheitsbild einen wichtigen Beitrag geleistet.

Bis vor wenigen Jahren wurde angenommen, daß für den septischen Schock zunächst eine hypodyname, kalte Schockphase typisch ist, die dann in einen „warmen" hyperdynamen Schock übergeht. In aller Regel ist jedoch diese hypodyname Phase lediglich Ausdruck einer unzureichenden symptomatischen Kreislauftherapie, vor allem bedingt durch einen unzureichenden Volumenersatz. Der häufigste Fehler im Management septischer Patienten ist die Unterschätzung des intravasalen Volumenbedarfs, zu dem es zum einen durch die ausgeprägte Gefäßdilatation und zum anderen durch die hohen Flüssigkeitsverluste aus dem Gefäßsystem in das Gewebe infolge von kapillären Lecks kommt. In aller Regel ist durch einen adäquaten Volumenersatz und dem Einsatz positiv inotroper bzw. vasopressorischer Substanzen eine hypodyname Phase des septischen Schocks zu vermeiden [27, 28, 29]. Es ist nicht nur davon auszugehen, daß die Entwicklung der Intensivmedizin die Prognose bei der Sepsis verbessert hat, sondern auch, daß die Erfahrung derjenigen, die Intensivmedizin betreiben, Einfluß auf die Letalität dieses Krankheitsbildes hat. Reynolds und Mitarbeiter untersuchten den Einfluß der intensivmedizinischen Qualifikation der ärztlichen Mitarbeiter auf die Letalität des septischen Schocks [30]. In Untersuchungszeiträumen von je einem Jahr wurde eine medizinische Intensivstation einmal von Ärzten betreut, die eine spezielle intensivmedizinische Qualifikation erworben hatten bzw. von Fachärzten unterschiedlicher internistischer Subspezialisierungen. Die Letalität beim septischen Schock betrug 57% bzw. 74%. In beiden Beobachtungszeiträumen unterschieden sich die Häufigkeit der Beatmung der Patienten nicht, unterschiedlich war jedoch der Einsatz von Pulmonalarterienkathetern bzw. die Indikation für eine direkte arterielle Blutdruckmessung. Beide Maßnahmen wurden von den Ärzten mit der speziellen intensivmedizinischen Ausbildung häufiger angewendet [30]. Ob diese Maßnahmen oder vielmehr die bessere spezifische Ausbildung zu der Senkung der Letalität beigetragen haben, muß offen bleiben.

7. Stellenwert der Optimierung des Sauerstofftransports und der Gewebeoxygenierung

Gewebehypoxie gilt als die gemeinsame Endstrecke der pathophysiologischen Veränderungen, zu denen es im Rahmen der Entwicklung des septischen Syndroms kommt. Die Abb. 2 zeigt die Faktoren, die beim Patienten mit Sepsis zu einer Beeinträchtigung der zellulären Sauerstoffversorgung führen können. Es wird deutlich, daß es im Rahmen dieser Erkrankung nicht nur zu einem unzureichenden Sauerstofftransport zum Gewebe infolge einer Beeinträchtigung des Herzauswurfvolumens kommen kann, sondern daß es auch auf regionaler Ebene für einzelne Organe zu Mißverhältnissen zwischen regionalem Sauerstoffbedarf und regionalem Sauerstofftransport kommen kann. Eine weitere wichtige Ursache für eine unzureichende Gewebeoxygenierung besteht in den Veränderungen auf der Ebene der Mikrozirkulation, die den Gas- bzw. Substrataustausch auf Gewebeebene verschlechtern können [31–33]. Für die Kreislauftherapie bei der Sepsis bzw. beim septischen Schock bedeutet dies, daß die entsprechenden therapeutischen Maßnahmen nicht nur im Hinblick auf ihre Auswirkungen auf das Herzauswurfvolumen und damit den Sauerstofftransport berücksichtigt werden müssen, sondern daß auch die Auswirkungen auf die regionalen Kreisläufe bzw. der Ebene der Mikrozirkulation zu bedenken sind. Zwei wichtige Aspekte zur Optimierung des Herzauswurfvolumens und damit des

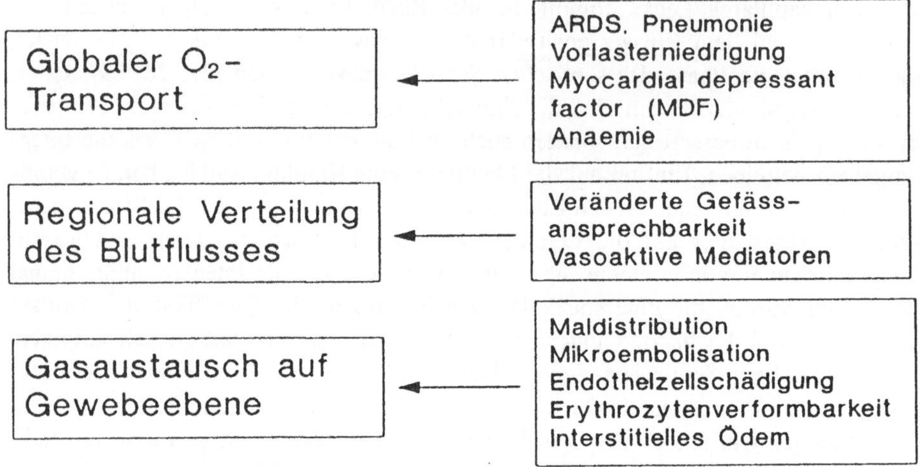

Abb. 2. Faktoren, die zu einer Beeinträchtigung der zellulären Sauerstoffversorgung bei Sepsis führen können

Sauerstofftransports, sind der adäquate Volumenersatz und die Dosierung von Katecholaminen bei diesen Patienten. Die Flüssigkeitsverluste und der intravasale Volumenmangel, zu dem es durch eine erhöhte Kapillarpermeabilität und eine ausgeprägte Vasodilatation kommt, werden meist unterschätzt. Die Abb. 3 zeigt die zusätzlichen Flüssigkeitsmengen, die bei Patienten mit Sepsis zur Aufrechterhaltung hochnormaler kardialer Füllungsdrücke nötig waren. Bereits 24 Stunden vor der endgültigen klinischen Diagnosestellung der Sepsis benötigten einzelne dieser Patienten Flüssigkeitsmengen von mehreren Litern. Ein weiteres Spezifikum in der Kreislauftherapie des septischen Schocks besteht in der verminderten Ansprechbarkeit des kardiozirkulatorischen Systems gegenüber Katecholaminen. Die Abb. 4 zeigt die individuellen Noradrenalindosierungen von Patienten, die trotz adäquaten Volumenersatzes und der Therapie mit Dobutamin keine ausreichenden arteriellen Mitteldrücke aufwiesen. Es zeigt sich, daß bei einzelnen Patienten die sonst übliche Maximaldosierung um ein Mehrfaches überschritten werden mußte, um einen arteriellen Mitteldruck um 70 mm Hg zu erzielen. Es gibt Hinweise, daß sich durch eine Optimierung des Sauerstofftransportes und der Gewebeoxygenierung die Letalität und Morbidität kritisch kranker Patienten vermindern läßt [28]. Wir konnten zeigen, daß durch das beschriebene Vorgehen mit adäquatem Volumenersatz, gefolgt vom Einsatz einer positiv inotropen Substanz und ggf. Noradrenalin in der Regel ein hyperdynamer Kreislauf erzielt werden kann, der eine wichtige Voraussekung zur Verhinderung einer Gewebehypoxie beim septischen Schock ist [33]. Inzwischen liegen sowohl tierexperimentelle als auch klinische Studien mit dopaminergen Substanzen

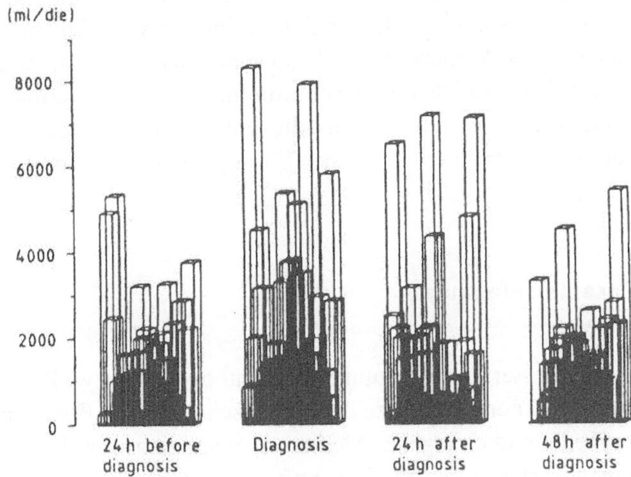

Abb. 3. Individueller Volumenbedarf von Patienten mit Sepsis 24 Stunden vor bis 48 Stunden nach Diagnosestellung. (Aus Reinhart et al. [33])

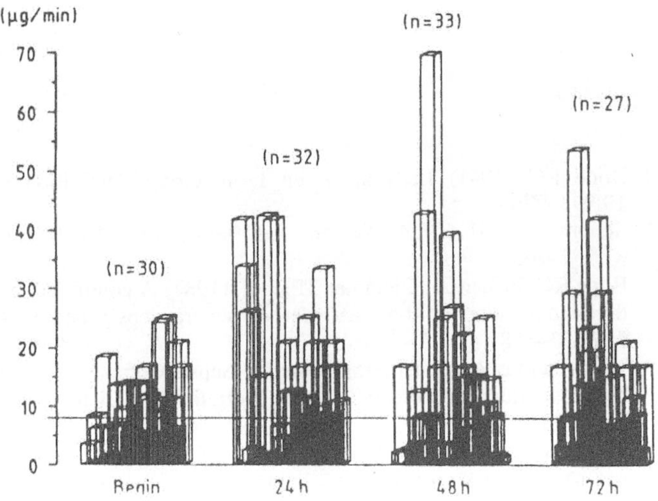

Abb. 4. Individuelle Noradrenalindosierungen bei Patienten mit septischem Schock. (Aus Reinhart et al. [33])

wie zum Beispiel Dopexamin vor, die Hinweise dafür bieten, daß es hierdurch zu einer Verbesserung der Durchblutung im Hepatico-Splanchnicusgebiet und auf der renalen Ebene kommt [34, 35]. Sowohl renales Versagen als auch das Leberversagen stellen bekanntlich prognosebestimmende Komplikationen bei der Sepsis dar, vielleicht gelingt es mit diesem adjuvanten Therapieansatz, eine mangelnde Sauerstoffversorgung in diesen kritischen Stromgebieten zu vermindern bzw. zu verhindern.

Zusammenfassung

Die verbesserten Erkenntnisse zur Pathogenese bzw. Pathophysiologie der Sepsis lassen neue Therapieansätze denkbar erscheinen, die Forschungsansätze zur Blockierung exogener und endogener Mediatorsysteme haben in den letzten Jahren explosionsartig zugenommen, klinisch einwandfrei gesichert ist bisher jedoch von diesen neuen Ansätzen wenig. Nach wie vor ist das Ensemble von Infektionsprophylaxe, Fokussuche, Herdsanierung, Antibiotikatherpie und intensivmedizinischer Maßnahmen zur Verhinderung von Gewebehypoxie und ggf. organunterstützenden Maßnahmen der einzig gesicherte Weg in der Therapie der Sepsis.

Literatur

1. Bone RC (1991) Let's agree on terminology; Definition of Sepsis. Crit Care Med 19:973–976
2. Schottmüller H (1914) Wesen und Behandlung der Sepsis. Verh Dt Ges Inn Med 31:257–265
3. Bone RC, Fisher CJ, Clemmer TP et al. (1987) A controlled clinical trial of high-dose methylprednisolone in the treatment of severe sepsis and septic shock. N Engl J Med 317:653–658
4. The Veterans Administration Systemic Sepsis Comparative Study Group (1987) Effect of highdose glucocorticoid therapy on mortality in patients with clinical signs of sepsis. N Engl J Med 317:659–664
5. Ziegler EJ, Fischer CH, Sprung CL et al. (1991) Treatment of Gram-negative bacteremia and septic shock with HA-1 A human monoclonal antibody against endotoxin. N Engl J Med 324:429–436
6. Bone RC, Fisher CJ, Clemmer TP, Slotman GJ, Metz CA, Balk RA (1989) Sepsis syndrome: a valid clinical entity. Crit Care Med 17:389–393
7. Kreger BE, Craven DE, McCabe WR (1980) Gram negative bacteremia. IV. Re-evaluation of clinical features and treatment in 612 patients. Am J Med 68:344–355
8. Shenep JL, Mogan KA (1984) Kinetics of endotoxin release during antibiotic therapy for experimental Gram-neg-active bacterial sepsis. J Infect Dis 150:380–388
9. Cannon JG, Tompkins RG, Gelfand JA, Michie HR, Stanford GG, van der Meer JWM, Endres S, Lonnemann G, Corsetti J, Chernow B, Wilmore DW, Wolff SM, Burke JF, Dinarello CA (1990) Circulating interleukin-1 and tumor necrosis factor in septic shock and experimental endotoxin fever. J Infect Dis 161:79–84

10. Brandkaeg P, Kierulf P, Gaustad P, Skulberg A, Bruun JN, Halvorsen S, Sırensen E (1989) Plasma endotoxin as a predictor of multiple organ failure and death in systemic meningococcal disease. J Infect Dis 159:195–204
11. Jacob L (1909) Über Allgemeininfektion durch Bacterium Coli Commune. Deutsch Archiv Klin Med 97:303–347
12. Bayston KF, Cohen J (1990) Bacterial endotoxin and current concepts in the diagnosis and treatment of endotoxaemia. J Med Microbiol 31:73–83
13. McCabe WR, Kreger BE, Johns M (1972) Type-specific and cross-reactive antibodies in gram-negative bacteremia. N Engl J Med 287:261–267
14. Ziegler EJ, McCutchan JA, Fierer J, Glauser MP, Sadoff JC, Douglas H, Braude Al (1982) Treatment of gram-negative bacteremia and shock with human antiserum to a mutant Escherichia coli. N Engl J Med 307:1225–1230
15. Baumgartner J-D, Glauser MP, McCutchan JA, Ziegler EJ, van Melle G, Klauber MR, Vogt M, Muehlen E, Luethy R, Chiolero R, Geroulanos S (1985) Prevention of gramnegative shock and death in surgical patients by antibody to endotoxin core glycolipid. Lancet 11:59–63
16. Greenman RL, Schein RMH, Martin MA et al. (1991) A controlled clinical trial of E5 murine monoclonal IgM antibody to endotoxin in the treatment of gram-negative sepsis. JAMA 266:1097–1102
17. Warren HS, Danner RL, Munford RS (1992) Antiendotoxin monoclonal antibodies. N Engl J Med 326:1153–1156
18. Berkman SA, Lee M, Tale RP (1990) Clinical of intravenous Immunglobulins. Ann Intern Med 112:279–292
19. Dominioni L, Dionigi R, Zanello M, et al. (1991) Effect of high-dose IgG on survival of surgical patients with sepsis scores of 20 or greater. Arch Surg 126:236–240
20. Schedel 1, Dreikhausen U, Nentwig B et al. (1991) Treatment of gram-negative septic shock with an immunglobulin preparation: A prospective, randomized clinical trial. Crit Care Med 19:1104–1113
21. Hinshaw LB, Emerson TE (1991) Significance of tumor necrosis factor in sepsis: progress in anti-TNF antibody therapy. Intens Crit Care Dig 10:7–9
22. Exley AR, Cohen J, Buurman W, Owen R, Hanson G, Lumley J, Aulakh JM, Bodmer M, Riddell A, Stephens S, Perry M (1990) Monoclonal antibody to TNF in severe septic shock. Lancet 1335:1275–1277
23. Danner RL, Joiner KA, Parrillo JE (1987) Inhibition of endotoxin-induced priming of human neutrophils by lipid X and 3-aza-lipid X. J Clin Invest 80:605–612
24. Morrison DC, Silverstein R, Bright SW, Chen T-Y, Flebbe LM, Lei M-G (1990) Monoclonal antibody to mouse lipopolysaccharide receptor protects mice against the lethal effects of endotoxin. J Infect Dis 162:1063–1068
25. Engelmann H, Aderka D, Rubinstein M, Rotman D, Wallach D (1989) A tumor necrosis factor-binding protein purified to homogeneity from human urine protects cells from tumor necrosis factor toxicity. J Biol Chem 264:11974–11980
26. Ohlsson K, Björk P, Bergenfeldt M, Hageman R, Thompson RC (1990) Interleukin-1 receptor antagonist reduces mortality from endotoxin shock. Nature 348:550–552
27. Parrillo JE, Parker MM, Natanson C et al (1990) Septic shock in humans: Advances in the understanding of pathogenesis, cardiovascular dysfunction, and therapy. Ann Intern Med 113:227–242
28. Parker MM, Parrillo JE (1983) Septic Shock Hemodynamics and pathogenesis. JAMA 250:3324–3331
29. Shoemaker WC, Appel PL, Kram HB, Waxman K, Lee T-S (1988) Prospective trial of supranormal values of survivors as therapeutic goals in high risk surgical patients. Chest 94:1176–1186
30. Reynolds HN, Haupt MT, Thill-Baharozian MC et al. (1988) Impact of critical care physician staffing on patients with septic shock in a university hospital medical intensive care unit. JAMA 260:3446–3450

31. Reinhart K (1989) Monitoring of O_2 transport and tissue oxygenation in critically ill patients. In: Reinhart K, Eyrich K (eds) Clinical aspects O_2 transport and tissue oxygenation. Springer, Berlin Heidelberg New York, pp 195–211
32. Reinhart K, Bloos F, König L, Hannemman L, Kuss B (1989) Oxygen transport and muscle tissue oxygenation in hyperdynamic septic shock. Anesthesiology 71:A379
33. Reinhart K, Hannemann L, Kuss B (1990) Optimal levels of °2 delivery in the critically ill. Intens Care Med 16: (Suppl 2) 149–155
34. Leier CV (1988) Regional blood flow responses to vasodilators and inotropes in congestive heart failure. Am J Cardiol 62:86–93
35. Cain SM, Curtis SE (1991) Systemic and regional oxygen uptake and delivery and lactate flux in endotoxic dogs infused with Dopexamine. Crit Care Med 19:1552–1560

Intensivmedizin II – Teil 2

Vorsitz: K. Reinhart, Berlin; H.-J. Oestern, Celle; 0. Trentz, Zürich

Stellenwert der Hämofiltration in der Intensivtherapie des Schwerverletzten

D. Inthorn, München

(Manuskript nicht eingegangen)

Stellenwert der BAL (bronchoalveoläre Lavage) beim Thoraxtrauma und spezielle Indikationen zur Surfactant-Anwendung

U. Obertacke, K. P. Schmit-Neuerburg, H. Redl[1], K. Dresing, W. Strohmaier[1] und G. Schlag

Abteilung für Unfallchirurgie, Universitätsklinikum, Hufelandstr. 55, D-45147 Essen, Bundesrepublik Deutschland
[1] Ludwig-Boltzmann-Institut für experimentelle klinische Traumatologie, Wien, Österreich

Einleitung/Problemstellung

Die Lungenkontusion ist definiert als eine Lungenparenchymverletzung nach stumpfem Thoraxtrauma. Sie ist oftmals nicht mit einem Thoraxwand-Trauma vergesellschaftet, und auch in ihrer Pathophysiologie eindeutig von letzterem abzugrenzen. Die Lungenkontusion ist, gerade im Zusammenwirken mit stammnahen Extremitätenfrakturen, als Begleitverletzung im Rahmen eines Polytrauma ein maßgeblicher Trigger eines Multiorganversagens. Da die einzig bislang bekannt effektive Therapie die möglichst frühzeitige kontrollierte Beatmung ist, kommt der Frühdiagnostik der Lungenkontusion nach Mehrfachverletzung ein hoher Stellenwert zu. Hier ergibt sich allerdings das Problem, daß diese Verletzung oftmals primär nicht eindeutig diagnostiziert werden kann, da sie sowohl in ihren röntgenmorphologischen Auswirkungen, wie hinsichtlich der Gasaustauschfunktion der Lunge zunächst stumm sein kann und erst im weiteren dann einen progredienten Verlauf bis zur 24.–36. Stunde nach Trauma nimmt. Nicht selten ist die definitive Diagnose der Lungenkontusion erst

Hefte zu der Unfallchirurg, Heft 232
K. E. Rehm (Hrsg.)

nach seriellen Thorax-Röntgenübersichtsaufnahmen und Blutgasanalysen zu stellen. Forschungsrelevant ist somit zum einen die Entwicklung einer Methode zur möglichst exakten Frühdiagnostik der Lungenkontusion, sowie zum anderen die Gewinnung weiterer Erkenntnisse zur bislang bekannten Pathophysiologie der Lungenkontusion [6, 10]. Da hierzu direkt gewonnene Befunde aus dem Zielorgan nützlich erschienen, wurde die Methode der bronchoalveolären Lavage (BAL) für die dargelegten Forschungsarbeiten ausgewählt.

Methode

1. Klinische Studie

Die klinischen Untersuchungen umfaßten Patienten mit homolateraler Lungenkontusion. BAL-Abnahmen wurden gemäß Protokoll zunächst innerhalb der ersten 12 Stunden durchgeführt, mindestens eine weitere Abnahme 24 Stunden später.

2. Experimentelle Studie

Die experimentellen Untersuchungen erfolgten am akuten Modell der artefiziellen Lungenkontusion am Schwein. Die isolierte Verletzung wurde in Allgemeinanästhesie mittels eines modifizierten Bolzenschußapparates angelegt. BAL-Untersuchungen erfolgten 30 Minuten und 8 Stunden nach der Verletzung .

3. BAL-Technik

Die Methode der BAL beruht auf dem Ausspülen eines durch ein flexibles Bronchoskop okkludierten Lungensegments [9]. Die rückgewonnene Spülflüssigkeit enthält mit den Zellen, Proteinen, Entzündungsmediatoren und dem alveolären Surfactant Bestandteile, die inflammatorische Reaktionen im alveolären und interstitiellen Kompartiment der Lunge widerspiegeln, bzw. für die Aufrechterhaltung der Oberflächen-Spannungsverhältnisse während der Atemzyklen notwendig sind. Die BAL-Abnahmen erfolgten immer parallel, mit jeweils 60 ml (experimentell) bzw. 100 ml (klinisch) Spülflüssigkeit, in einem lungenkontusionierten Segment sowie in einem Segment der unverletzten kontralateralen Lungenseite.

Die Untersuchung erfolgt beim beatmeten Patienten nach stumpfem Thoraxtrauma unter Vertiefung der bestehenden Analgosedierung unter strikter Aufrechterhaltung des Atemminutenvolumens am Respirator.

Die ersten BAL-Untersuchungen beim Thoraxtrauma und im progressiven Lungenversagen gehen auf den Beginn der 80er Jahre zurück [5, 8]. Die Methode ist fest etabliert und gefahrlos bei beatmeten, kritisch kranken Patienten anzuwenden [3].

4. Zielgrößen

Die Untersuchungen zielten zum einen auf Veränderungen der pulmonalen mikrovaskulären Permeabilität für Albumin, die nach beschriebener Methodik [7] mit Hilfe von Urea (Harnstoff) als interner Marker errechnet wurde; zum anderen zielten sie auf Veränderungen der biophysikalischen Surfactant-Funktion, die über Veränderungen der Oberflächenspannungs-verändernden Eigenschaften auf der Wilhelmy-Waage [11, 12] gemessen wurde.

Ergebnisse

Die aus den BAL-Abnahmen gewonnenen Daten zeigen zunächst eine Erhöhung der pulmonalen mikrovaskulären Permeabilität für Albumin in den experimentell kontusionierten Lungenabschnitten bereits nach 30 Minuten (Abb. 1). Diese Permeabilitätserhöhung ist in den nächsten 8 Stunden progredient. Die kontralaterale Lunge zeigt zunächst keine solche Permeabilitätserhöhung, nach 8 Stunden ist sie jedoch auch dort nachweisbar. Die klinischen Daten (Abb. 2) zeigen diese Permeabilitätserhöhung in den kontusionierten Lungenabschnitten ebenfalls mit progredientem Verlauf. In deutlich niedrigerer Höhe, jedoch ebenfalls progredient verlaufend, ist sie aber auch auf der kontralateralen, primär unverletzten Gegenseite zu den genannten Meßzeitpunkten bis zur 36. Stunde nach Trauma nachzuweisen.

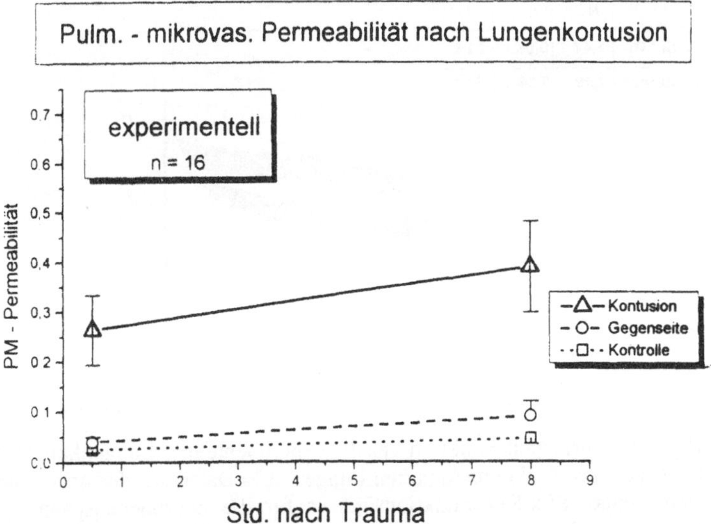

Abb. 1. Experimentelle Studie (Lungenkontusion am Schwein): Pulmonal mikrovaskuläre Permeabilität für Albumin. Die Daten zeigen eine nach 30 Minuten bereits erkennbare gesteigerte Permeabilität in der kontusionierten Lungenseite mit weiterer Progredienz. Die primär unverletzte kontralaterale Gegenseite zeigt zum frühen Zeitpunkt noch einen Normalwert, steigt jedoch bis zur 8. Stunde nach experimentellem Trauma in den pathologischen Bereich

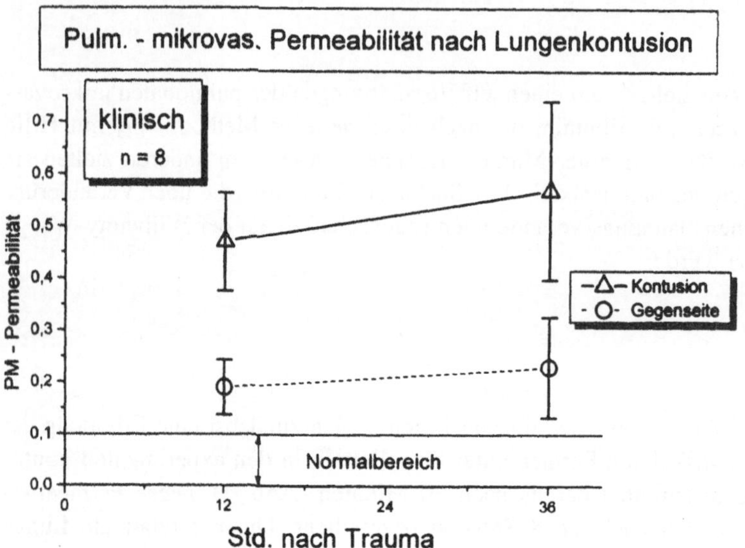

Abb. 2. Klinische Studie: Pulmonal mikrovaskuläre Permeabilität für Albumin: Zum Zeitpunkt der 12. Stunde nach Lungenkontusion zeigt die verletzte Lungenseite eine danach auch weiterhin progrediente Permeabilitätserhöhung. Wesentlich reduziert, jedoch gleichsinnig reagiert auch die primär unverletzte, kontralaterale Lungenseite. Der Normalwert wird auch hier bereits zur 12. Stunde überschritten

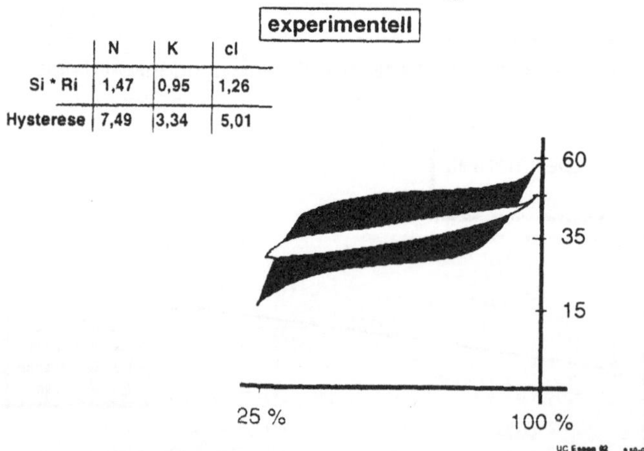

	N	K	cl
Si * Ri	1,47	0,95	1,26
Hysterese	7,49	3,34	5,01

Abb. 3. Surfactant-Funktion nach experimenteller Lungenkontusion (N = Normalwerte, K = Daten aus der kontusionierten Lunge, CL = Daten aus der primär unverletzten, kontralateralen Lunge, SI x RI = Funktionsindices für die oberflächenspannungsverändernden Eigenschaften des Surfactant auf der Wilhelmy-Waage, Hysterese = Fläche innerhalb der durchlaufenden Hysteresekurve bei Kompression und Dekompression des Surfactant auf der Wilhelmy-Waage. X-Achse: Oberflächenkompression in %; Y-Achse: Oberflächenspannung [dyn/cm]. Die schwarze Fläche im Hintergrund dokumentiert den normalen Verlauf der Hysteresekurve eines physiologischen Surfactant beim Versuchstier, die weiße Fläche im Vordergrund wird von der Hysteresekurve des nach Lungenkontusion inhibierten Surfactant repräsentiert

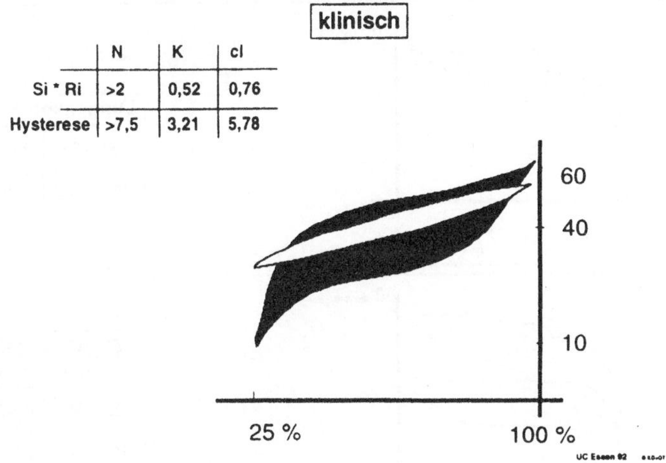

Abb. 4. Surfactant-Funktion nach klinischer Lungenkontusion (N = Normalwerte, K = Daten aus der kontusionierten Lunge, CL = Daten aus der primär unverletzten, kontralateralen Lunge, SI x RI = Funktionsindices für die oberflächenspannungsverändernden Eigenschaften des Surfactant auf der Wilhelmy-Waage, Hysterese = Fläche innerhalb der durchlaufenden Hysteresekurve bei Kompression und Dekompression des Surfactant auf der Wilhelmy-Waage. X-Achse: Oberflächenkompression in %; Y-Achse: Oberflächenspannung [dyn/cm]. Die schwarze Fläche im Hintergrund dokumentiert den normalen Verlauf der Hysteresekurve eines physiologischen Surfactant beim Patienten, die weiße Fläche im Vordergrund wird von der Hysteresekurve des nach Lungenkontusion inhibierten Surfactant repräsentiert

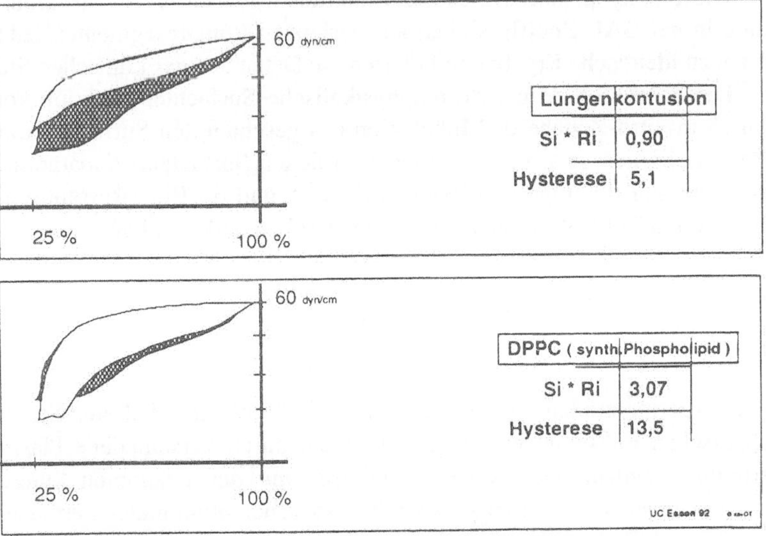

Abb. 5. In-vitro-Surfactant-Replacement durch Zugabe von synthetischem Phospholipid zum durch experimentelle Lungenkontusion inhibierten Surfactant. Im oberen Kasten (weiß) die Hysteresefläche eines inhibierten Surfactant (im Hintergrund schraffiert eine Normalkurve), im unteren Kasten wird die dokumentierte Verbesserung der biophysikalischen Funktion des Surfactant durch in-vitro-Zugabe und Inkubation mit der artefiziellen Präparation dokumentiert

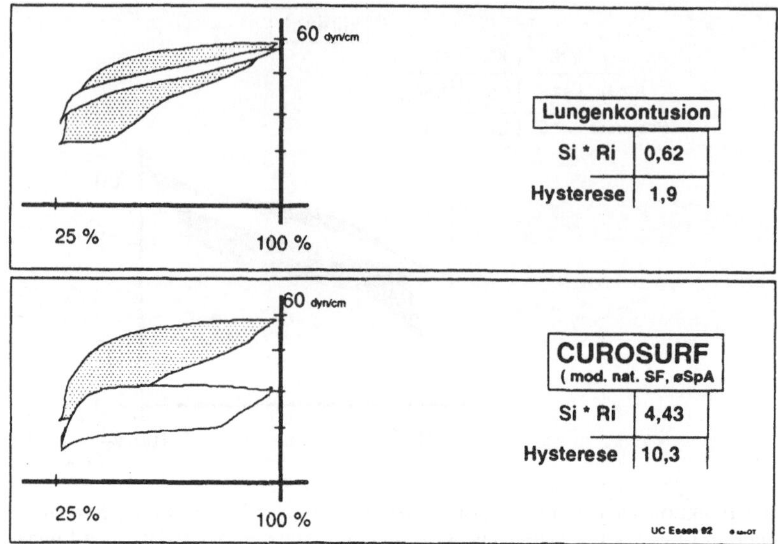

Abb. 6. In-vitro-Surfactant-Replacement durch Zugabe von modifiziertem natürlichen Surfactant zum durch experimentelle Lungenkontusion inhibierten Surfactant. Im oberen Kasten (weiß) die Hysteresefläche eines inhibierten Surfactant (im Hintergrund schraffiert eine Normalkurve), im unteren Kasten wird die dokumentierte Verbesserung der biophysikalischen Funktion des Surfactant durch in-vitro-Zugabe und Inkubation mit der artefiziellen Präparation dokumentiert

Die biophysikalische Surfactantfunktion war nach experimenteller Lungenkontusion in der BAL-Spülflüssigkeit aus verletzten Lungensegmenten reduziert (Abb. 3). Nahezu identische Ergebnisse lieferten die Daten aus der klinischen Studie (Abb. 4).

Diese deutlich reduzierte biophysikalische Surfactant-Funktion konnte allerdings durch in-vitro-Zugabe und Inkubation des geschädigten Surfactant mit synthetischen Phospholipiden bzw. modifizierten natürlichen Surfactant-Präparationen in bestimmtem Umfang rekompensiert werden (Abb. 5 und 6). Eine Restitutio ad integrum der biophysikalischen Surfactant-Funktionen gelang jedoch nicht.

Diskussion

Aus experimentellen Untersuchungen [11] ist bekannt, daß eine Störung der biophysikalischen Funktion des Lungensurfactant durch verschiedene Plasmaproteine, u.a. Albumin, eintritt. Dies korreliert klinisch mit den bekannten Lungenfunktionseinschränkungen bei Erkrankungen mit erwiesener pulmonaler Permeabilitätserhöhung für Serumproteine. Zugrundeliegende Hypothese der Untersuchung war, daß sowohl die klinisch bekannte Progredienz der Lungengasaustausch-Störungen nach Lungenkontusion wie auch die hohe Inzidenz des progressiven Lungenversagens (im Rahmen des Multiorganversagens) nach Lungenkontusion durch die alveoläre Albumin-Surfactant-Interaktion erklärt werden. Tatsächlich ist die biophysikalische Surfactant-

Funktion in den lungenkontusionierten, aber auch (in geringerer Ausprägung und zeitlich verzögert) in der kontralateralen, primär nicht geschädigten Lunge, meßbar vermindert. Diese Funktionsverminderung ist durch in-vitro-Zugabe von artefiziellen Surfactant-Präparationen begrenzt rekompensierbar. Die gewonnenen Ergebnisse sprechen insgesamt für die mögliche Wirkung eines Surfactant-Replacement nach Lungenkontusion [2].

Surfactant-Replacement

In einer kritischen klinischen Situation mit gravierenden pulmonalen Gasaustauschstörungen bei einem 4jährigen Mädchen nach Absturztrauma (> 20 m) mit beidseitiger schwerster Lungenkontusion (Abb. 7) wurde der Versuch einer Verbesserung der pulmonalen Situation (FiO_2 0,55, PEEP 15 mm Hg, inspiratorischer Beatmungsdruck 48 mm Hg) durch Surfactant-Replacement unternommen [1]. Aufgrund experimenteller Daten [4] wurden insgesamt 130 mg kg/KG in einer modifizierten natürlichen Surfactant-Präparation (Alveofact®, Fa. Thomae) appliziert. Es konnte unmittelbar nach der ersten Surfactant-Applikation bereits eine deutlich verbesserte Gasaustausch-Funktion der Lunge festgestellt werden (Abb. 8), die sich im weiteren zwar stabilisieren, aber durch weitere Gabe von Surfactant nicht nochmals verbessern ließ. Insgesamt konnte der klinische Zustand stabilisiert werden, die hohen inspiratori-

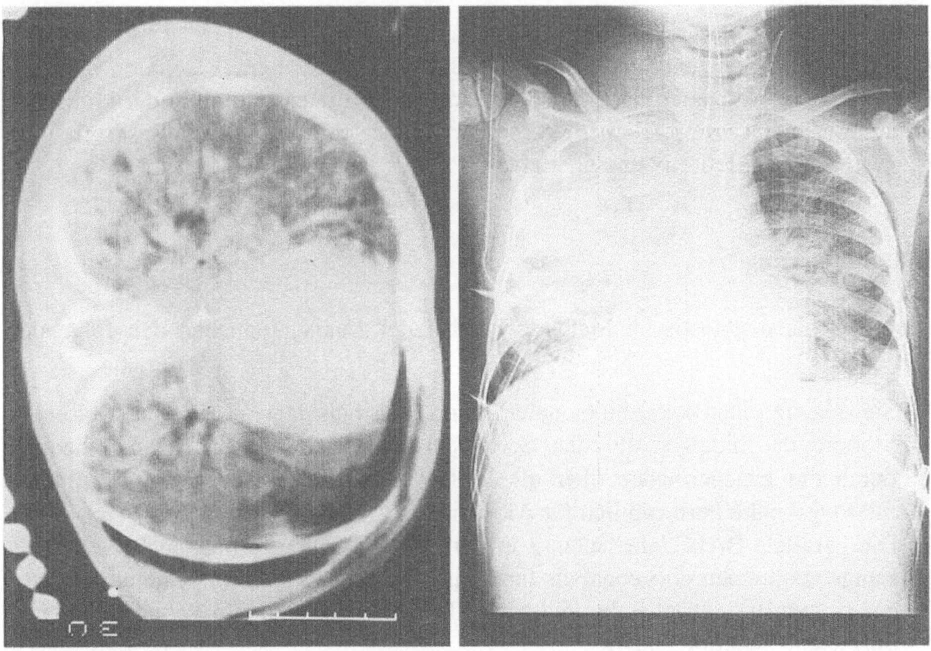

Abb. 7. A.p. Röntgenaufnahme und Computertomogramm des Thorax mit beidseitiger schwerster Lungenkontusion 10 Stunden nach Trauma (Absturz). Zusatzverletzungen: Pneumothorax links, Rippenfrakturen 2 und 3 links, Milzruptur, retroperitoneales Hämatom

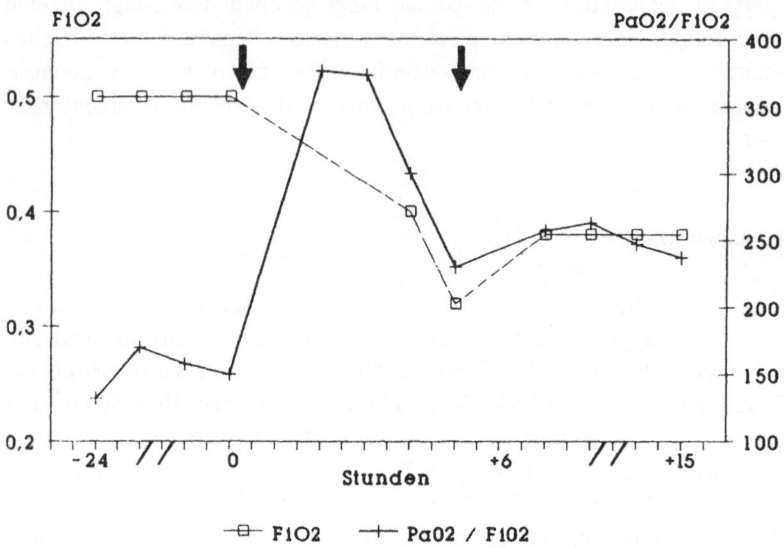

Abb. 8. Verlauf des Oxigenierungsindices nach Horowitz (PaO_2/FiO_2) und des inspiratorischen Sauerstoffanteils (FiO_2) vor und nach Applikation des Surfactant. Die zweite Applikation, die aufgrund theoretischer Erwägungen nach experimentellen Daten durchgeführt wurde, ergab nurmehr eine minimale Verbesserung der Gasaustauschfunktion der Lunge (Pfeile: Surfactant-Gabe)

schen Sauerstoffkonzentrationen und der Beatmungsspitzendruck konnten reduziert werden. Diese Verbesserungen der pulmonalen Funktionen führten in der klinischen Situation zu einer wesentlichen Verbreiterung der therapeutischen Reserven. Das Kind erholte sich definitiv und überlebte.

Schlußfolgerung

Die BAL als diagnostische Methode hat bei der Lungenkontusion den folgenden Stellenwert:

1. Sie erkennt einen lokal-pulmonalen komplexen Schaden mit richtungsweisender Störung der biophysikalischen Surfactant-Funktion, unter Umständen bedingt durch die gleichermaßen über die BAL-Untersuchung nachweisbare pulmonal mikrovaskuläre Permeabilität für Albumin.
2. Die parallele BAL-Untersuchung in der kontralateralen, primär nicht verletzten Lunge zeigt einen dort ebenfalls innerhalb von 8 Stunden nach Trauma progredient (sekundär) entstehenden Schaden, der ebenfalls Albumin-Permeabilität und Surfactant-Funktion betrifft.
3. Die früh erkennbaren o.g. Veränderungen machen die Methode der BAL nützlich zur Frühdiagnostik sowie als Monitor des Verlaufes nach Lungenkontusion.

4. Die aus den BAL-Daten gewonnenen klinischen und experimentellen Ergebnisse stützen die Rationale für ein Surfactant-Replacement bei schwerer Lungenkontusion.
5. Der Zeitpunkt für eine solchermaßen indizierte Surfactant-Therapie (sowie auch andere Therapieoptionen) nach Lungenkontusion kann ebenfalls anhand von gewonnenen BAL-Daten bestimmt werden, und der Erfolg der Therapie kann überwacht werden.

Die flexible Bronchoskopie ist ohnehin in der chirurgischen Intensivmedizin fest etabliert. Sie dient im allgemeinen posttraumatisch der Inspektion des Bronchialbaumes hinsichtlich weiterer Verletzungen, im weiteren Verlauf dann zur Feststellung von Sekretanreicherungen und entsprechender Behandlung. Die bronchoalveoläre Lavage (BAL) ist eine erweiterte Möglichkeit der diagnostischen Bronchoskopie im Rahmen der Intensivmedizin. Über den o.g. Stellenwert hinaus sind aber auch weitere zukünftige Entwicklungen zu erwarten: Molekularbiologische und immunhistochemische Methoden werden es möglich machen, intrazelluläre Reaktionen mittels BAL gewonnener Alveolarzellen im Schock und in der Wendephase zum Organversagen zu beschreiben und zu quantifizieren.

Literatur

1. Bardenheuer M, Dresing K, Obertacke U (1993) Komplizierter Verlauf nach Lungenkontusion beim Kind – Ist die Surfactantgabe angezeigt? Zbl Kinderchir (im Druck)
2. Enhorning G. (1989) Surfactant-replacement in adult respiratory distress syndrome. Am Rev Resp Dis 140:281–283
3. Hertz ML, Woodward ME, Gross CR, Sward M, Marcy TW, Bitterman PB (1991) Safety of bronchoalveolar lavage in the critical ill, mechanically ventilated patient. Crit Care Med.1 9:1526–1532
4. Lachmann B (1989) Animal models and clinical pilot-studies of surfactant-replacement in adult respiratory distress syndrome. Europ Respir J 2, Suppl 3:89-103
5. Lee CT, Fine AM, Lippmann M, Holtzman H, Kimble P, Weinbaum G. (1981) Elastolytic activity in pulmonary lavage fluid from patients with adult respiratory distress syndrome. N Engl J Med 304:192–196
6. Obertacke U, Joka Th, Jochum M, Kreuzfelder E, Schönfeld W, Kirschfink M (1991) Posttraumatische alveoläre Veränderungen nach Lungenkontusion. Unfallchirurg 94:134–138
7. Obertacke U, Joka Th, Kreuzfelder E (1991) Alveolo-kapilläre Albumindurchlässigkeit nach Polytrauma. Monitoring durch bronchoalveoläre Lavage. Pneumologie 45:610–615
8. Petty TL, Reiss OK, Paul GW, Silvers GW, Elkins ND (1977) Characteristics of pulmonary surfactant in adult respiratory distress syndrome associated with trauma and shock. Am Rev Resp Dis 115:531–536
9. Reynolds HY, Newball HH (1974) Analysis of proteins in respiratory cells obtained from human lungs by bronchial lavage. J Lab Clin Med 84:559–573
10. Schlag G, Redl H, Buchinger W, Dinges HP (1992) Pathophysiologie der Lungenkontusion. H Unfallheilkde 223:13–19
11. Seeger W, Stöhr G, Wolff HRD, Neuhoff H (1985) Alteration of surfactant function due to protein leakage: Special interaction with fibrin monomer. J Appl Physiol 58:326–338
12. Strohmaier W, Redl H, Schlag G (1990) Studies of the potential role of a semisynthetic surfactant preparation in an experimental aspiration trauma in rabbits. Exp Lung Res 16:101–110

Enterale Frühernährung beim Schwerverletzten

R. Stocker, Zürich

(Manuskript nicht eingegangen)

Immunologisches Monitoring beim schweren Trauma

W. Ertel, München

(Manuskript nicht eingegangen)

Biologische Osteosynthese

Vorsitz: S. Perren, Davos; R. Ganz, Bern

Einleitung – Grundlagen

R. Ganz, Bern

(Manuskript nicht eingegangen)

Flexible/Rigide Fixation. Flexible Indikation?

S. Perren, Davos

(Manuskript nicht eingegangen)

Die Dehnungstheorie als Erklärungsgrundlage des Erfolges der biologischen Osteosynthese

R. Hente, E. J. Cheal und S. M. Perren

Abteilung Unfallchirurgie,Universitätsklinikum, Franz-Joseph-Strauß-Allee 1, D-93053 Regensburg, Bundesrepublik Deutschland

Problem

Aus klinischen und experimentellen Untersuchungen über die indirekte Frakturheilung ist eine hohe Abhängigkeit zwischen dem Grad der Instabilität der Frakturstabilisierung und der Menge des auftretenden Frakturkallus bekannt. Die Entwicklung einer Pseudarthrose unter einer offensichtlich intakten biologischen Reaktion kann auf der Basis von zu hoher Instabilität und Belastung erklärt werden, die nicht durch die Kallusformation kompensiert werden kann. Der kritische Parameter für die Differenzierung des Frakturkallus ist eher die relative Deformation (Dehnung) der Gewebselemente als die Gesamtdeformierung (Instabilität). Um den Einfluß unterschiedlicher mechanischer Dehnungen auf die Gewebereaktion zu untersuchen, wurde ein experi-

Hefte zu der Unfallchirurg, Heft 232
K. E. Rehm (Hrsg.)

mentelles Versuchsmodell entwickelt, in dem eine exakt bestimmbare Dehnung im Frakturspalt kontrolliert appliziert werden konnte.

Methode

An 14 Schafen wurde eine partielle Keilosteotomie an der Tibiadiaphyse durchgeführt und mit einem speziellen Fixateur externe stabilisiert. Der Knochenkeil wurde an einer speziellen Platte fixiert und so weit angehoben, daß ein uniformer Knochenspalt von 2 mm entstand. Über einen pneumatischen Zylinder wurde dann eine kontrollierte Kippbewegung um die Spitze des Fragmentes ausgeübt, wodurch sich eine linear zunehmende Relativbewegung des Frakturspaltes von 0% an der Fragmentspitze bis 90% an der periostalen Seite ergab. In vier „aktiven“ Gruppen zu je 3 Schafen wurde eine Spaltbewegung von 10 respektive 10.000 Zyklen, kontinuierlich verteilt über 24 h appliziert. Je zwei der Gruppen hatten eine Versuchsdauer von 3 und 5 Wochen. Die Kontrollgruppen erhielten während 3 und 5 Wochen einen identischen Versuchsaufbau, jedoch ohne zyklische Bewegung des Fragmentes. Vor der Sakrifizierung erfolgte eine Gefäßdarstellung mit einer Tuschefärbung über die A. femoralis. Nach Explantation wurden die Knochen histologisch in einer Ebene exakt senkrecht zum Frakturspalt unter Definition der entsprechenden Relativbewegung des Frakturspaltes angefertigt. Die 70 µ-Schnitte wurden anschließend in einem Bildverarbeitungssystem bezüglich Knochenneubildung und Vaskularität (Anzahl der Gefäße) ausgewertet.

Resultate

Im Frakturspalt begann die Knochenbildung immer in der Region mit geringster Relativbewegung der Fragmentenden. Mit zunehmender Bewegung nahm die Menge des kalzifizierten Knochens kontinuierlich ab. Oberhalb von 30% war in keiner der beiden Gruppen eine Knochenbildung mehr festzustellen. Die Knochenneubildung in den 10-Zyklen Gruppen war bis zu einer relativen Spaltbewegung von 20% immer signifikant größer ($p < 0.01$) als in der 10.000-Zyklen Gruppe. Periostal war mit zunehmender Fragmentbewegung eine vermehrte Kallusbildung in der 10-Zyklen Gruppe zu verzeichnen. Eine periostale Überbrückung der Fraktur fand sich jedoch nur unterhalb von 10%. In der 10.000-Zyklen Gruppe fand sich in allen Bereichen nur eine minimale periostale Knochenneubildung ohne Überbrückung der Fraktur. In der Referenzgruppe war eine minimale Knochenneubildung, gleichmäßig über den Frakturspalt verteilt, zu verzeichnen. In einem Bereich von 20–60% relativer Spaltbewegung trat die größte Oberflächenresorption der Kortikalis in der 10-Zyklen Gruppe auf, während sowohl in dem Bereich geringer als auch großer Fragmentbewegungen eine geringe Resorption auftrat. Entsprechend diesem Muster fand sich auch eine vermehrte Vaskularisierung des Frakturspaltes. In den 10.000-Zyklen Gruppen war die Resorption geringer, oberhalb von 40% Relativbewegung war praktisch keine Vaskularität mehr zu beobachten.

Schlußfolgerungen

Die vorliegenden Ergebnisse zeigen, daß es bei der indirekten Heilung unter Spaltbedingungen bereits unter 10 zyklischen Bewegungen pro Tag zu einer ausreichenden Kallusstimulation kommt. Sehr hohe Anzahlen von zyklischen Belastungen scheinen eher die Frakturheilung zu stören. Die fehlende Knochenbildung im Frakturspalt oberhalb von 30%, die periostale Überbrückung der Fraktur unterhalb von 10% und die dominierende Resorption und Vaskularität im Bereich von 20–50% Spaltbewegung deuten auf eine geringe Dehnungstoleranz des Frakturgewebes hin. Eine geringe Dehnung mit einer geringen Anzahl von Zyklen scheint somit eine günstige mechanische Voraussetzung für die Frakturheilung zu sein.

Aspekte der Blutversorgung, Heilung des Knochens

B. A. Rahn

AO-Forschungsinstitut, Clavadelerstraße, CH-7270 Davos, Schweiz

Durch das Frakturtrauma wird die Zirkulation im gesamten Frakturbereich kompromittiert. In der Kompakta sind die Fragmentenden je nach Frakturkonfiguration auf eine Distanz von mehreren Millimetern ohne Durchblutung. Dies kann dadurch zustandekommen, daß das unterbrochene Gefäß auf eine bestimmte Strecke durch die Gerinnungsmechanismen verschlossen wird. Eine operative Behandlung mit Platten, Schrauben oder Marknägeln führt zu einer mechanisch stabilen Versorgung der Fraktur und bietet damit die bekannten Vorteile. Es sind aber auch negative Aspekte in Kauf zu nehmen, die durch die Vorteile zumindest ausgeglichen werden müssen: Die chirurgische Exposition bewirkt zusätzliche Gefäßunterbrüche, das Anbringen der Implantate am Knochen bedeutet einen weiteren Konflikt mit den Zirkulationsverhältnissen. Schon um ein Bohrloch ist unter ungünstigen Verhältnissen eine 2 mm-Zone ohne Durchblutung, unter Platten und um Marknägel sind deutliche Zonen mit Zirkulationsunterbrüchen zu beobachten. In den Weichteilen zeigt sich im allgemeinen eine rasche Erholung der Zirkulation, auch in der Spongiosa geschieht der Wiederanschluss innerhalb weniger Wochen. In der Kompakta ist die Gefäßregeneration schwieriger, weil der Zugang anfänglich auf das intrakortikale Kanalsystem im mineralisierten Gewebe begrenzt ist. Der Umbau setzt eine funktionierende Zirkulation voraus, er beginnt daher an der Durchblutungsgrenze. Die Rekanalisierung, vergleichbar mit der Organisation eines Thrombus, wird gefolgt von einem inneren Umbau, der anlehnt an die ursprünglichen Kanalstrukturen. Die perikanalikuläre Resorption zeigt ein unterschiedliches Ausmaß: Man findet Teilresorption mit anschließendem Austapezieren des Kanals durch neuen Knochen, Ausbohren auf durchschnittliche Osteongröße oder Aufweiten bis zu großen, konfluierenden intrakortikalen Laku-

Hefte zu der Unfallchirurg, Heft 232
K. E. Rehm (Hrsg.)

nen. Gleichzeitig findet eine oberflächliche Resorption der nicht durchbluteten Anteile statt. Die Resorptionsvorgänge können bereits unter aseptischen Bedingungen, viel ausgeprägter aber beim Infekt, zu einer Sequesterbildung führen. Bei größeren zirkulationsgestörten Zonen ist auch mit einer längeren Dauer des „Revitalisierungsvorgangs" zu rechnen. Die vollständige Rekonstitution der Kortikalisstruktur wird damit hinausgezögert und es dauert länger bis zur vollen Belastbarkeit. Es besteht daher ein Interesse, die Durchblutungsstörung möglichst gering zu halten. Bei der Fraktur bestehen nur geringe Möglichkeiten der positiven Beeinflussung, hingegen bietet die Behandlung noch ein großes Potential für Verbesserungen. Sowohl beim Marknagel wie bei den Platten kann ein verbessertes Implantatdesign zu zirkulationsschonenderen Operationstechniken wie auch zu einer Reduktion der durch das Implantat direkt am Knochen bewirkten Schäden führen.

Biologische Implantate

R. Frigg, Davos

(Manuskript nicht eingegangen)

Weichteilerhaltung

R. Hertel

Klinik für Orthopädische Chirurgie Universität Bern, Inselspital, Freiburgstr. 18,
CH-3010 Bern, Schweiz

Jede Fraktur geht mit einer mehr oder weniger ausgedehnten Weichteilverletzung einher. Besonders häufig handelt es sich dabei um Quetsch- und/oder Ablederungskomponenten. Unsachgemäße Behandlung, insbesondere das fehlende Erkennen des wahren Verletzungsmusters, kann zu einer sekundären, zusätzlichen Kompromittierung der Weichteile und des Skelettes bis hin zur Gewebsnekrose führen. Als Paradebeispiel dient das Kompartmentsyndrom, welches bei frühzeitiger Erkennung durch äußerst einfache Maßnahmen behandelt werden kann. Bei der Beurteilung des Gesamtschadens sind offene und geschlossene Frakturen gleichzusetzen. Frühes Debridement von ischämischem Gewebe dient der Erhaltung einer unter Umständen noch knapp perfundierten Peripherie. Beim Aufstellen des Therapieplanes müssen folgende Aspekte beachtet werden:

Allgemeine Faktoren (AZ, Schock, etc.), Möglichkeiten zur Revaskularisation von ischämischem Gewebe, Entlastungsschnitte, nicht zusätzlich devaskularisierende Zugangswege, adäquates Debridement, mögliche Stabilisationsverfahren (primär/sekundär), mögliche Rekonstruktionsverfahren (primär/sekundär).

Besondere Vorsicht ist bei der Wahl des Stabilisationsverfahrens geboten. Die Konzepte der biologischen Osteosynthese sollten voll angewendet werden. Kombina-

Hefte zu der Unfallchirurg, Heft 232
K. E. Rehm (Hrsg.)

tions-Osteosynthesen (innere und äußere Stabilisation) sind in diesem Kontext besonders wertvoll. Der sekundäre Weichteilschaden kann durch eine adäquate primäre Behandlung vermieden werden. Sowohl eine zu aggressive als auch eine sogenannte konservative, frühzeitige Behandlung kann den durch das Trauma bedingte Gewebsschaden potenzieren.

Direkte und indirekte Repositionsmethoden in der operativen Frakturversorgung

F. Baumgaertel

Klinik für Unfallchirurgie der Philipps-Universität, Baldingerstraße, D-35043 Marburg, Bundesrepublik Deutschland

Ein wesentlicher Teilaspekt der biologischen Osteosynthese ist der atraumatische Umgang mit den Weichteilen während potentiell gewebsschädigender Manöver. Den Repositionsmethoden kommt dabei eine wichtige Rolle zu. Es wird unterschieden zwischen direkten und indirekten Repositionsmethoden.

Die direkte Reposition von Frakturfragmenten geht mit einer direkten Manipulation von Knochenteilen einher, mit den Zielen der anatomischen Repostion und absoluten Stabilität. Fragmente werden direkt, unter Sicht, mit Muskelkraft oder technischen Hebelarmen positioniert. Die Fraktur muß freigelegt werden um eine anatomische Reposition zu garantieren. Infolge dessen muß eine Denudierung von Fragmentenden vorgenommen werden. Als Instrumentarium gelten Finger und diverse Instrumente, die der Verstärkung der Halte- und Hebelkraft der Hand dienen. Der Einsatz von Repositionszangen und Hebel erfordert eine Kontaktfläche mit dem zu reponierenden Fragment. Folglich entsteht eine periostale Denudierung. Dieser Nachteil verliert dort an Bedeutung, wo die korrekte Indikation zum Einsatz der direkten Reposition besteht. Dies ist der Fall, wenn bei sonst intaktem Weichteilmantel die periostale Denudierungsfläche in Relation zum Gesamtfragment klein ist und/oder die intramedulläre Vaskularität nicht segmental unterbrochen bzw. zerstört ist.

Indikationen: An den Röhrenknochen die Quer-, Längs- und Spiralfrakturen sowie große Biegungskeile. An den Gelenken die Fragmente mit Knorpelanteil oder wichtigem Cortexanteil. Weiterhin Einzelknochen wie Talus, Navikulare, Beckenschaufel und Schulterblatt.

Zu vermeiden sind jedoch anatomische Kunststücke und Röntgenkosmetik, erreichbar nur durch grobe Manipulationen, Unachtsamkeit gegenüber Weichteilen und mit Techniken wie z.B. Zugschrauben von allen Seiten, die notwendigerweise eine Denudierung verursachen. Demnach sind bei den Mehrfragmentfrakturen direkte Repositionstechniken zu vermeiden und sie sind in Frage zu stellen, wo indirekte Repositionstechniken das gleiche erreichen können ohne Traumatisierung des Gewebes.

Hefte zu der Unfallchirurg, Heft 232
K. E. Rehm (Hrsg.)

Die indirekte Reposition ist die kalkulierte und gezielte Ausrichtung von Haupt- und Nebenfragmenten einer Fraktur durch Weichteilzug mittels Ligamentotaxis oder Distraktion durch instrumentelle Techniken. Das Prinzip besteht darin, Hebelkräfte bestimmter Werkzeuge und Instrumente sowie die mechanischen Funktionen von Muskeln, Faszien, Ligamente, Periost und anderen Weichteilen so zu nutzen, daß dadurch Knochenfragmente ausgerichtet und reponiert werden. Wird eine Frakturzone distrahiert, so denen sich Weichteile und richten sich in der Längsrichtung des Knochens, gemäß dem Distraktionsvektor, aus. Knochenfragmente, mit Weichteilanbindung, folgen der Distraktion und geben dem Knochen seine ursprüngliche Gesamtform zurück. Der Knochen gewinnt eine vorübergehende Stabilität. Eine Freilegung der Frakturzone ist nicht notwendig und eine anatomische Reposition nach transmuskulärer Manipulation mit entsprechend atraumatischen Instrumenten ist nicht ausgeschlossen. Zum Instrumentarium gehören: Distraktionsgeräte, Distraktor, Fixateur externe, Platten alleine oder in Verbindung mit dem Plattenspanner, Knochenspreizer, atraumatische Repositionszange und spitze Instrumente. Für indirekte Repositonstechniken geeignet sind vor allem die Mehrfragment- und Trümmerfrakturen der langen Röhrenknochen, jedoch auch die einfachen Frakturformen wie Schräg- und Spiralfrakturen.

Zusammenfassung

Sowohl direkte als auch indirekte Repositionstechniken haben ihre Indikation in der operativen Knochenbruchbehandlung. Häufig führt erst die Kombination beider Methoden zum Erfolg. Korrekt angewandt, dienen beide Methoden dem atraumatischen Operieren und optimieren somit die Knochenbruchheilung.

Implantatwahl – Balancierte Fixation

R. Ganz, Bern

(Manuskript nicht eingegangen)

Weichteil- und Skelettrekonstruktion

R. Hertel

Klinik für Orthopädische Chirurgie Universität Bern, Inselspital, Freiburgstr. 18, CH-3010 Bern, Schweiz

Das Streben nach einer zeitlichen Raffung der Rekonstruktionsverfahren hat sich als einer der wesentlichsten Faktoren für die Erreichung guter Ergebnisse herauskristallisiert. Der Hauptvorteil ist, neben der psychischen Komponente und der Reduzierung der Kosten für die Sozialversicherung, biologisch. Sekundäre Gewebsverluste, Folge von Exposition und chronischer Infektion sowie Kontrakturen und Atrophie können durch eine frühzeitige, unter Umständen zeitlich gestaffelte Rekonstruktion vermieden werden. Bei der primären Beurteilung der verletzten Extremität ist die Schätzung des Gesamtschadens die wichtigste aber auch zugleich die schwierigste Aufgabe. Nach dem Debridement, das nach klaren Kriterien zu erfolgen hat, soll ein definitiver, langzeitorientierter Behandlungsplan erstellt werden. Dabei müssen die verschiedenen Möglichkeiten der skelettären Stabilisation und/oder Rekonstruktion sowie der Weichteilrekonstruktion in Betracht gezogen werden und auf Grund der zu erwartenden Verlaufswahrscheinlichkeiten gegenüber abgewogen werden. Das Problem der sekundären, d.h. späten Rekonstruktion ist nicht die Größe des Defektes, sondern der regelmäßig vorhandene chronische Infekt. Der chronische Infekt wirkt sich auf 2 Ebenen besonders ungünstig aus:

1. wird die nötige Resektion außer nekrotischem Gewebe auch vitales, infiziertes miteinbeziehen müssen,
2. besteht bei entzündlich veränderten Gefäßachsen ein erheblich höheres Risiko für freie Gewebstransplantationen.

Aus den oben erwähnten Gründen ist unter Berücksichtigung von allgemeinen Faktoren eine möglichst frühe globale Rekonstruktion anzustreben. Die Rekonstruktion des Weichteilmantels sollte auf Grund empirisch/klinischer Erfahrung innerhalb der ersten 72 Stunden stattfinden.

Hefte zu der Unfallchirurg, Heft 232
K. E. Rehm (Hrsg.)

Integration der Unfallchirurgie im Rahmen der EG

Vorsitz: A. Pannike, Frankfurt; J. Probst, Murnau

Struktur und Praxis der Unfallchirurgie in Europa

A. Pannike

Unfallchirurgische Abteilung, Chirurgische Universitätsklinik, Theodor-Stern-Kai 7, D-60596 Frankfurt, Bundesrepublik Deutschland

Mit der Vereinbarung der wechselseitigen Anerkennung von Diplomen, Prüfungszeugnissen und anderen Befähigungsnachweisen hat die EG bereits am Anfang des langen Weges nach Europa die Migrationsfähigkeit der Fachberufe sichergestellt.

Mangels inhaltlicher Übereinstimmung der nationalen Weiterbildungsgänge regelt die 1975 verabschiedete und seither vieldiskutierte Richtlinie 74/362 EWG die hierfür erforderlichen Voraussetzungen auf der Basis vereinbarter Mindestvergleichbarkeit, d.h. durch Festschreibung von Weiterbildungszeiten, die nicht unterschritten werden dürfen. Im Sinne der Wahrung und Sicherstellung nationaler Besitzstände schließt die Richtlinie eine darüberhinausgehende Einflußnahme auf die materielle Struktur bestehenden nationalen Weiterbildungsrechts ausdrücklich aus.

Hieraus kann gefolgert werden, daß eine in zwei oder mehr Mitgliedstaaten der Europäischen Gemeinschaft eingeführte, jedoch im nationalen Weiterbildungsrecht eines (anderen) EG-Landes nicht ausgewiesene Facharztbezeichnung von diesem nicht übernommen werden muß.

In der Diskussion der Richtlinie 75/362 EWG blieb, zumindest in Deutschland, lange Zeit unberücksichtigt, daß diese dem „Europa-Facharzt" lediglich eine inhaltlich nicht strukturierte Mindestweiterbildungszeit vorgibt. Qualitätsorientierte Kritiker, die sich nicht mit der in der Richtlinie deutlich erkennbaren „Fürsorge" für den Arzt begnügen möchten, wiesen besorgt darauf hin, daß der „EG-Facharzt" in seinem Fach, soweit dies eindeutig definiert ist, alles darf, jedoch bislang nicht erkennbar ist, auf welche Weise sichergestellt werden soll, daß er auch kann, was er darf und kann, was er zum Besten des Patienten können muß. Das Trauma und die qualifizierte Behandlung der Unfallverletzten sind keine nationalen Probleme. Wir werden daher gut beraten sein, wenn wir uns auf dem Wege nach Europa um ein länderübergreifendes Grundverständnis und eine auf gemeinsamen Standards aufbauende unfallmedizinische Versorgung der Europäer bemühen.

Hefte zu der Unfallchirurg, Heft 232
K. E. Rehm (Hrsg.)

Was bedeutet „Unfallchirurgie“ (Trauma Surgery) im hier zu diskutierenden Verständnis? Welches sind die unverzichtbaren Voraussetzungen, ohne die eine qualifizierte Behandlung Schwerverletzter nicht zu gewährleisten ist?

Diesen Fragen werden wir uns in nächster Zukunft ohne Vorbehalte zu stellen haben. Europa und den Europäern wäre zu wünschen, daß wir hierbei zu übereinstimmenden Antworten gelangen oder vielleicht gar eine gemeinsame Antwort finden.

Einleitend 2 Stellungnahmen zur Erläuterung unserer ersten Frage.

„Trauma Surgery is the discipline that is related to the care of the injured patient in general with a subset focus on individual problems“ (J. L. Hughes 1992).

„Far from being the privilege of a singular medical specialty Trauma Surgery is the discipline that integrates all capabilities establishing the quality which is requisite for optimal care of the injured“ (A. Pannike 1990).

Gemäß der in diesem Jahr novellierten Weiterbildungsordnung für Deutschland ist der Unfallchirurg ein Chirurg, der sich nach Abschluß seiner Weiterbildung zum Chirurgen in einem qualitativ und quantitativ vorgegebenen und nachprüfbaren Umfang kontinuierlich und schwerpunktmäßig in der Traumatologie weitergebildet hat. Anders als früher wird hierbei nicht länger davon ausgegangen, daß die Traumatologie ein problemlos einfacher Bereich der Chirurgie oder Orthopädie ist – im angelsächsischen Schrifttum findet sich hierfür der Begriff „straightforward“ –, ein Bereich also, den jeder, der die Grundkenntnisse und Grundfertigkeiten seines Gebietes erlernt hat, ohne zusätzliche und spezielle Erfahrungsbildung neben seiner Haupttätigkeit im Gebiet problemlos – einfach zu bewältigen vermag. Es steht außer Zweifel, daß das Trauma als eine interdisziplinäre Aufgabe und Herausforderung angesehen werden muß, die sich nicht auf einen Organbereich oder die Zuständigkeit nur eines Fachgebietes eingrenzen läßt. Im Gegenteil ist das integrierte Zusammenwirken aller beteiligten Gebiete und Schwerpunktbereiche unerläßlich. – Die Kriterien, nach denen diese Aufgabe zu bewerten und anzugehen ist, auf diese Feststellung lege ich besonderen Wert, sind nicht Kriterien einer einzelnen Fachdisziplin, sondern ausschließlich Kriterien der Qualität.

Dennoch und gerade aus diesem Grunde sollte der Koordinator dieses Zusammenwirkens nach unserer Auffassung ein Chirurg sein, der in Forschung, Lehre und Krankenversorgung überwiegend oder ausschließlich mit dem Trauma und dem Unfallverletzten verantwortlich befaßt ist.

Wie so oft zeichnen unsere amerikanischen Kollegen sich auch hier durch eine klare und unmißverständliche Sprache aus: „Instead of ensuring the early involvement of a trauma surgeon, a critically injured patient is now subjected to a 50% risk of being managed by a general surgeon with marginal trauma experience and, for the most part, limited enthusiasm. Would you rather wait 15 minutes for a qualified trauma surgeon or risk 4 hours in the operating room with an endocrine, breast or tumor surgeon who has never read the Journal of Trauma?“ (E. E. Moore, J. B. Moore, F. A. Moore 1992).

Einige kurze Anmerkungen zu unserer zweiten Frage „Voraussetzung für die qualifizierte Versorgung Schwerverletzter“ ist eine große und aufwendige Organisation, bestehend aus

1. System zur Notfallalarmierung

2. qualifizierte Notfallversorgung am Unfallort
3. rettungsdienstlicher Transport in ein geeignetes Krankenhaus
4. Sicherstellung lebensrettender Sofortmaßnahmen (A. H. Kivioja u.a. 1990).

Voraussetzungen für die qualifizierte Behandlung Schwerverletzter im Krankenhaus: Aufgabenbezogen strukturierte Organisation Aufgabenbezogen qualifiziertes Personal Aufgabenbezogen angemessene technische Ausstattung.

„Voraussetzung für eine qualifizierte Schwerverletztenbehandlung ist ein differenziert strukturiertes, aufwendiges und jederzeit einsatzbereites System. Dies ist ohne angemessene finanzielle Abstützung und aufwandbezogene Vergütung der allgemein und individuell erbrachten Krankenhausleistung längerfristig nicht zu gewährleisten." (Joy and Yurt 1992).

Wissenschaftliche Fachgesellschaften, Politik und Öffentlichkeit müssen sich nicht nur darüber klar werden, daß das Trauma und die Bewältigung seiner Folgen aus humanitären wie volkswirtschaftlichen Gründen als öffentliche Aufgabe angenommen werden muß und insoweit einer Konzentration der Kräfte bedarf; sie müssen sich auch darüber klar werden, daß eine qualifizierte unfallmedizinische Versorgung nur dann längerfristig zu gewährleisten sein wird, wenn diese nicht länger als delegierbare Nebenbeichirurgie oder Nebenbeiorthopädie betrachtet wird.

Die Bürger Europas werden nur dann längerfristig auf eine vom wissenschaftlichen und klinischen Fortschritt geprägte Unfallmedizin und unfallmedizinische Versorgung hoffen können, wenn es gelingt, engagierten und qualifizierten ärztlichen und nichtärztlichen Nachwuchs heranzubilden, wenn es gelingt, Strukturen und Bedingungen zu schaffen, die dieser nachwachsenden Generation ein lebenslanges und uneingeschränktes Engagement für den Unfallverletzten sinnvoll erscheinen lassen.

„State of the Art" in Germany

H.-R. Siebert, Schwäbisch-Hall

(Manuskript nicht eingegangen)

Vorlesungen:

State of the Art: Laser in der Unfallchirurgie

H.-P. Berlien, Berlin

(Manuskript nicht eingegangen)

State of the Art: Replantation

E. Biemer, München

(Manuskript nicht eingegangen)

State of the Art: Biodegradable Implantate

L. Claes

Abteilung Unfallchirurgische Forschung und Biomechanik, Universität, Helmholtzstr. 14, D-89081 Ulm, Bundesrepublik Deutschland

Einleitung

Temporäre Implantate aus Metallen, wie sie in der Unfallchirurgie meistens zur Unterstützung von Heilungsvorgängen eingesetzt werden, müssen in einer zweiten Operation wieder aus dem Körper entfernt werden.

Implantate, die sich nach Erfüllung ihrer Funktion im Körper auflösen und damit den zweiten operativen Eingriff erübrigen, bieten faszinierende Vorteile gegenüber den konventionellen metallischen Implantaten. Dem Patienten wird nicht nur ein zweiter Eingriff erspart, sondern dem Gesundheitssystem auch im erheblichen Maße Kosten.

Aus biomechanischer Sicht kann sich die mit dem Degradationsprozess einhergehende Verringerung der mechanischen Eigenschaften, wie z.B. der Implantatsteifigkeit, als vorteilhaft erweisen. Mit einer Abnahme der Implantatsteifigkeit wird in zunehmendem Maße mehr mechanische Beanspruchung auf das heilende Gewebe übertragen, was im Sinne einer „Dynamisierung" den Heilungsprozess beschleunigen kann [1, 4].

Als ein weiterer Vorteil könnte sich auch in der Unfallchirurgie die Möglichkeit der Beladung von degradablen Implantaten mit Arzneimittelwirkstoffen und deren gleichmäßigen Abgabe erweisen. Speziell bei infizierten Wunden läßt sich hier an die lokale und gleichförmige Abgabe von Antibiotika im Verlauf der Degradation der Implantate denken.

Warum haben sich die biodegradablen Materialien, die als resorbierbare Nahtmaterialien schon länger bekannt sind, noch nicht allgemein durchgesetzt? Es sind vor allem die begrenzten mechanischen Eigenschaften und die bei den meisten Materialien rasche Degradationsgeschwindigkeit, die einer breiteren Anwendung als Materialien für hochbelastete und über Monate funktionstüchtige Implantate bisher im Wege standen. Im folgenden Artikel sollen die Eigenschaften der degradierbaren Polymere kurz beschrieben werden und daran die Möglichkeiten aber auch Grenzen dieser neuen Implantate dargestellt werden.

Hefte zu der Unfallchirurg, Heft 232
K. E. Rehm (Hrsg.)

Biodegradierbare Materialien

Bisher sind schon ca. 40 verschiedene degradierbare Polymere bekannt, von denen jedoch zur Zeit vor allem die folgenden Materialien für Implantate getestet wurden [1, 2, 4, 5]:

Poly-L-Laktid (PLLA)
Poly-DL-Laktid (PDLLA)
Polyglycolid (PGA)
Polydioxanon (PDS)
Polyorthoester (POE)
Poly-c-capralacton (PCL).

Die Eigenschaften dieser Materialien sind in der Literatur nur unzureichend beschrieben. Obwohl bekannt ist, daß die Testergebnisse entscheidend von den Testbedingungen abhängig sind, werden die Testbedingungen nicht standardisiert angewandt und häufig sogar nicht beschrieben. So ist häufig nicht bekannt, bei welchen Temperaturen die Degradationsversuche durchgeführt wurden. Da der Degradationsprozess sowohl durch hydrolytische Spaltung als auch durch enzymatische Einwirkungen ablaufen kann, ist nicht zu erwarten, daß in vitro und in vivo Degradationsversuche zum gleichen Ergebnis führen. Vergleichende Untersuchungen sprechen dafür, daß die in vivo Degradation schneller abläuft. Aber auch unter in vivo Bedingungen spielen die lokalen Verhältnisse offensichtlich eine entscheidende Rolle, wie unterschiedliche Degradationsgeschwindigkeiten z.B. subkutan und im Knochen zeigen.

Hinzu kommt, daß die Charakterisierung der Materialien noch nicht viel über die Eigenschaften der aus diesen Materialien hergestellten Implantate aussagen. Neben dem Einfluß der Gestaltung der Implantate sind es vor allem die Verarbeitungsbedingungen der Materialien, die zu gravierenden Veränderungen z.B. der mechanischen Eigenschaften während der Verarbeitung führen können. So beeinflussen höhere Temperaturen, wie sie z.B. beim Spritzgießen erforderlich sind, Umgebungsfeuchte oder das angewendete Sterilisationsverfahren die mechanischen Eigenschaften des hergestellten Implantates entscheidend [1].

Mit all diesen Einschränkungen und den daraus resultierenden Vorbehalten gegenüber den in der Literatur beschriebenen Eigenschaften degradierbarer Polymere sollen einige Ergebnisse beschrieben werden.

Mechanische Eigenschaften

Die mechanischen Eigenschaften wurden unter verschiedenen Belastungsbedingungen ermittelt (Zug, Scherung, Biegung). Scherfestigkeiten wurden in der Höhe von 40–55 MPa für PDS und 45 MPa für PLLA beschrieben [1]. Zugfestigkeiten erreichten Werte von 11–72 MPA für PLLA, 57 MPa für PGA und 19–21 MPa für PCL [1]. Die Biegefestigkeiten lagen für PLLA zwischen 45 und 145 MPa und für POE bei 65 MPa (Abb. 1). Diese Werte muß man an den Eigenschaften von Implantatstahl, dem heute am häufigsten verwendeten Implantatmaterial, messen. Implantatstahl weist eine Zugfestigkeit von ca. 200 MPa und eine Biegefestigkeit von ca. 280 MPa auf

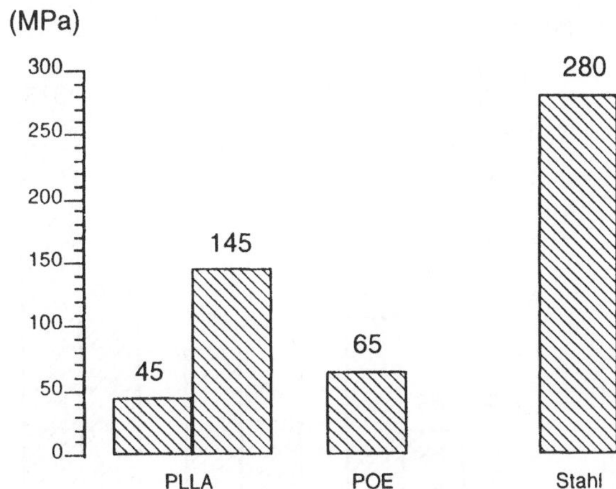

Abb. 1. Biegefestigkeit von Blockpolymeren im Vergleich zum Implantatstahl

(Abb. 1). Die mechanischen Festigkeitswerte der degradierbaren Polyester liegen damit bei nur 10% bis maximal 50% jener des Implantatstahles.

Eine Verbesserung der spezifischen Materialeigenschaften ist nur bedingt durch eine Erhöhung des Molekulargewichtes möglich. Eine bessere Möglichkeit liegt in der gezielten Ausrichtung der Moleküle in einem Implantat. Dadurch werden in dieser Vorzugsrichtung erhöhte mechanische Eigenschaften erreicht. Dies kann beim Verarbeiten von Implantaten durch gezieltes Spritzgießen, Strangpressen oder Spinnen erreicht werden. So weisen Fäden aus degradierbaren Polymeren weitaus höhere Reißfestigkeiten auf als Blockpolymere aus dem gleichen Material.

Diese Eigenschaft der Fäden wird genutzt um aus den Fäden und aus dem gleichen oder einem anderen Polymer Faserverbundmaterialien herzustellen, die wesentlich bessere Biege- und Zugfestigkeiten als Blockpolymere [5] aufweisen.

Abbildung 2 zeigt die Biegefestigkeiten einiger Faserverbundmaterialien im Vergleich zu den Eigenschaften von Implantatstahl. Es ist erstaunlich, daß z.B. Polyglykolfasern mit einer Polyglykolmatrix (PGA/PGA) mit 375 MPa höhere Werte aufweisen als Implantatstahl. Sind damit alle Probleme gelöst? Leider nicht, da andere mechanische Eigenschaften wie der Schubmodul und der Elastizitätsmodul leider nicht im gleichen Maße verbessert werden konnten wie die Biegefestigkeit.

Abbildung 3 zeigt einen Vergleich der Biegeelastizitätsmoduln von Blockpolymeren und faserverstärkten Polymeren mit dem Elastizitätsmodul von Implantatstahl (200 GPa). Trotz Faserverstärkung erreichen die Werte nur 5–10% jener Werte des Implantatstahles. Dies bedeutet, daß trotz guter Biegefestigkeiten der faserverstärkten Materialien die Biege- und Torsionssteifigkeiten von Implantaten aus diesen Materialien weitaus geringer sind als bei vergleichbaren Implantaten aus Metallen. Dies ist besonders bei jenen Implantaten von erheblicher Bedeutung, die eine ausreichende Stabilität unter Belastung gewährleisten müssen.

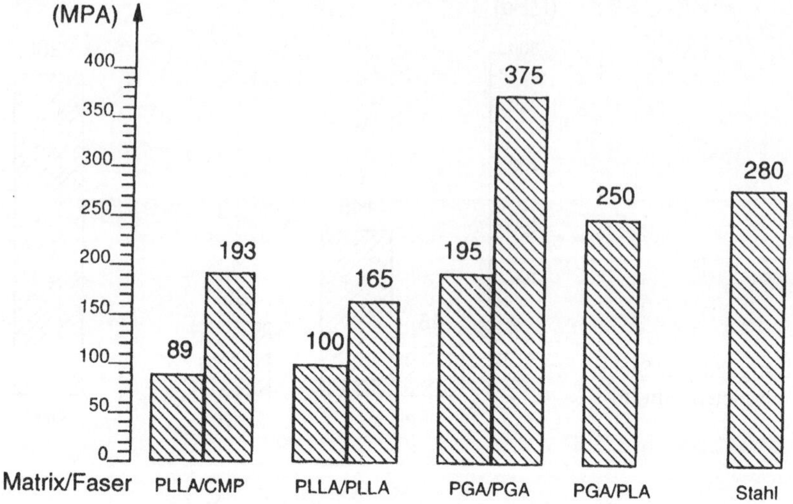

Abb. 2. Biegefestigkeit von faserverstärkten biodegradablen Polymeren im Vergleich zum Implantatstahl

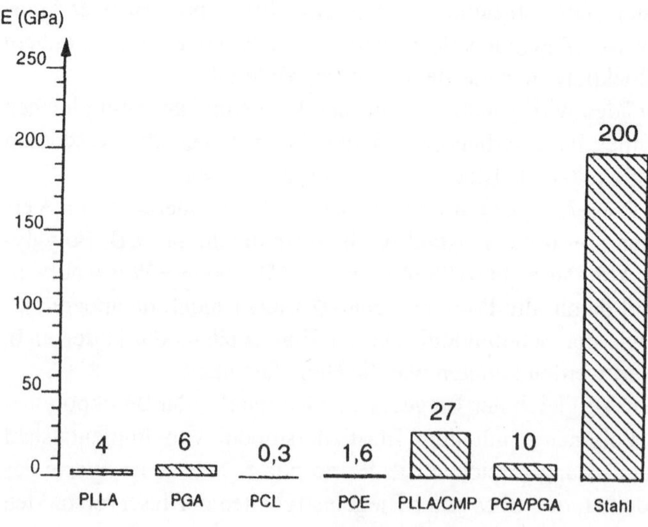

Abb. 3. Biegeelastizitätsmodul von biodegradablen Polymeren und faserverstärkten Polymeren im Vergleich zum Implantatstahl

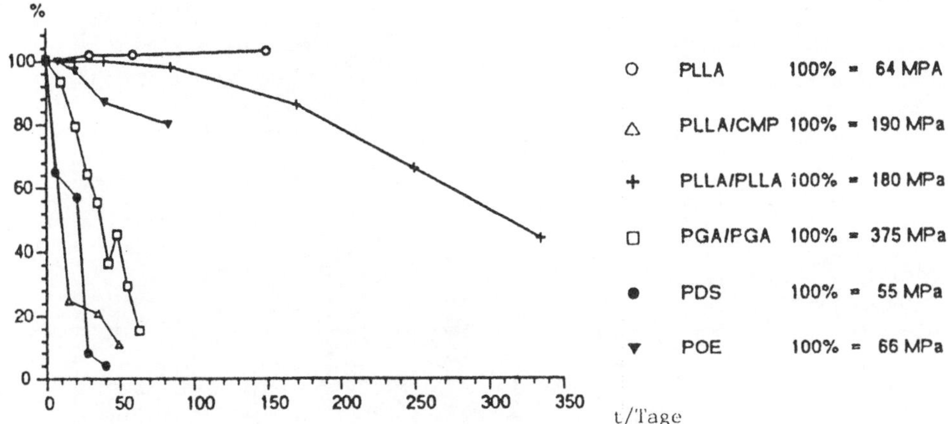

Abb. 4. Verlust der Festigkeit von biodegradablen Materialien über der Zeit

Degradation und Abbau der mechanischen Eigenschaften

Die Verminderung der mechanischen Eigenschaften mit der Implantationszeit ist für die verschiedenen degradierbaren Polymere sehr unterschiedlich.

Abbildung 4 zeigt einige Ergebnisse aus der Literatur, deren unterschiedliche Anfangsfestigkeiten zur Vergleichbarkeit zu Beginn zu 100% gesetzt wurden. Die Graphik zeigt deutlich, daß von den heute bekannten und getesteten Materialien nur das PLLA für langsame Degradationen in Frage kommt.

Zusätzlich zu dem durch die Hydrolyse hervorgerufenen Festigkeitsabfall muß bei polymeren Materialien, die für krafttragende Implantate angewendet werden sollen, berücksichtigt werden, daß es durch starke Relaxationsvorgänge auch zu schnellen Spannungsabfällen im Implantat kommt.

Zugkräfte, die mit Schrauben z.B. zur Erzielung einer interfragmentären Kompression erzeugt werden, fallen bei polymeren Schrauben innerhalb von 20 Minuten auf die Hälfte ab [1]. Zu beachten ist auch, daß der Volumenabbau der Implantate überwiegend erst dann beginnt, wenn der Festigkeitsabfall schon abgeschlossen ist.

Der Volumenabbau geschieht dabei überwiegend durch hydrolytische Spaltung der Polymere zu Polyglykolsäure bzw. Milchsäure und weiteren Abbau zu H_2O und CO_2. Ein Teil des Abbaus geschieht enzymatisch durch die Aktivität der Zellen in vivo. In histologischen Untersuchungen ist außerdem auch immer wieder die Fragmentierung der Polymere zu beobachten, die bei entsprechend kleinen Partikeldurchmessern auch den zellulären Abtransport von einem Material erlauben.

Gewebeverträglichkeit

Solange die biodegradablen Polymere nicht in Lösung gehen, wird für alle Materialien eine gute Gewebeverträglichkeit berichtet. Es werden einzelne Makrophagen und Fremdkörperriesenzellen als Ausdruck einer normalen Fremdkörperreaktion beschrieben.

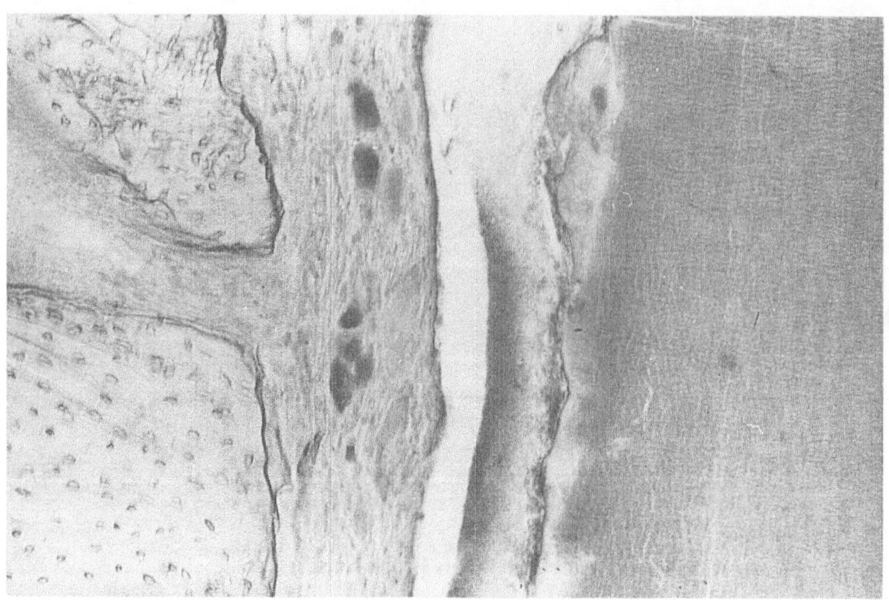

Abb. 5. Degradation eines PDS-Stiftes. Stift *rechts* und angrenzende Lösungsprodukte. In der Mitte Bindegewebsmembran mit einzelnen PDS-Partikeln und geringer zellulärer Reaktion. *Links*: Subchondraler Knochen

Lymphozytäre Reaktionen können auftreten, wenn es zur Auflösung und Fragmentierung der Materialien kommt (Abb. 5).

In tierexperimentellen Untersuchungen wurden bisher jedoch keine überkritischen Reaktionen beobachtet.

Dagegen wurde mehrfach von sogenannten aseptischen Fisteln bei der Verwendung von PDS-Kordeln und selbstfaserverstärkten Stiften (Biofix®) bei Patienten berichtet. Der anfänglich vermutete Einfluß eines Farbstoffes im Polymer konnte nicht bestätigt werden, nachdem auch bei neueren nicht gefärbten Stiften der gleiche Effekt beobachtet wurde. Es ist bis heute nicht eindeutig geklärt, woher diese Reaktionen kommen. Der Umstand, daß solche Reaktionen bei kleineren und nicht faserverstärkten Implantaten bisher nicht zu beobachten waren läßt vermuten, daß große reaktive Oberflächen eine Rolle spielen könnten. So konnte in tierexperimentellen Untersuchungen und in klinischen Biopsien bei Komplikationen bereits nach wenigen Wochen eine frühe Auflösung der Matrix von Faserverbundmaterialien und dadurch bedingt eine große Anzahl Fasern mit großer Oberfläche gefunden werden.

Diskutiert wird ebenfalls, ob lokal zwischen den Fasern durch die Degradation zur Säure eine zellschädigende pH-Verschiebung ins Saure auftreten kann, die für diese Komplikationen verantwortlich sein könnte.

Aufgrund dieser Komplikationen ist zu fordern, daß neue Implantate aus biodegradablen Polymeren ausreichend lange, bis zum vollständigen Abbau, tierexperimentell und klinisch untersucht werden. Auch scheint es zum gegenwärtigen Zeitpunkt angeraten zu sein, das Implantatvolumen nicht zu groß zu wählen.

Werkstoffgerechte Implantatgestaltung

Wie in den vorangegangenen Kapiteln dargestellt, sind die Eigenschaften der biodegradablen Polymere nicht mit jenen der Implantatmetalle vergleichbar. Es ist deshalb nicht sinnvoll, in jedem Fall bisher bewährte metallische Implantate in der Unfallchirurgie durch gleichgestaltete polymere Implantate zu kopieren. Es sollte natürlich eines der Ziele der Forschung und Entwicklung sein, die Eigenschaften der Polymere weiter zu verbessern. Solange diese jedoch nicht die Eigenschaften der Metalle erreichen, sollte ausgelotet werden, welche Implantate heute schon mit den vorhandenen Polymeren sinnvoll hergestellt werden könnten, welche nicht in Frage kommen und welche neuen, polymergerecht gestalteten Implantate eingesetzt werden können.

Ein ungeeignetes Beispiel ist die Kopierung von Kortikalisstahlschrauben aus selbstfaserverstärktem Polyglykolid (Biofix® [5]). Aufgrund der geringeren Festigkeit und Torsionssteifigkeit der polymeren Schraube kann diese nur etwa 100–160 N Zugkraft zur interfragmentären Kompression erzielen. Stahlschrauben erreichen je nach Qualität des Knochens 2500–3500 N. Aber selbst die geringen Vorspannkräfte der polymeren Schrauben halbieren sich durch die Relaxation des degradierbaren Materials nach 20 Minuten auf etwa die Hälfte. Solche Schrauben sind deshalb nicht für Zugschraubenanwendungen in der krafttragenden Osteosynthese einsetzbar. Denkbar wären allenfalls adaptierende Osteosynthesen. Hinzu kommt die rasche Degradation dieser Schrauben, die einen Einsatz höchstens in sehr schnell heilenden spongiösen Knochenbereichen zuläßt.

Als ein gutes Anwendungsbeispiel gelten dagegen Stifte aus biodegradablen Polymeren zur Fixation von Knorpel-Knochenfragmenten in Gelenkflächen [2]. Kleine Stifte aus PDS und faserverstärkten PGA sind seit Jahren mit guten Ergebnissen in der klinischen Anwendung. Weil ihre Anwendung im Bereich geringer mechanischer Beanspruchung und schnell ablaufender subchondraler Heilung lag, konnten die bisherigen Polymere mit Erfolg eingesetzt werden.

Einige klinische Forderungen, wie röntgenologische Sichtbarkeit der Implantate, Sicherheit gegen Lockerung und langsamere Degradationsgeschwindigkeit bei verzögerten Heilungsvorgängen konnten von den bisherigen Implantaten jedoch nicht erbracht werden. Eine zweite Generation solcher biodegradabler Stifte, die diese weitergehenden Forderungen erfüllen können, wurde deshalb entwickelt.

Neue Generation biodegradabler Implantate

Ein neuer Stift ([3] Polypin®, Fa. Hug, Freiburg) wurde so gestaltet, daß er einen kleinen Kopf aufweist, mit dem Anpresskräfte von Fragmenten erreicht werden können und Ringe an seinem zylindrischen Schaft ein Zurückrutschen oder eine Lockerung verhindern (Abb. 6). Eine Röntgenkontrastmarkierung (Zirkoniumoxid) im Stiftkopf erlaubt die Lokalisierung des Implantates im Standardröntgenbild (Abb. 7).

Die Forderung nach einer langsameren Degradation des neuen Stiftes konnte nur durch Verwendung von Polylactid erfüllt werden. Reines PLLA hat jedoch eine Verweilzeit von über 3 Jahren und zerbröckelt dann rapide. Um diese zu lange Degradationszeit und das kritische Degradationsverhalten zu vermeiden, wurden verschiedene

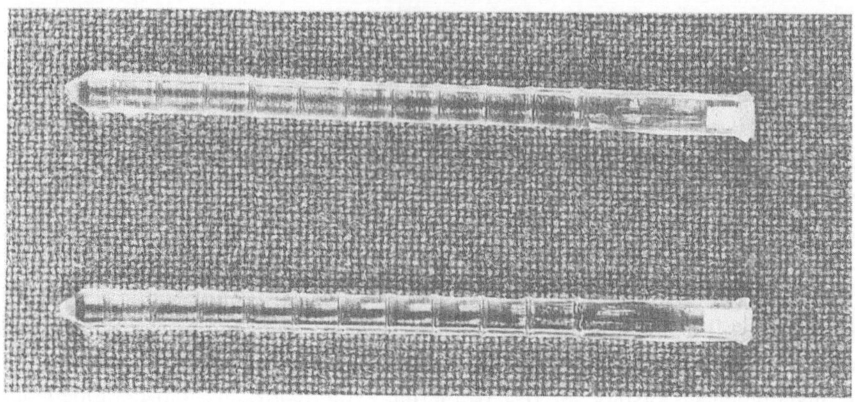

Abb. 6. Polypin aus PLLA mit Röntgenmarkierung im Kopf

PLLA-Polymer-Copolymer-Mischungen auf ihre Eignung getestet. Von insgesamt 6 getesteten Mischungen wurde das Gemisch von 70% Polymer und 30% Copolymer ausgewählt, da es nach der Verarbeitung in der Spritzgußmaschine ein Implantat hervorbrachte, welches die besten mechanischen Eigenschaften und Degradationseigenschaften aufwies.

In vitro und in vivo Tests zur Degradation zeigen, daß das Implantat seine Biegefestigkeit von 130 MPa über 9 Monate weitgehend hält und dann in den folgenden 6 Monaten einen Festigkeitsabfall auf Null aufweist. Die Volumendegradation ist nach ca. 2 Jahren vollständig abgeschlossen.

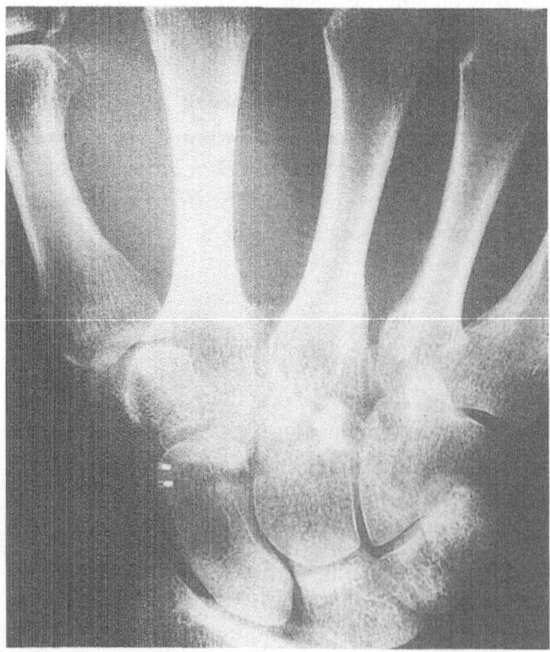

Abb. 7. Röntgenbild einer Osteosynthese mit zwei Polypins. (Quelle: Prof. Rehm, Köln)

Dieser Stift degradiert damit so langsam, daß er auch für die Fixation kleiner, mechanisch nicht hoch belasteter Kortikalisfragmente in Frage kommt. Klinische Untersuchungen über mehr als zwei Jahre [3] haben die guten tierexperimentellen Ergebnisse bestätigt. Komplikationen waren nicht zu beobachten.

Zusammenfassung

Biodegradable Polymere erlauben die Entwicklung und Anwendung von Implantaten, die eine zweite Operation zur Implantatentfernung erübrigen.

Allerdings lassen die mechanischen Eigenschaften der biodegradablen Polymere und ihr Degradationsverhalten bisher nur einen limitierten Einsatz zu.

Metallische Implantate sind z. Zt. dort durch biodegradable Implantate zu ersetzen, wo geringe Anforderungen an Festigkeit und Steifigkeit gestellt werden und wo eine schnelle und gesicherte Heilung zu erwarten ist. Bisher nicht eindeutig geklärte Komplikationen von faserverstärkten biodegradablen Implantaten machen weitere Gewebeverträglichkeitsuntersuchungen während des Degradationsprozesses erforderlich. Bis diese Gewebereaktionen geklärt sind, ist der Erprobung nichtfaserverstärkter kleinvolumiger Implantate der Vorzug zu geben. Neue Implantate aus biodegradablen Polymeren sollten den diesen Materialien angepaßte Gestaltungen aufweisen und nicht nur bisher übliche metallische Implantate kopieren. Bei der weiteren Entwicklung biodegradabler Implantate läßt sich erhoffen, daß ca. 10–20% der heute eingesetzten metallischen Implantate ersetzt werden können und damit zehntausenden von Patienten eine zweite Operation erspart werden kann.

Literatur

1. Claes L Mechanical Characterisation of Biodegradable Implants (1990). In Schriftenreihe „Praxis Forum“ 20/90, Technik und Kommunikation Verlags GmbH Berlin. 84–93
2. Claes L, Kiefer H Osteochondrale Fragmente – Refixation mit resorbierbaren Materialien. In: Chapchal, G (ed) (1989) Das Kniegelenk. Thieme, Stuttgart New York pp 58–61
3. Claes L, Rehm K and Hutmacher D (1992) The Development of a New Degradable Pin for the Refixation of Bony Fragments. Book of Abstracts, Fourth World Biomaterials Congress, Berlin, p 205
4. Rehm KE, Helling HJ und Claes L (1989) Biologisch abbaubare Osteosynthesematerialien. In: Jahrbuch der Chirurgie, Biermann, Zülpich, pp 223–232
5. Törmälä P, Vainionpää S, Pellinen M, Heponen V-P, Laiho J, Tamminmäki M, Mikkola J, Rokkanen P (1988) Totally biodegradable polymeric self-reinforced (SR) rods and screws for fixation of bone fractures. Trans Soc Biomater 11:501

State of the Art: Biodegradable Implantate

G. Lob

Unfallchirurgische Abteilung, Chirurgische Universitätsklinik, Marchioninistr. 15, D-81377 München, Bundesrepublik Deutschland

Die Ziele, die für die Knochenbruchbehandlung heute als anerkannt gelten, lauten:

- Heilung in anatomischer Stellung
- Wiederherstellung der Funktion
- in der kürzest möglichen Zeit
- bei kleinstem Risiko
- mit geringsten Kosten

Mit standardisierten Methoden werden in der täglichen Praxis reproduzierbare Ergebnisse erzielt, die durch zahlreiche wissenschaftliche Arbeiten belegt sind. Die genannten Ziele in der Behandlung von Knochenbrüchen sind jedoch keine statischen Vorgaben, sie müssen ständig hinterfragt werden, inwieweit durch methodische und organisatorische Änderungen Verbesserungen zu erreichen sind.

Neue Verfahren in die Medizin einzuführen stößt auf besondere Widerstände. Mediziner und insbesondere Chirurgen sind wohl durch ihren Beruf erklärt konservativ. Sie bevorzugen Verfahren, die sie seit langem kennen und mit Erfolg ausführen. Neue Ideen und hier neue Materialien müssen in aufwendigen experimentellen Studien und klinischen Prüfungen auf ihre Brauchbarkeit getestet werden. Der Beweis einer Verbesserung der klinischen Behandlung ist langwierig. Die Senkung der Behandlungskosten spielt eine wichtige und in Zukunft wohl ausschlaggebende Rolle.

Neue Ideen haben es schwer, sich durchzusetzen. Der Berliner Chirurg Themistokles Gluck hielt auf dem 19. Kongreß der Deutschen Gesellschaft für Chirurgie 1890 einen Vortrag mit dem Titel: „Referat über die durch das moderne chirurgische Experiment gewonnenen positiven Resultate betreffend die Naht und den Ersatz von Defekten höherer Gewebe sowie über die Verwertung resorbierbarer und lebendiger Tampons in der Chirurgie.“ Er berichtet über die erfolgreiche Implantation von Endoprothesen, die kombiniert waren aus Elfenbeinstiften und verzinkten Gelenkanteilen. Desweiteren schildert er die Möglichkeit der intramedulären Frakturstabilisierung sowie die Anwendung von resorbierbaren Tampons zur Blutstillung und zur Defektauffüllung. Neben den belegten Erfolgen kam es zu Mißerfolgen in der Behandlung von Knochentuberkulose. Gluck wurde gezwungen, die von ihm angegebenen Methoden schriftlich zu widerrufen. Wessinghage [28] kommentiert: „Glucks Ideen, Experimente und Arbeiten, zu fortschrittliche für seine Zeit und insbesondere auch für seinen Chef Von Bergmann, waren wohl die Ursache der ernsten Zerwürfnisse zwischen beiden.“ Seine wissenschaftliche Arbeit wurde beschränkt, er mußte 1884 die Klinik verlassen. Die von Gluck erdachten experimentell geprüften und in klinischen Einzelfällen erfolgreich angewandten Methoden sind 100 Jahre später Standardverfahren.

Hefte zu der Unfallchirurg, Heft 232
K. E. Rehm (Hrsg.)

Dies läßt sich darstellen an den Umsätzen der einzelnen Implantate, wie sie von der Gesellschaft für Pharma-Informationssysteme [9] für die Bundesrepublik Deutschland angegeben werden.

Aus Hochrechnungen für das Jahr 1992 lassen sich folgende Angaben machen:

Knochenimplantate insgesamt	373.716.700,00 DM
hierin Endoprothesen	301.867.500,00 DM
hierin Traumabereich	53.534.900,00 DM
hierin sonstiges, z.B. Knochenzement	18.313.300,00 DM

Für die Fragestellung der biodegradablen Implantate ist besonders der Traumabereich von Interesse.

Traumabereich	53.534.900,00 DM
hierin Schrauben	25.744.100,00 DM
hierin Platten	18.222.600,00 DM
hierin Nagel	6.924.700,00 DM
hierin Drähte/Klammern	2.633.500,00 DM

Alle diese für das Jahr 1992 hochgerechneten Zahlen beziehen sich auf Metallimplantate. Resorbierbare Implantate sind hierin nicht enthalten.

In der operativen Medizin werden resorbierbare Materialien in großer Zahl angewandt. Eine Hochrechnung der im Jahre 1992 in der Bundesrepublik Deutschland umgesetzten resorbierbaren Fadenmaterialien ergibt einen Betrag von 115.000.000,00 DM. Welche Materialien sind hier im wesentlichen enthalten?

- Polyglykolsäure (Dexon Plus)
- Polyglaktin (Vicryl)
- Polyglykonat (Maxon)
- Polydioxanon (PDS)

Die bisher in der Bundesrepublik Deutschland im Handel befindlichen resorbierbaren Implantate beschränken sich derzeit auf 2 Produkte, von denen hochgerechnete Umsatzzahlen für 1992 vorliegen.

Biofix	825.000,00 DM
Ethipin	321.000,00 DM

Im Vergleich mit den Umsätzen im Bereich von Metallimplantaten aber auch resorbierbaren Fäden, ist offensichtlich die Verwendung von biodegradierbaren Implantaten bisher auf wenige Fälle beschränkt. Dies ist besonders erstaunlich, da die chemischen Grundsubstanzen zur Herstellung dieser Implantate denen der vieltausendfach angewendeten Fadenmaterialien entsprechen [5].

Ethipin hat als Grundsubstanz Polydioxanon genauso wie die PDS-Fäden und die PDS-Kordel.

Biofix-Implantate entsprechen chemisch Dexon-Fäden und sind hergestellt aus Polyglykolsäure.

Resorbierbare Implantate verhalten sich im Körper anders als resorbierbare Nahtmaterialien. Woran liegt das?

Anderes Volumen

Biodegradierbare Implantate werden im Körper hydrolisiert und resorbiert. Das die resorbierbaren Implantate umgebende Gewebe kann nur eine bestimmte Menge an Abbauprodukten „verarbeiten“. Das Implantatvolumen kann also nicht beliebig vergrößert werden.

Andere Stabilität

Die Reißfestigkeit von resorbierbaren Nahtmaterialien kann durch die Wahl der Fadenstärke den einzelnen Erfordernissen angepaßt werden. Die Stabilität von resorbierbaren Implantaten entspricht bisher nicht der Stabilität der gebräuchlichen Metallimplantate. Insbesondere verlieren resorbierbare Implantate über die Zeit mehr oder minder schnell an Stabilität, so daß die Indikation für die Verwendung der heute vorliegenden Implantate eingeschränkt ist.

Andere Form

Die Form der in den Körper eingebrachten Materialien spielt ebenfalls eine entsprechende Rolle und muß gesondert auf ihre Auswirkungen geprüft werden. Im Tierversuch können durch bestimmte Geometrien von Implantaten Tumoren erzeugt werden [15].

Welche resorbierbaren Implantate sind derzeit in der Bundesrepublik Deutschland im Handel?

Ethipin (Polydioxanon) als Stifte. Aufgrund ihrer Geometrie (Ethipin-Stift 40 mm lang, Durchmesser 1,3 mm) und ihres Stabilitätsverhaltens sind sie nur für bestimmte Indikationen anwendbar, z.B. Knorpel-Knochen-Flake-Fracture zur Rekonstruktion von Gelenkflächen, ausgewählte Radiusköpfchenfrakturen und anderes [10].

Biofix-Stifte und -Schrauben. Diese Implantate werden durch spezielle Verfahren aus Polyglykolid-Fäden hergestellt. Die Stifte sind erhältlich bis zu einer Stärke von 4,5 mm in verschiedener Länge. Biofix-Schrauben sind ebenfalls in verschiedenen Längen und Geometrien erhältlich.

Neben diesen Implantaten für die Knochenbruchbehandlung gibt es eine Vielzahl anderer Implantate, die für verschiedene Anwendungen und Kombinationsanwendungen konstruiert wurden. So z.B. Kordeln (PDS-Kordel) und verschiedene resorbierbare Netzimplantate für die Viszeralchirurgie (Valtrak biofragmentierbare Anastomosen-Ringe) und Implantate für die Gefäßchirurgie.

Um eine Verbesserung der biomechanischen Stabilität für die Knochenbruchbehandlung zu erreichen, werden Implantate aus anderen resorbierbaren Grundsubstanzen geprüft. Vielversprechend sind resorbierbare Implantate aus Polymilchsäure. Derartige Implantate sind in der Bundesrepublik Deutschland vom BGA noch nicht für den freien Markt zugelassen. Es können unter bestimmten Voraussetzungen klinische Studien der Phase III durchgeführt werden. Weltweit werden Implantate aus Polimilchsäure jedoch routinemäßig eingesetzt, so z.B. Orbitaboden-Platten (Physis/

Frankreich), Biofix-Polylaktidstifte, -schrauben, -bolzen, -dübel, -expansionsdübel, -klammern, -drähte, usw.

Literaturübersicht

In der Behandlung von Knochenbrüchen wurden im Jahre 1990 weltweit ca. 10.000 derartige Operationen durchgeführt. Für das Jahr 1991 werden bereits 20.000 Implantationen angegeben. Die Forschung auf diesem Gebiet hat zu über 1000 Publikationen geführt. Im folgenden seien nur einige für die klinische Anwendung wesentlichen Arbeiten resümiert.

Über 2000 operative Behandlungen von Frakturen des oberen Sprunggelenkes sind beschrieben. Die größte Erfahrung hat die finnische Arbeitsgruppe um Prof. Rokkanen [25, 26]. Böstman [3] berichtet in einer Sammelstudie über 600 mit Biofix-Materialien versorgte Frakturen des oberen Sprunggelenkes. Aus derselben Arbeitsgruppe liegt von Partio [20] eine prospektive Studie über 152 derartige Verletzungen vor. Hirvensalo berichtet über 71 Sprunggelenksfrakturen, die alternativ mit Metallimplantaten bzw. Biofix-Implantaten versorgt wurden. Dijkema [6] hat eine alternativ randomisierte Studie Metall gegen resorbierbare Implantate bei 43 Patienten durchgeführt. Zahlreiche weitere Kasuistiken mit kleinerer Fallzahl wurden veröffentlicht, z.B. von Eitenmüller, Leixnerring und anderen [8, 16, 18].

Resümiert man die in den Studien beschriebenen Ergebnisse, so kann generell folgendes ausgesagt werden:

Bei Berücksichtigung der spezifischen Eigenschaften der resorbierbaren Implantate können gleiche funktionelle klinische Ergebnisse erzielt werden, wie mit Metallimplantaten. Wesentlich ist der Vergleich der Komplikationsraten. Rokkanen gibt für 1447 mit resorbierbaren Implantaten versorgten OSG-Frakturen eine Gesamtinfektionsrate von 2,6% an, wobei die tiefe Infektionsrate entsprechend einer Osteitis bei 0,9% liegt. Ähnliche Zahlen werden von anderen Autoren genannt. Ein Unterschied der Infektionszahlen im Vergleich zu Metallosteosynthesen am OSG wird nicht erkennbar.

Eine Redislokation der Frakturen trat in 2% der Fälle auf, wobei nur in einem Teil eine Reoperation notwendig war. Ein erneutes Abgleiten von operativ versorgten Frakturen ist kein spezifischer Fehler, der den resorbierbaren Implantaten angelastet werden kann, es handelt sich hier prinzipiell um Indikations- und Nachbehandlungsfehler.

Die einzige immer wieder genannte spezifische Komplikation ist eine Serombildung im Bereich der resorbierbaren Implantate, die zu einer Fistelbildung führen kann. Rokkanen gibt in einer Serie von 1447 operierten Malleolarfrakturen 5,11% Serombildungen an, in der gleichen Serie entstanden in 3,52% Fisteln. Auf diese Komplikation wird im folgenden noch speziell eingegangen.

Für eine Vielzahl anderer Indikationen liegen ausführliche Studien und Kasuistiken in der Literatur vor.

Hope [14] berichtet über 24 Frakturen im Ellbogenbereich bei Kindern, die randomisiert prospektiv mit Metallimplantaten oder resorbierbaren Implantaten versorgt wurden. Die klinischen Ergebnisse sind in beiden Gruppen gleich, wobei als großer

Vorteil geschildert wird, daß bei Kindern eine Metallentfernung bei der Verwendung von resorbierbaren Implantaten nicht mehr benötigt wird.

Hirvensalo [11] stellt prospektiv eine Serie von 24 Radiusköpfchenfrakturen vor, die mit resorbierbaren Implantaten versorgt worden waren. Diese Studie, wie auch andere Publikationen zeigen, daß resorbierbare Implantate mit besonders gutem Ergebnis bei der Radiusköpfchenfraktur eingesetzt werden können.

Hoffmann [12] berichtet über 2Jahres-Ergebnisse von 40 distalen Radiusfrakturen, die mit biodegradablen Frakturstiften versorgt worden waren: „Die funktionellen Gesamtergebnisse sind bei Anwendung unterschiedlicher Bewertungsschemata in 82–91% der Fälle gut und sehr gut. Sie liegen damit in vergleichbaren Bereichen zu Ergebnissen nach konventioneller Bohrdraht-Osteosynthese." Hoffmann [12] weist wiederum besonders auf die Fremdkörperreaktionen mit diesen Implantaten hin.

Kumta [17] u.a. berichten über die Versorgung von Phalangen-Verletzungen an Hand und Fuß. Bei entsprechender Indikation eignen sich resorbierbare Implantate für diese Versorgungen gut.

Auch orthopädische Eingriffe sind mit resorbierbaren Implantaten durchgeführt worden.

Partio [21, 22] zeigt in einer prospektiv randomisierten Studie, daß subtalare Arthrodesen bei Kindern mit spastisch neuromuskulärer Erkrankung erfolgreich durchgeführt werden können. Es wurden 7 Kinder beidseitig versorgt, wobei eine Seite mit Metallimplantaten, die andere Seite mit resorbierbaren Implantaten operiert wurden. Auch hier sind die klinischen Ergebnisse seitengleich. Eine Metallentfernung ist naturgemäß auf der mit resorbierbaren Implantaten versorgten Seite nicht notwendig. Von besonderer Bedeutung dürfte in Zukunft auch die Verwendung von resorbierbaren Implantaten in der arthroskopischen Chirurgie sein.

Resch [24] gibt resorbierbare Staples für die arthroskopische Labrum-Refixation an der Schulter an. Es wurden 28 Patienten operiert, eine genaue Operationstechnik und eine kritische Würdigung der Möglichkeiten wird vorgestellt.

Zusammenfassung der klinischen Studien

Die zahlreichen klinischen Arbeiten zur Anwendung von resorbierbaren Implantaten in der Unfallchirurgie und Orthopädie zeigen:

Abhängig von der speziellen Stabilität der verwandten resorbierbaren Implantate ist die Indikation zu den einzelnen Operationen mit Einschränkungen zu stellen.

Die Notwendigkeit einer postoperativen Gipsruhigstellung ist kein therapeutischer Gewinn. Bei Beachtung biomechanischer Grundsätze kann eine gipsfreie funktionelle Nachbehandlung durchgeführt werden.

Die allgemein bekannten technischen Kenntnisse der Frakturbehandlung mit Metallimplantaten können nicht direkt übertragen werden auf die Anwendung von resorbierbaren Implantaten.

Unter Beachtung von biomechanischen und biologischen Eigenschaften resorbierbarer Implantate können zahlreiche operative Verfahren verbessert werden. Die Phantasie des Operateurs ist besonders gefordert.

Für spezielle Indikationen können resorbierbare Implantate auch mit Metallimplantaten kombiniert werden, z.B. im Bereich von Gelenkverletzungen. So können z.B. nach Lob [19] subchondral versenkte Metallimplantate, sogenannte „verlorene“ Implantate, durch resorbierbare Implantate ersetzt werden (Gelenkfrakturen wie Pipkin-Fraktur, Femurkondylenfraktur, Tibiakopffraktur, Talusfraktur ...).

Ein besonderer Vorteil resorbierbarer Implantate durfte in der bisher noch wenig genutzten Möglichkeit liegen, diese Implantate gleichzeitig als Medikamententräger zu benutzen. Nach Arbeiten von Winckler [29] können resorbierbare Implantate mit hitzestabilen Antibiotika kombiniert werden, um z.B. bei einer posttraumatischen Osteitis eine lokale Antibiose durchzuführen. Denkbar ist auch die Kombination mit dem Ziel der Prophylaxe. Die Kombination von resorbierbaren Implantaten mit Knochenwachstumsfaktoren (Bone Morphogenetic Protein, BMP) erscheint von besonderem Interesse [13].

Die Kombination resorbierbarer Implantate mit Hormonen und Chemotherapeutika, z.B. in der Tumorchirurgie, ist möglich.

Spezielle Komplikationen

Von verschiedenen Autoren wurden immer wieder Serom- und sterile Fistelbildungen beschrieben. Böstman [4] berichtet über Fremdkörperreaktionen bei der Anwendung von Polyglykolidschrauben. Seine Beobachtungen beruhen auf 24 Fällen, die bei der Versorgung von 216 Malleolarfrakturen aufgetreten waren. Er gibt an, daß diese Reaktionen gehäuft bei mit Kinone-Farbstoff gefärbten Implantaten auftraten. Seit nichtgefärbte Implantate verwendet wurden, sind die Fremdkörperreaktionen nur noch in einem 1/4 der Fälle aufgetreten. Die Suche nach immunologischen Faktoren verlief negativ. Auch eine infektiöse Genese scheint auszuschließen zu sein.

In allen diesbezüglichen klinischen Beobachtungen wird immer wieder darauf hingewiesen, daß es zunächst zu Seromen kommt, die sich durch Fisteln nach außen entleeren. Übereinstimmend wird festgestellt, daß die Fisteln zunächst bakterienfreien Inhalt entleeren und es erst bei längerem Bestehen dieser Fisteln zu einer bakteriellen Superinfektion kommen kann.

Eitenmüller [8] fand eine derartige Serombildung nach der Implantation von Polylaktid-Platten- und -schrauben am OSG auch noch nach 12 Monaten. Wesentlich für diese Serombildung dürfte die Art und die Menge des implantierten resorbierbaren Materiales sein sowie der Ort der Implantation. Je näher die Implantate unter der Haut liegen, desto häufiger werden Serombildungen beobachtet.

Aufgrund der großen Erfahrung der finnischen Arbeitsgruppe um Rokkanen wird empfohlen, bei der Serombildung steril abzupunktieren. Nach ein- oder mehrmaliger steriler Punktion kam es nach deren Angaben zum komplikationslosen Abheilen.

Faßt man die bisherigen Erfahrungen zusammen, so sind spezielle Forderungen an das „ideale“ resorbierbare Implantat zu stellen.

1. Sichere Stabilisierung der Fraktur während der Heilung.
2. Dimension des resorbierbaren Implantates nach biomechanischen Notwendigkeiten.

3. Stabilitätsverlust angepaßt den biomechanischen Bedürfnissen.
4. Komplette Resorption in einer definierten Zeit.
5. Keine unerwünschten Einflüsse auf den Empfänger.
6. Keine speziellen Risiken, z.B. Infektion, Allergie, Kanzerogenität.
7. Sichtbar im Röntgenbild.
8. Akzeptable Kosten.

Unter Beachtung biomechanischer Eigenschaften von resorbierbaren Implantaten können der Knochenheilung angepaßte, biologische Osteosynthesen verwirklicht werden [Übersichtsarbeiten: 2, 23, 25, 26, 27].

Ein wesentlicher Vorteil ist, daß prinzipiell keine Metallentfernungen mehr durchgeführt werden müssen. Für den Patienten entfällt die zweite Operation mit all ihren Risiken. Die Kosten können deutlich gesenkt werden. Als Modellrechnung für die Kosten einer Metallentfernung kann angegeben werden:

Stationärer Aufenthalt in einem Krankenhaus der IV. Versorgungsstufe [7].

3 Tage a 500,00 DM	1.500,00 DM
14 Tage Arbeitsunfähigkeit a 850,00 DM (betriebswirtschaftlicher Verlust)	11.900,00 DM
volkswirtschaftliche Gesamtkosten hochgerechnet ca. (injury costs scale ICS)	20.000,00 DM

Neben diesen direkten Kosteneinsparungen ergibt sich noch ein weiterer, bisher kaum beachteter Faktor. Stationär oder ambulant durchgeführte Metallentfernungen mindern erheblich Kapazitäten im Krankenhaus: Personal, Operationssaal, belegbare Betten, Patientenverwaltung. Bei den heute bestehenden Engpässen in all diesen Bereichen können durch die Anwendung resorbierbarer Implantate zusätzliche Kapazitäten für notwendige, andere Eingriffe gewonnen werden [1].

Literatur

1. Böstman O, Hirvensalo E, Partio E, Törmälä P, Rokkanen P (1991) Impact of the Use of Absorbable Fracture Fixation Implants on Consumption of Hospital Resources and Economic Costs. Journal of Trauma Vol 31 No 10:1400–1403
2. Böstman OM (1991) Current Concepts Review Absorbable Implants for the Fixation of Fractures. J Bone Joint Surg 73A:148–153
3. Böstman O, Hirvensalo E, Partio E, Törmälä P, Rokkanen P (1992) Resorbierbare Stäbchen und Schrauben aus Polyglykolid bei der Stabilisierung von Malleolarfrakturen. Eine klinische Studie an 600 Patienten. Unfallchirurg 95:109–112
4. Böstman O, Partio E., Hirvensalo E, Rokkanen P (1992) Foreign-body reactions to polyglycolide screws. Observations in 24/216 malleolar fracture cases. Acta Orthop Scand 63(2):173–176
5. Bruck IC, Schlögel R (1985) Erfahrungen mit resorbierbarem Nahtmaterial (PDS) bei Sehnennähten. Handchirurgie 17:238–240
6. Dijkema ARA, van der Elst M, Breederveld RS, Verspui G, Patra P, Haarman HJThM (1993) Surgical treatment of fracture dislocation of the ankle joint with biodegradable implants. A prospective randomizied study. (In press)
7. Eichendorf W, Reiss S (1988) Verletzungsfolgekosten nach Straßenverkehrsunfällen. Schriftenreihe des Hauptverbandes der gewerblichen Berufsgenossenschaften.

8. Eitenmüller J, David A, Pommer A, Muhr G (1990) Die Versorgung von Sprunggelenksfrakturen unter Verwendung von Platten und Schrauben aus resorbierbarem Polymer-Material. Hefte Unfallheilkd 212:440–443
9. Gesellschaft Für Pharma-informationssysteme mbH (1992) I. Quartal 1992 Krankenhaus Sachbedarf
10. Greve H, Holste J (1985) Refixation osteochondraler Fragmente durch resorbierbare Kunststoffstifte. Akt Traumatol 15:145–149
11. Hirvensalo E, Böstman O, Rokkanen P (1990) Absorbable polyglycolide pins in fixation of displaced fractures of the radial head. Arch Orthop Trauma Surg 109:258–261
12. Hoffmann R, Krettek C, Hetkämper A, Haas N, Tscherne H (1992) Osteosynthese distaler Radiusfrakturen mit biodegradablen Frakturstiften. Zweijahresergebnisse. Unfallchirurg 95:99–105
13. Hollinger JO (1983) Preliminary report on the osteogenic potential of a biodegradable copolymer of polylactide (PLA) and polyglycolide (PGA). 3. Biomed Mater Res 17:71–82
14. Hope PG, Williamson DM, Coates CI, Cole WG (1991) Biodegradable Pin Fixation of elbow fractures in children. A randomized trial J Bone Joint Surg 73B:965–968
15. Hoppert T, Pistner H, Stolte M, Mühling J (1992) Sarkomauslösung durch resorbierbares Osteosynthesematerial bei der Ratte. Eine vorläufige Mitteilung. Z Orthop 130:244–247
16. Illi OE, Stauffer UG, Sailer HF, Weigum H (1991) Resorbierbare Implantate in der kraniofazialen Chirurgie des Kindesalters. Ein Beitrag zur Konzeption von Polylaktid-Implantaten. Helv Chir Acta 58:123–127
17. Kumta SM, Spima R, Leung PC (1992) Absorbable intramedullary implants for hand fractures. J. Bone Joint Surg 74B:563–566
18. Leixnering M, Hintringer W, Poigenfürst J (1989) Operationstechnik und Ergebnisse bei der Stabilisierung von Knöchelfrakturen mit dem resorbierbarem Material Biofix C. Hefte Unfallheilkd 207:329
19. Lob G, Mittlmeier T (1990) In Breitner Chir Op-Lehre Bd XI Traumatologie 4:181–211
20. Partio EK, Böstman 0, Hirvensalo E, Vainionpää S, Vihtonen R, Pätiälä H, Törmälä P, Rokkanen P (1992) Self-Reinforced Absorbable Screws in the Fixation of Displaced Ankle Fractures: A Prospective Clinical Study of 152 Patients. J Orthop Trauma Vol 6 No 2:209–15
21. Partio ER, Meriranto J, Heikkilä JT, Ylinen P, Mäkelä EA, Vainio J, Törmälä P, Rokkanen P (1992) Totally Absorbable Screws in Fixation of Subtalar Extra Articular Arthrodesis in Children with Spastic Neuromuscular Disease: Preliminary Report of a Randomized Prospective Study of Fourteen Arthrodeses Fixed with Absorbable of Metallic Screws. Journal of Pediatric Orthop 12:646–650
22. Partio ER, Hirvensalo E, Partio E, Pelttari ~, Jurrala-Partio R, Böstman O, Hänninen A, Törmälä P, Rokkanen P (1992) Talocrural arthrodesis with absorbable screws. 12 cases followed for 1 year. Acta Orthop Scand 63 (2):170–172
23. Rehm KE (1988) Entwicklungsstand und klinische Bedeutung von resorbierbaren Osteosynthesematerialien. Hefte Unfallheilkd 200:663–664
24. Resch H, Golser R, Sperner G, Thöni H (1992) Die arthroskopische Labrumrefixation mit resorbierbaren Staples. Arthroskopie 5:89–95
25. Rokkanen P, Böstman O, Vainionpää S, Vithanen R, Törmälä P, Lairo I, Rilpirari I, Tamminmäki M (1985) Biodegradable implants in fracture fixation: Early results of treatment of fractures of the ankle. Lancet 1985:1422
26. Rokkanen P (1991) Current clinical Use of Absorbable Fracture Fixation Devices. Annales Chirurgiae et Gynaecologiae (Finland) 80:243–244
27. Vainionpää 8, Rokkanen P, Törmälä P (1989) Surgical Applications of Biodegradable Polymers in Human Tissues. Prog Polym Sci 14:679–716
28. Wessinghage D (1988) Gluck Themistokles. Referat über die durch das moderne chirurgische Experiment gewonnenen positiven Resultate, betreffend die Naht und den Ersatz von Defekten höherer Gewebe, sowie über die Verwertung resorbierbarer und lebendiger Tampons in der Chirurgie 1891. Schattauer Stuttgart

29. Winckler S, Brug E, Meffert R, Teupe C, Ritzerfeld W, Törmälä P (1992) Resorbierbare Antibiotikumträger zur lokalen Behandlung der chronischen Osteitis – Polyglykolsäure/Poly-L-Laktid als Träger. Langenbecks Arch Chir 377:112–117

Moderne Sicherheitskomponenten, deren Schutzwirkung und ihr Einfluß auf die Verletzungsschwere von PKW-Insassen bei Straßenverkehrsunfällen

F. Zeidler, L. Brambilla und D. Scheunert

Mercedes-Benz AG, Entwicklung PKW, D-71059 Sindelfingen, Bundesrepublik Deutschland

Einleitung

Die beste Orientierung zur Weiterentwicklung von Sicherheitskomponenten liefern Erkenntnisse von Straßenverkehrsunfällen.

Vor diesem Hintergrund ist die Analyse von Straßenverkehrsunfällen für Mercedes-Benz seit über 20 Jahren ein fester Bestandteil in der Fahrzeugentwicklung. Inzwischen wurden rund 2400 schwere Verkehrsunfälle mit über 3800 Insassen untersucht und ausgewertet.

Daraus lassen sich zwar keine im statistischen Sinne repräsentativen Ergebnisse ableiten, doch liefert die sorgfältige Analyse der Einzelfälle die realitätsbezogene Grundlage für die Konzeption, Prüfung und Bewertung wirksamer Sicherheitsmaßnahmen. Selbstverständlich stehen die auf dieser Grundlage erarbeiteten Schlußfolgerungen im Rahmen der nationalen und internationalen Zusammenarbeit auch Sicherheitsbehörden und anderen Herstellern zur Verfügung, was letztlich auch Sinn des vorliegenden Beitrages ist.

Schwerpunkte der Analysen sind:

- die Dokumentation der Unfallart und Unfallschwere mit den wesentlichen Fahrzeugbeschädigungen einschließlich der Rekonstruktion der Kollisionsabläufe
- die Klärung der bei diesen Unfällen erlittenen Einzelverletzungen und deren Ursachen durch Studium der Verletzungsmechanismen.

Die daraus abgeleiteten Konsequenzen sind einerseits neue bzw. erweiterte Prüfverfahren, andererseits zusätzliche, am neuesten Stand der biomechanischen Forschung und Unfallanalyse orientierte Schutzkriterien, die zur Weiterentwicklung von Sicherheitskomponenten genutzt werden.

Da sich aufgrund von realisierten Maßnahmen im Fahrzeug die Schwerpunkte bezüglich Art, Häufigkeit und Schwere von Verletzungen verschieben, ist eine ständige Neuorientierung am Realunfallgeschehen erforderlich.

Hefte zu der Unfallchirurg, Heft 232
K. E. Rehm (Hrsg.)

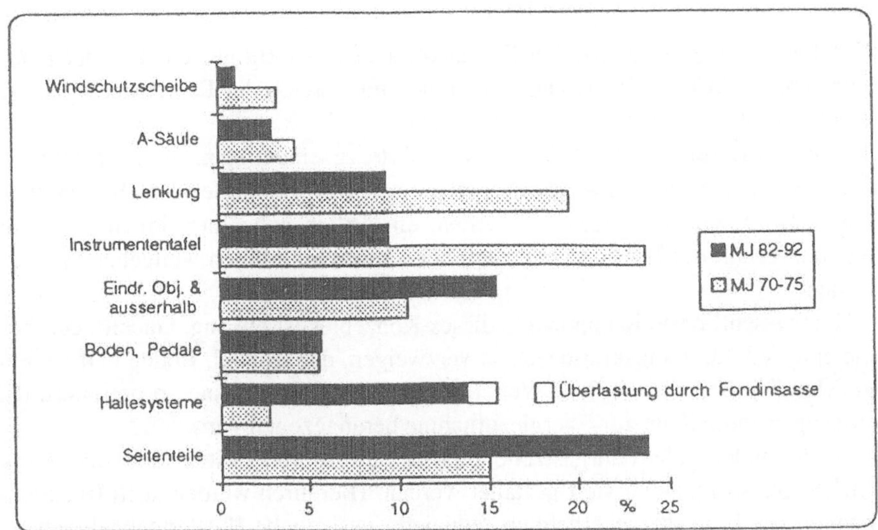

Abb. 1. Verletzungsursachen in Mercedes-Benz-Pkw

Abbildung 1 zeigt im Vergleich zu den Modelljahren 1970–75 die Verteilung der den schweren Einzelverletzungen (AIS 3 +)* jeweils zugeordneten wesentlichsten Anprallstellen für die neueren Fahrzeuge der Modelljahre 1982–92. Aufgrund der stark unterschiedlichen Gurtbenutzungsraten und neu eingebrachter Sicherheitsmaßnahmen in den neueren Fahrzeugbaureihen kommen in den gewählten Zeiträumen die Unterschiede in den Verletzungsursachen deutlich zum Ausdruck.

Anhand dieser relativen Häufigkeitsverteilungen lassen sich in den jeweiligen Entwicklungszeiträumen die Schwerpunkte für zusätzliche Verbesserungsmaßnahmen ableiten. Das heißt, es geht hierbei um eine langfristige, konsequente Weiterentwicklung von Sicherheitsmaßnahmen auf der Basis abgesicherter Erkenntnisse von Ursache und Wirkung. Selbstverständlich sind die einzelnen Fahrzeugteile nicht allein verletzungsursächlich, sondern nur in Verbindung mit einer jeweils hohen Unfallschwere.

Im folgenden werden moderne Sicherheitskomponenten der neuen Mercedes-Benz S-Klasse auch unter Berücksichtigung von Komfortansprüchen diskutiert.

---

* Zur Einstufung der Verletzungsschwere wird die AIS (Abbreviated Injury Scale) verwendet, die sich inzwischen international durchgesetzt hat. Diese besteht in einer umfangreichen Verletzungsbeschreibung und orientiert sich mit der Skalierung von 1 bis 6 im wesentlichen am Grad der Lebensbedrohung, die von einer Verletzung ausgeht. Bei der Darstellung schwerer Verletzungen hat sich die Beschränkung auf AIS 3 +-Verletzungen durchgesetzt, das heißt, eine Zusammenfassung der Verletzungen des Grades AIS 3 und schwerer.

Auf den versetzten Frontalaufprall abgestimmtes Strukturkonzept

Unfallanalysen zeigten, daß bei Frontalkollisionen häufig nur ein Teil der Fahrzeugfront überdeckt ist (Offset) und Intrusionen im Bereich der Fahrgastzelle den Erfolg von Rückhaltesystemen relativieren können.

Die Umsetzung dieser Erkenntnisse führte zu einem speziellen Strukturkonzept, bei dem die einseitig bzw. lokal eingeleiteten Aufprallkräfte in nicht beaufschlagte Fahrzeugbereiche weitergeleitet werden, um örtlich hohe Intrusionen zu vermeiden und den Erhalt der Fahrgastzelle auch bei schweren Unfällen weitgehend zu gewährleisten.

Die wesentlichste Komponente dieses Konzeptes ist ein sog. Gabelträger, bei dem die eingeleiteten Längskräfte sich so verzweigen, daß Tunnel, Boden und Seitenwand gleichmäßig belastet werden. Weiterhin wird der Querverband so optimiert, daß die stoßabgewandte Seite zur Energieaufnahme herangezogen wird.

Insbesondere die Fahrgastzelle muß an Stirn- und Seitenwand durch massive Querträger ausreichend steif gestaltet werden. Hierdurch werden auch Rückverschiebungen der Lenkanlage erheblich reduziert. Zusätzliche Polstermaßnahmen der Instrumententafel und anderer Kontaktzonen mildern nochmals bei schweren Frontalunfällen die Verletzungsfolgen.

Durch diese Struktur- und Polstermaßnahmen gehen die schweren Kopf- und Thoraxverletzungen erheblich zurück, stattdessen treten andere Verletzungsursachen, die nicht im gleichen Maße davon beeinflußt werden konnten, – relativ betrachtet – stärker in den Vordergrund, beispielsweise die Pedalanlage und der Fahrzeugboden, die überwiegend Fußverletzungen hervorrufen. Denn durch die Offset-Auslegung der Struktur werden zwar hohe Intrusionen vermieden, aber die Fußaufprallgeschwindigkeit auf die Stirnwand bleibt immer noch relativ hoch.

Aus diesem Grund werden zusätzlich zu den Strukturmaßnahmen Polstermaßnahmen durchgeführt, wie z.B. ein im Bodenbelag eingeschäumtes Hartschaum-Element zur Reduzierung der hohen Belastungswerte der unteren Extremität. Durch die frühzeitige Abstützung und die plastische Eigenverformung sinkt die Stoßbelastung von Fuß und Unterschenkel erheblich. Neuere Auswertungen bestätigen den Erfolg dieser Maßnahme.

Durch die weitgehende Vermeidung von direkten Kontaktverletzungen treten in Verbindung mit der hohen Gurtbenutzung die haltesystembedingten Verletzungen in den Vordergrund.

Hieraus resultiert die Forderung, die durch das Haltesystem bedingten Belastungen auf die vielfältigen Kollisionskonfigurationen beim Frontalaufprall mit dem Ziel einer weiteren Optimierung abzustimmen.

Auslegung der Haltesysteme auf die vielfältigen Kollisionskonfigurationen

Haltesystemoptimierungen müssen neben den Anforderungen bezüglich der Gurtgeometrie vor allem eine bessere Rückhaltung gewährleisten und sicherstellen, daß das Gurtband nicht in den Bauchbereich rutschen kann, wo es schwerste Abdominalverletzungen verursachen kann. Realisiert wird dies durch keilförmige Rampen in den

Sitzkissen und die Befestigung von einem oder mehreren Gurtverankerungspunkten am Sitz. Bei der neuen S-Klasse sind beide Verankerungspunkte des Beckengurtes am Sitzkissenrahmen befestigt mit dem Ziel, eine exaktere Gurtgeometrie und einen höheren Tragekomfort, unabhängig von der Sitzposition, die über einen großzügig ausgelegten Verstellweg in Länge, Höhe und Neigung variiert werden kann, sicherzustellen.

Der Schultergurtumlenkpunkt an der B-Säule verfügt über eine mechanisch-automatische Höhenverstellung in Abhängigkeit von der Sitzlängseinstellung.

Beim Verstellen der vorderen Sitze von vorne nach hinten wird über einen Bowdenzug mit einer 1:2 Übersetzung die Lage der Schultergurtverankerung von unten nach oben um 105 mm verändert, d.h. der Gurthöhenversteller wird über einen Sitzverstellweg von 210 mm betätigt.

Darüber hinaus sollen Gurtstraffer Fahrer und Beifahrer bei einem Frontalaufprall früher an die Fahrgastzelle koppeln und so die Insassen länger am Deformationsvorgang teilnehmen lassen. Ein weiterer Vorteil ist die Eliminierung der Gurtlose, wodurch die Vorverlagerung von Kopf und Thorax reduziert wird.

Realisiert wird dieser Straffereffekt durch pyrotechnische Treibsätze, die bei Verbrennung ein Gas freisetzen, das einen Kolben, an dem ein Stahlseil befestigt ist, in einem Rohr nach oben beschleunigt und so über eine formschlüssige Kupplung die Gurtwickelrolle zurückzieht. Der Kurzhubstraffer der S-Klasse bietet als neueste Entwicklung neben dem sehr geringen Bauvolumen eine Gurttragekomforteinrichtung, so daß der Insasse im Fahrbetrieb keinen unangenehmen Druck mehr durch den Gurt erfährt.

Erreicht wird dies durch einen Gurtaufrollautomaten mit zwei verschiedenen Aufrollfedern (starke Feder, schwache Feder). Die starke Feder dient einer zuverlässigen Aufrollfunktion, während die weiche Feder die Rückzugs- und Aufrollkräfte bei angelegtem Gurt um ca. 80% gegenüber der starken Feder reduziert. Zusätzlich zum Si cherheitsgurt bieten Airbagsysteme für Fahrer und Beifahrer erweiterten Schutz beim Frontalaufprall. Die Oberkörper werden bei Auslösung der Airbageinheiten großflächig abgestützt, wodurch die Kontaktzone des Sicherheitsgurtes entlastet wird und gurtbedingte Thoraxverletzungen reduziert werden. Gleichzeitig werden Sekundärkontakte des Kopfes, vor allem der Kopfaufprall des Fahrers auf das Lenkrad, vermieden. Die Aktivierung der Airbageinheiten wird durch ein Auslösegerat vorgenommen, das beim Crash über Beschleunigungssensoren die Verzögerung ermittelt, diese integriert und beim Erreichen eines von der Unfallart und -schwere abhängigen Grenzwertes den Zündimpuls auslöst.

Die Airbageinheiten selbst, deren Funktionen inzwischen weitgehend bekannt sind, wurden mit Anlauf der S-Klasse leicht modifiziert und fließen in alle Mercedes-Benz PKW-Baureihen ein.

Neben einem anspruchsvolleren Design weist das Lenkrad bzw. der Airbag einige von außen nicht erkennbare Neuheiten auf. So wird z.B. für den gesamten Luftsack ein dünneres, jedoch ebenso hochfestes Gewebe verwendet. Das Faltvolumen konnte damit weiter reduziert werden und trägt somit dazu bei, daß das Lenkrad jetzt optisch leichter wirkt.

Der um 5 mm in der Höhe reduzierte neue Gasgenerator ermöglicht eine erhöhte Energieaufnahme des weiterhin in das Lenkrad integrierten Pralltopfes. Dieser pyrotechnische Gasgenerator besitzt eine veränderte Funktionskennlinie gegenüber seinem Vorgänger. Der weichere Druckanstieg erlaubt ein etwas langsameres Entfalten des Luftsackes zu Beginn der Aufblasphase, mit dem Ziel, die kinetische Energie zu reduzieren. Eine nochmalige Reduzierung der kinetischen Energie erfolgt durch einen neuen unbeschichteten und dadurch leichteren Luftsack, der ab Oktober 1992 in allen Mercedes-Benz Personenwagen zum Einsatz kommt.

Der Beifahrerairbag wurde für die S-Klasse neu angeordnet, es wurde ein komplett neues Airbagmodul entwickelt. Der Beifahrerairbag ist vollständig in die Instrumententafel integriert, wobei durch das kompaktere Modul und dessen Unterbringung die Möglichkeit geschaffen wurde, unterhalb der Airbageinheit noch ein ausreichend großes Handschuhfach zu realisieren. Das Airbagmodul besteht aus den Einzelkomponenten Rohrgasgenerator, Luftsack aus unbeschichtetem Gewebe, hochfestem Kunststoffgehäuse und leichter Kunststoffabdeckung. Das Modulgehäuse wurde erstmalig aus glasfaserverstärktem Kunststoff ausgeführt, wodurch eine Gewichtseinsparung von ca. 1 kg erreicht werden konnte.

Der Rohrgasgenerator ersetzt die bisher verwendeten zwei Einzelgeneratoren baugleich mit dem Gasgenerator der Fahrerseite – bei annähernd gleichem Druckverlauf.

Bei der Entwicklung des Luftsackes wurde durch Formgebung, Faltung und durch die Einbringung von Reißnähten in den Seitenteilen ein gesteuerter Entfaltungsvorgang mit möglichst niedrigen Ausdehnungsgeschwindigkeiten erreicht.

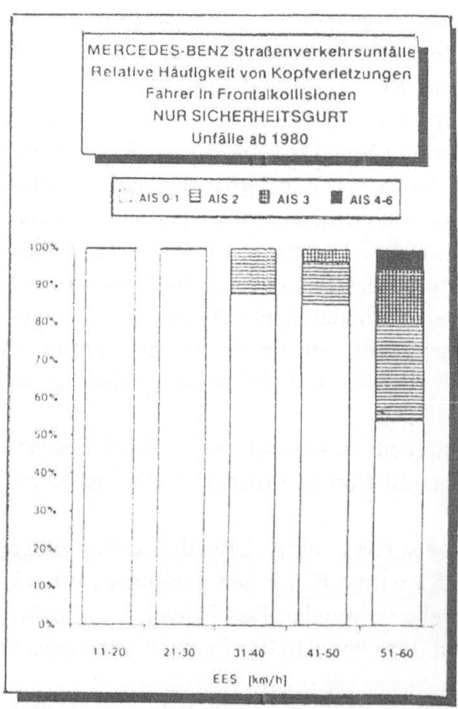

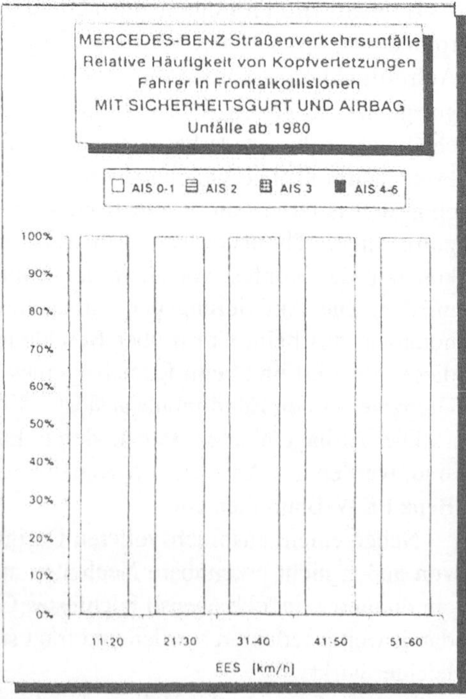

Abb. 2. Wirksamkeit des Fahrerairbags: Kopfverletzungen

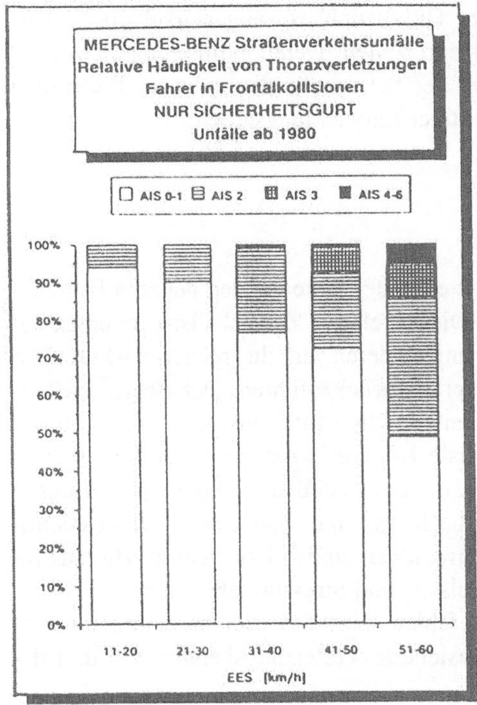

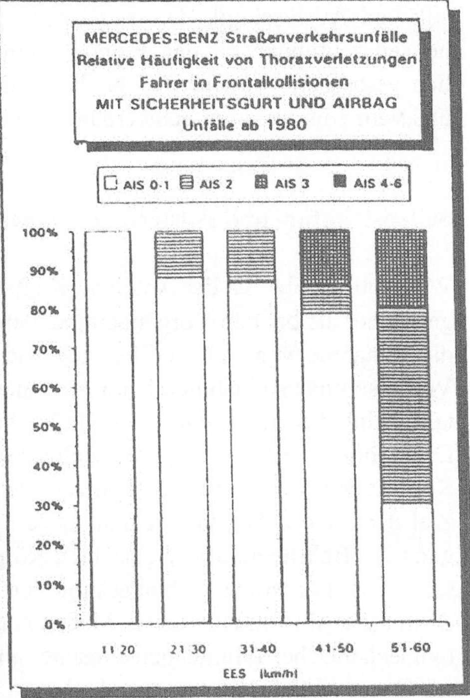

Abb. 3. Wirksamkeit des Fahrerairbags: Thoraxverletzungen

Am bisherigen Konzept des ergänzenden Airbag zum Gurt unter Verwendung von Systemen, die auch die in USA geltenden Sicherheitsvorschriften erfullen, hält Mercedes-Benz weiterhin fest. Daß dies der richtige Weg war und ist, zeigen Auswertungen von Straßenverkehrsunfällen der Mercedes-Benz Unfallforschung (Abb. 2, 3).

In dem dargestellten Unfallschwerebereich (EES steht für Energie-äquivalente Geschwindigkeit und wird hier als Parameter für die Unfallschwere verwendet. Die EES entspricht in den meisten Fallen etwa der Geschwindigkeitsänderung des Fahrzeugs während des Unfalls) sind in den betroffenen Airbag-Fahrzeugen nur leichte Kopfverletzungen und keine schwerwiegenden Thoraxverletzungen bekannt geworden.

Abstimmungsmaßnahmen der Frontstruktur und der Haltesysteme

Das Ziel von Abstimmungsmaßnahmen der Frontstruktur und der Haltesysteme muß sein, die Insassen möglichst frühzeitig und „schonend" an die Fahrgastzellenbeschleunigung anzugleichen.

Realisieren läßt sich das Ziel zum einen durch gezielte Auslegung der Deformationscharakteristik, die im wesentlichen von der Anordnung der Aggregate, der Gestaltung der Längs- und Querträgerstrukturen, den Blechdicken, den Materialeigenschaften und der Anordnung von z.T. fertigungstechnisch bedingten Sicken und Löchern abhängt, und zum anderen durch Optimierungen am Haltesystem durch Abstimmung von Gurtgeometrie, Gurtbanddehnung, Strafferwirkung, Airbagcharakteristik und Auslöselogik. Die Ergebnisse der Unfallanalysen zeigen, daß die Sicherheitseinrichtungen für den Frontalaufprall durch viele Detailoptimierungen wesentlich verbessert wurden. Hierdurch gewinnt der Seitenaufprall relativ an Bedeutung und wird zum weiteren Schwerpunkt zukünftiger Entwicklungsarbeit.

Seitenstruktur- und Polstermaßnahmen

Wie Abb. 1 zeigt, ist der Anteil an Kontaktstellen der Seite bei den neueren Fahrzeugen höher als bei den Vorgängermodellen. Dieser relative Zuwachs ist zum einen auf die Zunahme von Seitenkollisionen und zum anderen auf die relativ wirksameren Verbesserungsmaßnahmen beim Frontalaufprall zurückzuführen. Der Begriff Seitenteile beinhaltet im wesentlichen die Türinnenteile, die Mittelsäule und den seitlichen Dachrahmen. Häufig entstehen auch schwerste Kopfverletzungen durch den direkten Kontakt mit dem stoßenden Fahrzeug bzw. dem angestoßenen Objekt (z.B. Baum). Ziel der Entwicklungsarbeit muß es sein, die Insassenkinematik unter Berücksichtigung der Belastbarkeit der einzelnen Körperregionen sinnvoll zu steuern. Hieraus resultiert die Forderung nach abgestimmten Polster- und Strukturmaßnahmen.

Für die Abstimmung dieser Maßnahmen fehlen aber nach wie vor, trotz intensiver biomechanischer Grundlagenversuche, abgesicherte Verletzungskenngrößen und deren Grenzwerte für Thorax und Abdomen.

Dennoch werden auch unter den gegebenen Restriktionen Schutzmaßnahmen erarbeitet mit dem Ziel, die Kontaktgeschwindigkeit des Insassen mit den Seitenteilen zu reduzieren und lokale kritische Einzelbelastungen möglichst zu vermeiden. Beispiele für Strukturmaßnahmen und Auslegung der Innenverkleidungsteile sind:

- Die Versickung der Innenschale in der Mittelsäule
- Schottbleche in den seitlichen Langsträgern
- Querträger unter den vorderen Sitzen
- Querträger zwischen den Vorderwandsäulen
- Hochfeste Gestaltung der Knotenverbindung im Bereich der Säulen-, Langsträger- und Dachrahmen-Anschlüsse
- glattförmig gestaltete Innenverkleidungsteile aus Kunststoff, teilweise kombiniert mit „Pralltöpfchen" in den Armlehnen mit hohem Energieabsorptionsvermögen sowie Polstermaßnahmen
- Trägerteil aus Holzfaserformstoff oder Jutefaser-Vlies zur Vermeidung von scharfkantigen Bruchbildern
- Türtasche aus schlagzähem Kunststoff zur Verhinderung von Spröd- bzw. Splitterbrüchen.

Konsequenzen

Die anhand der durchgeführten Sicherheitsmaßnahmen verbesserten Fahrzeuge werden erneut im Straßenverkehr beobachtet. Daraus ergeben sich neue Anforderungen, wobei die Prioritäten gegenüber früheren Fahrzeugen abweichen können. Maßstab für den Erfolg der durchgeführten praxisnahen Maßnahmen, die hier am Beispiel des aktuellen Entwicklungsstandes von Mercedes-Benz Pkw diskutiert wurden, wird dann die erneute Verschiebung der Schwerpunkte bezüglich der Häufigkeit und Schwere von Verletzungen sein. Die gesetzlichen Auflagen betrachten wir in diesem Zusammenhang nicht als Auslöser für die erfolgreichen Aktivitäten, sondern es steht die grundsätzliche Bereitschaft zu freiwilligen Unfallversuchen im Vordergrund, die sich immer wieder am aktuellen Unfallgeschehen orientieren müssen.

V. ZNS: Kuratorium für Unfallverletzte mit Schäden des zentralen Nervensystems e.V.

Akutversorgung und Frührehabilitation in der Unfallchirurgischen Klinik

Vorsitz: W. Arens, Ludwigshafen; K. Mayer, Tübingen

Hirnverletzung und Hirnerkrankung. Notwendigkeit und Bedeutung der Frührehabilitation

K. Mayer

Neuropsychologie, Berufsgenossenschaftliche Unfallklinik, Schnarrenbergstr. 95, D-72076 Tübingen, Bundesrepublik Deutschland

In der Bundesrepublik Deutschland stehen die Erkrankungen und Schäden des zentralen Nervensystems an 3. Stelle der Todesursachen-Statistik und an 1. Stelle der Invaliditätsursachen. Zwar überleben heute Dank der Fortschritte in der Notfall- und Intensivbehandlung selbst nach schweren Hirnverletzungen und Hirnerkrankungen mehr Menschen als je zuvor. Überleben heißt dann oft Leben mit und trotz erheblicher körperlicher Behinderungen und seelisch-geistiger Beeinträchtigungen. Ob eine Wiederherstellung oder Besserung der Hirnfunktionen erfolgt und wie gut doch noch eine soziale Wiedereingliederung gelingt, hängt wesentlich vom frühestmöglichen Beginn und von der bestmöglichen Durchführung richtiger Rehabilitationsmaßnahmen ab. Diese sehr frühe Phase in der Rehabilitationskette wird heute als Frührehabilitation bezeichnet. Die Sprache ist hier von der neurologisch-neurochirurgischen Frührehabilitation, Rehabilitation im allgemeinen noch während der Akutbehandlung nach Behebung der unmittelbaren Lebensbedrohung und nach ausreichender Stabilisierung der vegetativen Funktionen mit wieder belastbaren Herz-Kreislauffunktionen. Frührehabilitation ist integrierte, den Patienten frühzeitig und nahtlos begleitende interdisziplinäre Therapie mit je nach individuellen Erfordernissen und Möglichkeiten wechselnden Schwerpunkten. Diese Frührehabilitation besteht in einer aktivierenden Pflege (stimulierender Reiztherapie), Förderung der Motorik, Mund- und Eßtraining und schliesslich Wahrnehmungs- und Selbstständigkeitstraining. Ihr Ziel ist es, die spontane Genesung zu unterstützen und zu fördern, Früh- und Spätkomplikationen zu verhindern oder zumindest in ihren Auswirkungen so zu mindern, daß Behinderungen und Beeinträchtigungen möglichst gering bleiben. Frührehabilitative Maßnahmen sollen die Regenerationsfähigkeit und die verbliebene Plastizität des Gehirnes intensiv nutzen, um anschließend – wiederum nahtlos – die weitere Rehabilitation fortzusetzen.

Die Notwendigkeit der Frührehabilitation nach schweren Schädel-Hirnverletzungen und Hirnerkrankungen ist inzwischen unbestritten.

Hefte zu der Unfallchirurg, Heft 232
K. E. Rehm (Hrsg.)

Die Möglichkeit zur Frührehabilitation ist jedoch noch begrenzt. Die hierzu erforderlichen personellen, materiellen und räumlichen Ressourcen stehen derzeit nicht und schon gar nicht flächendeckend zur Verfügung. Eine Epidemiologie der Schädel-Hirnverletzung gibt es nur auf der Basis regionaler Erhebungen, der Erhebungen einzelner Kliniken oder einzelner Versicherungsträger. Genauere Zahlen liegen uns jetzt vor auf der Grundlage der Daten des „Diagnose- und Therapie-Index, DTI" für die Jahre 1987–1989 (Erhebung und Auswertung auf Veranlassung des Kuratorium ZNS durch Infratest-Gesundheitsforschung München und K. Mayer, Tübingen). Daraus ergibt sich als Durchschnitt eines Erhebungsjahres

- 196.600 Patienten mit einer Hauptdiagnose aus dem Bereich der Schädel-Hirnverletzungen
- 104.700 Patienten mit einer Nebendiagnose aus dem Bereich der Schädel-Hirnverletzungen. Das sind 303.300, also rund 300.000 Patienten mit Schädel-Hirnverletzungen verschiedener Art und Schwere.
- 214.800 Patienten mit einer Hauptdiagnose aus dem Bereich der Hirngefäßerkrankungen, also Hirndurchblutungsstörungen oder Hirnblutungen (sogenannter Hirninfarkt oder Schlaganfall).

Anders ausgedrückt: Bei im Jahre 1988 61.715 Mio Einwohnern in der Bundesrepublik ergibt dies eine Inzidenz oder Kennziffer der stationären Morbidität von 319 Patienten je 100.000 Einwohner/Jahr mit Schädel-Hirnverletzungen und von 348 Patienten je 100.000 Einwohner/Jahr mit Hirngefäßerkrankungen (oder noch deutlicher 3,19 Patienten je 1.000 Einwohner im Jahr mit Schädel-Hirnverletzungen und 3,48 Patienten je 1000 Einwohner/Jahr mit Hirngefäßerkrankungen).

Nach den mitgeteilten Diagnosen ist bei den Schädel-Hirnverletzten von etwa ein Drittel, also von 100.000 schwer Schädel-Hirnverletzten im Jahr auszugehen. Tatsächlich nämlich benötigten 29,5% der Patienten Intensivpflege, d.h. daß bei ein Drittel der Patienten mit Schädel-Hirntrauma eine Störung oder die Gefahr einer Störung der Vitalfunktion vorgelegen hat. Dies ist im übrigen auch ein wichtiger Hinweis auf die Notwendigkeit genügender Intensivüberwachungs- und Intensisbehandlungsbetten in der Akutphase (Die Zahl der Intensivbetten in den Kliniken wird meist insgesamt berechnet ohne spezielle Berücksichtigung der Hirnverletzungen). Diese Zahlen allein bestätigen die Alltagserfahrung der Kliniken, daß immer noch und oft genug die Akutbehandlung schwerer Schädel-Hirnverletzter und damit die Verhinderung von Sekundärschäden des Gehirnes erschwert ist. Diese Zahlen bestätigen auch die Alltagserfahrungen der Kliniken, daß immer noch und oft genug die rechtzeitige und fachgerechte Frührehabilitation schwer Schädel-Hirnverletzter nicht ausreichend gewährleistet ist. Besondere Bedeutung kommt dabei auch den statistischen Erhebungen zu, daß – allerdings von der Gesamtzahl der Schädel-Hirnverletzten – die Hälfte aller Patienten (50,2%) zwischen 15 und 40 Jahre alt war und nur etwa 10,5% 50 Jahre und älter waren.

Zu ähnlichen Ergebnissen kommt im übrigen auch eine Studie der Arbeitsgruppe Medizintechnik an der Universität Münster (Stefan Kirchberger u.a.) über die Versorgung von Schädel-Hirnverletzten und zum Versorgungsgeschehen in 25 Kliniken des Landes Nordrhein-Westfalen. Danach muß in Nordrhein-Westfalen von jährlich 2.100–2.400 Schädel-Hirnverletzten ausgegangen werden, die eine Frührehabilitation erfordern. Die hierzu notwendigen personellen und materiellen Ressourcen sind aber nicht vorhanden. Interessant sind die Erhebungen der Medizinsoziologen zum Versorgungsablauf. Danach sind Maßnahmen der Frührehabilitation, die über ein gewisses Minimum hinausgehen, bei Zeitdruck gewöhnlich die ersten, die wegfallen. Sie sind zur Aufrechterhaltung des Stationsbetriebes nicht unabweisbar notwendig. „Bei der Notaufnahme eines Unfallpatienten wird ein Stab von mindestens 20 Mitarbeitern in Bewegung gesetzt. Liegt der Patient dann auf der Station, passiert so gut wie gar nichts mehr". Damit wird der Sinn einer Intensivbehandlung, die zwar die Überlebenschancen des Patienten verbessert, seine Rehabilitationsmöglichkeiten jedoch dort weitgehend außer Acht läßt, in Frage gestellt. Diese Erhebungen sowie die Daten der Strukturkommission der Deutschen Gesellschaft für Neurochirurgie und die Daten einer Umfrage im Auftrage der Arbeitsgemeinschaft Neurologische Intensivmedizin ANIM ergeben bei Annahme einer durchschnittlichen Behandlungsdauer je Frührehabilitationsmaßnahme von nur drei Monaten und bei jetzt 80 Mio Einwohnern einen zu den bereits vorhandenen Betten zusätzlichen Mindestbedarf von 2.000 Betten. Diese Betten stehen derzeit nicht und schon gar nicht flächendeckend zur Verfügung.

Notwendig ist ein flächendeckendes Netz von frührehabilitativen Einrichtungen in Akutkrankenhäusern der Maximalversorgung und in geeigneten Rehabilitationszentren je nach regionalem Bedarf und Möglichkeiten.

Die Zentren der klinischen Maximalversorgung müssen zur Akutversorgung von Verletzungen und Erkrankungen des Gehirnes über neurologische und/oder neurochirurgische Fachabteilungen mit den notwendigen diagnostischen, therapeutischen und pflegerischen Möglichkeiten einschließlich der Intensivbehandlung und -überwachung verfügen. In diesen Zentren sollten ausreichend große und selbständige Fachabteilungen zur speziellen neurologisch-neurochirurgischen Frührehabilitation integriert werden. Diese Frührehabilitationsabteilungen sollten ärztlich von einem Neurologen/Neurochirurgen oder Neuropädiater in einer Abteilung für Kinder und Jugendliche mit zusätzlicher Qualifikation für die Rehabilitation geleitet werden.

Da ein Großteil der schweren Verletzungen und Erkrankungen des Nervensystems auch in absehbarer Zeit noch nicht primär in Krankenhäusern der Maximalversorgung mit der Möglichkeit einer Frührehabilitation behandelt werden kann, sind besondere Einrichtungen in hierzu geeigneten und schon bestehenden Rehabilitations-Kliniken notwendig. Aber auch in diesen Reha-Kliniken müssen die räumlichen, apparativen und personellen Voraussetzungen gewährleistet sein, gegebenenfalls in Zusammenarbeit mit einem Klinikum der Maximalversorgung. Die Anforderungen an diese Einrichtungen hinsichtlich des Personalschlüssels und der Qualifikation der Therapeuten und des Pflegepersonals, der apparativen Ausstattung sowie der räumlichen Gestaltung und Ausstattung werden Sie im einzelnen hören. Ich muß darauf hinweisen, daß neurologisch-neurochirurgische Frührehabilitationsmaßnahmen in der geschilderten Art und Intensität einen besonderen Pflegesatz erfordern in ähnlicher Höhe wie bei der Intensivbehandlung der Maximalversorgung. Maßnahmen der Frührehabilitation fallen in die Phase der akuten medizinischen Behandlungsnotwendigkeit. Die Akutbehandlung und die Frührehabilitation bilden eine organisatorische Behandlungseinheit mit einheitlichem Kostenträger.

Inzwischen ist die Notwendigkeit der Frührehabilitation in den einzelnen Bundesländern durchaus erkannt worden. In einzelnen Ländern, ich erwähne aus eigener Erfahrung Baden-Württemberg und Bayern, sind intensive Bemühungen um die Erweiterung der Kapazitäten im Gange und ist auch die Einrichtung weiterer Abteilungen bereits finanziell gefördert worden. Das Kuratorium ZNS hat alle Forderungen zur Frührehabilitation, wie sie in dem Memorandum vorgelegt worden sind, auf einer Tagung seines erweiterten medizinischen Beirates unter Beteiligung der Vertreter der Spitzenverbände der Leistungsträger eingehend diskutiert. Dabei wurde der zusätzliche Mindestbedarf von 2.000 Betten für die Rehabilitation Schwersthirnverletzter bestätigt. Es herrschte unter allen Beteiligten Einigkeit darüber, daß das Frührehabilitationsangebot für Hirngeschädigte dringend verbessert werden muß und von den Spitzenverbänden der Leistungsträger und den ihnen angeschlossenen Organisationen auf die Schaffung eines ausreichenden Frührehabilitationsangebotes für Hirnverletzte hingewirkt werden soll. Als Sofortmaßnahme zur Milderung der prekären Aufnahmesituation sollen zunächst solche Einrichtungen gefördert werden, bei denen bereits entsprechende Erfahrungen vorliegen, ggf. auch durch eine Inanspruchnahme der im Krankenhausgesetz (KHG) eröffneten Möglichkeit des Abschlußes von Investitionsverträgen mit den Leistungsträgern.

Ergänzend zur Diskussion um die Verbesserung der Frührehabilitation Hirngeschädigter wurde auch der Handlungsbedarf zur Schaffung von teilstationären Einrichtungen und Einrichtungen zur therapierenden Langzeitpflege für Hirngeschädigte bestätigt.

Akutversorgung und Frührehabilitation in der Neurochirurgischen Klinik

W. J. Bock

Neurochirurgische Klinik der Universität, Moorenstr. 5, D-40225 Düsseldorf, Bundesrepublik Deutschland

Rehabilitation und Akutklinik, liegt hierin ein Widerspruch?

Der Begriff „rehabilitare“ = wiederherstellen, wird von uns landläufig nur für den zweiten Teil der Wiederherstellung der Gesundheit benutzt, und zwar von Kostenträgern, Ärzten und Politikern gleichermaßen. Die Wiederherstellung der Gesundheit eines Patienten oder eines Verletzten stellt aber einen prozeßhaften Ablauf dar, der eine Zäsur nur in der Organisation kennt, so z.B. die Verlegung von einer Intensivstation, die Verlegung von einer Akutklinik in die weiterbehandelnde Spezialklinik, auch Rehabilitationsklinik genannt. Dieser Einschnitt zwischen Akutklinik und weiterbetreuender Klinik ist sowohl zeitlich, als auch vom Zustand des Patienten her gesehen, häufig zufällig. Der Zeitpunkt hängt ab von der Ausstattung der weiterbetreuenden Klinik oder auch von deren Kapazität. So ist es oft nicht möglich, einen Verletzten mit noch liegender Trachealkanüle zu verlegen. Oft muß er soweit rehabilitiert sein,

Hefte zu der Unfallchirurg, Heft 232
K. E. Rehm (Hrsg.)

daß er laufen und selbständig essen kann. Renommierte Kliniken haben Wartezeiten bis zu 6 Monaten.

Die Zeiten, in denen der Neurochirurg sich nur der operativen Versorgung von Verletzten widmete, sollte der Vergangenheit angehören. Erst recht die Zeiten, in denen er sich für das Schädel-Hirn-Trauma überhaupt nicht zuständig gefühlt hat. Der Akutkliniker ist gefordert, die selbstverständliche Aufgabe zu übernehmen, den Patienten seinem Schädigungsmuster entsprechend mit allen modernen Mitteln zu behandeln. Der Neurochirurg darf die Intensivmaßnahmen nicht ausschließlich dem Anästhesisten überlassen. Er hat für jeden einzelnen Patienten in der Akutphase einen speziellen Behandlungsplan aufzustellen und diesen, z.B. auf der Intensivstation täglich, je nach neurologischem Zustandsbild zu überprüfen. Das ist Rehabilitation in der Akutklinik in bester Form. Damit sind aber Akutmedizin und Rehabilitation nicht mehr zu trennen. Dementsprechend hatte sich bereits im Jahre 1986 die Deutsche Gesellschaft für Neurochirurgie auf ihrer Jahrestagung in Bonn mit dem Thema „Frührehabilitation" auseinandergesetzt. Es wurden Definitionen erstellt und der Begriff Frührehabilitation der Stufe 1 b der Berufsgenossenschaften zugeordnet. Inzwischen waren auch in Großbritannien, insbesondere in Edinburgh und Glasgow Konzepte entwickelt worden, die Akutbehandlung, Frührehabilitation und Spätrehabilitation unter eine Leitung stellten, wodurch es zu hervorragenden Ergebnissen kam.

Schon im Jahre 1977 hatte Wiedemann Schnittstellen zwischen der landläufigen Definition der Rehabilitation und der Medizin definiert, wobei er eine Medizin in der Rehabilitation und eine Rehabilitation in der Medizin definierte. Medizin entspricht hierbei der Akutbehandlung. Schon 1983 hatte Schmieder darauf hingewiesen, daß die Rehabilitation von Hirngeschädigten für mindestens die Hälfte aller in Frage kommenden Rehabilitanten zu spät beginnt. 1980 hatte Tönnis betont, daß die beste Rehabilitation in den Sonderlazaretten des Zweiten Weltkrieges erfolgte, da hier Akutbehandlung und Rehabilitation als Einheit angesehen wurden. Ähnlich definierten Jennett, Teasdale und Knill-Jones vom University Department of Neurosurgery in Glasgow den Beginn einer guten Rehabilitationsbehandlung im Unfallraum des Krankenhauses mit kontinuierlicher Fortsetzung. Mit dieser Behandlung in Schottland wurden Maßstäbe gesetzt, den Grad einer Behinderung oder gesundheitlichen Beeinträchtigung möglichst gering zu halten. Ein in der Unfallversorgung Schädel-Hirnverletzter erfahrener Arzt hat einmal gesagt: „Die Rehabilitation beginnt am Unfallort". Werden sowohl am Unfallort, auf dem Transport und im Akutkrankenhaus die richtigen Maßnahmen getroffen, wird noch während der Akutbehandlung die Rehabilitationsmaßnahme eingeleitet, so sind die Ergebnisse der gesamten Behandlung, der Wiedereingliederung in Beruf und Familie deutlich besser. Zum jetzigen Zeitpunkt aber werden Unfallverletzte mit Schädelverletzungen noch immer nicht sach- und fachgerecht behandelt. Sie liegen zu einem größten Teil auf allgemeinchirurgischen Abteilungen oder müssen, wenn sie neurochirurgisch versorgt wurden, rasch wieder aus Kapazitätsgründen in andere Kliniken zurückverlegt werden. Hier gebührt Dank an die Unfallchirurgen, die uns immer wieder aus diesen Gründen geholfen haben. Hinzu kommt, daß die Verletzten vom Notarzt aus nicht direkt der geeigneten Intensivstation zugeführt werden können, da nicht die volle Bettenzahl zur Verfügung steht. Das Wort vom 'Patiententourismus' hat sich hierbei breit gemacht, eine für den Arzt, der Schädel-Hirnverletzte zu versorgen hat, unerträgliche Situation. In dieser

Tatsache liegt die Hauptursache für schlechte Behandlungsergebnisse, die bei dem Stand der heutigen Medizin nicht notwendig wären. Die Auswertungen der akuten unfallbedingten Blutungen im Schädelinneren haben gezeigt, daß nicht der Transport in die nächste neurochirurgische Klinik zu lange dauert, sondern der Entschluß der Basisklinik, den Patienten in die entsprechende Fachabteilung zu verlegen, häufig zu spät kommt. Betrachtet man sich die Ausbildung der Studenten, so kann das nicht verwundern. Das Fachgebiet der Neurochirurgie ist trotz seiner operativen Bedeutung in der Approbationsordnung weder berücksichtigt noch erwähnt. Überspitzt ausgedrückt bedeutet das, daß z.B. urologische Erkrankungen wichtiger sind als die des Hirns und des Rückenmarks, insbesondere bezüglich der Verletzungen. Für den Beginn einer Rehabilitationsbehandlung in der Akutklinik sind allerdings Voraussetzungen notwendig, so die hierfür geeignete, eigene neurochirurgische Intensivstation, der uneingeschränkte Zugriff zur Computertomographie, Röntgenmöglichkeiten, die eigene Operationsabteilung und der Zugriff zur Kernspintomographie.

In vielen Teilen der Bundesrepublik werden z.Z. Anstrengungen über private Träger gemacht, Rehabilitationszentren zu errichten. Das flächendeckende Netz von frührehabilitativen Abteilungen in den Akutkrankenhäusern der Maximalversorgung bleibt hierbei jedoch unverwirklicht. Ein Zentrum der klinischen Maximalversorgung, das keine neurologische und keine neurochirurgische Abteilung beinhaltet, genügt dem Begriff der Maximalversorgung nicht, und solche Großkrankenhäuser finden sich in der Bundesrepublik noch in großer Zahl. Eine konsequente und intensive Therapie des Schädel-Hirnverletzten in der Akutklinik unter Einsatz von Krankengymnastik, Logopädie, Ergotherapie, modernster technischer Ausrüstung und einer ausreichenden Anzahl von Krankenschwestern und Krankenpflegern mit einem vernünftigen Bettenschlüssel macht es möglich, sowohl Letalität als auch Morbidität drastisch zu senken. In Frage gestellt sind diese Erfolge allerdings schon wieder durch den Mangel an Pflegekräften, insbesondere auf den Intensivstationen. Hierin ist eine große Gefahr für den Patienten zu sehen, da durch das Nachlassen der speziellen Therapie eine erneute Verschlechterung des Befundes eintritt. Die vom Kuratorium ZNS in dem Memorandum „Notwendigkeit und Bedeutung der Frührehabilitation" geforderten Frührehabilitationseinheiten in Verbindung mit neurochirurgischen Kliniken sind deshalb ein Gebot der Stunde. Trotz angespannter Haushaltslage der Kostenträger ist die Einrichtung einer solchen Behandlungseinheit möglich. Betrachtet man sich den teilweise vorhandenen Bettenüberhang und die Auslastung in den Akutkliniken, so muß es möglich sein, auch bei Kostendämpfungsmaßnahmen im Gesundheitswesen eine Umwidmung zu erreichen.

Ein weiterer wichtiger Aspekt ist die Einbindung der Angehörigen in dieser Frühphase. Schon auf der Intensivstation müssen diese in den Behandlungsprozess einbezogen werden. Sie müssen mit den spezifischen therapeutischen Maßnahmen vertraut gemacht werden, wobei schon beim Aufwachen aus dem Koma die vertraute Stimme eine entscheidende Hilfe sein kann. Neuere Untersuchungen bestätigen die frühe Ansprechbarkeit auf vertraute akustische Signale. Hinzu kommen taktile, später visuelle Reize, anfangs passive krankengymnastische Therapie, später aktive; möglichst rasches Sitzen auf der Bettkante, später im Stuhl, Förderung der Stellreflexe. Kontrakturen können auf diese Art und Weise sicher verhindert werden. Eine große Verantwortung kommt hierbei dem verständigen Pflegepersonal zu. Auf ihm ruht die Hauptlast der Arbeit.

Bei vielen Verletzungen und Erkrankungen des Gehirns kommt es zu drei großen Schädigungsmustern; nämlich zum Ausfall der vegetativen Steuerung, zu neurologischen Ausfalls- und Reizerscheinungen sowie zu psychopathologischen Veränderungen. Je nach Schwere der Schädigung werden die vegetativen Symptome zuerst abklingen. Ob es zur vollständigen Rückbildung der neurologischen Ausfälle kommt, hängt von der Lokalisation der Schädigung ab. Die schlechteste Prognose haben die psychopathologischen Störungen. In der Akutphase sind bei den vegetativen Allgemeinerscheinungen Kreislaufstörungen, Kopfschmerzen, leichte Ermüdbarkeit, Konzentrationsschwäche, Schweißausbruch, Pulsbeschleunigung, Überempfindlichkeit und Schlafstörungen zu nennen. Neben der Bewußtseinsstörung sind diese Ausfallmuster die wichtigsten Parameter für die neurochirurgische Intensivbehandlung. Bei den neurologischen Ausfallmustern stehen Aphasie, Apraxie, Agnosie sowie die motorischen Lähmungsbilder im Vordergrund, während sensible Störungen vom Patienten weniger unangenehm empfunden werden. Bei den psychopathologischen Ausfällen sind als psychomotorische Störungen das Durchgangssyndrom, später das organische Psychosyndrom, was auch als irreversible Störung möglich ist, zu nennen; außerdem Merkfähigkeitsstörungen, affektive Veränderungen gegenüber dem Zeitpunkt vor dem Trauma und Gedächtnisbeeinträchtigungen. Häufig ist ein vermindertes Kritikvermögen festzustellen. Der soziale und berufliche Abstieg ist damit vorprogrammiert. Von Gobiet und auch anderen wurde deshalb stets die Verzahnung von Akutbehandlung und frührehabilitativen Maßnahmen gefordert. Inzwischen kann man mit einigem Stolz sagen, daß diese Bemühungen nicht umsonst waren und das apallische Syndrom dank der intensiven Frühbehandlung auf der neurochirurgischen Allgemein- aber vor allem auf der Intensivstation ausgesprochen selten geworden ist. Diese Erfolge sind allerdings altersabhängig, aber auch abhängig von der Schwere des Traumas und von anderen Begleiterkrankungen sowie vom biologischen Alter des Patienten, aber vor allem auch von der Güte der Akutklinik. Jennett teilt deshalb die Glasgower Ergebnisse in einen guten und in einen schlechten Ausgang ein. Als schlechten Ausgang sieht er das Persistierende oder Prolongierte, die vegetative Entgleisung, das apallische Syndrom sowie schwere Defizite und dauernde Invalidität. Gute Rehabilitationsergebnisse sind die partielle Reintegration, die geistige Restitution und geringe Defizite bei guter Wiederherstellung. Der Neurochirurg kann und darf sich deshalb dieser Aufgabe der Frührehabilitation in der Akutklinik nicht entziehen. Rehabilitation heißt: interdisziplinäres Denken unter Einbeziehung vieler Berufsgruppen. Für die Akutversorgung sollte deshalb folgendes Schema gelten: Vom Unfallort kommt der Patient in der Regel in die nächste Chirurgische Ambulanz oder Klinik, wird dort untersucht, von der chirurgischen Seite abgeklärt und, wenn nötig, stationär aufgenommen oder weiterverlegt, je nach Schweregrad des Traumas. Die Aufnahme in der neurochirurgischen Klinik kann direkt vom Unfallort aus erfolgen oder über dem Umweg Chirurgie. Es wird sich bei mittelschweren und schweren gedeckten Schädel-Hirn-Traumen eine Intensivbehandlung anschließen, deren Dauer unterschiedlich lange sein wird. Nach dem bisher Gesagten muß zu diesem Zeitpunkt die Frührehabilitation beginnen. Der Anteil des Schädel-Hirn-Traumas am gesamten Krankengut einer neurochirurgischen Intensivstation beträgt zwischen 23 und 25%, konstant über den Beobachtungsraum 1982 bis 1991. Trotz gestiegener Verkehrsunfälle ist die Anzahl der Verkehrstoten gesunken, die der Schwerverletzten weitgehend gleichgeblieben. Die Verlegung der Patienten nach der Intensivbehandlung erfolgt in der Regel auf die neurochirurgische Normalstation, sofern Kapazität vorhanden ist.

Die wenigsten werden in diesem Stadium zur Zeit in eine Rehabilitationsklinik direkt verlegt. Ein nicht unbeträchtlicher Teil muß an die einweisende Klinik zurückverlegt werden. Dank der aktiveren Maßnahmen auf der Intensivstation ist ein erheblicher Rückgang der Letalität beim Schädel-Hirn-Trauma festzustellen, zieht man die in den ersten 24 Stunden Verstorbenen ab. Betrachtet man sich die Verweildauer auf der Intensivstation, so findet man die längste Liegezeit beim schweren gedeckten Schädel-Hirn-Trauma, gefolgt vom offenen, die kürzeste bei den Blutungen. Eine Erklärung hierfür findet sich in der zu geringen Kapazität an neurochirurgischen Intensivbetten. Hierdurch wird oft eine zu frühe Rückverlegung in eine Chirurgische Klinik erforderlich.

Die Voraussetzungen für die Frührehabilitation stellen sich damit aus der Erfahrung der Akutbehandlung folgendermaßen zusammen:

1. Die Frühbehandlung sollte in Angliederung an die akut behandelnde Klinik erfolgen.
2. Diese Klinik bedarf einer speziellen sachlichen Ausstattung im Rahmen der Intensiveinheit, aber auch im Rahmen der Allgemeinstation. Bei plötzlicher Verschlechterung des Zustandes eines Patienten fallen unnötige und für den Verletzten häufig kritische Transporte weg.
3. Die Planung einer Frührehabilitation, entfernt von der neurochirurgischen Akutklinik, entspricht nicht einer modernen akuten Frührehabilitation. Die Klinik muß mit allen neurophysiologischen Möglichkeiten, mit voll eingerichteter Krankengymnastik, mit balneologischen Möglichkeiten, Massage und auch für die Frühphase mit Beschäftigungstherapie und Logopädie eingerichtet sein. Der Bettenschlüsssel für Pflegekräfte muß ausreichend bemessen werden, wobei man die Pflege dieser Patienten mit der der Querschnittsverletzten vergleichen kann. Der Aufbau dieser Stationen in der Neurochirurgie stellt in der Zukunft eine der wichtigsten Aufgaben auf dem Gebiet der Behandlung Bewußtloser dar.

Welche Situation ergibt sich nun hieraus für den Neurochirurgen?

1. Er muß in die Lage versetzt werden, die Frührehabilitation im wirklich frühesten Stadium in der Akutklinik beginnen zu können.
2. Hierdurch kann die nächste Rehabilitationsstufe in den jetzt schon bestehenden Zentren effektiver und gezielter durchgeführt werden, wobei ein nahtloser Übergang gewährleistet sein muß.
3. Es handelt sich um eine kostengünstige Form der Frührehabilitation.
4. Hierdurch wird eine wohnortnahe Frührehabilitation durchgeführt, die die Angehörigen in realistischer Weise in das Programm einbeziehen kann.
5. Eine Gefährdung der Patienten durch unnötige Transporte entfällt in dieser noch labilen Verfassung des Verletzten.

Es geht hierbei nicht darum, den bestehenden Rehabilitationseinrichtungen Terrain wegzunehmen, sondern gemeinsam mit ihnen einen effektiveren Behandlungserfolg zu erreichen.

Karl Jaspers hat einmal ausgeführt:

„Dies ärztliche Handeln steht auf zwei Säulen, einerseits der naturwissenschaftlichen Erkenntnis und dem technischen Können, andererseits auf dem Epos der Humanität".

In der Frühphase des Traumas während der Intensivtherapie ist die Entwicklung noch nicht abzusehen. Ich muß damit alle mir zu Gebote stehenden Mittel einsetzen, um z.B. das apallische Syndrom als Endzustand zu vermeiden. Ist jedoch diese Abkoppelung des Thelencephalons, des Endhirns, erfolgt, liegt eine Situation vor, bei der der Patient ein bewußtloses umweltbezogenes Leben mit eigener Persönlichkeitsgestaltung nicht mehr führen kann. Folgt man dem Grundgesetz, findet man hierzu den Passus der Wahrung der Menschenwürde. Diese wäre verletzt, wenn eine Lebensverlängerung ohne Individualpersönlichkeit mit Mitteln der Intensivpflege durchgeführt wird. Böckle, der vor kurzem verstorbene Philosoph und Moraltheologe aus Bonn, hat hierzu bemerkt, daß die Menschenwürde weder aufhebbar noch verzichtbar sei und nicht verwirkt werden könne. Er führt weiter aus, daß das ärztliche Tun an dem medizinisch Machbaren gemessen werden muß und plädiert im Zweifelsfall primär für das Einsetzen der gesamten Möglichkeiten der Intensivtherapie und Rehabilitationsbehandlung. Er sagt aber auch, daß ohne Wiedererlangung der körpereigenen Funktionen eine Behandlung sinnlos wird. Der Einsatz der Intensivtherapie ist damit für den Patienten im Grenzbereich zur akuten Rehabilitation der Schlüssel ärztlichen Handelns. Eine generelle Entscheidung kann in dieser Phase jedoch nicht gefällt werden. Es handelt sich immer um individuelle Prozesse. Damit muß auch betont werden, daß der Arzt keine gesetzliche Regelung erwarten darf oder fordern sollte. Jede Konfliktsituation ist einmalig und muß speziell für sich durchdacht werden, wie es der Marburger Psychiater Erhardt definierte. Der Arzt sollte sich deshalb hüten, nach Gesetzen zu rufen, die ihn in seiner Bewegungsfreiheit und Entscheidungsmöglichkeit so einengen, daß er der einzelnen Situation in der Akutbehandlung und Rehabilitation nicht mehr gerecht werden könnte.

Akutversorgung und Frührehabilitation in der Unfallchirurgischen Klinik

H. Schmelzeisen

Klinik für Unfall- und Wiederherstellende Chirurgie, Kreiskrankenhaus, Klostenstr. 19, D-77933 Lahr, Bundesrepublik Deutschland

Einleitung

Als unsere Unfallchirurgische Klinik vor mehr als 12 Jahren als selbständige Abteilung ausgewiesen wurde, kam vom nächstgelegenen neurochirurgischen Zentrum der Vorschlag, daß wir an der Versorgung Schädel-Hirnverletzter nach Möglichkeit mitarbeiten sollen. Die Gründe dafür waren vielfältig. Es befand sich im Hause schon seit längerer Zeit eine hauptamtlich geführte Neurologische Klinik, die die Zentralversorgung für den Landkreis mit rund 350.000 Einwohnern wahrzunehmen hatte. Ein Schädel-Skanner war bereits installiert und nach entsprechenden Aktivitäten konnte derselbe nach kurzer Übergangszeit in einem kontinuierlichen Service rund um die Uhr genutzt werden.

Die operative Intensivstation war entsprechend den Aufgaben eines Schwerpunktkrankenhauses zeitgemäß, personell und instrumentell ausgestattet.

Ähnlich wie die Neurologie hat die HNO-Klinik Aufgaben der Zentralversorgung wahrzunehmen.

Lücken bestanden anfangs in der kieferchirurgischen und augenärztlichen Versorgung, die allerdings seit längerer Zeit durch Belegarzttätigkeit bzw. Konsiliardienst geschlossen werden konnten.

Dem Leiter der benachbarten Neurochirurgischen Universitätsklinik (70 km entfernt) verdanke ich die Vermittlung neurochirurgischer Grundkenntnisse bereits in den 70er Jahren, damals noch in einem anderen Universitätsklinikum. Damit soll klar werden, daß die Anbindung an die nächstgelegene Neurochirurgische Klinik notwendig ist, nicht unbedingt wegen der Übernahme der Patienten, sondern auch im Hinblick auf die Beratung und Weiterbildung. Dieser Kontakt konnte intensiviert werden durch die monatlich stattfindenden Kolloquien unserer Neurologischen Klinik mit der benachbarten Neurochirurgie, bei der auch neurotraumatologische Probleme besprochen werden können.

Technische und personelle Voraussetzungen

Eine Vielzahl, wahrscheinlich immer noch die Mehrzahl der Verletzten mit Schädel-Hirn-Traumen wird und kann derzeit nicht in Neurochirurgischen Kliniken versorgt werden. Auf die vielfältigen Gründe, die dem entgegenstehen, kann hier nur stichwortartig eingegangen werden: Im Jahre 1988 gab es in der damaligen BRD rund 80 selbständig geführte Neurochirurgische Abteilungen und wahrscheinlich nicht mehr als 500 Computertomographen. Man rechnete damals 1 CT auf 250.000 Einwohner,

Hefte zu der Unfallchirurg, Heft 232
K. E. Rehm (Hrsg.)

eine Zahl, die sich zwischenzeitlich verschoben hat (in unserem Kreis sind derzeit 6 Computertomographen in Betrieb). Natürlich kann eine ganze Reihe dieser CT-Geräte für die akute Diagnostik beim Schädel-Hirn-Trauma nicht genutzt werden (Praxisgeräte, Stand in neurologischen Spezialeinrichtungen ohne Anbindung an operative Behandlungsmöglichkeit).

Heute steht eine grosse Anzahl von CT-Geräten in Krankenhäusern zur Verfügung ohne spezielle Neurochirurgische Klinik. Mittlere und größere Chirurgische Kliniken, vor allem solche mit selbständig geführten traumatologischen Abteilungen, sind nach unserer Meinung bei der Versorgung Schädel-Hirnverletzter in besonderem Maße gefordert. Im Einzugsbereich dieser Krankenhäuser besteht im allgemeinen ein gut funktionierendes Rettungssystem. Ist die Überwachung der Patienten auf der Intensivstation gewährleistet und die Zusammenarbeit mit der Neurologischen Klinik geregelt, bestehen günstige Voraussetzungen diese Patienten auch in der nicht spezialisierten Einheit zu versorgen.

Andererseits ist es wenig sinnvoll, diese Verletzte in Häuser der Grund- und Regelversorgung zu verbringen, selbst wenn dort ein CT vorhanden sein sollte. Falls dies aus speziellen Gründen unvermeidlich ist, muß hier die zeitgerechte Verlegung erwogen werden. Dies bezieht sich nicht nur auf den Patientenkreis der operativer Behandlung, d.h. der Trepanation, bedarf, sondern auch auf alle Patienten mit anhaltender Bewußtlosigkeit, bestehendem oder gar sich verstärkendem neurologischem Defizit. Die Faustregel, daß zur Verlegung in das nächste Zentrum so viel Zeit verbleibt wie zwischen Unfall und dem Auftreten neurologischer Befunde kann fatale Folgen haben. Erfreulicherweise sind durch das verbesserte Rettungssystem und die Kooperation der Krankenhäuser untereinander Fehlsteuerungen eher zur Ausnahme geworden. Dies gilt auch oder vielleicht gerade für die mehr ländlich strukturierten Gebiete unseres Landes.

In den Ballungsbieten bzw. größeren Städten ergeben sich diese Probleme weniger, da die Schädel-Hirnverletzten fast ausnahmslos in die Spezialabteilungen kommen mit Anbindung an alle übrigen Fachabteilungen zur Versorgung Schwerverletzter. Selbstverständlich kann es auch in diesen Häusern zu Schwierigkeiten kommen bei der optimalen Versorgung mehrfach Verletzter und Polytraumatisierter. Meist sind es die räumlichen Verhältnisse (z.B. Kliniken mit ungünstiger Verbindung untereinander, nicht zentralem Standort des CT), die zu Erschwernissen bei der Versorgung führen können.

In Häusern der Zentralversorgung außerhalb der großen Städte und Ballungsgebiete sind diese Verletzten sicher nicht schlechter versorgt, wenn bestimmte technische und natürlich personelle Voraussetzungen erfüllt sind, und wenn im Umfeld das persönliche Engagement des Traumatologen, Neurologen und Intensivmediziners sichtbar wird.

Der direkte Einzugsbereich unserer Klinik beträgt mehr als 100.000 Einwohner, im Umfeld immer noch ländlich geprägt, allerdings dicht durchsetzt mit kleineren und mittelständigen Betrieben. Dazu kommen 60 km Autobahn (ohne Geschwindigkeitsbegrenzung), 2 maximal belastete Bundesstraßen und starker Ausflugs- und Fremdenverkehr über das ganze Jahr. Außerdem ist eine Garnison mit derzeit noch fast 10.000 Militärangehörigen, letztere vorwiegend im Alter zwischen 18 und 28 Jahren, also eine besonders unfallträchtige Personengruppe, zu versorgen. Schließlich durchzieht die Badische Weinstrasse unser gesamtes Einzugsgebiet, wobei sich Hinweise auf die dadurch hervorgerufenen Schäden und Verletzungen am Zentralnervensystem wohl erübrigen.

In unserem 500 Bettenkrankenhaus sind für die Chirurgische Klinik 186 Betten ausgewiesen. Diese wird im Departementsystem (Allgemein-, Thorax-, Gefäßchirurgie – sowie Unfall- und Wiederherstellende Chirurgie) geleitet. Die Bettenbelegung erfolgt etwa hälftig je nach Bedarf und Fluktuation.

Für die sach- und fachgerechte Versorgung der Verletzten sind 1. personelle 2. technische 3. intensivmedizinische 4. konsiliarische Voraussetzungen unabdingbar.

Personelle Voraussetzungen

Der diensthabende Oberarzt muß in der akuten neurologischen Beurteilung und Trepanation absolut sicher sein. Dies ist eine Vorbedingung auf die aus Sicht der Unfallchirurgischen Klinik ohne Neurochirurgie besonders hingewiesen werden soll. Nach vieljähriger Tätigkeit in dieser Abteilung und entsprechendem Engagement ist es immer gelungen, die Mitarbeiter an den rein operativen Teil der Behandlung sachgerecht heranzuführen. Wertvoll sind selbstverständlich Hospitationen in neurochirurgischen Einheiten. Durch die Notwendigkeit, diese Patienten versorgen zu müssen, ist in dieser Hinsicht niemals eine Lücke entstanden.

Etwas anders stellt sich das Problem aus der personellen Situation im Op. dar. In unserer Klinik muß das Op.-Personal nicht nur die Belange im Bereich der Unfall- und Wiederherstellenden Chirurgie wahrnehmen, sondern auch Allgemein-, Thorax- und Gefäßchirurgie, Geburtshilfe-Gynäkologie und die Urologie sind im Zentral-Op. integriert (nur aus rein räumlichen Gründen ist der HNO-Op. mit Personal ausgegliedert). Das bedeutet, daß neue Mitarbeiter für den gesamten Bereich entsprechend lange Einarbeitungszeiten brauchen. Andererseits ist es vorteilhaft, daß das Stammpersonal auf Grund der örtlichen Gegebenheiten wenig Fluktuationstendenzen zeigt. Dadurch war es immer möglich, im Nacht- und Bereitschaftsdienst einen erfahrenen mit einem jüngeren Mitarbeiter für die Versorgung der operativen Fächer einzusetzen.

Es ist trotzdem wichtig, daß der Operateur sich mit dem Instrumentarium zur Trepanation auskennt. Der absolute Verlaß auf Schwester und Pfleger ist nicht so selbstverständlich wie in der Neurochirurgischen Klinik, bei der die Trepanation durch die täglich notwendigen nicht traumatischen Indikationen zum Alltag gehört, wie für den „normalen“ Chirurgen bzw. Unfallchirurgen der Hautschnitt zur Osteosynthese. Dieser Nachteil ist nur ausgleichbar durch besondere Initiativen aus dem ärztlichen Bereich. Gerade weil der chirurgische Eingriff beim schweren Schädel-Hirn-Trauma nicht zu den Alltäglichkeiten gehört, er nur vom Chef bzw. Oberarzt ausgeführt wird, findet er besonderes Interesse beim Op.-Personal. Immer sind Zuschauer lernbegierig dabei und regelmäßig ist festzustellen, daß das Pflegepersonal sich nach dem weiteren Verlauf des Verletzten erkundigt, den Patienten auf der Intensivstation bei der Visite sieht und auch am weiteren Verlauf Anteil nimmt, mehr als dies bei chirurgisch routinemäßig versorgten Patienten mit gleichfalls vitaler Gefährdung der Fall ist. Dieses Interesse muß gefördert werden.

Technische Voraussetzungen

In Abteilungen, in denen die Trepanation nicht zum chirurgischen Alltag gehört, muß das Instrumentarium regelmäßig überprüft und gewartet werden. Es sollte wenigstens alle 4 Wochen auf Funktionstüchtigkeit überprüft und entsprechend der hygienischen Richtlinien dann auch regelmäßig sterilisiert werden. Hier besteht zweifellos eine gewisse Gefahr, da die Trepanation zwar beherrscht wird und zum chirurgischen Repertoire gehört (es ist vorgekommen, daß 3–4 Trepanationen in einer Woche notwendig waren), manchmal auch eine „Karenzzeit" von 3–4 Monaten festzustellen war. Daher empfiehlt es sich 2 unabhängig voneinander funktionierende Op.-Sets zusammenzustellen.

Es sei hier der Hinweis erlaubt, daß es mit dem fast überall eingeführten Set für die Handchirurgie ohne weiteres möglich ist, eine fachgerechte, ungefährliche Trepanation (wenn auch unter gewisser Zeitverzögerung) vorzunehmen. An technischen Unzulänglichkeiten darf der Eingriff nicht scheitern.

Zu den technischen Voraussetzungen gehört heute selbstververständlich das CT. Es besteht Einigkeit darüber, daß ohne CT ein Eingriff am Schädel beim frischen Schädel-Hirn-Trauma nicht mehr vorgenommen werden sollte. Die zerebrale Angiographie aus dieser Indikation hat üblicherweise heute keine Bedeutung mehr. Einzelne Literaturmitteilungen in speziellen Situationen, bei nicht vertretbarer Zeitverzögerung, Transportunmöglichkeit und dadurch entstehender vitaler Gefährdung bestätigen nur die Regel. Das bekannte Schema nach „Krönlein" für die sog. blinde Trepanation, wie es in den Lehrbüchern immer noch zu finden ist und wie wir es im Examen immer noch gerne prüfen, hat insofern seine Berechtigung, daß man sich über den Verlauf der A. meningica media klar wird. Etwas anderes wollte Krönlein offensichtlich auch nicht.

(Für historische Interessierte: Ulrich Krönlein, geb. am 19.2.1848 in Stein am Rhein, gestorben 1910 in Zürich, war ab 1874 Assistent bei Langenbeck in Berlin, 1879 außerordentlicher Professor für Chirurgie und ab 1881 Professor und Direktor der Chirurgischen Klinik in Zürich. Neben seiner Abhandlung über die Verletzung des Gehirnes (1898) sind umfangreiche Publikationen über Frakturen, Luxationen, über offene und antiseptische Wundbehandlung erschienen, zusätzlich allgemeinchirurgische Publikationen, er war also ein Chirurg alten Zuschnittes, den es heute nicht mehr gibt).

In den 12 Jahren nach Übernahme der Klinik ist keine Trepanation ohne CT erfolgt. Auch bei Zeitnot ist bei nur wenigen Schnitten eine exakte Diagnose und ein Lokalisationshinweis möglich.

Bedeutungsvoll ist die Entscheidung des Notarztes am Unfallort: erst CT, dann Not-Aufnahme und dann anschließend Op. bzw. Intensivstation oder Not-Aufnahme, Entscheidung über das weitere Vorgehen, dann CT und Op. bzw. Intensivstation.

Ohne es als allgemein gültige Regel aufstellen zu wollen, könnte man empfehlen: Das isolierte Schädel-Hirn-Trauma sofort zum CT zu bringen, den mehrfach Verletzten über die Not-Aufnahme bzw. den Schockraum, dann über das CT der Versorgung zuzuführen.

Hier müssen örtliche Vorgaben, also der unvermeidliche Zeitverlust durch die Transportwege Berücksichtigung finden. Sind Krankentransport mit Krankenwagen über mehrere Kilometer oder gar durch die Stadt notwendig, ist die Entscheidung CT oder Notaufnahme besonders schwierig. Am günstigsten ist die Situation „alles unter einem Dach".

Die Situation ist in unserem Klinikum zwar nicht ganz ideal, aber wie wir meinen, recht günstig: Im sog. „Altbau" befindet sich die Neurologische Klinik mit CT. Verbunden durch einen unterirdischen Quergang ist der Hauptbau mit dem Schockraum, Aufnahme, operative Intensivstation, Radiologie und Op.-Räumen über maximal 2 Stockwerke zu erreichen. Das bedeutet kurze Transportzeit: CT – Schockraum Op. bzw. umgekehrt sind üblicherweise in weniger als 10 Minuten zu erreichen. Die Entscheidung des Notarztes, wohin er den Verletzten zunächst bringen soll, stellt im allgemeinen keine Zeitverzögerung dar.

Intensivmedizinische Voraussetzungen

Als wichtige technische Maßnahme muß die Messung des intrakraniellen Druckes (ICP) erwähnt werden. Dieser ist, und damit soll übergeleitet werden in die frühe postoperative Phase, auch bei nicht trepanierten Patienten mit Hirndrucksymptomen auf der Intensivstation fortlaufend zu messen.

Anfang der 80er Jahre wurde noch die Druckmeßschraube verwendet, deren exakte Plazierung im Trepanationsloch häufig Schwierigkeiten bereitete. Seit 1985 fand die Gaeltec-Sonde Verwendung, der epidural plazierte Sondenkopf mit Membranaufnahme hat sich bei der Plazierung besser bewährt. Mit Druckmessungen in den Ventrikeln, also dem direkten Liquordruck, haben wir keine Erfahrung.

Mit Erweiterung des Monitorings auf Grund verbesserter baulicher, organisatorischer und personeller Vorausssetzungen auf der operativen Intensivstation verwenden wir seit mehr als 1 Jahr den Epidyn-Katheter der Fa. Braun. Wird der Katheter beim Schädelverschluß bzw. bei der Trepanation exakt plaziert und erfolgt die Nullabgleichung entsprechend der gegebenen Richtlinien sind exakte, absolute und nicht nur relative Messungen möglich, mit kontinuierlicher Registrierung über den Monitor. Die früher oft benutzten gesonderten Meßeinheiten sind dadurch entfallen.

Seit 1988 wurde auch unser Schädel-Skanner ersetzt durch ein Gerät für das gesamte diagnostische Spektrums des CTs (Picker Ringdetektor sog. 4. Generation).

Die fachneurologische Beurteilung ist für die postakute Phase des Schädel-Hirn-Traumas unabdingbar und fast noch wichtiger als für den präoperativen Zeitraum. Während die Indikation zum operativen Eingriff durch den Operateur oft alleine gestellt werden muß und kann, bedarf der postoperative bzw. posttraumatische Zeitraum der regelmäßigen Betreuung durch den Neurologen. Dies mag im neurochirurgischen Zentrum anders sein, denn der Neurochirurg verfügt auf Grund seines Ausbildungsganges über viel weitreichendere Kenntnisse im speziellen Fachgebiet, als der Traumatologe, selbst wenn dieser sich intensiv um die Neurotraumatologie bemüht. Die tägliche gemeinsame Visite mit dem Neurologen und dem Anästhesisten ist unabdingbar für alle Entscheidungen in der frühen postoperativen bzw. posttraumatischen Phase. Das Kolloquium entscheidet dann über Zweiteingriff, Kontroll-CT und auch, was unbedingt angesprochen werden soll, über die Feststellung des Hirntodes mit allen bekannten Konsequenzen.

Günstig für uns hat sich auch die HNO-ärztliche Anbindung im eigenen Hause erwiesen. Damit können die Mehrzahl der frontobasalen Verletzungen, Liquorfisteln in diesem Bereich, die Nasennebenhöhlenverletzungen vor Ort fachgerecht therapiert werden.

Konsiliardienst

Ungünstiger war zu Beginn der 80er Jahre die Betreuung auf kieferchirurgischem und ophthalmologischem Fachgebiet. Bei speziellen Problemen war eine Konsultation rund um die Uhr nicht möglich, fachspezifische Eingriffe eher die Ausnahme. Dies hat sich in den letzten Jahren durch die Zunahme der Arztdichte bei uns deutlich verbessert, da qualifizierte Kollegen auch im ländlich strukturierten Raum nach Niederlassung Anlehnung an das Krankenhaus suchen. Auch für spezielle Indikationen stellen heute kostenintensive Transporte über längere Wegstrecken mit all ihren medizinischen Nachteilen eher die Ausnahme dar. Es kann also und dafür sprechen unsere Ergebnisse unter den entsprechenden Voraussetzungen in der allerdings spezialisierten Unfallchirurgischen Klinik eine ordnungsgemäße optimale Versorgung Schädel-Hirnverletzter Patienten erfolgen.

Ergebnisse

Die Ergebnisse unserer schwer Schädel-Hirn-verletzten Patienten aus den Jahren 1980–1986 hatten wir bereits früher publiziert vorwiegend unter dem Aspekt der Akuttherapie und der Überlebenschancen. Die jetzige Statistik bezieht sich auf einen 10-Jahreszeitraum (7/80–7/90). Es wurden 307 schwere Schädel-Hirnverletzungen behandelt. Erfasst wurden in dieser Studie alle Patienten mit intrakraniellen Blutungen und schweren Kontusionsverletzungen, mit anhaltender Bewusstlosigkeit, die intensiv-medizinischer Betreuung bedurften. In diesem Zeitraum haben wir 7 Patienten in die Neurochirurgie überwiesen (u.a. Bolzenschußverletzung mit intrakraniellem Projektil, schwerste fronto-basale Verletzung, Blutung im Hinterhemisphärenspalt bei entlastender Trepanation, leider einmal auch weil der CT nicht einsetzbar war).

Weiteres ist aus den nachfolgenden Tabellen zu entnehmen.

Tabelle 1

SHT 7/80–7/90			
Gesamt	n = 307		%
Männer	n = 224		73,0
Frauen	n = 83		27,0
verstorben	n =	69	22,5

Tabelle 2

SHT 7/80–7/90 Verletzungsart n = 307	n
Isolierte Verletzungen	140
Kombinierte Verletzungen	92
Polytrauma	66
	307

Tabelle 3

SHT 7/80–7/90
Mittlere Verweildauer Intensivstation
n = 307

	Tage
Isolierte Verletzung	13
Kombinierte Verletzung	14
Polytrauma	27

SHT 7/80–7/90
Altersverteilung

Jahre	Gesamt	verst.	(%)
0–20	93	13	(14,0)
20–40	69	9	(13,0)
40–60	75	18	(24,0)
über 60	70	29	(42,0)
	307	69	(22,5)

Kombinierte Verletzung bedeutet neben SHT eine oder weitere relevante Verletzungen ohne die Kriterien des klassischen Polytrauma.

Frührehabilitation

Die Frührehabilitation der Patienten mit Schädel-Hirn-Trauma beginnt mit der Aufnahme des Verletzten auf der Intensivstation, sei es nach Verlassen des Operationssaales oder nach nicht operativer Behandlung des konservativ Intensivpflichtigen.

Dieser wichtigen Phase für die weitere Integration ist in der Vergangenheit besonders in den überwiegend operativ ausgerichteten Einheiten sicher zu wenig Beachtung geschenkt worden.

Auch wir haben in einer früheren Publikation die Ergebnisse beim schweren Schädel-Hirn-Trauma im wesentlichen an der Überlebensstatistik gewertet: Liegt man bei diesen Ergebnissen im statistischen Mittel oder vielleicht noch im unteren Bereich im

Hinblick auf die Mortalität, so galten diese Ergebnisse regelmäßig als ein Erfolg. Es kann aber kein Erfolg sein, wenn die Verletzten, häufig nach wochenlangem Verbleiben auf der Intensivstation, nur beatmet, infundiert, parenteral ernährt und medikamentös behandelt wurden, dann zwar überlebten, aber mit Kontrakturen, Dekubitus und manchmal auch geringer persönlicher Zuwendung in die sog. Nachsorgeklinik verlegt wurden. Dies betraf im allgemeinen nicht die Patienten mit Monotrauma, weil hier die zeitgerechte Übergabe an die Neurologische Klinik bzw. eine Nachsorgeeinrichtung geringere Probleme aufwarf. Muß der Patient allerdings länger auf der Intensivstation verbleiben, ergeben sich völlig andere therapeutische Erfordernisse. Besteht im frühen postoperativen bzw. posttraumatischen Zeitraum ein gesteigerter Hirndruck, so muß mit allen krankengymnastischen-physikalischen Maßnahmen Zurückhaltung geübt werden. Selbst kleinere, für die Pflege notwendige Maßnahmen („nursing") können den intrakraniellen Druck erhöhen zum Nachteil des Patienten. Die Schulung des pflegerischen und krankengymnastischen Personals ist für diese Phase besonders wichtig. Dabei bedeutet das Schädel-Hirn-Monotrauma für die Unfallchirurgische Klinik im allgemeinen das geringere Problem. Die Neurologische Klinik übernimmt nach der akuten Phase oft schon nach einigen Tagen, normalerweise nach 1–2 Wochen, diese Patienten und kümmert sich dann auch um die weitere Rehabilitation.

Probleme im Hinblick auf die frühe Rehabilitation ergeben sich regelmäßig bei Patienten, die längere Zeit beatmet werden müssen, bei Polytraumatisierten, also bei allen Patienten, die über länger Zeit auf der Intensivstation verbleiben.

Abhängig vom Verletzungsmuster, der Verletzungsschwere und unter Berücksichtigung des Hirndruckes muß frühzeitig mit krankengymnastisch-physikalischen Behandlungen begonnen werden. Wenn für größere chirurgische Einheiten (ich spreche hier aus der Vergangenheit und eigener Erfahrung) 1 Krankengymnast und 2 medizinische Bademeister zur Verfügung stehen, kann eine ordnungsgemäße oder gar optimale Rehabilitation nicht gelingen. Die Chance, die gerade in dieser frühen Phase für den Verletzten so wichtig für die Wiedereingliederung ist, bleibt dann ungenutzt. Dank kontinuierlicher Bemühungen beim Krankenhausträger hatten wir, allerdings Anfang der 80er Jahre, guten Erfolg mit dem Ausbau der krankengymnastisch-physikalischen Abteilung, der personell optimiert werden konnte. Dieser Zeitraum wurde sicher gut genutzt, denn bei der derzeitigen Situation und Restriktion im Bereich des Gesundheitswesens, mit beschränkten finanziellen Resourcen, ist eine weitere Verbesserung wohl nicht möglich. Heute bestehen unsere Bemühungen darin, das Erreichte zu erhalten und drohenden, teilweise angekündigten Stellenabbau zu verhindern.

Durch Eigeninitiative ist es gelungen in der Stadt in privater Trägerschaft eine Krankengymnastikfachschule aufzubauen. Obwohl dieselbe nicht mehr direkt aus der Klinik geleitet werden kann, fehlt es dadurch nie an Praktikanten, frei werdende Stellen in diesem Bereich können jederzeit problemlos besetzt werden. Dazu gehört allerdings auch, daß dieser Personenkreis in die Versorgung der Verletzten direkt eingebunden wird. Die gemeinsame Visite wöchentlich und die Fortbildung mit Vorlesung 1–2mal jährlich (durch den Chef bzw. Oberarzt – nicht durch den jüngsten Assistenten) sind für uns Grundlagen für die Motivation.

Die Erfahrung lehrt, daß bei entsprechendem Engagement ärztlicherseits die nichtärztlichen Mitarbeiter für die Rehabilitation besonders motiviert werden können. So war es auch möglich, daß seit vielen Jahren neben der selbstverständlich notwendigen pflegerischen Betreuung auf der Intensivstation regelmäßig auch an den Wochenenden und Feiertagen eine krankengymnastisch-physikalische Behandlung dieser Patienten durchgeführt werden konnte.

Zusammenfassung

1. Verletzte mit schwerem Schädel-Hirn-Trauma können nur in personell und apparativ ausreichend besetzten Kliniken versorgt werden.
2. Da in Neurochirurgischen Spezialabteilungen diese Patienten auf Grund der Kapazität, der räumlichen Vorgaben und auch des Verletzungsmusters nicht alle behandelt werden können, sind größere chirurgische Kliniken mit selbständig geführten traumatologischen Einheiten für die Erstversorgung dieser Patienten in besonderem Maße gefordert.
3. Es genügt nicht die Akutversorgung vorzunehmen und das Überleben der Verletzten zu sichern, es muß sich nahtlos die Frührehabilitation anschließen. Eine weitere Verbesserung ist durch persönliches Engagement auf allen Ebenen sicher noch zu erreichen.

Literatur

Gobiet W (1991) Die Frührehabilitation bei Schädel-Hirn-Verletzungen. Hefte Unfallh 220:418

Kohl H (1991) Ziele und Aufgaben des Kuratoriums ZNS. Hefte Unfallh 220:415

Mayer K (1990) Notwendigkeiten und Möglichkeiten der Frührehabilitation schwer Schädelhirnverletzter. Hefte Unfallh 212:537

Schmelzeisen H, Eisenmann G, Jeretin S, Weber U (1988) Behandlung und Ergebnisse beim schweren Schädelhirntrauma. Akt Traumatol 18:45

Todorow S, Oldenkott P (1992) Praktische Hirntraumatologie.Deutscher Ärzte-Verlag Köln

Juristische und administrative Aspekte der Akutversorgung und Frührehabilitation

B. Born

Kuratorium ZNS, Humboldstr. 30, D-53115 Bonn, Bundesrepublik Deutschland

Das Kuratorium ZNS für Unfallverletzte mit Schäden des zentralen Nervensystems e.V., leistet eine Reihe von unterschiedlichen Beiträgen zur Verbesserung der Rehabilitationschancen von Unfallopfern.

Als ein Schwerpunkt unserer Arbeit hat sich in jüngerer Zeit die Förderung der Frührehabilitation herausgebildet.

Nachdem verschiedene Gesichtspunkte der Frührehabilitation durch die vorangegangenen Referate bereits beleuchtet wurden, möchte ich mich vor allem auf die Aspekte Bedarf, der Kostenträgerschaft und Oualitätssicherung konzentrieren.

Bedarf

Die Zuständigkeit für die Schaffung von ausreichenden Versorgungskapazitäten für Frührehabilitation fällt in den Bereich der Bundesländer. Das Bundesministerium für Gesundheit hat Anfang dieses Jahres die Erstellung einer Bedarfsanalyse durch die Länder als Grundlage weiterer Planungen angeregt.

Im Februar 1992 hat die Arbeitsgemeinschaft der leitenden Medizinalbeamten des Bundes und der Länder (AGLMB) dem BMG mitgeteilt, daß eine Bedarfsanalyse unter Federführung der Länder Hessen und Niedersachsen durchgeführt werden solle.

Leider kann ich Ihnen noch nichts über die Ergebnisse der Bedarfsanalyse berichten.

Unstreitig ist bereits jetzt, daß Defizite im Bereich der Versorgung schwerschädelhirnverletzter Patienten bestehen. Dies gilt für die Frührehabilitation aber auch für geeignete Einrichtungen zur therapierenden Langzeitpflege. Die Länder sind sich darüber einig, daß es auf den Aufbau einer lückenlosen Versorgungskette über Akutversorgung, Frührehabilitation, Rehabilitation und gegebenenfalls therapierende Langzeitpflege ankommt.

Für die Arbeit des Kuratoriums ZNS ist die Erstellung der Bedarfsanalyse vor allem auch deshalb von Interesse, weil wir wissen möchten, ob die Höhe des unstrittig vorhandenen Defizits an Frührehabilitationsbetten von den Ländern genauso eingeschätzt wird, wie von den Experten, die unser Memorandum erstellt haben.

Besonderes Augenmerk verdient natürlich auch die Situation in den neuen Bundesländern. Nach Artikel 33 des Einigungsvertrages ist es Aufgabe der Gesetzgeber, die Voraussetzungen zu schaffen, daß das Niveau der stationären Versorgung der Bevölkerung in den neuen Bundesländern zügig und nachhaltig verbessert und der Situation der übrigen Bundesländer angepaßt wird. Die Frage, in welchem Umfang und mit welchen Instrumenten (Finanzhilfen nach Paragraph 104a Abs. 4 Grundgesetz, Sonderbedarfszuweisungen nach Artikel 107 Abs. 2 Grundgesetz, Gemeinschaftsauf-

Hefte zu der Unfallchirurg, Heft 232
K. E. Rehm (Hrsg.)

gabe, Hochschulbau) Hilfen gewährt werden, wird Gegenstand der bereits angelaufenen Gespräche über die Neuordnung der Bund-Länder-Finanzbeziehungen ab 1995 sein. Voraussetzungen für die Finanzhilfen des Bundes ist auch die Bereitschaft der neuen Länder und der gesetzlichen Krankenkassen, sich über die laufende Krankenhausfinanzierung hinaus an einem Gemeinschaftsprogramm zu beteiligen.

Trotz der Zuständigkeit der Länder für die bedarfsgerechte Versorgung der Bevölkerung mit Einrichtungen der medizinischen Rehabilitation engagiert sich der Bund von jeher in diesem Bereich. Ein derzeitiger Förderschwerpunkt des Bundesministeriums für Arbeit und Sozialordnung liegt auf dem Gebiet der neurologischen Frührehabilitation. Allerdings kann das Bundesministerium, sofern die Voraussetzung vorliegen, nur die Errichtung von Modelleinrichtungen der medizinischen Rehabilitation, im Rahmen der verfügbaren Haushaltsmittel fördern. Dies geschieht nach meinen Informationen zur Zeit in Bremen-Friedehorst, im Jugendwerk Gailingen, in der BDH-Klinik in Elzach, im Städtischen Krankenhaus Hamburg-Eilbek, im St. Ludmillen-Krankenhaus in Meppen, in Magdeburg und in Leipzig. In der Planung sind ebenfalls Halle und Greifswald.

Da die Errichtung von Frührehabilitationsbetten Angelegenheit der Länder ist und die nunmehr in die Wege geleitete Bedarfsanalyse noch nicht abgeschlossen ist, liegen auch dem Bundesministerium für Arbeit und Sozialordnung keine Zahlen der in den Ländern vorhandenen Frührehabilitationsbetten für Hirnverletzte und Hirnerkrankte vor. Die „Konzeption zur adäquaten Versorgung schwersthirn-geschädigter Patienten unter Betonung der Frührehabilitation" des Bundesministeriums für Arbeit und Sozialordnung geht allerdings – bei ca. 78 Millionen Einwohnern – von einem geschätzten Gesamtbedarf von ca. 2.230 Betten aus. Dies liegt noch über der in dem Memorandum des Kuratoriums ZNS genannten Zahl von 2.000 Betten.

Das Kuratorium ZNS kann und will nicht in die unmittelbare Planung und Errichtung von Rehabilitationseinrichtungen eingreifen. Wir können aber bei vorhandenem Konzept und gesicherter Finanzierung einen zusätzlichen Beitrag leisten. Unsere Förderung sieht folgendermaßen aus:

- 1,4 Mio DM Braunfels
- 1,3 Mio DM Burgau
- 0,7 Mio DM „Godeshöhe" Bonn
- 0,7 Mio DM Elzach
- 1,5 Mio DM Allensbach
- 0,6 Mio DM Hessisch Oldendorf
- 0,2 Mio DM Alzey
- 0,3 Mio DM Osnabrück
- 0,3 Mio DM Magdeburg

Kostenträgerschaft

Dem Kuratorium ZNS ist es gelungen, im Rahmen einer Tagung des erweiterten medizinischen Beirates im März diesen Jahres die hier anstehenden Fragen auch mit Vertretern der Kostenträger zu besprechen. Zwischen allen Beteiligten herrschte Einigkeit, daß der frühestmögliche Rehabilitationsbeginn von Schädelhirnverletzten nicht nur die Lösung ist, die den Patienten die besten Heilungschancen eröffnet, sondern auch diejenige, die dazu beiträgt unnötige Kosten zu vermeiden. Das uneffektive und unnötige Warten von Patienten auf Rehabilitationsmaßnahmen, anstelle von rechtzeitiger Frührehabilitation kostet Geld und hilft den Patienten nicht.

Vor diesem Hintergrund haben sich auch die Vertreter der Spitzenverbände der Kostenträger bereit erklärt, in ihrem Bereich nach Wegen zu suchen, die Errichtung von Spezialbetten zur Frührehabilitation zu unterstützen:

- Es soll geprüft werden, inwieweit Betten aus dem Akutbereich, die dort überflüssig sind, umgewidmet werden können.
- Es soll versucht werden, die grundsätzlich in den Zuständigkeitsbereich der Länder fallende Errichtung von Frührehabilitationsbetten zu unterstützen. In Betracht kommt der Abschluß von Investitionsverträgen mit den Krankenhausträgern nach dem Krankenhausfinanzierungsgesetz. Möglicherweise kann hierdurch in Einzelfällen die Situation von bestimmten Einrichtungen schnell verbessert werden.
- Es wurde zugesagt, auf die Schaffung eines ausreichenden Frührehabilitationsangebotes für Hirnverletzte hinwirken zu wollen. Einflußmöglichkeiten bestehen über die entsprechenden Versorgungsverträge.

Nicht widersprochen wurde der klaren Stellungnahme in dem Memorandum des Kuratoriums ZNS, wonach Maßnahmen der Frührehabilitation noch in die Phase der akutmedizinischen Behandlung fallen. Die Kosten sind daher von dem hierfür zuständigen Träger zu übernehmen, d.h. im wesentlichen von der Gesetzlichen und Privaten Krankenversicherung sowie der Gesetzlichen Unfallversicherung. Die Akutbehandlung und die Frührehabilitation bilden somit eine organisatorische Behandlungseinheit mit einheitlichem Kostenträger. Wie Sie alle wissen, ist diese Einheitlichkeit der Kostenträgerschaft gerade im Rehabilitationsbereich nicht selbstverständlich. Sie folgt im Zeitraum der Frührehabilitation aus der Art der dort zu erbringenden therapeutischen Maßnahmen.

Darüber hinaus ist bei der Frührehabilitation häufig auch keine zuverlässige Prognose darüber abzugeben, ob der Patient durch die Rehabilitationsmaßnahmen wieder erwerbsfähig sein wird. Diese schwierigen Fragen der Wiederherstellung oder zumindest wesentlichen Besserung der Erwerbsfähigkeit des Versicherten würden sich bei einem Wechsel der Kostenträgerschaft von der Krankenversicherung zur Rentenversicherung bereits zu diesem frühen Zeitpunkt stellen. Die eindeutige Zuordnung der Frührehabilitationsmaßnahmen zur Krankenversicherung ist daher auch aus diesem Grund sinnvoll.

Qualitätssicherung

Qualitätssicherung in der stationären Versorgung ist gesetzlich (Paragraph 137 SBG V) vorgeschrieben. Die zugelassenen Krankenhäuser sowie die Vorsorge- oder Rehabilitationseinrichtungen sind verpflichtet, sich an Maßnahmen zur Qualitätssicherung zu beteiligen. Die Maßnahmen sind auf die Qualität der Behandlung, der Versorgungsabläufe und der Behandlungsergebnisse zu erstrecken und so zu gestalten, daß vergleichende Prüfungen ermöglicht werden.

Als neuere Form der Behandlung bedarf die neurologisch-neurochirurgische Frührehabilitation in besonderer Weise der Qualitätssicherung.

Zur Qualitätssicherung gehören in personeller Hinsicht Ausbildung, Weiterbildung und beständige Fortbildung des Personals.

Der Qualitätssicherung dienen auch die Festlegungen für die notwendige apparative Ausstattung sowie räumliche Gestaltung der Einrichtungen zur stationären neurologischneurochirurgischen Frührehabilitation. Hierzu macht das Memorandum des Kuratoriums ZNS Vorschläge.

Empfehlungen gibt das Memorandum auch für den Personalschlüssel einer Frührehabilitations-Station.

Über die „Strukturqualität" hinaus geht es um die Sicherung der „Prozeß- und Ergebnisqualität". Für die Weiterentwicklung neurologisch-neurochirurgischer Frührehabilitation sind daher auch Beschreibungen der Verlaufsprozesse und der Ergebnisse der Therapie erforderlich. Insoweit sind nicht zuletzt die Fachgesellschaften gefordert.

Das Kuratorium ZNS leistet im Rahmen des ihm Möglichen hier ebenfalls Beiträge. Schon sehr bald galt unsere Förderung auch der Rehabilitationsforschung. Insgesamt haben wir bisher 1,6 Mio DM für beantragte Forschungsvorhaben ausgegeben. Beispielhaft nennen möchte ich ein Projekt der Universität Konstanz zur Entwicklung von Methoden zur Überprüfung der Veränderung des Zustandes von Patienten mit apallischem Syndrom (80.000,-- DM).

Das Kuratorium ZNS engagiert sich auch in der Fort- und Weiterbildung von Pflegekräften in der Frührehabilitation. Daher haben wir das Bildungszentrum des Deutschen Berufsverbandes für Krankenpflege (DBfK) unterstützt (360.000,-- DM).

Zum Schluß erlauben Sie mir einen Hinweis auf den Förderpreis des Kuratoriums ZNS, der meines Erachtens in diesen Zusammenhang paßt. Er ist mit 10.000,-- DM dotiert und wird für hervorragende wissenschaftliche Arbeiten zur Erforschung, Entwicklung und Erprobung von diagnostischen und therapeutischen Verfahren in der neurologischen und neuropsychologischen Rehabilitation verliehen.

Bewerbungen um den Förderpreis 1993 können noch bis zum 31. Dezember 1992 beim Kuratorium ZNS, Humboldtstraße 30, 5300 Bonn 1, eingereicht werden.

Es ist ein Anliegen von Frau Hannelore Kohl mit diesem Preis den wissenschaftlichen Nachwuchs zu fördern. Letzlich dient die Auszeichnung damit dem Wohl der Patientinnen und Patienten, das im Mittelpunkt unserer gemeinsamen Anstrengungen steht.

VI. Fortbildung für nicht ärztliches Personal

Aktuelle Anforderungen der Hygiene im Personal- und Patientenschutz

Vorsitz: H. Rudolph, Rotenburg; H.-P. Werner, Schwerin

Begrüßung und Einführung

H. Rudolph, Rotenburg

(Manuskript nicht eingegangen)

Maßnahmen im stationären Bereich

M. Hilbert, Rotenburg

(Manuskript nicht eingegangen)

Maßnahmen im OP-Bereich

V. Studtmann, Rotenburg

(Manuskript nicht eingegangen)

Maßnahmen im Funktionsbereich (Ambulanz/Praxis/Endoskopie/Röntgen)

H. Kuderna, Wien

(Manuskript nicht eingegangen)

Gesetzliche Grundlagen moderner Krankenhaushygiene

K.-D. Zastrow, Berlin

(Manuskript nicht eingegangen)

Probleme moderner Medizintechnologie

H.-P. Werner, Schwerin

(Manuskript nicht eingegangen)

Maßnahmen bei Kontamination mit HIV

L. Gürtler, München

(Manuskript nicht eingegangen)

Bakteriologische Probennahmen an Patienten und Umgebung
(Lagerung /Versand / Beurteilungsmöglichkeiten)

K. O. Gundermann, Kiel

(Manuskript nicht eingegangen)

Hygienekontrollen

A. Kramer

Institut für Hygiene und Umweltmedizin der Ernst-Moritz-Arndt-Universität Greifswald, Hainstraße 26, D-17493 Greifswald-Eldena, Bundesrepublik Deutschland

Der Hygieniker kann nur als Verbündeter von Arzt und Pflegepersonal zur Durchsetzung krankenhaushygienischer Anforderungen beitragen. Schwerpunkt krankenhaushygienischer Analysen und Laboruntersuchungen ist die Verhütung, Erkennung und Bekämpfung von Krankenhausinfektionen. An erster Stelle steht die Analyse des krankenhaushygienischen Verhaltens der Mitarbeiter der verschiedenen Verantwortungsebenen, um fehlerhafte Verhaltensweisen zu korrigieren und die krankenhaushygienische Motivation immer wieder herauszufordern. Als Rhythmus empfehlen sich in der Op-Funktionseinheit 4mal/Jahr, in infektionsgefährdeten Risikobereichen und der ZSVA 2mal/Jahr, in Pflegestationen, Behandlungsräumen, Wäscherei, Bettenaufbereitung, Küche und Abfallentsorgung 1mal/Jahr. Die Wirksamkeitskontrolle antimikrobieller Maßnahmen bzw. Verfahren ist z.T. bereits in DIN-Vorschriften und BGA-Empfehlungen enthalten. Wichtigste Kontrollbereiche sind die Sterilisation (biologische Prüfung vierteljährlich, bei mehr als 8 Chargen/d 2monatig, ferner vor Inbetriebnahme, nach Reparaturen und bei Mangelverdacht), die Desinfektion (z.B. Dosieranlagen wöchentlich, Desinfektionsgeräte und Kontrolle der Instrumentendesinfektion halbjährlich, Geschirrspülmaschinen und Bettgestellwaschanlagen jährlich),

Hefte zu der Unfallchirurg, Heft 232
K. E. Rehm (Hrsg.)

die Antiseptik (halbjährlich), Raumlufttechnische Anlagen (jährlich sowie nach Filterwechsel, bei LAF-Einheiten halbjährlich). Ein weiterer Schwerpunkt ist die Erkennung potentieller Infektionsquellen mit folgenden Empfehlungen – jährlich: Trinkwasser, Warmwassersysteme, Befeuchterwasser für RLT-Anlagen, 2mal/Jahr: Wasseraufbereitungsanlagen, 4mal/Jahr Dialysewasser, monatlich: Schwimm-, Therapiebecken, wöchentlich: KMT-Einheiten, pro Charge: Arzneizubereitungen aus Eigenherstellung, bei Verdacht: Ermittlung von Keimträgern. Schließlich sind mindestens jährlich auch physikalische und chemische Umgebungsfaktoren im Krankenhaus zu analysieren. Hierzu gehören die Lärmbelästigung und ggf. die Realisierung geeigneter Lärmschutzmaßnahmen, Beleuchtung, Farbgebung und Raumklima. Der Schutz vor chemischen Schadfaktoren betrifft nicht nur Kontaminationen bzw. Emissionen innerhalb des Krankenhauses, sondern auch die Minimierung von Umweltbelastungen, z.B. durch Abwasser und Abfälle. Um das reale Infektionsrisiko einschätzen zu können, ist die Erfassung von Krankenhausinfektionen unerläßlich. Die Realisierung dieser komplexen Anliegen steht bzw. fällt mit der Entwicklung eines diesbezüglichen Problemdenkens der Mitarbeiter, dem sog. Hygienebewußtsein. Als organisatorische Voraussetzung empfiehlt sich die Erarbeitung eines Jahreskontrollplans mit monatlicher Aufschlüsselung.

Juristische Fragestellungen

H.-W. Rohlig, Oberhausen

(Manuskript nicht eingegangen)

Zusammenfassung

H. Rudolph, Rotenburg

(Manuskript nicht eingegangen)

VII. Sporttraumatologie – Aktuelles aus Prävention und Rehabilitation im Hochleistungssport

Neue Wege in der Prävention

Vorsitz: A. Wentzensen, Ludwigshafen; K. Weise, Tübingen

Enzympräparate

S. Wörschhauser, München

(Manuskript nicht eingegangen)

Endokrinologische Aspekte bei weiblichen Athleten

K. G. Wurster, Stuttgart

(Manuskript nicht eingegangen)

Orthesen

K. Neumann, Bochum

(Manuskript nicht eingegangen)

Beim Sprinttraining

K. Dittberner, Berlin

(Manuskript nicht eingegangen)

Die besonders indizierte Therapie: Ein Rehabilitationskonzept nur für Leistungssportler?

G. Bauers

Verwaltungs-Berufsgenossenschaft, Mönckebergstr. 7, D-20095 Hamburg, Bundesrepublik Deutschland

Die besonders indizierte Therapie (BiTh) ist eine Therapieform, in der die Behandlungselemente der Krankengymnastik, der physikalischen Therapie und der medizinischen Trainingstherapie sinnvoll miteinander verknüpft werden. Sie wird unter verantwortlicher Mitwirkung eines in der Unfallmedizin erfahrenen Arztes durchgeführt, dem auch die Kontrolle und die Steuerung des Therapieverlaufes obliegt.

Die besonders indizierte Therapie erfolgt interdiziplinär und ist auf Teamarbeit der Therapeuten und des Arztes ausgerichtet.

Die Motivation der Patienten für eine Mitarbeit in der Behandlung und die Motivation der Therapeuten sind wichtige inhaltliche Bestandteile. Die Behandlung soll wohnortnah, in räumlich ansprechender Atmosphäre und über die gesamte Behandlungszeit von den selben Therapeuten durchgeführt werden. Die Therapie hat grundsätzlich täglich und über einen nach der Verletzungsart zu bestimmenden Zeitraum zu erfolgen. Im Vordergrund steht die aktive Therapie im Sinne der frühfunktionellen Behandlung.

Das Therapiekonzept der besonders indizierten Therapie ist von der Verwaltungs-Berufsgenossenschaft Anfang 1983 entwickelt worden. Aus Aktenstudien war bekannt, daß die Erfolge in der Nachbehandlung unbefriedigend waren. Patienten, die als voll rehabilitiert arbeitsfähig geschrieben wurden, mußten sich erneut in ärztliche und nicht selten auch in stationäre Behandlung begeben. Bei ihnen hatten sich u.a. durch Fehlbelastungen der Gelenke oder durch Muskeldefizite Überlastungssyndrome eingestellt oder ihre Dauerbelastungsfähigkeit war trotz langer Behandlungszeiten nicht ausreichend ausgebildet. Anders stellte sich das Bild bei den versicherten Berufssportlern dar. Ein Vergleich der Behandlungsverläufe bei bestimmten Verletzungsmustern ergab eine deutlich kürzere Rehabilitationphase als bei Nichtsportlern. So betrug die Dauer der Rehabilitation bei Kreuzbandrupturen bei Sportlern zwischen

Hefte zu der Unfallchirurg, Heft 232
K. E. Rehm (Hrsg.)

5 und 8 Monaten, bei Nichtsportlern zwischen 8 und 14 Monaten. Bei anderen Verletzungsmustern ergaben sich ähnliche Bilder.

Die Untersuchungen ergaben, daß bessere Behandlungsergebnisse nur zu erzielen waren, wenn Behandlung und Organisation verändert werden. Auf der medizinisch-therapeutischen Seite war der Entwicklung zu folgen und von der Immobilisation durch Ruhigstellung weitgehend abzugehen und frühfunktionelle Nachbehandlung im Sinne einer Komplextherapie anzustreben. Nach der uns zugänglichen Literatur entsprach es unserer Überzeugung, daß nur auf diesem Wege die typischen Immobilisationsschäden wie verminderte Kapseldurchblutung, verminderte Zugfestigkeit des Kapsel-Band-Apparates, Adhäsionsbildungen, Kapselschrumpfungen, Knorpelautolyse, ungenügende Ausrichtung der Kollagen- und Faserstrukturen, sekundäre Muskelverkürzungen und andere die Behandlung verzögernde Schäden reduziert werden konnten.

Die organisatorisch-strukturelle Seite der Rehabilitation erschien uns ebenfalls veränderungsbedürftig. Die Patienten wurden nach der Operation schon in den Kliniken nicht gezielt versorgt. Nach der Entlassung erfolgte keine angemessene Weiterbehandlung. Die Krankengymnasten kannten regelmäßig weder Befund noch Krankenvorgeschichte des Patienten und waren nicht über die Vorerkrankungen informiert. Die Verordnungen waren sparsam dosiert und ließen kaum Raum für erkennbar notwendige bewegungstherapeutische Maßnahmen. Die Überlastungssituation in den KG-Praxen verschärfte das überaus unbefriedigende Bild. Die Möglichkeiten der Behandlung waren auch durch die unzureichenden Praxisausstattungen begrenzt.

Als Ergebnis war festzuhalten, daß sich in der Nachbehandlung die in der operativen Medizin beobachtete Weiterentwicklung nicht vollzogen hatte.

Die Verwaltungs-Berufgenossenschaft hat deswegen in Zusammenarbeit mit ihren beratenden Fachärzten und interessierten Therapeuten das Konzept der besonders indizierten Therapie erarbeitet und über Jahre hinweg weiterenwickelt. Zielgruppe des Konzeptes waren alle bei ihr versicherten Patienten, Sportler wie Nichtsportler.

Die besonders indizierte Therapie wird heute in ca. 80 Therapieeinrichtungen im Bundesgebiet mit teils sehr gutem Erfolg betrieben. Nach unseren Erfahrungen haben sich die Behandlungszeiten verkürzt und die Behandlungserfolge spürbar verbessert. Die Einbindung der medizinischen Trainingstherapie bzw. des medizinischen Aufbautrainings hat sich bewährt und ist ohne negative Folgen für den Rehabilitationserfolg nicht mehr wegzudenken. Medizinisches Aufbautraining und isokinetische Behandlung sind nicht identisch. Die isokinetische Behandlung ist wie die isometrische und die auxotonische Behandlung lediglich ein Behandlungselement des medizinischen Aufbautrainings.

Die Gebührensätze, die die Verwaltungs-Berufsgenossenschaft mit ihren Tageshöchstsätzen von 180,00 DM eingeführt hat, sind nach unseren Erfahrungen angemessen, auch wenn sie manchem hoch erscheinen mögen. Dies gilt allerdings nur, wenn das Konzept der besonders indizierten Therapie nicht verwässert wird und auch zukünftig an der hohen Qualifikation der Therapeuten und den räumlichen und apparativen Voraussetzungen festgehalten wird. Ziel sollten leistungsstarke Einrichtungen ambulanter Art sein, die als Tageskliniken eine zeitgemäße Rehabilitation betreiben. Solche Einrichtungen können trotz der hohen Gebührensätze einen Beitrag zur Kostendämpfung leisten.

Wir freuen uns, daß die besonders indizierte Therapie, zukünftig unter dem Namen „erweiterte ambulante Physiotherapie", nunmehr für alle Berufsgenossenschaften verbindlich eingeführt werden soll, da sie eine Ergänzung der bestehenden erfolgreichen Heilverfahren in der gesetzlichen Unfallversicherung darstellt und nunmehr auch für den ambulanten Bereich eine der stationären Behandlung äquivalente Behandlungsart schafft.

Ein Rehabilitationskonzept nur für den Leistungssportler? – Aus der Sicht des Landesverbandes der BG –

G. Wesche

Landesverband Nordwestdeutschland der gewerblichen Berufsgenossenschaften, Hildesheimer Str. 309, D-30519 Hannover, Bundesrepublik Deutschland

Aufgrund der von der Verwaltungs-Berufsgenossenschaft insbesondere bei der Rehabilitation von Berufssportlern gemachten positiven Erfahrungen haben die Gremien der Träger der gesetzlichen Unfallversicherung „Anforderungen für die Zulassung von Einrichtungen zur erweiterten ambulanten Physiotherapie" vorgesehen, damit diese Therapieform zukünftig aufgrund einheitlicher Vorgaben und Vergütungen allen dafür in Betracht kommenden Arbeitsunfallverletzten zur Verfügung gestellt werden kann. Voraussetzung dafür ist, daß

1. eine detaillierte Verordnung einschließlich Therapieplan vom behandelnden Durchgangsarzt oder H-Arzt ausgestellt ist,
2. die herkömmliche Physiotherapie nicht ausreichend erscheint und
3. eine stationäre Behandlung in einer Reha-Klinik entbehrlich wird.

Die erweiterte ambulante Physiotherapie kommt vorwiegend zur Beseitigung von besonders schweren Funktions- und Leistungsbeeinträchtigungen im Bereich des Stütz- und Bewegungsapparates in Betracht. Je nach Indikation und/oder Leistungszustand des Verletzten soll die erweiterte ambulante Physiotherapie in möglichst engen Zeitabständen – grundsätzlich täglich – ggf. auch mehrfach und am Wochenende – über einen längeren Therapiezeitraum durchgeführt werden, um das Ziel der Rehabilitation im Sinne von 556 RV0 zu erreichen. Sie wird regelmäßig von einem Team in einer geeigneten Einrichtung erbracht, in der ein besonders qualifizierter Arzt sowie Angehörige der physiotherapeutischen Berufe (Krankengymnasten/Physiotherapeuten, Masseure oder Masseure und medizinische Bademeister, Ergotherapeuten) mit speziellen zusätzlichen Fachkenntnissen und ggf. Sportlehrer gemeinsam tätig sind. Besondere Fachkenntnisse sind insbesondere die Fortbildung in der Sportphysiotherapie sowie in der Bewegungslehre und der medizinischen Aufbautherapie. Sportlehrer dür-

Hefte zu der Unfallchirurg, Heft 232
K. E. Rehm (Hrsg.)

fen nur in diesem Team zusammen mit den Therapeuten unter deren Aufsicht und Verantwortung tätig werden.

Die für die erweiterte ambulante Physiotherapie notwendigen zusätzlichen räumlichen und apparativen Voraussetzungen sind im wesentlichen

- Therapieräume von mindestens 40 und 80 m^2 kombiniert 110 m^2 – einschließlich aller anderen notwendigen Räumlichkeiten
- Isokinetisches System einschließlich Computerdiagnose und Aufzeichnungsgerät
- medizinische Trainingsgeräte einschließlich Zugapparate
- Weichbodenanlage von 1,5 x 2 Meter und mindestens 30 cm Aufpolsterung
- Einrichtungen und Geräte für Kryotherapie sowie Elektrotherapie einschließlich der transkutanen elektrischen Nervenstimulation.

– Aus der Sicht des D-Arztes –

M. Klein, Freiburg

An den Heilquellen 8, D-79111 Freiburg, Bundesrepublik Deutschland

Die Liste der Indikationen, die eine Behandlung im Rahmen der „Besonders indizierten Therapie“ ermöglicht, kann auch für den Nicht-Leistungssportler eine wertvolle Hilfe in der Behandlung frischer Verletzungen und in der Rehabilitation von Folgeschäden sein.

Nach zweieinhalbjähriger Erfahrung mit knapp 150 Patienten, die zu Lasten der Verwaltungs-Berufsgenossenschaften im Rahmen der „Besonders indizierten Therapie“ behandelt wurden, wird auch über Erfahrungen in der Behandlung von 52 Patienten berichtet, die für andere Kostenträger analog dieser Methode therapiert wurden.

Sowohl die positive Resonanz bei den Patienten als auch beim Therapeutenteam lassen es aus der Sicht des D-Arztes wünschenswert erscheinen, die „Besonders indizierte Therapie“ nicht nur für Leistungssportler zu ermöglichen.

Auf Vor- und Nachteile des Verfahrens wird im Beitrag hingewiesen.

– Aus der Sicht des Physiotherapeuten –

B. Herbeck, Mannheim, K. Eder, Donaustauf

(Manuskript nicht eingegangen)

Hefte zu der Unfallchirurg, Heft 232
K. E. Rehm (Hrsg.)

VIII. Olympischer Hochleistungssport 2000

Kritische Fragen zur Perspektive aus der Sicht der Sporttraumatologie

Vorsitz: L. Gotzen, Marburg; G. Hörster, Bielefeld

Einleitung

L. Gotzen, Marburg

(Manuskript nicht eingegangen)

Ist olympischer Sport noch zeitgemäß?

O. Grupe

Institut für Sportwissenschaften, Wilhelmstr. 91, D-72074 Tübingen, Bundesrepublik Deutschland

1. Ist olympischer Sport noch zeitgemäß? Daß diese Frage heute an dieser Stelle behandelt werden kann, verdient Respekt und Dank. In der Tat stellt sich diese Frage nach der Zeitgemäßheit und damit der Zukunft des olympischen Sports und der Olympischen Spiele. Die Antworten fallen verständlicherweise unterschiedlich aus, dies auch deshalb, weil sie nicht zuletzt von den Interessen bestimmt sind, die mit ihnen verbunden werden. Für die Bewerberstädte bei Olympischen Spielen löst eine Bewerbung oft einen wichtigen Entwicklungsschub für die Verbesserung städtischer Infrastrukturen aus; wie man seit München weiß, rechnen sich die Spiele in dieser Hinsicht sogar. Für die Medien sind Spiele ein spannendes Unterhaltungs-Ereignis, das weltweit seinesgleichen sucht; für die Werbung sind sie ein globales Transportmittel für Werbebotschaften und Imagepflege, und für das Internationale Olympische Komitee sind sie inzwischen eine willkommene Einnahmequelle. Ausgehend von solchen Interessenslagen ist es nicht verwunderlich, daß man ein lautes „Ja" zum olympischen Sport von denen hört, die den Ast, auf dem sie schon sitzen oder gerne sitzen möchten, nicht gerade absägen wollen. Für viele Menschen in der ganzen Welt hingegen fällt die Antwort auf die gestellte Frage inzwischen allerdings weniger eindeutig aus, und es wird auch von Gutwilligen Kritik an manchen Entwicklungen des olympischen Sports geübt.

Ich will im folgenden keiner der genannten Perspektiven folgen, sondern die Perspektive wählen, die vom olympischen Sport selbst ausgeht, von seinem Sinn und seinen Zielen, wobei diese Perspektive mit den anderen keineswegs unverträglich sein

Hefte zu der Unfallchirurg, Heft 232
K. E. Rehm (Hrsg.)

muß; allerdings ist es heute nicht mehr so einfach, alle Perspektiven miteinander und gegeneinander auszubalancieren. Wo ist dann der Platz der olympischen Perspektive, und wie läßt sie sich beschreiben?

2. Der IOC-Präsident trug – unter dem Beifall der Zuschauer und fernsehgerecht in Szene gesetzt – einige hundert Meter weit selbst die Fackel, die – in Olympia unter der Sonne von Elis entzündet – nach Barcelona gebracht wurde, damit dort das Olympische Feuer mit einem gelungenen Bogenschuß entfacht werden konnte. Im Olympia-Stadion sprachen Sportlerinnen und Sportler zu Beginn der olympischen Wettkämpfe vor den Augen der Fernsehwelt den Olympischen Eid, und Kampfrichter taten desgleichen. Zur Ehrung der Olympiasieger und -siegerinnen erhoben sich alle Zuschauer von ihren Plätzen, während die Medaillen feierlich übergeben wurden. Solche Handlungen stehen symbolisch für bestimmte Vorstellungen vom olympischen Sporttreiben und dessen eigentlichen Sinn.

Aber tun sie das wirklich? Haben nicht auch die letzten Olympischen Spiele gezeigt, daß die sinnbildliche Darstellung solcher Ziele eher für den Zweck öffentlicher Unterhaltung und als schöne Fassade, hinter der Geschäfte betrieben werden, herhalten muß? Sind nicht manche der dem olympischen Sport zugeschriebenen Werte angesichts seiner Realität zum Ausdruck einer Doppelmoral geworden? Ist es im Grunde also nicht scheinheilig, wenn immer noch so getan wird, als würde man sich zur Tradition und zum Inhalt der Olympischen Idee bekennen, obwohl sie inzwischen von der Logik des Marktes und der Medien bestimmt zu sein scheint? Ist der olympische Sport nicht in einer tiefen Sinnkrise?

Was den olympischen Sport und die Olympischen Spiele betrifft, beantwortete Willy Daume vor drei Jahren diese Frage mit „Ja". Aber er ergänzte, daß die Krise geradezu „wesentlicher Bestandteil" der Spiele sei. Krisenhafte Erscheinungen hat es tatsächlich immer gegeben. Aber viele halten sie heute für so tiefgreifend, daß sie den olympischen Sport in seiner Substanz bedroht sehen. Sein Absinken zum Unterhaltungs- und Medienspektakel, seine Korrumpierung durch Doping-Mißbrauch, seine oft hemmungslose Kommerzialisierung – dies alles enttäuscht inzwischen selbst hartnäckige Liebhaber des olympischen Sports zutiefst.

Dies ist die eine Seite: Aber auf der anderen Seite löst der olympische Sport doch immer auch noch Jubel und Begeisterung bei vielen Millionen Menschen in der ganzen Welt aus. Da sind die großartigen Leistungen und herausragenden Athletinnen und Athleten, die meisten wirklich ungedopt; da sind die jungen Sportlerinnen und Sportler, die ihnen nacheifern, und da sind viele Menschen, die ihre Leistungen bewundern. Sie alle wollen es weder als Aktive noch als Zuschauer akzeptieren, nur für die Marionetten in einem politischen und wirtschaftlichen Kräftespiel und für Statisten bei Medienereignissen gehalten zu werden.

3. Der Leistungssport von heute, so ist zu erkennen, hat unterschiedliche Gesichter, und ein Teil der Erscheinungen, die an ihm sichtbar sind, hängt offensichtlich mit dem Unklarwerden seiner zentralen Sinnmuster zusammen. Wo finden sich diese?

Besonderen Ausdruck fanden die Sinnmuster des olympischen Sports in der Idee des „Olympismus". Zwei pädagogische (!) Grundsätze sollten ihn vor allem prägen, (erstens) die Idee der menschlichen „Selbstvervollkommnung" in Leistung und Wettbewerb und (zweitens) die dabei von den Athleten erwartete „geistige Haltung". Die anzustrebende Leistung wurde als Ergebnis der Arbeit an sich selbst angesehen, als Weg zu einem besseren Ich, möglichst gestützt auf Verzichtleistungen verschiedener Art: Früher auf Geld, heute zumindest auf Regelübertretungen und Medikamentenverwendung, früher und heute auch Verzicht auf vielerlei Annehmlichkeiten, die Nicht-Leistungssportlern zugänglich sind. Solchen Verzicht aktiv zu leisten, stellte im olympischen Denken eine Art Läuterungsprozeß und moralisches Selbsttraining dar, eine Form weltlicher Askese. Der Olympismus sei ein Appell an das „Sportgewissen", in ihm strebe der Sport einem „sittlichen Erziehungsziel" zu, meinte Carl Diem, einer der großen olympischen Interpreten; man solle als „Sportsmann Herr des höheren Lebens sein und nicht Knecht des Vorteils", fügte er hinzu; denn erst die richtige Gesinnung hebe den Drang „junger Menschen zum Kräftevergleich in den Bereich der Kultur", mache aus Sport mehr als nur ein beliebiges und belangloses Körpertraining. Es gehe darum, den „Athleten von Olympia" nicht in einen „Zirkusgladiator zu verwandeln", sagte Coubertin, der ein leidenschaftlicher Sporterzieher war und der das Erstreben sportlicher Leistungen vor allem als Mittel zum Zweck einer ganzheitlichen Erziehung betrachtete – auch wenn viele derjenigen, die sich heute auf ihn berufen, dies nicht wissen wollen oder wohlweislich verdrängen.

Natürlich kann man nur schwer feststellen, wie wirksam solche Werte den olympischen Sport tatsächlich beeinflußten oder überhaupt beeinflussen können; Zweifel am idealen Bild sind angebracht. Manche der dem Leistungssport zugeschriebenen Werte erweisen sich angesichts seiner Realität durchaus als Ausdruck einer Scheinmoral: Aber auch früher verstießen Sportler gegen Regeln und nahmen lieber Geld statt Lorbeerkränze.

Gleichwohl liefern Sinnmuster solcher Art Orientierungen und Bewertungsmaßstäbe für olympisches Handeln. Auch wenn die alten Sinnmuster mit der gegenwärtigen olympischen Realität nicht übereinzustimmen scheinen, müssen sie deshalb aber nicht schon falsch sein. Allerdings, dies ist nicht zu übersehen, sie sind angesichts der offensichtlichen Veränderungen des olympischen Sports nur noch schwer erkennbar und durchsetzbar. Diese Änderungen betreffen (erstens) die Rolle der einzelnen Sport-Akteure, und sie betreffen (zweitens) den Leistungs- und Hochleistungssport insgesamt.

4. Erstens: Was die Leistungssportler und -sportlerinnen betrifft, so bedeuten die in den letzten Jahrzehnten ständig gestiegenen Leistungen auch immer höhere Anforderungen und Erwartungen an sie. Sie zu erreichen bedingt einen weitaus größeren Umfang an zeitlichem Aufwand, körperlicher Belastung und individueller Einschränkung, als dies früher je der Fall war. Hohe Leistungen konsequent anzustreben bedeutet, langfristige Lebensplanungen, zeitaufwendiges Training über Jahre hinweg sowie auf lange Sicht geplante Wettkampfvorbereitungen auf sich nehmen zu müssen. In ihrer Lebensplanung sind Leistungssportler und -sportlerinnen heute in einem höheren Grade als früher festgelegt. In vielen Disziplinen ist die biologische Leistungsgrenze erreicht, wenn nicht schon überschritten, steigt die Verletzungsanfälligkeit oder werden gesundheitliche Akut- oder Langzeitschäden als unvermeidlich akzeptiert, wie zahlreiche Sportärzte beklagen. Vor allem aber sind Leistungssportler und -sportlerinnen heute von externen Voraussetzungen und Bedingungen abhängig, auf die sie selbst nur wenig Einfluß haben; vieles wird über sie hinweg entschieden. Das

„Aussteigen“ aus dem „System“ des Leistungssports ist schwierig für sie, heute oft auch nicht ohne wirtschaftliche Folgen. Das bedeutet nicht, daß sie nicht Bereicherung aus Leistungen gewinnen können. Der Wandel besteht in höheren körperlichen und psychischen Beanspruchungen, in den andersgearteten äußeren Anforderungen und gestiegenen öffentlichen Erwartungen, denen sie unterliegen, denen sie sich aber auch, wenn sie Erfolg haben wollen, in hohem Maße anpassen müssen, sodaß auch Verführung und Gefährdung, auf verbotene Medikamente zurückzugreifen, immer größer werden.

Aber (und zweitens) auch der Leistungssport als eigenes Organisations- und Sinngebilde hat sich verändert. Er ist in weit höherem Maße, als dies früher der Fall war, ein gesellschaftliches Ereignis geworden, das breites öffentliches Interesse auf sich zieht und mit hohen politischen, wirtschaftlichen und medialen Erwartungen und Interessen verknüpft wird. Investitionen in ihn sollen sich lohnen, und vom Glanz sportlicher Erfolge wollen viele, nicht zuletzt Politik, Wirtschaft und Medien, profitieren. Es sind heute vor allem diese externen Einflüsse, die die Entwicklung des olympischen Sports forcieren, ihn auf immer höhere Leistungen ausrichten, diese auf die Olympischen Spiele hin zuspitzen und aus ihnen einen Platz für Werbung und Propaganda machen, hinter denen die eigentliche Idee eines olympisch verstandenen Sports zu verschwinden droht.

Gewiß enthält der olympische Sport in sich bereits die Tendenz zu immer höheren Leistungen; darin besteht sogar ein erheblicher Teil seines Reizes. Jedoch wird diese Tendenz durch solche äußeren wirtschaftlichen, politischen und medialen Beeinflussungen nachhaltig verstärkt. Je beherrschender sich das „Höher, Schneller und Weiter“ des olympischen Sports entwickelt, desto größer wird auch seine Abhängigkeit von denen, die die Mittel bereitstellen, es zu verwirklichen, und desto mehr steigen die psychischen und physischen Belastungen der Athletinnen und Athleten. Längst hat deshalb der Karlsruher Philosoph Hans Lenk, Mitglied des Goldmedaillen-Achters von Rom, gefordert, daß dem citius, altius, fortius ein humanius angefügt werden müsse.

Das alles bedeutet nicht, daß es keine Sinn-Maßstäbe mehr gibt im olympischen Sport. Es bedeutet vor allem, daß die bisherigen so undeutlich geworden sind, so daß oft klare Beurteilungsmaßstäbe fehlen. In einer Zeit wie der unseren, deren genereller Sinn-Verlust beklagt wird und in der pluralistische Orientierungen die Regel werden, ist das zwar nicht verwunderlich; die Krise des olympischen Sports ist aber letztlich nur behebbar, wenn seine Sinn- und Orientierungsfrage überzeugend beantwortet wird und nicht dadurch, daß man seine Kommerzialisierung verstärkt.

Die neue Sinnbestimmung im Leistungssport steht indes noch aus. Ohne klare Vorstellungen von einem „besseren“ Leistungssport kann sie nicht gelingen. Da es heute keine höchsten Sinndeutungs- und Sinnvermittlungsinstanzen mehr gibt, das IOC dazu ohnehin auch kaum imstande ist, sind Vorstellungen dazu allerdings oft unterschiedlich, dies auch deswegen, weil man in einer pluralistischen Kultur und angesichts zunehmender Individualisierung auch im Leistungssport selbst kaum noch von durchgängig akzeptierten Sinnmaßstäben ausgehen kann. Man muß sich deshalb vermutlich auf lange Sinn-Diskussionen einstellen. Meines Erachtens müssen sich diese darauf konzentrieren, die inzwischen eher verborgenen, verschütteten und bislang auch uneingelösten Möglichkeiten des olympischen Sports deutlicher sichtbar zu machen als dies bislang geschehen ist. Wo könnten diese liegen?

5. Im Unterschied zu früheren Jahrzehnten ist der Leistungssport von heute bunter und vielfältiger geworden als er es je war; aber es spiegelt sich auch vieles in ihm wider oder wirkt auf ihn ein, was die eigentlich wesentlichen olympischen Sinn-Elemente verdeckt. Also gilt es vor allem auch das zu verdeutlichen, was der olympische Sport auch sein kann oder sein muß, wenn „olympisch" nicht zur Werbeformel verkommen soll. Es ist also daran zu erinnern, wie er fairer, ästhetischer, entspannter, unabhängiger, friedlicher, verbindender, sozialer und natürlicher sein kann, als er es heute manchmal ist. Zwei Gesichtspunkte sollen dazu genannt werden:

Erstens: Immer noch liegt für viele junge Menschen ein besonderer Wert des Leistungssports darin, daß er ihnen die Möglichkeit bietet, sich in ihren Leistungen selbst zu erfahren und zu bestimmen, Ansprüche an sich zu stellen, sich herausfordern zu lassen zu besonderen Anstrengungen. Weniger der Sieg über den Berg ist es, sondern die „authentische Erfahrung" des eigenen Selbst, so beschreibt Reinhold Messner dieses Sinn-Muster. Das ist ein pädagogisches Ziel. Der olympische Leistungssport ist eine große Chance zur Erkundung des Möglichen unter Einhaltung von festgelegten Regeln; im Rahmen dieser Regeln ist er in gewisser Weise „grenzenlos", darin liegen sein besonderer Reiz, seine große Ausstrahlung und auch seine häufige Gefährdung, wie schon Coubertin schrieb; darin liegt aber auch sein tiefer individueller Sinn, der zugleich ein kultureller ist – nämlich mit der Idee der Selbstvervollkommnung ein Gegengewicht gegen das Abgleiten der Leistungssportkultur in Provinzialität, Mittelmaß und Langeweile zu besitzen.

Zweitens: Der olympische Leistungssport hat aber auch einen wichtigen gesellschaftlichen und politischen Sinn, auch dies mit pädagogischen Folgen. An zwei seiner Merkmale läßt sich dies besonders verdeutlichen:

Das eine Merkmal betrifft die Idee der Leistung, des Leistungsstrebens und der Erprobung der Leistung im fairen und regelgerechten Wettbewerb. Diese Idee der Leistung ist in ihrem symbolischen Ausdruck immer auch noch ein Teil der politischen, gesellschaftlichen und humanistischen Fortschritts-, Freiheits- und Gleichheits-Ideen, die uns aus der zweiten Hälfte des 19. Jahrhunderts überkommen sind; in vielen Teilen der Welt und für viele Menschen sind sie bislang uneingelöst. Sportliche Leistung ist deshalb nicht nur die Chance individueller Selbstfindung, wie sie oft genannt wird, sondern auch ein Teil der symbolischen Darstellung gerechter, fairer und chancengleicher Leistungserbringung.

Das zweite Merkmal betrifft den Internationalismus des olympischen Sports. In einer Welt, die zu einer Weltgesellschaft zusammenwächst, in der Entfernungen schrumpfen, die durch ein weltumspannendes Informations- und Kommunikationssystem verbunden ist, spricht der Leistungssport eine Sprache, die weltweit verstanden wird, besser als jede andere. Auf symbolträchtige Weise stiftet er Gemeinsamkeit zwischen Menschen, verbindet sie, und er tut dies im Prinzip gegen nationale, politische und weltanschauliche Unterschiede und Vorurteile und gegen die Diskriminierung von Religion, Rasse und Geschlecht. Er ist in dieser Hinsicht eher eine Hoffnung der Menschen auf Miteinander als auf Gegeneinander.

Unter einer solchen Perspektive gesehen gibt es keine Gründe, den olympischen Sport als überlebt, überholt, nicht mehr zeitgemäß anzusehen. Aber dies gilt nur für einen olympischen Sport, der eben nicht den Regeln platter Unterhaltung, anspruchsloser Volksbelustigung, den Maximen des Kommerzes und der Vergnügungsbranche oder politischen Vorgaben folgt, sondern der im Interesse der ihn betreibenden Menschen, aber auch seiner eigenen Selbsterhaltung und Weiterentwicklung konsequent seine besonderen Erlebnis- und Erfahrungsformen und Sinnmuster entwickelt und zu seinen sportlichen Grundsätzen steht, und der damit auch unter veränderten Bedingungen seiner ursprünglichen – pädagogischen-Idee treu bleibt; nur ein solcher Leistungssport kann auch eine herausfordernde – kulturelle – Idee des letzten Teils unseres Jahrhunderts sein, indem er vielen Menschen Chancen zur besonderen Gestaltung ihres Lebens anbietet.

Umgekehrt gilt aber auch dies: Olympischer Leistungssport ist eine historische Erscheinung. Deshalb besteht weder Anlaß zu der Annahme, daß seine Zukunft sichergestellt ist, wenn er nur ausreichend finanzielle Hilfen erhält, noch zu der, daß die notwendige Gestaltung des Sports von selbst kommt. Beides hängt vielmehr zusammen, und beides setzt die Klärung der Sinnfrage des olympischen Sports voraus.

Meine Antwort auf die gestellte Frage lautet: Ja, der olympische Sport ist zeitgemäß, wenn es gelingt, die zentralen Sinnmuster und die besseren Ideen, die er in sich trägt, deutlich zu machen, ihnen zu folgen und sie die Maßstäbe für seine Weiterentwicklung liefern. Die Olympischen Spiele hätten dann die große Aufgabe, diese Idee des olympischen Sports in Verbindung mit Kunst, Musik, Literatur, Folklore und urbanem Leben weltweit zur Darstellung zu bringen. Dies hat seinen Preis, aber dies ist, wenn es gelingt, in einer zerklüfteten Welt wie der heutigen, seinen Preis wert.

Literatur

Coubertin P de (1966) Der olympische Gedanke. Reden und Aufsätze. Hrsg vom Carl-Diem-Institut. Schorndorf

Coubertin P de (1986) Textes Choisis. Tome I–III. Zürich

Coubertin P de (1988) Die gegenseitige Achtung. Le Respect Mutuel. Hrsg vom Carl-Diem-Institut. Sankt Augustin

Daume W (1990) Haben die Olympischen Spiele und die Olympische Idee (noch) eine Zukunft? In: Grupe O (Hrsg) Kulturgut oder Körperkult? Sport und Sportwissenschaft im Wandel. Tübingen pp 273–288

Diem C (1967) Der olympische Gedanke. Reden und Aufsätze. Hrsg vom Carl-Diem-Institut. Schorndorf

Diem C (1982) Ausgewählte Schriften. Band 1–3. Hrsg vom Carl-Diem-Institut. Sankt Augustin

Lenk H (1972) Werte, Ziele, Wirklichkeit der modernen Olympischen Spiele. Schorndorf, 2. Auflage

Lenk H (1983) Eigenleistung. Plädoyer für eine positive Leistungskultur. Zürich/Osnabrück

Berlin – eine Olympiabewerbung auf dem Rücken der Sportler?

A. Nawrocki, Berlin

(Manuskript nicht eingegangen)

Stellt sich das NOK seiner Verantwortung gegenüber dem Sportler?

K. Steinbach, Weiskirchen

(Manuskript nicht eingegangen)

Der Physiotherapeut – wie kann er sich dem Leistungsdruck entziehen?

L. Meissner

Kurfürstenstraße 6, D-36037 Fulda, Bundesrepublik Deutschland

Wenn ich heute zu dem o.g. Thema Stellung nehme, so tue ich dies aus Erfahrung mit Leistungssportlern in Training und Therapie.

Die zunehmende Belastung im Leistungssport hat oft schon die Grenzen überschritten. Der „Athlet" als Star wird geliebt und umschwärmt. Neue Trainingsmethoden und spezielle Übungsgeräte sollen ihm in seiner Entwicklung weiterhelfen. Aus dieser Erkenntnis hat die Arbeitsgemeinschaft Sportmedizin (AGS) das Ausbildungs- und Arbeitsfeld eines„medizinischen Co-Trainers" entwickelt. An Beispielen werden negative Übungs- und Traingsformen aufgezeigt und entsprechende Alternativen vorgestellt. Durch funktionelles Training in Zusammenarbeit mit Athleten, Trainern, Sportärzten und Therapeuten kann hier Einfluß genommen werden.

Ausbildungsschwerpunkte

Erkennen von Schwachpunkten und Dysbalancen, z.B.

a) Hyperlordose einer Olympia-Schwimmerin
b) Hyperlordose einer Wettkampfgymnastin
c) instabile 400 m Hürdenläuferin

„Hochleistungssport – Planmäßig erworbene Instabilität"
„Falsches Training – programmierte Verletzung"

Hefte zu der Unfallchirurg, Heft 232
K. E. Rehm (Hrsg.)

So kann man auch einem Menschen und Sportler das Rückgrat brechen.
Alternativen anbieten – Basis schaffen
„Viel hilft nicht gleich viel"
„Stabilität vor Mobilität"

Der „Sportphysiotherapeut" kann sich dem Leistungsdruck durch Teamarbeit mit Trainer – Arzt – Athlet entziehen, wenn aus funktioneller, neuroneller Betrachtung die anatomischen Grenzen nicht überschritten werden, er dafür sorgt, daß die Höchstbelastung gemindert wird und tragbare Alternativen gemeinsam erarbeitet werden.

So stelle ich mir ein „Fair Play" mit dem Körper eines Athleten vor.

Die Rolle des Sponsors

P. H. Keilbach, Berlin

(Manuskript nicht eingegangen)

IX. Wissenschaftliche Videos

Wissenschaftliche Videos

Durch welche Maßnahme ist die Reduktion der nosokomialen Infektionen in der Unfall- und Wiederherstellungschirurgie möglich?

J. Rödig, E. E. Scheller, A. Meissner, R. Rahmanzadeh, Berlin

(Manuskript nicht eingegangen)

Traumatische Instabilitäten der Halswirbelsäule (Diagnostik und Therapie)

L. Kinzl, M. Arand, W. Fleischmann, Ulm

(Manuskript nicht eingegangen)

Die operative Therapie der Sprengung des Schultereckgelenkes

S. Post, U. Göhring, W. Friedl, Heidelberg

(Manuskript nicht eingegangen)

Primär übungsstabile Versorgung instabiler Radiusextensions- und Stauchungsfrakturen mit Hilfe einer kombinierten dynamischen und statischen Kirschnerdrahtosteosynthese

W. Friedl, St. Post und Th. Fritz

Sektion Unfall- und Wiederherstellungschirurgie, Chirurgische Universitätsklinik, Im Neuenheimer Feld 110, D-69120 Heidelberg, Bundesrepublik Deutschland

Bei komplexen Radiusfrakturen wird häufig die Indikation zur Fixateur externe Osteosynthese gestellt. Trotz guter anatomischer Reponierbarkeit kommt es häufig zu erheblichen Funktionseinschränkungen infolge der erforderlichen Ruhigstellung.

Problemstellung

Von Karpandjie wurde eine Methode zur dynamischen Kirschnerdrahtosteosynthese bei instabilen Radiusextensionsfrakturen beschrieben. Die Kirschnerdrähte werden dabei steil durch den Frakturspalt eingebracht und in der ventralen Kortikalis verankert. Diese Methode führt zu einer guten Abstützung und verhindert somit eine dorsale Redislokation. In einer ersten Untersuchung hatten wir jedoch in 10% ventrale Dislokationen beobachtet.

Operationsmethode

Aufgrund o.g. Erfahrungen führen wir seit dem Jahr 1988 eine kombinierte dorsale dynamische Kirschnerdrahtosteosynthese und eine klassische statische Kirschnerdrahtosteosynthese von radial durch. Die zusätzlich eingebrachten Kirschnerdrähte von radial verhindern eine Dislokationsmöglichkeit des distalen Radiusgelenkblockes nach ventral. Wir führen die Insertion der statischen Kirschnerdrähte offen, d.h. nach Durchführung einer Inzision von 1,5 cm Länge und Anschlingen der Äste des Nervus radialis superficialis durch. Die dynamischen Kirschnerdrähte werden freihändig durch die Fraktur steil eingebracht und erst nach Erreichen eines kortikalen Kontraktes ventral mit der Bohrmaschine mit Schnellspannbohrfutter in dieser Kortikalis verankert. Bei zusätzlichen dislozierten Frakturen der Gelenkfläche wird zunächst durch eine interfragmentären Kirschnerdrahteinbringung eine Gelenkblockbildung vorgenommen. Imprimierte Fragmente müssen perkutan, gegebenenfalls auch offen angehoben werden.

Hefte zu der Unfallchirurg, Heft 232
K. E. Rehm (Hrsg.)

Ergebnisse

110 Patienten wurden seit 1988 in o.a. Technik behandelt. Bei allen Patienten erfolgte eine sofortige Übungsbehandlung ohne Gipsimmobilisation. Ein wesentlicher Repositionsverlust wurde bei korrekter Operationstechnik nicht beobachtet. Nach 6 Wochen hatten die Patienten in der Regel eine freie Beweglichkeit des Handgelenkes erreicht.

Schlußfolgerungen

Die kombinierte Spickung der distalen Radiusfraktur ermöglicht bei der Mehrzahl instabiler Extensions- und Stauchungsfrakturen des distalen Radius eine frühfunktionelle Behandlung ohne Gelenkimmobilisation durch Gips oder Fixateur externe.

Die Reposition der frakturierten Wirbelkörperhinterkante unter intraoperativer sonographischer Kontrolle

J. Degreif, K. Wenda, N. Hüwel und J. Ahlers

Klinik u. Poliklinik für Unfallchirurgie der Johannes-Gutenberg-Universität, Langenbeckstr. 1, D-55131 Mainz, Bundesrepublik Deutschland

Die Reposition der frakturierten Wirbelkörperhinterkante stellt ein zentrales Problem der operativen Versorgung von thorakolumbalen Wirbelfrakturen dar. Während in einem Teil der Fälle durch geschlossene oder indirekte operative Repositionsmanöver eine Stellungskorrektur erreicht werden kann, ist in anderen Fällen die Laminektomie und die direkte Reposition erforderlich. Dabei ist eine aktuelle intraoperative Kontrolle des Spinalkanales wünschenswert. Als Verfahren bietet sich hierfür die intraoperative Sonographie an, die wir experimentell überprüft und standardisiert haben.

Im Film werden die Möglichkeiten des Verfahrens erläutert und unser derzeitiges operatives Konzept unter Verwendung der Sonographie anhand zweier Fallbeispiele mit erheblicher Stenosierung des Spinalkanales demonstriert. Nach Freilegung der Wirbelsäule von dorsal wird zunächst über ein interlaminäres Fenster (8 x 10 mm) geschallt. Ist es infolge Ligamentotaxis zu einer Verbesserung gekommen, erübrigen sich weitere Maßnahmen am Spinalkanal. Bei persistierender Stenose im Schall wird das genannte Fenster auf ca: 10 x 20 mm erweitert und es folgt die direkte Reposition mittels eines speziellen Stößels, wobei zuvor über die kontralateral montierte Gewindestange des Fixateur interne wirksam distrahiert wurde.

Hefte zu der Unfallchirurg, Heft 232
K. E. Rehm (Hrsg.)

Anschließend erfolgt die sonographische Kontrolle und Dokumentation des Repositionsergebnisses. Die sonographischen Befunde vor und nach Reposition stimmen exakt mit den prä- bzw. postoperativen CT überein.

Zusammenfassend ist die intraoperative Wirbelsäulensonographie eine probate Methode zur Beurteilung von Spinalkanal und Wirbelkörperhinterkante mit zahlreichen Vorteilen im Vergleich zur Myelographie. Die mehrfache Kontrolle von Repositionsmanövern an der Hinterkante oder auch nach transpedikulärer Spongiosaplastik ist möglich.

„Monorail" – Segmenttransport über unaufgebohrte Verriegelungsmarknägel

M. Raschke, A. Remiger[1], G. Oedekoven und B. Claudi

Chirurgische Klinik und Poliklinik, Technische Universität, Klinikum Rechts der Isar, Ismaningerstr. 22, D-81675 München, Bundesrepublik Deutschland
[1] Laboratorium für Experimentelle Chirurgie, CH-7220 Davos, Schweiz

Zielsetzung

Ein einfaches System zur Segmentverschiebung wird vorgestellt, welches geringe Anschaffungskosten hat, leicht in der Handhabung und Montage ist und eine hohe Patientenkompliance besitzt:

Hochgeschwindigkeitstraumen wie nach II–III° offenen Unterschenkelfrakturen führen häufig zu primären oder sekundären Knochendefekten. Hier finden zunehmend die verschiedenen Verfahren der Kallusdistraktion ihre Anwendung. Basierend auf unseren guten Erfahrungen mit der ungebohrten Verriegelungsmarknagelung auch bei offenen Frakturen wurde das Monorail Verfahren entwickelt und klinisch eingesetzt.

Nach repetetiven radikalen Debridements und Weichteildeckung wird zur anatomischen Reposition und Stabilisation des Segmetdefektes ein ungebohrt eingebrachter statisch verriegelter Marknagel verwendet. Anschließend erfolgt die Montage des Monorail Verschiebefixateurs bei dem ein oder zwei Schanz' Schrauben oder Pinless Klammern in das spätere Transportsegment eingebracht werden. Es erfolgt die proximale metaphysäre Osteotomie unter weitgehender Schonung des Periostes und die anschließende Kompression der Osteotomiezone. Nach einer Latenzperiode von 5–10 Tagen führt der Patient der Segmenttransport selbst an der ventromedialen Gewindestange durch (0,5–1 mm/Tag). Nach Beendigung des Segmenttransportes kann die Konsolidierung des Regenerates entweder bei liegendem Fixateur abgewartet werden. Wahlweise kann nach sekundärer Verriegelung des Segmentes der Fixateur demontiert und das System in ein geschlossenes umgewandelt werden.

Hefte zu der Unfallchirurg, Heft 232
K. E. Rehm (Hrsg.)

Trotz der beeinträchtigten endostalen Perfusion (Klein 1990) entsteht ein vollwertiges Kallusregenerat. Bei Segmentdefekten unter 6 cm wird auch der Pinless-Klammerfixateur als Transportmechanismus verwendet. Das System eignet sowohl zum Einsatz bei diaphysären Defekten an Tibia und Femur und kann auch zur Verlängerung eingesetzt werden.

Schlußfolgerungen

Das vorgestellte Verfahren kombiniert die ungebohrte Verriegelungsmarknagelung mit der Ilizarov-Technik zur Kallusdistraktion. Vorteil zu dem Ilizarov System sind die geringeren Schmerzen; keine Muskeltransfixation; Schienung und Protektion des Regenerates und die freie Beweglichkeit der angrenzenden Gelenke.

Das Prothesensystem „VEKTOR" – Implantation der anisotropen Hüftgelenkspfanne

G. Zeiler

Orthopädische Klinik Wichernhaus II am Krankenhaus Rummelsberg, Postfach 11 60, D-90588 Schwarzenbruck/Nürnberg, Bundesrepublik Deutschland

Das Problem der starren Titanschalen als Grundlage für Hüftgelenkpfannen liegt in der Relativbewegung zwischen dem Knochenlager und dem Implantat. Die Präparationsformen des Azetabulums, die zu einem Verlust größerer Knochenanteile im Hüftpfannenbereich führen, z.B. bei Verwendung zylindrischer Pfannenmodelle, verstärken mit dem Knochenverlust die Verformungsmöglichkeit des Acetabulums unter Lastfluß. Gegenüber starren Implantaten wird dadurch die Relativbewegung an der Grenzfläche zum Knochen verstärkt. Die anisotrop elastische Pfanne des Prothesensystems „Vektor" ist deswegen teilelastisch konstruiert. Die künstliche Pfanne weist eine sphärische Grundform auf. Der kranialwärts gerichtete Kugelsektor ist rigide, die kaudale Hälfte der Schale zunehmend elastisch gestaltet. Dies wird dadurch erreicht, daß die Wandstärke des metallischen Pfannenträgers von kranial nach kaudal kontinuierlich abnimmt. Zusätzlich ist das kaudale Schalenviertel als eine offene Spangenkonstruktion ausgelegt, wodurch die Flexibilität des Pfannenträgers nach distalwärts kontinuierlich zunimmt. Die anisotrop elastische Pfanne ist zusätzlich mit einem Prothesenkragen versehen, der auf einer Fräsfläche des Azetabulumrandes aufliegt. Die Operationsmethode zielt darauf ab, alle vorhandenen Knochenstrukturen des Azetabulums zu erhalten und in den kaudalen Pfannenpartien sphärische Auflageflächen für das Implantat zu schaffen. Die proximalen, asphärischen bzw. zerstörten Strukturen des Azetabulums werden durch spongiöse oder kortiko-

Hefte zu der Unfallchirurg, Heft 232
K. E. Rehm (Hrsg.)

spongiöse Transplantate aus dem Hüftkopf ersetzt. Die kraniale rigide Schalenhälfte der Prothesenpfanne schützt diese geschwächten Knochenzonen vor lokaler Deformation und fordert so die Einheilung des Implantates. Für die Wahl der Prothesengröße und für die optimale Verankerung auf der Spongiosaplastik wird ein einfaches aber wirksames Operationsinstrumentarium eingesetzt, die einzelnen Operationsschritte werden im Film nachvollziehbar dargestellt und erläutert. Das sphärisch-anisotrop-elastische Pfannenimplantat des Systems „Vektor", welches mit einer Spongiosaplastik unter Erhaltung aller vorhandenen Knochenstrukturen zementfrei verankert wird, laßt eine verminderte Relativbewegung an der Grenzfläche zum Knochen und damit eine verlängerte klinische Funktion erwarten.

Alloplastischer Totalersatz von Femur-, Knie- und Hüftgelenk

T. Ziehen, H. Fockersperger und U. Steinhilper, München

(Manuskript nicht eingegangen)

Videofilmtechnik der Y-Verriegelungsnagelung zur Versorgung der nicht rotationsstabilen per- bis subtrochanteren Femurfrakturen

D. Hempel, Hamburg

(Manuskript nicht eingegangen)

Indikation und Anwendung eines kleinkalibrigen und kompressionsvermittelnden Verriegelungs-Nagels für Tibia und Femur

V. Bühren, W. Mittelmeier und H. Mittelmeier

Abteilung Unfallchirurgie der Chirurgischen Universitätsklinik, D-66424 Homburg/Saar, Bundesrepublik Deutschland

Das von Küntscher angegebene Prinzip der Marknagelung an Femur und Tibia eignet sich prinzipiell für Schräg- und Querfrakturen des mittleren Schaftdrittels ohne Destruktionszonen. Durch die Einführung der Verriegelung, d.h. der metaphysären Fixierung mittels durch Knochen und Nagel geführter Schraubbolzen, konnte die Indikation erweitert werden: Auf weit proximal und distal gelegene Frakturen sowie komplexere Bruchformen mit Trümmerzonen und resultierender axialer Instabilität.

Hefte zu der Unfallchirurg, Heft 232
K. E. Rehm (Hrsg.)

Das Prinzip der intramedullären Verklemmung kann bei Verwendung hochsteifer, kleinkalibriger Implantate entfallen, damit auch die Notwendigkeit, den Markraum ausgiebig aufzubohren. Der Verzicht auf die Markraumaufbohrung vermeidet die bekannten Nachteile, insbesondere ausgedehnte Hitzenekrosen des Knochens. Komplikationen durch lokale (Kompartmentsyndrom) und venöse Einpressung (ARDS) von Markraummaterial werden zumindest potentiell verringert. Der Verriegelungs-Kompressions-Nagel nach Mittelmeier wird an der Tibia in Stärken von 10/11, am Femur von 10/11 mm verwendet. Weiterhin kann bei geeigneter Konstellation eine Kompression der Hauptfragmente induziert werden. Dies wird durch das Einbringen einer axialen Schubschraube auf den proximalen Verriegelungsbolzen erreicht, der im Nagel axial um 10 mm verschieblich ist. Auch nach primärer Kompression verbleibt bei noch möglicher weiterer Axialverschiebung die Situation der dynamischen Osteosynthese. Als Indikationen für die primär aktiv komprimierte dynamische Marknagelung bieten sich insbesondere hypertrophe Pseudarthrosen und die Stabilisierung nach Umstellungsosteotomien an. Auch bei axial stabilen Querfrakturen des mittleren Schaftdrittels bietet das System den Positivaspekt der geringen Markraumschädigung. Der technische Mehraufwand mit einer notwendigen kompletten Verriegelung wird aufgewogen durch die Vorteile des geringen Aufbohrens und der hohen Primärstabilität durch die Kompression. Dank der Ausführung als Vollrohr ist der Marknagel hochsteif und kann in den genannten Dimensionen auch statisch verriegelt für instabile Situationen benutzt werden. die konventionelle Rohrausführung erlaubt Frakturreposition und die Implantation über Führdrähte, die sich weltweit für die gedeckte Marknagelung bewährt hat. Bei Beachtung der biomechanischen Prinzipien kann der Nagel somit praktisch universell für alle Frakturen des Schaftes an Tibia und Femur eingesetzt werden. Wichtige Prinzipien für die Implantationstechnik bestehen in der exakten Plazierung des Nagels in den Metaphysen, da sieh hierüber letztendlich die Frakturreposition bestimmt. Insbesondere am Femur erfordert die Präparation des Einschlagpunktes medial und ventral der Trochanterspitze besondere Aufmerksamkeit. Die Verriegelung muß für die dynamisch-vorgespannte wie auch für die statische Situation immer proximal und distal erfolgen, da das Implantat ohne definierten Knochenkontakt sozusagen locker im Markraum einliegt. Die komprimierte Osteosynthese ist sofort, die statische erst nach radiologisch sichtbarer Kallusbildung belastbar.

Duokopf-Hüftendoprothese – eine rationelle Versorgung der Schenkelhalsfraktur beim älteren Patienten

E. Bergmann, F. Hahn und E. Seidel, Aalen

(Manuskript nicht eingegangen)

Modifizierte „Hot-Dog-Technik" zur Verstärkung der autogenen Patellarsehnenplastik mit dem Treviraband

R. Letsch, C. Jürgens und K.-P. Schmit-Neuerburg, Essen

(Manuskript nicht eingegangen)

Arthroskopische Augmentationsnaht randständiger Kreuzbandrisse mit einer neuen, verzögert resorbierbaren Kordel

H. Kiefer

Abteilung für Unfall-, Hand-, Plastische- und Wiederherstellungschirurgie der Universität, Steinhövelstr. 9, D-89075 Ulm, Bundesrepublik Deutschland

Entwicklung einer zuverlässigen und eleganten arthroskopischen Technik, mit der geeignete Rißformen des vorderen Kreuzbandes sicher reinseriert und mit einem Augmentationsband zum Schutz während der Heilungsphase gesichert werden können.

Zur Reinsertion frischer proximaler Rupturen des vorderen Kreuzbandes wurde eine arthroskopische Naht- und Augmentationstechnik unter Verwendung der Nahtzange nach Caspari entwickelt. Das kanülierte Instrument wird dabei mit einem PDS-Faden der Stärke 2 x 0 armiert und durch einen anteromedialen Zugang in das Kniegelenk gebracht. Der Faden wird durch das Kreuzbandbündel durchgestochen und beide den zunächst durch den Zugang aus dem Kniegelenk herausgeleitet. Dieser Vorgang wird je nach Bandstumpfform 5- bis 8mal wiederholt. Über eine durch das selbe Portal eingeführte doppelläufige 2,5 mm Bohrlehre wird bei 110° flektiertem Knie der laterale Femurkondylus von der Fossa intercondylaris aus mit 2 endständig quer perforierten Spickdrähten durchbohrt. Diese Perforationen dienen der Aufnahme von Führungsfäden in Form einer Doppelschlinge, mit deren Hilfe die Kreuzbandnähte aus dem Femurkondylus ausgeleitet werden. Über eine kleine Stichinzision am medialen Tibiakopf werden mit einem Zielgerät zwei 2,5 mm Bohrlöcher zur Eminentia intercondylaris gebohrt. Durch diese wird u-förmig eine neue, festere, weniger kriechende PDS- Kordel mit markant verlängerter mechanischer Halbwertszeit in das Kniegelenk eingezogen und von dort ebenfalls mit den Fährungsfaden durch den lateralen Femurkondylus ausgeleitet. Nach Anspannen und Knüpfen der Fäden über der Knochenbrücke und Fixierung der mit 50 N vorgespannten Kordel durch Schraube und Unterlagscheibe am lateralen Femurkondylus ist das Kreuzband in der Fossa intercondylaris readaptiert und durch eine parallel geführte, gedoppelte PDS-Kordel augmentiert. Bei sofortiger limitierter passiver und auf 0/30/60° eingeschränkter aktiver Bewegung können nach 6- bis 8wöchiger Teilbelastung in einem Brace anschließend Beweglichkeit und Muskelkraft wieder trainiert werden.

Hefte zu der Unfallchirurg, Heft 232
K. E. Rehm (Hrsg.)

Schlußfolgerungen

Vorteile gegenüber offener Technik: verminderte Morbidität, kürzere Hospitalisierung, geringere Schmerzen, günstigeres kosmetisches Ergebnis. Bei proximaler Kreuzbandruptur gute Alternative zum „Goldenen Standard", dem primären Patellarsehnenbandersatz, da propriozeptive Strukturen erhalten werden.

Die Knorpel-Knochentransplantation zur Sanierung eines begrenzten Knorpelschadens des Kniegelenkes

M. Aymar und P. Hochstein, Ludwigshafen

(Manuskript nicht eingegangen)

Die dosierte frühfunktionelle Begleit- und Nachbehandlung nach vorderer Kreuzbandersatzplastik

P. Hochstein, M. Gutbier, H. Winkler und A. Wentzensen, Ludwigshafen

(Manuskript nicht eingegangen)

Die primäre Arthroskopie nach Verletzungen des oberen Sprunggelenkes

C. Böhmer, A. Gesang und W.-R. Dingels, Hürth

(Manuskript nicht eingegangen)

Unfallrettung unter erschwerten Bedingungen

M. Schnabel, F. Baumgaertel und L. Gotzen, Marburg

(Manuskript nicht eingegangen)

Präklinische Traumaversorgung – Funktion und Besonderheiten des Rettungshubschraubers

L. Lampl, M. Helm und K. H. Bock, Ulm

(Manuskript nicht eingegangen)

Die klinische Primärversorgung Schwerstverletzter in der Notfallaufnahme

F. Baumgaertel, M. Schnable, M. Baumgart und L. Gotzen, Marburg

(Manuskript nicht eingegangen)

Implantation und Monitoring intrakranieller Drucksonden hirndruckgefährdeter Verletzter

G. Fröschle, J. V. Wening, D. Lorke, C. Werner und K. H. Jungbluth

Abteilung für Unfall- und Wiederherstellungschirurgie, Universitätsklinik, Martinistr. 52, D-20251 Hamburg, Bundesrepublik Deutschland

Eine Indikation zur Sondenimplantation ist bei Verdacht auf Hirndruckentwicklung zur Dokumentation, Therapieüberwachung und Verlaufskontrolle indiziert. Üblicherweise erfolgt die Bohrlochtrepanation nach dem CCT, um eine sinnvolle Plazierung der Drucksonde zu gewährleisten (Hemisphärenauswahl, ggf. bds. Sondendruckmessung?) Üblicherweise bestehen drei Möglichkeiten der Erfassung: epidural, subarachnoidal und ventriculär.

Zunehmende Bedeutung gewinnt die epidurale Druckmessung neben der Anwendung Schädel-Hirn-Verletzter neuerdings auch in der operativen Überwachung während einer Lebertransplantation beim Leberausfallkoma.

Nach unseren eigenen Erfahrungen und den Erkenntnissen anderer Untersucher spielen durch die Sonde verursachte Komplikationen wie Infekt oder Blutung nur eine untergeordnete Rolle. Trotz Korrektur chirurgischer Applikationstechnik und überprüfter Monitore wurden zum Teil erhöhte Meßwerte (ICP) aufgezeichnet, die kein Korrelat im klinischen Bild für den und trotzdem zu therapeutischen Konsequenzen führten (→ Diurese, Barbiturate etc.). (In 20–35% entsprachen die Überwachungsergebnisse nur partiell den klinischen Anforderungen bei einem Kostenfaktor bis 5.000 DM pro Sonde/Patient).

Technische Schwierigkeiten (Meßapparatur) sowie anatomische Imponderabilien (Duraunebenheiten) werden u.a. zur Erkärung ungenauer Messungen herangezogen. Unter dem Gesichtspunkt der Fehlerquellenminimierung wird in unserem Hause ein

Hefte zu der Unfallchirurg, Heft 232
K. E. Rehm (Hrsg.)

Sondenfabrikat (Epidyn-Braun) mit einheitlicher Meßtechnik verwendet. Die Vorgehensweise bei der Implantation und der Ankoppelung an die Meßeinheit ist standardisiert und wird in hausinternen Fortbildungen weitergegeben und geübt. Der Film zeigt im Detail die chirurgische Implantationstechnik und beschreibt die korrekte Ankoppelung an das Gerät. ICP-Kurvenbeispiele für Drucksteigerungen und Normalbefunde runden die Information ab.

Somit ergeben als Vorteile einer ICP-Sondenmessung:

- einfache Implantationstechnik
- Hinweise zur optimalen Therapieüberwachung und Erfolgsbeurteilung
- geringe Komplikationsrate
- technisch einfache Explantationstechnik.

Technik der Intubation

J. Henkel, A. Zielke, U. Malewski und L. Gotzen, Marburg

(Manuskript nicht eingegangen)

X. Wissenschaftliche Ausstellung – Poster

Wissenschaftliche Ausstellung – Poster

Osteosynthese des Dens Axis mit einer Hohlschraube

H. Schöttle, D. Wagner und M. Schlauer, Frankfurt

(Manuskript nicht eingegangen)

Ein neues Fixateur interne System für die thorakolumbale Wirbelsäule

N. Wagner, L. Gotzen und W. Franck, Marburg

(Manuskript nicht eingegangen)

Titan-Anker zur Kapselrefixation an der Schulter

M. Mittag-Bonsch, X. Kapfer und F. Hahn

Kreiskrankenhaus Aalen, Im Kälblesrain 1–4, D-73430 Aalen, Bundesrepublik Deutschland

Zwischen Juni 1990 und August 1992 wurden 20 Patienten mit vorderer Schulterinstabilität bei rezidivierender oder habitueller Luxation sowie bei frischen Luxationsfrakturen mit der modifizierten Bankart-Operation versorgt. Die Refixation der Kapsel am Pfannenrand wurde mit Hilfe von Titan-Ankern (Mitek G I # 2) durchgeführt.

Postoperativ wurde sofort bewegt unter Vermeidung der Außenrotation und der Elevation über 90 Grad für 6 Wochen. Sport und Belastungen wurden ab der 12. Woche erlaubt.

Ergebnisse

12 der Patienten konnten bis zu 27 Monaten nach Operation nachuntersucht werden. Alle Patienten waren schmerzfrei und zufrieden. Sie hatten ein stabiles Gefühl. Es

Hefte zu der Unfallchirurg, Heft 232
K. E. Rehm (Hrsg.)

gab keine Reluxation. 4 der Patienten zeigten eine Einschränkung der Außenrotation um 10 bis 20 Grad. Nach dem Schema nach Rowe hatten alle Patienten ein sehr gutes Ergebnis mit 95 bis 100 Punkten.

Zusammenfassung

Titan-Anker stellen ein verläßliches Verfahren zur Refixation des Limbus und der Kapsel an der Schulter dar. Dies konnte an 12 Patienten nach bis zu 27 Monaten nach Operation chronischer vorderer Instabilitäten und frischer Kombinationsverletzungen gezeigt werden. Bei Schmerzfreiheit fand sich eine gute Stabilität und nur teilweise eine geringe Bewegungseinschränkung.

Geringer Platzbedarf und eine erhebliche Zeitersparnis sind weitere Vorteile dieser Methode, möglicherweise wird sie dadurch in Zukunft kompliziertere Verfahren auch an anderen Körperregionen ablösen können.

Langzeitergebnisse nach konservativer Therapie von Humerusfrakturen unter besonderer Berücksichtigung der Indikation und Grenzen zur funktionellen Behandlung

A. Knop, E. E. Scheller und R. Rahmanzadeh

Abteilung für Unfall- und Wiederherstellungschirurgie des Universitätsklinikum Steglitz, Hindenburgdamm 30, D-12203 Berlin, Bundesrepublik Deutschland

Bei der Versorgung von Humerusschaft- und Humeruskopffrakturen steht die konservative Behandlung an erster Stelle. Liegen lokale oder frakturferne Zusatzverletzungen vor, wird die Regelbehandlung unterbrochen und eine operative Therapie durchgeführt. Nicht nur Böhler sondern auch G. Muhr sehen die Indikationsstellung zur operativen Versorgung einer Humerusschaft- sowie subkapitalen Humerusfraktur sehr kritisch. Um Grenzen zur operativen Versorgung festzulegen sind objektive Kriterien bei Langzeitergebnissen erforderlich. Durch eine retrospektive Analyse sollen die Indikation und Grenzen zur funktionellen Behandlung bei der Therapie von Humerusfrakturen aufgezeigt werden. In einem 12-Jahres-Zeitraum sind in unserer Klinik 1427 Patienten mit Humerusschaft- und Humeruskopffrakturen behandelt worden. Hiervon wurden 1075 Patienten konservativ behandelt. 250 Patienten wurden nachuntersucht und die funktionellen Ergebnisse in einem modifizerten 100 Punkte Schema nach Neer erfaßt. Bei den Ergebnissen zeigte sich, daß 40% der Patienten mit Humerusschaftfrakturen operativ versorgt worden sind. Die Gründe hierfür waren neben primärer und sekundärer Radialisparese offene Frakturen, Pseudarthrosenbildung unter konservativer Therapie sowie ungenügende knöcherne Konsolidierung. Patien-

Hefte zu der Unfallchirurg, Heft 232
K. E. Rehm (Hrsg.)

ten unter funktionell konservativer Therapie zeigten in 85% der Fälle ein exzellentes funktionelles Ergebnis. Bei den subkapitalen Humerusfrakturen wurden 65% konservativ behandelt. Von diesen nicht dislozierten konservativ versorgten Brüchen hatten langfristig 80%–85% der Patienten ein exzellentes funktionelles Nachuntersuchungsergebnis. Patienten mit einer nicht eingestauchten Zweifragmentfraktur am chirurgischen Hals hatten nach konservativ funktioneller Therapie in mehr als der Hälfte der Fälle ein unzureichendes funktionelles Ergebnis. Zusammenfassend läßt sich sagen, daß aufgrund der retrospektiver Analyse die Operationsindikation nur in Ausnahmefällen bei Humerusschaft- und Humeruskopffrakturen besteht. Nach gezielter Indikationsstellung und unter Berücksichtigung der Grenzen zur funktionellen Therapie werden Humeruskopf- und Humerusschaftfrakturen zum überwiegenden Teil konservativ behandelt. Die Patienten zeigen langfristig überwiegend ein exzellentes funktionelles Ergebnis mit sehr guter Funktion des Armes und der Schulter. Die Ausnahmen für die operative Versorgung bleiben die dislozierten Humeruskopffrakturen sowie Luxationsfrakturen und komplizierte Humerusschaftfrakturen mit primärer oder sekundärer Radialisschädigung, Pseudarthrosenbildung und mangelnder knöcherner Konsolidierung unter konservativer Therapie sowie die offenen Frakturen.

Vorschaden und Unfallzusammenhang bei der Begutachtung von distalen und proximalen Bizepssehnenrupturen

S. Zimmer-Amrhein, A. Meißner und R. Rahmanzadeh

Abteilung für Unfall- und Wiederherstellungschirurgie Klinikum Steglitz
der Freien Universität, Hindenburgdamm 30, D-12203 Berlin, Bundesrepublik Deutschland

Einleitung

Bizepssehnenrupturen betreffen zu 96% die lange Bizepssehne, zu 1% die kurze proximale und zu 37% die distale Bizepssehne. In der Begutachtung gilt es, den degenerativen Vorschaden und das Unfallgeschehen als Rupturursache gegeneinander abzuwägen und dann die wesentliche Teilursache, die zum Eintritt des Körperschadens geführt hat, festzulegen. Dabei ergeben sich Unterschiede in der Beurteilbarkeit der Ruptur der langen und distalen Bizepssehne. Über die Zusammenhangsbegutachtung der Rupturen der kurzen proximalen Sehne liegen wegen der Seltenheit der Verletzung keine ausreichenden Erfahrungen vor, sie bleibt unberücksichtigt.

Hefte zu der Unfallchirurg, Heft 232
K. E. Rehm (Hrsg.)

Grundlagen

Das morphologische Korrelat der Sehnendegeneration besteht in ödematöser Auflockerung, Faserquellung und dem Auftreten kalkbeladener Nekrosezonen. Daneben ist inbesondere die lange Bizepssehne mechanischer Abnutzung in ihrem Verlauf durch das Schultergelenk, vor allem im Bereich des Sulcus intertubercularis ausgesetzt. Vorerkrankungen, die Sehnenrupturen fördern (z.B. rheumatische Erkrankungen, Kortisonmedikation) spielen bei Bizepssehnenrupturen eine untergeordnete Rolle. Die betroffenen Patienten sind meist gesunde schwer körperlich arbeitende Männer mittleren Alters. Als Unfallereignisse sind abzulehnen:

1. Gelegenheitsursachen;
2. Unfälle, die nicht zur Belastung der Beugemuskulatur des Oberarms führen;
3. die „außergewöhnliche Kraftanstrengung".

Adäquate Traumen für die Ruptur von Bizepssehnen sind dagegen:

1. plötzliche passive Bewegungen des muskulär fixierten Ellenbogen- oder Schultergelenks;
2. stumpfe oder scharfe direkte Gewalt gegen den angespannten M. bizeps.

Eigene Daten

	lange Biz. Sehne (n = 33)	dist. Biz. Sehne (n = 16)
adäquate Traumen	9%	50%
histologisch:		
degenerative Vorschaden	85%	43%
sonographisch:		
degenerative Vorschaden (Schultergelenk)	91%	25%

Zusammenhangsbegutachtung

Bei der Begutachtung der Bizepssehnenrupturen gilt es, eine genaue Analyse des Unfallgeschehens vorzuehmen: Handelt es sich überhaupt um einen Unfall im rechtlichen Sinne und ist dieser geeignet, eine gesunde Bizepssehne zum Reißen zu bringen? Das Ausmaß des Vorschadens sollte histologisch (bei kons. behandelten Rupturen der langen Bizepssehne sonographisch) beurteilt werden. Besteht ein Vorschaden bei adaquatem Trauma, so ist das Trauma als wesentliche Teilursache zu werten. Hiernach findet sich in der Begutachtung der Rupturen der langen Bizepssehne in über 90% kein haftungsausfüllender Zusammenhang zwischen Unfallgeschehen und Körperschaden. Bei den distalen Bizepssehnenrupturen ist der Zusammenhang mehrheitlich anzuerkennen.

Diagnostik posttraumatischer Knorpelschaden am ISG durch Kernspintomographie (MRI)

A. Meißner[1], M. Bollow[2], C. Hoffmann[2] und B. Hamm[2]

[1] Abteilung für Unfall- und Wiederherstellungschirurgie, [2] Abteilung für Röntgendiagnostik und Nuklearmedizin Universitätsklinikum Steglitz der FU Berlin, Hindenburgdamm 30, D-12203 Berlin, Bundesrepublik Deutschland

Fragestellung

Möglichkeiten und Grenzen der Analyse posttraumatischer ISG-Spätbefunde nach Beckenfrakturen von Röntgen, CT und MRI wurden untersucht.

Patienten und Methodik

21 Patienten nach Beckenfrakturen Typ C wurden durch Röntgen, CT (Siemens DRH) und MRI (Siemens Magneton 1,5 T) untersucht.

Ergebnisse

Röntgen der ISG

Darstellbar sind überlagert ausgeprägte knöcherne Zeichen der Degeneration: subchondrale Sklerosierungen, Randkantenexophyten, grobe Gelenkflächeninkongruenzen und Gelenkspaltunregelmäßigkeiten

CT der ISG

Knochen sind direkt, Knorpel und Bänder nicht darstellbar. Metallartefakte können durch rechnerische Unterdrückung reduziert werden. Schichtweise wird überlagerungsfreie Darstellung des gesamten ventrodorsalen ISG-Verlaufes erlaubt (Forrester 1990). Posttraumatisch können zusätzlich analysiert werden: Inkongruenz der Gelenkflächen, Gelenkspaltunregelmäßigkeiten im Detail, (Teil-)Ankylosen

MRI der ISG

Durch MRI sind in beliebigen Schichtebenen kompakter Knochen nur negativ, hingegen Bänder und Nerven sowie Knorpel (bes. im T 2-gewichteten Bild) und Knochenmark (bes. im T 1-gewichteten Bild) direkt darstellbar (Friedburg 1987). Bereits geringe Mengen ferromagnetischen Metalls – anders als Titanimplantate – schränken

Hefte zu der Unfallchirurg, Heft 232
K. E. Rehm (Hrsg.)

die Auswertbarkeit entscheidend ein. Analysiert werden können: Form, Weite, Kongruenz und Verlauf der ISG-Fuge inklusive Signalintensitätsmessung in der ROI. Synoviales (Knorpel) und fibrogenes (Bänder) Kompartiment im ISG sind eindeutig zu differenzieren!

Schlußfolgerung

Im MRI sind Knorpel und Bänder des ISG differenziert darstellbar, Hydroxylapatit-Knochenmatrix jedoch nur negativ. Im Spätstadium der degenerativen Veränderungen ergeben sich keine Vorteile in der Aussage gegenüber CT-Bildern. Jedoch im Frühstadium kann durch Vergleich der Signalintensität im direkt darstellbaren ISG-Knorpel beginnende Degeneration im MRI früher als im CT manifestiert werden. Inkongruenz der Gelenkflächen, subchondrale Sklerosierungen, Randkantenexophyten, Gelenkspaltunregelmäßigkeiten und (Teil-) Ankylosen können mit dem CT besser dargestellt werden. Die MRI ist gegenüber ferromagnetischen Implantaten wesentlich störungsempfindlicher als das CT, lediglich Titanimplantate erlauben artefaktlose Untersuchungsergebnisse.

Literatur

Forrester DM (1990) Imaging of the Sacroiliac Joints. Radiologic Clinics of North America 28:1055

Friedburg H, Meske S, Hennig J, Billmann P, Peter HH, Wenz W (1987) Die Kernspintomographie des Sakroiliakalgelenkes. Radiologe 27:130

Therapie von Azetabulumfrakturen bei alten Menschen. Anforderungen und Möglichkeiten

C. Würtenberger, A. Meißner und R. Rahmanzadeh

Abteilung für Unfall- und Wiederherstellungschirurgie, Universitätsklinikum Steglitz, Hindenburgdamm 30, D-12203 Berlin, Bundesrepublik Deutschland

Anforderungen

Alte Patienten mit nicht dislozierten Brüchen des kaudalen, vorderen oder dorsalen Pfannenrandes werden konservativ-funktionell behandelt. Bei dislozierten Azetabulumfrakturen kooperationsfähiger alter Menschen ohne Koxarthrose des verletzten Hüftgelenkes ist eine Platten- bzw. Zugschraubenosteosynthese der Hüftpfanne wie beim jungen Patienten erforderlich.

Hefte zu der Unfallchirurg, Heft 232
K. E. Rehm (Hrsg.)

Besondere Anforderungen bestehen jedoch bei geistig verwirrten, nicht kooperationsfähigen alten Patienten mit dislozierten Azetabulumfrakturen, internistischen Nebendiagnosen und häufig bestehender Koxarthrose. Wegen der Unfähigkeit zur Teilbelastung muß eine primär belastungsstabile Versorgung durch zementierte TEP-Implantation mit eventuellen operativen Zusatzmaßnahmen (Azetabulumosteosynthese, Pfannendachschale) erfolgen, um drohende pulmonale kardiale und thromboembolische Komplikationen durch die Immobilisation zu vermeiden.

Von 1979 bis 1986 wurden in unserer Klinik 10 Frauen und 6 Männer mit einseitiger Azetabulumfraktur (7mal links und 9mal rechts) zwischen 73 und 89 Jahren mit einem Altersdurchschnitt von 79,5 Jahren behandelt. Als Unfallmechanismus erfolgten 9 Stürze in der Wohnung, 3 Stürze beim Ein- oder Aussteigen aus dem Bus und in 4 weiteren Fällen andere Verletzungsmechanismen (Verkehrsunfall, Stolpern etc.). 12 Patienten wiesen eine ausgeprägte Koxarthrose des verletzten Hüftgelenkes auf, desweiteren 5 Patienten eine hochgradige Osteoporose.

Möglichkeiten

5 Patienten mit nicht dislozierten Hüftpfannenrand-bzw. -querbrüchen mit einem Altersdurchschnitt von 78,5 Jahren konnten konservativ-funktionell behandelt werden. Bei 2 Patienten mit dislozierter Azetabulumfraktur ohne Koxarthrose konnte eine übungsstabile DC-Platten und Zugschrauben-Osteosynthese erreicht werden. 9 Patienten (81,5 Jahre im Durchschnitt) erhielten eine primär voll belastungsstabile zementierte Hüftgelenkstotalendoprothese. 4mal wurde zusätzlich eine Pfannendachschale mit Zugschrauben und einer autologen Spongiosaplastik implantiert.

Schlußfolgerungen

Dislozierte Azetabulumfrakturen alter, nicht kooperationsfähiger Menschen mit bestehender Koxarthrose erfordern häufig operative Zusatzmaßnahmen (Azetabulumosteosynthese, Pfannendachschalen) beim primäre totalendoprothetischen Ersatz des Hüftgelenkes, um die notwendige Stabilität zur sofortigen Vollbelastung zu erreichen. Dieses primäre, spezielle Frakturmanagement ermöglicht eine deutliche Senkung der Komplikationsrate und Letalität bei erhaltener Mobilität und verbesserter Lebensqualität.

Literatur

1. Rüter A, Burri C (1979) Operative Behandlung der Acetabulumfrakturen. Hefte Unfallheilk 140:105–121
2. Schweikert CH, Weigand H (1979) Ergebnisse nach konservativer und operativer Therapie der Acetabulumfrakturen. Hefte Unfallheilk 140:166–180
3. Fenzl G, Fischer G, Galle P (1990) Acetabulumfrakturen – operat. vers. konserv. Behandlung. Unfallchirurgie 16:230–235

Instabile pertrochantäre Oberschenkelfrakturen: DHS oder SHZ?

Ch. v. Hasselbach, Bochum

Kurzfassung s.S. 126

Histologische Untersuchungen an implantatnahen Geweben um eine Judet- und eine Rettighüftendoprothese

S. Kerschbaumer, A. Liebendörfer, B. Güssregen und R. Ascherl, München

(Manuskript nicht eingegangen)

Spannungsoptimierung und Zementflußuntersuchungen am Hüftendoprothesenschaft

S. Kahl und C. Kranz, Berlin

(Manuskript nicht eingegangen)

Spannungsanalyse eines elastisch an den Knochen angepaßten Hüftendoprothesenschaftes

S. Kahl und C. Kranz, Berlin

(Manuskript nicht eingegangen)

Geometrische Anpassung individueller Hüftendoprothesen

O. Neubert, S. Kahl und C. Kranz, Berlin

(Manuskript nicht eingegangen)

Kreuzbandverletzungen in Kindes- und Jugendalter, verursacht durch Sportverletzungen

J. Petermann, H. Knaepler, T. v. Garrel und L. Gotzen

Klinik für Unfallchirurgie der Philipps-Universität, D-35043 Marburg, Bundesrepublik Deutschland

Einleitung

Verletzungen der ligamentären Kniegelenksstrukturen nehmen in letzten Jahren stets zu. Als Ursache hierfür sehen wir die Zunahme der sportlichen Aktivität der Bevölkerung mit steigendem Leistungsanspruch. Die verbesserte klinische wie endoskopische Diagnostik führt zu einer Zunahme der Diagnose ligamentärer Kniegelenksverletzungen.

Da Kinder und Jugendliche einen hohen Anteil bei den Kniegelenkstraumen haben, werden in der Altersklasse bis 16 Jahren ebenfalls Kreuzbandrupturen beobachtet. Auf Grund des Alters und der damit verbundenen unterschiedlichen Anatomie gegenüber Erwachsenen bestehen jedoch hinsichtlich der Morphologie und Therapie bei Kreuzbandrupturen Unterschiede.

In der Unfallchirurgischen Universitätsklinik Marburg wurden von 1985 bis Ende 1991 683 Kapselbandrekonstruktionen durchgeführt. Davon entfielen auf die Altersgruppe bis 16 Jahre 46 Patienten. 16 Kinder mit offenen Wachstumsfugen erlitten im Rahmen von sportlicher Aktivität eine akute vordere Instabilität.

Diagnostik

Neben den Standardprojektionen sind zusätzliche Einstellungen wie die Schrägaufnahmen und tomographische Untersuchungen indiziert. um die in Kindesalter häufig auftretenden Verletzungen der Eminentia intercondylaris adäquat beurteilen zu können. Die knöchernen Läsionen der Eminentia werden nach Meyers und McKeever eingeteilt.

Die Instabilitätsdiagnostik erfolgt klinisch, bei fraglichem Befund führen wir eine EMG assistierte instrumentelle Stabilitätsmessnung mit dem KT 1.000 durch.

Therapie

Typ I Verletzungen werden konservativ durch einen Oberschenkelgipsverband in Überstreckstellung behandelt. Typ II und III Verletzungen stellen eine Indikation zur operativen Therapie dar. Über eine kurzstreckige parapatellare mediale Arthrotomie erfolgt die Reposition des Ausrißfragmentes, unter Durchleuchtungskontrolle und Schonung der Wachstumsfuge die Versorgung durch eine Zugschraubenosteosynthese. Die Schraubenentfernung führen wir nach ca. 12 Wochen durch.

Hefte zu der Unfallchirurg, Heft 232
K. E. Rehm (Hrsg.)

Eine weitere Versorgungsmöglichkeit sehen wir in der transepiphysären Verschraubung. Hier sollte das Osteosynthesematerial nach 6 Wochen entfernt werden.

Von einer Versorgung mit einer Cerclage möchten wir wegen nicht ausreichender Stabilität dringend abraten.

Bei ligamentären femurnahen Abrissen führen wir eine PDS-Band-augmentierte Refixation in der Over-the-Top-Technik durch. Wie bei der Schraubenfixation erfolgt tibial das Legen des Bohrkanales unter Schonung der Wachstumsfuge. In gleicher Weise erfolgt nach femoraler Ablösung die Versorgung interstitieller Rupturen. Im Gegensatz zu Erwachsenen führen wir bei intraligamentären Rupturen bei Kindern eine gegenläufige Naht modifiziert nach Marshall verbunden mit einer PDS-Bandaugmentation durch.

Nachbehandlung

Bei Kindern und Jugendlichen mit Versorgung der Kreuzbandruptur unter Schonung der Wachstumsfuge wurde nach initialer CPM Behandlung eine Ruhigstellung in einem 20 Grad gebeugtem Oberschenkelgipstutor über einen Zeitraum von 6 Wochen durchgeführt. Nach Abnahme wurde eine intensive krankengymnastische Übungsbehandlung eingeleitet. Bei den so behandelten Patienten traten keine nennenswerte Komplikationen auf.

Patientengut

Die Nachuntersuchung der 16 Patienten erfolgte durchschnittlich nach 45,12 Monaten nach Versorgung. 7 Patienten waren männlich, 9 weiblich. Das Durchschnittsalter betrug 12,5 Jahre zum Versorgungszeitpunkt. Als Verletzungsursache lagen Kontaktsportarten in 6, Wintersport und Turnen in 4, sowie Tischtennis und Reiten in einem Falle vor.

Es zeigten sich 6 versorgungswürdige Ausrißverletzungen der Eminentia, einmal der sehr seltene Fall eines knöchernen femoralen Ausrisses sowie 9 intraligamentäre Schäden, davon in 6 Fällen femurnah. Meniskusschäden lagen in 4 Fällen vor, die, jeweils durch Nähte versorgt wurden.

Nachuntersuchungskriterien und Ergebnisse

Die Nachuntersuchung umfaßte die klinische Untersuchung, Marshall- und Lysholm-Score sowie eine Stabilitätsmessung mit dem KT 1000. Hierbei wiesen Patient mit knöchernen Ausrißverletzungen nahezu keinerlei Restbeschwerden auf (Lysholm-Score 99,8, Marshall-Score 49,1). Alle Patienten wiesen bandstabile Kniegelenke auf. Bei den intraligamentären Schädigungen betrugen der Lysholm-Score 97,6 und der Marshall-Score 47,6. Bei 2 Patienten fand sich ein 1+ Lachman-Test, bei einem Patienten bei den Verlaufsuntersuchungen eine zunehmende, aber muskulär kompensierte

Instabilität. Dieser Patient nach Verschluß der Wachstumsfugen durch eine Ersatzplastik versorgt.

Resümee

Der entscheidende Parameter in der Morphologie und Therapie ist der Zustand der Epiphysenfuge. Im Vergleich zu Erwachsenen treten verstärkt tibial knöcherne Abrißverletzungen auf, ligamentäre Schäden sind genauso häufig zu finden. Die operative Technik wird durch den Zustand der Wachstumsfuge bestimmt. Knöcherne Verletzungen heilen nahezu ohne Restbeschwerden aus. Ligamentäre Schäden weisen im Vergleich niedrigere Score-Werte und eine gering vermehrte Restinstabilität auf.

Biomechanische Untersuchungen zur Augmentationsnaht

H. Mau, M. A. Scherer, H.-J. Früh, R. Ascherl und G. Blümel

Institut für Experimentelle Chirurgie der Technischen Universität, Ismaninger Straße 22, D-81675 München, Bundesrepublik Deutschland

Fragestellung

Biomechanische Wertigkeit der Augmentationsnaht mit PDS-Kordel vs. Patellarsehnenstreifen?

Einleitung

Die isolierte Naht des VKB ist eine in der klinischen Praxis oft geübte Technik. Eine frühfunktionelle Behandlung erfordert jedoch die Augmentation der Naht: Neben autogenen Materialien wird am häufigsten die Polydioxanon-Kordel (PD-K) verwendet. Diese Augmentationsnaht wurde experimentell überprüft.

Material und Methoden

Nach Genehm. (Reg. v. Obb.) wurden 14 Schafe in Vollnarkose arthrotomiert, das VKB femoral desinseriert, nach der lateral trap-Technik refixiert und über isometrische Bohrkanäle entweder mit gedoppelter 2 mm PD-K (Gr. 1) oder mit einem gestielten Patellarsehnenstreifen (PT, Gr. 2, 4 mm breit) augmentiert. Die nicht immobilisierten Tiere wurden wöchentlich klinisch und radiologisch untersucht. Nach 6

Hefte zu der Unfallchirurg, Heft 232
K. E. Rehm (Hrsg.)

Monaten erfolgte die Opferung und biomechanische Testung innerhalb von 4 h post mortem.

Auswertungsparameter

Bruchkraft, Steifigkeit, Versagensart, Längenänderung bis Ende des linearen Bereichs und bis zum Bruch, yield force, Rißarbeit.

Ergebnisse

Die Augmentationsnaht mit der PT ist der PD-K-Augmentation überlegen, die PD-K-Augmentation ihrerseits jedoch wiederum der isolierten Naht, sei es mit resorbierbaren oder nicht resorbierbaren Faden.

Klinische Konsequenzen

Wie bei der VKB-Plastik bleibt das Ligamentum patellae „goldener Standard". Die Augmentationsnaht mit der gedoppelten, 2 mm PD-K stellt jedoch aus biomechanischer Sicht eine gerechtfertigte Alternative dar.

Spätschäden nach knöcherner Läsion bei VKB-Rupturen?

B. Krauß, M. A. Scherer, H. Gerngroß, K. Lehner und G. Blümel

Institut für Experimentelle Chirurgie der Technischen Universität, Ismaninger Straße 22, D-81675 München, Bundesrepublik Deutschland

Fragestellung

Haben die klinisch und radiologisch okkulten knöchernen Läsionen, die nur mit der MRT nachgewiesen werden können, prognostisch wirksame Spätfolgen?

Einleitung

Zwischen 1989 und 1991 erschienen drei Arbeiten (Mink, Rosen, Vellet), die im akuten Trauma bei VKB-Rupturen mit bis zu 78%, bei Kollateralband-Rupturen bis 82% okkulte knöcherne Läsionen finden, die sich in den konventionellen Röntgenver-

Hefte zu der Unfallchirurg, Heft 232
K. E. Rehm (Hrsg.)

fahren nicht darstellen lassen. Unseres Wissens existiert keine Arbeit über die klinischen und prognostischen Konsequenzen dieser MRT-Diagnose.

Material und Methoden

47 MRT des vorderen Kreuzbandes von 46 Patienten konnten nach einem mittleren Beobachtungszeitraum von 16,9 ± 21,4 Monaten beurteilt werden. Technik der MRT: 0,5/1,5 Tesla, Schichtdicke 3–5 mm, FOV 200-400 mm, Matrix 256 x 256, Tl, koronar gekippte SE in T2.

Ergebnisse

Bei den 46 Patienten fand sich nur einmal (2,2%) eine gesicherte Läsion im Bereich der femoralen Gelenkfläche: Es handelt sich dabei um eine Osteochondrosis dissecans, die zum Zeitpunkt des Traumas weder bei der operativen Versorgung noch auf dem Röntgenbild zu erkennen war. Ein freier Gelenkkörper bei einem anderen Patienten konnte fraglich in diese Kategorie gerechnet werden. In keinem anderen Fall fand sich eine als Spätschaden eruierbare Läsion des Gelenkes.

Diskussion

Geht man von ca. 80% nur im MRT sichtbaren, „okkulten" knöchernen Läsionen bei VKB-Ruptur aus, dann zeigt die Rate von 2,2% (bzw. 4,4%) Spätschäden, daß diese keine therapeutische Konsequenz erfordern. Das morphologische Substrat dieser Läsionen ist bis dato unbekannt. Das MRT erkennt also Läsionen, die posttraumatisch in hoher Frequenz auftreten, aber faktisch keine Spätschaden verursachen.

Klinische Konsequenzen

Die okkulten knöchernen Läsionen, die bei VKB- oder Kollateralbandruptur in der MRT diagnostiziert werden können, bedingen keine spezifische Therapie und resultieren nicht in nennenswerten Spätschäden.

Das histologische Bild des funktionslosen Kreuzbandes und der Kreuzbandrekonstruktion

K. Herfeldt, M. A. Scherer, H. Gerngroß und G. Blümel

Institut für Experimentelle Chirurgie der Technischen Universität, Ismaninger Straße 22, D-81675 München, Bundesrepublik Deutschland

Fragestellung

Gibt es bestimmte, typische histologische Merkmale für ein funktionsloses Transplantat oder einen Kreuzbandstumpf? Wenn ja, lassen sich diese Veränderungen klassifizieren? Unterliegen Kreuzbandstümpfe auch mikromorphologisch einer vollständigen Degeneration?

Einleitung

Folgende zwei Beobachtungen stellen die Grundlage für die vorliegenden Untersuchungen dar: 1. In der Literatur findet sich oft die Beschreibung, daß ein Sehnentransplantat nach einer bestimmten Zeitspanne wie ein Band aussehe. Diese sog. Ligamentisation kann aber mittlerweile berechtigterweise angezweifelt werden. 2. Die Kontroverse, ob Kreuzbandreste bei der autogenen Rekonstruktion reseziert oder aufgesteppt werden sollten, ist weit von einer Lösung entfernt.

Material und Methoden

12 klinische Fälle zwischen 1 Tag und 4 Jahren nach Ruptur des vorderen Kreuzbandes bzw. rekonstruktiven Operationen wurden intraoperativ entnommen, Formalin-fixiert und in Serienschnitten histologisch aufgearbeitet. Begleitend wurden die klinischen Daten und ein exakter Gelenkstatus erhoben.

Ergebnisse

Überraschenderweise unterscheiden sich funktionsfähige und funktionslose Transplantate in dieser Auswahl mikromorphologisch anhand der Parameter Faserbündel, Form, Größe und Verteilung der Fibroblasten sowie dem Crimping nicht immer eindeutig. Auch bei Fällen von makroskopisch massiv degenerierten VKB-Stümpfen können fast immer Gesichtsfelder gefunden werden, die im histologischen Aspekt einem normalen Band sehr ähnlich sind. Der Hauptunterschied zwischen funktionsfähigen und nicht funktionsfähigen Transplantaten liegt in der Organisationshöhe und -struktur, die von der biomechanischen Belastung abhängt. Daneben zeigen funktions-

Hefte zu der Unfallchirurg, Heft 232
K. E. Rehm (Hrsg.)

lose Transplantate oder Kreuzbandstümpfe eine deutlich erhöhte Zellzahl sowie eine betonte Synovia-Reaktion.

Diskussion

1. Vom histologischen Bild alleine läßt sich kein sicherer Schluß auf die tatsächliche, individuelle Funktion eines Transplantats ziehen. 2. Unter der Vorstellung, nicht nur die Kraftträgerfunktion des VKB sondern auch das Regelglied im Reflexbogen des LCA-Reflexes wiederherzustellen, ist die Resektion des VKB-Stumpfes bei einer rekonstruktiven Maßnahme obsolet: Auch völlig degenerierte Stumpfe, die nur über irreguläre Narbenzüge erfahren haben konnten, weisen bandähnliche Strukturen auf.

Klinische Konsequenzen

Die Resektion der VKB-Stümpfe bei der sekundären Rekonstruktion (chronische Instabilität) ist obsolet. Degenerative Veränderungen im VKB oder Transplantat schließen zwar die Funktion als Kraftträger aus, nicht jedoch propriozeptive Funktionen.

Vergleichende sonografische Knorpeldickenmessung am geschlossenen und eröffneten Patellofemoralgelenk

F. Bonnaire, J. Schwarzkopf und B. Muller

Abteilung Unfallchirurgie, Albert-Ludwigs-Universität, Hugstetterstr. 55, D-79106 Freiburg, Bundesrepublik Deutschland

Das Patellofemoralgelenk ist der sonografischen Untersuchung gut zugänglich und zur Routine geworden. Sie ersetzt teilweise die bisher notwendige Patella-Defilee-Aufnahmen, wenn Fragestellungen wie Lateralisation der Patella und Knorpeldefekt abgeklärt werden sollen.

Die Untersuchung erfolgt transversal zur Körperachse und bei gebeugtem Kniegelenk parallel zur patellofemoralen Gelenkfläche. Die Sonde liefert über den Monitor ein virtuelles Bild, welches einerseits den Reflexionsgesetzen unterliegt, andererseits von der Schalleitgeschwindigkeit des dargestellten Gewebes abhängt. Gesunder Knorpel ist echoarm, sodaß die Knorpelflächen als echoarmes Band imponieren.

Die Fragestellung der Untersuchung war, wie reproduzierbar die Messung der Gelenkspaltweite mit verschiedenen Skannern ist, ob die gemessenen Werte tatsächlich der Summe der Knorpeldicke beider Gelenkflächen entsprechen und wie hoch die Fehlerbreite ist.

Hefte zu der Unfallchirurg, Heft 232
K. E. Rehm (Hrsg.)

An 8 Leichenknien wurden die Patellofemoralgelenke mit 5,0 und 7,5 MHz Skannern auf Knorpelbelag und Defekte untersucht. Anschließend wurden die Knorpeldikken der korrespondierenden Flächen an zuvor markierten Punkten mit 5,0 und 7,5 MHz Sonden in der Real-Time Technik und mit einer 3,5 MHz Sonde im A-Mode Verfahren vermessen.

Alle Werte wurden durch histologische Schnitte mit mikroskopischen Messungen verglichen und die Differenz der Messungen registriert. Es zeigte sich, daß die Reproduzierbarkeit der Befunde Defekte/Gelenkspaltbreite gut war, die Darstellung mit dem 7,5 MHz Skanner jedoch wesentlich besser. Auch am offenen Gelenk ist der hochauflösende Schallkopf wesentlich besser zur Darstellung und Vermessung geeignet. Defekte und Knorpelverschleiß konnten makroskopisch und mikroskopisch bestätigt werden. Die am geschlossenen Gelenk gemessene Gelenkspaltbreite entpricht jedoch nicht der Summe der tatsächlichen Knorpelschichtdicken. Diese liegt bei gesunden Gelenken um den Faktor 2–3 und bei weitgehend zerstörten Gelenken um 1,5 fach höher.

Die histologischen Vermessungen entsprechen den Werten mit dem 7,5 MHz Scanner im 0,2 mm Bereich, wenn Ein- und Austrittsecho mitgemessen werden. Die 5,0 MHz Sonde hat eine größere Fehlerbreite.

Der Einfluß der Weichteilrelaxation auf VKB-Rekonstruktionen mit der Patellarsehne

S. Scharvogel, M. A. Scherer, R. Ascherl und G. Blümel

Institut für Experimentelle Chirurgie der Technischen Universität, Ismaninger Straße 22, D-81675 München, Bundesrepublik Deutschland

Fragestellung

Quantitative Bestimmung der Weichteilrelaxation bei VKB-Rekonstruktionen mit der Patellarsehne unter verschiedenen Vorspannungen.

Einleitung

Es ist eine gesicherte Tatsache, daß alloplastische Implantate (VKB-Prothesen) in Abhängigkeit vom Material und der Konfektionsform unter Vorspannung eingebracht werden müssen. Eine erste experimentelle Arbeit hat das gleiche für autogene Patellarsehnentransplantate bewiesen. Bis dato wurde nicht untersucht, inwieweit die natürliche Relaxation des Gewebes die aufgebrachte Vorspannung abbaut.

Hefte zu der Unfallchirurg, Heft 232
K. E. Rehm (Hrsg.)

Material und Methoden

12 frisch amputierte Hinterläufe weiblicher, erwachsener Schafe wurden für die in vitro Versuche verwendet: Nach Entfernung allen Weichteilgewebes wurde eine modifizierte Brückner-Jones-Plastik durchgeführt und die Patellarsehnentransplantate mit einer Vorspannung von 30 bis 50 N fixiert. Die Präparate wurden mit 50, 100 und 200 N im statischen Versuch belastet und die Zugkraftabnahme gleichzeitig über eine Zeitdauer von jeweils 12 min registriert.

Ergebnisse

Das gesunde vordere Kreuzband (VKB) des Schafs zeigt ein asymptotisches Relaxationsverhalten. 4 bis 5 min nach dem initialen Kraftmaximum wird eine Plateauphase von ungefähr 90% des Ausgangswertes erreicht. Je höher die initial aufgebrachte Last, desto steiler verläuft der anfängliche Abfall der Kurve, also die Relaxation. Die absoluten und relativen Werte der Weichteilrelaxation an Patellarsehnentransplantaten ist bedeutend höher ($p < 0{,}001$). Der initiale Abfall ist deutlich betont, die Relaxation erreicht ein Plateau von ungefähr 60% der Ausgangsspannung nicht vor Ablauf von 7 bis 10 min.

Diskussion

Die bekannten rheologischen, viskoelastischen Eigenschaften von kollagenem Gewebe resultieren immer in einem zeitabhängigen Verlust eines bestimmten Betrages der initial aufgebrachten Vorspannung. Diese Vorspannung ist materialspezifisch und hängt ebenso von der Geometrie des verwendeten Materials ab. Die Vorspannung zum Zeitpunkt der Operation erst ergibt intraoperative Stabilität des verletzten Kniegelenks und übertragt eine „Belastungsinformation", die das autogene Transplantat zu seiner maximalen Entwicklung braucht.

Klinische Konsequenzen

Aufgrund der physiologischen, materialspezifischen Relaxation beträgt der Verlust der initialen Vorspannung auf Patellarsehnentransplantaten ca. 40% bereits am Ende der Operation.

Anspruch und Wirklichkeit – Die Therapie der Läsion des vorderen Kreuzbandes (VKB). Ergebnisse einer Umfrage an 290 chirurgischen Kliniken

M. A. Scherer, H. Gerngroß, R. Ascherl und G. Blümel

Institut für Experimentelle Chirurgie der Technischen Universität München, Ismaninger Straße 22, D-81675 München, Bundesrepublik Deutschland

Fragestellung

Indikation und Art der Therapie der akuten und chronischen Läsion des vorderen Kreuzbandes (VKB–#) in der klinischen Praxis im deutschsprachigen Raum?

Material und Methoden

Ein 5-seitiger Fragebogen wurde an 501 zufällig aus dem Mitgliederverzeichnis der Deutschen Gesellschaft für Chirurgie (1990) ausgewählte Chef- und Oberärzte geschickt. Anhand von 4 Fällen -isolierte kindliche, tibiale VKB–#, akute isolierte VKB–# beim Erwachsenen, veraltete anteromediale Instabilität und Kniegelenksluxation – werden 27 Fragen zu diesem Komplex gestellt. Im „multiple choice-System" stehen 155 vorgegebene Antwort-Alternativen zur Verfügung, alle Befragten wurden zusätzlich aufgefordert, nach Belieben frei zu formulieren.

Ergebnisse

An der Umfrage haben 298 Chirurgen aus 290 Kliniken teilgenommen (effektiver Rücklauf: 53,7%). 168 sind Chefärzte oder Abteilungsleiter, 96 Oberärzte. Die Verteilung zwischen allgemein- und unfallchirurgischen Abteilungen verhält sich wie 154 zu 115. Die Ergebnisse entsprechen den therapeutischen Richtlinien an ungefähr 22.700 chirurgischen Betten. Insgesamt ergibt sich in vielen Punkten eine extreme Diskrepanz zwischen der klinischen Praxis und der aktuellen Literatur. z.B.: Bei der isolierten VKB–# teilen sich die isolierte Naht und die Augmentationsnaht ex aequo 85% der Antworten. Einige Operateure verwenden Dexon® oder Vicryl® zur VKB-Naht. Autogene Augmentationsmaterialien wie die Sehne des M. semitendinosus oder gracilis und die Patellarsehne werden viel seltener verwendet als alloplastische Werkstoffe (27% versus 73% der Nennungen). 38% der Chirurgen nehmen bei der Wahl ihres therapeutischen Procedere keine Rücksicht darauf, ob es sich um eine femorale oder eine intraligamentäre Ruptur des VKB handelt. Die Augmentation autogener Plastiken – vor allem mit der gedoppelten 2mm PDS-Kordel – führen 96 (von 259) Chirurgen durch. Nur 34% der Chirurgen sind der Ansicht, daß bei der Fixation eines autogenen Transplantats eine definierte Vorspannung aufgebracht werden sollte. Im befragten Kollektiv liegt der Anteil an ambulanter, poststationärer Heparingabe mit

Hefte zu der Unfallchirurg, Heft 232
K. E. Rehm (Hrsg.)

25% sehr hoch. Nur in 43% werden die Patienten im p.op. Verlauf vom Operateur bzw. der erstbehandelnden Klinik nachuntersucht, eine Motorschienenbehandlung erfolgt in 35%. Alloplastische VKB-Prothesen haben im klinischen Alltag nur eine mindere Bedeutung: 43 Ärzte wenden Prothesen an.

Klinische Konsequenzen

1. Es gibt keine deutschsprachige „Schule“ bei der Versorgung der VKB–#.
2. Zwischen Klinik und Literatur bestehen teilweise massive Unterschiede.
3. Art und Umfang der Nachbehandlung sind extrem verbesserungspflichtig.
4. Risikopatienten muß eine ambulante, poststationäre Thromboembolie-Prophylaxe verabreicht werden (medikolegaler Aspekt).
5. Beim derzeitigen Wissensstand besteht keine gesicherte Indikation zur Verwendung alloplastischer Implantate als echte Prothesen.
6. Deutschsprachige Langzeitstudien (> 10 Jahre) fehlen völlig.

Die Aufarbeitung und Analyse des eigenen Krankengutes im Rahmen der Nachuntersuchung darf nicht länger als „klinische Forschung“ (ab-)qualifiziert werden, sondern muß Eingang in die tägliche Routine finden: Nur Qualitätskontrolle kann eine Weiterentwicklung bedingen.

Zum Reaktionsverhalten der Menisci nach traumatischer Teilruptur

A. Zschäbitz, M. Neurath und E. Stom

Anatomisches Institut der Johannes Gutenberg-Universität, Saarstr. 19–21, D-55122 Mainz, Bundesrepublik Deutschland

Die Integrität der Menisci wird von einem fein abgestimmten Gleichgewicht zwischen auf- und abbauenden Prozessen aufrechterhalten [1]. Biochemische Daten haben gezeigt, daß nach traumatischer Schädigung der Metabolismus der Matrixkomponenten modifiziert wird [2]. Über die morphologischen Folgen einer akuten Meniskusverletzung auf die Struktur der Extrazellularmatrix ist bislang wenig bekannt.

Methodik

Untersucht wurden Anteile des medialen Meniskus (n = 17), die maximal 10 Tage nach einem akuten Trauma reseziert worden waren. Als Vergleich dienten postmortal dissezierte Präparate (n = 16) ohne Hinweise auf traumatische oder degenetative Alte-

Hefte zu der Unfallchirurg, Heft 232
K. E. Rehm (Hrsg.)

rationen. An dem Material wurde lichtmikroskopisch das Bindungsverhalten von Lektinen, Neoglykoproteinen und mAks gegen Tenascin, Laminin und Kollagen Typ I, II, III, IV bzw. VI untersucht. Histochemischen Färbungen (Alzianblau, Toluidinblau oder PAS) wurden nach den Angaben von Scott [3] modifiziert. Zusätzlich wurde das Gewebe kombiniert raster- und transelektronenmikroskopisch analysiert. Die morphometrischen Analysen wurden statistisch abgesichert (rating-Skalen und Regressionsanalysen).

Ergebnisse

Das innere und mediale Drittel der Menisci zeigte kanalähnliche Strukturen, die sich in der Tiefe des Faserknorpels verzweigten. Posttraumatisch waren sie mit fibrinhaltigem Material ausgefüllt, welches ebenfalls die Oberfläche des Faserknorpels überzog. In der oberflächlichen Zone gesunder Menisci zeigten die Kollagenfasern eine honigwabenförmige Anordnung ihrer fein texturierten Bündel. Die dünnsten gebandeten Fibrillen wiesen einen Durchmesser von 24 nm auf. Die tiefer gelegenen, gröberen Fasern waren dagegen längs angeordnet. Sie wiesen einen mittleren Durchmesser von 63,3 nm auf. Die Bindungsintensität der mAks gegen Kollagen Typ I zeigte eine eindeutige Korrelation zum Durchmesser der Kollagenfasern. Hingegen korrespondierte das Verteilungsmuster der Kollagene Typ III und VI mit dünnen, gewellt verlaufenden Faserstrukturen. Kollagen Typ IV war auf Basallaminas beschränkt. Während in geschädigten Arealen die Verteilung der Kollagene Typ I und II unverändert blieb, war Kollagen Typ VI lokal vermindert und Tenascin vermehrt. Im TEM zeigte sich eine Zunahme der („präelastischen") Oxytalan-Fasern. Der Anteil der nichtgebandeten Fasern war vermehrt. Häufig waren fragmentierte Kollagenfibrillen vorhanden. In ihrem Bereich war die Interfibrillarsubstanz deutlich vermehrt. Die Schwankungsbreite in der Fibrillendicke war stark erhöht. Obwohl der mittlere Durchmesser vermindert war, konnten ausgeprägt dicke Fibrillen (> 120 nm) nachgewiesen werden. Nur sehr vereinzelt waren einzelne „fibrous longspacing"-Kollagenstrukturen und intrazelluläres Kollagen nachzuweisen. Während PAS die Extrazellulärmatrix von Kontrollpräparaten weitgehend homogen anfärbte, war die Bindungsstärke posttraumatisch fleckförmig vermindert. Ein gleichgerichtetes Verhalten zeigten Alzianblau und Toluidinblau bei pH 1,0 und pH 2,0, während bei pH 4,0 fokale Bereiche zwischen den Kollagenfasern intensiv angefärbt wurden. Alterierte Gewebe wurden durch die Lektine WGA und STL verstärkt angefärbt. In diesen Arealen waren endogene Lektine mit einer Affinität für Fukose und Sialinsäure ebenfalls vermehrt nachzuweisen. Die Bindung von SBA und PNA war dagegen auf oberflächliche Schichten geschädigter Menisci im Bereich der Synovialflüssigkeit beschränkt. Die Mehrzahl der Lektine, bzw. Neoglykoproteine wies keine Unterschiede in der Affinität zwischen den untersuchten Gruppen auf. So wurde die Extrazellulärmatrix durch Con A, Fukoidan, Jacalin, LEA und SJA nur geringgradig, durch DSL, LCA, PHA-E und PSA deutlich angefärbt. STL, DBA und sucWGA waren konstant negativ.

Diskussion

Die Befunde weisen darauf hin, das in posttraumatischem Menisci sowohl katabole, als auch anabole Prozesse induziert werden. Nach Parakkal ist intrazelluläres Kollagen als Marker für eine ausgeprägte Phagozytose zu interpretieren [4]. Ebenso sind die fragmentierten Kollagenfibrillen als Zeichen eines Abbauprozesses zu werten. Nach Ghadially deuten der vergrößerte Variationskoeffizient, als auch der Nachweis von „fibrous-long-spacing" Kollagen auf Störungen im Synthesevorgang hin [5]. Von Höpker konnte eine Vermehrung der Oxytalanfasern bei Meniskopathien belegt werden [6]. Die Befunde der histochemischen Färbungen belegen einen Verlust sulphatierter Glykosaminoglykane, während acetylierte Moleküle fokal vermehrt waren [3]. Dies deutet auf komplexe Änderungen des Karbohydratstoffwechsels in posttraumatischem Faserknorpel hin. Die vermehrte Anfärbbarkeit durch Hyaluronsäure spricht für eine Hyaluronsäureproduktion durch ortsständige Zellen [7]. Das Verteilungsmuster der PNA-Bindung konnte hingegen durch eine massive Diffussion von Synovialflüssigkeit in den oberen Knorpelschichten induziert worden sein, während der Verschluß der nutritiven Kanäle zu einer Störung der Chondrozytennutrition in tiefer gelegenen Arealen beitragen könnte [8]. Die komplexe und anhaltende Reaktion des Faserknorpels auf akute Schädigungen konnte somit die traumatischen Alterationen zusätzlich verstärken.

Literatur

1. Fithian D, Kelley M, Mow V (1990) Clin Orthop 252:19–31
2. Lohmander L, Dahlberg L, Ryd L (1989) Arthritis Rheum 32:1434–1442
3. Scott J (1985) Collagen Res Rel 5:541–575
4. Parakkal PF (1968) J Cell Biol 41:345–346
5. Ghadially FN (1982) Ultrastructural Pathology of the Cell and Matrix. Butterworth, London UK, pp 894–896
6. Höpker W, Angres G, Klingel K (1986) Virchows Arch A 408:575–592
7. Hoedt-Schmidt S (1987) Clin Exp Rheumatol 7:257–264
8. Bird M, Sweet M (1987) Ann Rheum Dis 45:670–673

Sportfähigkeit nach Naht des vorderen Kreuzbandes – Mittelfristige Nachuntersuchungsergebnisse 3–7 Jahre p. op.

P. Conradi, M. A. Scherer H. Gerngroß und G. Blümel G

Institut für Experimentelle Chirurgie der Technischen Universität Ismaninger Straße 22, D-81675 München, Bundesrepublik Deutschland

Fragestellung

Sportfähigkeit eines jungen, homogenen Patientenkollektivs nach isolierter Nahtversorgung des vorderen Kreuzbandes (VKB) im 4. bis 8. p.op. Jahr?

Einleitung

Die Diskussion darüber, ob eine Kreuzbandruptur primär mit einer isolierten Naht versorgt werden kann und darf, ist so alt wie die Kreuzbandnaht selber und wird auch heute noch kontrovers behandelt: Trotz negativer experimenteller und klinischer Ergebnisse sind jüngst 3 Arbeiten mit guten bis sehr guten Resultaten publiziert worden.

Material und Methoden

Im Rahmen einer retrospektiven Studie zur Qualitätssicherung wurden 62 männliche Bundeswehrangehörige (22,8 ± 4,9 Jahre) nach der subjektiven Beurteilung gefragt (Marshall/Hospital for Special Surgery-, Lysholm- und erweiterter Tegner-score). Alle Patienten wurden persönlich anhand eines 32 Punkte umfassenden Protokollbogens nachuntersucht.

Ergebnisse

Mit einem Durchschnittswert von 6,4 Einheiten auf der Tegner-Skala (0–10) wiesen die Patienten vor dem Unfallereignis eine hohe sportliche Aktivität auf. Im Mittel ergibt sich im Zeitverlauf eine Abnahme um 2 Aktivitätseinheiten, die jedoch ab dem 1. p.op Jahr mit zunehmendem p.op. Intervall stationär bleibt. Der Abfall der Sportfähigkeit für das Individuum ist annähernd umgekehrt proportional zur prätraumatischen Ausgangssituation. Zwar sind 95,3% der Patienten sportfähig, allerdings fühlen sich 32% der Untersuchten in der vor dem Unfall betriebenen Sportart erheblich eingeschränkt bzw. sportunfähig. 25% geben an, die Verletzung sei schuldlos am geminderten Aktivitätslevel. Zeitgleich mußten 10% der Patienten umgeschult werden, weil sie wegen der Beeinträchtigung seitens des Kniegelenkes ihren alten Beruf nicht mehr ausüben konnten.

Hefte zu der Unfallchirurg, Heft 232
K. E. Rehm (Hrsg.)

Diskussion

Aus dem subjektiven Blickwinkel der Sportfähigkeit und unter Beachtung folgender Prämissen erscheint die isolierte Nahtversorgung des vorderen Kreuzbandes auch heute noch statthaft und zeigt erstaunlich gute subjektive Ergebisse: 1. konservative Nachbehandlung mit Gipsimmobilisation für 4–6 Wochen, 2. anschließend intensive krankengymnastische Übungsbehandlung in einer Frequenz von mind. 3mal wöchentlich für 6 Monate, 3. junge und sportlich hoch aktive Patienten sowie letztendlich 4. Reduktion bzw. Vermeidung pivotierender Sportarten. Die objektiven Ergebnisse sind deutlich schlechter, je nach Testverfahren (klinische Tests, instrumentierte Laxizitätsmessung sind bis zu 50% der Patienten als instabil zu bezeichnen. Die undifferenzierte Angabe von „% Sportfähigkeit" ist ein schlechter Parameter zur Beurteilung des Op-Erfolges, wenn ein höherer Prozentsatz von Patienten ihren Beruf aufgeben müssen als sich als sportunfähig bezeichnen. Die Sportfähigkeit ist abhängig von der Sportart und korreliert nicht mit der Stabilität des Kniegelenkes.

Klinische Konsequenzen

Die Angabe der Sportfähigkeit ohne weitere Differenzierung nach dem Pivot-Risiko, dem Level und der zeitlichen Intensität der Sportausübung besitzt bei der Beurteilung von VKB-Rekonstruktionen keine verläßliche Wertigkeit.

Morbidität des Ramus infrapatellaris nach Kapselbandoperationen am Kniegelenk

H. Greiner, M. A. Scherer und H. Gerngroß

Institut für Experimentelle Chirurgie der Technischen Universität, Ismaninger Straße 22, D-81675 München, Bundesrepublik Deutschland

Fragestellung

Subjektiv und objektiv ermittelte Morbidität durch die Läsion des Ramus infrapatellaris nach Kapselband-Eingriffen am Kniegelenk?

Einleitung

Der Ramus infrapatellaris ist aufgrund seines anatomischen Verlaufs bei jeder medialen Arthrotomie – auch bei den sog. Miniarthrotomien – gefährdet. In der Literatur

Hefte zu der Unfallchirurg, Heft 232
K. E. Rehm (Hrsg.)

der letzten 5 Jahre finden sich nach unserem Wissen keine stichhaltigen epidemiologischen Untersuchungen zur Prävalenz dieser Läsion und zur konsekutiven Morbidität.

Material und Methoden

Im Rahmen einer retrospektiven Studie wurden 129 männl. Patienten mit einem Durchschnittsalter von 27,4 Jahren (19–47) durchschnittlich 40,2 Monate p.op. (9–96) nach subjektiven Beschwerden im Kniegelenksbereich befragt und anschließend mit einer grob neurologischen Untersuchung die objektiv verifizierbare Beeinträchtigung der Oberflächensensibilität bestimmt.

Ergebnisse

Subjektiv geben 60% eine Sensibilitätsstörung im Versorgungsgebiet an, die als geringgradige Beeinträchtigung empfunden wird. Bei der objektiven Prüfung erhöht sich der Prozentsatz, in dem eine Störung der epikritischen und protopathischen Sensibilität diagnostiziert werden muß, auf 75% aller Patienten. Der anästhetische Bereich betrifft ein daumenendgliedgroßes Areal, der hypästhetische Bereich mit gestörter Zweipunktdiskrimination und aufgehobenem stumpf/spitz-Unterscheidungsvermögen erstreckt sich regelhaft über ein Areal von mind. 50% des Versorgungsgebietes des Nerven. Die Rate von Neurom-Entwicklungen liegt mit 3,2% niedrig. Es besteht keine Korrelation zum p.op. Intervall, d.h. es handelt sich um eine permanente Läsion, die nur initial geringe Rückbildungstendenzen zeigt und dann bei 3/4 aller Patienten stationär bleibt.

Diskussion

Die Bedeutung einer Sensibilitätsstörung im anteromedialen Kniegelenksbereich ist im Rahmen des Gesamtverlaufs der Kapselbandläsion des Kniegelenks sicherlich nur marginal. Trotzdem wird diese Läsion aus der Sicht des Patienten als Beeinträchtigung empfunden. Geht man davon aus, daß nicht bei jeder Arthrotomie der sensible Ast zwangsläufig durchtrennt wird, dann errechnet sich eine Prävalenz irreversibler Schädigung, die sich zwischen 75 und 100% bewegt.

Klinische Konsequenzen

Die Läsion des R. infrapatellaris führt zu bleibenden Sensibilitätsausfällen. Bei Patienten mit besonderen Anforderungen an die Sensibilität im Kniegelenksbereich (knieende Berufe) muß eine isolierte Darstellung und Schonung des Ramus infrapatellaris gefordert werden.

Druckverteilungsmessung unter der Fußsohle nach Trauma – Dynamische Ganganalyse als Qualitätskontrolle

H. P. Becker, E. Lotspeich, M. Zenkl, Th. Kriese, W. Hartel und L. Claes[1]

Bundeswehrkrankenhaus, Chirurgische Abteilung, Postfach 1220, D-89002 Ulm
[1] Abteilung Unfallchirurgische Forschung und Biomechanik der Universität, Helmholtzstr. 14, D-89081 Ulm, Bundesrepublik Deutschland

Einleitung

Die Bewertung einer therapeutischen Maßnahme am Fuß nach Trauma oder Operation bezieht sich im allgemeinen auf die subjektive Darstellung der Beschwerden seitens des Patienten sowie auf klinische und radiologische Untersuchungskriterien. Nicht alle Symptome lassen sich auf diese Weise erklären. Daher nutzt man in der Unfallchirurgie Untersuchungsverfahren, die Kräfte und Druckverteilungen objektiv erfassen. Die vorliegende Arbeit untersucht die plantare Druckverteilung nach Operationen am Fuß. Dabei sollte im Rahmen von Einzel- und Kollektivanalysen Antwort auf folgende Fragen gefunden werden:

1. Lassen sich charakteristische Gangbildveränderungen nach Operation feststellen?
2. Erlauben die gewonnenen Ergebnisse eine Aussage bezüglich der Zuverlässigkeit der Methode im Sinne einer postoperativen Qualitätskontrolle?

Material und Methode

Im Rahmen einer postoperativen Nachuntersuchung wurden verschiedene Fußfrakturen miteinander verglichen: 1. OSG (n = 40), 2. Talus (n = 10), 3. Kalkaneus (n = 10), 4. Metatarsalia (n = 45). Neben den üblichen klinischen Untersuchungen wurde eine dynamische Ganganalyse mit dem EMED-SF-System vorgenommen. Dabei wurden bestimmt: Zeit des Maximaldrucks, Halbwertsbreite, Maximaldruck und Impuls.

Ergebnisse

Die vorliegenden Ergebnisse der Kollektivanalysen zeigen, daß bei OSG-Frakturen der Vergleich Gesund – Verletzt symmetrisch ausfällt, wohingegen bei Metatarsale-Frakturen eine postoperative Asymmetrie im Vorfuß mit Entlastung des verletzten Bereiches festgestellt werden kann. Beide Patientengruppen unterscheiden sich statistisch signifikant von einem Kollektiv von Normalgesunden (n = 102). Die Einzelanalysen der Talus- bzw. Kalkaneusverletzten zeigen die postoperative Beeinträchtigung des Gangbildes im Sinne einer Schonung der kranken Seite.

Hefte zu der Unfallchirurg, Heft 232
K. E. Rehm (Hrsg.)

Diskussion

Die posttraumatische Messung der plantaren Druckverteilung unter der Fußsohle ist problematisch, weil ein Vorher-Nachher-Vergleich nicht möglich ist. Eine Qualitätskontrolle nach Eingriffen in der Unfallchirurgie ist sinnvoll, wünscht man sich doch die „Restitutio ad integrum“. Die Messung der plantaren Druckverteilung nach Operation wird somit immer einen Beitrag zur Dokumentation liefern, da sie Daten objektiv ermittelt. Allerdings fehlt weltweit der Standard, um die Abweichung vom normalen Gangbild anzugeben. Die Variabilität des menschlichen Ganges und der enorme Einfluß der Untersuchungsbedingungen machen die Interpretation der Ergebnisse sehr schwierig. Daher darf die dynamische Ganganalyse nur eng im Zusammenhang mit anderen klinischen Untersuchungen gesehen werden.

Die „Supinationslinie“ – das erweiterte Verletzungsmuster an der Fußwurzel

S. W. Dihlmann[1], N. M. Meenen, M. Dallek und K. H. Jungbluth

Abteilung für Unfall- und Wiederherstellungschirurgie, Universitätskrankenhaus, Martinistraße 52, D-20251 Hamburg
[1] Orthopädische Klinik und Poliklinik, Oskar-Helene-Heim, Freie Universität, Clay Allee 229, D-14195 Berlin, Bundesrepublik Deutschland

Der Nachweis knöcherner Verletzungen nach Distorsionstraumen am Mittelfuß ist häufig schwer zu führen. Der komplizierte anatomische Aufbau des Fußgewölbes spiegelt sich auch in der unübersichtlichen Darstellung im Röntgenbild wider.

Untersuchungen in der Literatur haben sich besonders mit der Mechanik der Sprunggelenke beschäftigt. Dabei wurden vor allem die häufigen Distorsionsverletzungen untersucht.

Bevorzugtes Verletzungsmuster des tarso-cruralen Übergangs und der Fußwurzel (z.B. beim Sport) ist die im Moment des Unfalls unkontrollierte und damit häufig traumatisierende Supination. Dabei werden neben dem Kapsel-Bandapparat und dessen knöchernen Ansatzpunkten auch die gelenkbildenden Strukturen des unteren Sprunggelenks zum Teil schwer mitverletzt. Nach der Idee von Hellpapp (1963) wird dabei bevorzugt der Schaft und die Basis des Metatarsus V und die nach proximal hin kommunizierenden Fußwurzelknochen (vor allem Os cuboideum und Kalkaneus) beteiligt. Experimentelle Untersuchungen über Gelenkfunktion und Bewegungsachsen am Fuß lassen sich nur beschränkt auf die Praxis übertragen.

Von 382 von uns nachuntersuchten Patienten mit der Diagnose Fußdistorsion zeigten 57 Fälle (15%) knöcherne Avulsionsverletzungen und Metatarsalfrakturen mit einem spezifischen Verletzungsmuster. Diese Frakturen ließen sich 3 sogenannten Streßlinien (s. Tabelle) zuordnen. 32 Fälle von diesen (56%) hatten knöcherne Ver-

Hefte zu der Unfallchirurg, Heft 232
K. E. Rehm (Hrsg.)

Tabelle

Lokalisation	laterale Linie	mediale Linie	transv. Linie
Metatarsus IV und V	+		
Os cuboideum lateral / dorsal	+ / +	/ +	+ / +
Processus anterior calcanei	+	+	+
Talus	+		+
Os naviculare lateral/medial	+ / +	/ +	+ / +
Os cuneiforme I und II		+	
Metatarsus I und II		+	
Hallux		+	

letzungen nach Supinationstraumen entlang der von uns bezeichneten lateralen Linie. 13mal (23%) sahen wir Frakturen entlang der medialen Linie, vorzugsweise nach Pronationsverletzungen mit gleichzeitiger Plantarflexion, 12 Patienten (21%) hatten eine traumatisierende Mittelfußextension (z.B. beim Leitersturz) erlitten. Hier ließ sich jeweils die sog. transversale Linie entlang des Chopart Gelenkes nachweisen.

Diskussion

Bei der Beurteilung von Röntgenaufnahmen nach Fußwurzel-Distorsionen sollte grundsätzlich der Unfallhergang (Supination – laterale Linie, Pronation – mediale Linie und Extension -transversale Linie) gedanklich nachvollzogen werden. Die von uns aufgezeigten Manifestationslinien können dabei als Gedächtnisstütze dienen. Entlang dieser Streßlinien entstehen während des Traumas Kraftflußspitzen, denen sich die morphologischen Strukturen nur begrenzt widersetzen können. Überschreiten die traumatisierenden Kräfte dieses Ausmaß, muß im Röntgenbild mit knöchernen Verletzungen gerechnet werden, weil die Streßlinien anatomisch bedingte Prädilektionslinien darstellen und Verletzungen hier, wie wir zeigen konnten, viel häufiger, als bisher angenommen, auftreten.

Diagnostik von Bandverletzungen an Knie und oberem Sprunggelenk mit der Sonographie. Experimentelle Untersuchung, klinische Vergleichsstudie, Grenzen

H. Gerngross, W. Schmitt, M. Kraus und M. Scherer, München

(Manuskript nicht eingegangen)

Alternative Therapiekonzepte zur Behandlung von Segmentdefekten am Unterschenkel

M. Raschke, G. Oedekoven, A. Remiger[1] und B. F. Claudi

Chirurgische Klinik und Poliklinik Technische Universität, Klinikum Rechts der Isar, Ismaningerstraße 22, D-81675 München, Bundesrepublik Deutschland
[1] Institut für experimentelle Chirurgie, Arbeitsgemeinschaft für Osteosynthesefragen, CH-7420 Davos-Platz, Schweiz

Die Behandlung von Segmentdefekten an der unteren Extremität stellt eines der schwierigsten Probleme der Unfallchirurgie dar. Der knöcherne Wiederaufbau großer Defektstrecken mit autologen Spongiosatransplantationen ist limitiert, verlangt mehrere operative Eingriffe und zeigt hohe Raten an Refrakturen. Aus diesem Grunde werden die traditionellen Verfahren zunehmend durch neuartige Konzepte der Distraktionsosteogenese ersetzt. Ziel der Behandlung ist die Reintegration des Verletzten und die Wiederherstellung einer funktionstüchtigen, infektfreien und gebrauchsfähigen Extremität. Bei infizierten Defekten steht nach dem radikalen Debridement die Weichteildeckung mit freien myokutanen Lappenplastiken oder spontaner Granulation (Segmentverschiebung) im Vordergrund. Die temporäre Stabilisation erfolgt mit dem Pinless-Klammerfixateur oder mit konventionellen Fixateur-Systemen.

Folgende Verfahren werden zum Knochenaufbau bei gleichzeitiger Knochen- und Weichteilstabilisation angewendet:

1. Autologe, homologe oder gemischte Spongiosaplastik bei Stabilisation durch Fixateur externe oder ungebohrten Verriegelungsmarknagel.
2. Monorail Verfahren (Segmenttransport bei diaphysären Defektsituationen über ungebohrt eingebrachte Verriegelungsmarknagel).
3. Mono- und bifokale Segmenttransporte nach der Original Ilizarov Methode (bei extrem schlechten Weichteilverhältnissen und gelenknahen Defektsituationen).
4. Segmenttransporte mit dem Ilizarov Ringfixateur über verriegeltem Marknagel.
5. Sekundäre ungebohrte Nagelung nach Segmenttransport im Ilizarov Fixateur.

Die Lokalisation, Größe des Defektes, Weichteilverhältnisse, vorausgegangene Infektion und neuro-vaskulärer Status sind entscheidend für die Wahl des Therapiekonzeptes.

Die Vor- und Nachteile der Verfahren zur Behandlung von Unterschenkelsegmentdefekten, unter besonderer Berücksichtigung der modernen Methoden der Kallusdistraktion, werden auf deren Indikation, Praktikabilität, Möglichkeiten und Grenzen diskutiert. Verglichen mit den konventionellen Verfahren überwiegen bei der Distraktionsosteogenese geringere Invasivität und die Qualität des Regenerates. Bei Problempatienten ist die Kallusdistraktion zur Wiederherstellung der knöchernen Kontinuität die „ultima Ratio" zur drohenden Amputation.

Hefte zu der Unfallchirurg, Heft 232
K. E. Rehm (Hrsg.)

Programmierter, frühsekundärer Wundverschluß nach Kompartmentspaltung an der unteren Extremität – Fallberichte und Technik

H. Scherer, M. A. Scherer, H. Gerngroß und G. Blümel

Institut für Experimentelle Chirurgie der Technischen Universität, Ismaninger Straße 22, D-81675 München, Bundesrepublik Deutschland

Zielsetzung

Bericht über Technik und Anwendung des programmierten, frühsekundären Wundverschlusses nach Kompartmentspaltung unter Vermeidung von Hauttransplantaten (besseres kosmetisches Ergebnis?).

Einleitung

Beim akuten Kompartmentsyndrom ist die frühzeitige, aggressive Eröffnung aller betroffenen Kompartimente die Therapie der Wahl. Die Entscheidung zur Spaltung kann bei klinisch unsicheren Fällen auch dadurch hinausgezögert werden, daß der Chirurg das kosmetisch ungünstige Bild einer Ausheilung unter Verwendung von Hauttransplantaten vor Augen hat.

Fallbeschreibungen

Bei 4 Fällen wurde nach klinischer Diagnostik (Sensibilitätsausfall im Interdigitalraum I, motorische Zehenheberschwäche) oder invasiver Kompartmentdruckmessung auf piezoelektrischer Basis (mehr als 2 h über 40 mmHg) ein oder mehrere Kompartimente eröffnet und revidiert.

Operative Technik/Prozedere

Nach Abklingen der klinischen Symptomatik wurde ab dem 3. p.op. Tag und weiter in 2- bis 3tägigen Abständen der programmierte Wundverschluß vorgenommen: Unter sterilen Kautelen im (Amulanz-)Operationssaal werden nach üblicher Desinfektion und Abdeckung in Lokalanästhesie von proximal und distal jeweils 3 bis 5 weitgreifende Rückstichnähte gelegt. Der verkleinerte Wundgrund wird temporär alloplastisch gedeckt, bzw. offen behandelt. Im späteren Verlauf ist gelegentlich eine Mobilisation der Hautränder erforderlich, die sparsame (1 bis max. 2 mm breite) Anfrischung jedoch für ein gutes Ergebnis obligat.

Hefte zu der Unfallchirurg, Heft 232
K. E. Rehm (Hrsg.)

Komplikationen traten nicht auf. Das kosmetische Resultat – eine normale, geradlinige Narbe – ist im Vergleich zur offenen Behandlung oder der Verwendung von Hauttransplantaten ungleich besser.

Klinische Konsequenzen

Falls keine gravierenden Begleiterkrankungen vorliegen und das Prozedere organisatorisch durchführbar ist, läßt sich dann mit dem frühsekundären, programmierten Wundverschluß ein sehr gutes kosmetisches Ergebnis erzielen.

Nachbehandlung verletzter Sprunggelenke nach primärer Arthroskopie

U. Schütz, L. Heger und W.-R. Dingels, Hürth

(Manuskript nicht eingegangen)

Ein biodegradierbarer Polylactidstift zur Frakturbehandlung

H. J. Helling, K. E. Rehm, L. Claes[1], D. Hutmacher[2] und U. Hierholzer

Unfall-, Hand- und Wiederherstellungschirurgie der Universität, Joseph Stelzmann Str. 9, D-50931 Köln
[1] Abteilung Unfallchirurgische Forschung und Biomechanik der Universität, Helmholtzstr. 14, D-89091 Ulm
[2] Fa. Hug, Im Kirchenhürstle, D-79224 Freiburg-Umkirch, Bundesrepublik Deutschland

Vorteile biodegradierbarer Materialien in der Frakturenbehandlung sind:

- Abbau des Materials bei fortschreitender Frakturheilung („stress protection" ist mit ihren nachteiligen Auswirkungen nur vorrübergehend wirksam), damit
- vorgegebene Dynamisierung
- Materialentfernung (besonders nachteilig bei Gelenkeingriffen) entfällt.

Nachteil vorhandener biodegradierbarer Materialien:

- zu rascher Abbau bedingt Instabilität
- Auftreten steriler Fisteln in 5–20% (Polyglykolsäure)
- geringe Biegefestigkeit (Polydioxanon)

Hefte zu der Unfallchirurg, Heft 232
K. E. Rehm (Hrsg.)

Material

Stifte aus Polylactid Copolymer (70/30 L/DL), Molgewicht ca. 370.000 Dalton, Beginn der Degradation in vitro und experimentell in vivo nach 9 Monaten. Design: Flache Ringprofile zur Erhöhung des Reibschlusses, kragenartiges Köpfchen mit röntgendichter Zirkoniumoxid-Markierung zur Positions- und Resorptionskontrolle in der röntgenologischen Verlaufskontrolle. Vereinfachtes Instrumentarium zur kombinierten Längenmessung und Zuschnitt der Stiftlänge. Spezielles Einschlaginstrument mit Teflon-Aufsatz als Stifthalterung und Schonung des Knorpelbelages zu fixierender Fragmente.

Klinische Anwendung: 33 Patienten mit Radiusköpfchenbrüchen, apikalen Fragmenten, „verlorenen Fragmenten" (Azetabulum, Kalkaneus – Aufbau mit Spänen).

Ergebnisse

Zeitgerechte Ausheilung der Brüche. Gute Sichtbarkeit der Röntgenkontrastmarkierungen. Keine Frakturdislokation. Keine Fremdkörperreaktionen oder Fisteln. Im Kollektiv der Radiusköpfchenbrüche (bevorzugt dislozierte B 2 Frakturen): 83% gute und sehr gute funktionelle Ergebnisse nach medianer Beobachtungszeit von 11 Monaten.

Die Entwicklung eines neuen degradierbaren Stiftes für Knochenfragmente

L. Claes, K. E. Rehm[1] und D. Hutmacher[2]

Abteilung Unfallchirurgische Forschung und Biomechanik der Universität, Helmholtzstr. 14, D-89091 Ulm

[1] Unfall-, Hand- und Wiederherstellungschirurgie der Universität Joseph Stelzmann Str. 9, D-50931 Köln

[2] Fa. Hug, Im Kirchenhürstle, D-79224 Freiburg-Umkirch, Bundesrepublik Deutschland

Das Ziel war, einen neuen degradierbaren Stift zu entwickeln, der die Nachteile vergleichbarer Implantate vermeidet. Klinische Erfahrungen mit Stiften aus Polyglykol und Polylactid haben gezeigt, daß es für degradierbare Implantate eine Reihe von guten Indikationen gibt. Der Vorteil dieser Implantate liegt in der Vermeidung einer zweiten Operation zur Implantatentfernung.

Bisherige degradierbare Stifte resorbierten sehr schnell (maximal 3 Monate), weisen keine Röntgenmarkierung auf und können keine Anpresskräfte applizieren. Um diese Nachteile zu vermeiden, wurde ein neuer Stift entwickelt. Als langsam degradierbares Material kam nur Polylactid in reiner Form oder als Mischung mit Copoly-

Hefte zu der Unfallchirurg, Heft 232
K. E. Rehm (Hrsg.)

mer (PLA/DPLA) in Frage, um einen wesentlich langsameren Abbau zu gewährleisten.

Da die Degradationseigenschaften nicht nur vom Ausgangsmaterial sondern auch von den Verarbeitungsbedingungen abhängen, wurden 4 verschiedene Polymer-Copolymer-Mischungen getestet. Nach der Spritzgußverarbeitung der Materialien entstanden zylindrische Probekörper mit 4 mm Durchmesser und 50 mm Länge. Diese wiesen Molekulargewichte von 210 000 bis 370 000 auf und wurden von uns durch in vitro Degradationsteste und Festigkeitsuntersuchungen geprüft. Die höchste Festigkeit und längste Standzeit von 1 1/2 Jahren wies das Material PLA/DPLA 70% / 30% mit einem Molekulargewicht von 370 000 auf. Aus diesem Material wurde ein 2 mm Stift spezieller Gestaltung entwickelt, der in seinem Kopf eine Röntgenmarkierung trägt. Der Stift weist eine geeignete Steifigkeit und eine hohe Biegefestigkeit von ca. 150 MPa auch nach Sterilisation durch Ethylenoxyd oder γ-Strahlen auf. Er hat sich in tierexperimentellen wie auch klinischen Untersuchungen gut bewährt. Er erlaubt die Applikation kleiner Anpresskräfte, ist gegen Lockerungen gesichert, gewährleistet über 9 Monate eine ausreichende Festigkeit und ist auf Standardröntgenaufnahmen durch einen kontrastreichen Punkt lokalisierbar. Wenn diese Röntgenmarkierung verschwindet, ist damit angezeigt, daß der Stift sich vollkommen aufgelöst hat.

Tierexperimentelle Untersuchungen über die Haftfestigkeit verschiedener Oberflächenbeschichtungen am Knochen

A. David, A. Pommer, G. Muhr und K. Hangst, Bochum

(Manuskript nicht eingegangen)

Komplikationen in der Experimentellen Chirurgie – Kreuzbandchirurgie am Schaf

T. Brill, R. Ascherl, M. A. Scherer, S. Scharvogel, J. Henke und G. Blümel

Institut für Experimentelle Chirurgie der Technischen Universität, Ismaninger Straße 22, D-81675 München, Bundesrepublik Deutschland

Fragestellung

Qualitätskontrolle (Komplikationsraten) in der experimentellen Kreuzbandchirurgie anhand einer Serie von 352 Schafen der letzten 10 Jahre. Biometrische und biostatistische Grundlagen für Versuchsvorhaben am Schaf.

Hefte zu der Unfallchirurg, Heft 232
K. E. Rehm (Hrsg.)

Einleitung

Tierschutz und verantwortungsvolle Ethik des Experimentators verlangen nicht nur eine begründete Auswahl der Spezies, sondern auch eine möglichst niedrige und gleichzeitig aussagekräftige Tierzahl. Die Qualitätskontrolle hat in der Experimentellen Chirurgie einen noch höheren Stellenwert als in der Klinik, weil der Versuch am Tier von Reproduzierbarkeit und exakter Definition der Einflußvariablen lebt und daraus seine Bedeutung – Übertragbarkeit auf den Menschen – schöpft.

Material und Methoden

Zwischen dem 01.04.1982 und dem 10.03.1992 wurden nach Versuchsgenehmigung durch die Regierung von Oberbayern 352 Schafe in allgemeiner Intubationsnarkose verschiedenen Eingriffen am Kapsel-Band-Apparat des Kniegelenkes unterzogen, 90% der Op wurden von 2 Operateuren durchgeführt. Bis 1987 wurden alle Komplikationen gemäß den gesetzlichen Bestimmungen protokolliert, später wurden zusätzlich prospektiv auch z.B. geringfügige, intraoperative technische Fehler registriert. Die Angabe der Komplikationsraten erfolgt in Abhängigkeit der Ätiologie als Zahl/100 Versuchstiere ($K_{n=100}$) oder als Zahl/100 Wochen Überlebenszeit (K_{100W} Berechnungsgrundlage 7.947 Wochen).

Ergebnisse

Das Schaf hat sich nicht nur aus tierexperimenteller Sicht bewährt, auch die Komplikationen bewegen sich in einer Größenordnung, die einen maximalen Tierschutz gewährleisten.

Tabellarische Darstellung chirurgischer und sonstiger Komplikationen:

chirurgische Komplikationen	$K_{n=100}$	allgemeine Komplikationen	$K_{n=100}$	K_{100W}
Narkoseprobleme, keine OP	1,70	vor Versuchsende verstorben	1,70	0,08
perioperativer Tod	4,54	Immobilisationsschaden, Ulkus	38,46	9,62
Op-Taktik intraoperativ geändert	1,14	Lahmheit am nicht-op. Lauf	3,69	n.n.
Fixation ungenügend	5,79	Trächtigkeit	4,83	n.n.
Isometrie ungenügend	5,46	Mastitis	0,57	n.n.
intraoperativ Fehlbohrung	3,22	pulmonale Infektionen	2,27	n.n.
arterielle Blutung	1,14	Erblindung	0,28	n.n.
intraop Knorpel/Knochenläsion	3,13	Klauenfäule	2,84	n.n.
Fraktur, Versuchsabbruch	2,57	Parasitenbefall (VKB)	0,96	n.n.
tiefe, intraartikuläre Infektion	1,14	prae-op arthrotische Veränd.	2,27	n.n.
oberflächliche Infektion	2,27	prae-op Synoviaveränd., Erguß	2,84	n.n.

Experimentalchirurgische Konsequenzen

Mit dieser Untersuchung stehen erstmals in der Literatur harte Daten über Komplikationen und damit eine gesicherte Berechnungsgrundlage für eine sinnvolle biometrische Versuchsplanung zur Verfügung.

Stimulierende Laserbehandlung in vitro – möglich durch Kultivierung von humanen Gelenkknorpel in Organoidkulturen

T. John, E. E. Scheller, Ch. Eichendorf, Ch. Müller-Mai und R. Rahmanzadeh

Abteilung für Unfall- und Wiederherstellungschirurgie, Klinikum Steglitz der FU, Hindenburgdamm 30, D-12203 Berlin, Bundesrepublik Deutschland

Es galt eine geeignete Zellkulturform für humane adulte Chondrozyten aus Gelenkknorpel zu finden, um den Einfluß einer Laserbehandlung zu untersuchen. Diese Zellkultur sollte die Möglichkeit eröffnen die in vivo Verhältnisse möglichst nah zu simulieren, d.h. eine Dreidimensionalität besitzen, die Effekte des Lasers auf den Chondrozyten mit morphologischen und immunhistochemischen Verfahren zu untersuchen als auch physikalische Messsungen durchzuführen. Die herkömmliche Kultivierung in Monolayerkulturform zeigte sich entsprechend dem Anforderungsprofil und in mehreren Versuchsreihen als ungeeignet. Menschlicher Knorpel der Articulatio genu wurde verwendet. Das Material wurde post mortem unter sterilen Bedingungen gewonnen abgebaut zur Zellsuspension und in die Organoidkultur überführt.

Ergebnisse

- Die Lichtmikroskopie zeigt, das die Zellen keine fibroblastische Stuktur haben, d.h. der Zell zu Zellkontakt eine Dedifferenzierung verhindert im Gegensatz zum Monolayer.
- In der APAAP Technik zeigen die Chondrozyten die Synthese von Matrixkomponenten Kollagen Typ II und bei einer längeren Kultivierungsdauer von mehr als 18 Tagen eine Zunahme der Synthese von Kollagen Typ I.

Zusammenfassung

Eine chondrozytäre Organoidkultur stellt die Möglichkeit eines organähnlichen in vitro Modells humanen Gelenkknorpels dar. Diese Kultivierungsform ist eine erhebli-

Hefte zu der Unfallchirurg, Heft 232
K. E. Rehm (Hrsg.)

che Verbesserung gegenüber der herkömmlichen Monolayerkultur von Chondrozyten, da die Organoidkultur durch den engen Zell zu Zellkontakt eine zu starke Dedifferenzierung der Chondrozyten in fibroblastenähnlichen Zellen verhindert. Gleichzeitig repräsentiert die Organoidkultur durch ihre Dreidimensionalität und nicht Einschichtigkeit wie beim Monolayer eher die in vivo Verhältnisse und es sind Aussagen möglich ob ausschließlich an der Oberfläche oder in unterschiedlichen Schichten der Zellkultur Effekte des Lasers zu beobachten sind. Außerdem eignet sich die Organoidkultur für physikalische Messungen z.B. Absorptionsmessung, Spektralanalyse sowie entsprechend der Probengröße eine dosimetrische Fokusanalyse, die Grundvoraussetzungen für die Untersuchungen einer Laserbehandlung sind.

Anwendung des SPACE-Infrarot-Diodenlaser bei humanen Chondrozyten in Organoid-Kulturen

Chr. Eichendorff, E. E. Scheller, H. P. Berlien[1], T. John, Ch. Müller-Mai und R. Rahmanzadeh

Abteilung für Unfall- und Wiederherstellungschirugie, [1] Fachgebiet Lasermedizin, Klinikum Steglitz der FU Berlin, Hindenburgdamm 30, D-12203 Berlin, Bundesrepublik Deutschland

Einleitung

Vor dem Hintergrund einer beabsichtigen klinischen Anwendung der Laser-Biostimulation gilt es zunächst folgende grundsätzliche Frage zu beantworten: Läßt sich mittels Low-Level-Laserbestahlung an organoiden Chondrozytenkulturen morphologisch ein sogenannter biostimulierender Effekt nachweisen?

Methode

Chondrozyten, die nach definierter Methode kultiviert wurden, werden nach etwa 10 Kultivierungstagen einmalig unter definierten Bedingungen mit einer Energiedichte von etwa 500 mJ/cm^2 bestrahlt und noch weitere 5 Tage kultiviert. Im weiteren Verlauf wurden diese bestrahlten Kulturen mit unbestrahlten Kulturen unter morphologischen Gesichtspunkten verglichen.

Hefte zu der Unfallchirurg, Heft 232
K. E. Rehm (Hrsg.)

Diagnostik

Es wurden von beiden Gruppen Schnittpräparate für die Lichtmikroskopie angefertigt. Angefärbt wurde mit HE und einer immunhistochemischer Methode, die Kollagen II darstellen kann.

Ergebnisse

Zu diesem Zeitpunkt und unter Berücksichtigung dieser gewählten Betrahlungsparameter lassen sich bei diesen Nachweismethoden keine signifikanten Unterschiede in der Matrixstruktur zwischen betrahlten und unbestrahlten Kulturen finden. Eine vermehrte Zellansammlung unterhalb der Bestrahlungsoberfläche bei den gelaserten Kulturen ist jedoch zu erkennen. Es werden weitere diagnostische Methoden erforderlich sein, die einerseits ultrastrukturelle Veränderungen (insbes. am RES oder Golgi-Apparat), andererseits biochemische Veränderungen (Aufbau der Matrix) erfassen können, bevor eine Biostimulation beweisbar ist.

Wer konstruierte den ersten Fixateur externe ?

K.-H. Nieländer und D. Wolter[1]

Zentrum Anatomie der Universität, Joseph-Stelzmann-Str. 9, D-50931 Köln
[1] Berufsgenossenschaftliches Unfallkrankenhaus Hamburg, Bergedorfer Str. 10, D-21033 Hamburg, Bundesrepublik Deutschland

In den Heften zur Unfallheilkunde (Heft 175) 1985 weist K. E. Rehm auf den Hamburger Chirurgen C. M. Hansmann hin. Carl M. Hansmann berichtete in seinem Vortrag während der XV. Jahrestagung der Deutschen Gesellschaft für Chirurgie, Berlin 1886 über die ersten, mit seiner neuen Methode der Plattenosteosynthese durchgeführten Operationen bei der Knochenbruchbehandlung. Der Originalarbeit Hansmann's ist jedoch noch eine weitere Information zu entnehmen. So weist Hansmann auf von Langenbeck hin, der „vor vielen Jahren einen Apparat angegeben habe, um bei komplizierten Frakturen und Pseudarthrosen die Knochenenden genau fixiert zu halten“.

Diesem Hinweis sind wir in einer Literaturrecherche nachgegangen, um die Urheberschaft des Fixateurs herauszuarbeiten.

Die Literaturquellen des Posters zeigen den Weg zu den ersten Konstruktionen und zur ersten erfolgreichen Anwendung des Fixateur externe auf. Die ersten Schraubenapparate für die äußere Fixation der Fragmente zur Knochenbruchbehandlung wurden Mitte des vergangenen Jahrhunderts konstruiert. So erfand C. W. Wutzer vor über 150 Jahren seinen Schraubenapparat.

Hefte zu der Unfallchirurg, Heft 232
K. E. Rehm (Hrsg.)

Am Operationstag 23. Februar 1843 sollte der Schraubenapparat zur Behandlung einer Femurpseudarthrose eingesetzt werden. Der Versuch mißlang, „da die Schraubenstangen keine genügende Befestigung in der dünnen Corticalis fanden", „sie wankten hin und her und mußten wieder herausgenommen werden."

B. v. Langenbeck setzte seit 1851 seine Konstruktion eines Schraubenapparates zur Heilung von Pseudarthrosen des Humerus ein. Er empfahl sein Verfahren, bei dem er in das proximale und in das distale Fragment jeweils eine oberflächenveredelte, galvanisch versilberte oder vergoldete, konisch zulaufende Stahlschraube, „durch die ganze Dicke des Knochens" einbohrte. Die Knochenenden mit den eingebohrten Stahlschrauben wurden durch einen verbindenden Querstab in ihrer Stellung gehalten. Im Jahre 1852 erzielte er „Besserung" bei der Anwendung seines Verfahrens zur Behandlung einer annähernd einjährigen Humeruspseudarthrose; später 1853 nachweislich auch „ Heilung". Der Chirurg B. v. Langenbeck ist somit als der Pionier der externen Knochenbruchbehandlung anzusehen. Durch den erfolgreichen Einsatz seiner Konstruktion eines funktionsfähigen Schraubenapparates, in der noch heute gültigen, technischen Vorstellung eines Monofixateur externe, gelang es B. v. Langenbeck wahrscheinlich als erstem, knöcherne Heilungen bei Pseudarthrosen herbeizuführen.

Eine Bohrbüchse für die tangentiale Kirschner-Draht-Bohrung

F. G. Machan, Rathenow

(Manuskript nicht eingegangen)

Einsatz des Moiré-Verfahrens zur Erfassung von Deformationen an Unfallfahrzeugen und seine Korrelation zur Verletzungsschwere

R. Barca, K. Wolf, E. Höcherl und L. Schweiberer, München

(Manuskript nicht eingegangen)

Akute funktionelle Kompartmentsyndrome. Entstehungsursachen unter Berücksichtigung biomechanischer Überlegungen am Beispiel des Kegelsportes

M. Golling, F. Baumer und H. W. Stedtfeld.

Fachabteilung Unfallchirurgie am Chirurgischen Zentrum des Klinikums Nürnberg, Flurstr. 17, D-90419 Nürnberg, Bundesrepublik Deutschland

Unter akutem funktionellem Kompartmentsyndrom (AFKS) versteht man eine – durch körperliche Leistung verursachte Gewebedruckerhöhung innerhalb eines osteofibrösen Raumes mit Störung der Mikrozirkulation, die letztendlich über eine neuromuskuläre Beeinträchtigung zur vollständigen Myonekrose des Logeninhaltes führen kann.

In unserem Patientenklientel habe wir zwischen 1988 und 1991 4 akute funktionelle Kompartmentsyndrome des US behandelt, davon entfielen 3 auf Freizeitkegler. Betroffen war in allen Fällen das li. Tibialis-anterior-Kompartment mit Beeinträchtigung des N. peronaeus profundus.

Im Gegensatz zu anderen beschriebenen AFKS bei Gewichtheben, Dauerlaufen und militärischen Märschen handelt es sich beim Kegeln um eine Belastung niedriger Intensität. Da ein einzelner kausaler Faktor nicht auszumachen ist, muß es sich um ein multifaktorielles Geschehen handeln.

Nach Analyse der Schrittfolgen halten wir die repetitive Kinematik des Anlaufes für wesentlich. Im Rahmen des Ausfallschrittes mit Kugelabgabe (3. Schritt) kommt es zur Tieferverlagerung des Körperschwerpunktes (max. kinetische Energie) über den li. Unterschenkel (beim Rechtshänder) und Umkehr des Drehmomentes mit maximalen Bodenreaktionskräften. Das Drehmomentmaximum liegt am OSG. Die stabilisierende – und damit Drehmoment und Bodenreaktionskräfte kompensierende Muskulatur liegt ventral/streckseitig (M. Tibialis anterior und Zehenextensoren). Als weitere kegelspezifische Probleme sind lange Spielunterbrechungen (Muskelverhärtung), Spieldauer (bis zu 12 Std) und der Reibungswiderstand des Untergrundes (Bodenreaktionskräfte) zu nennen. Prädisponierend für ein AFKS hält man eine reduzierte körperliche Leistungsfähigkeit und hohe intrakompartimentelle Ruhe/Belastungsdruckwerte bei verzögertem Rückgang zu Ausgangsdruckwerten. Eine undulierende Steigerung zu pathologischen Drucken wäre denkbar. In der Entstehung nicht unwesentliche Faktoren sind auch persönliche Eigenschaften des Sportlers (Ehrgeiz, Schmerzschwelle) sowie mangelnde technische Fähigkeiten (Koordinationsfehler mit unphysiologischen Belastungsspitzen) und Alkoholkonsum (Vasodilatation, Analgesie, Myotoxizität).

Hefte zu der Unfallchirurg, Heft 232
K. E. Rehm (Hrsg.)

Belastungsstabile Versorgung bei Patienten mit pathologischen Frakturen. Ein entscheidender Faktor zur Lebensqualitäterhaltung

W. Friedl, Th. Fritz und U. Mieck

Sektion Unfall- und Wiederherstellungschirurgie, Chirurgische Universitätsklinik, Im Neuenheimer Feld 110, D-69120 Heidelberg, Bundesrepublik Deutschland

Wir streben bei allen Patienten mit pathologischen Frakturen eine sofortige und volle Funktionswiederherstellung und Schmerzbeseitigung an.

Problemstellung

Patienten mit eingetretenen oder drohenden pathologischen Frakturen durch Knochenmetastasen haben eine durchschnittliche Überlebenszeit von 5–15 Monaten. Es gilt daher, bei allen Patienten eine sofortige belastungsstabile Versorgung durchzuführen.

Material und Methode

Von 1972–1989 wurden in unserer Klinik 273 Patienten mit pathologischen Frakturen behandelt.

Behandlungskonzept und Behandlungsergebnisse

Zwei wesentliche chirurgische Fehler bedrohen das Behandlungsergebnis bei Patienten mit pathologischen Frakturen. Dies sind die unzureichende primäre Radikalität der Metastasenresektion und die ungenügende Berücksichtigung der biomechanischen Belastung des entsprechenden Skelettabschnittes. Sie können zu einer lokalen Tumorprogression oder Instabilität führen. Die Gelenkersatz- und gelenkerhaltenden Operationen bei Metastasen der langen Röhrenknochen werden anhand von Fallbeispielen dargestellt. Die Rate postoperativer Komplikationen ist bei gelenkerhaltenen Eingriffen deutlich niedriger als bei Hüftgelenkstumorprothesen- Implantationen. An der Wirbelsäule muß die Stabilisierung nach Ausräumung des Wirbelkörpers von ventral oder bei zusätzlichem metastatischem Befall der dorsalen Wirbelanteile auch transpedunkulär von dorsal erfolgen. Auch im Bereich des Beckens ist eine primär belastungsstabile Versorgung möglich. Im Gegensatz zu den pathologischen Frakturen der Extremitäten besteht jedoch der primäre therapeutische Ansatz bei Becken- und Wirbelsäulenmetastasen in einer Strahlentherapie. Die Operationsindikation ist bei Progredienz der Symptome unter Strahlentherapie oder drohenden neurologischen Ausfällen zu stellen .

Hefte zu der Unfallchirurg, Heft 232
K. E. Rehm (Hrsg.)

Schlußfolgerungen

Durch ausreichende Beachtung der lokalen Radikalität und der biomechanischen Belastung des Skelettabschnittes ist es heute möglich, bei allen Patienten mit pathologischen und drohenden pathologischen Frakturen eine primäre Funktions- und Belastbarkeitswiederherstellung zu erreichen.

Die fortlaufende halbintrakutane Hautnahttechnik in der Extremitätenchirurgie

M. Füller, F. Hahn und M. Mittag-Bonsch, Aalen

(Manuskript nicht eingegangen)

Ausmaß der Restbeweglichkeit in immobilisierenden Stützverbanden

H. Gerngroß und M. A. Scherer

Institut für Experimentelle Chirurgie der Technischen Universität, Ismaninger Straße 22, D-81675 München, Bundesrepublik Deutschland

Fragestellung

Restbeweglichkeit in immobilisierenden Stützverbänden der unteren Extremität (UE)?

Einleitung

Die Immobilisation beeinflußt nach übereinstimmender Einschätzung der Literatur alle Teile des Bewegungs- und Stützapparates – Muskel, Knochen, Knorpel und Bänder – negativ. In der klinischen Erfahrung sind jedoch auf den ersten Blick die Immobilisationsschäden wenig erheblich und reversibel. Andererseits scheinen die negativen Auswirkungen der Immobilisation auf die Bandheilung, auf die Reifung der kollagenen Struktur, aus experimenteller Sicht nicht umkehrbar zu sein. Zur Erleichterung der Übertragbarkeit experimenteller Daten in die Klinik sollte untersucht werden, welche Gesamtbeweglichkeit bei der Gipsimmobilisation am Menschen verbleibt.

Hefte zu der Unfallchirurg, Heft 232
K. E. Rehm (Hrsg.)

Material und Methoden

Das Vorhaben wurde von der Ethik-Kommission gebilligt.

Patientengut: 32 Patienten mit Gips- und Kunststoff-(light cast)-Immobilisation der unteren Extremitäten nach kapselbandchirurgischen Eingriffen am Kniegelenk. Beobachtungszeitraum: unmittelbar p.op. bis 6 Wochen p.op. Meßtechnik: n = 63 Messungen von Ruhestellung und maximaler aktiver Flexion und Extension im Stützverband nach 3 verschiedenen Meßmethoden: 1. „blind"-geschlossener Gips, 2. „offen"-quadratisches Fenster über dem lateralen Kondylus und Gelenkspalt zur palpatorischen Lokalisation des Drehpunkts und 3. Röntgenaufnahmen im seitlichen Strahlengang. Die Meßwerte wurden intra- und interindividuell miteinander verglichen. Statistische Verfahren: Kruskal-Wallis-Test als nichtparametrisches Verfahren für unverbundene Stichproben (interindividueller Vergleich) und T-Test für gepaarte, verbundene Stichproben (intraindividueller Vergleich); Software: NCSSK.

Ergebnisse

Im Verlauf der ersten beiden Wochen – bis zum Gipswechsel auf einen geschlossenen Stützverband kommt es zu einer Zunahme der durchschnittlichen Beweglichkeit von 13° auf 22°. Nach Neuanlage des Gipses sinkt die durchschnittliche Beweglichkeit wieder auf 17° und pendelt dann bis zum Ende der Tragedauer zwischen 19° und 23°.

Diskussion

Dic umfangreichen experimentellen Arbeiten zur Immobilisation lassen sich so darstellen: Die Wahrscheinlichkeit einer negativen Auswirkung auf das Gelenk nimmt zu 1. mit zunehmender Immobilisationsdauer und 2. mit zunehmender Rigidität der Immobilisation. d.h. mit abnehmender Restbeweglichkeit. Die Immobilisationsschaden sind beim Schaf bereits bei einer Restbeweglichleit von 59°–69° und vierwöchiger Dauer aufgetreten: besonders die okkulten Schäden, die die Bandheilung betreffen, sind beim Menschen mit einer Restbeweglichkeit von durchschnittlich 20° und sechswöchiger Immobilisationsdauer sicher zu erwarten.

Klinische Konsequenzen

1. In immobilisierenden Stützverbänden der UE besteht zwar eine relativ erhebliche Restbeweglichkeit um 20°, diese kann jedoch den Immobilisationsschaden nicht verhindern, der experimentell bei 59°–69° Restbeweglichkeit auslösbar war.
2. Zumindest hypothetisch sollte eine frühfunktionelle Behandlung auch die frühe axiale Belastung beinhalten.

Thermisches Modellieren resorbierbarer Implantate

H. Gerngross und M. Rosenheimer, München

(Manuskript nicht eingegangen)

Differential-Diagnose-Hilfe durch neu entwickeltes rechnergestütztes Expertensystem zur Qualitätssicherung

D. Gießner, A. Meißner und R. Rahmanzadeh

Abteilung für Unfall- und Wiederherstellungschirurgie, Klinikum Steglitz der FU Berlin, Hindenburgdamm 30, D-12203 Berlin, Bundesrepublik Deutschland

Bei der traumatologisch-wiederherstellungschirurgischen Differentialdiagnostik ist insbesondere bei selteneren Diagnosen die Treffsicherheit und Effizienz der Diagnostik zu verbessern. Die Möglichkeit systematischer Vorgehensweise anhand eines Diagnose-Hilfe Programms ermöglicht die umfassende und effiziente Verifizierung der Diagnose.

Unsere Arbeitsgruppe beschäftigt sich mit der Entwicklung eines computergesteuerten Expertensystems zur Differential-Diagnose-Hilfe.

Das Differentialdiagnose-Programm sollte daraufhin überprüft werden, ob es: 1. die Anzahl inkorrekter oder unvollständiger Diagnosen vermindert, 2. die diagnostische Effizienz und Treffsicherheit erhöht, 3. Testpersonen durch das interaktive Lernprogramm zu einer systemischen Vorgehensweise befähigt werden und 4. die Anbindung an eine Datenbank, sowie ein komplettes Multimedia-Programm möglich ist.

Mit und ohne das System wurden 50 Patienten mit verschiedenen selteneren Diagnosen Kollegen (AiP, PJ usw.) unterschiedlicher Weiterbildungsgrade zur Differentialdiagnostik vorgestellt. Die Rate inkorrekter Diagnosen bzw. inkorrekter diagnostischer Maßnahmen wurden ermittelt und ausgewertet.

Das Programm wurde mit einem 486 DX- 33MHz Personal-Computer (IBM-kompatibel), sowie einem 386 SX- 16MHz unter MS-DOS entwickelt. Es wurde auf ein objektorientiertes Programmpaket zur Herstellung von Windows-Software zurückgegriffen. Hierbei bot sich 1991 ein unter Windows laufendes Software-Entwicklungs-Programm an (Toolbook VI.S, Asymetrix).

Während der Entwicklung der Software ergaben sich noch einige zusätzliche Möglichkeiten. Hierunter zählten die Integrierung eines Lernprogramms, einer Bilddatenbank für digitale Daten (Die Einbindung anderer digitaler Bilder, CT- oder Kernspinscans gelang uns ebenfalls mittels eines von uns entwickelten Programms konnten wir digitale CT- und Kernspinbilder an einen DOS-Rechner übertragen und darstellen), Anbindung von Word für Windows und somit die Möglichkeit einer standardisierten Arztbrieferstellung, sowie Abspeichern und statistische Auswertung der Patientendaten mittels DDE (Dynamischer Daten Austausch) und der Diagnosen nach

Hefte zu der Unfallchirurgie, Heft 232
K. E. Rehm (Hrsg.)

ICD Schema, sowie die Einbindung eines Lehrbuchs mit Abfrage nach Themen oder in alphabetischer Reihenfolge.

Durch die Benutzung des Expertensystems zur Diagnosehilfe konnte die Rate überflüssiger bzw inkorrekter diagnostischer Schritte auf über die Hälfte reduziert werden. Die verbliebene Fehler ließen sich in der Einzelanalyse auf fehlerhafte Befunderhebung zurückführen. Durch das System wurde in allen Fällen aus den eingegebenen Befunden die korrekte Konsequenz gezogen

Literatur

Bühren V, Potulski M, Niemeyer H, Mroszek W (1988) Rechnergestützte Klartextdokumentation in der Unfallchirurgie. Hefte zur Unfallheilkd 200:619

Sambale R, Ennis M, Gotzen L (1988) Entwicklung und Einsatz eines personal-computer-unterstützten Langzeitdokumentationssystems für Wirbelsäulenverletzungen. Hefte zur Unfallheilkd 200:615

Feine U, Müller-Schauenburg W (1989) Eine assoziative Fallsammlung der Skelettszintigraphie als Hypertext. Wachholz, Nürnberg

Dialoggesteuertes Dokumentationssystem TRIS Interaktive traumatologische Befunderfassung

N. M. Meenen und K. H. Jungbluth

Abteilung für Unfall- und Wiederherstellungschirurgie, Universitatskrankenhaus, Martinistraße 52, D-20251 Hamburg, Bundesrepublik Deutschland

Die Motivation der mit der Dateneingabe Betrauten ist ein entscheidender Faktor bei der Durchführung einer konsequenten medizinischen Dokumentation. So sichert die Anpassung der Datenverarbeitung, bzw. eines Klinikorganisationsprogrammes an die gewohnten Arbeitsabläufe einer chirurgischen Klinik und die behandlungsorientierte Erfassung patientenrelevanter Daten den Erfolg einer patientengerechten Medizin.

Hohe Kosten und zunehmende Fluktuation des Personals in Krankenhäusern fordern eine präzise und anwenderfreundliche Benutzerführung, die die Einarbeitungszeit und die Fehlermöglichkeiten auch computerunerfahrener Anwender senkt und die Motivation durch frühzeitige Erfolgserlebnisse erhöht.

Es muß sich insgesamt durch den Einsatz von Datenverarbeitung in einer Klinik eine nachvollziehbare Arbeitsersparnis bei gleichzeitig eingehenden Dokumentationsvorteilen für Patientenversorgung und Forschung ergeben. Gespeicherte Daten müssen den medizinischen Zustand des Patienten (und eines Kollektives) zuverlässig beschreiben: Deshalb muß eine hohe begriffliche Differenzierung der unfallchirurgischen Terminologie gegeben sein. Gleichzeitig hat die Zuordnung medizinischer Be-

Hefte zu der Unfallchirurg, Heft 232
K. E. Rehm (Hrsg.)

griffskontexte reproduzierbar konsistent zu erfolgen, um präzise Auswertungen zu ermöglichen.

Die Darstellung muß in gewohnter Perzeption und jederzeit im Dialogverfahren ohne spezielle Aufbereitung erfolgen können. Auch wissenschaftliche Anfragen müssen jederzeit (online) vom Arzt ohne aufwendige Vorbereitung durchführbar sein.

Besondere Aufmerksamkeit muß bei einem der Klinikorganisation dienenden Dokumentationssystem der begrifflichen Differenziertheit von Diagnose und Therapie gewidmet werden. Auch aufwendigere Zahlenschlüsselsysteme können bisher nur einen groben Überblick zur retrospektiven Erfassung beitragen.

Die behandlungsbegleitende Dokumentation mit dem von uns entwickelten traumatologischen Informations-System (TRIS) erreicht durch Klartextverarbeitung in allen Anwendungsebenen mit Anwahl aus mehrachsigen Thesaurus-Listen eine sehr präzise Abbildung von komplexen traumatologischen Diagnosetexten und therapeutischen Prozeduren. Diese Systematisierung der textlichen Eingabe und die daraus resultierende Überschaubarkeit der patientenbezogenen Daten führt zu hervorragender Akzeptanz bei den mit der Dateneingabe Betrauten. Strikte Verwendung graphisch orientierter Benutzerberflächen und Dateneingabe unter anderem durch direkten bildlichen Vergleich trägt weiter zur Vereinfachung der Handhabung und zur Präzisierung der gespeicherten Information bei. Da sich TRIS in sämtliche Arbeitsabläufe einer unfallchirurgische Klinik und Poliklinik integrieren läßt, kann schon bei der Erfassung der Daten eine Netto-Arbeitsersparnis konstatiert werden.

Besonderes Kennzeichen von TRIS ist die Klartextverarbeitung auf allen Ebenen der Eingabe und Speicherung, wie auch der Suchanfrage. Klartext ermöglicht den höchsten Grad an begrifflicher Differenziertheit. Um reproduzierbare (konsistente) Zuordnungen der Begriffe bei der Dateneingabe und -auswertung zu erreichen, muß ein Thesaurus die Schreibweise, Synonyme und Merkmale der Begriffe kontrollieren. In TRIS haben wir dieses Problem gelöst, indem die Textfelder, soweit möglich, über Auswahl aus systematischen Merkmalslisten gefüllt werden, wodurch die Eingabe vereinfacht, präzisiert und datenkonsistent wird.

Besonderes Gewicht hat die begriffliche Differenziertheit bei syntaktischen Sinnzusammenhängen, wie sie Diagnosen und Therapien darstellen. Um die Thesauruslisten bei diesen beiden Datenfeldern in der Zahl der Einträge zu begrenzen, wurden diese in TRIS in mehrere Achsen oder Facetten aufgeteilt. Gleichartige Merkmalsausprägungen in unterschiedlichen Begriffszusammenhängen werden jeweils einer Achse zugeordnet.

Beispiel Diagnoseerfassung

Die Diagnosedaten werden in TRIS durchgehend in Klartext bearbeitet. Die Begriffe in den Achsen des Thesaurus werden in systematischen Auswahllisten angeboten. Der Listeninhalt ist auf die Bedürfnisse der jeweiligen Klinik oder Fachrichtung einzurichten. Der Diagnosetext wird als „string“ syntaktisch durch Anwahlen von Begriffsteilen aus diesen Listen erzeugt. Dieses Verfahren sichert präzise indexierte Eingaben für annähernd alle unfallchirurgischen Diagnosen und somit eine sehr hohe Trefferquote bei Recherchen mit Hilfe desselben syntaktischen Listenverfahrens. Die Möglichkeit einer Suche nach Teilaspekten von Diagnosen (z.B. Volkmann'sches

Dreieck) und Lokalisationen(-schaft) ist ein weiterer Vorteil der strikten Mehrachsigkeit des Thesaurus.

Endoprothetik nach pathologischen Frakturen durch Metastasen. Anforderungen, technische Besonderheiten und Ergebnisse

M. Fell, A. Meißner und R. Rahmanzadeh

Abteilung für Unfall- und Wiederherstellungschirurgie des Klinikums Steglitz der FU, Hindenburgdamm 30, D-12203 Berlin, Bundesrepublik Deutschland

Das Auftreten von Skelettmetastasen manifestiert die prognostisch ungünstige hämatogene Tumorausbreitung. Eine Ausheilung metastatisch bedingter Frakturen unter konservativer Therapie tritt meist nicht ein, so daß im Bereich gelenknaher pathologischer Frakturen die Endoprothetik zum Einsatz kommt.

Therapieziele stellen die Schmerzlinderung, die Sicherung/Wiederherstellung der Stabilität des betroffenen Skelettabschnittes und die Wiederherstellung der Mobilität dar. Wegen der erforderlichen hohen Primärstabilität werden die Prothesen im Bereich der unteren Extremität zementiert implantiert. Die Prothesenverankerung soll möglichst im unveränderten Knochen erfolgen, so daß die Ausdehnung der Metastasierung auf den meta-diaphysären Bereich die Auswahl der Prothese bestimmt. Im Bereich des Hüftgelenkes kommen Langschaft-, Tumor- und Kombinationen von Prothese und Marknagel zum Einsatz. Im Bereich des Humerus werden neben isoelastischen Humeruskopfprothesen Spezialtumorprothesen implantiert. Zur Verbesserung der funktionellen Ergebnisse wird die Refixierung der im Trochanter- bzw. Tuberculum maius-Bereich abgelösten Muskulatur an der Prothese gegebenenfalls durchgeführt.

Zwischen 1975 und 1990 wurden 100 Patienten (76 Frauen, 24 Männer, Alter: 28–86 Jahre) wegen drohender oder bereits eingetretener pathologischer Fraktur infolge Knochenmetastasierung endoprothetisch versorgt (80 Hüft-, 14 Schulter-, 3 Knie-, 3 Ellenbogengelenkprothesen). Deren Krankenakten und Röntgendokumentation über die Dauer der verbliebenen Lebenszeit wurden ausgewertet. Die Überlebenszeit betrug durchschnittlich 13,5 Monate. An Komplikationen traten 3 Luxationen, 3 Hämatome/Serome, 1 Wunddehiszenz, 6 Harnwegsinfekte und 2 Pneumonien auf. Es ergaben sich weder Wundinfekte noch Nervenläsionen. 5 Patienten verstarben postoperativ während des stationären Aufenthaltes. 84% der Patienten erreichten volle Funktion/Gehfähigkeit bzw. für häusliche Anforderungen ausreichende Funktion/Gehfähigkeit. 16% der Patienten waren auch wegen des reduzierten Allgemeinzustandes oder wegen weiterer Frakturen nicht rehabilitierbar. 83% der Patienten berichteten Schmerzfreiheit/Schmerzlinderung gegenüber dem präoperativen Zustand.

Hefte zu der Unfallchirurg, Heft 232
K. E. Rehm (Hrsg.)

Durch alloarthroplastische Versorgung gelenknaher pathologischer Frakturen durch Metastasen ist meist eine zumindest für häusliche Rehabilitation ausreichende Funktion der Extremität für die verbleibende begrenzte Lebenszeit zu erreichen, wenn alle Maßnahmen ergriffen werden, die eine primäre volle Mobilität und Stabilität des betroffenen Gelenkes oder Extremitätenabschnittes zulassen.

Literatur:

Burri C, Rüter A (1977) Die chirurgische Behandlung von Knochenmetastasen. Aktuel Probl Chir Orthop 5:140–160

Mutschler W, Sabo D, Schulte M (1992) Die chirurgische Therapie von Metastasen des proximalen Femur und Acetabulum. Zentralbl Chir 117 (2):97–102

Die Endo-Helix zur dynamischen Markraumstabilisierung

R. Labitzke

Chirurgische Klinik der Universität Witten/Herdecke am Evangelischen Krankenhaus Schwerte, Schützenstr. 9, D-58239 Schwerte, Bundesrepublik Deutschland

Es wird ein neuer Markraumstabilisator vorgestellt, der den Kriterien einer biologischen Osteosynthese ohne Zerstörung der Spongiosastruktur und des endostalen Gefäßsystems gerecht wird und biomechanisch Kallusbildung durch Wechselbelastung induziert.

Nach dem Wolff'schen Transformationsgesetz von 1892 und den Erkenntnissen Ilisarows haben wir neu gelernt, daß Kallus die natürliche Reaktion auf eine Fraktur ist und durch das Wechselspiel von Druck-und Zugkräften stimuliert wird. Die Biologie lehrt, daß 3/4 eines Knochens vom Markraum her blutversorgt werden und daß Wechselbelastungen die Osteogenese elektrisch anregen. Die Biomechanik lehrt, daß axiale Kraftträger die besten sind und die geringsten schädlichen Kräfte erzeugen.

Bisherige Markraumimplantate werden als Nägel mit Wucht eingeschlagen, nachdem die endossäre spongiöse Struktur mit ihrem Osteoblastenreichtum und ihrem dichten Blutgefäßnetz nahezu komplett ausgebohrt wurde. Solche Maßnahmen sind unbiologisch.

Die Endo-Helix ist ein korkenzieherähnlicher, in berechneten Grenzen versteifter Markraumstabilisator, der ohne Zerstörung des Markraumes atraumatisch in kurzer Operationszeit eingedreht wird. In über 30 Fallen (2/3 Humerus, 1/3 untere Extremität) wurde in kürzester Zeit komplikationsloser Durchbau durch lamellär ausgerichteten Kallus erreicht. Eine multizentrische Studie ist angelaufen. Resumee: Die Endo-Helix erfüllt alle Kriterien einer „biologischen“ und atraumatischen Osteosynthese.

Hefte zu der Unfallchirurg, Heft 232
K. E. Rehm (Hrsg.)

Extrakorporale Therapie von malignen Knochentumoren – Radiologische Ergebnisse

M. Popp, P. Böhm, R. Ascherl, A. Sigel, M. A. Scherer und G. Blümel

Institut für Experimentelle Chirurgie der Technischen Universität München, Ismaninger Straße 22, D-81675 München, Bundesrepublik Deutschland

Fragestellung

Radiologisches Einheilungsverhalten autoklavierter oder bestrahlter Kortikaliszylinder mittels Plattenosteosynthese oder Marknagelung?

Einleitung

Die Behandlung maligner Knochentumoren könnte durch die extrakorporale Therapie des befallenen Knochenabschnittes und Reimplantation eine faszinierende Bereicherung erfahren. Die Praktikabilität dieses Verfahrens wurde bereits durch umfassende Vorversuche an der Ratte nachgewiesen.

Material und Methoden

Nach Versuchsgenehmigung durch die Regierung von Oberbayern wurde an 24 Beagles in Vollnarkose (Intubation/Halothan/Lachgas/Fentanyl) ein Kortikaliszylinder (l = 25 mm) reseziert. Das Autotransplantat wurde nach Autoklavierung einzeitig durch verriegelte Marknagelung (Gruppe 1) oder Plattenosteosynthese (Gr. 2) bzw. zweizeitig nach Bestrahlung mit 5 kGy (Co-60; Gr. 3 Marknagel, Gr. 4 Platte) replantiert. Keine Immobilisation, bedarfsgerechte Analgesie (Novaminsulfon/Tramadol/HCl). Im 9monatigen Beobachtungszeitraum wurden die Tiere in vierwöchigen Abstanden ap und lateral gerönt und parallel dazu standardisiert klinisch untersucht. Die Auswertung erfolgt über zwei semiquantitative Röntgenscores: A) 0 bis 12 Punkte – Beurteilung der Osteotomien und der Transplantatintegration; B) 1 bis 10 Punkte – Beurteilung der Umbauvorgange am Transplantat.

Ergebnisse

Im p.op. Verlauf zeigt sich anhand klinischer Parameter eine deutliche Überlegenheit der Plattenosteosynthese (Gr. 2 und 4). Bei Beurteilung mit dem Röntgenscore A) Osteotomien/Transplantatintegration – ist die Plattenosteosynthese in der Heilungskinetik der Marknagelung eindeutig überlegen, wobei sich nach 9 Monaten die Unterschiede nivellieren. Eine Ausnahme davon bildet Gr. 1: extrakorporale Autoklavierung in Verbindung mit dem Verriegelungsnagel schneidet vergleichsweise schlecht

Hefte zu der Unfallchirurg, Heft 232
K. E. Rehm (Hrsg.)

ab, es waren die einzigen zwei Pseudarthrosen der Serie zu beobachten. Bestrahlte Kortikalissegmente werden schneller knöchern eingebaut als autoklavierte. Anhand des Score B) – Schicksal des Transplantates – kann eine in allen Gruppen bis 3 Monate p.op. gleichförmige Resorption des Autotransplantates beschrieben werden. Im Vergleich zu Spongiosatransplantaten (RA) ist die Resorption deutlich reduziert. Die eigentlichen Unterschiede ergeben sich bei der funktionellen und strukturellen Neuordnung: Bestrahlung ist auch bei diesem Parameter vor Autoklavierung zu favorisieren, die Plattenosteosynthese ist der Marknagelung ebenbürtig oder überlegen.

Diskussion

Bei den Spezies Ratte und Hund konnte der Nachweis geführt werden, daß extrakorporal therapierte kortikale Knochenzylinder einheilen. Die bessere knöcherne Konsolidierung bei der Plattenosteosynthese ist ev. speziesspezifisch, jedoch ist bei längeren avitalen Kortikalissegmenten eine möglichst stabile (Kompressions-)Osteosynthese Voraussetzung für eine beschleunigte Transplantatintegration.

Klinische Konsequenzen

Die radiologisch bestimmte Güte des Einheilungsverlaufes erlaubt folgende Reihung:

Bestrahlung/Plattenosteosynthese > Bestrahlung/Marknagelung
Autoklavierung/Plattenosteosynthese > Autoklavierung/Marknagelung

Untersuchungen zur Sterilisation allogener Spongiosatransplantate mit der Niedrig-Temperatur-Plasmasterilisation (NTP)

T. v. Garrel, F. Morgenthal, H. Knaepler, F. Eggers[1], R. Mutters[2] und L. Gotzen

Klinik für Unfallchirurgie, [1] Klinik für Neurochirurgie, [2] Institut für Mikrobiologie, Philipps-Universität, Baldingerstraße, D-35043 Marburg, Bundesrepublik Deutschland

Einleitung

Bei der Verwendung von allogenem Knochenmaterial in der Orthopädie und Traumatologie besteht die Gefahr der Übertragung bakterieller und viraler Infektionskrankheiten. Mit den bisher verwendeten chemischen Sterilisations- und Desinfektionsmethoden konnten einerseits aufgrund ihrer unsicheren Wirksamkeit (z.B. β-Propriolacton, Ethanol, Peressigsäure), andererseits aufgrund ihrer Toxizität, Kanzeroge-

Hefte zu der Unfallchirurg, Heft 232
K. E. Rehm (Hrsg.)

nität oder Mutagentität (Formaldehyd, Ethylenoxid) keine befriedigenden Ergebnisse erzielt werden. Daher wurde ein neues Niedrig-Temperatur-Plasmasterilisationsverfahren (NTP) auf seine Eignung überprüft, humane Spongiosa schonend zu sterilisieren. Es wurde das „Sterrad-100“-NTP-System der Firma Johnson & Johnson verwendet. Das Prinzip dieses Verfahrens basiert auf der Bildung von Wasserstoffperoxid-Plasma in einem Hochfrequenzfeld, d.h. ionisiertem Gas, welches die ausschlaggebend mikrobizid wirksame Komponente ist. Zielsetzung der Untersuchung war es, die Penetration von Wasserstoffperoxid durch unterschiedlich dicke Spongiosascheiben zu testen, und den mikrobiologischen Nachweis der Sterilität zu erbringen.

Penetrationsversuche

Zur Bestimmung der Penetrationsfähigkeit wurden unbehandelte, lyophilisierte und entfettete humane Spongiosazylinder von 25 mm Durchmesser und unterschiedlicher Höhe (6, 9 und 12 mm) in einen Zwei-Kammer-Penetrationstestkörper aus Plexiglas eingebracht und mit dem NTP-Verfahren behandelt. Der Nachweis der Penetration erfolgte visuell über Farbindikatoren.

Ergebnisse

Bei Vorversuchen mit nativen, unbehandelten Spongiosascheiben (6 mm) konnte keine ausreichende Penetration erzielt werden. Eine Penetration des Wasserstoffperoxid-Plasmas konnte bei entfetteten und lyophilisierten Spongiosascheiben von 6 mm Schichtdicke zu 100%, bei 9 mm zu 60% und bei 12 mm zu 30% nachgewiesen werden.

Mikrobiologische Untersuchungen

Zum Sterilitätsnachweis wurden gereinigte, entfettete, lyophilisierte Spongiosascheiben der Schichtdicken 6, 9 und 12 mm mit klinikrelevanten Problemkeimen (Staphylococcus aureus, Citrobacter diversus, Enterococcus faecalis und Bacillus pumilus) definiert kontaminiert und mit dem NTP-Verfahren behandelt. Während der verschiedenen Arbeitsschritte wurden jeweils Kontrollproben entnommen.

Ergebnisse

Bei den Kontaminationsversuchen mit Spongiosascheiben der Höhe 6, 9 und 12 mm konnte nach NTP-Behandlung kein bakterielles Wachstum nachgewiesen werden. Die unbehandelten Kontrollproben enthielten > 1000 KbE des entsprechenden Testkeims.

Biomechanische Untersuchungen

Die Veränderungen biomechanischer Eigenschaften humaner Spongiosa durch das NTP-Verfahren wurden in einem Kompressionsversuch mit einer Universal-Testmaschine Shimadzu Autograph-2000A durchgeführt.

Ergebnisse

Es konnten keine signifikanten Unterschiede der biomechanischen Parametern (Yield Point, Steifigkeit) zwischen unbehandelten und mit dem NTP-Verfahren behandelten Spongiosascheiben gefunden werden.

Diskussion

Das NTP-System bietet gegenüber anderen Verfahren den Vorteil der geringen Strukturschädigung des Transplantates, des kurzen Behandlungsprozesses, der niedrigen Arbeitstemperatur und der Lagerungsfähigkeit von behandelter Spongiosa bei Raumtemperaturen. Außerdem verbleiben keine toxischen oder mutagenen Rückstände im Transplantat. Wie die Versuche jedoch zeigen, läßt sich eine sichere Tiefenwirkung nur begrenzt erzielen. Daher sind weitere Versuche zur Optimierung der Methode, einerseits durch geeignete Vorbehandlung des Spongiosamaterials, andererseits durch modifizieren des Sterilisationsvorganges selbst, erforderlich.

Allogene Spongiosa-und Kortikospongiosaplastiken nach großen Knochensubstanzdefekten – Nutzen oder Gefahr?

J. Rödig, A. Meißner, E. E. Scheller, C. Dulce[1] und R. Rahmanzadeh

Abteilung für Unfall-und Wiederherstellungschirurgie, [1] Abteilung für Radiologie und Nuklearmedizin, Klinikum Steglitz der FU Berlin, Hindenburgdamm 30, D-12203 Berlin, Bundesrepublik Deutschland

Nach Jerosch 1990 besteht in der BRD ein jährlicher Bedarf von 1.000 autogenen und 25.000 allogenen Knochentransplantaten. Hinsichtlich Infektionsrisiko wird autologes Material favorisiert, das aber nur in begrenztem Umfang zur Verfügung steht. Bei großen Knochensubstanzdefekten kann auf allogenes Material noch nicht verzichtet werden, sodaß das Risiko einer Infektübertragung zu minimieren ist.

Hefte zu der Unfallchirurg, Heft 232
K. E. Rehm (Hrsg.)

Von 1986 bis 92 wurden 434 Transplantate aufbereitet, wovon 75 wegen positivem Keimnachweis (11), Unterbrechung der Kühlkette (30), fragl. Hepatitis B Infektion (4), Auftauen ohne Implantation etc. verworfen wurden. Sämtliche Präparate wurden nach den Richtlinien der American Association of Tissue Banks und den Richtlinien der Deutschen Ärtztekammer zum Führen einer Knochenbank aufbereitet. In der obengenannten Zeit erfolgten bei 224 Patienten Knochentransplantationen. Die Indikationen waren bei alten Patienten vor allem Hüft-TEP-Wechsel mit großen knöchernen Defekten. Zysten/Tumore wurden vor allem bei jungen Patienten angetroffen und mit allogener Spongiosa aufgefüllt.

	0–20	21–40	41–60	> 60	Summe
TEP-Wechsel	–	4	30	48	82
Fraktur	1	26	37	34	98
Pseudarthrose	–	3	1	2	6
Tumor/Zyste	18	2	2	2	24
Osteomyelitis	2	–	1	–	3
Umstellungsost.	1	4	3	3	11
	22	39	74	89	224

1992 wurden 79 Patienten klinisch, serologisch und radiologisch nachuntersucht und 19 Dokumentationsbögen ausgewertet. Bei keinem Patienten wurde eine HIV oder Hepatitis Infektion nachgewiesen. Die CMV AK lagen im Normbereich. Radiologisch zeigte sich ein problemloser Einbau des allogenen Materials, wobei teilweise das knöcherne Transplantat in die Trabekelstruktur des Knochens integriert war. Die klinischen Symptome wie Bewegungs-, Klopf- und Druckschmerz über dem Operationsgebiet lassen eine direkte Abhängigkeit vom Transplantat nicht erkennen. Als Komplikation trat eine Refraktur sowie eine Infektion postoperativ auf.

Eine Sterilisation der allogenen Spongiosa unter Erhalt der osteoinduktiven Potenz, der biomechanischen Eigenschaften sowie der Gewebeakzeptanz ist zur Zeit weder durch Autoklavieren noch durch chemische Desinfektionsmaßnahmen oder γ-Bestrahlung möglich. Vorsichtige Desinfektionsmaßnahmen wie von Knaepler beschrieben bei einer Temperatur von 80 Stellen evtl. einen Ausweg dar. Große Defekte sollten nicht mehr allogen, sondern wenn möglich wie am Röhrenknochen durch autogenes Material mittels Kallusdistraktion ersetzt werden.

Wegen fehlender Alternativen kann zur Zeit noch nicht auf allogene Knochentransplantate verzichtet werden. Im ersatzstarken Lager mit kleinem Defekt ist autogener oder xenogener Ersatz möglich. Allogener Ersatz ist weiter notwendig, muß aber durch Einhaltung der Richtlinien konsequent vorbereitet werden, um das Restrisiko einer HIV Infektion zu minimieren

Resorbierbares Netilmicin-Kollagen zur lokalen Antibiotikum-Therapie in der Unfallchirurgie

J. Scherer, R. Ascherl, A. Stemberger, M. A. Scherer, F. Lechner und G. Blümel

Institut für Experimentelle Chirurgie der Technischen Universität, Ismaninger Straße 22, D-81675 München, Bundesrepublik Deutschland

Fragestellung

Entwicklung und klinische Wertigkeit eines neuen Antibiotikum-Kollagen-Verbundes mit Netilmicin in der Unfallchirurgie.

Einleitung

Bedingt durch das Problem einer unzulänglichen Wirkstoffkonzentration (Antibiotika, Zytostatika) in minderdurchbluteten oder avaskulären, nekrotischen Arealen, haben sich schon in den Vierziger Jahren Arbeitsgruppen mit resorbierbaren Arzneistoffträgern beschäftigt. Eine alternative lokale Therapieform, das Gentamicin-Kollagen, wurde von der Arbeitsgruppe während der letzten 12 Jahre entwickelt und in die Klinik eingeführt.

Material und Methoden

Die kontrollierte, prospektive Studie, umfaßt 110 Patienten. Bei 30 Kranken wurden verschiedene Weichteilinfektionen und bei 80 Patienten Infektionen am Knochen behandelt. Das Behandlungsprotokoll umfaßt neben der klinischen Routine prä- und postoperative bakteriologische Abstriche, Bestimmung der Antibiotikumkonzentrationen in Blut, Urin und Drainageflüssigkeiten, Röntgenuntersuchungen, Dokumentation von Nebenwirkungen und schließlich einen subjektiven Fragebogen, der ein und drei Jahre p.op. an die Patienten verschickt wurde. Mittlere Beobachtungsdauer: 3,4 Jahre.

Ergebnisse

Die in der klinischen Studie verabreichte Dosis an Aminoglykosid schwankt zwischen 0,9 und 31,5 mg/kg KG. Trotz teilweise überschrittener Tageshöchstdosis, kam es bis auf einen Fall mit kausal ungeklärter Urtikaria nie zu einer für Aminoglycoside typischen Beeinträchtigung des N. statoakustikus oder vestibulokochlearis. Die max. Serumkonzentration betrug 8,7 mg/ml, die Spitzenwerte werden stets innerhalb der ersten 24 Stunden erreicht. Ab dem dritten p.op. Tag ist das Aminoglykosid nur noch in Spuren nachweisbar. Im Gegensatz dazu stehen die Urinkonzentrationen mit bis zu

Hefte zu der Unfallchirurg, Heft 232
K. E. Rehm (Hrsg.)

140 mg/ml, lokale Gewebespiegel (Markraum, Kompakta) bis 110 mg/ml und die teilweise ultrahohen Drainagespiegel mit bis zu 1000 mg/ml. Klinische Ergebnisse: vgl. Tabelle.

Tabelle. Rezidive pro p.op. Intervall. OM = Osteomyelitis, inf. PSA = infizierte Pseudarthrose, sept. TEP-Lockerung=septische Lockerung von Totalendoproth.; a = p.op. Intervall in Jahren

Diagnosen	Weichteilinfekt.	OM	inf. PSA	sept. TEP-Lockerung
n Pts. ges.	30	18	14	48
> la	4	1	4	7
> 2a	–	1	0	0
> 3a	–	0	0	0
> 4a	–	0	0	
kumulat. Rez.rate (%)	13,3	11,1	28,6	14,6

Klinische Konsequenzen

Die beste Indikation für den Netilmicin-Kollagen-Verbund stellen nach diesen Ergebnissen die Osteomyelitis und septische HTEP-Lockerungen dar. Er scheint dem Gentamicin-Kollagen überlegen zu sein.

Ist ein komplettes und umfassendes diagnostisches Mangement der Extremitätenverletzungen in den ersten Stunden nach Aufnahme des polytraumatisierten Patienten sinnvoll?

E. E. Scheller, A. Meißner, T. John, Ch. Eichendorff und R. Rahmanzadeh

Unfall- und Wiederherstellungschirugie, Universitätsklinikum Steglitz, Freie Universität, Hindenburgdamm 30, D-12203 Berlin, Bundesrepublik Deutschland

Einleitung

Zielsetzung ist die Festlegung eines Konzeptes für die durchzuführenden diagnostischen Röntgenuntersuchungen zum Ausschluß von Frakturen bei polytraumatisierten Patienten in der ersten Phase der stationären Aufnahme.

Hefte zu der Unfallchirurg, Heft 232
K. E. Rehm (Hrsg.)

Fragestellung

Wie kann vermieden werden, daß knöcherne Verletzungen an den Extremitäten bei Polytraumatisierten übersehen werden?

Zur Beantwortung dieser Frage wurde wie folgt verfahren: Über einen 14Jahres-Zeitraum wurde bei 620 schwerstpolytraumatisierten Patienten das primäre diagnostische Management zur Erkennung von Frakturen retrospektiv kontrolliert analysiert. Alle Daten wurden mit der EDV erfaßt und statistisch ausgewertet. Hierbei wurde der primären Röntgendiagnostik mit entsprechendem pathologischem Befund die spätere, d.h. nach den ersten 8 Stunden der Aufnahme durchgeführten Diagnostik gegenübergestellt.

Ergebnisse

Verletzungen der Extremitäten, der Wirbelsäule und/oder des Beckens fanden wir bei 75% der Polytraumatisierten, 55% der Fälle hatten Thoraxverletzungen. Nahezu jeder Patient, der an der oberen Extremität bei Aufnahme sofort geröntgt wurde, zeigte eine Fraktur. Bei Patienten, die später geröntgt wurden (> 8 Std. nach der Aufnahme), lag eine Fraktur nur selten vor (< 10%). Bei der primären Röntgendiagnostik des Handgelenkes zeigte sich in 60% der Fälle eine Fraktur, sekundär fanden wir in 50% der Fälle einen Frakturnachweis. Demgegenüber waren bei Patienten, die an der Wirbelsäule später geröntgt wurde bei 65% der Fälle Frakturen nachweisbar. 50% der an den Knien und Unterschenkel später geröntgen Patienten zeigten eine Patella- bzw. Tibiaschaftfraktur. Frakturen im Fußwurzel- oder Mittelfußbereich wurden häufig in der Frühphase übersehen.

Schlußfolgerungen

Zur Festlegung eines Therapiekonzeptes der Frakturen am Skelettsystem sollte die Diagnostik zum Ausschluß einer Fraktur in den ersten 3 Stunden nach der Aufnahme komplett und umfassend sein, das betrifft ganz besonders die untere Extremität und die Wirbelsäule. Sekundär diagnostizierte Frakturen können zu einem Dauerschaden führen und somit eine Frühinvalidität bei den Patienten verursachen.

Beim chronischen Kompartment-Syndrom können extreme Drucke toleriert werden

H. F. Welter, H. Gerngroß und M. A. Scherer

Institut für Experimentelle Chirurgie der Technischen Universität, Ismaninger Straße 22, D-81675 München, Bundesrepublik Deutschland

Fragestellung

Maximal tolerabler, intrakompartmentaler Druckwert beim chronischen Kompartment-Syndrom?

Einleitung

Beim akuten Kompartment-Syndrom der unteren Extremität ist die OP-Indikation bei Drücken von 35–65 mm Hg gegeben. Im chronischen Kompartment wurden Spitzen bis 160 mm Hg ohne Extremitätenverlust beschrieben.

Fallbeschreibung

Ein 22jähriger Patient stellte sich mit Schmerzen und rezidivierenden Krämpfen im Tibialis anterior-Kompartment beidseits vor. Von Beruf Automechaniker betrieb er Leistungsturnen (Ringe/Seitpferd); Tegner activity level-score 9–10. Sämtliche Laborparameter waren negativ. Gefäßstatus, neurologische Untersuchung, EMG, NLG und EEG blieben ohne pathologische Befunde. Der Patient gab keine Einwilligung zur Muskelbiopsie.

Methode

Der Druck im Tibialis anterior-Kompartment wurde kontinuierlich über einen Druckaufnehmer, Druckwandler und X-Y-Analogschreiber aufgezeichnet, während der Patient sportartspezifisches Training über 20 min hinweg durchführte. Die Kontroll-Eichung des Meßsystems erfolgte mit Quecksilbermanometer und Steatham-Element.

Ergebnisse

3 in vier- bis vierzehntägigen Abständen durchgeführte Messungen zeigten pathologische, teils extrem hohe Werte. Hoch normale Ruhedrucke im Liegen von 18–22 mm Hg waren gefolgt von Maximaldrucken zwischen 180 und 234 mm Hg unter Belastung. Der Druckverlauf zeigte einen steten Anstieg, erste klinische Sym-

Hefte zu der Unfallchirurg, Heft 232
K. E. Rehm (Hrsg.)

ptomatik nach 7 min. Der Mitteldruck über 20 min Belastung lag bei 102 mm Hg, nach 5 min Erholung wurden im Stehen noch Werte zwischen 80 und 90 mm Hg und im Liegen 40 bis 50 mm Hg verzeichnet. Trotz der extrem hohen Drucke wies der Patient keine Myoglobinurie und keine pathologischen CK-Werte auf. Nach unserer Kenntnis sind das die höhsten bisher mitgeteilten Druckwerte.

Klinische Konsequenzen

Ein langdauerndes, chronisches Kompartment-Syndrom kann zur Toleranz von Drukken führen, die unter Akutbedingungen unbehandelt unweigerlich in den Extremitätenverlust münden.

Sonographisch gesteuerte Einlage von Kompartmentdrucksonden in Muskelkompartimenten

H. F. Welter, H. Gerngross, G. Benning und M. Rosenheimer, München

(Manuskript nicht eingegangen)

Arthroskopische Behandlung von Gelenkinfekten mit Hilfe der Jet-Lavage ('Pulsed irrigation')

S. N. Witt, A. Betz, E. Sebisch und L. Schweiberer

Chirurgische Klinik und Poliklinik des Klinikums Innenstadt der LMU, Nußbaumstr. 20, D-80336 München, Bundesrepublik Deutschland

Die arthroskopische Spülung stellt heute eine Alternative bei der Behandlung eitriger Gelenkinfekte dar.

Als Nachteil der bisherigen Spülung erscheint uns die zu geringe Flußgeschwindigkeit der Spülflüssigkeit und die unzureichende mechanische Oberflächenabrasion bei der etablierten konventionellen Irrigation.

Bei der Behandlung von septischen Komplikationen in der Abdominalchirurgie und Traumatologie hat sich die pulsierende Jet-Lavage zur ergänzenden Spülung während des chirurgischen Debridements bewährt. Zur Erhöhung der Effektivität wurde die konventionelle arthroskopische Spülung mit der Jet-Lavage kombiniert. Durch den heftigeren, gepulsten Flüssigkeitsstrahl kann auch wandadhärentes Material, wie Fibrinbeläge, mitgerissen werden. Die Spülflüssigkeit gelangt über ein Schlauchsystem entweder direkt über die Optik oder einen gesonderten Zugang über ein spezielles Spülrohr in das Gelenk. Über das spezielle Jet-Rohr können auch entlegene Gelenkareale mit hohem Druck unter arthroskopischer Sicht leicht erreicht wer-

Hefte zu der Unfallchirurg, Heft 232
K. E. Rehm (Hrsg.)

den. Die Flüssigkeit wird nach dem Überlaufprinzip abgeleitet. Reicht bei einem fortgeschrittenen Gelenkinfekt die alleinige Spülung und Jet-Lavage nicht aus, wird eine mechanische (Shaving) arthroskopische Synovialektomie angeschlossen.

Mit der oben beschriebenen Technik konnte in unserer Klinik die Zahl der Revisionseingriffe (Rearthroskopie, offene Gelenkrevision) deutlich reduziert werden.

Die Behandlung des Inhalationstraumas

G. J. Schillings, H.-E. Mentzel, R. Dehler und E. J. Frisbie, Murnau

(Manuskript nicht eingegangen)

Schlußveranstaltung

Präsident: Professor Dr. R. Rahmanzadeh

Meine sehr verehrten Damen und Herren, liebe Kolleginnen und Kollegen, wir sind am Ende der 56. Jahrestagung der Deutschen Gesellschaft für Unfallchirurgie angelangt. In den vergangenen vier Sitzungstagen konnten wir interessanten Vorträgen über die aktuelle Entwicklung in den unterschiedlichen Teilbereichen der Unfallchirurgie beiwohnen.Es kristallisierte sich heraus, daß insbesondere bei der Versorgung von Polytraumatisierten im Verlauf der letzten 10 Jahre – die Überlebensquoten und das Rehabilitationsergebnis betreffend deutliche Fortschritte erzielt wurden. Hier sind weitere positive Entwicklungen zu erwarten, wenngleich – insbesondere bei der Erstversorgung – die Verbesserung der Aussichten schwer Unfallverletzter auch von der Hilfe jedes einzelnen abhängt. Nur wenn die Erstbeobachter von Unfällen die Rettungsmannschaften unverzüglich rufen und Erste Hilfe leisten, kann ärztliche Hilfe rechtzeitig einsetzen. Eine sonst verzögerte Hilfeleistung verschlechtert die Ausgangssituation für den Patienten und minimiert seine Gesamtprognose erheblich. Andererseits zeigte sich, daß die Probleme in der Unfallchirurgie nicht immer nur durch gravierende Verletzungen bei jungen, gut rehabilitationsfähigen Patienten bedingt sind. Vielmehr ergibt sich im Zuge der demoskopischen Entwicklung eine immer stärkere Verschiebung zu den besonderen Problemen alter Menschen. Hier muß der Unfallchirurg unter wesentlich ungünstigeren Voraussetzungen entscheiden und handeln; denn es sind alte, weniger kooperations- und koordinationsfähige Patienten, mit denen es häufig kein – ihr vitales Engagement voraussetzendes – Nachbehandlungsprogramm verwirklicht werden kann. Darüber hinaus ist hier die Frakturstabilisierung beeinträchtigt, insbesondere durch Osteoporose, Arthrose von Nachbargelenken und betroffenen Gelenken, geringere Narkose- und Operationsfähigkeit sowie häufig vorhandene zahlreiche Nebenerkrankungen.

Bei dem Thema „Sporttraumatologie" suggeriert man dem interessierten Publikum regelrechte „Wunderheilungen", die natürlich niemand zu leisten vermag! Richtig ist, daß die Sporttraumatologie gleichsam den Gegenpol zur Unfallchirurgie alter Menschen bildet, weil es sich in der Sporttraumatologie um junge Patienten in solider physiologischer Verfassung handelt, die kooperations- und koordinationsfähig sind und eine hohe Motivation zu rascher Rehabilitation mitbringen.

Neu waren in diesem Jahr die Arbeitsgruppen und Spezialsitzungen, die offenbar ein starkes Echo hervorriefen. In zahlreihen Gesprächen bestätigte man mir, daß sich diese von der Programmkommission so besprochene strukturelle Veränderung bewährt hat und eine Fortsetzung erwünscht ist. Im veränderten Gewande präsentierten

Hefte zu der Unfallchirurg, Heft 232
K. E. Rehm (Hrsg.)

sich die Fortbildungskurse, die schon durch die Programmgestaltung einen höheren Stellenwert bekommen sollten.

Wir müssen davon ausgehen, daß in einer Zeit wachsender Anforderungen an die Qualitätssicherung und -steigerung sowie zunehmender Prozeßfreudigkeit im Haftpflichtbereich die Ansprüche an unsere Weiterbildung ständig steigen werden. Weiterbildung in einem so praxisbezogenen Fach wie der Unfallchirurgie, darf sich keinesfalls nur in der Vermittlung theoretischen Wissens erschöpfen. In diesem Sinne ist es erfreulich, daß das Angebot der Fortbildungskurse, das zunächst nur sehr zurückhaltend angenommen wurde, bei den Teilnehmern große Resonanz fand. Wir erwarten, daß sich von Jahr zu Jahr immer mehr Kollegen für diese Fortbildungskurse entscheiden werden.

Eine der schönsten Aufgaben, die der Präsident am Ende der jeweiligen Jahrestagung der DGU zu erfüllen hat, ist die Preisverleihung: zum einen für das beste wissenschaftliche Poster, zum anderen – erstmalig in diesem Jahr – für die beste experimentelle wissenschaftliche Arbeit.

Den ersten Posterpreis erhält das Poster 388 der Arbeitsgruppe H. Nieländer und D. Wolter, (Köln) mit dem Thema: „Wer ist der Erfinder des Fixateur externe?“ Es handelt sich hier um eine herausragende Arbeit mit wichtigen neuen medizingeschichtlichen Erkenntnissen. Ich bitte Herrn Nieländer auf das Podium. Herr Nieländer, ich gratuliere Ihnen herzlich zu Ihrem Erfolg!

Den zweiten Posterpreis erhält das Poster 379 der Arbeitsgruppe M. Raschke, G. Oldekoven, A. Remiger, B. Claudi (München) mit dem Thema: „Alternative Therapiekonzepte zur Behandlung von Segmentdefekten am Unterschenkel“. Die vorliegende Arbeit überzeugt durch Orginalität, Pragmatik und ihre hohe klinische Relevanz. Ich bitte Herrn Raschke auf das Podium. Herr Raschke, ich gratuliere Ihnen herzlich zu Ihrem Erfolg.

Den dritten Posterpreis erhält das Poster 376 der Arbeitsgruppe H. P. Becker, Th. Krieser, R. Bensel, L. Claes, W. Hartel (Ulm), mit dem Thema: „Druckverteilungsmessung unter der Fußsohle nach Trauma-Ganganalyse als Qualitätskontrolle“. Es ist eine Arbeit von großer Wissenschaftlichkeit, Pragmatik und klinischer Relevanz. Ich bitte Herrn Becker auf das Podium. Herr Becker, ich gratuliere Ihnen herzlich zu Ihrem Erfolg.

Erstmals in diesem Jahr wird ein Preis für das wissenschaftliche Forum verliehen. Damit soll der beste Beitrag zum Forum Experimentelle Unfallchirurgie ausgezeichnet und damit der besondere Stellenwert der experimentellen Wissenschaft in unserer Gesellschaft und unserem Fach betont und gewürdigt werden. Die Jury hat für den Forumspreis die Arbeitsgruppe von Herrn Dr. Fischer von Querschnittsgelähmtenzentrum der Universität Ulm mit der Arbeit „Knorpelzellvitalität nach Behandlung mit dem Laser- Untersuchungen an Gewebekulturen“ vorgeschlagen. Ich bitte Herrn Fischer zu mir. Herr Fischer, ich gratuliere Ihnen herzlich zu Ihrem Erfolg.

Zum Abschluß möchte ich mich bei allen bedanken, die so zahlreich und engagiert unsere 56. Jahrestagung unterstützt haben. Ich danke allen Hauptreferenten für ihre guten Übersichtsreferate und allen Vorsitzenden, Moderatoren und Diskussionsführern für ihre übersichtliche und kritisch-ausgewogene Diskussionsführung. Für ihre hochqualifizierten Beiträge danke ich allen Vortragenden, ebenso denjenigen, die Poster und Filme zur Tagung übersandt haben. Recht herzlich möchte ich auch dem Präsidium, insbesondere dem Vorstand und der Programmkommission für ihre Unterstützung danken, mein spezieller Dank gebührt Herrn Prof. Probst und Herrn Prof. Tscherne. Ein ganz besonderer Dank gilt allen meinen Mitarbeiterinnen und Mitarbeitern, die mir mit soviel Engagement und Geduld zur Seite standen. Zu guter Letzt möchte ich meinem Nachfolger, dem Präsidenten der DGU für 1993, Herrn Prof. Holz, ebenso gute Mitarbeiter wünschen und Sie alle bitten, ihn nach Kräften zu unterstützen.

Prof. U. Holz

Meine sehr verehrten Damen und Herren,

es ist ein guter Brauch und ein Privileg zugleich, als Präsident des nächsten Jahres auch das letzte Wort hier zu haben. Ich möchte ganz kurz drei Dinge hervorheben.

Das Erste ist: Wir danken Dir, Rahim Rahmanzadeh, für einen Kongreß, der beispielhaft war, der Highlights gezeigt hat im wissenschaftlichen Programm und im Rahmenprogramm. Wir spenden Dir Beifall.

Das Zweite ist, daß ich mir wünsche, daß auch im nächsten Jahr das Engagement aller an der Unfallchirurgie Interessierten – Mitglieder und Nichtmitglieder dieser Gesellschaft – groß sein möge, denn wo anders als vor diesem Forum hier sollen wir unsere wissenschaftlichen und unsere unfallchirurgischen Probleme austragen. Es ist hier der Ort in Berlin bei der Jahresversammlung.

Und das Dritte ist: Ich wünsche Ihnen eine gute Reise nach Hause, daß Sie mit neuem Engagement, mit einem neuen Stimulus in den Alltag zurückkehren.

Auf Wiedersehen.

Der Präsident

Lieber Kollege, lieber Ulrich, ich wünsche Dir für 1993 eine glückliche Hand und viel Erfolg. Damit schließe ich die 56. Jahrestagung der Deutschen Gesellschaft für Unfallchirurgie.

Anhang: Fortbildungskurs

Arthroskopie – Teil 1

Die instrumentelle und technische Grundausstattung zur Arthroskopie des Kniegelenks

P. Lobenhoffer

Unfallchirurgische Klinik, Medizinische Hochschule, Konstanty-Gutschow-Str. 8, D-30625 Hannover, Bundesrepublik Deutschland

1 Aufbau der Videoübertragungskette

Die Videotechnik hat heute den Direkteinblick in die Optik abgelöst und muß zumindest für operative Eingriffe als Standard gefordert werden. Prinzipiell besteht die Übertragungskette aus der Optik, der Kamera und der Videoeinheit.

1.1 Optiken

Für die Kniegelenksarthroskopie haben sich 4 mm-Optiken durchgesetzt. Sie bieten den besten Kompromiß zwischen Größe und Sichtfeld. Weitwinkeloptiken haben dabei ein um 30% vergrößertes Sichtfeld gegen Standardoptiken und sind daher zu empfehlen. International sind heute 30°-Optiken üblich. Das heißt, die Blickrichtung ist um 30° gegen die Horizontale abgesenkt. Das hat den Vorteil, daß man durch Drehen der Optik den betrachteten Raum im Gelenk wesentlich erweitern kann. Dies ist ein ganz entscheidender Punkt und es muß gewährleistet sein, daß die Optik zu diesem Zweck gegen die Kamera drehbar fixiert ist. 70°-Optiken sind als Ergänzung für spezielle Anwendungen bedeutsam (posteromediales Kompartiment, hinteres Kreuzband). Sie müssen nach unserer Erfahrung aber nicht mehr routinemäßig verwendet werden, da die Weitwinkeloptiken ein sehr großes Sichtfeld geben. Im Handel ist ein sterilisierbarer Adapter erhältlich, der einen problemlosen intraoperativen Wechsel von Optiken ermöglicht.

Hefte zu der Unfallchirurg, Heft 232
K. E. Rehm (Hrsg.)

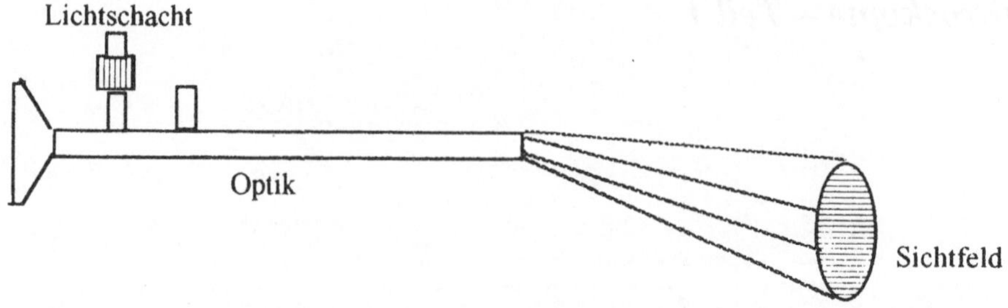

Abb. 1. Bei einer 30°-Winkeloptik ist das Sichtfeld 30° weg vom Lichtschacht gerichtet

1.2 Optik-und Kameraeinstellung

Bei 30°-Optiken ist die Blickrichtung immer entgegengesetzt zu dem Ansatz des Lichtkabels. Das heißt, wenn der Stutzen des Lichtkabels zur Decke weist, sieht das Arthroskop 30° von der Waagerechten zum Fußboden. Viele Optiken haben im Bildausschnitt eine kleine Markierung, meist eine Kerbe, die die jeweilige Blickrichtung anzeigt.

1.3 Kamera

Die Chipkameras haben die früher verbreiteten Röhrenkameras weitgehend abgelöst. Vorteile sind die kleinen Abmessungen, das geringe Gewicht und die Servicefreundlichkeit. Die Abbildung entsteht auf der lichtempfindlichen Oberfläche eines Mikrochips, der eine unterschiedliche Anzahl von einzelnen lichtempfindlichen Elementen beinhaltet. Die Bildqualität hängt von der Größe der lichtempfindlichen Oberfläche und der elektronischen Verarbeitung ab. Den Standard stellen heute 2/3-Zoll-Chips dar, die Bildauflösung sollte über 300 horizontale Linien betragen.

Die Kameragehäuse haben stets eine Markierung, die den Horizont vorgibt. Durch Drehung der Kamera gegen die Optik kann der Horizont jeweils so gestellt werden, wie es die Lagerung des Patienten und die Stellung des Kniegelenksspalts vorgibt.

Viele Kameras können durch Einlegen in Lösungen „sterilisiert" werden und müßten dann nicht eingepackt werden. Dieses Verfahren entspricht aber nicht den deutschen Richtlinien zur Sterilisation von chirurgischen Instrumenten und sollte daher nicht verwendet werden. Die Kamera muß daher in einen sterilen Überzug eingepackt werden.

2 Applikationsinstrumentarium

Da die 4-mm-Optik allein im Kniegelenk einer hohen Bruchgefahr unterliegt, wird sie durch einen Metallschaft geführt.

Merke: Optiken dürfen nie ohne Schaft verwendet werden. Der Schaft muß exakt mit der Spitze der Optik abschließen.

Dieser Schaft dient gleichzeitig als Zu- oder Ableitung des Arthroskopiemediums. Sein Umfang ist daher größer als der der Optik (im allg. 5 mm). Der Schaft besitzt 1 oder 2 Anschlußhähne, die den Anschluß von Zuleitungen oder Saugleitungen ermöglichen. Für die Flüssigkeitsarthroskopie ist ein Schaft mit einem rotierbaren Hahn vorteilhaft, da ohnehin ein seperater Zu- oder Abfluß mit einer Spülkanüle angelegt wird. Die Bauweise mit zwei starren Anschlußhähnen hat nur für die Gasarthroskopie Vorteile, ansonsten stören die Hähne häufig beim Manipulieren. Für spezielle Anwendungen (Schulterarthroskopie) gibt es größere (highflow) Schäfte.

3 Spülsysteme und -lösungen

Die Kniegelenksarthroskopie wird heute weltweit ganz überwiegend im flüssigen Milieu durchgeführt. Der Vorteil liegt darin, daß durch den Spüleffekt stets eine ausreichende Sicht ermöglicht wird, auch wenn es bei arthroskopischen Operationen zu Blutungen in das Gelenk kommt. Es gibt zwei prinzipiell unterschiedliche Arten, diese Gelenksspülung zu erreichen.

3.1 Gravity Flow

Hierbei werden Spülbeutel über eine Zuleitung mit einer großlumigen Zuflußkanüle verbunden, die im oberen Rezessus des Kniegelenks plaziert ist. Der Schaft des Arthroskops ist mit einer Absaugung verbunden, so daß ein konstanter Fluß im Gelenk entsteht. Der Vorteil dieser Anordnung besteht in der einfachen Handhabung und im geringen Preis. Der Nachteil besteht darin, daß der Flüssigkeitsstrom abnimmt, wenn der obere Rezessus durch Flexion des Knies abgedrückt wird und daß durch die Flußrichtung Blut und Partikel vor die Optik geschwemmt werden.

3.2 Pumpen

Auf dem Markt sind mehrere Arthroskopiepumpen erhältlich, die Flüssigkeit druck- und volumengesteuert in das Gelenk treiben können. Der Zulauf erfolgt hier über den Optikschaft, der Ablauf über eine Kanüle im oberen Rezessus. Der intraartikuläre Druck wird entweder im Zulaufschlauch oder über einen seperaten Sensor gemessen, die Flüssigkeitszufuhr erfolgt, bis der vorgewählte Druck erreicht ist. Der Vorteil hier liegt in der besseren Spülung, die vor allem bei komplizierten arthroskopischen Operationen mit Knochenbearbeitung von Bedeutung ist und in der Flußrichtung, durch die Partikel von der Optik weggespült werden. Nachteilig sind der höhere technische Aufwand und die höheren Kosten.

3.3 Spüllösungen

Als Medium sind physiologische Kochsalzlösung und Ringer-Laktat in Gebrauch. Da in experimentellen Arbeiten nachteilige Auswirkungen von Kochsalzlösungen auf den Stoffwechsel der Chondrozyten festgestellt wurden, sollte Ringer-Lösung verwendet werden. Bei der Auswahl der Schlauchsysteme sollte beachtet werden, daß auf dem Markt spezielle Beutel und Anschlußschläuche erhältlich sind, die eine Kontamination der Flüssigkeit beim Beutelanstechen und -wechseln verhindern.

4 Gasarthroskopie

Als Medium sollte ausschließlich CO_2-Gas verwendet werden. Der Vorteil der Gasarthroskopie liegt im brillianten und optisch nicht verzerrten Bild. Es ist kein weiterer Zugang für eine Spülkanüle erforderlich. Der Nachteil besteht darin, daß arthroskopische Operationen nur schwer durchzuführen sind, da es nach Anlage weiterer Zugänge zum Austritt von Gas kommt und kleine Blutungen sofort die Sicht beeinträchtigen. Gasemphyseme sind sehr schmerzhaft für den Patienten und müssen vermieden werden. In der Vergangenheit ist es zu Todesfällen bei Verwendung von Luft als Medium gekommen, als diese Luft über Frakturflächen im Knie in das venöse System gelangte und zu einer Luftembolie führte. Luft hat im Gegensatz zu CO_2 einen schlechten Löslichkeitskoeffizienten in Blut. Die Applikation erfolgte zudem ohne Druck- oder Volumenkontrolle manuell mit einer Spritze. Nach Kenntnis des Autors ist es bei Verwendung von CO_2 und eines speziellen Applikationsgeräts mit Druck und Volumenkontrolle nicht zu derartigen schweren Komplikationen gekommen. Trotzdem muß die Möglichkeit eines Gasübertritts in das venöse Gefäßsystem besonders bei frischen Verletzungen und Frakturen berücksichtigt werden.

5 Instrumente

5.1 Grundsätze

Stanzen und Zangen werden mit geradem Schaft und aufwärts gebogen geliefert. Als günstig hat sich für die Bearbeitung der Meniskushinterhörner eine Aufwärtsbiegung von 15° erwiesen. Die Biegung muß aber weit peripher, also kurz vor der Spitze des Instruments liegen.

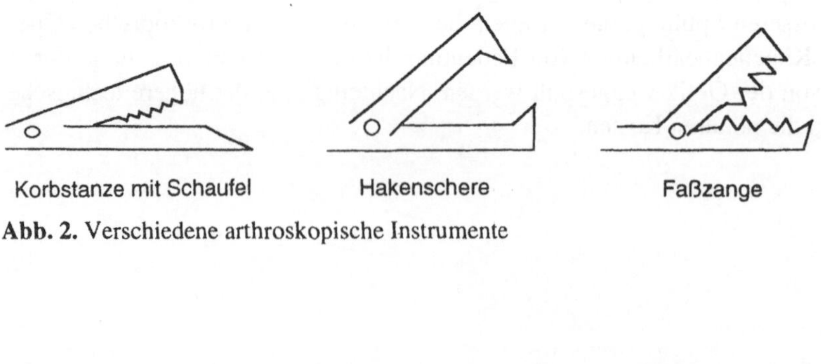

Abb. 2. Verschiedene arthroskopische Instrumente

- Stanzen sollten eine Sollbruchstelle für den Schließmechanismus haben und es muß dadurch ausgeschlossen sein, daß Teile des Instruments im Gelenk verloren gehen.
- Stanzen sollten keine scharfen Kanten aufweisen, um Knorpelschädigungen zu reduzieren.
- Man sollte sich auf wenige Instrumente beschränken, deren optimaler Einsatzbereich dann rasch erlernt wird.
- Seitwärts gebogene Instrumente haben nach unserer Erfahrung aus diesem Grunde keine Vorteile.

5.2 Korbstanzen („Punch, Basket-Punch")

Diese Instrumente dienen zum Resezieren von Meniskusgewebe und in der kleinen Ausführung zum Durchtrennen von Gewebsbrücken (Korbhenkel, Briden etc.). Der Name kommt daher, daß ein Schneideeinsatz in ein korbförmiges Gegenlager greift, so daß Gewebsstücke ausgestanzt werden. Es gibt diese Stanzen in unterschiedlichen Größen und Designs. Die Standardgröße ist 3,4 mm, für sehr enge Gelenksabschnitte sind 2,7 mm. Stanzen erhältlich, 4,5 oder 5 mm. Stanzen können nur in weiten Abschnitten des Gelenks verwendet werden. Diese Stanzen sind mit und ohne Schaufel erhältlich, wobei diese zum Aufladen des Meniskus dient und ein irrtümliches Verletzen der Randleiste vermeiden soll. Für die Meniskusbearbeitung sind Schaufeln sinnvoll.

5.3 Korbstanze rechts- und linksschneidend

Diese Stanzen arbeiten im 90°-Winkel zum Schaft. Sie dienen dazu, weiter ventral gelegene Anteile des Meniskus (Übergang Hinterhorn/Basis, Basis) zu resezieren. Sie müssen leicht gegen den Meniskus gedrückt werden und arbeiten am besten von dorsal nach ventral. Diese Stanzen können auch benutzt werden, um Knorpelglättungen an der Patella oder den Femurkondylen durchzuführen. Da gerade Stanzen nur bis zum mittleren Segment des Meniskus sinnvoll zur Resektion eingesetzt werden können, sind diese Stanzen eine wichtige Ergänzung.

5.4 Arthroskopische Scheren

Sie dienen zum Durchtrennen von Gewebsbrücken. Günstig ist ein Design mit hakenförmigen Schneiden, da diese das Gewebe gleichzeitig halten. Scheren dienen zu feinen Arbeiten und sind empfindlich gegen Biegung und Bruch.

5.5 *Faßzangen*

Sie sind in unterschiedlicher Größe erhältlich. Sie sollten unbedingt Zähne oder Dornen aufweisen, um Gewebe ausreichend fest zu fassen. Ein feingängiger Ratschenverschluß ist vorteilhaft. Faßzangen sollten in unterschiedlichen Größen vorhanden sein. Für größere Gewebsteile (Korbhenkel) kann auch ein chirurgisches gerades Klemmchen verwendet werden.

5.6 *Saugrohr*

Das Saugrohr dient dazu, durch die Stanzen abgetrenntes Gewebe am Operationsende aus dem Gelenk zu entfernen. Das Saugrohr wird an den OP-Sauger angeschlossen und kann durch den Handschalter geöffnet und geschlossen werden. Es sollten keine Meniskusteile im Gelenk verbleiben, da sie zu Ergüssen führen können.

5.7 *Saugstanzen*

Diese Stanzen saugen Gewebe an bzw. geschnittenes Material durch den kanülierten Schaft ab. Sie haben dadurch potentiell Vorteile in der Handhabung. Sie sind in verschiedenen Designs und Größen erhältlich. Ob sie Vorteile bieten, ist unter den Benutzern umstritten. Sie sind im Rahmen einer Erstausstattung nicht erforderlich.

5.8 *Messer*

Messer sollten in der arthroskopischen Chirurgie möglichst nicht verwendet werden. Ihre Benutzung bringt ein hohes Risiko für Knorpelschädigungen mit sich und ein Abgleiten in dorsale Gefäß-Nervenstrukturen ist möglich. Bei der Qualität der o.g. Stanzen und Scheren ist die Verwendung von Messern heute unnötig geworden.

5.9 *Shaver*

Es gibt mittlerweile eine Vielzahl motorgetriebener Instrumentensysteme für die arthroskopische Chirurgie mit zusammen fast 100 verschiedenen Schneideblättern. Alle Geräte sind teuer, technisch aufwendig und defektanfällig, außerdem ist ihre Bedienung mehr oder minder schwierig und lernintensiv. Angesichts dieser Nachteile fragt man sich naturgemäß, welchen Nutzen diese Geräte für den Arthroskopiker bringen. Es gibt heute aber eine Zahl von sinnvollen und wichtigen Anwendungen:

- die Resektion von weichen Bindegewebsstrukuren wie Synovialis, Hoffa, Knorpel, Retinakulumanteilen usw. Für Meniskuschirurgie sind diese Systeme nach unserer Meinung nicht erforderlich.

- die Bearbeitung von Knochen bei der Akromioplastik und der Glenoidabrasion an der Schulter sowie der Notchplastik am Knie.
- und schließlich als eine weitere Möglichkeit die Verwendung des Antriebs zum Bohren während erweiterter arthroskopischer Eingriffe.

Die meisten Systeme benutzen Elektromotoren als Antrieb. Die Schneideinstrumente enthalten eine rotierende Antriebswelle, die durch einen Außenschaft geschützt ist. Sie sind wechselbar und ermöglichen eine Absaugung durch den Schaft, wodurch abgeschnittene Gewebeteile entfernt werden. Alle Systeme bestehen aus einem Steuergerät, dem Handstück, meist einem Fußschalter und den wechselbaren Aufsätzen.

Der Antrieb muß ein ausreichendes Drehmoment gewährleisten, um die Bearbeitung auch von Knochen zu ermöglichen. Diese Forderung wird von allen Geräten erfüllt. Wichtig ist ein regelbarer Drehzahlbereich von 500 bis 3.500 Umdrehungen, um sowohl das Schneiden von Gewebe wie das Fräsen von Knochen zu ermöglichen. Das Resezieren von Weichteilen erfolgt am besten im oszillierenden Schneidmodus, wobei jeweils nach einer gewissen Zahl von Umdrehungen die Schneidrichtung selbständig gewechselt wird. Hierdurch wird das Verstopfen des Schneidinstruments verhindert. Der oszillierende Betrieb sollte daher unbedingt vorgesehen sein. Das Handstück enthält bei den meisten Geräten den Motor. Auf ein erträgliches Gewicht und eine handliche Form sollte daher unbedingt geachtet werden. Ganz wichtig ist nach unserer Erfahrung, daß eine Sogregulierung am Handstück vorhanden ist und daß dieses Ventil vom Operateur mit der gleichen Hand bedient werden kann, mit der er das Handstück führt. Da die andere Hand meist das Arthroskop bedient, ist dieses Detail wichtig, um einen reibungslosen Arbeitsablauf zu ermöglichen. Aus dem gleichen Grund ist es wichtig, daß die Schneidinstrumente auch leicht aufzusetzen und zu wechseln sind, damit keine unnötigen Unterbrechungen entstehen.

Beim Steuergerät ist eine Anzeige der jeweiligen Drehzahl nach unserer Erfahrung sinnvoll und hilfreich. Bewährt hat sich bei uns die automatische Drehzahlspeicherung und -vorwahl für jedes Blatt, die wirklich Zeit spart. Weitere Anzeigen und Kontrollen halten wir für überflüssig. Der Fußschalter muß wasserdicht sein, er sollte rutschfest sein, da ansonsten ein anhaltendes Wandern vom Operateur weg erfolgt, und schließlich sollte er so groß sein, daß er auch im Dunkeln gut zu bedienen ist.

Die Spitzen der Schneideinstrumente sollten so glatt geformt sein, daß sie bei Kontakt mit dem Gelenksknorpel keine Schädigung verursachen. Das Schneidefenster muß eine ausreichende Größe haben. Wir verwenden an großen Gelenken überwiegend Schneidemesser mit 5,5 mm Durchmesser, da diese einen ausreichenden Flow im Gelenk ermöglichen und auch größere Gewebsfetzen beseitigen. Vor allem muß aber die Schneidleistung so sein, daß effektives Arbeiten möglich ist. Hierbei haben sich solche Rotationsmesser als besonders scharf erwiesen, bei denen Schaft und Einsatz gemeinsam exakt aufeinander eingeschliffen werden. Derartig vorbereitete Blätter werden heute als Einmal- und Mehrfachinstrument angeboten. Vom Design her sind Einsätze mit Doppelmessern besonders effektiv, weil bei jeder Umdrehung des Messers zwei Schneidvorgänge erfolgen. Bei Fräsen erscheint es wichtig, daß der Fräskopf auf einer Seite geschützt ist, um Verletzungen umgebender Weichteile zu vermeiden. Kugel- und Zapfenformen haben sich bewährt, für die großen Gelenke sind 4,5 mm und 5,5 mm Größen sinnvoll. Die Schneideaufsätze werden heute als

Einmal- und Mehrfachinstrument angeboten. Die Kosten der Einmalmesser liegen zwischen 120 und 200 DM. Sie sind im Prinzip als Einmalartikel deklariert, einige Fabrikate lassen sich jedoch resterilisieren. Sofern dieses Verfahren angewandt werden soll, muß darauf geachtet werden, daß die Einsätze herausgenommen werden können, um eine ordnungsgemäße Reinigung zu ermöglichen. Autoklavieren kann bei Fräsen problemlos mehrfach durchgeführt werden, führt allerdings rasch zum Abstumpfen der Schneiden von Rotationsmessern. Bei Mehrfachinstrumenten ist davon auszugehen, daß häufiges Nachschleifen erforderlich ist, so daß mehrere Instrumentensätze erforderlich sind. Zusammenfassend sind die einfacheren billigeren Geräte durchaus brauchbar für die Resektion von Synovialis und anderen Weichteilen. Wenn jedoch viel Schulterchirurgie betrieben wird und komplexe Operationen wie arthroskopischer Kreuzbandersatz usw. geplant sind, wird man um die teuren Geräte aus den USA und auch um die Verwendung der Einmalinstrumente nicht herumkommen.

Literatur

Strobel M, Stedtfeld HW (1991) Diagnostik des Kniegelenks. Springer, Berlin Heidelberg New York Tokyo

Dandy DJ (1989) Arthroskopie des Kniegelenks. Thieme, Stuttgart

Kohn D (1991) Athroskopie des Kniegelenks. Urban, München

Abdeckungs-, Lagerungs- und Aufhaltetechniken bei der Arthroskopie des Kniegelenkes

P. Hertel

Unfallchirurgie, Martin-Luther-Krankenhaus, Caspar-Theyß-Str. 27–29, D-14193 Berlin, Bundesrepublik Deutschland

Abdeckungsmaterialien

Es werden wasserdichte Einmalsets verwendet, die zentral eine elastische Gummimembran mit Öffnung besitzen. Fixationsmöglichkeit für Schläuche durch Klettverschluß über dem Bauch des Patienten ist sinnvoll. Auffangtasche für Flüssigkeit fakultativ. Als Kittel sind am ehesten wasserundurchlässige Einmalkittel zu verwenden.

Sterile Abdeckung des OP-Situs

Das Bein wird zur Arthroskopie in folgender Weise vorbereitet:

Hefte zu der Unfallchirurg, Heft 232
K. E. Rehm (Hrsg.)

1. Anwickeln der Blutsperre-Manschette soweit wie möglich nahe der Leiste. Der distale Rand der Manschette wird durch Klebefolie abgedichtet (Vermeidung von Hautläsionen durch Desinfektionsmittel).
2. Montage des Beinhalters, der Unterschenkelteil des Operationstisches wird abgewinkelt, das gesunde Bein wird abgespreizt. Der Patient wird so gelagert, daß der Beinhalter mindestens 10 cm oberhalb des Oberrandes der Kniescheibe frei gibt. Dabei muß die Blutsperre-Manschette gelegentlich in den Beinhalter eingeklemmt werden.
3. Steriles Abwaschen des Beines zwischen Oberschenkelmitte und Sprunggelenk, proximale Abdeckung der Blutsperre-Manschette durch Dreieckstuch.
4. Abrollen der wasserundurchlässigen Unterschenkelabdeckung („Gummistrumpf") von den Zehenspitzen aus, Fixation durch elastische Binde und Klebefolie.
5. Überstreifen des Arthroskopie-Abdecktuches.
6. Aufblasen der Blutsperre-Manschette.
7. Fixation des Beines im Beinhalter.

Bei doppelseitiger Arthroskopie werden beide Beine nacheinander in derselben Weise abgedeckt. Da 2 Beinhalter verwendet werden, die die Beine in Abspreizung zwingen, ist folgendes zu beachten:

Der Patient wird mit seinem Rumpf auf die Seite des zuerst zu arthroskopierenden Beines gezogen, beim nachfolgenden Bein wird der Patient mit seinem Rumpf auf die 2. Seite zurückgeschoben. Diese Maßnahme verhindert, daß ein Bein zu kurz aus dem Beinhalter herausragt. Bei Beendigung der 1. Arthroskopie werden der Beinhalter und die Blutsperre-Manschette geöffnet, nachdem das Knie mit einem sterilen Kompressionsverband versehen wurde und in annähernder Streckstellung auf einen Beistelltisch gelagert wurde.

Sterile Kamera-Abdeckung

Es werden sterile schlauchförmige Kamera-Abdeckungen verwendet, die eine abreißbare Spitze für den Arthroskop-Eingang haben. Zunächst wird das Arthroskop durch diese Öffnung mit dem Schlauch verbunden und festgeklebt (Schlauch noch nicht auseinandergezogen). Dann wird vom Springer die unsterile Kamera in die unsterile Öffnung des Abdecksystemes eingeführt und an der Optik befestigt. Dann wird das Plastik-Abdecksystem vom Springer über den Kameraschlauch gezogen. Wegen der notwendigen Drehungen während der Operation und der Manipulation an Fixationsschrauben und Schärfe-Einstellung der Kamera ist unbedingt auf lockere Führung des Plastik-Abdecksystemes im Kamera-Bereich zu achten.

Wechsel der Optik (z.B. von 30° auf 70°) nur durch Benutzung eines neuen Abdecksystemes. Erneute Verwendung der ursprünglich verwendeten und vom Abdecksystem befreiten Optik nur unter bestimmten Maßregeln (Desinfektion des Okulars bei steril gebliebenem Arthroskop-Schaft).

Lagerung mit und ohne Beinhalter

Der Beinhalter ist besonders zur Entfaltung des medialen Hinterhornes notwendig. Die Form des Beinhalters sollte ein Ausweichen des Beines nach oben verhindern. Die Einbeziehung der Blutsperre-Manschette sollte möglich sein. Die Fixation im Beinhalter sollte grundsätzlich nach Anlegen der Blutsperre erfolgen, um eine venöse Staublutung zu vermeiden. Am Schluß der Operation muß nach dem Öffnen der Blutsperre auch der Beinhalter geöffnet werden. Der Beinhalter muß zum Oberschenkel hin gut abgepolstert sein, um Hautläsionen und Nervenläsionen zu vermeiden.

Komplikationsmöglichkeiten bei brüsker Verwendung des Beinhalters, besonders beim Vorliegen von Risikofaktoren (älterer Patient, Osteoporose):

Innenbandruptur, Oberschenkelfraktur, Tibiakopfimpressionsfraktur.

Lagerung ohne Beinhalter auf dem flachen Operationstisch

Oberer Rezessus und Patellagleitbahn: Streckstellung. Interkondylen-Bereich: 45° Beugestellung.

Mediales Kompartment: Valgus-Aufklappung durch Assistenten (über der Tischkante).

Laterales Kompartment: 70° Abwinkelung, Lagerung des Beines auf der Außenkante des Fußes, Druck von innen auf das Kniegelenk (Methode nach Glinz).

Gebrauch der Blutsperre

Die meisten Arthroskopien können ohne Blutsperre begonnen, einige können ohne Blutsperre beendet werden. Beim Arthroskopieren ohne Blutsperre darf der Beinhalter nicht fest zugedreht werden, um eine venöse Stauung zu vermeiden.

Wenn während der Operation die Notwendigkeit einer Blutsperre eintritt, muß das Bein aus dem Beinhalter genommen und hochgehalten werden.

Von vornherein mit Blutsperre operiert werden sollten:

Operationen an der Synovialis (Synovektomie, Plika-Resektion), kapselnahe Meniskus-Operationen, Meniskus-Refixationen, Abrasionsarthroplastiken.

Plazierung von Operateur und Assistent

Der Operateur steht auf der Außenseite des Kniegelenkes, der Assistent auf der Innenseite. Das gesunde Bein ist abgespreizt. Der Bildschirm steht gegenüber dem zu operierenden Bein.

Aufhaltetechniken

Einmanntechnik: Operateur hält Bein mit der Hüfte auf, operiert beidhändig.

Zweimanntechnik: Operateur auf der Außenseite, Assistent auf der Innenseite.

Innenmeniskus–Hinterhorn: Strecknähe, Valgus-Belastung.

Innenmeniskus–Vorderhorn: 20–70° Beugung, Außenrotation, Valgus.
Außenmeniskus–Hinterhorn: 90° Beugung, Varus, Innenrotation (entsprechend Vier-Punkt-Lagerung (s.o.).
Außenmeniskus–Vorderhorn: 20° Beugung, Adduktion, Innenrotation.

Literatur

Dandy DJ (1987) Arthroscopic Management of the Knee. Churchill Livingstone, Edinburgh

Die standardisierten Zugangswege und die Schmerzausschaltung bei der Arthroskopie des Kniegelenkes

P. Lobenhoffer

Unfallchirurgische Klinik, Medizinische Hochschule, Konstanty-Gutschow-Str. 8,
D-30625 Hannover, Bundesrepublik Deutschland

1 Mögliche Anästhesieverfahren

1.1 Lokalanästhesie

Die diagnostische Arthroskopie des Kniegelenks ist problemlos in Lokalanästhesie möglich. Es genügt prinzipiell, die Eintrittspforten der Instrumente zu betäuben, das Manipulieren im Gelenkinneren erzeugt kaum Schmerzen. Die meisten Anwender benutzen aber zusätzlich eine intraartikuläre Lokalanästhesie. Es gibt umfangreiche Erfahrungen mit dieser Technik, die eine sehr kleine Komplikationsrate hat. In besonders erfahrenen Händen können auch arthroskopische Operationen in Lokalanästhesie möglich sein. Hierbei wird überwiegend CO_2-Gas als Medium benutzt.

1.2 Regionalanästhesie/Vollnarkose

Wir sehen keine prinzipiellen Vorteile für die eine oder andere Technik. In unserer Klinik werden Arthroskopien nur in einer dieser zwei Anästhesieformen durchgeführt, da sie optimale Bedingungen für operative Eingriffe ergeben:

- die Muskelentspannung ermöglicht das Aufklappen des Gelenks und reduziert Knorpelschäden
- die aufgehobene aktive Beweglichkeit reduziert gleichfalls die Gefahr von Knorpelschädigungen und Instrumentenbrüchen

Hefte zu der Unfallchirurg, Heft 232
K. E. Rehm (Hrsg.)

- Erweiterungen des Eingriffs (Bandversorgungen, Meniskusnähte) sind jederzeit möglich.

2 Standardzugänge

2.1 Anterolateraler und anteromedialer Zugang

Diese Kombination wird am häufigsten verwendet. Das Arthroskop befindet sich dabei im anterolateralen Portal. Es ist an der lateralen Begrenzung der Patellarsehne in der Mitte der Distanz Patellaspitze/lateraler Tibiakopf lokalisiert. Die Orientierung erfolgt dabei am 90° gebeugten hängenden Knie. Eine Alternative besteht darin, die Patellaspitze am 45° gebeugten Knie zu lokalisieren und dann auf dieser Höhe lateral der Patellarsehne einzugehen. Der anteromediale Zugang wird festgelegt, indem unter Sicht des Arthroskops medial oberhalb des Mensikus eine Spinalkanüle so eingestochen wird, daß die zu operierende Struktur optimal erreicht wird. Die Kanülenposition wird ggf. verändert, anschliessend erfolgt hier eine Haut- und Kapselinzision mit dem Messer. Der Eintritt des Messers muß vom Gelenk her beobachtet werden, um Verletzungen des Knorpels zu vermeiden. Alternativ kann man nach der Hautinzision den spitzen Arthroskopietrokar verwenden, um die Kapsel zu penetrieren. Bedarfsweise wird dann die Kapselinzision mit einer kleinen Schere weiter gepreizt.

2.2 Zentraler Zugang nach Gillquist

Das Arthroskop wird hier in anatomischer Mitte des Kniegelenks eingeführt. Vorteile sind die gleiche Zugänglichkeit medialer und lateraler Strukturen, die Fixierung des Arthroskops durch die Patellarsehne, was Knorpelschäden durch den Arthroskopie-

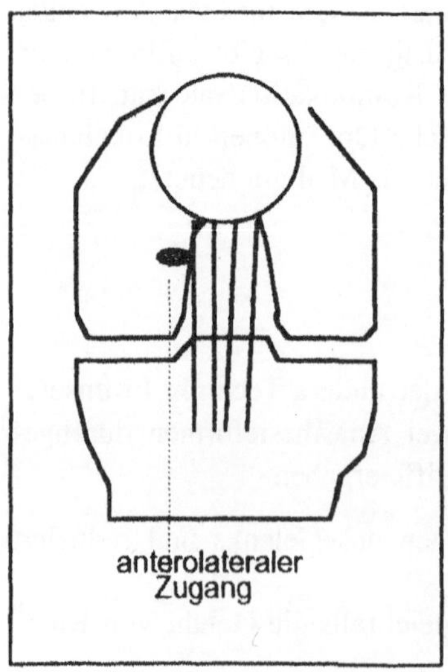

Abb. 1

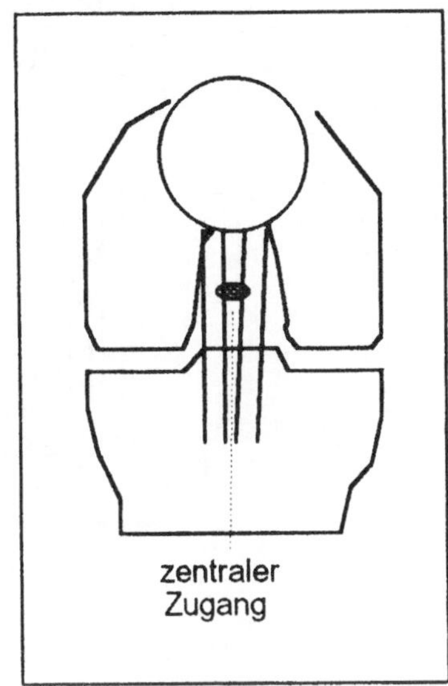

Abb. 2

schaft reduziert mit standardisierten Operationszugängen, die direkt von der Optikposition abgeleitet werden. Nachteilig ist, daß nach unserer Erfahrung eine Pumpe verwendet werden muß.

2.2.1 Zentrales Arthroskopieportal

Es befindet sich 1 cm über einer Verbindungslinie der Tibiaplateaus in anatomischer Mitte des Gelenks. Die Gelenksmitte wird durch Mittlung der Distanz der Femurepikondylen bestimmt. Das Portal hängt also nicht von der Lage der Patellarsehne ab. Bei lateralisierter Patellarsehne befindet es sich häufig medial, ansonsten über der Patellarsehne. Das Arthroskop wird mit dem spitzen Trokar vorsichtig mit drehenden Bewegungen eingebracht. Wenn der Zugang durch die Patellarsehne führt, sollen die Fasern dabei vorsichtig zur Seite gedrängt werden.

2.2.2 Medialer und lateraler Arbeitszugang

Die Standardzugänge befinden sich 4 cm vom Arthroskop medial und lateral auf Höhe des Arthroskops. Sie dienen zur Palpation der jeweiligen Strukturen und zur Bearbeitung der Menisken vom Hinterhorn bis zur Basis.

2.2.3 Hoher anterolateraler und hoher anteromedialer Zugang

Sie befinden sich jeweils 4 cm vom Arthroskop entfernt und 2 cm über der Eintrittsstelle des Arthroskops. Von hier aus werden Instrumente unter dem Arthroskop entlang auf die Gegenseite geführt, um die Vorderhörner der Menisken zu bearbeiten (Abb. 3).

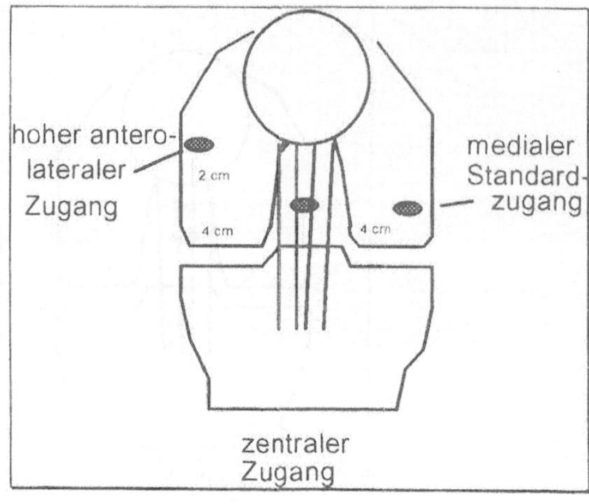

Abb. 3. Die Standard-OP-Zugänge bei Verwendung des zentralen Zugangs nach Gillquist

2.3 Weitere Zugänge für das Arthroskop

- Midpatellar lateral portal
- Anteromediales Arthroskopieportal

2.4 Posteromedialer Zusatzzugang

Dies ist ein wichtiger Arbeitszugang für die Beurteilung des hinteren Kreuzbandes, des Innenmeniskushinterhorns und für die Entfernung freier Körper aus dem posteromedialen Rezessus.

2.4.1 Technik

Das Arthroskop wird von ventral in den posteromedialen Rezessus gebracht. In 90° Beugung wird der Lichtstrahl nach medial ausgerichtet. Man sieht das Innenmeniskushinterhorn, den posteromedialen Rezessus und die Dorsalfläche des medialen Kondylus. Durch die Haut kann von medial der Lichtschein gesehen werden. Im durchscheinenden Licht läßt sich die Vena saphena meist abgrenzen. Nun sticht man von proximal und medial eine Spinalkanüle auf den Lichtschein zu. Der Eintritt der Spinalkanüle in den posteromedialen Rezessus wird durch das Arthroskop verfolgt. Ist das Portal korrekt lokalisiert, wird es entlang des Spinalkanüle mit dem spitzen Trokar erweitert und ggf. wird eine Kanüle eingebracht.

Wichtig: Wenn dieses Portal vorgesehen ist, muß bei der Lagerung bedacht werden, daß ein ausreichender Abstand der Beine erforderlich ist und daß 90° Kniebeugung möglich sein muß.

3 Plazierung der Spülkanüle

Wir plazieren die Spülkanüle stets im oberen Rezessus und zwar nachdem das Arthroskop eingebracht und das Gelenk mit Kochsalz aufgefüllt wurde. Wir plazieren die Kanüle immer entgegengesetzt zu der zu operierenden Seite, da sie dann am wenigsten stört.

Wichtig: Die Kanüle sollte nicht zu weit ventral plaziert werden, da sonst bei Kniebeugung kein Abfluß erfolgt.

4 Technik der Gelenkslavage

Wenn eine intensive Gelenksspülung nötig ist, können folgende Techniken verwendet werden:

- Optimal: Arthroskopiepumpe, hier Flow und Druck maximal, Abfluß passiv
- bei Gravity Flow: Beutel komprimieren, höher hängen, Arthroskop aus Schaft entfernen und Schaft als Abflußrohr verwenden
- besser: Verwendung eines Shavers mit Rotationsmesser, damit gezielt absaugen und Koagel/Fibrin entfernen

Literatur

Henche HR, Holder J (1988) Die Arthroskopie des Kniegelenks. 2. Auflage; Springer, Berlin Heidelberg New York Tokyo

Strobel M, Stedtfeld HW (1991) Diagnostik des Kniegelenks. Springer, Berlin Heidelberg New York Tokyo

Kohn D (1991) Die Arthroskopie des Kniegelenks. Urban und Schwarzenberg, München

Die standardisierte arthroskopische Untersuchung des Kniegelenkes

P. Hertel

Unfallchirurgie, Martin-Luther-Krankenhaus, Caspar-Theyß-Str. 27–29, D-14193 Berlin, Bundesrepublik Deutschland

1. Optik anterolateral paraligamentär, dicht oberhalb des Gelenkspaltes (soft spot).
2. Tasthaken anteromedial, Inzision gegen den Optiktrokar, Erweiterung der Kapselöffnung subkutan mit Schere, erst danach genügende Bewegungsfreiheit des Tasthakens.

Hefte zu der Unfallchirurg, Heft 232
K. E. Rehm (Hrsg.)

3. Optik im oberen Rezessus: Quadrizepssehne, Plica suprapatellaris (Kammerung?), obere seitliche Recessus.
4. Zurückziehen der Optik in das Femoropatellargelenk, Überprüfung der seitlichen Patella-Stabilität, Überprüfen des Femoropatellargelenkes bei 30° Beugung. Palpation des Knorpels von Patella und Trochlea mit dem Tasthaken. Die Trochlea ist wegen des Hoffa'schen Fettkörpers oberhalb der Fossa besser bei Beugung zu sehen.
5. Medialer Rezessus, Plica mediopatellaris, Impingement?
6. Medialer Gelenkspalt, meniskofemorale Stabilität, meniskotibiale Stabilität.
   Beurteilung des Innenmeniskus, Vorderhorn mehr in Beugung, Hinterhorn in Strecknähe, Tasthaken von medial.
   Beurteilung des medialen Knorpels, femoral und tibial mit Tasthaken, langsame Beugebewegung.
7. Interkondyläre Einstellung, Palpation des vorderen Kreuzbandes in Strecknähe und in Beugung, intraoperativer Lachman-Test mit Palpationskontrolle über Tasthaken in Strecknähe.
8. Palpation des proximalen Ansatzes des hinteren Kreuzbandes, Versuch der Darstellung der mittleren Bandportionen.
9. Passage der Plica infrapatellaris (unterteilt das Gelenk manchmal fast komplett).
10. Lateraler Gelenkspalt, Gelenkknorpel in Streck- und Beugestellung, laterale meniskofemorale und meniskotibiale Stabilität.
    Außenmeniskus–Hinterhorn in 90° Beugestellung, Varus–Innenrotation, Tasthaken von medial (Entwurzelung? Längsrisse?).
    Popliteussehne mit Anhaken des peripheren Meniskusrandes, Ausstreichen des Recessus popliteus.
    Außenmeniskusmitte (häufig Radiärrisse, Randauffaserung).
    Außenmeniskusvorderhorn, Blick der Optik von oben, Tasthaken (Längsrisse?).
    Popliteussehne vom lateralen Recessus aus in Strecknähe.
    Lateraler Rezessus mit lateralem Femurkondylus (Patellaluxation? Knorpeldefekt?).
11. Interkondylär medial (zwischen medialem Femurkondylus und hinterem Kreuzband).
    Optik nach lateral unten: hinteres Kreuzband Mitte und distal.
    Optik nach medial: hinterer Rezessus, Hinterhorn des Innenmeniskus, Condylus medialis.
12. Interkondylär lateral (zwischen lateralem Femurkondylus und vorderem Kreuzband)
    Optik nach oben: proximaler vorderer Kreuzbandansatz.
    Optik nach lateral: Außenmeniskus-Hinterhorn, lateraler Rezessus, lateraler Femurkondylus.

Gebrauch des Tasthakens

Der Tasthaken wird zunächst von medial unter ausreichender Erweiterung des Kapselzuganges subkutan durchgeführt (Bewegungsfreiheit des Tasthakens). Beim Vorschieben des Tasthakens lediglich nach stichförmiger Hautinzision resultiert eine geringe Bewegungsfreiheit des Tasthakens. Darstellung des Hakens durch Vorschieben an der Optik (Triangulation). Der Tasthaken wird an alle sichtbaren Strukturen herangeführt und dient zur Darstellung von versteckten Meniskusrissen, Beurteilung der Knorpelfestigkeit, Beurteilung von lappenförmigen Knorpelrissen, Beurteilung der Kreuzbandstabilität, Manipulation von eingeschlagenen Meniskusrissen und freien Gelenkkörpern.

Wichtige Funktionen weiterhin: Größenvergleich, Richtungsbeurteilung.

Das Schlagwort: „Keine Untersuchung ohne Tasthaken“ wird in der Praxis viel zu wenig beachtet.

Literatur

Henche HR (1991) Die Arthroskopie des Kniegelenkes. Springer, Berlin Heidelberg New York Tokyo

Arthroskopie – Teil 2

Die Technik der arthroskopischen Innenmeniskusresektion

M. Bernard

Unfallchirurgie, Martin-Luther-Krankenhaus, Caspar-Theyß-Str. 27–29, D-14193 Berlin, Bundesrepublik Deutschland

Allgemeine Prinzipien der Meniskusresektion

- Resektion aller luxierbaren oder zerfaserten Anteile
- Schaffen eines gleichmäßigen Resektionsrandes
- Erhaltung der Meniskusbasis
- Häufiger Tasthakengebrauch
- Entfernung aller Meniskusfragmente (Spülung)
- Vermeiden von Knorpelschäden

Rißformen und Resektionsbereiche (Abb. 1)

Standardeinstellung des Innenmeniskus

- Optik anterolateral, Instrumentierzugang anteromedial
- Einstellung von Vorderhorn und Pars intermedia: Sichtfeld nach medial gerichtet, parallel zum Gelenkspalt, d.h. das Lichtkabel weist nach lateral
- Einstellung des Hinterhornes: Sichtfeld nach lateral, das Lichtkabel weist nach medial
- Valgusstreß, Knie etwa 10° gebeugt, Außenrotation

Hinterhornresektion

1. Abtrennen am Hinterhornansatz mit Stanze oder Hakenschere bis zur Basis
2. Schräges Anschneiden vom gesunden Teil der Pars intermedia her mit abgewinkelter Hakenschere oder Stanze, evtl. ist hierzu ein Wechsel der Zugänge erforderlich: Optik von anteromedial, Instrument von anterolateral.

Hefte zu der Unfallchirurg, Heft 232
K. E. Rehm (Hrsg.)

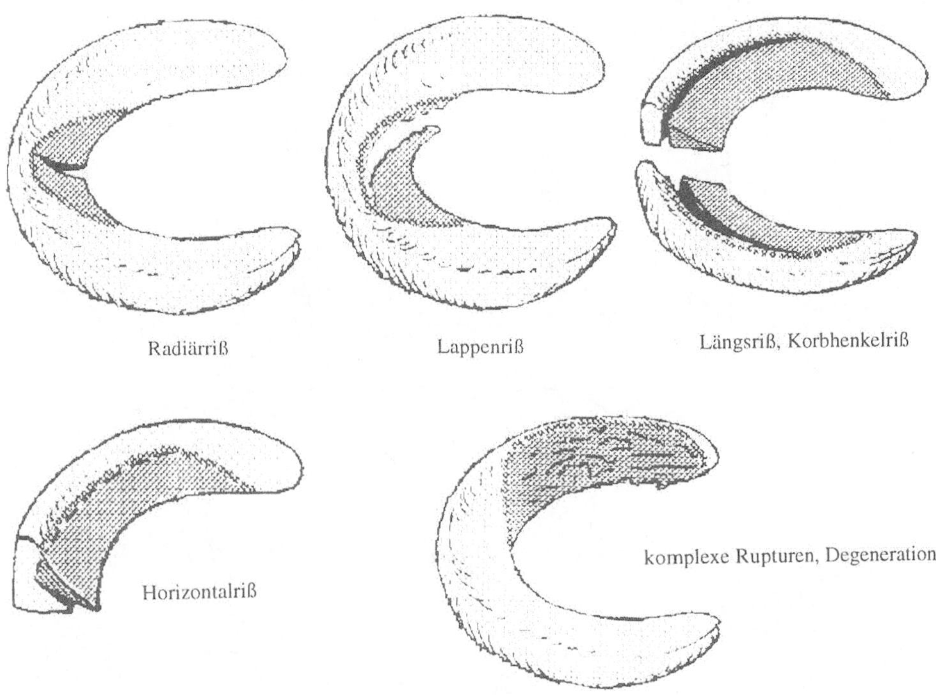

Abb. 1. Rißformen und Resektionsbereiche

3. Basisnahes Umschneiden mit nach oben gebogener Stanze, evtl. auch mit nach rechts oder links gekrümmter Stanze bis das Hinterhorn nur noch an wenigen Fasern hängt.
4. Abreißen und Extraktion mit Faßzange, Instrumentierzugang evtl. erweitern, je nach Größe des zu extrahierenden Stückes.
5. Glätten des basisnahen Randsaumes mit der Stanze.
6. Tasthakenprüfung des Resektionsrandes nach übriggebliebenen luxierbaren Meniskusresten, besonders ansatznah kranial.
7. Optikentfernung und Spülung bis keine Meniskusfragmente mehr gefördert werden. Zum Ausspülen der Meniskusfragmente aus dem hinteren Recessus, wo sich die meisten Fragmente ansammeln, kann folgender Trick angewandt werden: Auffüllen des Gelenkes mit Spülflüssigkeit, Plazieren der Trokarhülse quer hinter der Patellarsehne, mehrmaliges Beugen und Strecken des Kniegelenkes (Pumpenschwengelbewegung), Öffnen des Ausflußventils, Herausspülen der Fragmente durch die Trokarhülse, die wieder im oberen Rezessus plaziert wird.

Vorderhornresektion

- Verwenden von stark abgewinkelten Instrumenten durch den antero-medialen Standardzugang

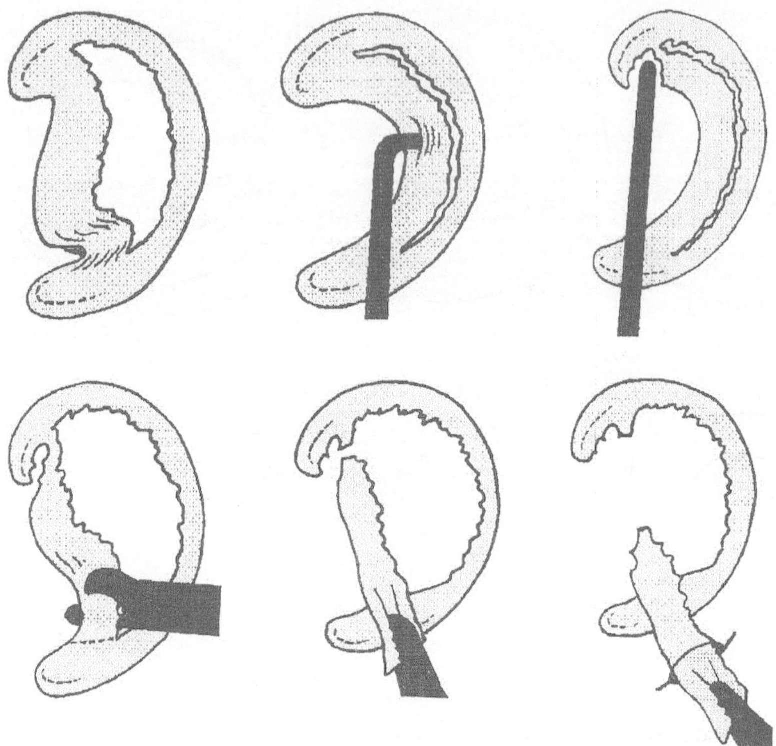

Abb. 2. Korbhenkelresektion (Zwei-Punkt-Technik)

Korbhenkelresektion (Zwei-Punkt-Technik)

1. Reposition des Korbhenkels unter Valgusstreß, Zurückschieben des Korbhenkels an die Meniskusbasis mit dem Tasthaken.
2. Subtotale Durchtrennung der dorsalen Gewebsbrücke mit gerader oder leicht nach oben gebogener Stanze.
3. Durchtrennung der ventralen Gewebsbrücke mit abgewinkelter Stanze, Schere oder Messer. Bei Verwendung eines Messers muß die Klinge immer unter direkter Sicht sein. Evtl. Wechsel der Zugänge Arthroskop von anteromedial, Instrument von anterolateral.
4. Fassen des ventralen Korbhenkelanteils mit der Faßzange und Abreißen der schmalen dorsalen Gewebsbrücke durch Ziehen und Drehen des Korbhenkels.
5. Extrahieren des Korbhenkels, hierzu eventuell Zugangsportal erweitern.
6. Inspektion der verbliebenen Meniskusbasis mit dem Tasthaken und Glätten des Randes mit der Stanze.
7. Spülen des Gelenkes bis keine Meniskusfragmente mehr gefördert werden.

Alternative Technik

- Subtotale Durchtrennung der ventralen Gewebsbrücke
- Komplette Durchtrennung der dorsalen Gewebsbrücke
- Probeweise Luxation des Korbhenkels mit dem Tasthaken zur Kontrolle der kompletten dorsalen Durchtrennung
- Fassen des ventralen Korbhenkelanteils mit der Faßzange
- Zerreißen der ventralen Gewebsbrücke
- Extrahieren des Korbhenkels

Prinzip beider Techniken

Die erforderliche Resektion im dorsalen Anteil muß vor der kompletten Lösung im ventralen Anteil erfolgt sein, da anderenfalls durch den frei flottierenden Korbhenkel die Sicht auf das Hinterhorn erschwert ist, und der Korbhenkel dem Resektionsinstrument leichter ausweichen kann.

Literatur

Glötzer W (1991) Arthroskopie und arthroskopische Chirurgie des Kniegelenks. In: Beck E (Hrsg) Breitner Chirurgische Operationslehre. Urban & Schwarzenberg, München Wien Baltimore, Traumatologie 4:101–116

Hempfling H (1987) Das Kniegelenk. In: Hempfling H (Hrsg) Farbatlas der Arthroskopie großer Gelenke. Fischer, Stuttgart New York, pp 233–266

Hertel P, Bernard M (1992) Methoden und Grenzen arthroskopischer Operationen am Knie- und Sprunggelenk. In: Bundcsärztckammer (Hrsg) Fortschritt und Fortbildung in der Medizin, Deutscher Ärzteverlag, Köln, pp 217–222

Metcalf RW (1991) Arthroscopic Meniscal Surgery. In: McGinty JB (Hrsg) Operative Arthroscopy, Raven Press, New York, pp 203–251

Die Technik der arthroskopischen Außenmeniskusresektion

J. Löhnert

Allgemeinchirurgische Abteilung, St. Marien-Hospital, Mühlenstr. 5–9,
D-45894 Gelsenkirchen-Buer, Bundesrepublik Deutschland

Wir führen alle Eingriffe am Außenmeniskus grundsätzlich in Allgemeinnarkose oder in Regionalanästhesie durch. Wenn keine Kontraindikation besteht, erfolgt der Eingriff in pneumatischer Blutleere, wobei der Manschettendruck 350 mm Hg nicht übersteigen sollte. Die Plazierung bzw. Lagerung des zu operierenden Oberschenkels

Hefte zu der Unfallchirurg, Heft 232
K. E. Rehm (Hrsg.)

in einem Beinhalter ist obligatorisch. Als Distensionsmedium kommt elektrolytfreie Lösung (Purisole) zur Anwendung.

Zugänge für Arthroskop und Instrumentarium

Routinemäßig verwenden wir den latero-inferioren Zugang für die Einführung des Arthroskopes. Anschließend wird obligatorisch unter arthroskopischer Sichtkontrolle eine zweite Stichincision über dem kontralateralen, also dem medialen-anterioren Gelenkspalt gesetzt. Bei allen arthroskopischen Eingriffen wird eine entsprechende Videokamera zur Übertragung des intraartikulären Befundes auf einen Fernsehmonitor eingesetzt.

Nach der üblichen Darstellung bzw. Diagnostik aller Gelenkkompartemente erfolgt dann gezielt bei Vorliegen einer Außenmeniskusläsion die Einstellung des lateralen Kompartements. In Streckstellung wird das Kniegelenk lateral entfaltet durch Varusstreß des Unterschenkels. Von medial eingeführt ist die Tastsonde mit der zunächst der Außenmeniskus in allen Bereichen dargestellt und palpiert werden kann. Das weitere operationstechnische und -taktische Vorgehen hängt entscheidend von der Art der vorliegenden Außenmeniskusläsion ab.

Läsionstypen

Es lassen sich folgende Läsionstypen am Außenmeniskus klassifizieren:

1. Longitudinalrupturen: a) Korbhenkelrupturen, b) Inkomplette Longitudinalrupturen.
2. Radiärrupturen.
3. Horizontalrupturen.
4. Lappenrupturen.
5. Komplexe Rupturen.
6. Degenerative Rupturen.
7. Außenmeniskusganglien.
8. Lateraler Scheibenmeniskus.

Longitudinal- und Korbhenkelrupturen

Die Korbhenkelrisse stellen optisch einen sehr eindrucksvollen Befund dar. Das abgerissene Fragment kann durch Lage und Größe dem Operateur erhebliche Schwierigkeiten bereiten.

Es ist empfehlenswert den häufig gelenkinnenwärts luxierten Meniskusanteil zunächst in die ehemalige anatomische Ausgangsposition zu plazieren, um somit eine optimale Übersicht über das befallene Kompartement und den Gesamtmeniskus zu erhalten. Wir durchtrennen zunächst den ventral erhaltenen Verbindungssteg zum verbliebenen Meniskusanteil. Hierbei wird mit einem Punch von medial her die ventrale Brücke durchtrennt. Anschließend wird das Arthroskop nach medial plaziert, so daß durch die laterale Stichincision der abgetrennte ventrale freie Rand des Korbhenkels mit einer Faßzange gegriffen und angespannt werden kann. Durch die selbe Stichincision wird ein Instrument – Linear-Punch eingeführt, so daß jetzt unter leichtem Zug bzw. leichter Anspannung der dorsal anhaftende Meniskusanteil ebenfalls durchtrennt werden kann. Der so abgetrennte Korbhenkelanteil wird nun der Länge nach durch die laterale Stichinzision herausgezogen.

Vertikalrupturen

Diese Rißformen können von der tibialen oder von der femuralen Seite des Außenmeniskus ausgehen und inkomplett sein, so daß ein von der Tibialseite ausgehender Riß z.B. nur bis zur Mitte der Meniskussubstanz reicht ohne die femurale Oberfläche zu tangieren. Speziell diese Rißformen erfordern insbesondere im dorsalen Meniskusanteil eine subtile Diagnostik, da sie sehr leicht übersehen und ohne Tasthäkchen nicht dargestellt werden können.

Die operative Korrektur dieses Meniskusläsionstyps besteht entweder in einer bogenförmigen ovalären Exzision des lädierten Meniskusanteils durch radiäre Schnittführung oder durch Komplettierung des inkompletten Vertikalrißes, so daß dann ein Longitudinal- bzw. Korbhenkelriß zur Darstellung kommt, dessen Sanierung wie zuvor beschrieben erfolgt.

Radiärrupturen

Diese Rißform wird überwiegend im mittleren und dorsalen Segment des Außenmeniskus angetroffen. Sehr häufig sahen wir Radiärrisse im mittleren Segment des Außenmeniskus bei stattgehabten Distorsionstraumen mit Überdehnung oder Zerreißung des medialen Seitenbandes in Kombination mit einer Kreuzbandverletzung.

Die Therapie besteht in einer ovalären Exzision der Rupturstelle, wobei die Tiefe des Risses die Größe der Exzision bestimmt.

Horizontalrupturen (Fischmaulrisse)

Auch dieser Läsionstyp wird in unserem Krankengut häufiger im Außenmeniskusbereich beobachtet als am Innenmeniskus. Oft reicht die Rupturlinie bis zum Übergang des Meniskus in die Gelenkkapsel bzw. in die Basis und befällt den Meniskus vom vorderen bis zum hinteren Segment. Im Idealfall läßt sich arthroskopisch operativ ein entsprechend großer meniskusähnlicher femuraler oder tibialer Anteil erhalten, so daß man sich mit der Resektion des „halben Fischmauls" begnügen kann.

Langfristig prognostisch sicherer und günstiger dürfte jedoch eine subtotale Resektion beider befallenen Fischmaulanteile sein, wobei eine Erhaltung der Basis des Außenmeniskus in Höhe der Popliteussehne erstrebenswert ist.

Lappenrupturen

Lappenrupturen können dünnbasig gestielt oder durch tiefgreifende Schrägrisse breitbasig mit dem Restmeniskus verbunden sein. Die Lappen können nach dorsal oder nach ventral gestielt sein. Diagnostisch leicht zu übersehen, sind große tibial umgeschlagene Lappenrisse, insbesondere im Übergangsbereich vom mittleren zum hinteren Außenmeniskussegment. Hier empfiehlt sich zunächst eine sorgfältige Exploration und Darstellung des Lappenanteils mit dem Tasthäkchen, wobei der umgeschlagene Lappen gelenkinnenwärts hervorluxiert wird. Die dünnbasig gestielten, teilweise flottierenden Lappenrisse sind technisch einfach zu korrigieren, indem der Lappen an seiner Spitze mit einer Faßzange gegriffen wird, so daß der Lappenstiel unter leichter Anspannung mit einem Linear-Punch durchtrennt werden kann. Nach ventral gestielte Lappen werden instrumentell von kontra-lateral angegangen; nach dorsal gestielte Lappen von iso-lateral.

Komplexe Rupturen

Häufig sind Vertikalrisse im dorsalen Meniskusanteil zusätzlich noch radiär rupturiert. Lappenrisse können mit einer horizontal verlaufenden Rißkomponente vergesellschaftet sein.

Longitudinalrupturen können zwei- bis dreifach parallel verlaufende Rißformen aufzeigen. Die Resektion der komplexen Rupturen sollte grundsätzlich so ausgerichtet sein, daß die makroskopisch lädiert erscheinenden Außenmeniskusanteile entfernt werden und ein möglichst breiter fester Restmeniskusanteil erhalten werden kann.

Degenerative Rupturen

Dieser Läsionstyp befällt insbesondere Patienten im fortgeschrittenen Alter und ist häufig in allen Meniskussegmenten anzutreffen. Arthroskopisch optisch dominiert eine hochgradige Zerfaserung und Zerlappung der gesamten Meniskusstruktur. Die Resektion erfolgt entweder mit einem linear- oder rechtwinklig abgebogenen Punch. In seltenen Ausnahmefällen setzen wir bei dieser Läsionsform das rotierende Messer, den Shaver ein.

Meniskusganglien

Meniskusganglien werden am häufigsten im Bereich des Außenmeniskus beobachtet. Ursächlich liegt hier eine mukoide Verquellung und Verschleimung der Meniskussubstanz zugrunde, also eine intrameniskale Schädigung. Im Regelfall kann von intraartikulär, d.h. arthroskopisch der betroffene Meniskusanteil reseziert werden, wobei sich das zur lateralen Kapselbandstruktur ausbreitende Ganglion entweder von intraartikulär absaugen oder ausdrücken läßt. In seltenen Fällen kann das Ganglion von extraartikulär her arthroskopisch optisch eingestellt werden und mit einem Shaver bzw. Cutter drainiert werden.

Scheibenmeniskus

Wir haben den Scheibenmeniskus ausschließlich im Bereich des Außenmeniskus gesehen. Er stellt eine arthroskopische Rarität dar. Der Scheibenmeniskus ist durch seine flächenhafte Ausdehnung bzw. Größe gekennzeichnet. Das laterale Tibiaplateau ist nahezu vollständig von Meniskusgewebe bedeckt. Sehr häufig wird der laterale Scheibenmeniskus in Kombination mit Schäden des hyalinen Knorpels im Bereich der lateralen Kondyle bzw. des lateralen Tibiaplateaus gesehen. Wir resezieren den hypertrophen Anteil des lateralen Scheibenmeniskus dahingehend, daß kapselwandständig ein Restaußenmeniskusanteil verbleibt, der einem physiologischen Außenmeniskus entspricht, bzw. ähnelt.

Zur Problematik des hiatus popliteus

Wie bereits zuvor erwähnt, ist die Erhaltung einer Brücke von Außenmeniskusgewebe zwischen dem hinteren und mittleren Segment in Höhe der Popliteussehne wichtig. Auffallend ist eine Koinzidenz zwischen Spätarthrosen des lateralen Kompartements bei Zustand nach Außenmeniskusresektion und fehlender Brücke im Bereich der Popliteussehne.

Arthroskopisch zeigt sich dem Operateur im Regelfall folgender charakteristischer Befund: Zwischen der tibialen Meniskusfläche und dem lateralen Tibiaplateau findet sich der in Regel ein um ca. 1 cm klaffender horizontaler Spaltraum in dem der Außenmeniskus keinen unmittelbaren Kontakt zum tibialen Knorpel aufweist. Unmittelbar vor dem Ligamentum collaterale-fibulare läßt sich oberhalb der femoralen Meniskusoberfläche regelmäßig eine Öffnung erkennen, durch die sich arthroskopisch ein synovialer Rezessus darstellt, dessen Rand durch die postero-inferior nach antero-superior verlaufende Ursprungssehne des Musculus popliteus durchsetzt wird. In allen Fällen läßt sich in diesem Bereich eine physiologische Kapseldesinsertion des Außenmeniskus darstellen, so daß dessen freier Rand in einer Ausdehnung von ca. 2–3 cm in den Recessus popliteus hineinragt. In der Mehrzahl der Untersuchungen gelingt es, ausgehend von der Meniskusunterfläche im posterioren Segment einen kleinen bogenförmigen Hiatus darzustellen, welcher die synovialen Faszikel, die am Meniskusunterrand inserieren, unterbricht. Durch diese topographischen Besonderheiten erfährt der Außenmeniskus am Übergang vom hinteren zum mittleren Segment physiologischerweise eine Ablösung seines femuralen Randes von der Gelenkkapsel. Die streckenhafte Ablösung des Außenmeniskus stellt somit einen physiologischen Befund dar. Fehldiagnosen bei der arthroskopischen Untersuchung im Sinne von Longitudinalzerreißung oder pathologischer Hypermobilität des Außenmeniskus sind denkbar. Eine Lockerung und Kapseldesinsertion des Außenmeniskus in diesem Bereich ist ein anatomisch normaler Befund, der keiner chirurgischen Intervention bedarf.

Literatur

1. Benedetto KP, Glotzer W, Sperner G (1986) Die arthroskopische Meniskusteilresektion. Aktuel Traumatol 16:21
2. Dandy DJ (1982) The bucket handle meniscal tear: A technique detaching the posterior segment first. Orthop Clin Nort An 13:369
3. Glinz W (1986) Indikation um arthroskopisch-operativen Eingriff bei Meniskusverletzungen. Hefte Unfallheilkd 181:774
4. Ikeuchi H (1982) Arthroscopic treatment of the discoid lateral meniscus. Clin Orthop 167:19
5. Löhnert J und Raunest J (1985) Arthroskopische Chirurgie des Kniegelenkes. Regensberg & Biermann
6. Löhnert J und Raunest J (1984): Die Topographie am lateralen Meniskushinterhorn. Unfallchirurgie

Die arthroskopische Diagnostik der Patellaluxation

M. Bernard

Unfallchirurgie, Martin-Luther-Krankenhaus, Caspar-Theyß-Str. 27–29, D-14193 Berlin, Bundesrepublik Deutschland

Pathomechanismus der Patellaluxation

Die Patella luxiert fast ausschließlich nach lateral. Erforderlich ist hierzu entweder eine erhebliche direkte Gewalteinwirkung von medial (selten) oder ein besonderer Bewegungsablauf mit maximaler Quadrizepsanspannung in Extensionsnähe des Kniegelenkes und Außenrotation.

Dabei kommt es zu Einrissen des medialen Retinakulums und an der Kontaktzone zwischen medialer Patellagelenkfläche und der Außenkante des lateralen Femurkondylus zu Knorpelkontusionen, chondralen oder osteochondralen Frakturen.

Nach der Luxation reponiert die Patella meist wieder spontan, was durch osteochondrale Frakturen erleichtert wird. Die Knorpelläsionen können sowohl durch den Luxations- als auch durch den Repositionsvorgang verursacht werden. Ausgesprengte Fragmente finden sich oft im lateralen oder im oberen Rezessus.

Klinische Zeichen einer Patellaluxation

- Hämarthros
- Druckschmerz mediales Retinaculum
- Druckschmerz mediale Patellafacette
- Druckschmerz lateraler Femurkondylus
- vermehrte Lateralisierbarkeit.

Hefte zu der Unfallchirurg, Heft 232
K. E. Rehm (Hrsg.)

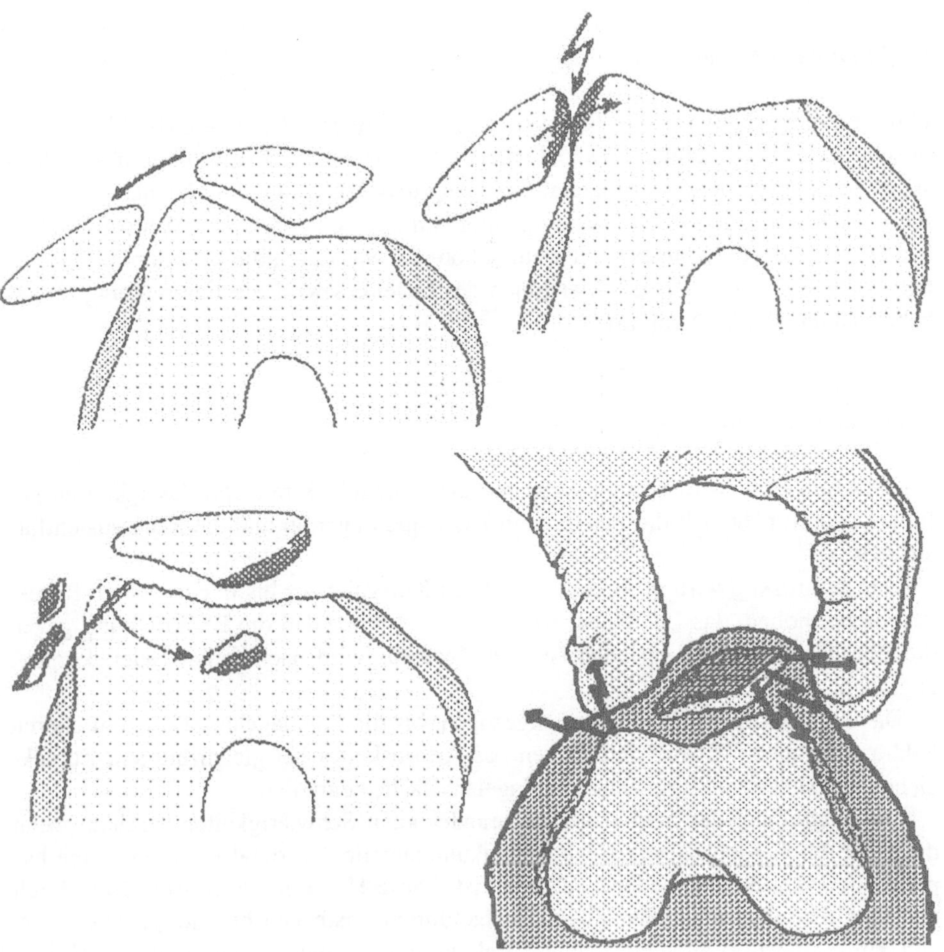

Abb. 1. Pathomechanismus der Patellaluxation

Röntgendiagnostik

- Knie a.p. und seitlich
- axiale Patellaaufnahme (besonders wichtig, da sich hiermit knöcherne Läsionen an der medialen Patellafacette und am lateralen Femurkondylus am besten nachweisen lassen).

Narkoseuntersuchung

Beurteilung der Lateralisierbarkeit, Subluxierbarkeit oder Luxierbarkeit im Seitenvergleich.

Arthroskopie

Entfernung des Hämarthros

Plazieren einer Spülkanüle in Streckstellung des Kniegelenkes von medial her in den oberen Rezessus, Auffüllen des Gelenkes mit Spülflüssigkeit, Einführen des Arthroskopschaftes über den antero-lateralen Zugang und Ausspülen des Gelenkes über den Arthroskopschaft. Diese Flußrichtung empfiehlt sich, da durch den Arthroskopschaft auch große Koagel herausgespült werden können, was durch die kleinlumige Spülkanüle nicht möglich ist. Nach Klarspülen des Gelenkes wird die Flußrichtung umgekehrt und die Optik eingeführt.

Untersuchungsgang

Das Ausflußventil wird geschlosssen und das Kniegelenk mit Spülflüssigkeit aufgefüllt. Dadurch hebt sich die Patella vom Patellagleitlager ab und die Recessus entfalten sich.

Das Arthroskop wird in Streckstellung des Kniegelenkes bis in den oberen Rezessus vorgeschoben, das Lichtkabel weist nach dorsal, so daß die Blickrichtung gegen die Patellagelenkfläche gerichtet ist. Der Recessus wird nach freien Gelenkkörpern abgesucht.

Das Arthroskop wird dann zurückgezogen, bis die Patellagelenkfläche am oberen Bildrand erscheint. Durch Schwenken des Arthroskopes bei gleichzeitigem Zurückziehen laßt sich nun die gesamte Patellagelenkfläche beurteilen.

Die Einstellung des medialen Patellarandes kann Schwierigkeiten bereiten, wenn die Sicht durch Koagel, zerrissene Retinakulumanteile, Synovialzotten oder eine hypertrophe Plica mediapatellaris versperrt ist. Diese Hindernisse müssen dann durch den über den anteromedialen Zugang eingeführten Tasthaken beiseite gehalten werden. Hilfreich ist oft auch ein mäßiger Valgusstreß und eine Änderung der Blickrichtung nach lateral.

Das Retinaculum muß in seiner gesamten Ausdehnung vom oberen Rezessus bis zum Hoffa'schen Fettkörper untersucht werden. Ausgedehnte Rupturen sind problemlos zu diagnostizieren, kleinere Risse können leicht übersehen werden, da sie sich meist an der synovialen Umschlagsfalte am Patellarand befinden.

Das Arthroskop wird dann unter der Patella nach lateral durchgeschwenkt, bis die obere Außenkante des lateralen Femurkondylus erscheint. Diese Kondylenkante muß in ihrer gesamten Ausdehnung bis zum tibialen Gelenkspalt dargestellt werden. Unter leichtem Zurückziehen wird die Kamera um knapp 180° von distal nach proximal geschwenkt. In Streckstellung des Kniegelenkes findet sich die pathognomonische Knorpelläsion des Femurkondylus immer distaler als man erwartet.

Anschließend wird der laterale Rezessus nach freien Gelenkkörpern abgesucht.

Literatur

Hertel P (1985) Die Patellaluxation. In: Hofer H (Hrsg) Fortschritte in der Arthroskopie pp 55–62. Enke, Verlag Stuttgart

Merchant AC (1991) Patellofemoral Disorders: Biomechanics, Diagnosis and Nonoperative Treatment. In: McGinty JB (Hrsg) Operative Arthroscopy. Raven Press, New York, pp 261–275

Strobel M, Stedtfeld HW (1988) Diagnostik des verletzten Kniegelenkes. Marseille Verlag, München, S 181–189

Die arthroskopische Kreuzband- und Seitenbanddiagnostik

J. Löhnert

Allgemeinchirurgische Abteilung, St. Marien-Hospital, Mühlenstr. 5–9, D-45894 Gelsenkirchen-Buer, Bundesrepublik Deutschland

Die klinische Untersuchung eines frisch verletzten Kniegelenkes mit einer Kreuzband- und einer Kollateralbandläsion ist häufig wegen der starken Schmerzhaftigkeit des verletzten Gelenkes in ihrer Durchführbarkeit eingeschränkt und die Aussagekraft somit nur bedingt relevant. Deshalb sollten alle Patienten, bei denen der Verdacht auf eine Kreuzband- und/oder Kollateralbandverletzung besteht, einer Narkose- und arthroskopischen Untersuchung zugeführt werden. Wichtige Hinweise darauf, welche Strukturen verletzt sind, liefern aber auch eine subtile Anamnese des Unfallmechanismus und das Vorliegen eines Hämarthros, welches unserer Auffassung nach, grundsätzlich aus therapeutischen und diagnostischen Gründen punktiert werden sollte, wenn nicht eine unmittelbare arthoskopische Untersuchung erfolgt.

Neben der isolierten Bandverletzung findet man häufig kombinierte Läsionen mehrerer oder auch, bei schwersten Unfällen, aller Bandstrukturen. Naturgemäß lassen sich die kombinierten Verletzungen leichter diagnostizieren als z.B. die isolierten Verletzungen des vorderen Kreuzbandes.

Die kombinierten Bandverletzungen sind in vier Gruppen zu klassifizieren:

1. Antero-mediale Instabilität (Mediales Seiten- und vorderes Kreuzb.)
2. Antero-laterale Instabilität (Außenband und vorderes Kreuzband)
3. Postero-laterale Instabilität (Außenband und hinteres Kreuzband)
4. Postero-mediale Instabilität (Mediales Seitenband und hinteres KB)

Weitere Läsionsmuster sind die isolierte Ruptur des vorderen und hinteren Kreuzbandes sowie die Zerreißung sämtlicher Bandstrukturen des Gelenkes einschließlich der Kollateralbänder sowie des vorderen und hinteren Kreuzbandes, sog. „Pentade malheureuse interne.“

Hefte zu der Unfallchirurg, Heft 232
K. E. Rehm (Hrsg.)

Die isolierte vordere Kreuzbandruptur wurde noch vor knapp zwei Jahrzenten in ihrer Existenz bestritten. Heute besteht kein Zweifel mehr an ihrer Existenz.

Bedeutung der Narkoseuntersuchung

Die Narkoseuntersuchung erfolgt entweder in Allgemeinnarkose oder in Regionalanästhesie (Peridual- oder Spinalanästhesie). Jede Verletzung der Kreuzbänder geht mit einer mehr oder weniger ausgeprägten Hämarthrosbildung einher, so daß bei klinisch nachweisbarer sagittaler Instabilität in Kombination mit einem Hämarthros immer an eine Verletzung bzw. Beteiligung der Kreuzbänder zu denken ist. Die Narkoseuntersuchung des mit einem Hämarthros versehenen verletzten Kniegelenkes sollte sich auf ein paar klassische standardisierte Untersuchungsverfahren beschränken. Zur Prüfung der sagittalen Stabilität empfiehlt sich der Lachmantest. Zum Nachweis bzw. Ausschluß einer Mitbeteiligung der Kollateralbänder ist eine Vielzahl von Untersuchungsmöglichkeiten angegeben. Die vermehrte Aufklappbarkeit des medialen oder lateralen Kollateralbandes in 20–30° Beugung ist immer ein Hinweis auf eine kombinierte Bandverletzung. Empfehlenswert ist der Pivot-Shift-Test nach Mc Intosh.

Folgenden Untersuchungen sollte bei der Bandprüfung in Narkose Vorrang eingeräumt werden, wenn die klinische Untersuchung bei frischen Verletzungen zu schmerzhaft ist:

1. Lachmantest (vordere Kreuzbandläsion).
2. Spontane hintere Schublade bei 90°-Beugung (Ausschluß hintere Kreuzbandläsion).
3. Pivot-Shift-Test (ohne Narkose oft falsch negativ, da zu starke Schmerzen).
4. Vordere Schublade in 90°-Flektion (oft falsch negativ, da zu starke Schmerzen).
5. Mediale und laterale Aufklappung (in Extension, Hyperextension und 20°-Flektion).

Arthroskopische Darstellung des Bandapparates

Während die zuvor genannten Untersuchungsvorgänge nach Möglichkeit ohne Anlegen einer Blutleere bzw. Sperre erfolgen sollten, empfiehlt sich zur Durchführung der arthroskopischen Diagnostik und Therapie das Anlegen einer Blutleere. Da im Regelfall bei einer Verletzung der Kreuzbänder ein Hämarthros vorliegt, wird das Gelenk zunächst ausreichend gespült. Der kontinuierliche Flow des Distensionsmediums wird über eine Rollenpumpe gesteuert. Die Insufflation von gasförmigen Medien ist obsolet.

Bei der Darstellung des vorderen Kreuzbandes sind folgende Verletzungsmuster zu unterscheiden:

1. Zerrung und Überdehnung.
2. Teilzerreißung.
3. Komplette Zerreißung.

4. Veraltete Ruptur mit kolbiger Stumpfhyalinisierung oder Vernarbung.
5. Die seltene intrasynoviale Ruptur.

Bei der Zerrung und Überdehnung zeigen sich arthroskopisch häufig punktförmige Einblutungen, insbesondere im distalen tibialen Ansatzbereich des vorderen Kreuzbandes. Teilzerreißungen können den medialen oder lateralen Faszikel betreffen, wobei der laterale Faszikel am häufigsten betroffen ist und im Regelfall femural ausreißt, so daß ein nach distal gestielter flottierender Stumpf entsteht.

Komplette Rupturen können im femuralen Ansatzbereich, interligamentär oder im distalen Verankerungsbereich auftreten.

Bei veralteten Rupturen ist häufig eine kolbige Hyalinisierung des Kreuzbandstumpfes zu beobachten. Diese kolbige Auftreibung kann gelegentlich Ausmaße bis zu Haselnußgröße annehmen und Gelenkblockierungen verursachen.

Bei veralteten Rupturen des vorderen Kreuzbandes fehlt die typische pyramidenförmig vom tibialen Kreuzbandhöcker aufsteigende Bandstruktur. Es zeigen sich dann Vernarbungen insbesondere zwischen dem femuralen Ansatzbereich und dem distalen Kreuzbandrest.

Tasthakenprüfung

Die kompletten Rupturen mit Zerreißung des Synovialschlauches bieten dem Untersucher keine Schwierigkeiten, da hier die Rupturenden frei flottierend erkennbar sind. Eine falsch negative Beurteilung eines rupturierten vorderen Kreuzbandes, insbesondere im femuralen Ansatzbereich bei erhaltenem Synovialschlauch kann durch den Einsatz eines Tasthäkchens vermieden werden. Auch Verwechslungen des vorderen Kreuzbandes mit einer Plica infrapatellaris oder einem eingeschlagenen Meniskuskorbhenkel lassen sich damit ausschließen.

Während zur Darstellung des vorderen Kreuzbandes die üblicherweise gebrauchte 30°-Winkel-Optik eingesetzt wird, empfiehlt sich für die Darstellung des hinteren Kreuzbandes bei intaktem vorderen Kreuzband die Verwendung einer 70° Optik. Arthroskopisch können hier ähnlich gelagerte Verletzungsmuster wie beim vorderen Kreuzband angetroffen werden.

Verletzung des medialen Seitenbandes und arthroskopische Stadieneinteilung

Eine Verletzung des medialen Seitenbandes kann mit und ohne Begleitverletzung des vorderen bzw. hinteren Kreuzbandes stattfinden.

Folgende Stadien werden unterschieden:

1. Zerrung und Überdehnung.
2. Komplette Zerreißung.

Im Stadium der Überdehnung und Zerrung ist das mediale Kompartement bei der arthroskopischen Untersuchung vermehrt aufklappbar. In Höhe des Verlaufes des Innenbandes zeigen sich häufig an der Tibialseite des Innenmeniskus punktförmige

Einblutungen als Zeichen einer stattgehabten Überdehnung. Der Innenmeniskus ist im Regelfall in diesem Bereich mit der Kapselbandstruktur fest verankert und nicht lädiert.

Die kompletten Rupturen können ligamentär auftreten oder durch einen femuralen oder tibialen Ausriß des Bandes verursacht sein. Bei der ligamentären Zerreißung ist häufig die Synovialis des Kniegelenkes in diesem Areal mit verletzt, so daß die rupturierten Bandanteile gelenkinnenwärts flottieren. Ein anderes Bild zeigt sich dem arthroskopischen Untersucher hingegen bei einem femoralen Ausriß. Hier erkennt man bei Plazierung des Arthroskops im medialen Rezessus frische flächenhafte Einblutungen in Höhe des Ansatzes des Innenbandes. Tibiale Ausriße entziehen sich weitgehend der arthroskopischen Diagnostik. Die Wichtigkeit der arthroskopischen Diagnostik eines verletzten Kniegelenkes bei Verdacht auf eine Mitbeteiligung des Kapselbandapparates zeigt eine Studie von Löhnert/Raunest aus dem Jahre 1985 aus unselektiertem Krankengut von 150 Patienten.

Akut-Läsionen

	klinisch erkannt	nicht erkannt
Isolierte KB-Läsionen	9%	91%
KB + IM (Innenmeniskus)	25%	75%
KB + IM + Innenband	100%	
KB + AM (Außenmeniskus)	43%	57%
KB + IM + AM	45%	55%
KB + IM + AM + IB	100%	–
	24%	76%

Literatur

Hertel P (1980) Verletzung und Spannung von Kniebändern. Hefte Unfallhkd 124:1–91

Löhnert J, Raunest J (1985) Zur Klinik der vorderen Kreuzbandruptur. Aktuelle Chirurgie Heft 4, Band 20 (Juli)

Löhnert J, Raunest J (1990) Arthroskopische Operationslehre des Kniegelenkes. Biermann, Zülpich

Strobel M, Stedtfeld HW (1988) Diagnostik des verletzten Kniegelenkes. Marseille-Verlag, München

Arthroskopie – Teil 3

P. Hertel, Berlin

Die arthroskopische Diagnostik und Therapie von akuten und chronischen Knorpelschäden des Kniegelenkes

H. H. Pässler

Sportklinik Stuttgart, Taubenheimstr. 8, D-70372 Stuttgart, Bundesrepublik Deutschland

1 Akute Knorpelverletzungen

1.1 Chondrale Frakturen

Hämarthros möglich (Begleitverletzung wie Kapsel- oder Bänderriß), aber nicht notwendig.

Abscherfragmente oft dünn und klein, bei schweren Verletzungen (z.B. Kreuzbandriß, Luxation) jedoch bisweilen bis zu 3 cm durchmessend und bis auf den Knochen reichend.

Einteilung nach Dzioba:

a) Alter der Läsion (akut, subakut, chronisch)
b) Größe der Läsion (klein, < 1 cm; mittel, 1–3 cm; groß, > 3 cm)
c) Tiefe der Läsion (oberflächlich, auch Knorpelverletzungen durch arthroskopische Instrumente; halbe Knorpeldicke; volle Knorpeldicke, bis zur subchondralen Schicht; osteochondrale Fraktur
d) Lokalisation der Läsion (in der Tragzone, Femurkondylus; submeniskal, tibial; interkondylär, außerhalb der Tragzone) Arthroskopische Klassifikation der Knorpelläsionen am Femurkondylus nach Bauer & Jackson

Therapie

Alle kleineren Knorpelfragmente sollten entfernt werden, eine Refixierung ist sinnlos. Unterminierte Randbezirke mit nur noch teilweise haftenden Knorpellamellen sollten tangential abgetragen werden (Knorpelstabilisierung durch sog. Glättung). Instabile Knorpelfragmente führen beim Durchbewegen des Knies zu mechanischen Reizungen der Gelenkhaut und damit zur Synovitis.

Hefte zu der Unfallchirurg, Heft 232
K. E. Rehm (Hrsg.)

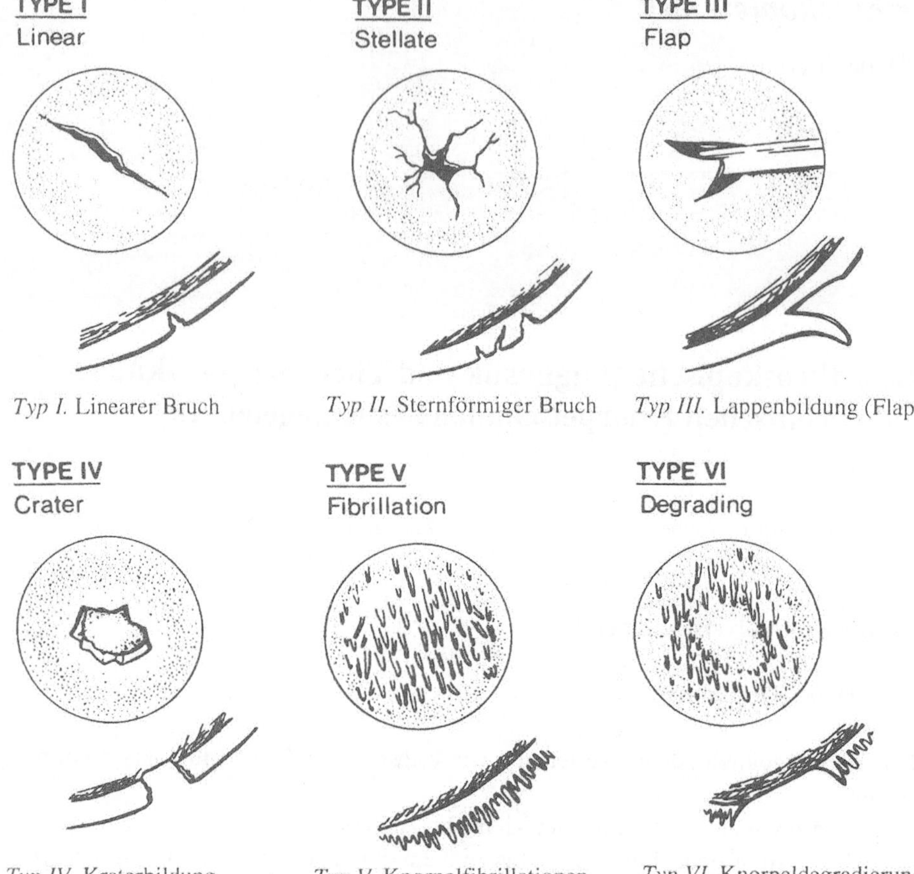

Typ I. Linearer Bruch *Typ II.* Sternförmiger Bruch *Typ III.* Lappenbildung (Flap)

Typ IV. Kraterbildung *Typ V.* Knorpelfibrillationen *Typ VI.* Knorpeldegradierung

Abb. 1. Stadieneinteilung der Knorpelläsionen am Femurkondylus. (Nach Bauer und Jackson)

Bei größeren Knorpelfragmenten (Durchmesser > 1 cm, volle Knorpelschichtdicke) ist der Versuch einer Refixierung mit Fibrinkleber (arthroskopisch nur mit Gasauffüllung möglich) oder mit Ethipin-Stiften (Ethicon) gerechtfertigt, falls das Fragment völlig gesund erscheint (keine Degenerationszeichen, keine Fissuren oder Kontusionsmarken). In allen anderen Fällen empfehlen wir die Mikrofrakturierung des subchondralen Knochens nach Steadman, bei der mit einem kleinen, spitzen Stößel Fissuren in den Knochen geschlagen werden. Die Knorpelränder werden sorgfältig 90° zum subchondralen Knochen exzidiert.

Nachbehandlung

Entlasten für 6 bis 8 Wochen. Sofortige aktive Bewegungsübungen. Radfahren und Schwimmen nach 2 Monaten.

1.2 Knorpelkontusion

Häufig bei Patellaluxation und vorderer Kreuzbandruptur. Bei der Akutarthroskopie meist nicht zu erkennen, gelegentlich schimmert Hämatom durch. Erst nach Tagen Erweichungsherd palpabel. Später kommt es zur Knorpelnekrose mit Knorpelulkus. Gutachterlich nicht einfach zu beurteilen. Der Nachweis einer Patellaluxation oder einer vorderen Kreuzbandruptur hilft weiter.

2 Osteochondrale Frakturen

Klinisch immer von Hämarthros begleitet. Fettaugen im Punktat sind typisch, aber nicht beweisend, da sie auch bei einer alleinigen Quetschung des Hoffa vorkommen.

Röntgen: meist ist ein kleiner schalenförmiger Knochenschatten erkennbar.

Therapie: Bei befriedigendem Zustand des Knorpels ist immer eine Refixierung anzustreben. Dies ist nur in einem gewissen Prozentsatz arthroskopisch möglich. Bewährt haben sich: a) Fibrinklebung (Vorraussetzung ist: Wechsel vom flüssigen ins gasförmige Milieu), b) Ethipinstifte, c) Minischrauben. Wichtig: Anfrischen der Frakturflächen bei etwas älteren Läsionen.

Nachbehandlung: wie bei Knorpelfrakturen.

3 Stadieneinteilung der Osteochondritis dissecans und ihr arhroskopisches Bild

Stadium I
Röntgen: Dissekatzone zwischen zwei sklerosierten Knochenschichten.

Arthroskopie: Knorpel leicht erhaben und weicher als seine Umgebung. Manchmal stärker gelblich verfärbt als umgebender Knorpel oder gering aufgerauht, oft nicht als zu OD.-Herd gehörend identifiziert. Kontrastverstärkung durch Senkung der Lichtintensität.

Stadium II
Demarkierung der Gelenkmaus. Mausbett von fibrotischen Gewebe aufgefüllt.

Gelenkkörper haftet noch im Mausbett, kann aber mit Tasthaken federnd bewegt werden.

Stadium III
Dissekat partiell abgelöst, läßt sich mit dem Tasthaken türflügelartig abklappen.

Stadium IV
Gelenkkörper ist abgelöst und flottiert im Gelenk. Man sieht unterschiedlich tiefe Eindellung mit mehr oder weniger vollständig fibröser oder knorpeliger Abdeckelung.

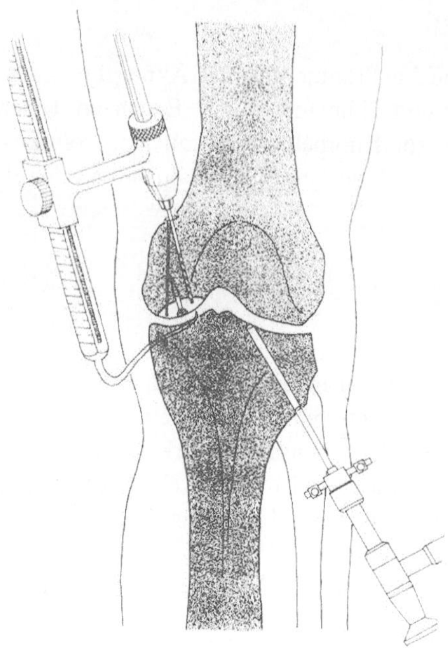

Abb. 2. Retrogrades Anbohren der OD. (Aus Boscotta et al.)

4 Arthroskopische Behandlung der OD

Behandlungsvorgehen entsprechend der Stadieneinteilung:

Stadium I
konservativ, ev. arthroskopische Pridie-Bohrungen, retrograd mit Zielgerät (Abb. 2).

Stadium II
wie Stad. I, zusätzlich Fixierung eventuell mit Kirschnerdraht, Ethipins, Minischraube aus dem Handinstrumentarium mit Durchmesser von 1,5 bis 2 mm; inzwischen auch als Lochschrauben erhältlich damit, über einen dünnen Kirschnerdraht eindrehbar (Abb. 4). Dies ist allerdings nur bei großen Dissekaten möglich. In jüngster Zeit sind auch resorbierbare Schrauben auf dem Markt. Die Bohrkanäle sollen möglichst senkrecht zum Knorpel bzw. Knochen erfolgen, wozu oft Hilfsinzisionen erforderlich werden. Selten reicht eine Schraube aus, meist muß zur Sicherung gegen ein Verdrehen des Dissekats eine 2. oder 3. Schraube eingesetzt werden. Das Anspicken insbesonderer kleiner Dissekate mit Polydioxanonstiften hat sich bewährt. 3 bis 5 Stifte sollten stets divergierend eingebohrt werden. Für die Pridiebohrungen empfehlen sich 1,0 bis 1,4 mm dicke Kirschnerdrähte in dichten Abständen. Auch die Mikrofrakturierung nach Steadman (oben) kann eingesetzt werden.

Stadium III
Debridement und Anfräsen des Dissekatgrundes, Pridiebohrungen (anterograd, Abb. 3) und Refixierung des Dissekates mit Kirschnerdraht, Ethipins, Minischraube (Abb.

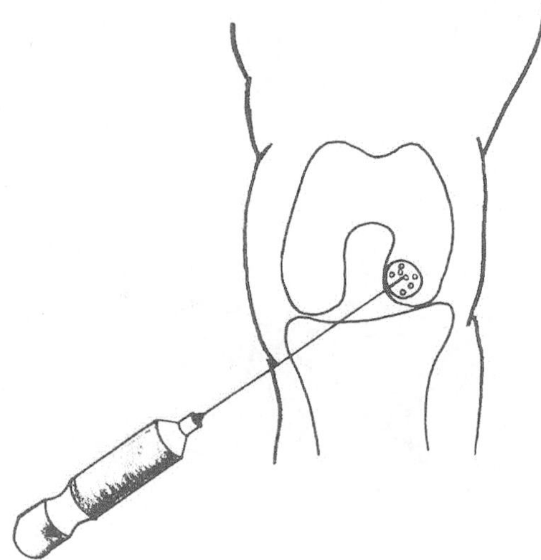

Abb. 3. Anterogrades Anbohren der OD. (Aus Nitzschke et al.)

4). Die alleinige Fibrinklebung ist meist unzureichend, hier besteht die Gefahr der sekundären Dislokation. Bei größeren Herden ist immer eine Spongiosaplastik zu empfehlen (Abb. 5). Nitzschke et al. hatten bei der alleinigen Pridiebohrung 40% und bei der Spongiosaplastik nur 20% Versager.

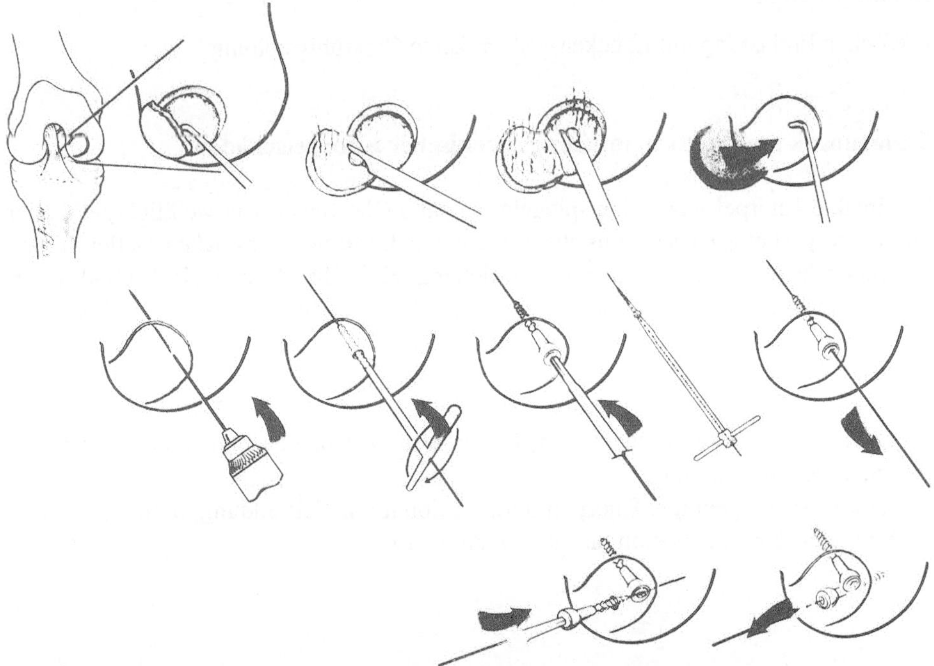

Abb. 4. Technik beim Stadium III (von oben links nach unten rechts). Abheben des Dissekats und Debridieren, dann Anfräsen. Anlegen von Pridiebohrungen. Vorfixierung mit Kirschnerdraht, darüber dann Einschrauben einer Minischraube. Einbringen der 2. Minischraube

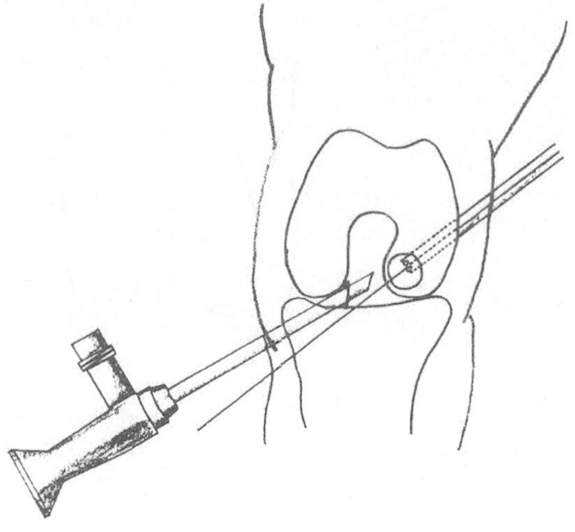

Abb. 5. Arthtroskopische Spongiosaplastik. Anbohren des OD-Herdes zentral mit 1,6 mm Kirschnerdraht. Zur Schonung einer offenen Wachstumsfuge ist Bildwandlerkontrolle sinnvoll. Der Herd wird von außen (extraartikulär) mit einer Kronenfräse unter Sicht des Arthroskopes angebohrt. Der Dissekatknorpel wird mit einem Tasthaken fixiert und sollte nicht verletzt werden. Dann wird der Herd von außen mit Spongiosa aufgefüllt. (Aus Nitzschke et al.)

Stadium IV

Vorgehen wie bei Stadium III. Wenn jedoch das Dissekat erheblich denerativ geschädigt ist, sollte es entfernt werden. Der Herd wird dann lediglich angefräst und mit Pridiebohrungen versehen.

Nachbehandlung

8 Wochen Entlastung mit Krücken, jedoch keine Gipsruhigstellung.

5 Diagnostik und Stadieneinteilung chronischer Knorpelschäden

Der intakte Knorpel weist eine spiegelnde, glatte Oberfläche von weißlich-gelblicher Farbe und prallelastischer Konsistenz. Lassen sich mit dem Tasthaken Dellen in den Knorpel drücken, liegt bereits eine Erweichung, eine Chondromalazie 1. Grades vor. Dabei kann der Knorpel ansonsten ganz unauffällig aussehen. Nach dem arthroskopischen Bild und dem Tastbefund läßt sich der chronische Knorpelschaden nach einer modifizierten Outerbridge-Klassifikation wie folgt einteilen:

1. Grades: Erweichung des Knorpels ohne/mit oberflächlichen Fissuren
2. Grades: Knorpelfragmentation, Fissuren bis zur halben Schichttiefe (krabbenfleischartige Umwandlung)
3. Grades: Ausgeprägte Knorpelfragmentation mit Defektbildung, tiefe Fissuren
4. Grades: Knorpelerosion bis auf den Knochen.

6 Technik und Problematik der Knorpelglättung

Flottierende und instabile Knorpelteile wie Fasern, halbabgelöste Schuppen, unterminierte Ränder müssen prophylaktisch entfernt werden, um ein spontanes Abstoßen mit der Folge von Reizzuständen zu vermeiden.

Man spricht meist von Stabilisierung durch sog. Glättung. Sinnlos ist es hingegen, krabbenfleischartige, oft großflächige Knorpelareale so weit in die Tiefe zu „glätten", bis die Fläche glatt ist. In diesem Fall wäre zu viel noch tauglicher Knorpel mitentfernt worden.

Die groben Knorpelteile und unterminierten Ränder lassen sich am besten mit einem Punch abtragen. Scharfe Löffel eignen sich bei Defekten 4. Grades, um die Ränder zu stabilisieren und zu begradigen. Für kleinere Knorpelteile sind flache Shaver oder Whisker einzusetzen.

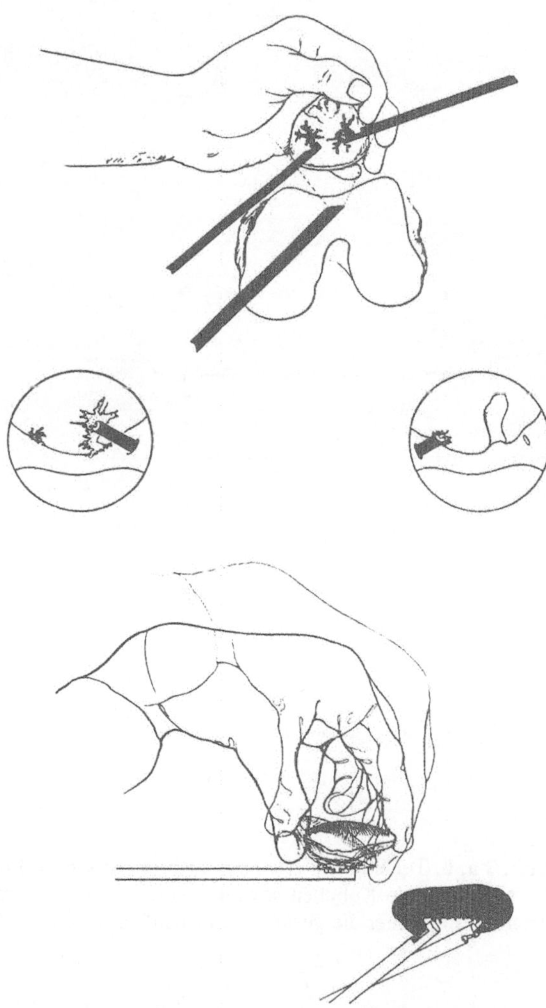

Abb. 6 a, b. Technik der Knorpelglättung an der Patella. Diese wird mit einer Hand des Operateurs in die jeweils für den Angriff des Shavers günstigste tangentiale Position verkippt

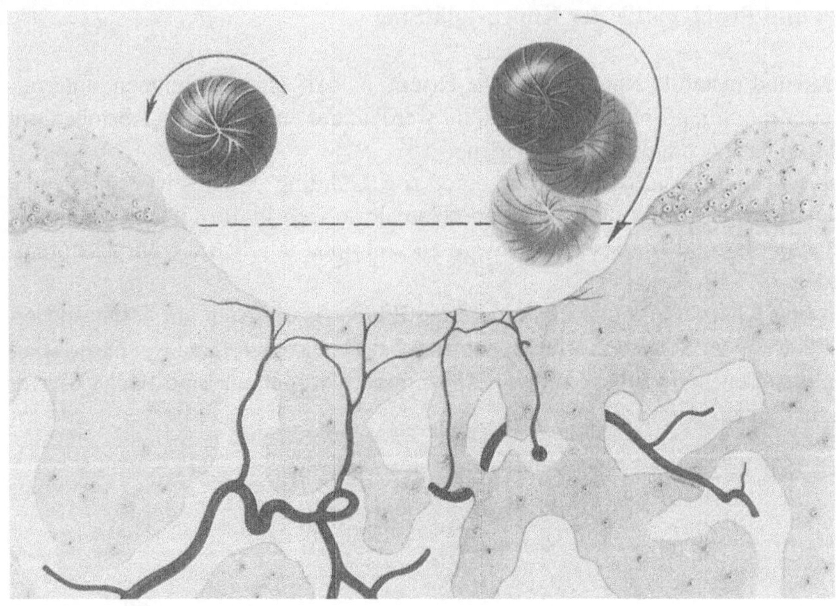

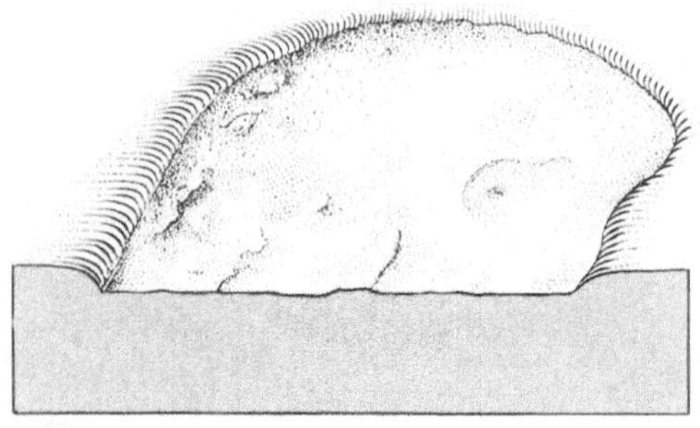

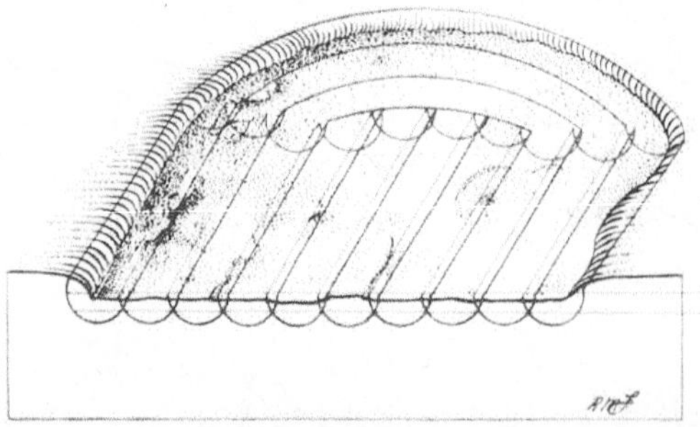

Abb. 7 a, b. Technik der Abrasionsarthroplastik nach Lanny Johnson. Mit der Kugelfräße wird der subchondrale Knochen soweit angefräßt, bis die Gefäße eröffnet sind (**a**). Die Fräße wird streifenförmig über die gesamte Knochenfläche geführt (**b**)

In letzter Zeit wird auch das „Versiegeln“ bzw. „Verschweißen“ des aufgebrochenen Knorpels durch Lasereinwirkung empfohlen. Tatsächlich verbleibt für das Auge unmittelbar nach einer solchen Behandlung eine relativ glatte, wenn auch glasig aussehende Oberfläche. Nichts ist jedoch über die weitere Entwicklung dieser „verschweißten“ Oberfläche bekannt. Nachgewiesen ist, daß zumindest in den obersten Schichten des laserbestrahlten Knorpels die Kollagenfasern schmelzen. Daher muß mit einer Abstoßung dieser Schichten gerechnet werden. Bevor diese Fragen nicht durch entsprechende experimentelle und klinische Studien geklärt sind, sollte der Laser für die Knorpelglättung nicht eingesetzt werden.

7 Abrasionsarthroplastik

Indikation: Knorpelschäden 4. Grades, also bis auf den Knochen reichende Läsionen. Die Technik wurde von Lanny Johnson ausführlich beschrieben, wobei er auch die Bearbeitung großer Flächen empfahl – dies hat sich aber nicht bewährt. Hingegen kommt es bei der Bearbeitung kleiner Areale (bis 15 mm Durchmesser) durchaus zum Auffüllen des abradierten Bezirkes mit Ersatzknorpel.

Bert und Mascka stellten in einer retrospektiven Untersuchung mit 5 Jahre Follow-up fest, daß die Spülbehandlung (Lavage) mit Debridement einer gleichen Behandlung mit zusätzlicher Abrasionarthroplastik überlegen ist, weswegen diese Autoren den Wert der Abrasionarthroplastik in Zweifel ziehen.

8 Osteophytenabtragung

Mechanisch eindeutig störende, dornförmige Osteophyten können mit Erfolg arthroskopisch mit Minimeisel oder Kugelfräse abgetragen werden. Man sollte sich nur nicht verleiten lassen, alle sichtbaren Osteophyten zu entfernen. Erhebliche Nachblutungen und eine stark verzögerte Rehablilitation wären die Folge eines solchen radikalen Eingriffs.

Literatur

1. Bauer M, Jackson RW Chondral lesions of femoral condyles: a system of arthroscopic classification
2. Bert JM, Maschka K (1989) The arthroscopic treatment of unicompartmental gonarthrosis: a fiveyear follow-up study of abrasion arthroplasty plus arthroscopic debridement and arthroscopic debridement alone. Arthroscopy: 5:25–32
3. Boszotta H, Wendrinsky R, Sauer G (1989) Die arthroskopische Versorgung der Osteochondritis dissecans des Kniegelenkes. Arthroskopie 2:23–27
4. Dzioba RB (1988) The classification and treatment of acute articular cartilage lesions. Arthroscopy 4:72–80
5. Johnson LL (1986) Arthroscopic surgery. Principles and practice. The C.V. Mosby Company, St. Louis, pp 704–712

6. Löhnert J, Raunest J (1990) Arthroskopische Operationslehre des Kniegelenkes. Biermann, Zürich, pp 189–193
7. Nitzscke E, Moraldo M, Rosenthal A (1990) Die Osteochondritis dissecans des Kniegelenkes mit geschlossener Knorpeldecke: Spongiosaplastik oder Anbohrung? Arthroskopie 3:116–121

Die arthroskopische Diagnostik und Therapie der Synovialitis des Kniegelenkes

H. Seiler

Klinik für Unfall-, Hand- und Plastische Chirurgie, ZKH Reinkenheide, Postbrookstraße, D-27574 Bremerhaven, Bundesrepublik Deutschland

Die Diagnose der entzündlichen Erkrankungen der Gelenkinnenhaut ergibt sich aus geändertem Farbeindruck, Zottenform, Frequenz, Verteilung des Gefäßmusters und Zottenödem. Die Beurteilung erfolgt unter gleichmäßiger Gelenkdilatation bzw. Synovialkompression, am besten im flüssigen Medium. Auch unter Einbeziehung der in Zweifelsfällen immer sinnvollen Synovial-PE aus repräsentativen Stellen verbleiben nicht selten Unsicherheiten insbesondere bezüglich der Krankheitszuordnung. Immer sind auch die Qualität eines vorhandenen Ergusses, Laborparameter, Klinik- und Röntgenbefund zu berücksichtigen. Auch später eindeutig identifizierbare Veränderungen, wie die der rheumatoiden Arthritis, die tuberkulöse Synovialitis sowie die häufig verkannte Lyme-Arthritis erscheinen häufig als „unspezifisch". Das Bild der unspezifischen Synovialitis findet sich im durchschnittlichen Krankengut wohl am häufigsten und hier vor allem lokalisiert bei mechanischen Störungen, z.B. okkulten Meniskusläsionen oder diffus auch mit Knorpeldebriseinschlüssen, z.B. bei der Gonarthrose. Histologisch charakteristisch ist die geringe Deckzellvermehrung ohne wesentliche Anhäufungen von Entzündungszellen. Unter den stoffwechselbedingten Synovialitis sind speziell Gicht und Pseudogicht (Pyrophosphatsynovitis, Chondrokalzinose) zu differenzieren. Die gesicherte Gicht bedeutet per se keine Indikation zur Arthroskopie, die Behandlung erfolgt internistisch, typisch ist das „Sternenhimmelphänomen" durch polarisationsoptisch speziell geschichtete Uratkristallbildung. Die Pseudogicht wurde bei vielen internistischen Grunderkrankungen, u.a. der Nebenschilddrüsen beschrieben. Am häufigsten sind die auch radiologisch sichtbaren kalkig-käsigen Einlagerungen jedoch bei der degenerativen Gelenkserkrankung. Hier ist die arthroskopische Lavage und limitierte Entfernung veränderten Gewebes wahrscheinlich schmerzlindernd. Die Frühsynovektomie vor Auftreten der typischen Usuren (in arthroskopischer Technik) hat ihre beste Indikation bei der rheumatoiden Arthritis und wird wegen der geringen Operationsbelastung zunehmend häufiger durchgeführt. Das arthroskopische Bild ist stadienabhängig verschieden, jedoch relativ cha-

Hefte zu der Unfallchirurg, Heft 232
K. E. Rehm (Hrsg.)

rakteristisch und auch histologisch definiert (exzessive synoviale Deckzellenvermehrung, fibrinoide Auflagerungen).

Technisch ist auch arthroskopisch keine totale Synovektomie möglich. Sonst nur durch exzessive Freilegung und dann noch unvollständig zu erreichende Gelenkpartien können weitgehend gereinigt werden. Verwendet werden die üblichen ventralen parapatellaren und der zusätzliche postero-mediale Zugang. Der postero-laterale ist an die strikte Einhaltung bestimmter Landmarken gebunden. Verwendet werden heute meist motorisierte Instrumente (Synovial-Resektor, Rosenberg-Resektor). Lasertechniken befinden sich noch in Erprobung. Die Nachbehandlung ist gegenüber der offenen Synovektomie wesentlich einfacher und weniger komplikationsträchtig.

An tumorähnlichen bzw. tumorösen Veränderungen der Kniegelenksinnenhaut kommt vor allem die lokalisierte Form der Synovitis villonodularis pigmentosa mit einer immer vorhandenen bräunlichen Zottenverfärbung in Frage. Während die seltene diffuse Form zu schwersten subchondralen Destruktion führen kann, ist hier die lokalisierte Synovektomie häufig ausreichend. Hämangiome und das hochmaligne Synovialsarkom sind selten. Die Prognose des letzteren ist bei jedweder Behandlung schlecht, eine arthroskopische Behandlung sollte nicht vorkommen.

Die Gelenk- (osteo-) chondromatose ist durch die lokalisierte oder auch weitgehend diffuse Synovialisumwandlung mit Bildung von bis zu Hunderten von freien Gelenkkörpern charakterisiert. Die Arthroskopie hat ihren Platz hier in der nicht selten sehr mühsamen Entfernung freier Gelenkkörper und in der arthroskopischen Synovektomie.

Zusammenfassend erfordert die arthroskopische Differenzierung der Synovialitis erhebliche Erfahrung und die obligatorische Einbeziehung der Synovialbiopsie aus repräsentativer Stelle. Wie die diagnostische Arthroskopie wird auch die arthroskopische Synovektomie wegen ihrer Vorteile zunehmend populär. Korrekt durchgeführt ist sie technisch nicht einfach. Standardinstrumentarium und -portale sind ausreichend.

Gewarnt werden muß vor Fehldeutungen von Veränderungen der Synovialis, weniger bei der Synovitis villonodularis pigmentosa als beim hochmalignen Synovialsarkom.

Literatur

1. Kurosaka M, Ohno O, Hirohata K (1991) Arthroscopic evaluation of synovitis in the knee joints. Arthrosccpy 7:162
2. Arthroskopie (1989) Heft 3 (Sonderheft)
3. Ogilvie-Harris DJ, Basinski A (1991) Arthroscopic synovectomy of the knee for rheumatoid arthritis. Arthroscopy 7:91
4. Klein W, Huth F (1980) Arthroskopie und Histologie von Kniegelenkserkrankungen. Schattauer, Stuttgart, S 16

Die Technik der arthroskopischen Entfernung freier Gelenkkörper des Kniegelenkes

H. H. Pässler

Sportklinik Stuttgart, Taubenheimstr. 8, D-70372 Stuttgart, Bundesrepublik Deutschland

1 Erforderliche Instrumente

Klemmen

Sie müssen am Ende mit Zähnen versehen sein, die den Gelenkkörper so sicher festhalten, daß er sich beim Herausziehen nicht löst und wieder wegschwimmt oder gar in den Weichteilen hängenbleibt. Klemmen mit „anatomischem" Maul oder Faßzangen mit glatten Maulkanten sind ungeeignet, da der häufig abgerundete und glatte Gelenkkörper hieraus abrutscht oder bei der Extraktion in der Kapsel, bzw. dem Subkutangewebe hängenbleibt (Abb. 1). Die meisten von der Industrie für die Arthroskopie entwickelten Faßzangen versagen bei der Jagd nach Gelenkkörpern, da ihre Branchen sich nicht ausreichend weit öffnen lassen und damit den Gelenkkörper vor sich herschieben [3]. Die Branchen der Faßzange müssen sich so weit öffnen lassen, daß sie den Gelenkkörper vollständig umfassen, ohne ihn hierbei zu berühren. Diesen Anforderungen genügen am besten Kocherklemmen. Dabei eignen sich für den hinteren Rezessus schlanke und lange Kocherklemmen mit vorne leicht geschwungener Branche, während im vorderen und suprapatellaren Gelenkabschnitt kurze gebogene oder gerade Klemmen ausreichen.

Besonders bewährt hat sich bei uns die neurochirurgische Faßzange (Rangeur nach Love-Gruenwald) von Aesculap mit 60° abgewinkeltem Maul.

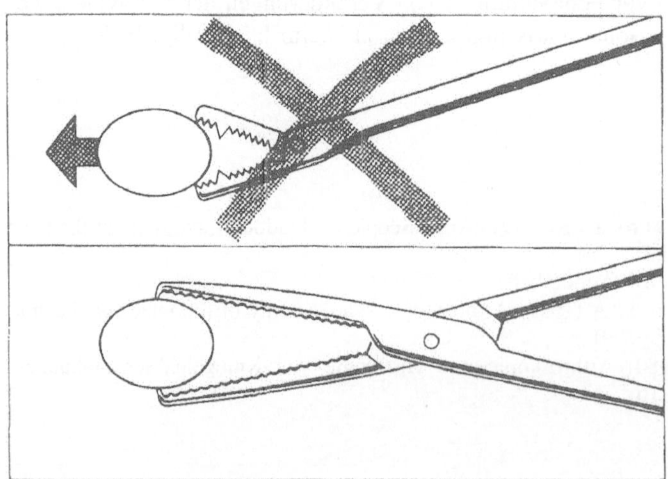

Abb. 1. Eine arthroskopische Faßzange umgreift den Gelenkkörper nicht vollständig und schiebt ihn vor sich her (oben), nicht hingegen eine weit zu öffnende gezahnte Zange. (Aus Glinz [3])

Hefte zu der Unfallchirurg, Heft 232
K. E. Rehm (Hrsg.)

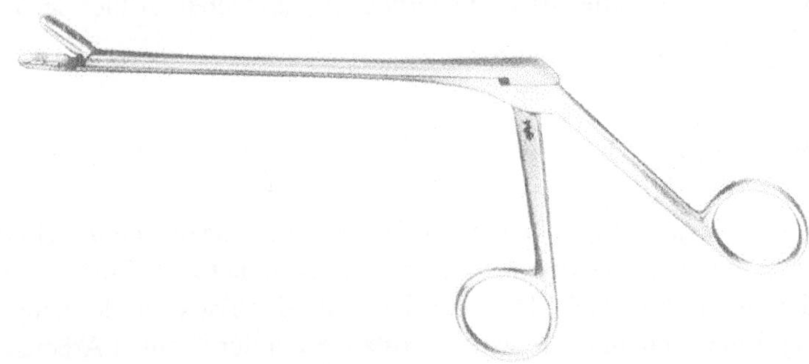

Abb. 2. Neurochirurgische Faßzange (Rangeur) von Aesculap

Den zu fassenden Gelenkkörper sollte man vorher immer in seine Längsachse drehen und längs fassen, damit er sich nicht in der Kapsel verhakt.

Für die Entfernung abgebrochener Instrumententeile oder anderer metallener Gelenkkörper empfiehlt Lanny Johnson [4] den „Golden Retriever", ein 4,2 mm durchmessendes Metallrohr mit einem sehr kräftigen Minimagneten an einem Ende. Beim Einsatz wird gleichzeitig über das Rohr gesaugt und der Magnet aktiviert. Voraussetzung ist, daß das zu entfernende Metallstück magnetische Eigenschaften besitzt.

Shaversystem

Kleinere Gelenkkörper lassen sich einfach mit dem Synoviaresektor ansaugen und entfernen. Das Zertrümmern größerer, nicht glatter Gelenkkörper mit dem aggressi-

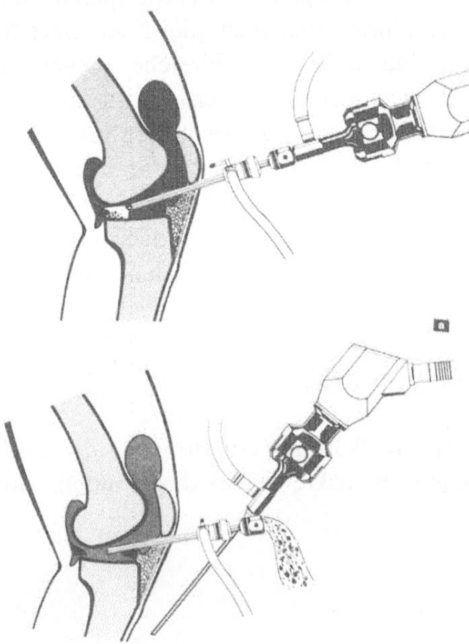

Abb. 3. Entfernung freier Gelenkkörper über den Arthroskopieschaft. (Aus [6])

ven Meniskuscutter ist zu zeitaufwendig, einfacher ist hier der Einsatz einer Kocherklemme.

Nadelfixation

Im wässrigen Milieu neigen die Gelenkkörper dazu, schon bei der geringsten Berührung mit einem Instrument davon zu schwimmen. Oft folgt ein zeitraubendes Suchen des entwischten Gelenkkörpers. Hier hilft der Trick mit der temporären Nadelfixation [2]. Eine Einmalkanüle wird perkutan (nicht durch einen Arbeitszugang) an günstiger Stelle eingestochen mit Zielrichtung auf den Gelenkkörper, der dann von der Nadel gepackt und am besten gegen die Kapsel gedrückt und fixiert wird. In aller Ruhe kann man dann mit einer Kocherklemme den Gelenkkörper fassen und extrahieren.

3 Spülflüssigkeitsstop

Durch den Flüssigkeitszustrom werden kleinere, aber auch größere Gelenkkörper weggewirbelt. Man sollte daher die Flüssigkeitszufuhr in dem Moment anhalten, wenn man den Gelenkkörper gut im Sichtfeld hat. Er läßt sich jetzt in aller Ruhe fassen und entfernen.

4 Pumpvorgang

Gelenkkörper im hinteren Rezessus lassen sich am besten durch Zusammen- bzw. Vorwärtsdrücken der dorsalen Gelenkabschnitte von der Kniekehle aus in Form von Pumpbewegungen nach vorne spülen. In diesem Moment sollte ein Assistent die Kamera führen. Besonders am Ende einer Meniskusentfernung nach Zerstückelung mit dem Punch liegen zahlreiche „Gelenkkörper" im hinteren Rezessus. Dann sollte mehrfach „gepumpt" werden, um keine Meniskusteile liegen zu lassen.

Ist der Gelenkkörper in den hinteren Rezessus verschwunden und läßt sich auch durch Pumpen nicht nach vorne treiben, muß ein dorsaler (medial bzw. lateral) Zugang angelegt werden (s. Abb. 1 Abschnitt Kniegelenkinfekt). Hat man keine 70°-Optik zur Verfügung, ist in diesen Fällen sogar ein weiterer hoher dorsaler Arbeitszugang notwendig, um den Gelenkkörper unter Sicht fassen und extrahieren zu können.

5 Melkvorgang

Durch melkartiges Ausstreichen der seitlichen und oberen Recessus lassen sich in Falten versteckte Gelenkkörper mobilisieren.

6 Zugangserweiterung

Größere Gelenkkörper müssen durch vorsichtiges Drehen der den Gelenkkörper haltenden Kocherklemme aus dem Gelenk extrahiert werden. Häufig ist eine Erweiterung des Arbeitszuganges unumgänglich. Bei sehr großen Gelenkkörpern artet diese Schnitterweiterung zwangsläufig in eine regelrechte Arthrotomie aus. Die Gelenkkörper können so groß sein, daß Kocherklemmen sie nicht mehr fassen können, so daß die Ausräumung digital erfolgen muß.

Literatur

1. Dandy DJ (1991) Basic technique: The standard approach. In: McGinty JB (ed) Operative Arthroscopy. (Hrsg) McGinty JB. Raven Press, New York S 194–195
2. Gillquist J (1991) Basic technique: The central approach. In: McGinty JB (ed) Operative Arthroscopy. (Hrsg) McGinty JB. Raven Press, New York S 200
3. Glinz W (1988) Die Jagd nach dem freien Gelenkkörper. Arthroskopie 1:153–154
4. Johnson LL (1986) Arthroscopic surgery. Principles and practice. The C.V. Mosby Company, St. Louis pp 704–712
5. Löhnert J, Raunest J (1990) Arthroskopische Operationslehre des Kniegelenkes. Biermann, Zürich S 179–188
6. Strobel M, Eichhorn J, Schießler W (1989) Arthroskopische Untersuchung des Kniegelenkes. Deutscher Ärzte-Verlag, Köln

Arthroskopische Diagnostik und Therapie des Plica mediopatellaris-Syndrom

H. Seiler

Klinik für Unfall-, Hand- und Plastische Chirurgie, ZKH Reinkenheide, Postbrookstraße, D-27574 Bremerhaven, Bundesrepublik Deutschland

Die fetale Entwicklung des Kniegelenkes mit Auftreten eines gemeinsamen Hohlraumes etwa in der 11. Woche erklärt das Vorhandensein von typischen physiologischen Falten. Unter anderem ihre Variationen als Septen, ihre Hypertrophie und Narbenbildung besitzt möglicherweise Krankheitswert und ist von posttraumatischen oder entzündlichen Strangbildungen in anderer Lokalisation abzugrenzen.

Zahlenmäßig am häufigsten ist die Plica suprapatellaris, bei etwa jedem 2. Kniegelenk ist eine mehr oder weniger ausgeprägte Plica mediopatellaris (medial shelf) vorhanden. Die Falte im lateralen Kniegelenksrezessus entspricht meist einer verstärkten Umschlagsfalte. In Einzelfällen wird hier über einen Krankheitswert diskutiert, wobei die klinische Symptomatik weitgehend der des medialen Plica-Syndrom mit lateraler Lokalisation jedoch ohne Einklemmungserscheinungen entspricht. Die 4.

Hefte zu der Unfallchirurg, Heft 232
K. E. Rehm (Hrsg.)

Plica (infrapatellaris, Lig. mucosum) ist selten septiert und kann den Einblick in die Eminentiaregion behindern. Ihre eigentliche Bedeutung liegt für den Anfänger in der Möglichkeit der Verwechslung mit dem vorderen Kreuzband.

Die mediale Plica verläuft vom Corpus adiposum Hoffae in engem Kontakt zur medialen Kondylenwange und zum Femuropatellargelenk nicht selten in die suprapatellare Plica aus. Der klinische Druckpunkt liegt ventral und etwas kaudal des Epicondylus medialis femoris. Als pathologisch – bei entsprechender klinischer Symptomatik – sind die arthroskopischen Befund der Hypertrophie, Vernarbung, Fransenbildung, Fenestration oder Längsrißbildung anzusehen. In der Regel bestehen dann Zeichen des femoralen Impingement mit lokalisierter Synovialitis an der Kondylenwange, auf den Knorpel übergreifenden Pannus oder sonstige erosive Veränderungen. Anamnestisch werden eine stumpfe Gewalteinwirkung auf die antero-mediale Kniegelenksregion, nicht selten bei Sportlern auch extensive, das Femuropatellargelenk belastende isotonische Quadrizepsübungen angegeben. Nicht streng parapatellar geführte mediale Arthrotomien führen zu direkter Verletzung und Vernarbung, jede bakterielle oder abakterielle „Entzündung" des Kniegelenkes kann zur Plica-Beteiligung führen.

Neben dem typischen Palpationsbefund im Seitenvergleich sind Flexionsschmerz, Schnappen, Giving-Way charakteristisch. Die Differentialdiagnose umfaßt infolgedessen den gesamten Komplex des „Anterior knee pain syndrome".

Die Behandlung ist zunächst konsequent konservativ über etwa 3 Monate, wobei neben antiphlogistischen Maßnahmen, Quadrizepsübungen in 10° Flexion und Muskeldehnungsübungen ein Sportverbot sinnvoll ist. Lokale Injektionen sind kritisch zu beurteilen. Die Diagnostik dieser überwiegend funktionell bedingten Störung ist vor allem arthroskopisch möglich. Auch die operative Behandlung erfolgt sinnvoll nur arthroskopisch. Die Resektion der Plica erfolgt mit üblichen mechanischen oder Elektroinstrumenten vorzugsweise aus kraniolateralem Portal. Reseziert wird nach entsprechender Funktionsdiagnostik nur der für das kondyläre Impingement verantwortliche Plicaanteil. Weitergehende Resektionen sind ohne Wert und begünstigen die erneute Vernarbung.

Zusammenfassend ist nur die morphologisch veränderte Plica mediopatellaris mit kondylärem Impingement und entsprechender klinischer Symptomatik als behandlungsbedürftig anzusehen. Es handelt sich jedoch um eine wichtige Differentialdiagnose im Symptomkomplex des vorderen Knieschmerzes. Meist ist konservative Behandlung ausreichend. Falls erforderlich ist die arthroskopische Inzision und Teilresektion die sinnvollste operative Methode.

Literatur

1. Klein W (1983) The medial shelf of the knee: a follow-up study. Arch. orthop. Trauma Surg 102:67
2. Klein W, Schulitz KP, Huth F (1979) Die „Plica-Krankheit" des Kniegelenkes. Arthroskopische und histologische Befunde mit Ableitung von Therapievorschlägen. Dtsch med Wochenschr 104:1261
3. Johnson LL (1986) Arthroscopic Surgery. Mosby, S 1240

Arthroskopie – Teil 4

Die Indikation zur Arthroskopie des Kniegelenkes

P. Hertel

Unfallchirurgie, Martin-Luther-Krankenhaus, Caspar-Theyß-Str. 27–29, D-14193 Berlin, Bundesrepublik Deutschland

Die Arthroskopie ist eine Ergänzung zu genauer anamnestischer, klinischer und röntgenologischer Untersuchung. Sie ist anderen bildgebenden Verfahren weit überlegen und ermöglicht zusammen mit der Narkose-Untersuchung auch eine sofortige Therapie geeigneter Verletzungen.

Arbeitsunfall

So früh wie möglich nach Arbeitsunfall (auch Bagatelltrauma) arthroskopische Klärung und Altersdefinition von Verletzungen.

Frisch: Einblutungen in Kapsel-Bandstrukturen und Knorpelflächen, frische, gewellte, weißliche, teils rötliche Bandenden (vorderes Kreuzband, Innenband), scharfe Knorpelkanten, teilweise zur subchondralen Knochenschicht, aufgeplatzte Knorpelstrukturen, zart aufgefaserte Meniskussubstanz, meist Längsrisse in gesunder Umgebung.

Alt: Abgerundete Bandenden, Hämosiderin-Einlagerungen, Verkalkungen, multiple Längsrisse im Meniskus, Freilegung der Kollagenfasern, aufgefaserte großflächige Knorpeldefekte, weiche Knorpellappen, feinknorpelig belegte Knorpelsubstanzdefekte, Knorpelrasen.

Je früher die Entscheidung Unfall/alte Verletzung erfolgt, desto einfacher die gutachterliche Einschätzung.

Blutiger Gelenkerguß

Der blutige Gelenkerguß ohne erkennbare Fraktur ist weiterhin eine Indikation zur Arthroskopie. Dennoch können bei genauer Untersuchungstechnik folgende Verletzungsmuster vor der Arthroskopie mit hoher Sicherheit erkannt werden:

Hefte zu der Unfallchirurg, Heft 232
K. E. Rehm (Hrsg.)

Patellaluxation, Innenbandläsion, vordere Kreuzbandruptur, hintere Kreuzbandruptur.

Die Indikation bei diesen Verletzungsmustern ergibt sich aus der Notwendigkeit zum Entfernen des Hämarthros, Diagnostik weiterer Kniebinnenläsionen, Entfernung von osteochondralen Fragmenten, Meniskusoperationen vor offenen Bandoperationen, Entscheidung über offene bzw. arthroskopische Operationen.

Meniskusläsion

Zur Behandlung von Meniskusverletzungen und Meniskusschäden ist die Arthroskopie die Methode der Wahl. Die Arthroskopie sollte immer als therapeutischer Eingriff geplant werden. Folgende arthroskopische Eingriffe lassen sich nicht in Lokalanästhesie durchführen:

Meniskusnähte, Teilresektionen bei engen Hinterhornläsionen sowie alle Eingriffe, bei denen eine Blutsperre über mehr als 10 Minuten gebraucht wird.

Knorpelschäden:

Arthroskopische Therapie von Knorpelschäden ist möglich bei: Freien Gelenkkörpern: Entfernung.

Kleinen Knorpeldefekten: Abrasionsarthroplastik.

Knorpelschollen: Abtragung der Knorpelschollen, möglichst senkrecht zur Knorpeloberfläche.

Knorpelzotten: Glättung.

Umschriebene Osteophyten: Abmeißelung, Abrasion.

Osteochondrosis dissecans: Klassifizierung, Anbohrung, Unterfütterung, Dissekatentfernung.

Eine Abrasionsarthroplastik ist nicht sinnvoll bei großflächigen Degenerationen (Arthrose, ausgedehnten Osteophyten, ausgedehnter Knochenfreilegung).

Synovialerkrankungen

Tumoren (z.B. nach Kreuzbandchirurgie). Villonoduläre Synovitis. Chronische Gelenkergüsse. Synoviale Narben.

Frakturen

Eminentia-Ausrisse – Refixation. Fragmente nach Patellaluxation – Entscheidung ob Entfernung oder Refixation. Tibiakopffrakturen – Beurteilung von Gelenkstufen.

Infekte

Zur Spülung und zum Debridement schon in Verdachtsfällen. Besonders geeignet Empyeme nach Spritzenbehandlung. Weniger geeignet: postoperative Infekte wegen fehlender Beurteilung des Operationszuganges.

Kontraindikation

Starke Vernarbung – Ankylose. Schwere Osteoporose. Lokale und allgemeine Infekte.

Arthroskopie bei Kindern unterhalb des 14. Lebensjahres

Häufigste Indikation: Hämarthros, unklare Gelenkbeschwerden, Kreuzbandverletzung, Eminentia-Ausriß, Patellaluxation, Synovia-PE.

Es wird ein normal großes 4 mm-Arthroskop verwendet.

Literatur

Chassaing V, Parier J (1988) Arthroskopie des Kniegelenkes, Deutscher Ärzteverlag, Köln

Die arthroskopische Therapie des akuten Kniegelenkinfektes

H. H. Pässler

Sportklinik Stuttgart, Taubenheimstr. 8, D-70372 Stuttgart, Bundesrepublik Deutschland

1 Indikationsstellung

1.1 Ätiologische Faktoren eines Gelenkinfektes

a) vorausgegangene i.a. Injektion (Ursache für 40% der Knieinfekte [3])
b) postoperativ nach Gelenkeingriff (Rückkehr von Schmerzen)
c) posttraumatisch (Hämatome, Weichteilverletzungen)
d) bei Hinweisen für hämatogene Streuung
e) auf das Gelenk übergreifende Osteomyelitis

Hefte zu der Unfallchirurg, Heft 232
K. E. Rehm (Hrsg.)

1.2 Typische Zeichen des Gelenkinfektes

- Schmerzen • Überwärmung • Erguß
- Schwellung • Rötung • Funktionsverlust
- Fieber • Lymphangitis

Punktat: trübe und/oder flockig

Cave: bei paraartikulärem Infekt nicht durch den Infektbereich hindurch punktieren Gefahr der intraartikulären Keimverschleppung!

Beim leisesten Verdacht auf eine Gelenkinfektion sollte umgehend eine Arthroskopie erfolgen. Dabei sollte man nicht auf den Nachweis von Erregern mittels Punktion warten (E. Eriksson).

Weitere Infekthinweise: Labor

- hohe BKS • Leukozytose • pos. C-reaktives Protein
- Erhöhung der alpha- und beta-Globuline in der Elektrophorese
  Röntgen:
- rasche Knochenresorption • Auflockerung der Kortikalisstruktur
- Gelenkspaltverschmälerung. Die radiologischen Veränderungen fehlen allerdings im akuten Stadium.
  Stadieneinteilung nach Gächter [1]:
  Stadium 1: trüb-seröser Erguß, Synovitis, Petechien
  Stadium 2: eitriger Erguß, Synovialis verdickt, fibröse Exsudation
  Stadium 3: Abkammerungen, erhebliche Synovialisverdickungen („Badeschwamm")
  Stadium 4: deutliche radiologische Veränderungen mit Osteolysen, Knorpel von Synovialiswucherungen unterminiert.

2 Wann Alternative zur Arthroskopie?

Ob ein arthroskopisches oder arthrotomisches Vorgehen angezeigt ist, hängt in erster Linie von der Genese der Infektion ab. Ist der Infekt Folge eines arthrotomischen Eingriffs, kann mit einer arthroskopischen Therapie nur der intraartikuläre Raum behandelt werden, die infiltrierten Weichteile und Wundbereiche sind nicht zugänglich. Ivey [2] empfiehlt daher bei Infektionen nach Arthrotomien die Wunderöffnung und das offene Gelenkdebridement.

Hingegen ist nach Gächter [1] die Erfolgsquote nach arthroskopischer Infektbehandlung sehr hoch, so daß nur selten auf eine Arthrotomie zurückgegriffen werden muß (meist im Stadium 4). Von 1978 bis 1986 hat er 61 Gelenkinfekte mit arthroskopischen Spülungen behandelt. Erfolgsquote: 88,5%. Von 6 infizierten Knieprothesen konnten 3 allein mit arthroskopischen Spülungen saniert werden. Eine Arthrotomie zur Sanierung eines Gelenkinfektes kann noch notwendig werden bei:

a) infizierter Knieprothese (Prothesenwechsel)
b) Infekt nach Osteosynthese einer intraartikulären Gelenkfraktur
c) Gelenkinfekt bei Osteomyelitis.

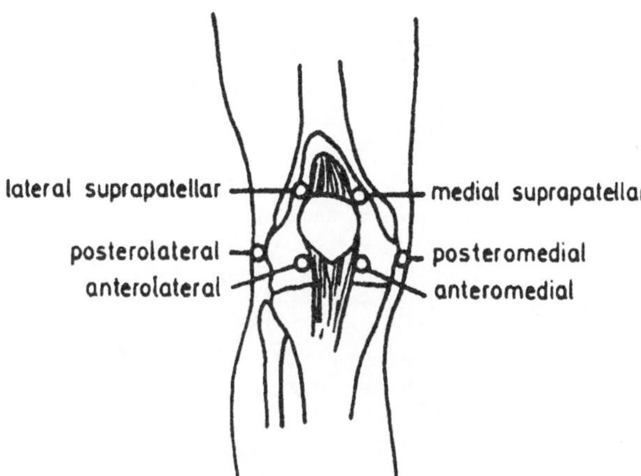

Abb. 1. Zugänge am Kniegelenk

3 Zugänge

Die Standard-Zugänge (anteromedial und anterolateral) sind in aller Regel ausreichend. Ein zusätzlicher suprapatellarer (medial oder lateral) Spülzugang ist dringend zu empfehlen.

Bei vorausgegangener arthroskopischer Operation sollten in jedem Fall die alten Zugänge benutzt werden. Mögliche Weichteilinfektionen um die Portale herum werden hierdurch vermindert und nicht etwa erhöht (Abb. 1).

Hinterer Rezessus

In Stadium 3 und 4 nach Gächter [1] ist meistens eine totale Synovektomie erforderlich. Hierzu muß der laterale und mediale Rezessus durch einen postero-lateralen und postero-medialen Zugang dargestellt werden. Bei der darauffolgenden Synovektomie werden diese hinteren Gelenkabschnitte von vorne durch die Fossa intercondylica mit dem Arthroskop dargestellt (eine 70°-Optik ist dabei sehr hilfreich). Die Synovektomie erfolgt über die dorsalen Zugänge.

3.1 Spültechniken

Jedes einzelne Gelenkkompartement wird gezielt unter Sicht gespült. Eingangs erfolgt die Spülung unter Ausnutzung des gesamten Trokarquerschnitts, indem die Optik beim Spülvorgang zurückgezogen wird. Alle fibrösen Verklebungen werden unter Einsatz des motorisierten Shavers oder Synoviaresektors gelöst, die Fibringerinnsel werden abgesaugt. Die arthroskopischen Spülungen müssen je nach klinischem Verlauf alle 2 bis 3 Tage wiederholt werden. Dies ist durchaus auch in Lokalanästhesie möglich.

Eine Alternative zur herkömmlichen Spülung stellt die Jet-Lavage nach Witt [7] dar (Abb. 2). Allerdings ist dabei eine Rollenpumpe erforderlich. Mit Hilfe des Ortholav 202 (Fa. Stryker) gelangt die Flüssigkeit pulsierend (bis 1100 Pulsationen/min)

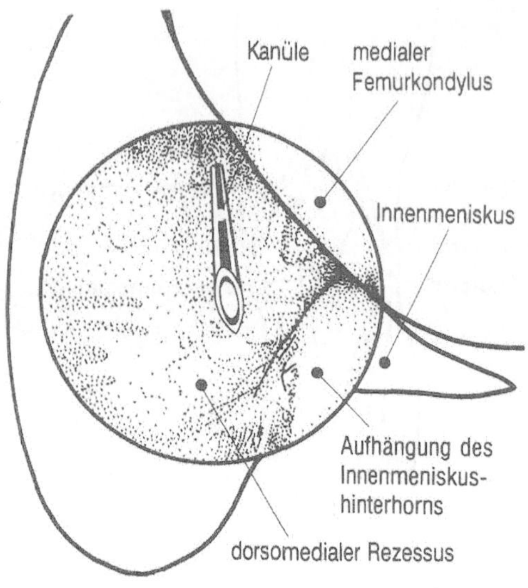

Abb. 2. Anlage des dorso-medialen Zugangs mit der Kanülentechnik. Punktion des dorso-medialen Rezessus. (Aus Strobel, [6])

über ein Schlauchsystem mit hohem Druck in das Gelenk (direkt via Optik oder über separaten Zugang). Die Flüssigkeit wird nach dem Überlaufprinzip abgeleitet.

Aber auch bei dieser Form der Spüldrainage erübrigt sich nicht der zusätzliche Einsatz des Shaversystems, um ausgeprägte Fibrinbeläge und Synovialisnekrosen zu beseitigen. Im klinischen Einsatz hat sich die Jet-Lavage bisher gut bewährt (Habermeyer).

4 Spüllösung

Ringer-Laktatlösung oder Sorbit-Mannitlösung wie Purisole SM sind gleichermaßen geeignet, wobei Purisole SM den Vorteil hat, daß nach einer eventuell notwendigen Synovektomie eine Elektrokoagulation möglich ist. Löhnert [4] konnte nachweisen, daß Purisole SM keine morphologisch nachweisbaren Schädigungen der Kniebinnenstrukturen verursacht. Auf einen Antibiotikazusatz sollte man verzichten. Entscheidend für die Infektsanierung ist der mechanische Spüleffekt. Auf keinen Fall sollten Antiseptika (z.B. Taurolin) der Spülflüssigkeit zugesetzt werden.

5 Antibiotika

Peri- und postoperativ ist die Gabe von Antibiotika angezeigt (z.B. Cefuroxim oder Cefotaxim plus Gentamycin bis zum Keimnachweis, dann weiter entsprechend dem Antibiogramm), wobei sich während der ersten 2 bis 3 Tage die parenterale Applikation empfiehlt. Bei schweren Infektionen sollte diese Therapie später oral über 2 bis 3 Monate bis zur Normalisierung der BKS fortgesetzt werden. Am häufigsten ist nach Gächter [1] Staphylococcus aureus der den Infekt verursachende Keim (Tabelle 1).

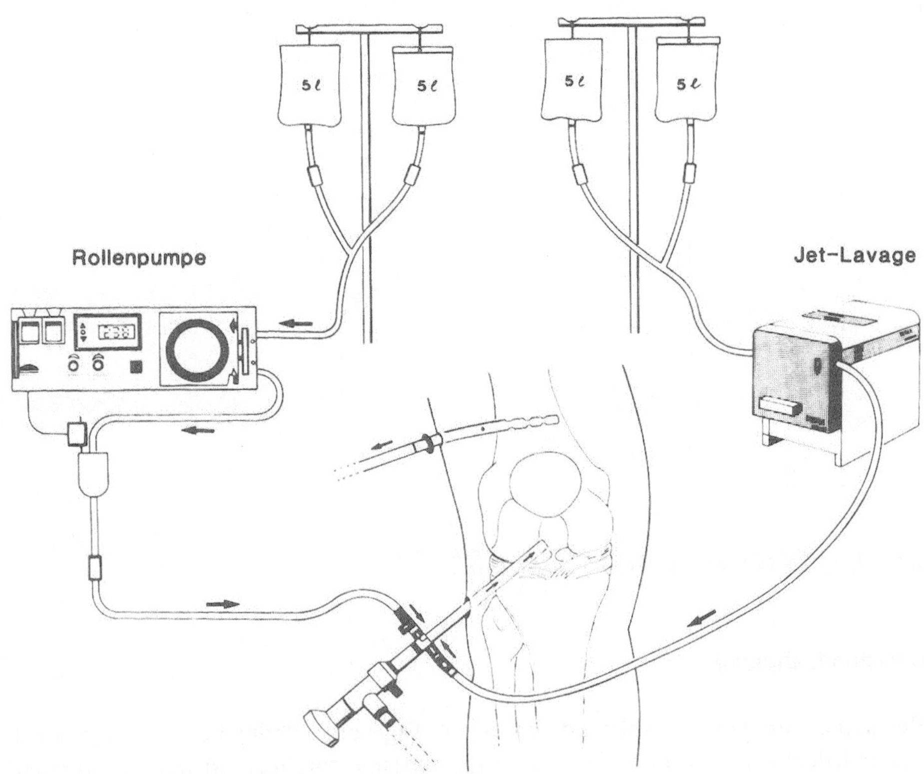

Abb. 3. „Schaltplan" der Jet-Lavage am Beispiel des Kniegelenkes. (Nach Witt [7])

Tabelle 1. Keimverteilung bei 61 Gelenkinfekten [1]

Staph. aureus	2
Staph. albus	6
Staph epidermidis	3
Streptokokken	3
Proteus	2
Pseudomonas	2
Citrobacter	1
Salmonella Dublin	1
E. coli	1

Bei wiederholter arthroskopischer Spülbehandlung muß stets ein neuer Gelenkabstrich vorgenommen werden.

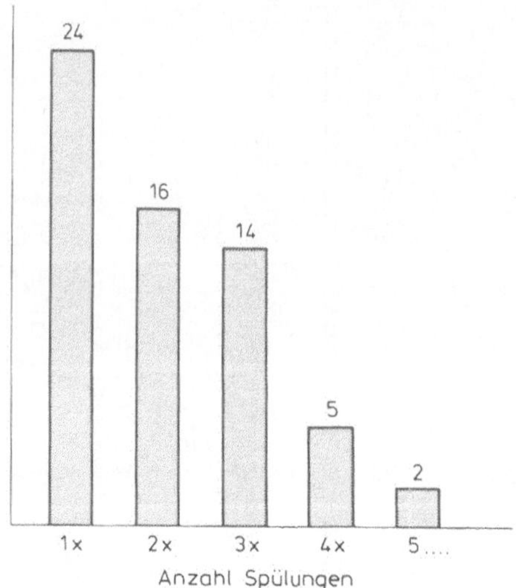

Abb. 4. Spülwiederholung. (Nach Gächter [1])

6 Redondrainagen

Bei akuten Infekten ist während der ersten Tage eine Redondrainage entbehrlich. Mußte jedoch eine partielle oder totale Synovektomie durchgeführt werden, empfiehlt sich eine Drainage für 24 Stunden.

7 Saug-Spüldrainagen

In den letzten Jahren wird zunehmend vor der Anwendung längerliegender Spülsaugdrainagen gewarnt. Infolge des akuten entzündlichen Prozesses kommt es rasch zur Verklebung der Synovialis und damit zur Ausbildung von „Straßen" entlang der Drains, womit der Entwicklung von Kammern der Weg bereitet wird. Zwar ließe sich dies durch die Verwendung von über Gelenkniveau installierten Überlaufbeuteln anstelle der Saugpumpe vermeiden, doch führt der geringe Überdruck meist zum Lekken der Draineintritte

8 Nachbehandlung

Nach Entfernung der Wunddrainagen – sofern sie notwendig waren – muß mit der intensiven krankengymnastischen Übungsbehandlung begonnen werden. Dabei hat sich bei schwereren Infekten mit der Notwendigkeit einer partiellen oder totalen Synovektomie eine Anästhesie mittels Periduralverweilkatheter bewährt, damit das Knie für mehrere Tage schmerzfrei auf einer Motorschiene mobilisiert werden kann. Das Bein sollte in den nächsten Wochen geschont werden. Eine Teilbelastung für 2–4 Wochen ist anzuraten.

Literatur

1. Gächter A (1988) Die Bedeutung der Arthroskopie beim Pyarthros. Hefte Unfallheilkd 200:132–136
2. Ivey M (1988) The infected knee. In: Parisien, JS (Hrsg) Arthroscopic surgery. McGraw-Hill, New York S 155–161
3. Kuner EH, Thürck HU, von der Lippe I (1987) Zur Diagnostik und Therapie der akuten Kniegelenksinfektion. Unfallchir 13:249–254
4. Löhnert J, Raunest J, Mohr W (1990) Klinische Anwendung von Purisole SM-Lösung als Medium zur arthroskopischen Elektrochirurgie. Arthroskopie 3:122–126
5. Strobel M, Pässler HH, Neumann HS (1989/90) Therapie der intraartikulären Infektion des Kniegelenkes. Chir Praxis 41:73–78
6. Strobel M, Eichhorn J, Schießler W (1989) Arthroskopische Untersuchung des Kniegelenkes. Deutscher Ärzte-Verlag, Köln
7. Witt SN, Betz A, Hierner R, Schweiberer L (1992) Arthroskopische Behandlung von Gelenkinfekten mit Hilfe der Jet-Lavage („Pulsed irrigation"). Arthroskopie 5:140–142

Arthroskopische Therapie der Meniskusläsionen Resektion-Naht-konservativ

J. Löhnert

Allgemeinchirurgischen Abteilung, St. Marien Hospital, Mühlenstr. 5–9, D-45894 Gelsenkirchen-Buer, Bundesrepublik Deutschland

Die Kriterien für eine Operationsindikation zur Meniskusresektion sind gegeben bei biomechanisch relevanten Rupturen und Degenerationen, d.h. bei Läsionen, die eine Instabilität des verletzten Meniskus bedingen, z.B. eine Longitudinalzerreißung oder eine Lappenruptur. Dem gegenüber erscheint die Indikationsstellung bei einem sogenannten „hypermobilen Meniskus" problematisch. Hier bedarf es einer individuellen Entscheidung, die sich an der Disposition des Patienten sowie dem jeweiligen morphologischen Meniskusbefund zu orientieren hat.

Anatomische und morphologische Grundlagen

Die Rißlokalisation, der Rißtyp sowie die Rißgröße und die Meniskusstabilität sind weitgehend von anatomischen Besonderheiten abhängig. Aufgrund morphologischer Unterschiede von Innen- und Außenmeniskus ergeben sich bei Meniskusresektionen bzw. Refixationen unterschiedliche technische Bedingungen. Der Außenmeniskus weist gegenüber der Medialseite durch seine größere Zirkumferenz und der geringeren sagittalen Distanz von Vorder- und Hinterhorn eine erhöhte Mobilität auf, welche nicht nur bei einer Stabilitätsprüfung Berücksichtigung finden muß, sondern auch für die Luxation und Reposition der Rupturanteile von Bedeutung ist. Der Außenmenis-

Hefte zu der Unfallchirurg, Heft 232
K. E. Rehm (Hrsg.)

kus besitzt, insbesondere im mittleren Segment, eine vergleichsweise größere Dicke. Ein besonderes gelenkmechanisches Problem stellt die Popliteusregion dar. Hier verfügt der Außenmeniskus an seinem Übergang von der Pars intermedia zum Hinterhorn auf einer Länge von 2–3 cm über keine direkte Kapselinsertion, sondern ragt mit seinem peripheren Randsaum in den Rezessus popliteus hinein. Der Innenmeniskus ist durch das Ligamentum transversum genus, das mediale Seitenband und das Ligamentum obliquum posterius funktionell und morphologisch in die Gelenkkapsel integriert. Da der Innenmeniskus in seiner gesamten Zirkumferenz am Kapselbandapparat fixiert ist, ist seine Exposition gegenüber Verletzungen wesentlich größer als die des Außenmeniskus. Aufgrund dieser unterschiedlichen anatomischen Bedingungen besitzt der Innenmeniskus eine wesentlich geringere Verschieblichkeit als der Außenmeniskus. Nach Untersuchungen von De Palma beträgt der Umfang des antero-posterioren Gleitweges bei Flektions- und Extensionsbewegungen lateral etwa 9 mm, medial hingegen nur 3 mm. Die Prädilektionsstellen für Rupturen des Innenmeniskus befinden sich im Hinterhornbereich, wobei isolierte Läsionen des Innenmeniskusvorderhorns eine Rarität darstellen, beim Außenmeniskus ist am häufigsten die Pars intermedia betroffen.

Rißtypen

Zu den klassischen Meniskusläsionstypen gehören folgende Rupturen:

1. Longitudinal- bzw. Korbhenkelruptur.
2. Radiär- und Schrägruptur.
3. Horizontalruptur.
4. Lappenruptur.
5. Komplexe Ruptur.
6. Degenerative Rupturen.

Rißlokalisation

Longitudinal- und Korbhenkelrupturen sind überwiegend im Bereich des Innenmeniskus zu sehen, werden jedoch vereinzelt auch im Bereich des Außenmeniskus angetroffen.

Das mittlere Segment des Außenmeniskus ist die Prädilektionsstelle für Radiärrupturen. Vereinzelt werden Radiärzerreißungen auch im Innenmeniskushinterhornbereich angetroffen. Der Horizontalriß wird im Bereich des Außenmeniskus ebenfalls häufiger gesichtet als medial. Der Außenmeniskus ist dann häufig vom hinteren bis zum vorderen Segment betroffen, wogegen der Innenmeniskus meistens lediglich nur im dorsalen Segment horizontal rupturiert. Lappenrupturen werden sowohl im Bereich des Innenmeniskus wie auch des Außenmeniskus gesehen. Sie können dünn oder breitbasig gestielt sein und entstehen meistens durch einen Schrägriß. Der Lappen kann gelenkinnenwärts eingeschlagen oder tibial bzw. femoral umgeschlagen sein. Degenerative Rupturen werden in allen Meniskussegmenten angetroffen und befallen Innen- und Außenmeniskus etwa gleich häufig.

Indikation zur Resektion

Die Indikation zur Resektion ist bei folgenden Läsionstypen gegeben:

1. Longitudinalrupturen in der avaskulären Zone.
2. Radiär- und Schrägrupturen.
3. Horizontalrupturen.
4. Lappenrupturen.
5. Komplexe Rupturen.
6. Degenerative Rupturen.

Indikation zur konservativen Behandlung

Meniskusrupturen, insbesondere longitudinal verlaufende Risse von weniger als 1 cm Ausdehnung bedürfen bei biomechanischer Stabilität im Allgemeinen keiner operativen Versorgung. Entsprechende Richtlinien gelten auch für partielle bzw. inkomplette Vertikal- bzw. Longitudinalrupturen, sofern die tibiale bzw. femurale Oberfläche des Meniskus keine Hinweise für eine Instabilität bietet. Aus der interstitiellen Zerreißung der Meniskusubstanz, die als Deformierung des Meniskus imponiert, ist keine zwingende Indikation zu einer Meniskusresektion gegeben.

Indikation zur Meniskusnaht

Die beste Behandlung einer Meniskusläsion ist zweifelsohne die Meniskusrekonstruktion. Die Meniskusnaht bzw. Refixation ist jedoch an eine Reihe definitiver Voraussetzungen gebunden. Unter Annahme eines angioplastischen Reparationsmechanismus sind die anatomischen Voraussetzungen für eine Meniskusheilung nur bei Rupturen in der mikrovaskularisierten Zone der Meniskusstruktur und in der meniskosynovialen Übergangszone gegeben. Diese Bereiche entsprechen zum einen dem peripheren Randsaum des Meniskus, der etwa 1/4 der Meniskusbreite ausmacht, und zum anderen der unmittelbaren Kapselinsertion des Meniskus. Die Operationsindikation richtet sich ferner nach Alter und Genese der Ruptur, dem Ausmaß etwaiger degenerativer Veränderungen sowie der Ausdehnung des Meniskusrisses. Im Rahmen einer individuellen Indikationsstellung sind weiterhin das Alter des Patienten sowie die subjektive Akzeptanz eines im Vergleich zur Meniskusresektion belastenderen Eingriffs mit erheblich langwieriger Nachbehandlung von Bedeutung. Ferner sind Art und Ausdehnung gleichzeitig bestehender Kniebinnenläsionen für eine korrekte Indikationsstellung zur Refixation entscheidend. Eine Kapsellösung des Meniskus tritt häufig in Zusammenhang mit komplexen Kapselbandläsionen, wie z.B. einer Unhappy triad auf. Hier ergibt sich neben einer Meniskusreinsertion die Notwendigkeit der gleichzeitigen Ligamentrekonstruktion. Eine alleinige Meniskusrefixierung ohne Berücksichtigung der Bandinstabilität führt bereits im Kurzzeitverlauf zu unbefriedigenden Ergebnissen.

Eigenes Krankengut/Patientenalter

In unserem Kollektiv von über 20000 arthroskopischen Eingriffen, liegt das Patientenalter zwischen 6 und 87 Jahren, wobei die Altersgruppe zwischen 50 und 60 Jahren am häufigsten vertreten ist, gefolgt von Jugendlichen zwischen 20 und 30 Jahren.

Resümee

Zusammenfassend bleibt festzustellen, daß die Therapie von Meniskusläsionen resektiv, reparativ oder konservativ erfolgen kann. Die resektive Therapie betrifft den weitaus größten Teil des eigenen Krankengutes, die Indikation zur Meniskusnaht ist eng zu stellen und abhängig von der Rißlokalisation, der Rißgröße, dem Rißtyp und letztlich dem Alter des Patienten. In seltenen Fällen ist die konservative Therapie einer Meniskusläsion angezeigt.

Literatur

Hertel P (1989) „Ist die Meniskusrefixation sinnvoll?" Beitr Orthop Traumatol 36:28

Löhnert J, Raunest J (1990) Arthroskopische Operationslehre des Kniegelenkes. Biermann, Zülpich

Löhnert J, Raunest J (1985) Arthroskopische Chirurgie des Kniegelenkes. Regensberg und Biermann

Raunest J, Derra E (1990) Experimentelle Ergebnisse zur biomechanischen Belastbarkeit der Meniskusnaht im Bereich der Zone II. Unfallchirurg 93:197

Reischauer R (1989) Arthroskopische Meniskusrefixation. Beitr Orthop Traumatol 36:23

Gefäßkomplikationen bei der arthroskopischen Meniskusresektion

M. Bernard

Unfallchirurgie, Martin-Luther-Krankenhaus, Caspar-Theyß-Str. 27–29, D-14193 Berlin, Bundesrepublik Deutschland

Gefäßverletzungen bei der athroskopischen Meniskusresektion sind ausgesprochen seltene Komplikationen. In einer Sammelstatistik von Small [8] wird über 9 Verlet-

Hefte zu der Unfallchirurg, Heft 232
K. E. Rehm (Hrsg.)

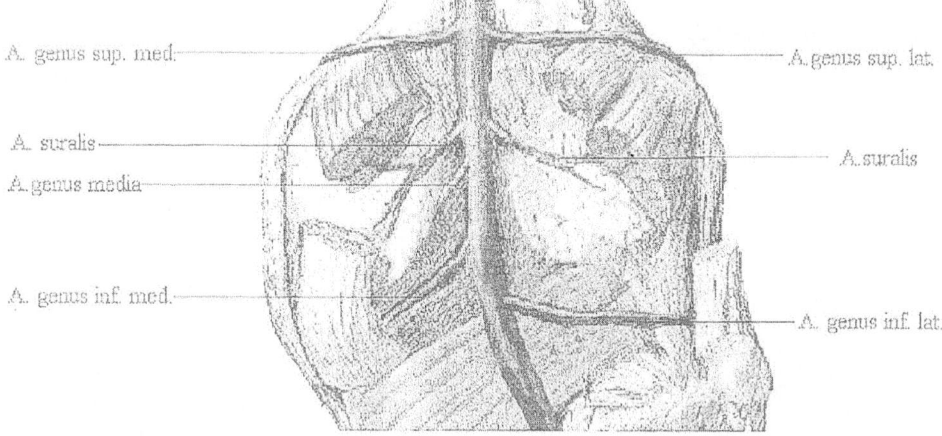

Abb. 1

zungen der A. poplitea bei 400.000 Arthroskopien berichtet. De Lee [3] berichtet von 6 Arterienverletzungen bei 120.000 Arthroskopien, die in 4 Fällen zu Amputationen führten, Saillant [7] von 2 Arterienverletzungen bei 25.000 Arthroskopien, wobei in einem Fall amputiert wurde.

Besonders gefährdet sind die Poplitealgefäße bei der ansatznahen Resektion des Hinterhorns von Außenmeniskus und Innenmeniskus, wobei aufgrund der engen anatomischen Lagebeziehung entweder die A. poplitea selbst oder einer ihrer Seitenäste, meist die A. genus medialis inferior betroffen sind.

Anatomie der Fossa poplitea

Zwischen der A. poplitea und der hinteren Gelenkkapsel liegt nur eine mehr oder weniger stark ausgeprägte Fettschicht. Die A. genus inferior medialis liegt dem Lig. popliteum obliquum direkt auf. Die A. genus medialis zieht vor dem Ligament zur Versorgung der Kreuzbänder in die hintere Gelenkkapsel. Beide Arterien stehen in enger Beziehung zum Hinterhornansatz des medialen Meniskus und sind daher bei versehentlicher Perforation der hinteren Gelenkkapsel durch ein Resektionsinstrument besonders gefährdet. In Außenrotationsstellung des Unterschenkels werden beide Arterien angespannt und können daher einem Instrument schlechter ausweichen. Durch die Außenrotationsstellung wird auch die Lagebeziehung zwischen A. poplitea und dem Innenmeniskushinterhorn verändert. Die Arterie wandert – relativ gesehen – nach medial, spannt sich direkt über den Hinterhornansatz und kann in dieser Stellung leichter verletzt werden.

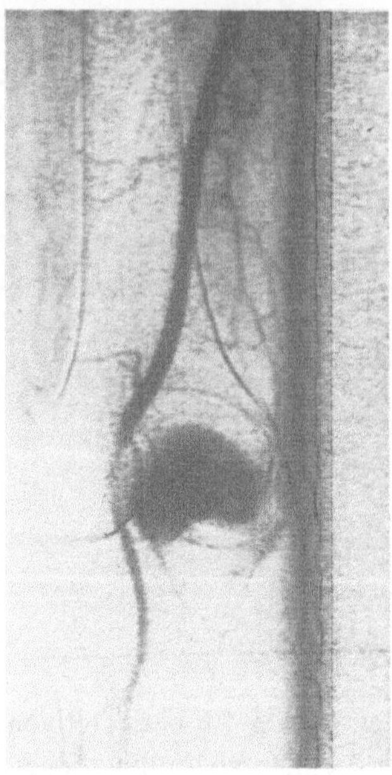

Abb. 2. Arteriographie: Aneurysma falsum der A. poplitea nach Verletzung der Arterie bei arthroskopischer Resektion des Innenmeniskushinterhorns

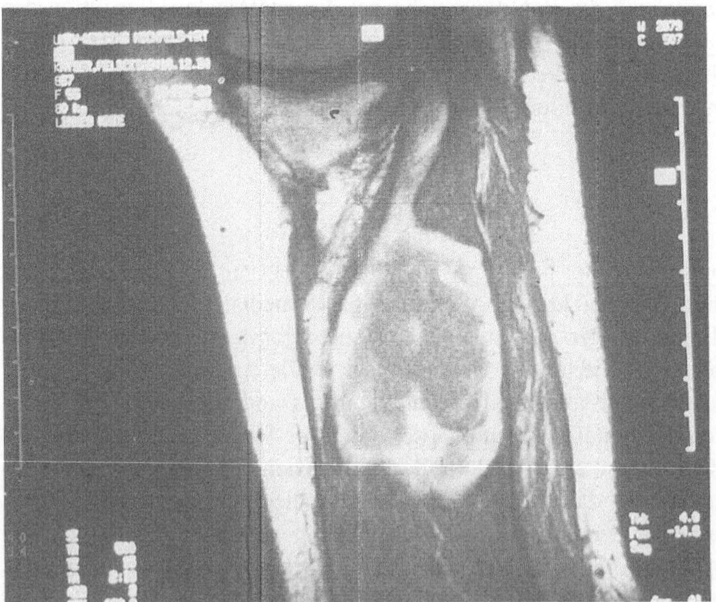

Abb. 3. Kernspintomographie: Ausgedehnte Raumforderung im Unterschenkel durch ein Aneurysma falsum der A. poplitea

Klinik

Nur in einem Fall der in der Literatur beschriebenen Kasuistiken wurde die Gefäßverletzung bereits während der Arthroskopie erkannt [4]. In einem weiteren Fall fiel unmittelbar nach der Arthroskopie die Pulslosigkeit der unteren Extremität auf. Durch eine sofort eingeleitete Arteriographie konnte die richtige Diagnose gestellt werden [4]. In den übrigen in der Literatur beschriebenen Fällen manifestierte sich die Gefäßverletzung als Pseudoaneurysma der A. poplitea oder ihrer Nebenäste [1, 2, 6, 9] und wurde oft erst Wochen später entdeckt. Teilweise war die Diagnostik dadurch verzögert, daß das Aneurysma aufgrund der Raumforderung zu einer Stenose im venösen Stromgebiet führte und sowohl klinisch als auch phlebografisch zunächst als Unterschenkelvenenthrombose fehldiagnostiziert wurde. Der Pulsstatus war bei diesen Patienten unauffällig. Die endgültige Klärung brachte in all diesen Fällen die Arteriographie.

- Die Resektion des Hinterhornansatzes sollte auch bei sogenannten „engen" Kniegelenken immer unter ausreichender Sicht erfolgen.
- Die Hinterhornresektion des Außenmeniskus sollte in der sogenannten „überschlagenen Viererposition" vorgenommen werden, da hierbei die Fossa poplitea entspannt ist und die Gefäße bei versehentlicher Perforation der Gelenkkapsel besser ausweichen können.

Eine forcierte Außenrotation sollte bei der Hinterhornresektion des Innenmeniskus vermieden werden.

- Eine Arterienverletzung wird intraoperativ meist nicht bemerkt und kann zunächst als venöse Thrombose verkannt werden. Wichtig in diesem Zusammenhang ist das „daran denken".

Literatur

1. Bock DE, Robinson JG, Hallett JW (1986) Popliteal artery pseudoaneurysm following arthroscopy. J Trauma 26, S 87–897
2. Bernard M, Grothues-Spork M, Georgoulis A, Hertel P (1992) Verletzung der Poplitealgefäße bei arthroskopischer Meniskusresektion. In: Rahmanzadeh R, Meißner A (Hrsg) Fortschritte in der Unfallchirurgie. 10. Steglitzer Unfalltagung, S 303–305
3. DeLee JC (1985) Complications of arthroscopy and arthroscopic surgery: results of a national survey. Arthroscopy 1, S 214–220
4. Jeffries JT, Gainor BJ, Allen WC, Cikrit D (1987) Injury of the popliteal artery as a complication of arthroscopic surgery. Joint Surg A-69, S 783–78S
5. Kieser C (1989) Die Komplikationen arthroskopischer Eingriffe am Kniegelenk. Arthroskopie 2, S 41–16
6. Manning MP, Marshall JH (1987) Aneurysm after arthroscopy. J Bone Joint Surg B-69, p 151
7. Saillant G, Benazet JP, Roy-Camille R (1984) Complications de l' arthroscopie. I. Congress of the European Society of Knee Surgery and Arthroscopy, Berlin
8. Small NC (1986) Complications in Arthroscopy: the knee and other joints, Arthroscopy 2. S 253–258
9. Strobel M, Pelster F, Neumann HS, Reiser M (1989) Arterio-venöses Aneurysma der Poplitealgefäße nach arthroskopischer Meniskusresektion. Arthroskopie 2, S 134–136

Die Nachbehandlung nach der Arthroskopie des Kniegelenkes

P. Lobenhoffer

Unfallchirurgische Klinik, Medizinische Hochschule, Konstanty-Gutschow-Str. 8, D-30625 Hannover, Bundesrepublik Deutschland

1 Postoperativer Verband

Nach diagnostischen Arthroskopien, Eingriffen am Meniskus, Knorpel und der Synovialis:

- Inzisionen bleiben offen (immer quer, parallel zu den Spaltlinien inzidieren). Keine Steristrips wegen Risiko der Spannungsblasen
- Keine Redondrainagen!
- Verband mit reichlich Kompressen, Wechseln am ersten Tag
- Elastischer Bindenverband
- Schaumstoffschiene auf Station: Eisbeutel oder Cryocuff, Diclofenac-Supp. Patient darf mit Schwester aufstehen

2 Belastungsaufbau

- Arthroskopien des Kniegelenks: keine Gehstützen erforderlich
- Ausnahmen: Meniskusrefixationen: (Teilbelastung für 6 Wochen)
- Wichtig: Quadrizepsaktivierung, Vermeiden von Gehstrecken über 10' bzw. über 1 km in den ersten Tagen

3 Krankengymnastik

- Verordnung nach Meniskusresektionen nur in speziellen Fällen (ältere Patienten, Arthrose, Bewegungseinschränkung, schwere Muskelatrophie)
- Wichtig: Muskelaufbau, ggf. ambulante muskuläre Rehabilitation

Hefte zu der Unfallchirurg, Heft 232
K. E. Rehm (Hrsg.)

Die Dokumentation bei der Arthroskopie des Kniegelenkes

H. Seiler

Klinik für Unfall-, Hand- und Plastische Chirurgie, ZKH Reinkenheide, Postbrookstraße, D-27574 Bremerhaven, Bundesrepublik Deutschland

Berufsrechtliche, aber auch übergeordnete gesetzliche Vorschriften zwingen zu der „ausreichenden" Dokumentation bei jeder Behandlung. Hohe Frequenz, Ähnlichkeit der Befunde, typische Befundkombinationen und die Dominanz des visuellen Eindruckes sind typisch für endoskopische Verfahren auch im Gelenkinneren. Die übliche rein schriftliche Dokumentation von Anamnese, klinischen, arthroskopischen Befund und Operationstechnik steht oft in keiner vernünftigen Relation zur tatsächlichen Operationszeit.

Bewährt hat sich generell die Kombination von schriftlichem Befund und individueller zeichnender Markierung der Läsionen, zusammengefaßt in „Arthroskopiebögen". Zunehmend erfolgt die Bearbeitung und Speicherung über Computerprogramme einschließlich Textverarbeitung. Für die wissenschaftliche Dokumentation stehen die für den klinischen Alltag ungeeigneten Bögen der SFA zur Verfügung. Sehr unpersönlich und kaum für die retrospektive visuelle Reproduktion geeignet sind viele kommerziell angebotene Dokumentationsbögen.

Die bildliche Dokumentation ist bisher nicht vorgeschrieben. Alle sinnvollen Techniken sind heute videoabhängig. Vom System her scheint sich das mit den bisherigen Geräten nur ausnahmsweise kompatible S-VHS durchzusetzen. Nicht unerhebliche Kosten (U-matic) und begrenzte Lagerungsmöglichkeiten machen, abgesehen von speziellen Fragestellungen, eine standardisierte Dokumentation von etwa 2 Minuten pro relevantem Befund – prä- und postoperativ – sinnvoll. Ein Farbvideoprinter guter Qualität ermöglicht die mitgabefähige Sofortdokumentation – bisher ohne jede Abrechnungsmöglichkeit – und die Diaproduktion.

Literatur

Arthroskopie (1992) Heft 4 (Sonderheft)

Hefte zu der Unfallchirurg, Heft 232
K. E. Rehm (Hrsg.)

Sonographie – Teil 1

Th. Tiling, Köln

Die Sonographie des stumpfen Bauch- und Thoraxtraumas

B. Bouillon und T. Tiling

Chirurgische Klinik, Krankenhaus Merheim, Ostmerheimer Str. 200, D-51109 Köln, Bundesrepublik Deutschland

Das Ziel der Diagnostik in der Notaufnahme ist das rasche und sichere Erkennen einer therapiebedürftigen Blutung in Thorax und Abdomen. Eine organbezogene Diagnostik bei der Erstuntersuchung zum Nachweis von Läsionen ist von sekundärem Interesse.

Die Notfalldiagnostik besteht aus Anamnese, klinischer Untersuchung, Sonographie, Labor und Röntgen. Zur Zeiteinsparung sollte beim Polytrauma die Sonographie parallel zu anderen diagnostischen und therapeutischen Maßnahmen im Schockraum erfolgen. Als weiterführende Diagnostik kommen Computertomographie, i.v. Urogramm, Angiographie und Peritoneallavage in Frage.

Der Anfänger kann seine sonographischen Befunde durch zusätzliche Anwendung der vorher üblicherweise durchgeführten Untersuchungsmethoden (z.B. Peritoneallavage) kontrollieren, bis er die nötige Sicherheit in der sonographischen Befunderhebung erreicht hat.

Die Sonographie ist die diagnostische Methode der Wahl bei der Erst- und Verlaufsuntersuchung des stumpfen Bauch- und Thoraxtraumas.

Untersuchungstechnik

Nach Anamnese und orientierender klinischer Untersuchung stellt die Sonographie die erste apparative Untersuchungsmethode dar. Der Patient liegt auf dem Rücken und ist in der Regel unvorbereitet. Alle Standard-Ultraschallgeräte sind geeignet. Verwendet werden Linear-, Curved- oder Sektorschallköpfe mit Frequenzen von 3,5 MHz für Erwachsene und 5 MHz für Kinder.

Die Untersuchung erfolgt standardisiert in definierten Schnittebenen (s. Abbildung):

1. Interkostalschnitt rechts zur Beurteilung des rechten Hemithorax, der Leber, der rechten Niere und des Retroperitoneums.

Hefte zu der Unfallchirurg, Heft 232
K. E. Rehm (Hrsg.)

2. Epigastrischer Querschnitt zur Beurteilung des Perikards, der Aorta und der V. cava.
3. Interkostalschnitt links zur Beurteilung des linken Hemithorax, der Milz, der linken Niere und des Retroperitoneums.
4. Suprapubischer Querschnitt zur Beurteilung der Blase und des retrovesikalen Raumes.

Entscheidend für den Erfolg der Sonographie sind Kontrolluntersuchungen bei der primären Diagnose eines unauffälligen Befundes oder bei der Feststellung kleiner Flüssigkeitsmengen. Dabei wird die Dynamik einer möglichen Blutung beurteilt, die manchmal erst mit Beginn der Volumensubstitution zur Schocktherapie einsetzt.

Die orientierende Untersuchung mit der Frage nach relevanten Blutungen (freie Flüssigkeit in Abdomen oder Thorax) dauert 90 Sekunden!

Freie intrathorakale Flüssigkeit

Im Interkostalschnitt findet man ein echoarmes bis echofreies Band oberhalb des Zwerchfells, in dem die komprimierte, homogen echoreiche Lunge „schwimmt". Zwerchfell und Lunge lassen sich dann in der Regel gut abgrenzen.

Die Sonographie sollte die erste apparative Untersuchung sein. Flüssigkeitsmengen ab 20 ml sind sichtbar. Eine erforderliche Thoraxdrainage kann dann unmittelbar gelegt und die erste Röntgenübersicht zur Kontrolle der Drainagenlage genutzt werden.

Sensitivität und Spezifität der Sonographie zur Diagnostik freier thorakaler Flüssigkeit liegt bei fast 100%. Die Sonographie ist die diagnostische Methode der Wahl.

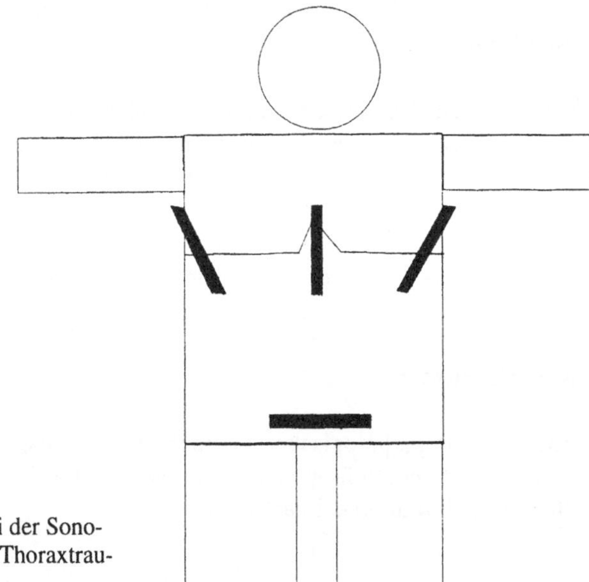

Abb. 1. Standardschnittebenen bei der Sonographie des stumpfen Bauch- und Thoraxtraumas

Freie intraabdominelle Flüssigkeit

Freie intraabdominelle Flüssigkeit kann je nach Lagerung des Patienten, der Flüssigkeitsmenge und dem Vorliegen von Adhäsionen nach vorangegangenen Laparotomien in allen Standardschnitten gesehen werden. Sie findet sich meist im hepatorenalen oder splenorenalen Winkel als echoarmer bis echofreier „Zipfel". Weiterhin kann sie als rundliche echoarme bis echofreie Struktur retrovesikal imponieren.

Kleinste Flüssigkeitsmengen finden sich als echoarmer Saum unter der Leber oder der Milz. Größere Mengen bilden zipflige, echoarme Zwischenräume zwischen den Darmschlingen im gesamten Abdomen. Flüssigkeitsmengen über 100 ml sind problemlos darstellbar. Bei liegendem Patienten entspricht 1 cm maximaler Flüssigkeitssaum je Winkel einer Menge von je 200 ml. Diese Schätzungen sind allerdings unsicher. Entscheidend für die Operationsindikation ist nicht die Schätzung der Flüssigkeitsmenge, sondern ihre Zunahme in den Kontrolluntersuchungen als Zeichen der Blutungsdynamik.

Sensitivität und Spezifität der Sonographie zur Diagnostik freier abdomineller Flüssigkeit liegt bei 95% (Sensitivität) bzw 99% (Spezifität). Die Sonographie ist die diagnostische Methode der Wahl.

Perikardtamponade

Im epigastrischen Längs- bzw. Querschnitt findet sich ein echoarmes oder echofreies Band zwischen Epi- und Perikard.

Sensitivität und Spezifität der Sonographie zur Diagnostik der Perikardtamponade liegt bei fast 100%. Die Sonographie ist die diagnostische Methode der Wahl.

Organläsion

Im betroffenen Organ findet sich subkapsulär oder intraparenchymatös eine echoarme bzw. echofreie Struktur. Konturunterbrechungen der Organkapsel deuten auf Organeinrisse. Organrupturen führen zu freier Flüssigkeit (parenchymatöse Organe) oder freier Luft (Darmperforation).

Sensitivität und Spezifität liegen zwischen 50% und 80%. Diagnostische Methode der Wahl ist das Computertomogramm und die sonographische Verlaufskontrolle.

Zwerchfellruptur

Findet sich ein pathologischer Thoraxbefund bei nicht abgrenzbarem Zwerchfell, so muß an eine Zwerchfellruptur gedacht werden. Im Einzelfall lassen sich intraabdominelle Organe intrathorakal nachweisen.

Leistungsfähigkeit diagnostischer Methoden

Die Genauigkeit der klinischen Untersuchung wird in der Literatur mit 42%–87% angegeben. Sie ist vor allem bei polytraumatisierten Patienten beeinträchtigt, deren Bewußtseinszustand entweder durch ein Schädel-Hirn-Trauma oder die Gabe von Analgetika, Sedativa und Narkotika am Unfallort beeinträchtigt ist.

Die Peritoneallavage ist weltweit der Standard, an dem sich alle Verfahren messen müssen. Die Treffsicherheit liegt bei über 90%. 6%–25% der Patienten, die wegen einer positiven Lavage laparotomiert wurden, hatten einen negativen intraoperativen Befund. Man findet eine positive Lavage bei ausgedehnten retroperitonealen Hämatomen, z.B. nach Beckenfraktur oder bei oberflächlichen Milz- oder Lebereinrissen. Die Methode ist invasiv und weist eine Komplikationsrate von 1%–10% auf.

Die Computertomographie ist zeitraubend. In der Literatur werden Untersuchungszeiten von 20–45 Minuten angegeben. Dies schließt eine Untersuchung hämodynamisch instabiler Patienten aus. Die Treffsicherheit des CT ist stark abhängig von der Ausrüstung und der Qualifikation des Personals, das die Befunde interpretiert. Sie wird in der Literatur mit 50%–90% angegeben. Für die sekundäre Organdiagnostik ist das CT derzeit der Standard. Diese Technologie ist allerdings nicht überall verfügbar und ihre Kosten sind hoch.

Die Sonographie gilt heute als diagnostische Methode der Wahl beim stumpfen Bauch- und Thoraxtrauma. Um die Treffsicherheit des Ultraschalls bei der Erkennung signifikanter, operationsbedürftiger intraabdomineller Verletzungen zu testen, führten wir 1978–1983 an der Chirurgischen Universitätsklinik Göttingen und von 1984–1987 in Köln-Merheim eine prospektive Studie durch. Ziel der Studie war die Erkennung signifikanter, intraabdomineller freier Flüssigkeit. Die Ultraschallergebnisse wurden anhand von Obduktions- und intraoperativen Befunden bzw. des klinischen Verlaufes überprüft. Untersucht wurden 808 Patienten mit stumpfem Bauchtrauma.

Dabei erreichte die Sonographie eine Sensitivität von 89% und eine Spezifität von 100% bei einer Prävalenz eines signifikanten Befundes von 12% (s. Tabelle). Zu diskutieren sind 11 falsch-negative Befunde. Sie traten vor allem in den ersten Jahren der Studie auf, als zur Kontrolle bei unsicherem Befund eine Peritoneallavage durchgeführt wurde. Dadurch wurde die Möglichkeit einer weiteren Ultraschalluntersuchung zur Kontrolle vergeben. Keiner dieser Patienten kam durch die leicht verzögerte Diagnose zu Schaden. Analysiert man nur die Ergebnisse der letzten 3 Jahre, so ergibt sich eine Sensitivität von 96% und eine Spezifität von 100% bei einer Prävalenz von 12 (s. Tabelle).

Vorteile des Ultraschalls sind die Nichtinvasivität, schnelle Durchführbarkeit, Wiederholbarkeit, Quantifizierung der Blutungsmenge und die Vermeidung unnötiger Laparotomien. Durch die Mengenabschätzung der freien Flüssigkeit sowie die systematische Wiederholung der Sonographie kann die Blutungsdynamik beurteilt werden. Bei Sistieren kleiner Blutungen kann bei enger Überwachung eine konservative Behandlung durchgeführt werden (s. Abbildung).

Die Grenzen der Sonographie werden bestimmt durch die Notwendigkeit einer 24 Stunden-Bereitschaft. Bei ausgedehnten Hautemphysemen kann eine Untersuchung unmöglich werden.

Tabelle 1. Treffsicherheit des Ultraschalls bei der Diagnostik freier intraabdomineller Flüssigkeit von 1978–1987. Ergebnis: 1978–1987

Ultraschall	Golden Standard +	–	Gesamt
+	93	3	96
–	11	701	712
Gesamt	104	704	808

Sensitivität	89%	Spezifität	100%
Prävalenz	12%	Treffsicherh.	98%
PPV	97%	NPV	99%

Tabelle 2. Treffsicherheit des Ultraschalls bei der Diagnostik freier intraabdomineller Flüssigkeit von 1984–1987. Ergebnis: 1985–1987

Ultraschall	Golden Standard +	–	Gesamt
+	46	1	47
–	2	324	326
Gesamt	48	325	373

Sensitivität	96%	Spezifität	100%
Prävalenz	12%	Treffsicherh.	99%
PPV	98%	NPV	99%

Eine neue Technologie sollte vor der Übernahme in den klinischen Routinebetrieb auf folgende Kriterien untersucht werden:

- Sicherheit
- Anwendbarkeit
- Einfluß auf die Diagnostik
- Einfluß auf die Therapie
- Benefit für den Patienten
- Benefit für den Arzt
- Effektivität
- Kosten-Nutzen Verhältnis

Die Sicherheit und Anwendbarkeit der Sonographie konnte inzwischen an fünf prospektiven Studien gezeigt werden. Da die Sonographie die Peritoneallavage in vielen Kliniken abgelöst hat, hat sie die diagnostischen Konzepte verhindert. In unserer Klinik wurden in den letzten fünf Jahren nur noch fünf Lavagen durchgeführt. Da Patienten mit geringen Blutungen nicht operiert, sondern beobachtet werden, hat der Ultraschall auch die Therapie beeinflußt. Seine Effektivität muß der Ultraschall noch bei weiterer Verbreitung in allgemeinen Kliniken und nicht nur an ausgewählten Zentren beweisen. Kosten-Nutzen-Analysen stehen noch aus.

Algorhythmus

Unser derzeitiges Vorgehen bei der Diagnostik des stumpfen Bauch- und Thoraxtraumas wird durch Anamnese, klinische Untersuchung und Sonographie eingeleitet (s. Abbildung). Mittels Ultraschall wird festgestellt, ob keine, eine geringe oder eine signifikante intraabdominelle Flüssigkeit vorliegt. Falls keine Flüssigkeit gefunden wurde, wird nach 30 Minuten eine Kontrolluntersuchung durchgeführt. Falls ein Flüssigkeitssaum nachzuweisen ist, wird die Blutungsdynamik ebenfalls sonographisch kontrolliert. Bei Konstanz der Flüssigkeitsmenge wird mittels CT ein Organbefund erhoben. Hat die Flüssigkeitsmenge deutlich zugenommen, wird sofort laparotomiert. Falls initial bereits ein signifikanter Befund vorliegt, wird ebenfalls sofort laparotomiert.

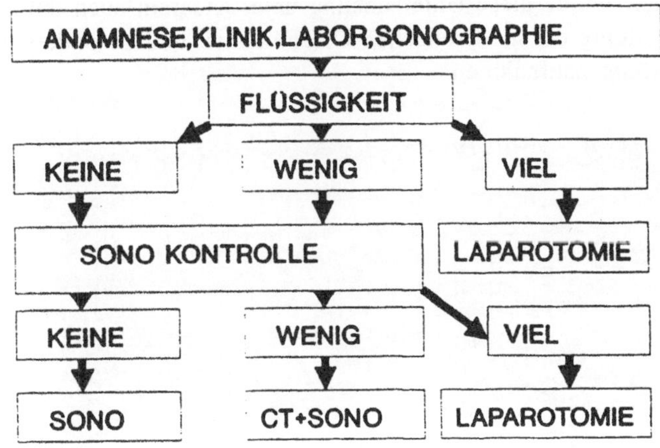

Abb. 2. Diagnostisches Vorgehen beim stumpfen Bauch- und Thoraxtrauma in Köln-Merheim

Sonographie der Frakturen

B. W. Wippermann

Unfallchirurgische Klinik, Medizinische Hochschule, Konstanty-Gutschow-Str. 8, D-30625 Hannover, Bundesrepublik Deutschland

Einleitung

Die Fraktursonographie hat bisher die Röntgendiagnostik in der Frakturbehandlung nicht ersetzen können. Bei einigen speziellen Indikationen, wie z.B. Beurteilung des Regenerates beim Knochentransport, liefert die Sonographie aber schon heute wichtige, auch für die Behandlung bedeutsame, zusätzliche Informationen. Wir meinen, daß die Sonographie sich besonders gut bei der konservativen Knochenbruchbehandlung im Kindesalter einsetzen läßt. Am Beispiel des kindlichen Oberschenkelbruchs soll dieses verdeutlicht werden.

Im Rahmen einer prospektiven Studie wurde untersucht, ob nicht zumindest ein Teil der Röntgenaufnahmen während der Behandlung des kindlichen Oberschenkelbruches im Webertisch durch sonographische Untersuchungen zu ersetzen ist. Stimuliert wurde diese Untersuchung unter anderem auch durch die zunehmend kritische Haltung der medizinischen Öffentlichkeit und besonders auch der Eltern gegenüber Röntgenaufnahmen.

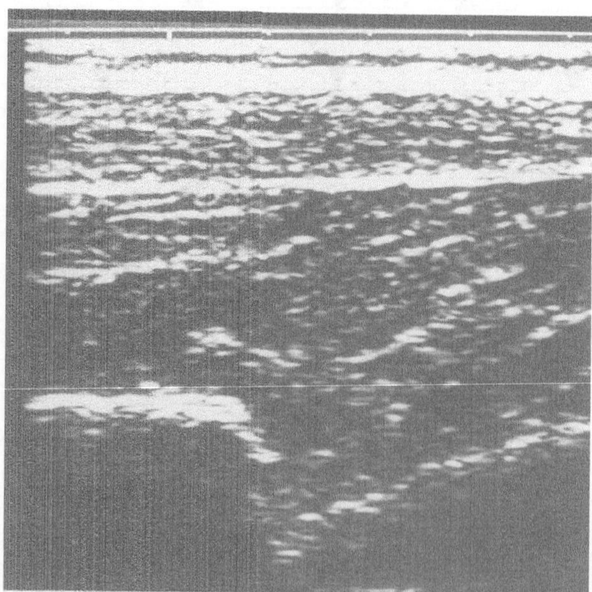

Abb 1. Am Unfalltag erkennt man die Stellung der Fragmente mit einem geringen Frakturspalthämatom. Es handelt sich hier wie in den folgenden Abbildungen um die laterale Längsprojektion einer Querfraktur mit einer geringen Verkürzung

Hefte zu der Unfallchirurg, Heft 232
K. E. Rehm (Hrsg.)

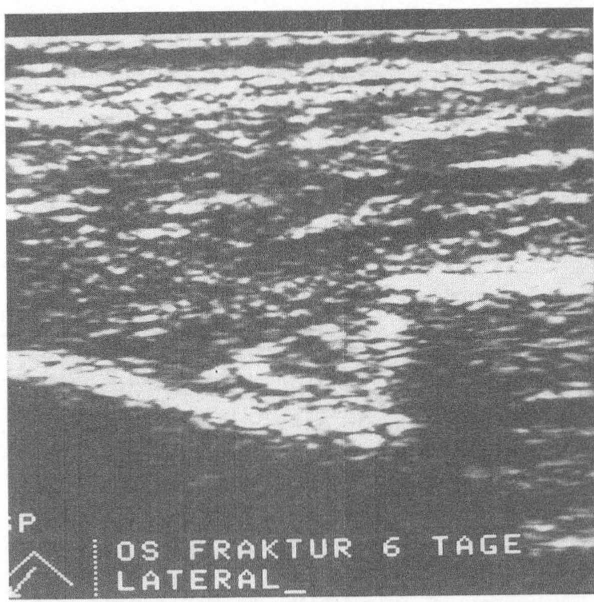

Abb. 2. Der Beginn der Kallusmineralisation kann bereits nach einer Woche dargestellt werden, wenn im Röntgenbild noch keine Veränderungen erkennbar sind. Man erkennt hier im Dreieck zwischen den Fragmenten eine Zunahme der Echodichte des ehemaligen Hämatoms

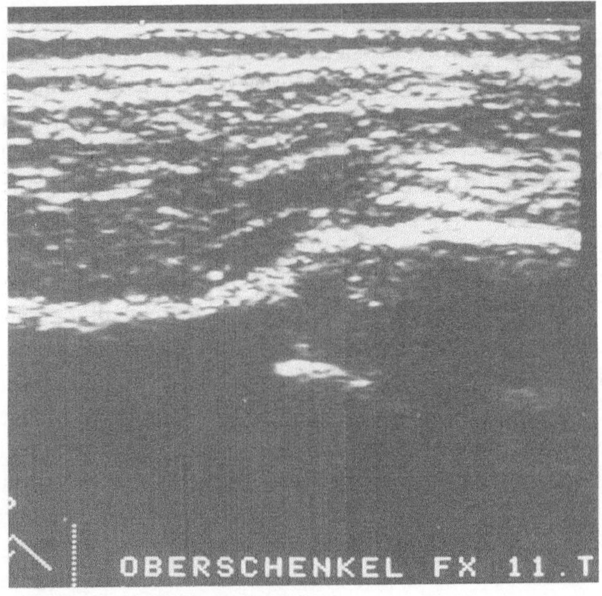

Abb. 3. Mit fortschreitender Frakturheilung wird das Kallusgewebe immer dichter, bis es nach etwa 14 Tagen kaum noch einsehbar ist

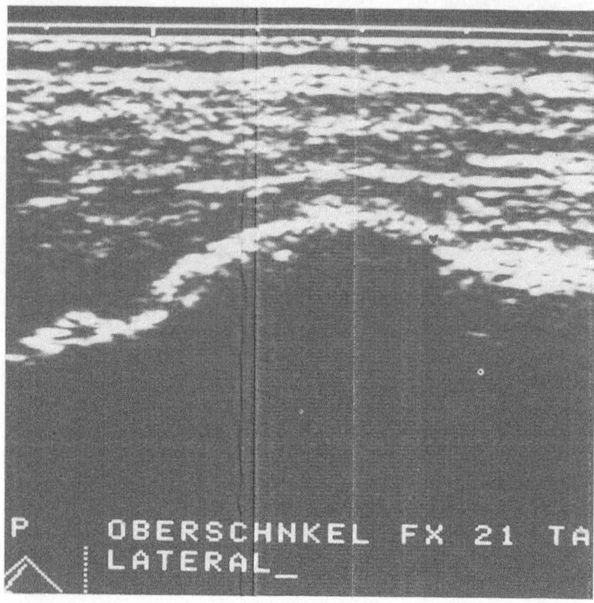

Abb. 4. Nach 3 Wochen hat der Kallus seine endgültige Form erreicht, weist aber noch eine lockere Oberflächenstruktur auf

Material und Methoden

Das Studienprotokoll sieht einmal wöchentlich, beginnend am Unfalltag, eine sonographische und eine Röntgenuntersuchung der Fraktur vor. Für die sonographische Untersuchung benutzten wir einen linearen Schallkopf mit 7,5 MHz Frequenz. Dieser Schallkopf erlaubt eine hohe Auflösung in dem für uns wichtigen Nahbereich. Ein Linearschallkopf wird benutzt, um eine Achsenkontrolle zu ermöglichen.

Zur Untersuchung selbst ist das Kind im Webertisch fixiert. Bekanntlich sind Knie und Hüfte in jeweils rechtem Winkel gebeugt. Zur sonographischen Untersuchung wird Alkohol als Kontaktmittel benutzt. Die Untersuchung ist nicht schmerzhaft, wenn man nur mit sanftem Druck den Schallkopf aufsetzt. Zur Stabilisierung der Fraktur kann der Untersucher in den ersten Tagen nach der Fraktur mit der freien Hand den Oberschenkel umfassen und so einen Gegendruck aufbauen. Die Untersuchung wird in je vier Längs- und Querschnitten, zentriert über dem Frakturspalt, mit anterior, medial, lateral und posterior aufgesetztem Schallkopf durchgeführt. Dokumentiert wird das Untersuchungsergebnis mit einer Multiformatkamera oder mit Videoprinter. Bei der Untersuchung ist besonders darauf zu achten, daß wenigstens eine Kortikalis scharf und damit voll reflektierend dargestellt wird.

Nach Untersuchung der ersten 10 Kinder in dieser Studie wurden Röntgenbilder und Sonographien nochmals ausgewertet, um Kriterien für den Durchbau der Fraktur zu erarbeiten.

Ergebnisse

Die Morphologie der Frakturen ließ sich bei den meist einfach konfigurierten Frakturen des kindlichen Oberschenkelschaftes gut darstellen. Sowohl die Achsenstellung der Fragmente als auch die Verkürzung lassen sich mit ausreichender Genauigkeit dokumentieren. Eine Untersuchung dauert etwa 10 Minuten.

Der Verlauf der Frakturheilung soll anhand eines typischen Verlaufes mit den nachfolgenden Beispielen gezeigt werden:

Die erneute Analyse der Sonographie und der Röntgenbilder hat gezeigt, daß eine Fraktur nach sonographischen Kriterien durchbaut ist, wenn 3 und 4 Längsprojektionen eine „Kortikalisierung" aufweisen.

Die Ergebnisse unserer Studie haben uns dazu ermutigt, nunmehr auf Röntgenuntersuchungen während der konservativen Behandlung des kindlichen Oberschenkelbruchs nahezu vollständig zu verzichten. Unser derzeitiges Vorgehen sieht eine Röntgenaufnahme nur noch am Unfalltag und nach Abschluß der sonographisch und klinisch bestimmten Frakturheilung vor. Wir haben somit ein wesentliches Ziel unserer Untersuchung erreicht.

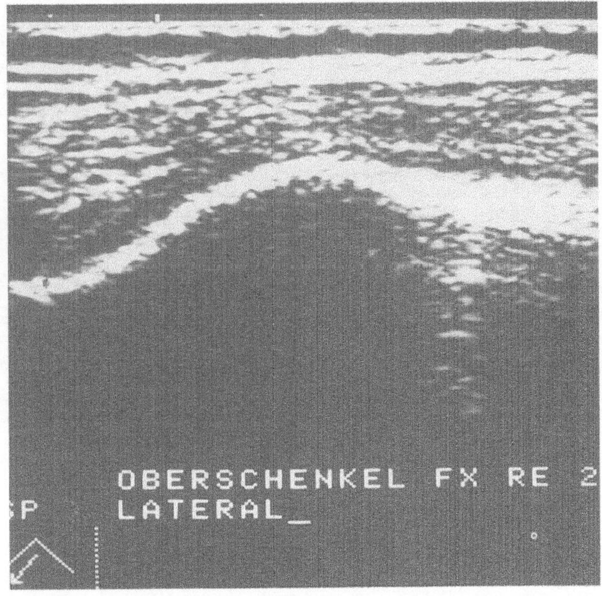

Abb. 5. Die Fraktur ist fest, wenn der Kallus einen kortikalisartigen Reflex aufweist

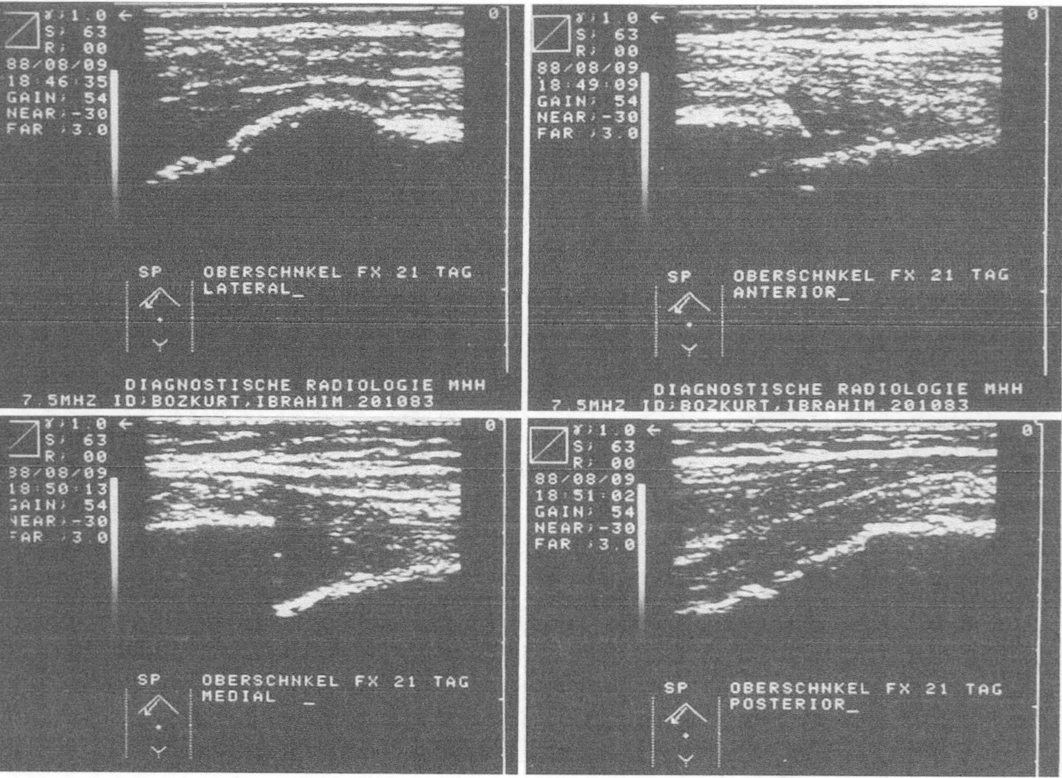

Abb. 6. Gemeinsame Darstellung aller 4 Längsprojektionen einer Fraktur nach 3 Wochen. Man erkennt, daß sich die Frakturheilung in den Schnitten jeweils sehr unterschiedlich darstellt

Sonographie – Teil 2

Th. Tiling, Köln

Muskeln-Sehnen-Tendinosen

J. V. Wening

Abteilung Unfall- und Wiederherstellungschirurgie, Universitätskrankenhaus Eppendorf, Martinistr. 52, D-20251 Hamburg, Bundesrepublik Deutschland

Einleitung

Muskeln und Sehnen finden sich in nahezu allen Körperregionen. Aus der Sicht des Chirurgen und Unfallchirurgen spielen Verletzungen dieser anatomischen Strukturen nur in definierten anatomischen Regionen eine Rolle. Um die Schwere und das Ausmaß von Verletzungen dieses Gewebes eingrenzen zu können, hat sich die Sonographie inzwischen als schnell verfügbares Standard-Diagnostikum in der Hand des Chirurgen bewährt.

Indikation

Die größten Erfahrungen mit dieser Methode liegen im Bereich der Schulter (Rotatorenmanschette, Bizepssehne), der Ferse mit der Achillessehne und an den Knien (Kreuzbänder, Seitenbänder) vor. Bei Muskelverletzungen stehen Verletzungen des Gastrocnemius (Tenniswade), diffuse Einblutungen, epi- und subfasziale Hämatome im Bereich des Oberschenkels und der Glutealregion, des Zwerchfelles sowie des Rectus abdominis (Bauchdeckenhämatom) im Vordergrund.

Begriffsdefinition

1. Sehne (lat. tendo): Das die Insertion des Skelettmuskels an der Knochenhaut herstellende, der Übertragung des Muskelzuges auf den Knochen dienende Stützgewebe an Muskelenden. Die Sehne besteht aus Sehnenzellen und Fasern (kollagene Fasern), dem Peritendineum und der Interzellularsubstanz.

Hefte zu der Unfallchirurg, Heft 232
K. E. Rehm (Hrsg.)

2. Muskel (lat. musculus = Mäuschen): Am Skelettmuskel ist die Muskelfaser die kleinste selbstständige Baueinheit der quergestreiften Skelettmuskulatur. Die Länge der Fasern reicht von wenigen Millimetern bis zu 30 cm. Die Dicke hängt vom Ernährungszustand und der funktionellen Belastung ab. Muskelfaszien und Primärbündel bestehen aus straffem kollagenfaserigem Bindegewebe. Diese Strukturierung ergibt im Schallbild das für die Muskulatur charakteristische Muster der parallel verlaufenden echoreichen Septen bzw. die fischzugartige Feinzeichnung.

3. Tendinose: Degenerative, mit Knochenhautreizung einhergehende Bindegewebserkrankung im Sehnen- (Ansatz) Bereich; primär bei übermäßger Beanspruchung, sekundär bei Fokaltoxikose mit dem Leitsymptom bewegungs- und belastungsabhängiger, örtlicher und ausstrahlender Schmerzen. Häufigste Lokalisationsformen: Epicondylitis humeri radialis und ulnaris, Styloiditis radialis, Achillodynie, Periarthritis humeroscapularis.

Für die sonographische Beurteilung von Sehnen mit heute allgemein üblich verwendeten Echtzeit-Sonographieverfahren muß auf allgemeine Grundlagen hingewiesen werden, die die Schwierigkeit bei der Darstellung dieser Struktur erklären. Auch bei der Untersuchung von Sehnen entstehen Phänomene wie Reflektion, Streuung, Beugung, Brechung und Absorption, die die Interpretation der zu erhebenden Befunde erheblich erschweren. Gerade bei der Sehnendarstellung kommt es auf die Lotung der akustischen Grenzflächen an, d.h. es kommt physikalisch gesehen an der Grenze zwischen Weichteil und Sehne zu einer Veränderung des Schallstrahls, wobei akustische und anatomische Grenzflächen in der Regel übereinstimmen (akustischer Impedanzsprung). Voraussetzung für einen möglichst großen Impedanzsprung, d.h. klare Darstellung der Grenzflächen ist der senkrechte Einfall der Schallwellen auf das zu untersuchende Gewebe. Hinzu kommt die Schallgeschwindigkeit, mit der sich der Schall in den einzelnen Geweben ausbreitet (Muskeln 1568 m pro sec, Sehnen 1490–1610 m pro sec). Von besonderer Bedeutung sind die Artefaktbildungen, die als systemimmanente Phänomene durch Korrektur der Geräteeinstellung nicht eliminiert werden können. Hierzu gehören Reverberationsartefakte (Wiederholungsechos) und Bogenartefakte, bei denen in unmittelbarer Nachbarschaft des eigentlich darzustellenden Objektes ein imaginärer Befund entsteht. Akustische Spiegelbilder können an bogenförmigen Muskeln und Sehnen auftreten, die die Funktion eines Hohlspiegels ausüben und dabei durch Reflektion ein virtuelles Bild hinter dem darzustellenden Objekt entstehen lassen (Beispiel Zwerchfell). Ein weiteres Phänomen bei der Sehnendarstellung sind wandernde Reflexe.

Sehnen zeigen bei gekrümmtem Verlauf an der Stelle eine kräftige Reflektion, an der sie senkrecht vom Ultraschall getroffen werden, d.h. direkt unterhalb eines Schallkopfes wirkt die Sehne heller (klassisches Beispiel: Achillessehne). Weiter seitlich wird durch Beugung und Brechung in der Krümmung des Sehnenverlaufes das Sehnengewebe als echoarme, fast echofreie Zone dargestellt. Beim Abfahren der Sehne unter dynamischen Bedingungen wandert der hellere Reflexanteil unter dem Schallkopf mit. Dieses Phänomen darf nicht fälschlicherweise als Tendinose eingestuft werden.

Untersuchungstechnik

Wie auch am Abdomen, dem Thorax und im Bereich der Arthrosonographie erfolgt die Darstellung bindegewebiger Strukturen und der Muskulatur immer in 2 Ebenen, die prinzipiell senkrecht zueinanderstehen sollten. Nach dieser Basiseinstellung können zusätzlich Schrägschnitte das Gesamtbild ergänzen.

Dokumentation

An den meisten Geräten steht eine Polaroidkamera oder ein Videosystem zur Dokumentation zur Verfügung, auf denen grundsätzlich Kenndaten des Untersuchers, des Patienten und der Untersuchungszeitpunkt aufgeführt sind. Um die Bilder auch für den Nachbetrachter interpretierbar zu machen, sollte grundsätzlich die Untersuchungsebene und die Schnittführung auf dem Bildschirm mit dokumentiert werden. Für die Dokumentation einer Muskelatrophie ist der Meßpunkt an definierter Stelle (10 cm oberhalb des Gelenkspaltes, der Patellaspitze etc.) auf der Haut zu markieren bzw. anzugeben. Gleiches gilt für das Ausmessen von Hämatomen in der Muskulatur, wobei man sich darüber im Klaren sein muß, daß durch den Andruck des Schallkopfes die Meßwerte erheblich beeinflußt werden.

Normalbefund

Im Echobild bestehen für Sehnen immer zwei Grenzflächen, d.h. im Längsschnitt sieht man eine oberflächliche Reflexionszone im Bereich der Sehnenscheide bzw. dem Betrachter zugewandten Sehnenoberfläche und eine zweite Reflektion auf der tieferliegenden Sehnenseite. Die Sehne selbst stellt sich im Längsschnitt als relativ schallarmer Bereich dar. Im Gegensatz hierzu ist im Querschnitt die gesunde Sehne immer als helles rundes Gebilde zu sehen. Muskulatur wird im Echobild in Abhängigkeit vom Bindegewebsanteil mit strähnenförmigen, hellen Unterbrechungen dunkel dargestellt. Hier besteht die Möglichkeit der dynamischen Untersuchung, die einen Eindruck über die Muskelfunktion vermitteln kann. Myodegenerative Veränderungen werden meist an der Ober- und Unterschenkelmuskulatur und an der lumbalen Paravertebralmuskulatur untersucht.

Pathologische Befunde

Diffuse Flüssigkeitsansammlungen innerhalb der Muskulatur (Einblutungen) verstärken den dunklen Anteil im Schallbild, umschriebene, abgegrenzte Flüssigkeitsansammlungen wie Hämatome und Zysten lassen ein Binnenecho weitgehend vermissen. Dieser Befund ändert sich je nach Zeitabstand zwischen Trauma und Einblutung. Bei Zysten läßt sich im allgemeinen eine Zystenwand als helle Abgrenzung darstellen. Dieser Befund fehlt bei einem frischen Hämatom. In einem degenerierten Muskel (progressive Muskeldystrophien) steigt die Echodichte proportional zur Degeneration an. Die Muskulatur verliert bei ausgeprägten Befundungen ihre Fiederung, die gewohnte Muskeltextur verschwindet und durch Wiederholungsechos (Mehrfachreflexionen) verlieren sich die Grenzen der einzelnen Muskellogen. Diese Form der Veränderungen sind unspezifisch und erlauben innerhalb der Entität Muskeldystrophie keine nosologische Differenzierung. Nur Schweregrad und Lokalisation sind zu beurteilen. Die genannten Veränderungen sind durch die Sonographie früher nachzuweisen als im CT. Neben der Abklärung degenerativer oder tumoröser Veränderungen der Weichteile sind sportbedingte Verletzungen ein großes Reservoir für die sonographische Diagnostik und Dokumentation. Während es für den „Muskelkater" und die Muskelzerrung (meistens am Unterschenkel oder im Bereich der Adduktoren) kein Schalläquivalent gibt, kann beim Muskelfaserriß bereits eine Auslöschung der fibrösen Septen sichtbar werden. Bei gut trainierten Athleten fällt der große Septenabstand (vergrößerte Muskelmasse) auf. Untersucht werden soll – wie bei allen Extremitätenbefunden im Seitenvergleich – im Kontraktions- und Relaxationszustand. Im allgemeinen tritt in den Kontrollen mit zeitlichem Abstand zum Trauma eine Abnahme der reflexarmen Region bei Zunahme reflexdichter Areale auf. Diese Veränderungen bleiben u.U. über Jahre bestehen und werden als Ausdruck einer Narbenbildung gewertet. Eine Myositis ossificans ist anfänglich durch helle Reflexzonen, bei Ausbildung von knöchernen Schollen durch den typischen Schallschatten gekennzeichnet. Krankhafte Veränderungen an den Sehnen sind im Ultraschallbild an Veränderung der Form (Länge, Durchmesser, Kalibersprünge) oder der Schallintensität zu erkennen. Die Qualität der Darstellung ist in den einzelnen Körperregionen unterschiedlich und hängt wesentlich von der anatomischen Vorgabe und vom verwendeten Schallkopf ab. Darstellungen der Außenbänder sind möglich, aufgrund der großen anatomischen Varianz aber schwierig zu interpretieren. In diesem Bereich sind Knochendistanzmessungen (Beispiel Bandruptur) überzeugender. Ähnliche Erfahrungen bestehen am Schultereckgelenk bzw. bei der Darstellung des Lig. coracoclaviculare. Häufiger werden Aussagen über den Zustand der Bizepssehne, des Lig. patellae, der Kreuz- und Kollateralbänder verlangt. Eine sonographische Beurteilung der Bizepssehne findet im Rahmen jeder Schulteruntersuchung statt. Eine zusätzliche Indikation besteht bei Bizepssehnenrupturen, wenn durch eine ausgeprägte Schwellung die klinische Beurteilung keine klare Aussage ermöglicht und die Frage im Raum steht, ob es sich um eine proximale oder distale Sehnenruptur handelt. Ein gut sichtbares pathologisches Zeichen ist bei einem Sehnenscheidenerguß die im Zentrum eines dunklen Hofes liegende echoreiche Sehne (sog. target sign). Kontinuitätsunterbrechung des proximal oder distal dargestellten Muskelbauches kennzeichnen die Rupturstelle. Degenerative Veränderungen an der Achillessehne oder Patellarsehne sind durch eine Verringerung der Echodichte des Sehnenhüllgewebes und durch echoarme Umgebung gekennzeichnet. Bei sog. Reizzuständen ist der Durchmesser vergrößert, bei reiner Degeneration verkleinert. Nach operativer Versorgung größerer Sehnen zeigt das Schallbild ab der dritten Woche im Nahtbereich eine inhomogene Struktur im reflexarmen, kleinen Flüssigkeitsdepot. Erst in einigem Abstand von der Nahtstelle beginnt die typische fischzugartige Sehnenbinnenstruktur. Vor plastisch-rekonstruktiven Eingriffen, bei denen die Plantarissehne als Transplantat verwendet werden soll, ist ein sonographischer Nachweis der Sehne im Längsschnitt möglich (fehlt bei 3–6%!).

Ergebnisse

Die Übereinstimmung sonographischer Befunde mit anderen bildgebenden Verfahren zur Darstellung von degenerativen Veränderungen der Muskulatur ist durch das NMR als „goldener Standard“ belegt. In Einzelfällen sind die Veränderungen im Ultraschall erkennbar, bevor sie im NMR sichtbar werden. Gleiches gilt für akute und chronische Befunde an den größeren Sehnen.

Diskussion

In der Beurteilung von Sehnen und Muskeln nach einem Trauma oder bei chronischen Beschwerden ist die Sonographie nach der klinischen Untersuchung das erste bildgebende Verfahren. Die hohe Aussagekraft der Methode in der Hand des Geübten erlaubt nicht nur die Untermauerung der klinisch gestellten Diagnose, sondern kann in der Verlaufskontrolle das therapeutische Konzept bestätigen oder widerlegen. Eine korrekte Interpretation der Schallbilder ist nur in enger Korrelation zu einem sorgfältig erhobenen klinischen Befund möglich. In Analogie zur Röntgentechnik werden die darzustellenden Gewebe immer in zwei Ebenen untersucht und dokumentiert. Begonnen wird mit der nicht verletzten „gesunden“ Seite. Die funktionelle Untersuchung ist eine hilfreiche Zusatzuntersuchung zur Abrundung des Gesamtbildes. Engmaschige Kontrollen belegen den Verlauf und sichern die Aussage in Zweifelsfällen. Eine histologische Diagnose bei Weichteilbefunden aus dem Schallbild ablesen zu wollen, bedeutet die Methode zu überfordern.

Literatur

Frank W, Eyb R (1988) Die Sonographie in der Orthopädie. Springer, Berlin Heidelberg New York Tokyo

Löffler L (1989) Ultraschalldiagnostik am Bewegungsapparat. Thieme, Stuttgart

Sattler H, Harland U (1988) Arthrosonographie. Springer, Berlin Heidelberg New York Tokyo

Stuhler Th, Feige A (1987) Ultraschalldiagnostik des Bewegungsapparates. Springer, Berlin Heidelberg New York Tokyo

Wening JV (1992) Sonographische Diagnostik in der Unfallchirurgie. Springer, Berlin Heidelberg New York Tokyo

Sonographie von postoperativen Hämatomen

M. Walz

Berufsgenossenschaftliche Krankenanstalten Bergmannsheil, Chirurgische Universitäts- und Poliklinik, Gilsingstr. 14, D-44789 Bochum, Bundesrepublik Deutschland

Einleitung

Häufigste postoperative Komplikation sind Wundheilungsstörungen, deren primärer Ausgangspunkt meist Hämatome sind. Bei ausbleibender spontaner Resorption können diese nach Superinfektion auch sekundär als Abszesse auftreten. Trotz sorgfältiger Drainagetechnik sind Hämatome nicht immer vermeidbar, jedoch prinzipiell kein therapeutisches Problem, insofern sie frühzeitig erkannt und rechtzeitig behandelt werden. Abhängig vom umgebenden Weichteilmantel setzen klinisch erkennbare Hämatome eine teilweise nicht unerhebliche Größe voraus. Besondere Probleme bereiten tiefer gelegene, zum Beispiel subfasziale Hämatome, da sie klinisch nur schwer zu diagnostizieren sind. Bei nicht eindeutigen oder gar fehlenden klinischen Hinweisen sind Temperaturanstieg und laborchemische Veränderungen wie Leukozytose und BSG-Erhöhung häufig Spätzeichen und Kriterien für bereits abgelaufene Folgekomplikationen. Ziel des postoperativen Monitorings muß deshalb die möglichst frühzeitige Diagnosestellung sein, um Spätkomplikationen und damit verzögerte Heilverläufe zu verhindern. Voraussetzungen an die Untersuchungsmethode sind eine hohe Sensitivität und Spezifität, da verdachtsweise Wundrevisionen bei unsicheren Befunden als vermeidbare Eingriffe und potentielle, neue Komplikationsquellen anzusehen sind.

Indikation

Mit der Sonographie verfügt man über eine nicht invasive, beliebig reproduzierbare Untersuchungsmethode, mit der unabhängig vom klinischen Befund verläßliche Aussagen gewonnen werden können. Hauptanwendungsbereich sind die anatomischen Problemregionen Becken, Hüfte, Oberschenkel, Wirbelsäule, Abdomen und Thorax, da hier die klinische Einschätzung erschwert sein kann. Im Bereich von Körperregionen, die der klinischen Beurteilung besser zugänglich sind, kommt der Ultraschalldiagnostik eher eine bestätigende Funktion zu. Ferner kann sie in bestimmten Fällen helfen, eine Differenzierung zwischen liquiden und organisierten Hämatomen vorzunehmen und ermöglicht Aussagen über die genaue Ausdehnung und Lokalisation. Nicht generell beantwortet ist bis heute die Frage, ob die Sonographie als Routineuntersuchung im postoperativen Monitoring oder als „On-demand"-Diagnostik, d.h., nur bedarfsweise bei unsicheren, jedoch bereits klinisch auffälligen Befunden anzuwenden ist. Zumindest Eingriffe mit einem erhöhten Risiko postoperativer Hämatome sowie zum Beispiel Patienten mit Gerinnungsstörungen erfordern sicher eine entsprechend engmaschige, in den ersten Tagen idealerweise tägliche Sonographie. Die postoperative Sonographie wird unter folgenden Aspekten durchgeführt:

Hefte zu der Unfallchirurg, Heft 232
K. E. Rehm (Hrsg.)

- Nachweis bzw. Ausschluß eines Hämatoms oder Abszesses
- Lokalisation bezüglich anatomischer Grenzschichten
- Größen-/Volumenbestimmung der Raumforderung
- Kriterien für Organisation oder Infektion?
- Indikation für diagnostische/therapeutische Punktion.

Technik

Für die Diagnostik postoperativer Hämatome an den Extremitäten, am Becken sowie an der Wirbelsäule eignet sich am besten ein 5-MHz-Linearscanner. Sollen oberflächlichere Veränderungen beurteilt werden, eignet sich wegen der besseren Abbildung bei allerdings geringerer Eindringtiefe auch ein 7,5-MHz-Linear-Schallkopf. Sectorscanner und Curved-Arrays sind für diese Fragestellung weniger geeignet, da die Interpretation durch den Sektor-Blickwinkel erschwert wird. Untersucht wird grundsätzlich in mindestens zwei Ebenen. Pathologische Befunde sind unbedingt zu dokumentieren, wobei aufgrund der variablen Bildvergrößerung entsprechende Längenmessungen zur Verlaufsbeurteilung sehr hilfreich sind. Ferner sollte eine Volumenbestimmung erfolgen; dazu werden in zwei senkrecht aufeinander stehenden Ebenen Länge, Breite und Tiefenausdehnung der Raumforderung ausgemessen. Das Volumen läßt sich nach der Ellipsoid-Formel ($V = L \times B \times T \times 0{,}5$) einfach und mit ausreichender Genauigkeit ermitteln. Zur Ankoppelung kann wegen der frischen Wundverhältnisse die Haut bzw. der Schallkopf mit einem Hautdesinfektionsmittel benetzt werden, wobei man sich vorher beim Gerätehersteller über die Beschaffenheit der Schallkopfoberfläche erkundigen sollte, um Schäden zu vermeiden. Eine andere Möglichkeit besteht darin, das zu untersuchende Hautareal mit einer Inzisionsfolie abzukleben, allerdings muß wegen der sonst entstehenden Artefakte auf die Vermeidung von Blasen zwischen Haut und Folie geachtet werden. Auf die Folie kann dann das übliche Gel aufgetragen werden.

Normalbefunde

Grundvoraussetzung für die Interpretation der postoperativen Befunde ist die Kenntnis der normalen Sonoanatomie der untersuchten Region. Entscheidend für die topographische Zuordnung ist die Orientierung an bestimmten anatomischen Landmarken. An den Extremitäten findet sich ein relativ konstantes Bild (an der Oberfläche beginnend):

- Haut → echoreicher Eintrittsreflex
- Subcutis → echoarme Zone mit feinen echoreicheren Unterbrechungen (Bindegewebssepten)
- Muskelfaszie → echoreiches, schmales Reflexband
- Muskulatur → etwas echoreicher als Subcutis, typische Fiederung durch regelmäßig angeordnete Septen

- Knochen → kräftiger echoreicher Reflex mit dorsaler Schallauslösung und teilweise zusätzlichen Wiederholungsechos

In der postoperativen Sonographie entsprechen Normalbefunde weitestgehend der anatomischen Sonomorphologie. Üblicherweise kommen in den ersten postoperativen Tagen filiforme, echoarme Formationen sowohl im Subkutangewebe als auch in der Muskulatur zur Darstellung. Hierbei handelt es sich um geringe Mengen von Hämatom- bzw. Seromflüssigkeit, die im Normalfall spontan resorbiert wird. Bei der Untersuchung des Abdomens steht die Frage des Vorhandenseins sowie der Menge freier Flüssigkeit im Vordergrund. Die Aufmerksamkeit gilt deshalb dem Recessus hepatorenalis und splenorenalis sowie dem Douglas-Raum. Ferner muß der subphrenische und subhepatische Raum bei der Suche nach Abszessen beurteilt werden. Freie Flüssigkeit im Thorax wird durch Intercostalschnitte entlang der Axillarlinie im Recessus phrenicocostalis dargestellt. Zu berücksichtigen ist, daß im Rahmen von begleitenden Becken- oder Lendenwirbelsäulenfrakturen typischerweise innerhalb von 12–48 Stunden nach dem Unfall meist geringe Flüssigkeitsmengen im Abdomen nachweisbar sind.

Pathologische Befunde

Aufgrund der typischen echoarmen bis echofreien Darstellung von Hämatomen können diese einfach und sicher erkannt werden. Die topographische Zuordnung postoperativer Hämatome orientiert sich an den bereits genannten anatomischen Strukturen. Daraus ergeben sich drei Hauptlokalisationen: – subkutan bzw. epifascial – subfascial bzw. intramuskulär – paraossär. Während frische Hämatome eine nahezu echofreie Binnentextur aufweisen, treten mit fortschreitender Koagulation und Organisation Binnenechos auf. Diese können homogen oder aber inhomogen mit wechselnden liquiden (echoarmen) und organisierten (echoreichen) Arealen imponieren. Eine definitive Aussage zum Grad der Organisation ist jedoch aufgrund der zeitlich nicht immer korrelierenden biologischen und sonomorphologischen Erscheinungsbilder nicht möglich. Eine Entscheidungshilfe kann das Ausüben eines verstärkten Druckes mit dem Scanner auf die Weichteile sein, da mit zunehmender Organisation die Komprimierbarkeit sinkt. Die Ultraschalluntersuchung kann teilweise Aussagen über eine bereits eingetretene Infektion ermöglichen. Bei einem großen Teil der Patienten mit infizierten Hämatomen findet sich eine unterschiedlich stark ausgeprägte Auflockerung des Subkutangewebes, wobei sich dieser im Vergleich zum normalen Fettgewebe mit verminderter Echogenität darstellt. Beim Fehlen dieses Phänomens ist die sonographische Differenzierung zwischen blandem Hämatom und eingetretener Infektion problematisch, da sich die Binnenstruktur von teilweise organisierten Hämatomen und Abszessen gleichen kann. Hinweise für eine Abszedierung können eine auffällige inhomogene (Muskelnekrosen) oder homogene (Eiter) Binnenstruktur und das Vorhandensein einer mittelechoreichen Begrenzung gegenüber dem umgebenden Gewebe (Abszeßmembran) sein.

In Abhängigkeit von sonographischem Befund und klinischem Verlauf, ergeben sich unterschiedliche therapeutische Konsequenzen. Allgemeingültige Erfahrungen bezüglich des Volumens, das ohne Intervention toleriert werden kann oder darf, existieren bislang nicht. Bei ermittelten Hämatomvolumina von 40 ml und mehr ist nach unseren Erfahrungen eine Punktion indiziert. Bei frischeren Hämatomen sowie bei Seromen gelingt häufig die komplette Entleerung über die ultraschallgestützte (somit therapeutische) Punktion. Ist nur die Aspiration einer geringen Menge (diagnostische Punktion) möglich, so wird, wie auch im ersten Falle, eine mikrobiologische Untersuchung auf Erreger und Resistenz durchgeführt. Die Beurteilung des makroskopischen Befundes sowie eines Direktausstriches in Gramfärbung kann hier rasch wichtige Informationen liefern. Liegt das initial ermittelte Volumen unter der Grenze von 40 ml, nehmen wir am folgenden Tag eine Kontrollsonographie vor. Erfahrungsgemäß ist bei kleineren Hämatomen eher mit einer spontanen Resorption zu rechnen. Kommt es zur Volumenzunahme, wird die Punktion durchgeführt. Beim klinischen Bild eines Weichteilinfektes wird auch bei kleinen Hämatomen unter sterilen Kautelen eine diagnostische Punktion durchgeführt. Zunehmend häufig wird auch die perkutane Drainage liquider Raumforderungen propagiert, da in einem Teil dadurch eine operative Revision überflüssig wird.

Ergebnisse

Im Folgenden wird eine Studie vorgestellt, die wir durchgeführt haben, um den Stellenwert der postoperativen Sonographie herauszustellen. Es wurden insgesamt 308 Patienten nach erfolgter Implantation einer Hüftgelenks-Endoprothese sonographisch kontrolliert. Bei jeweils 154 Patienten wurden die Ultraschalluntersuchungen dabei einmal unabhängig vom klinischen Befund ab dem ersten postoperativen Tag, in der zweiten Gruppe erst beim Vorliegen eines klinisch auffälligen Befundes (On-demand-Sonographie) vorgenommen. In der Auswertung wurde zwischen blandem (negativer Keimnachweis) und kontaminiertem (positiver Keimnachweis) Hämatom sowie dem eigentlichen Infekt (kontaminiertes Hämatom und klinische Infektzeichen) unterschieden.

Resultate

Primäre Sonographie (n = 154):

- 11 x Hämatome > 40 ml → primäre Punktion
  2 x positiver Keimnachweis, klinischer Verlauf nach Punktion o.B.
- 7 x zunehmendes Volumen → Punktion
  3 x Verdacht auf Frühinfekt
  2 x klinische Besserung nach Entleerung eines kontaminierten Hämatomes
  1 x Revision am 5. postoperativen Tag wegen progredienter Infektzeichen

On-Demand-Sonographie (n = 154):

- 10 x klinische Infektzeichen → Sonographie → bei allen Patienten Flüssigkeitsmenge > 40 ml → Punktion im Mittel am 6. (4.–0.) postop. Tag

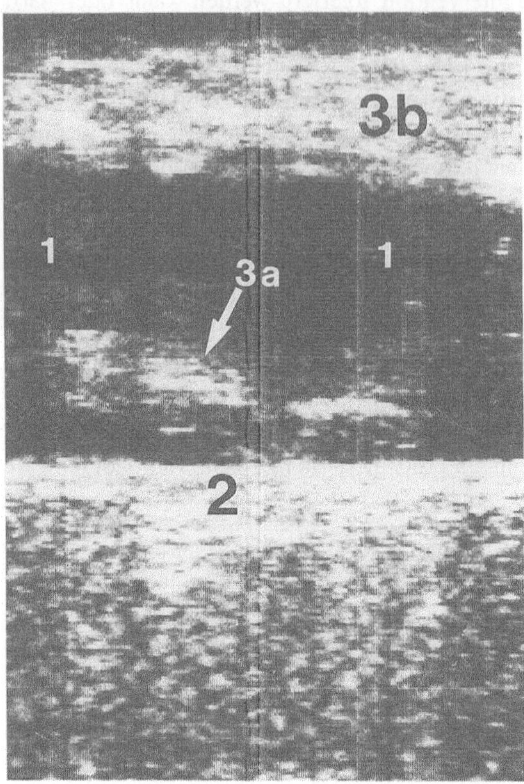

Abb. 1. Paraossäres Hämatom (1) am Oberschenkel mit Binnenechos (3a) als Zeichen der beginnenden Koagulation, (2 = Femurkortikalis, 3b = Muskulatur)

4 x Punktat makroskopisch infiziert
8 x positiver Keimnachweis
- 5 x klinischer Verlauf nach Punktion unauffällig
- 5 x Revision am 8. (5.–11.) postoperativen Tag

Somit ergab sich in der Gruppe der routinemäßig sonographierten Patienten eine höhere Punktionsrate (11,7% gegenüber 6,5%), insbesondere jedoch eine niedrigere Infekt- (0,6% gegenüber 5,2%) und Revisionsrate (0,6% gegenüber 3,3%). Darüberhinaus konnte in dieser Gruppe die erforderliche Wundrevision bereits am 5. gegenüber dem 8. (5.–11.) postoperativen Tag durchgeführt werden.

Im Rahmen einer retrospektiven Auswertung wurde die Art der Indikationsstellung unter 182 chirurgischen Interventionen, die innerhalb eines Jahres auf unserer Intensivstation durchgeführt worden waren, analysiert. Bei 62 Patienten war die Indikation bei fehlenden typischen, klinischen und laborchemischen Befunden allein anhand der Ultraschalluntersuchung gestellt worden. In allen Fällen konnte die sonographische (Verdachts-) Diagnose zumindest partiell bestätigt werden, Fehldiagnosen im eigentlichen Sinne waren nicht gestellt worden.

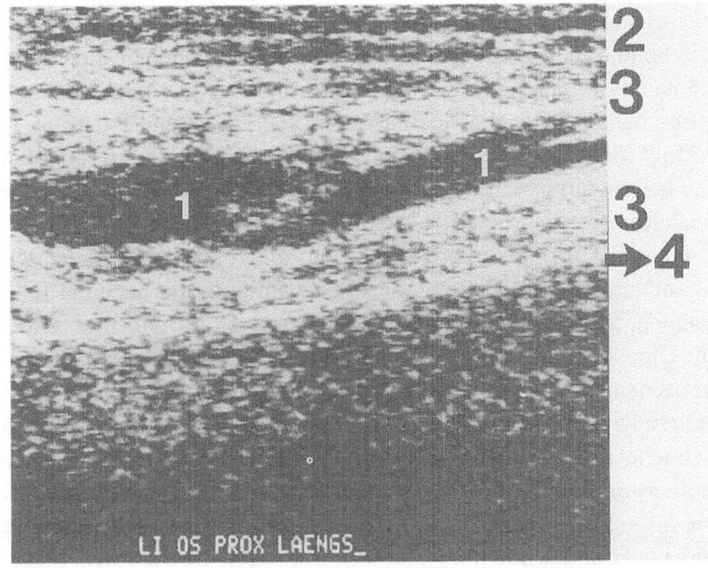

Abb. 2. Intramuskuläres Hämatom (1) am Oberschenkel, (2 = Subcutis, 3 = Muskulatur, 4 = Femurkortikalis)

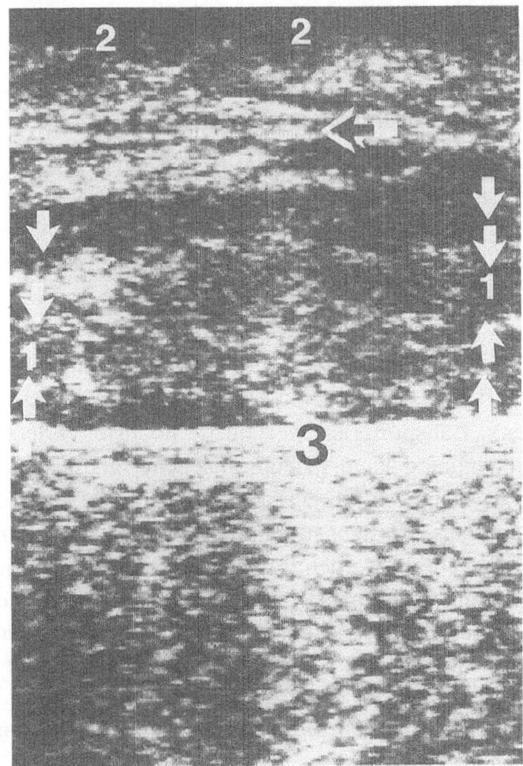

Abb. 3. Abszeß bei ausgedehnten Muskelnekrosen (1) am Oberschenkel, verbreiterte Subkutanschicht (2) mit inhomogener Binnentextur (c -- = Muskelfaszie, 3 = Femurkortikalis)

Schlußfolgerungen

Die Sonographie ermöglicht das frühzeitige und sichere Erkennen von postoperativen Hämatomen und Abszessen, deren Größenbestimmung, Verlaufskontrolle sowie die ultraschallgestützte diagnostische und therapeutische Punktion. Mit der Sonographie verfügt man dabei über ein nicht invasives und beliebig reproduzierbares Verfahren, das bereits am ersten postoperativen Tag anwendbar ist. Eine niedrigere Infekt- wie auch Revisionsrate in der Gruppe der Patienten, die direkt am ersten postoperativen Tag nach TEP-Implantation sonographisch kontrolliert worden waren, zeigt neben der eigentlichen Aussagekraft der Ultraschalldiagnostik auch die Bedeutung eines konsequenten, frühzeitig begonnenen postoperativen Monitorings. Große Bedeutung besitzt die Ultraschalldiagnostik auch bei Intensivpatienten, bei denen Laborparameter teilweise nicht verwertbar sind und/oder der klinische Befund im Rahmen einer Analgosedierung von Beatmungspatienten nicht beurteilt werden kann. Wie für die übrigen Bereiche so gilt insbesondere auch für die postoperative Sonographie, daß deren Stellenwert in erheblichem Maße von der Erfahrung des Untersuchers abhängig ist. Die Sonographie sollte deshalb im Rahmen ihrer weiten Verbreitung in der Chirurgie und im Hinblick auf ihre Aussagekraft auch ihren festen Platz im routinemäßigen postoperativen Monitoring erhalten.

Sprunggelenksinstabilität

R. Ernst, M. Kemen und A. Mumme

Chirurgische Klinik der Ruhr-Universität, St. Josef-Hospital, Gudrunstr. 56, D-44791 Bochum, Bundesrepublik Deutschland

Einleitung

Das Supinationstrauma des oberen Sprunggelenkes ist in der täglichen Praxis eine häufige Verletzung. 15–20% der Sportverletzungen betreffen das obere Sprunggelenk. Ballsportarten weisen die höchste Verletzungsrate auf [6, 12]. Unzureichende Behandlung kann zur chronischen Bandinstabilität führen. Klinische Untersuchung und Anamnese führen meist zur richtigen Diagnose einer Instabilität des Außenbandapparates. Röntgenaufnahmen in zwei Ebenen zum Frakturausschluß sollten immer durchgeführt werden. „Gehaltenen Röntgenaufnahmen" haben sich zur Objektivierung und Dokumentation des Befundes durchgesetzt.

Seit Anfang 1987 haben wir die Sonographie in der Diagnostik von Bandverletzungen eingesetzt. Die direkte Darstellung der Bandstrukturen und vor allem der Rupturstellen ist uns und anderen Autoren [5, 13] mit den zur Verfügung stehenden Ultraschallgeräten nicht sicher gelungen, so daß wir eine eigene Methode für die

Hefte zu der Unfallchirurg, Heft 232
K. E. Rehm (Hrsg.)

funktionelle Prüfung der Gelenkinstabilität des oberen Sprunggelenkes entwickelt haben.

Indikation zur sonographisch-funktionellen Stabilitätsprüfung

Bei frischen Verletzungen des Sprunggelenkes sollte nach Frakturausschluß und klinischer Untersuchung stets beim Verdacht einer Außenbandruptur des oberen Sprunggelenkes sonographisch-funktionell untersucht werden. Auch chronische Bandinstabilitäten sollten sonographisch geprüft werden. Wie noch ausgeführt wird, kann nach entsprechender Übung die Sonographie die gehaltenen Röntgenaufnahmen ersetzen.

Untersuchungsmethode

Nach unserer Methode [1–3] schallen wir das Sprunggelenk senkrecht von dorsal in Längsachse des Unterschenkels über dem lateralen Anteil des tibio-talaren Gelenkspaltes. Der Patient liegt in Bauchlage, die Sprunggelenke nehmen bei leichter Beugung im Kniegelenk eine ca. 90°-Stellung ein. Aus derselben Ausgangsposition ist sowohl eine Beurteilung des Talusvorschubes als auch der Taluskippung möglich (schematische Darstellung, Abb. 1, 2). Grundeinstellung des Gelenkes und Funktionsprüfung sind denen bei gehaltenen Röntgenaufnahmen sehr ähnlich.

Unter „Realtime“-Bedingungen wird durch entsprechende Handgriffe („Zangengriff“ – Talusvorschub, Fersenkippung, Taluskippung) die Stabilität geprüft (Abb. 2, 3). Die Änderung des Abstandes zwischen Tibiahinterkante und hinterer Begrenzung der Talusrolle ist das Maß für die Instabilität. Der Verletzte wird aufgefordert, die Muskeln zu entspannen. Gewaltanwendung ist strikt zu vermeiden, da sie Schmerzen und Gegenspannen provoziert und das Untersuchungsergebnis verfälscht. Standardisierte Belastung ist nicht erforderlich. Die Gegenseite wird stets zum Vergleich mituntersucht. Die Dokumentation enthält die Abstandsmessungen mit und ohne Streßauslösung [2, 3].

Normale und pathologische Befunde

Nach unserer bisherigen Erfahrung [1–3, 8] erwies sich ein Talusvorschub von 6 mm und mehr sowie eine Taluskippung von 6 mm und mehr als pathologisch und beweisend für eine vollständige Bandruptur. Allerdings muß durch die Untersuchung der unverletzten Gegenseite eine allgemeine Bandschwäche und Instabilität ausgeschlossen werden. Der Bewegungsausschlag der unverletzten Seite muß mindestens 3 mm geringer ausfallen. Betrachtet man den Talusvorschub als direkte Prüfung des Ligamentum fibulotalare anterius und die Taluskippung als Maß der Verletzung des Ligamentum fibulocalcaneare, so kann die Methode mit einer Sensitivität von 0,95 die Verletzung des Lig. fibulotalare anterius und einer Sensitivität von 0,80 die Verletzung des Lig. fibulo-calcaneare voraussagen.

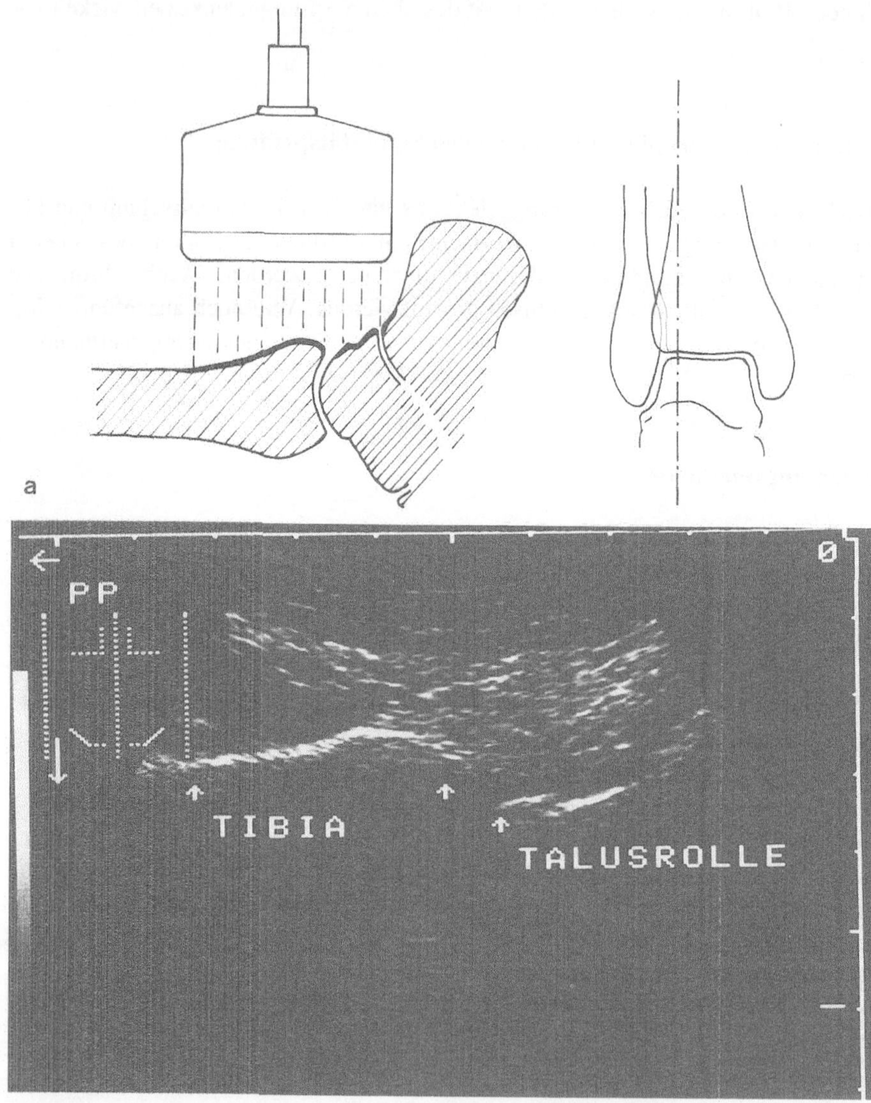

Abb. 1. Definierten Untersuchungsschnittebene in schematischer Darstellung als Ausgangsposition für die Ultraschalluntersuchung und zugehöriges Ultraschallbild: **a** Schema des sagittalen Längsschnittes durch das obere Sprunggelenk. Die markante Kontur der Tibiahinterkante und der hinteren Begrenzung der Talusrolle ist hervorgehoben. **b** Zugehöriges Ultraschallbild. Es muß auf eine klare Abbildung der Knochenstrukturen geachtet werden. Talusrolle und Tibiahinterkante sind mit Pfeilen markiert.

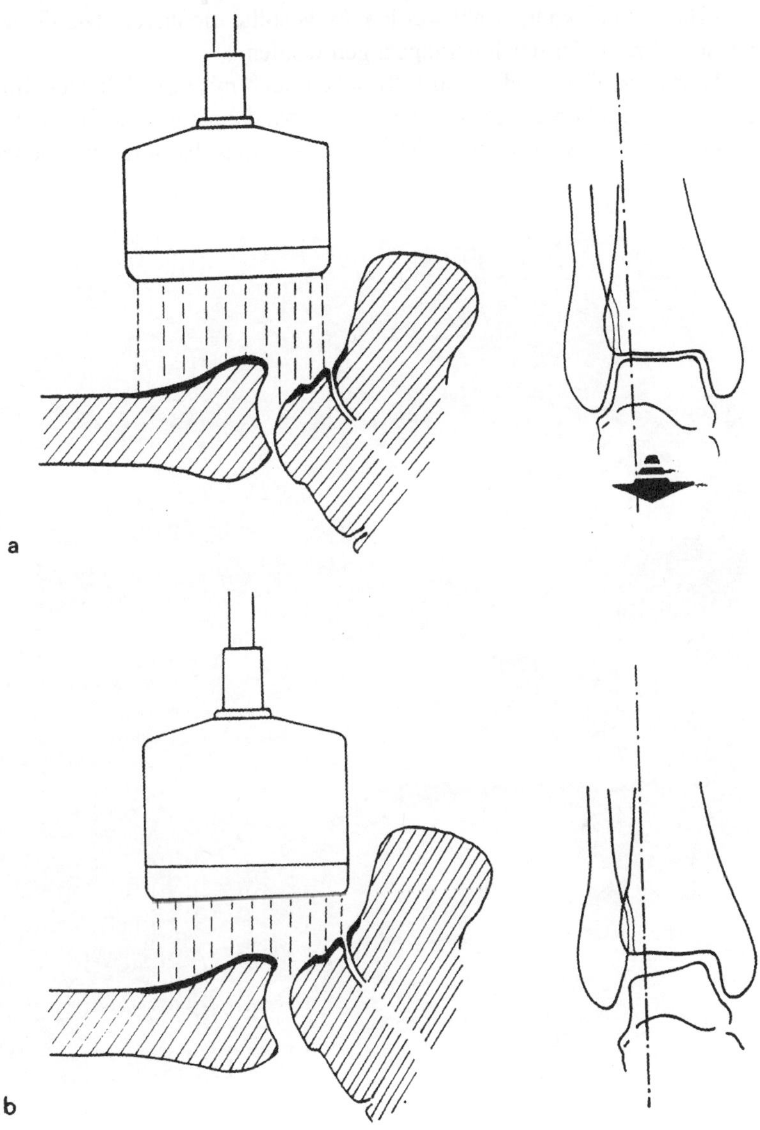

Abb. 2. Schema der Untersuchungsschnittebene wahrend der Prüfung des Talusvorschubes (**a**) und der Taluskippung (**b**)

Diskussion

Die Ultraschalluntersuchung sollte sich nicht auf die funktionelle Kontrolle des Außenbandapparates des oberen Sprunggelenkes beschränken. Die Weichteile wie Sehnen und Kapsel-Band-Strukturen, aber auch Knochen- und Gelenkflächen sollten nach zusätzlichen Verletzungen abgesucht werden. Die Ausdehnung von Hämatomen und Hämarthros kann erfaßt werden. Stets sollte die unverletzte Gegenseite mituntersucht und zum Vergleich herangezogen werden.

Schricker, Hien und Wirth [13] haben auch mit ihrer Ultraschallmethode gezeigt, daß eine Funktionsdiagnostik des Außenbandapparates des oberen Sprunggelenkes möglich ist [5, 13]. Da uns in der täglichen Praxis die dort beschriebenen Schallkopf-

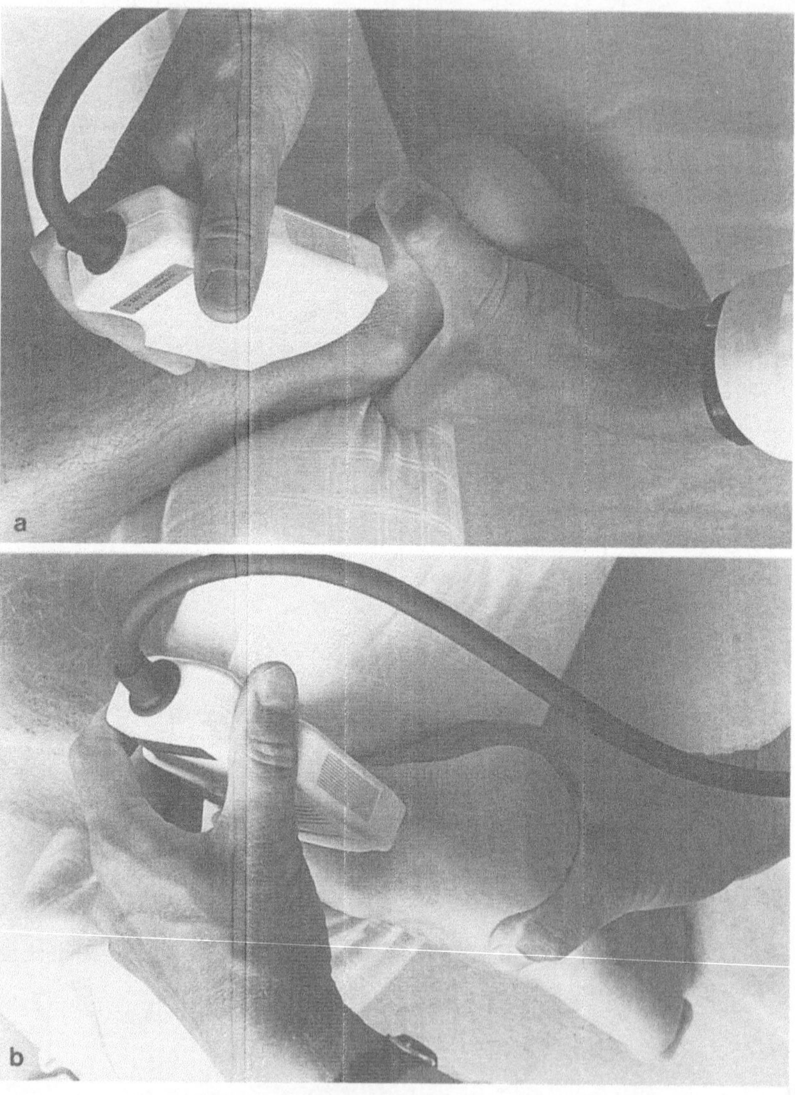

Abb. 3 a, b. Bandprüfung: Der Untersucher fixiert mit einer Hand den Schallkopf in der definierten Untersuchungsschnittebene. **a** Auslösen des Talusvorschubes (Ansicht von dorsal): die Langfinger der anderen Hand stabilisieren die Tibia, der Daumen löst den Talusvorschub durch Druck auf den Kalkaneus aus (Zangengriff). **b** Prüfung der Talsukippung (Ansicht von dorsal): die zweite Hand des Untersuchers umfaßt die Ferse. Die Langfinger stützen sich am Innenknöchel bei der Stabilitätsprufung ab.

positionen und Bandprüfungen umständlich und unsicher erschienen, haben wir unsere eigene funktionelle Methode entwickelt.

Die Konturen von Tibiahinterkante und Talusrolle sind von gehaltenen Röntgenaufnahmen gut bekannt. In der Einarbeitungsphase in unsere Sonographiemethode ist das von Vorteil, da kaum „umgedacht" werden muß. Das Aufklappen und Klaffen des Gelenkspaltes ist gut zu beobachten. Die Plantarflexion, die bekanntlich einen Talusvorschub vortäuschen kann, bringt die Talusrolle unter der Tibiahinterkante zum Verschwinden, verhindert damit ein exaktes Ausmessen und scheidet somit als mögliche Fehlerquelle aus. Die Methode nach Hien [5, 13] beobachtet das Vortreten der Talusrolle vor die Tibiavorderkante, was nicht sicher gegen die Plantarflexion abgegrenzt werden kann. Ein Wechsel der Schallkopfposition für die Prüfung der einzelnen Bänder, sowie eine obligate Hilfsperson bei der Bandprüfung sind bei Hien ebenso von Nachteil [5, 13]. Bisher fehlen auch Angaben, ob komplette Rupturen und Teilrupturen der einzelnen Bandanteile zu erkennen sind.

Die Beurteilung der Taluskippung bleibt problematisch, auch wenn die Taluskippung streng seitlich überprüft und nicht der gesamte Vorfuß supiniert wird. Die Ruptur des Lig. fibulotalare anterius erlaubt eine Subluxation des Talus nach vorne und in dieser Stellung erschlafft das Lig. fibulocalcaneare und läßt bereits eine vermehrte Taluskippung zu. Weiterhin ist zu bedenken, daß der fibulare Bandapparat eine Vielzahl anatomischer Varianten aufweisen kann und auch Zweit- und Drittstrukturen als Synergisten stabilisierend wirken können. Auch die Beurteilung der gehaltenen Röntgenaufnahmen ist aus diesem Grund problematisch. Untersuchungen von Ludolph und Mitarb. [10] haben gezeigt, daß anhand der gehaltenen Röntgenaufnahmen aus Taluskippung und Talusvorschub offensichtlich nicht auf das Verletzungsmuster der Bänder geschlossen werden kann. Bei Sonographie-Methoden hingegen ist dies mit Einschränkung möglich.

Die Ultraschallmethode muß auch mit den etablierten gehaltenen Röntgenaufnahmen verglichen werden. Die Vielzahl von Halteapparaten für die Durchführung von gehaltenen Röntgenaufnahmen, mit vielen Verbesserungsvorschlägen, sogenannte „standardisierte" Belastung mit Druckwerten zwischen 5 und 25 kp, erheblich variierende Meßmethoden und pathologische Werte zeigen, daß offensichtlich keine ideale Lösung gefunden worden ist. Eine Übersicht und weitere kritische Anmerkungen finden sich bei Weiß [14], Zink und Wirth [15].

Wenn gehaltene Röntgenaufnahmen bei frischen Bandrupturen als „objektives" Kriterium für die Instabilität herangezogen werden, so muß man damit rechnen, daß frische Bandverletzungen in einer Größenordnung bis zu 20% übersehen werden und diese Methode somit schlechter abschneidet als die Sonographie. Unsere eigene Erfahrung [2, 3] wird diesbezüglich durch eine Vielzahl von Mitteilungen aus der Literatur gestützt [5, 9, 10, 11, 14, 15].

Bei chronischer Bandinstabilität hingegen ist eine sehr gute Übereinstimmung zwischen gehaltenen Röntgenaufnahmen und unserer Sonographiemethode bei synchroner Anwendung im Halteapparat festzustellen [8]. Die Methoden sind hier gleichwertig und gegeneinander austauschbar [8].

Invasive Maßnahmen wie Schmerzausschaltung, Arthrographie und Arthroskopie, die teilweise empfohlen werden [9, 11], sind bei den guten Ergebnissen der Sonographie nicht erforderlich.

Eine Erklärung für das schlechtere Abschneiden der gehaltenen Röntgenaufnahmen bei Einsatz eines Halteapparates scheint die Schmerzauslösung zu sein. So haben auch bei direktem Vergleich von Apparat- zu Hand-gehaltenen Röntgenaufnahmen die Hand-gehaltenen besser abgeschnitten [16]. Bei Befragung der Verletzten nach der Untersuchung wurde stets die sonographische Untersuchung als wesentlich weniger schmerzhaft beurteilt als die radiologische.

Fehlermöglichkeiten der Ultraschallmethode liegen im exakten Auffinden der Knochenmeßpunkte. Bei sehr starker lateraler Aufklappbarkeit kann der Meßpunkt im Bereich der Talushinterkante aus der Untersuchungsebene verschwinden, so daß nur die dauernde Bildkontrolle und evtl. Korrektur der Schallkopfposition die sichere Diagnose erlaubt.

Die Vorteile der Ultraschallmethode gegenüber den gehaltenen Röntgenaufnahmen sind entscheidend.

Die sonographische funktionelle Kontrolle der Bandstabilität ist eine klinische Untersuchung unter „Ultraschall-Durchleuchtung". Durch Synopse von wiederholter klinischer Untersuchung mit Kontrolle des subjektiven Befundes im Ultraschallbild wird die Diagnose für den Untersucher sehr sicher.

Die Ultraschall-Untersuchung ist weit weniger schmerzhaft als die gehaltene Röntgenaufnahme und bei der frischen Bandruptur wahrscheinlich deshalb auch überlegen [2].

Die Röntgenstrahlenbelastung entfällt und limitiert den Untersuchungsgang nicht.

Die Methode hat sich auch in Zweifelsfällen sehr gut bewährt [1].

Die Sonographie könnte in Zukunft die gehaltene Röntgen-Aufnahme ersetzen, soweit aus forensischen Gründen nicht weiterhin eine Dokumentation durch Röntgenuntersuchung gefordert wird.

Literatur

1. Ernst R, Gritzan R, Weber A, Liebe S von, Zumtobel V (1988) Sonographie-Diagnostik bei Außenbandrupturen des oberen Sprunggelenkes bei nicht eindeutigen radiologischen Befunden. Langenbecks Arch Chir (Kongreßbericht) Suppl II, S 628
2. Ernst R, Weber A, Kemen M (1989) Sonographie in der Diagnostik der Außenbandruptur am oberen Sprunggelenk. Hefte zur Unfallheilkunde 207:418–430
3. Ernst R, Grifka J, Gritzan R, Kemen M, Weber A (1990) Sonographische Kontrolle des Außenbandapparates am oberen Sprunggelenk bei der frischen Bandruptur und chronischen Bandinstabilität. Z Orthop 128:525–530
4. Forster G, Scheuba G, Weber EG (1979) Die standardisierte „gehaltene Aufnahme" zur Diagnostik der Bandverletzungen an der unteren Extremität. Akt Chirurg 13:239
5. Glaser F, Friedl W, Welk E (1989) Die Wertigkeit des Ultraschalls in der Diagnostik von Kapselbandverletzungen des oberen Sprunggelenkes. Unfallchirurg 92:540–546
6. Godolias G, Dustmann HO (1985) Häufigkeit und Ursachen von Bandverletzungen des Sprunggelenkes bei verschiedenen Sportarten. Orthop Praxis 21:697–702
7. Jakob RP, Raemy H, Steffen R, Wetz B (1986) Zur funktionellen Behandlung des frischen Außenbänderrisses mit der Aircast-Schiene. Orthopäde 15:434–440
8. Kemen M, Ernst R, Bauer KH, Weber A, Zumtobel V (1991) Sonographische versus radiologische Beurteilung der chronischen Außenbandinstabilität am oberen Sprunggelenk. Unfallchirurg 94:614–618

9. Leier B, Hempfling H (1983) Frische, isolierte Außenbandverletzungen des oberen Sprunggelenkes. Operationsindikation in Zweifelsfällen durch Arthroskopie. Klinikarzt 12:449–456
10. Ludolph E, Hierholzer G, Gretenkord K (1985) Untersuchungen zur Anatomie und Röntgendiagnostik des fibularen Bandapparates am Sprunggelenk. Unfallchirurg 88:245–249
11. Mayer F, Herberger U, Reuber H, Meyer U (1987) Vergleich der Wertigkeit gehaltener Aufnahmen und der Arthrographie des oberen Sprunggelenkes bei Verletzungen des lateralen Bandkapselapparates. Unfallchirurg 90:86–91
12. Pförringer W (1985) Sportartspezifische Weichteilverletzungen von Sprunggelenk und Fuß. Orthop. Praxis 21:703–710
13. Schricker T, Hien NM, Wirth CJ (1987) Klinische Ergebnisse sonographischer Funktionsuntersuchungen bei Kapselbandläsionen am Knie- und Sprunggelenk. Ultraschall 8:27–31
14. Weiß C (1985) Die gehaltene Aufnahme des oberen Sprunggelenks – eine einfache Routineuntersuchung? Röntgenpraxis 38:385–389
15. Zink W, Wirth CJ (1985) Wie sicher ist die apparativ gehaltene Röntgenaufnahme des oberen Sprunggelenkes zur Diagnostik der fibularen Kapselruptur? Orthop. Praxis 21:711–717
16. Zwipp H, Tscherne H, Hoffmann R, Thermann H (1988) Riß der Knöchelbänder: operative oder konservative Behandlung. Dtsch Ärztebl 42:2019

Sonographie – Teil 3

Th. Tiling, Köln

Weichteile Knie

U. Harland

Orthopädische Klinik, Klinikum der Justus-Liebig-Universität, Paul-Meimberg-Str. 3, D-35392 Gießen, Bundesrepublik Deutschland

Indikation zur Untersuchung

Kniegelenksschmerzen bei Kindern und Jugendlichen zum Ausschluß von Osteonekrosen, Kniegelenksschwellungen, Raumforderung in der Kniekehle, Schwellungen der Wade (Bakerzysten), Kniegelenksverletzungen zur Beurteilung der Sehnen und Bänder.

Lagerung

Die Untersuchung erfolgt in der Regel am liegenden Patienten, entsprechend der Schnittführung in Rücken-, Seiten- oder Bauchlage. Bei der Bauchlage empfiehlt es sich, die Füße über den Rand der Liege überhängen zu lassen, so daß bei Bewegung im oberen Sprunggelenk das Spiel der Gastrocnemikusmuskulatur beobachtet werden kann.

Normale Sonoanatomie

Ventrale Schnittführungen:
Suprapatellarer Längsschnitt
Infrapatellarer Längsschnitt
Suprapatellarer Querschnitt bei Beugung
Transpatellarer Querschnitt bei Beugung

Seitliche Schnittführungen:
Lateraler Längsschnitt
Medialer Längsschnitt

Hefte zu der Unfallchirurg, Heft 232
K. E. Rehm (Hrsg.)

Dorsale Schnittführungen:
Dorsaler Längsschnitt über dem medialen Kondylus
Dorsaler Längsschnitt über der Arteria poplitea
Dorsaler Längsschnitt über dem lateralen Kondylus
Dorsaler Längsschnitt im Verlauf des hinteren Kreuzbandes
Dorsaler transkondylärer Querschnitt

Beurteilungskriterien

Von den Knochenoberflächen können die Tibiavorderkante mit der Tuberositas, die Tibiahinterkante, der dorsale Anteil der Kondylen, der mediale Kondylus in der Tragezone und das femorale Patellagleitlager gut eingesehen und auf Stufenbildungen oder Kortikalisunterbrechungen beurteilt werden. Einengungen der Interkondylärregion werden im Seitenvergleich deutlich. Die Füllung der Bursen ist als pathologisch zu bewerten. Veränderungen des Gelenkbinnenraumes, besonders Ergüsse, sind ventral suprapatellar gut darzustellen. Dorsal führen Synovitiden zu Auflagerungen an den Kondylen und zur Verlagerung der Arteria poplitea. Der Bandapparat ist bei frischen Verletzungen eingeschränkt der morphologischen Beurteilungen zugänglich und kann zusätzlich durch Stabilitätstest überprüft werden. Die Sehnen werden auf Formveränderungen und Echogenitätsänderungen untersucht.

Krankheitsbilder

Kniegelenkserguß

Die Sonographie eignet sich besonders gut für den Nachweis von Kniegelenksergüssen. Dies sollte in verschiedenen Kompartimenten erfolgen. Der suprapatellare Raum (Rezessus und Bursa) ist bei vermehrter Synovialfüllung besonders leicht abgrenzbar. Kniegelenksergüsse verändern ihre Lage je nach Schwerkraft und Muskeltonus. Beim liegenden Bein und entspannter Muskulatur werden die Ergüsse parapatellar in den seitlichen Rezessus gefunden. Der Erguß kann auch palpatorisch verlagert werden. Dorsal findet man die Ergüsse im inferioren Rezessus. In vereinzelten Fällen kommt es zu einer Verlagerung der Arteria poplitea. Der Abstand der Arteria poplitea an der Tibiahinterkante, der normalerweise nur wenige Millimeter (ca. 5 mm) beträgt, wird dann vergrößert. Die Verlagerung des Ergusses durch Gelenkbewegung oder Kompression ermöglicht eine Abgrenzung exudativer und proliferativer Prozesse.

Knochennekrosen

Von den aseptischen Knochennekrosen des Kniegelenkes sind die Osteonekrosen des medialen Femurkondylus und der Tibiaapophyse sonographisch gut darstellbar. Die Osteonekrose des medialen Femurkondylus ist eine der häufigsten aseptischen Knochennekrosen. Die stellt sich in einem pärapatellaren Querschnitt bei Beugung und in einem medialen parapatellaren Längsschnitt dar.

Die Beurteilung der Kortikalisstruktur des Dissektates bereitet in der Regel keine Schwierigkeiten. Schwieriger ist die Beurteilung des Knorpels über dem Dissektat, da echoreiche Linien im echofreien Knorpelsaum sowohl durch strukturelle Veränderungen als auch durch Artefakte (bes. Bogenartefakte) bedingt sein können. Bei Lösung des Dissektates kann die Kortikalisstruktur fast vollständig aufgelöst sein, so daß das Mausbett einsehbar wird. Die über dem Dissektat liegende Knorpelschicht wirkt in diesen Fällen etwas angehoben und wird von echodichten Linien durchsetzt. Die bei der Osgood-Schlatter-Erkrankung auftretenden Veränderungen lassen sich auch sonographisch nachweisen. Die glatt begrenzte Reflektionsfront der Apophyse, wie sie normalerweise bei Kindern über dem 10. Lebensjahr gefunden wird, geht zunächst verloren. Stattdessen erscheint die Tuberositas tibiae verbreitert, unscharf begrenzt und gelegentlich fragmentiert. Die echoarme Ansatzregion der Patellarsehne ist verdickt und verbreitert. Eine evtl. vorhandene Bursitis infrapatellaris kann ebenso wie kleine retroligamentäre Verkalkungen erkannt werden.

Freie Gelenkkörper

Freie Gelenkkörper liegen meist im oberen Rezessus und werden an ihrer Schallschattenbildung erkannt. Findet man mehrere freie Gelenkkörper, so spricht das für eine Chondromatose. In diesen Fällen ist meist eine synoviale Hypertrophie im suprapatellaren Recessus zu erkennen.

In den dorsalen Schnitten kann die Fabella (Sesambein des lateralen Gastrocnemiuskopfes) mit einem freien Gelenkkörper verwechselt werden.

Bandverletzungen

Frische Verletzungen des Bandapparates sind von Hämatomen begleitet, die als echoarme Formationen den Kapselbandstrukturen angelagert sind.

An den Seitenbändern lassen sich diese Veränderungen in den medialen und lateralen Längsschnitten problemlos darstellen. Rückschlüsse auf die Funktion des Bandapparates sind aus den sonomorphologischen Veränderungen nicht möglich. Rohr beschrieb als Erster die sonographische Darstellung von Einblutungen und Strukturveränderungen bei frischen Kreuzbandrupturen. Das vordere Kreuzband wird im dorsalen transkondylären Querschnitt mit seinem proximalen Ursprung dargestellt. Bei frischen Verletzungen kommt es zu echoarmen Einlagerungen über dem lateralen Kondylus und zu einer Verbreiterung des Bandansatzes. Die Veränderungen sind bei frischen Verletzungen im Seitenvergleich gut zu erkennen, bei älteren Verletzungen weniger deutlich. Das hintere Kreuzband liegt in einem dorsalen Längsschnitt als schmaler, spitz auslaufender Streifen der dorsalen Tibiakontur auf. Bei den seltenen Verletzungen des hinteren Kreuzbandes kommt es zu einer Verdickung der Bandstruktur und zur Einlagerung echoarmer Formationen. Die strukturellen Veränderungen lassen keine Rückschlüsse auf die Bandfunktion zu. Hien und Schricker führten eine weitere sonographische Methode der Banddiagnostik ein. Die Bedeutung des Bandes wird nicht in seiner morphologischen Struktur gesehen, sondern in seiner Funktion. Maßgebend für die Banddiagnostik ist daher die klinische Untersuchung und Stabilitätskontrolle. Die Sonographie wird eingesetzt als bildgebendes Verfahren, daß die Stabilität reproduzierbar dokumentieren kann. Die Dokumentation des Lachmanzeichens erfolgt in einem medialen parapatellaren Längsschnitt bei ca. 20° Kniebeugung. Die ventralen Konturen des medialen Femurkondylus und der Tibia werden im Ultraschallbild eingestellt. Es wird ein Bild in Ruhestellung angefertigt und ein Bild bei Durchführen der vorderen Schublade im Sinne des Lachmantestes. Die maximale Dislokation der ventralen Tibiakontur kann im Ultraschallbild beobachtet und festgehalten werden. An die ventrale Tibiakontur wird eine Hilfslinie gelegt und der Abstand dieser Linie vom medialen Kondylus bei belastetem und unbelastetem Kniegelenk ausgemessen. Als Referenzwerte wurde von Hien und Schricker die vordere Schublade beim Lachmantest angegeben.

Intakte Kniebandverhältnisse: 2,5 mm ± 0,6 mm.

Ruptur des vorderen Kreuzbandes: 6,3 mm ± 1,2 mm.

Insuffizienz von vorderem Kreuzband und medialem Seitenband:
8,8 mm ± 1,9 mm.

Die Stabilität des medialen und lateralen Seitenbandes wird entsprechend in Längsschnitten im Verlauf dieser Bänder überprüft. Das Knie wird dabei in Beugestellung von ca. 20° gehalten und entsprechender Valgus- bzw. Varusstreß ausgeübt. Das Auseinanderweichen von Femurkondylus und Tibiaplateau wird dabei im Sonogramm verfolgt und die maximale Distanz in einem Bild dokumentiert. Der Abstand zwischen Femur und Tibia kann dann mit dem unbelasteten Zustand verglichen werden. Für alle Stabilitätsprüfungen gilt, daß erhebliche interindividuelle Unterschiede vorkommen, so daß der Seitenvergleich unerläßlich ist.

Sehnenverletzungen, Tendopathien

Frische Sehnenverletzungen gehen in der Regel mit Hämatom- oder Ergußbildung einher. Der Erguß weitet das Peritendineum der betreffenden Sehne auf. In Höhe der Ruptur ist die Sehnenfaserstruktur unterbrochen. Bei der dynamischen Untersuchung kann durch Bewegen des durch die Sehne überbrückten Gelenkes ein Auseinanderweichen der rupturierten Enden beobachtet werden.

Degenerative Veränderungen des Streckapparates kommen besonders in der Patellar- und Quadrizepssehne vor.

Bursitiden

Bursitiden stellen sich als echoarme Raumforderung an typischer Lokalisation dar. Form und Inhalt der Bursen können sehr unterschiedlich sein.

Am Kniegelenk lassen sich folgende Bursitiden darstellen.

1. Bursitis des Musculus gastrocnemicus, häufig in Verbindung mit einer poplitealen Zyste.
2. Bursitis des Musculus semimembranosus unterhalb des Musculus semimembranosus.
3. Bursitis des Musculus biceps femoris unterhalb des Musculus biceps femoris.
4. Bursitis suprapatellaris, die fast immer mit dem Recessus suprapatellaris kommuniziert.
5. Die Bursa infrapatellaris profunda zwischen dem Ligamentum patellae und der Tibiavorderkante.
6. Die Bursa subcutanea praepatellaris.
7. Die Bursa infrapatellaris subcutanea zwischen Haut und Ligamentum patellare.

Eine Verbindung zwischen einer Bursitis gastrocnemica und einer poplitealen Zyste ist nahezu regelmäßig darstellbar. Bursitiden führen in aller Regel zu einer Schall „Verstärkung", an den Rändern großer Zysten entstehen Beugeschatten.

Zystenbildungen

Zysten in der Fossa poplitea sind die häufigsten Zufallsbefunde, die im Rahmen sonographischer Gelenkuntersuchungen gemacht werden. Sie treten auf bei Arthrose und bei Arthritis und sind für keine Erkrankung spezifisch. Man findet eine Vielzahl von Formen. Sie können im Längsschnitt oval, keulenförmig, sanduhrförmig, eiförmig oder tubulär erscheinen, sie sind im Querschnitt meistens rund. Wenn eine Verbindung zur Bursa des Musculus gastrocnemicus besteht, erscheint eine charakteristische Kommaform. Zystenbildungen haben eine sehr unterschiedliche Echogenität, die echofrei, echoarm bis intensiv echoreich mit vielen Mischbildern sein kann. Sonderformen zeigen Schattenbildung, die auf Verkalkung oder Ossifikationen zurückzuführen sind.

Sonographische Kriterien für Zystenbildung sind

1. typische Lokalisation
2. geometrische Form
3. verstärkte Eintritts- und Austrittsreflektion
4. Beugeschattenphänomene an den Zystenrändern
5. sogenannte „Schallverstärkung".

Zur Differentialdiagnose empfiehlt sich eine ultraschallgeführte Punktion. Der Nachweis von Kristallen (Uratkristalle oder Pyrophosphatkristalle) erlaubt eine Differenzierung bei Kristallarthropathie.

Der sonographische Ausschluß einer Bakerzyste ist nur bei gleichzeitig vorliegendem Kniegelenkserguß (suprapatellarer Längsschnitt und suprapatellarer Querschnitt) möglich, da sich die Zyste sonst wegen mangelnder Füllung nicht darstellen kann.

Gefäßalterationen

In einem Längsschnitt im Verlauf der Gefäße stellt sich am liegenden Patienten im Normalfall nur die Arterie dar. Die spontane Darstellung der Vena poplitea im Liegen ist verdächtig auf eine Oberschenkelvenenthrombose. Arteriosklerotische Plaques entsprechen echodichten Formationen, die zur Lumeneinengung führen und Schallschatten haben können. Zur weiterführenden Diagnose ist eine Dopplersonographie, DSA oder Angiographie nötig. Aneurysmen führen zu einer Vergrößerung des Gefäßquerschnittes. Sie können einseitig oder doppelseitig in Form von einer sogenannten Sandwich-Formation auftreten. Meist kann der thrombosierte Inhalt der aneurysmatischen Aussackung vom eigentlichen Lumen differenziert werden. Auch an den Venen werden Veränderungen wie Varixknotenbildungen der oberflächlichen oder Phlebothrombosen der tiefen Venen mit erfaßt. Wichtigster Hinweis für eine Phlebothrombose der tiefen Vene ist die spontane Darstellung der Vene im Liegen und die mangelhafte Kompressibilität des Gefäßes. Ein fehlender Nachweis der eigentlichen Thromben schließt eine Phlebothrombose niemals aus.

Meniskussonographie

H. Steffens und Th. Tiling

Chirurgische Klinik Krankenhaus, Köln-Merheim Ostmerheimer Str. 200, D-51109 Köln, Bundesrepublik Deutschland

Einleitung

Die Arthrosonographie, speziell die Meniskussonographie, stellt besondere Anforderungen an das Ultraschallequipment. Die Abbildung von Femur, Meniskus und Tibia gelingt mit den handelsüblichen Sonographiegeräten mit Schallköpfen (Sektor-, Linear- oder Curved Arrays) von 3,5–7,5 MHz. Für die Beurteilung der Sonopathologie eignen sich jedoch nur 7,5 MHz-Sektorschallköpfe. Aufgrund des divergierenden Strahlenganges können die verschiedenen Meniskusanteile im Kniegelenksspalt gut „ausgeleuchtet“ werden. Neben einer statischen Untersuchung kann eine technisch schwierigere dynamische durchgeführt werden. Der Meniskus wird in Längsschnitttechnik von dorsal nach ventral untersucht. Bei dieser Untersuchungstechnik kommt es zu einer charakteristischen Darstellung des echoreichen, rundlichen Femurkondylus im linken Bildanteil, darüber der echoarme hyaline Knorpel; hieran schließt sich die echoreiche Darstellung des Meniskus in Dreieckform an. Darunter im rechten Bildanteil des Monitors erscheint die echoreiche Formation des Tibiaplateaus. Eine Vorlaufstrecke ist bei hochauflösenden Schallköpfen nicht notwendig. Als Referenzstruktur für die Geräteeinstellung werden die Popliteagefäße genutzt; sie sollten echoarm bis echofrei zur Abbildung kommen.

Hefte zu der Unfallchirurg, Heft 232
K. E. Rehm (Hrsg.)

Untersuchungsgang

Die systematische Untersuchung der Menisken erfolgt im Längsschnittverfahren. Eine optimierte Darstellung kann durch Erweiterung des entsprechenden Kniegelenkspaltes erreicht werden. Hierfür wird die Aufklappbarkeit des Gelenkes genutzt. Das Meniskushinterhorn wird am bäuchlings liegenden Patienten mit 20° gebeugtem Unterschenkel untersucht (Unterstützung durch Rolle). Der Untersucher sitzt entsprechend seiner Händigkeit seitlich vom Patienten. Der Sektorschallkopf wird senkrecht zur Hautebene von paramedian nach medial oder lateral verschoben, bis die charakteristische Konstellation von Femur, Meniskus und Tibia abgebildet ist. Innen- und Außenmeniskushinterhorn werden auf diese Weise untersucht. Die Darstellung der Pars intermedia erfolgt in Seitenlage des Patienten bei 20° gebeugtem Kniegelenk. Eine vermehrte Aufklappbarkeit kann gelegentlich durch Unterpolsterung am kontralateralen Kniegelenkspalt erreicht werden. Die Untersuchung des Meniskusvorderhorns erfolgt in Patientenrückenlage bei 20° bis 90° gebeugtem Kniegelenk.

Dokumentation

Die dynamische Untersuchung von Gelenkstrukturen im Real-time Verfahren hat einen höheren Aussagewert als das statische Bild. Im Rahmen der Dokumentationspflicht müssen alle drei Meniskusanteile – Hinterhorn, Mittelstück, Vorderhorn – bildlich dargestellt werden. Üblicherweise werden hierfür Videoprinter genutzt. Die „region of interest" – hier der Meniskus – wird in Bildmitte dargestellt. Der Meniskusanteil sollte in seiner größten Ausdehnung abgebildet werden.

Sonoanatomie

Der Kapsel-Bandapparat am Kniegelenk stellt sich echoreich dar. Die Popliteagefäße als Referenzstrukturen sind echoarm. Die Muskulatur hat mit ihren fibroadipösen Septen und Faszien ein charakteristisches Erscheinungsbild. Die Femurkondylen erscheinen als runde echoreiche Knochenkontur mit der echoarmen hyalinen Knorpel-

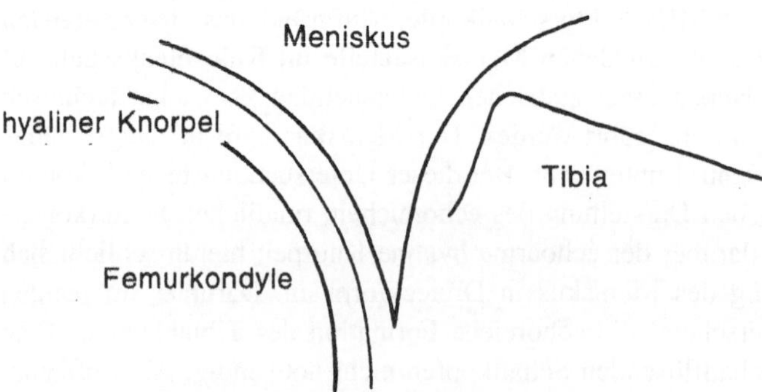

Abb. 1. Längsschnittbild über medialem Kniegelenkspalt

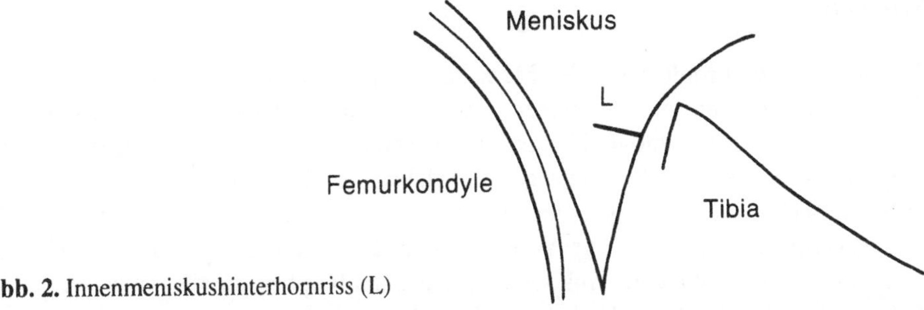

Abb. 2. Innenmeniskushinterhornriss (L)

formation. Der Meniskus kontrastiert sich echoreich in dreieckiger Form. Darunter kann das echoreiche Tibiaplateau unterschieden werden (Abb. 1). In den ventralen Kniegelenksabschnitten kann der Hoffa'sche Fettkörper und das echoreiche Ligamentum patellae zur Darstellung gebracht werden.

Sonopathologie

Der intakte Meniskus hat eine homogene, echoreiche Struktur und eine Dreieckform. Durch Rißbildungen kommt es zur Ausbildung von Grenzflächen. Aufgrund des dadurch bedingten Impedanzsprunges kommt eine Läsion als echoreicher Reflex zur Darstellung (Abb. 2). Ein Meniskusschaden kann angenommen werden, wenn der echoreiche Reflex in mehreren Schnittebenen nachgewiesen werden kann. Kommt es zu einem Auseinanderklaffen von Meniskusanteilen, kann es durch Flüssigkeitsbilder zum Auftreten einer echoarmen Zone kommen. Dies gilt speziell für luxierte Korbhenkelrisse. Degenerative Meniskusschäden weisen echorcichere, kommaförmige bis wolkige Strukturen auf. Pathologische Gewebeveränderungen lassen sich im Gegensatz zu Artefakten in mehreren Schnittebenen nachweisen. Die sonographische Meniskusuntersuchung muß im klinischen Alltag immer eingebettet sein in das Gesamtbild von Anamnese und Beschwerdebild.

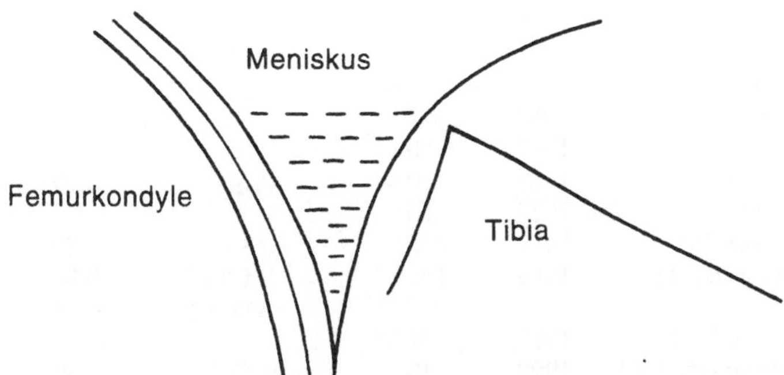

Abb. 3. Degenerativer Innenmeniskushinterhornschaden

Artefakte

Ein wesentliches Problem bei der Meniskussonographie stellen die falsch positiven Untersuchungsergebnisse dar. Neben einer mangelnden Untersuchererfahrung sind die vielfältigen Artefaktmöglichkeiten hierfür verantwortlich. Bei der Arthrosonographie kommt es zu Artefakten infolge von Mehrfachreflektionen im Sinne von Wiederholungsechos, akustischen Spiegelbildern und aufgrund unterschiedlicher Schallleitungsgeschwindigkeiten. Eine Verminderung der Artefaktmöglichkeiten läßt sich durch möglichst senkrechte Ankopplung des Schallkopfes auf der Haut erreichen. Zudem gilt, daß echte Meniskusläsionen in mehreren Schnittebenen stabil sind.

Wertigkeit

In den ersten Puplikationen über Meniskussonographie wiesen 1987 Sohn et al. eine Trefferquote von 95% nach. Nachfolgende kontrollierte klinische Studien wiesen deutlich schlechtere Ergebnisse nach (s. Tabelle 1–3). Wir haben in einer klinischen prospektiven kontrollierten Studie die Aussagefähigkeit der Sonographie nach Innen- und Außenmeniskus untersucht. Dabei fand sich eine schlechte Spezifität aufgrund der hohen Anzahl falsch positiver Innenmeniskusbefunde mit 59% und geringer Sensitivität aufgrund falschnegativer Befunde am Außenmeniskus. Vergleicht man auch die Treffsicherheit der klinischen Untersuchung mit 78% insgesamt und von 76% für den Innenmeniskus und 80% für den Außenmeniskus, so ergibt sich kein Vorteil der Sonographie gegenüber der klinischen Untersuchung. Die nachfolgenden Studien ab 1989 zeigen ähnliche Ergebnisse, so daß eine Ernüchterung der anfänglichen Euphorie folgt. Somit wird heute eine routinemäßge Indikation für die Meniskussonographie nicht mehr gesehen. Zunehmende Bedeutung für die Abklärung von Kniebinnenschäden wird die kernspintomographische Untersuchung erlangen; hier konnten Trefferquoten von 90% und mehr nachgewiesen werden.

Tabelle 1. Ergebnisse operativ kontrollierter Studien zur Meniskussonographie (M = Menisci. IM = Innenmeniskus. AM = Außenminiskus)

Autor	Jahr	Kniegelenke	Sensitivität	Spezifität	Accuracy
Sohn [55]	1987	82			0.95
Bauer [2]	1987	58			0.84
Steffens	1987	110	0.74	0.79	0.77
Steffens	1988	50			0.85
Casser [8]	1989	206	0.83	0.87	
Jerosch [31]	1989	101	IM 0.76	0.86	0.81
			AM 0.25	0.83	0.80
Kahle [36]	1989	107 M			0.82
Ströhmann [56]	1990	46	0.67	0.69	0.68
Ströhmann [56]	1990	50	0.80	0.82	0.81
Friedl [18]	1991	84	0.89	0.78	
Gorschewsky [22]	1991	49			0.78

Tabelle 2. Wertigkeit der sonographischen und klinischen Untersuchung von Meniskusschäden bei 110 Patienten in bezug auf die Arthroskopie (Goldstandard). PPV = positiver Vorhersagewert. NPV = negativer Vorhersagewert. ACC = Accuracy

Untersuchungsmethode	Sens.	Spez.	PPV	NPV	ACC
Sonographie	74%	79%	66%	84%	77%
Klinik	70%	83%	70%	83%	78%

Tabelle 3. Wertigkeit der sonographischen und klinischen Untersuchung für den Innenmeniskus und Außenmeniskusschaden bei 110 Patienten

Untersuchungsmethode	Sens.	Spez.	PPV	NPV	ACC
Sonographie Innenmeniscus	87%	59%	65%	83%	72%
Klinik	83%	71%	72%	82%	76%
Sonographie Außenmeniscus	50%	93%	70%	84%	82%
Klinik	46%	91%	65%	83%	80%

Literatur

Bauer G, Burri C, Swobodnik W, Rübenacker S (1987) Meniskussonographie. Dtsch Z Sportmed 38:74

Bauer G, Rübenacker S (1988) Sonographische Meniskusdarstellung: Welcher Schallkopf ist geeignet? Ultraschall Med 9:48

Casser HR, Sohn C, Kiekenbeck A (1990) Current evaluation of sonography of the meniscus. Results of a comparative study of sonographic and arthroscopic findings. Arch Orthop Trauma Surg 109:150

Friedl W, Glaser F (1991) Dynamic sonography in the diagnosis of ligament and meniscal injuries of the knee. Arch Orthop Trauma Surg 110:132

Gorschewsky O, Roder R (1991) Meniskussonographie. Ergebnisanalyse einer prospektiven Untersuchung an 1991 Patienten. Helv Chir Acta 58:221

Jerosch J, Castro WHM, Sons HU, Winkelmann W (1989) Die Aussagefähigkeit der Sonographie bei der Beurteilung des intrakompartmentalen Druckes in der Tibialis-anterior-Loge. Ultraschall Med 10:275

Kahle W, Gerngroß H, Fink F, Bahren W (1989) Diagnostische Wertigkeit von Sonographie und Doppelkontrastarthrographie bei Meniskusläsionen. Aktuel Traumatol 19:147

Sohn Ch, Gerngroß H, Bahren W, Swobodnik W (1987) Sonographie des Meniskus und seiner Läsionen. Ultraschall Med 8:32

Strohmann G, Roick H, Kundiger R (1990) Untersuchungen des Meniskus durch Sonographie, Arthrographie und Arthroskopie – ein Methodenvergleich. Ultraschall Klin Prax 5:113

Tiling Th, Holthausen U, Steffens H (1992) Sonographie der Weichteile und Gelenke. Chirurg 63:612–620

Sonographie – Knieinstabilität

J. Jerosch

Klinik und Poliklinik für Allgemeine Orthopädie, Albert-Schweitzer-Str. 33, D-48149 Münster, Bundesrepublik Deutschland

Einleitung

Die diagnostischen Schritte bei Verdacht auf eine Kniebinnenläsion gehören zum Rüstzeug eines jeden Arztes, der sich mit Verletzungen und Schäden des Kniegelenkes beschäftigt. Hier steht zweifelsohne an erster Stelle die Anamnese mit Rekonstruktion des Unfallmechanismus, danach können durch die klinische Untersuchung sowie das anschließende Röntgenbild richtungsgebende Informationen für die zugrundeliegende Diagnose gewonnen werden. In Einzelfällen und für wissenschaftliche Fragestellungen hat sich die Kernspintomographie sowie die instrumentelle Testung bewährt.

Als adjuvantes Verfahren wurde in den letzten Jahren mehrfach die diagnostische Sonographie empfohlen.

Technik

Beim Problem des instabilen Kniegelenkes stellt sich die Frage nach Seitenband- und Kreuzbandinstabilitäten. Die sonographische Untersuchung dieser Strukturen kann statisch und dynamisch erfolgen.

Kollateralbänder

Ein direkter Nachweis der Kollateralbänder ist mit Hilfe der Sonographie praktisch nicht möglich. Es gibt vereinzelte kasuistische Berichte in der Literatur über die direkte Darstellung von Innen- und Außenband. Eine größere Studie zu diesem Problemfeld liegt jedoch nicht vor. Auch im Rahmen des klinischen Alltages zeigt sich die direkte sonographische Darstellung der Kollateralbänder als nicht möglich. Bei der dynamischen Untersuchung wird die mediale und laterale Aufklappbarkeit in unterschiedlichen Flexionsstellungen des Kniegelenkes geprüft. Diese ist vergleichbar der Technik der gehaltenen Röntgenaufnahmen. Mit Hilfe dieser Technik kann in longitudinalen Schnittebenen mit einem Linearscanner die Gelenkspaltweite zwischen Tibiakonsole und Femurkondylus in Normalstellung und in gehaltener Stellung dokumentiert werden.

Hefte zu der Unfallchirurg, Heft 232
K. E. Rehm (Hrsg.)

Kreuzbänder

Auch im Bereich der Kreuzbänder ist die statische Untersuchung von der dynamischen Untersuchung zu unterscheiden. Bei der statischen Untersuchung wird versucht, den direkten Nachweis eines intakten, respektive rupturierten Kreuzbandes zu führen. Hierzu eignen sich unterschiedliche Schnittführungen.

In einer modifizierten, anterioren, longitudinalen Schallebene gelingt in Einzelfällen der Nachweis des vorderen Kreuzbandes. Hierbei zeigt sich die Struktur je nach Anschallwinkel echoarm oder echoreich, in Abgrenzung zum umgebenden Gewebe, insbesondere zum Hoffa'schen Fettkörper.

In der dorsalen, transversalen Ebene erscheint zwischen den beiden Femurkondylen das hintere Kreuzband sowie das vordere Kreuzband.

Nach Rohr erscheint im dorsalen Transversalschnitt auf Höhe der Femurkondylen bei einer frischen Ruptur des vorderen Kreuzbandes eine echoarme Strukturveränderung im femoralen Ursprungsgebiet des vorderen Kreuzbandes. Dieses wird als Hinweis für eine Hämatomansammlung interpretiert. In der ventralen, modifizierten, longitudinalen Ebene kann in Einzelfällen bei einer Ruptur des vorderen Kreuzbandes der Spannungsverlust dieser Struktur mit evtl. gleichzeitiger Darstellung des tibialen Ligamentstumpfes erfolgen.

Dynamische Untersuchung

Hien beschrieb 1986 erstmals die Möglichkeit der sonographischen Funktionsdiagnostik bei Kapselbandverletzungen des Kniegelenkes. Eine Weiterentwicklung dieser Methode stellt die Technik nach Gruber et al. dar. Hierbei befindet sich der Patient in entspannter Rückenlage. Unter dem distalen Oberschenkel des zu untersuchenden Kniegelenkes wird ein stabiles Polster unterlegt, so daß eine Knieflexion von ca. 20° resultiert. Der Schallkopf wird im Verlauf der Femurachse über dem Ligamentum patellae aufgelegt. In einem infrapatellaren Längsschnitt werden als knöcherne Referenzpunkte der distale Patellapol und der Tibiakopfbereich mit der Tuberositas tibia eingestellt.

Unter sonographischer Kontrolle wird ein manuell gehaltener Lachman-Test durchgeführt. Hierbei ist die Translation zwischen Femur und Tibia unmittelbar dokumentierbar. Gruber und Mitarbeiter haben hierzu auch entsprechende Normwerte angegeben.

Eine weiterführende Technik stellt die Methode nach Grifka et al. dar. Sie verwenden einen pneumatischen Halteapparat, in dem Ober- und Unterschenkel sowie Fuß gefaßt sind. Hierbei ist nicht nur die Translation zwischen Femur und Tibia, sondern auch die Rotation des Unterschenkels zu beeinflussen.

Unter standardisierter Krafteinleitung erfolgt so in unterschiedlichen Rotationsstellungen der Tibia die Durchführung der vorderen Schublade. Die sonographische Dokumentation erfolgt von dorsal unter Verwendung der posterioren Femurkondylen und des posterioren Tibiaplateaus. Auch hierbei können dann Translationsbewegungen der Gelenkpartner dokumentiert und vermessen werden.

Als besonderer Vorteil ihrer Methode heben Grifka und Mitarbeiter die Kontrolle der Tibiarotation und die definierte Krafteinleitung hervor. Die Autoren sehen für ihre Methode nur eine sehr limitierte Anwendbarkeit in der Rotierdiagnostik, da für eine komplette Untersuchung etwa 15–20 Minuten veranschlagt werden. Für wissenschaftliche Fragestellungen, wie z.B. bei der Frage der postoperativen Stabilität oder die Stabilität unterschiedlicher Schienensysteme sei die Methode jedoch sehr hilfreich.

Kritische Wertung

Unter Berücksichtigung der z.Z. vorliegenden Literatur sowie der eigenen Erfahrungen scheint mit Hilfe der statischen Verfahren allenfalls eine frische Kreuzbandruptur anhand der echoarmen Veränderungen im posterioren Transversalschnitt dokumentierbar. Alle anderen statischen Verfahren zur direkten Darstellung der Kreuzbänder sowie der Seitenbänder haben momentan keinerlei klinische Relevanz. Insbesondere fehlt bei diesen in der Mehrzahl nur kasuistisch vorliegenden Berichten eine statistische Aufarbeitung bezüglich der diagnostischen Parameter wie Sensitivität, Spezifität, positiver pradiktiver Wert, negativer pradiktiver Wert und Genauigkeit. Eine derartige Untersuchung mit einem entsprechenden „Goldenen Standard", wie z.B. der Arthroskopie, fehlt in der gesamten Literatur.

Die dynamischen Verfahren für Dokumentation der femorotibialen Translation haben momentan auch keinen Platz im klinischen Alltag. Evtl. kann die eine oder andere Technik bei wissenschaftlichen Fragestellungen zukünftig hilfreich sein.

Literatur

Bauer G, Burri C, Swobodnik W, Rübenacker S (1987) Meniskussonographie Dtsch Z Sportmed 38:74–80

Behrend R, Hinzmann J, Heise U (1988) Sonographische Darstellung von Kreuzbändern und deren Läsionen. Orthop Praxis 7/'

Gruber G, Harland U, Gruber GM (1982) Sonographische Darstellung des Lachman-Testes bei Läsionen des vorderen Kreuzbandes. Sportverl Sportschäd 6:127–127. Thieme, Stuttgart New York

Grifka J (1990) Sonographische Instabilitätsmeßung am Kniegelenk. Kongreßbeitrag AGA-Arthroskopiekongreß 11/90, Wien

Harland U, Sattler H (1991) Ultraschallfibel Orthopädie, Traumatologie, Rheumatologie. Springer, Berlin Heidelberg New York London Paris Tokyo Honkong Barcelona Budapest

Hawe W, Dörr A, Bernett P (1998) Sonographische Befunde am verletzten hinteren Kreuzband. Praktische Sport-Traumatologie und Sportmedizin 1/...

Hawe W (1990) Die S-Form des hinteren Kreuzbandes im Sonogramm. Praktische Sport-Traumatologie und Sportmedizin 2/90 W. Zuckschwerdt, München Bern Wien San Francisco ...

Hien NM, Rohr E, Sohn C (1988) Kniegelenk. In: Graf R, Schuler P Sonographie am Stütz- und Bewegungsapparat bei Erwachsenen und Kindern. VCH, Weinheim, S 217–261

Hien NM, Schricker T, Wirth J (1987) Sonographische Funktionsdiagnostik bei Kapselbandverletzungen des Kniegelenkes. Hefte zur Unfallheilkunde, Springer, Berlin Heidelberg 189:1083–1085

Rohr E (1985) Experimentelle Untersuchungen zur sonographischen Darstellung der Kreuzbänder. Fortschr Röntgenstr 143:4
Rohr E (1987) Sonographische Darstellung des vorderen Kreuzbandes. Ultraschall Med 8:37
Rohr E (1988) Kniegelenkssonographie. Thieme, Stuttgart New York, S 115

Sonographie – Teil 4

Th. Tiling, Köln

Rotatorenmanschettenruptur

P. Habermeyer

Sportklinik Stuttgart Taubenheimstr. 8, D-70372 Stuttgart, Bundesrepublik Deutschland

Einleitung

Neben der klinischen Untersuchung stellte die sonographische Diagnostik die sicherste Untersuchungsmethode zur Beurteilung von Läsionen der Rotatorenmanschette einschließlich der langen Bizepssehne dar. Ohne eingehende Kenntnis der Schultersonographie ist heute eine moderne Schulterchirurgie nicht mehr vorstellbar. Die Schultersonographie stellt somit die wichtigste Untersuchungsmethode für die Diagnose und Therapieplanung dar.

Indikation

Die Indikation zur Schultersonographie wird bei folgenden Verdachtsdiagnosen gestellt:

- Supraspinatus-Outlet-Syndrom
- Rotatorenmanschettenläsion
- Veränderungen und Dislokationen der langen Bizepssehne
- Frozen Shoulder
- Schultergelenksinfekt

Anatomie und Schultersonographie

Der Fornix humeri bildet das osteoligamentäre Dach des Subacromialraumes, bestehend aus Processus coracoideus, Ligamentum coracoacromiale und Akromion. Diese Strukturen überdecken zum Teil den Subacromialraum bestehend aus Bursa subacromialis, Bursa subdeltoidea sowie M. subscapularis, M. supraspinatus, M. infraspinatus und M. teres minor. Im sogenannten Rotatorenintervall zwischen der Sehne

Hefte zu der Unfallchirurg, Heft 232
K. E. Rehm (Hrsg.)

des Musculus subscapularis und Musculus supraspinatus verläuft unter dem Ligamentum coracohumerale die lange Bicepssehne im Sulcus intertubercularis.

Apparative Voraussetzungen

Die Untersuchung wird mit 7,5-MHz-Linear-Schallköpfen in Real-Time Technik durchgeführt.

Geräteeinstellung

Bei wählbarer Fokusebene wird grundsätzlich der Nahfokus eingestellt, dadurch kann auf eine Wasservorlaufstrecke verzichtet werden. Der Tiefenverstärkungsregler (far gain) wird auf 0 gedreht. Bei selektiver Tiefenverstärkung können die Regler für Distanzen über 6 cm auf 0 zurück gebracht werden. Die Gesamtverstärkung (gain) wird so eingestellt, daß die Rotatorenmanschette ein gut erkennbares Echo zeigt. Dann wird mit dem Nahverstärkungsregler (near gain) oder den selektiven Reglern für die Nahbereiche das Bild so abgestimmt, daß der Musculus deltoideus eben noch als Struktur erkennbar ist. Die Echogenität der Rotatorenmanschette muß erkennbar höher als die des Musculus deltoideus sein.

Schallkopfpositionen

1. Standardschallkopfpositionen (nach Hedtmann und Fett) (siehe Anlage)
   - Position I: Schallkopf lateral und parallel der korakoakromialen Linie
   - Position II: Schallkopf parallel über dem Längsverlauf der Supraspinatussehne, d.h. senkrecht zur korakoakromialen Ebene.
2. Erweiterte Standardpositionen
   - Sulkusschnitt (SU): Ventrale, quere Schallkopfposition in Höhe des Processus coracoideus. Darstellung des Sulcus bicipitalis mit der langen Bizepssehne sowie des Subskapularisansatzes.
   - Dorsale Schallkopfposition (D): Schallkopf parallel zur Spina scapulae im Längsverlauf der Infraspinatussehne bis zum dorsalen Anteil des Tuberculum majus reichend. In dieser Position können auch Hill-Sachs-Defekte dargestellt werden.

Untersuchungstechnik

Die Untersuchung erfolgt sowohl statisch als auch dynamisch an der bewegten Schulter. Untersuchungen im Seitenvergleich zeigen sehr deutlich krankhafte Seitenunterschiede.

Die Untersuchung erfolgt am sitzenden Patienten, der Arm der zu untersuchenden Schulter muß frei beweglich sein.

Zur Abbildung dynamischer Phänomene wird am hängenden Arm in der Position I wechselweise aus mittlerer Innenrotation innen und außen rotiert, in der Position II aus mittlerer Innenrotation passiv leicht abduziert und adduziert und das Verhalten von Bursa und Rotatorenmanschette vor dem Ligamentum coracoacromiale beobachtet.

Dokumentation

Schallkopfposition I: Dokumentation in Außenrotation des Armes von 30° (AR), Neutralstellung, mittlerer Innenrotation von ca. 45° (IR I) und im Schürzengriff, also maximaler Innenrotation mit Retroversion (IR II). Schallkopfposition II: Dokumentation in IR I und IR II. Dokumentation zur Operationsplanung: Zusätzlich dorsaler Schnitt in der Position D, sowie Sulkusschnitt (SU). Minimaldokumentation: (4 Bilder)

- Position I: Neutral, IR I, IR II;
- Position II: IR I

Sonographie der gesunden Schulter

Sonographisches Normalbild in der Schallkopfposition I: „Radmuster" der Rotatorenmanschette, klare Grenzlinie von Bursa subacromialis – Fascia subdeltoidea, lange Bizepssehne echoreicher als RM.

Schallkopfposition II: Darstellung der Ansatzzone der Rotatorenmanschette, kraniale Grenzkontur der RM und der Bursa subacromialis ist immer konvex. Die Schichten gleiten bei der dynamischen Untersuchung harmonisch.

Sonographie pathologischer Befunde

A. Formale Veränderungen

I. Bursa subacromialis

1. Verbreiterung (meistens echoarm), Reizzustand der Bursa, begleitend bei RM-Defekten.
2. Doppellamellierung (ist gleich scharfe Konturierung des inneren Bursablattes auf der RM): Frühes und diskretes Zeichen einer Bursareaktion, meist in Verbindung mit einer Bursaverbreiterung.
3. Unterbrechung der Bursa-Grenzschichtkontur: Nur bei RM-Defekten, gelegentlich auch als Stufenbildung sichtbar.
4. Stufenbildung der Grenzschichtkontur: RM-Defekt.
5. Fehlende Abgrenzbarkeit oder verwischte Grenze zwischen RM und Bursa subacromialis: Häufiger Befund bei Frozen Shoulder.
6. Umkehr der Bursagrenzkontur: Die kranial konvexe Kontur ändert sich zur Konkavität, beweisend bei RM-Defekten.

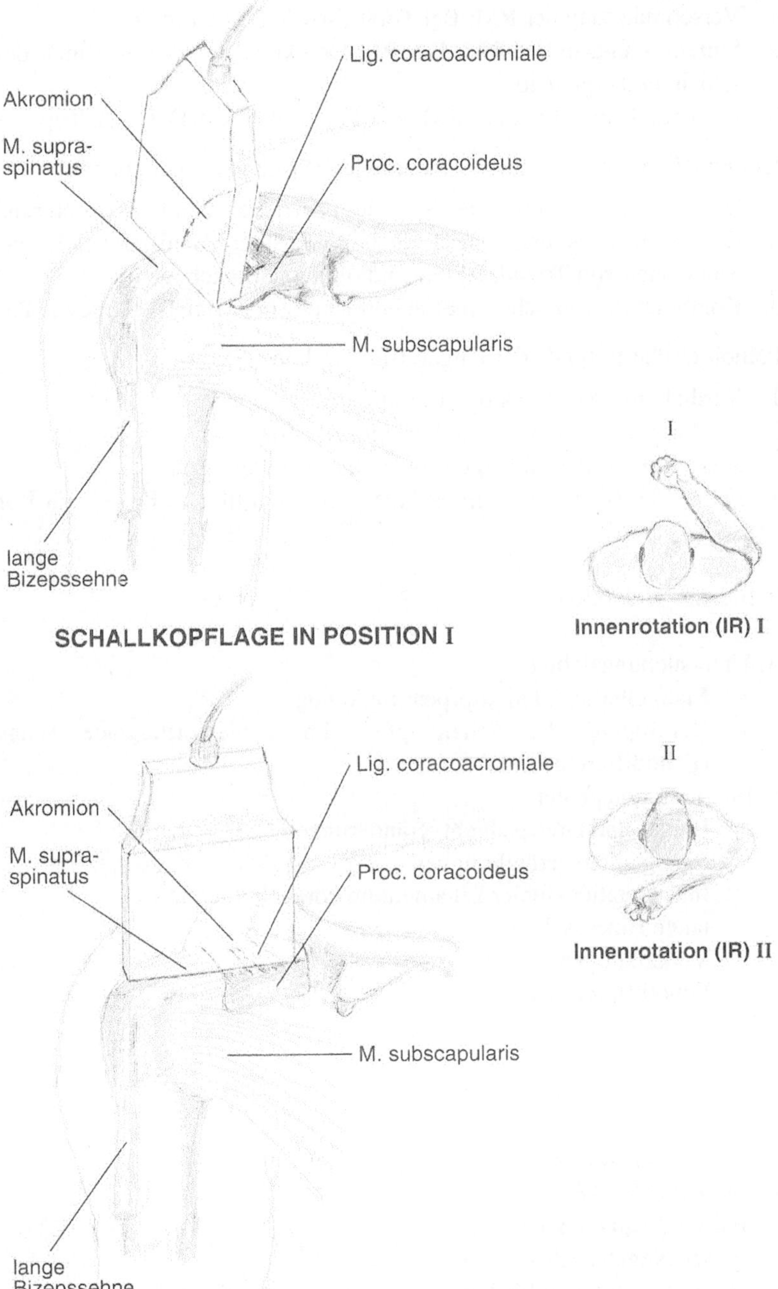

Akromion
M. supra-
spinatus
Lig. coracoacromiale
Proc. coracoideus
M. subscapularis
lange
Bizepssehne
SCHALLKOPFLAGE IN POSITION I
I
Innenrotation (IR) I
Akromion
M. supra-
spinatus
Lig. coracoacromiale
Proc. coracoideus
M. subscapularis
lange
Bizepssehne
SCHALLKOPFLAGE IN POSITION II
II
Innenrotation (IR) II

Abb. 1

II. Rotatorenmanschette:

1. Verschmälerung der RM: Bei Total-, sowie Partialrupturen.
2. Stufenbildung in der RM: Bei RM-Defekten, immer mit Stufen der Bursagrenzschicht einhergehend.
3. Fehlende Darstellung der RM: Nur bei großen RM-Defekten Typ Batemann.

III und IV. B. Echogenitätsveränderungen (Strukturveränderungen):

1. Echoarme Zone: Führendes Kriterium bei Total- und Partialrupturen.
2. Echoreiche Zone und zentrales echogenes Band: Häufiger bei Partialrupturen. Die Randzonen von Totaldefekten sind oft verstärkt echogen.
3. Kombination von echoarmer-echoreicher Zone: Bei Total-, sowie Partialrupturen.

Pathologische Befunde der langen Bicepssehne

1. Verdickung: Ausdruck der Tendinitis.
2. Echoarmer Hof: Hinweis auf Tendosynovitis.
3. Ausdünnung: Partial Ruptur, bzw. Ausfaserung.
4. Fehlen der Bizepssehne im Sulkus oder intraartikular: Beweis für Ruptur.

Fehlermöglichkeiten

A. Untersuchungsfehler:
- Mangelhafte Schallkopfpositionierung
- Verkippung des Schallkopfes, d.h. keine orthograde Schallkopfposition (Echodifferenzeffekt)

B. Interpretationsfehler:
- Bursa- und Grenzschichtveränderungen
- Echogenitätsveränderungen
- Interpretationsfehler Ligamentum coracohumerale
- lange Bizepssehne
- Verkalkungen
- Echodifferenzeffekt

Ergebnisse (nach Hedtmann 1992)

- Sensitivität 95,4%
- Spezifität 92,8%
- Falsch Positiv 4,8%
- Falsch Negativ 1,5%
- Gesamtgenauigkeit 93,7%

Diskussion

Der Stellenwert der Sonographie für die Beurteilung von RM ergibt sich im direkten Vergleich mit konkurierenden Verfahren. Magnetresonanzuntersuchungen haben mit der Sonographie das Fehlen der Invasivität gemeinsam. Die neusten Ergebnisse kernspintomographischer Untersuchungen bei RM-Lasion weisen ähnlich gute Ergebnisse auf wie die Ultraschalldiagnostik. Diese Vorteile werden jedoch durch die hohen Kosten geschmälert.

Eine neue Entwicklung bei der Sonographie stellt die Aerosonographie dar, bei der durch intraartikuläre Insufflation von Luft Partialrupturen der Supraspinatussehne deutlicher zur Darstellung kommen als in der konventionellen Sonographie. Mit dieser Aerosonographie ist jedoch der Schritt in Richtung Invasivität getan.

Die konventionelle Arthrographie bzw. Tomoarthrographie des Schultergelenkes hat heute nach wie vor ihren Stellenwert. Insbesonders bei unklaren Sonographiebefunden und bei noch fehlender Sicherheit des „Sonographeurs" hilft die Arthrographie bei der Befundung des sonographischen Ergebnisses.

Die Schultergelenksarthroskopie steht als letzte in der Reihe der Untersuchungsmöglichkeiten. Sie bietet den Vorteil, oft unerwartete Befunde (z.B. S.L.A.P. Läsionen) zu entdecken und eine exakte Untersuchung des glenohumeralen Gelenkraumes und der Bursa subacromialis zu gestatten. Die Schulterarthroskopie wird jedoch erst dann zum Einsatz kommen, wenn die nicht oder wenig invasiven Methoden den therapieresistenten Schulterschmerz nicht erklären zu vermögen.

Literatur

Harland U, Sattler H (1991) Ultraschallfibel Orthopädie Traumatologie Rheumatologie. Springer, Berlin Heidelberg New York Tokyo

Hedtmann A, Fett H (1988) Atlas und Lehrbuch der Schultersonographie. Enke, Stuttgart

Katthagen BD (1988) Schultersonographie. Thieme, Stuttgart

Löffler L (1988) Ultraschalldiagnostik am Bewegungsapparat. Thieme, Stuttgart

Sattler H, Harland U (1988) Arthrosonographie Springer, Berlin Heidelberg New York Tokyo

Sonographie des Schultergelenkes. Videodemonstration der Einstelltechnik, des Normalbefundes sowie pathologische Befunde

E. E. Scheller, R. K. Homayoun, S. Zimmer-Amrhein und R. Rahmanzadeh

Abteilung für Unfall- und Wiederherstellungschirurgie des Klinikum Steglitz der Freien Universität, Hindenburgdamm 30, D-12203 Berlin, Bundesrepublik Deutschland

Einleitung

Die Sonographie der Schulter kann nicht nur bei degenerativen Veränderungen sondern auch bei Schulterinstabilitäten diagnostische Aussagen machen. Die Gelenkinstabilität am Schultergelenk stellt einen besonderen Problemkreis dar. Der Vorteil der guten Beweglichkeit in diesem Gelenk wird durch die relativ große Luxationsneigung erkauft. Deshalb gilt das glenohumerale Gelenk als das am häufigsten luxierende große Körpergelenk. Die meisten Luxationen sind nach anterior-inferior. Posttraumatische Begleitverletzungen betreffen den Humeruskopf (Hill-Sachs-Defekt), das Labrum glenoidale (Bankart-Defekt) oder das knöcherne Glenoid. Eine vorhandene Hill-Sachs-Läsion ist pathognomonisch für eine Schulterinstabilität. Die Sonographie der Schulter wird ganz besonders auch zur Diagnostik bei Rotatorenmanschettenruptur, Bizepssehnenrupturen, chronischer Bursitis, Impingement-Syndromen sowie der AC-Gelenksprengung herangezogen. Dem Kursteilnehmer sollen mit einer Videoaufzeichnung die grundsätzlichen sonographischen Einstelltechniken und ihre Normalbefunde demonstriert werden. Auf der Basis des Normalbefundes werden für die unterschiedlichen Verletzungen pathologische Befunde demonstriert, die im anschließenden praktischen Kurs von jedem Kursteilnehmer an Patienten selbst eingestellt werden können.

Einstelltechniken (Schallkopfpositionen)

Die Referenzlinie zur korrekten Positionierung des Schallkopfes ist die korakoakromiale Linie, von der ausgehend zwei Standardpositionen des Schallkopfes abgeleitet werden:

Hedtmann I

Lateral der korakoakromialen Linie, darstellbare Strukturen sind die partielle Subskapularis-Muskulatur.

Hefte zu der Unfallchirurg, Heft 232
K. E. Rehm (Hrsg.)

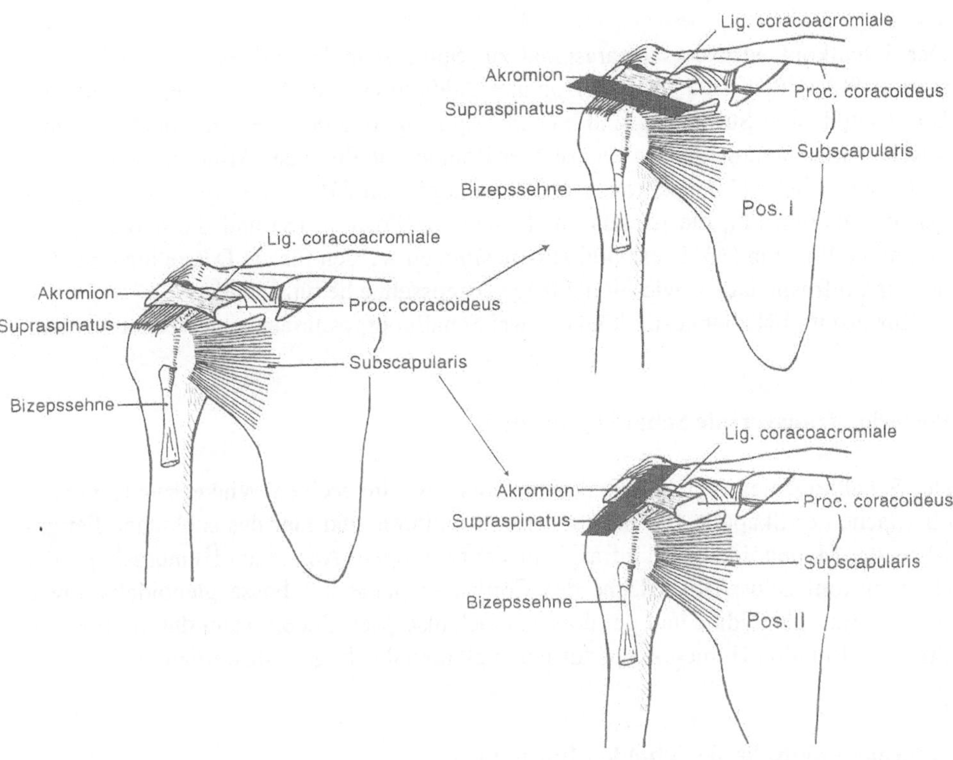

Abb. 1

Hedtmann II

Im rechten Winkel zur korakoakromialen Linie, darstellbare Strukturen sind der komplette Supraspinatus, inkompletter Infraspinatus sowie die intraartikuläre lange Bizepssehne.

Erweiterte Standardpositionen des Schallkopfes werden für spezielle diagnostische Fragen benötigt.

Erweiterte Standardposition SU (Sulkuseinstellung)

Der Schallkopf wird ventral unmittelbar unterhalb der Korakoidebene quer aufgesetzt, der Arm ist in Rotationsneutralstellung. Die darstellbaren Strukturen sind hier die Subskapularis-Muskulatur, die extraartikuläre lange Bizepssehne sowie der Sulcus bicipitalis.

Erweiterte Standardposition D

Der Schallkopf wird dorsal paraspinal zur Spina scapulae aufgelegt (Arm befindet sich in 90° Antetorsion, 30° horizontaler Adduktion und Rotationsneutralstellung). Die darstellbaren Strukturen sind hier Infraspinatus und der Teres minor. Eine dynamische Untersuchung ist mit wechselnder Rotationsstellung des Armes möglich.

Gebräuchliche Hilfspositionen des Schallkopfes sind die anteriore-superiore transversale Position (T), die paraakromiale sagittale Position (S) und die laterale paraakromiale Position (A). Diese drei Hilfspositionen werden für die Darstellung des Supra- und Infraspinatus sowie für die lange Bizepssehne herangezogen.

Zur Instabilitätsdiagnostik können zwei Schallkopfpositionen angewendet werden:

Posterior-transversale Schallkopfposition

Der Schallkopf liegt der Schulterkontur dorsal an, im rechten Winkel zur Knochenoberfläche der Skapula. Die darstellbaren Strukturen sind hier das subkutane Fettgewebe, der M. deltoideus, M. infraspinatus mit sehnigem Ansatz am Humeruskopf, der Humeruskopf selbst, Rückfläche des Corpus scapulae mit Fossa glenoidalis sowie dem Labrum glenoidale und der dorsalen Gelenkkapsel. Zudem kann durch diese Position die Relation Humeruskopf zur Fossa glenoidalis dargestellt werden.

Laterale-longitudinale Schallkopfposition

Der Schallkopf liegt bei adduziertem Arm in einem Winkel von 45° zum Humerusschaft kranio-lateral der Schulterkontur. Diese Einstellung wird insbesondere zur Abstandsmessung zwischen Humeruskopf und Glenoid angewendet. Auch dorsale Kapsel sowie Konturen des Humeruskopfes können dargestellt werden.

Zur Diagnostik des Akromioklavikulargelenkes werden zwei Positionen hervorgehoben. Die Untersuchung erfolgt im Sitzen bei herunterhängendem Arm ohne und mit 10 kg Belastung.

Frontalschnitt AC-Gelenk

Der Schallkopf wird von kranial auf das AC-Gelenk aufgelegt, die Klavikula ist die Leitstruktur, die Schallrichtung entspricht dem schrägen Verlauf des Schlüsselbeines. Darstellbare Strukturen: – AC-Gelenkspalt, insbesondere die Höhendifferenz sollte nicht mehr als 3–4 mm betragen, – das Gelenk stellt sich echofrei dar ohne Flüssigkeit, – Beurteilung der Bursa subacromialis.

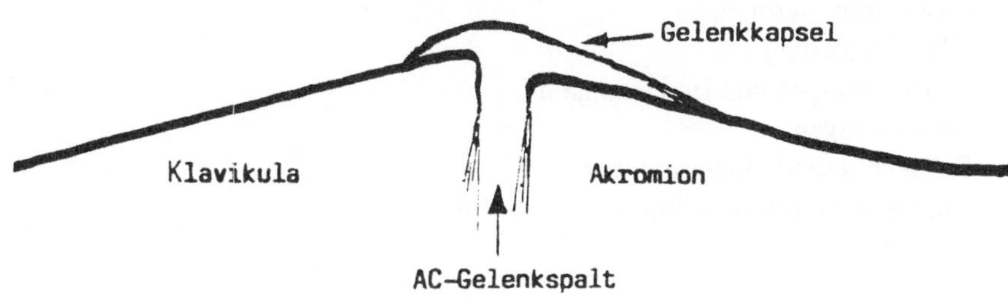

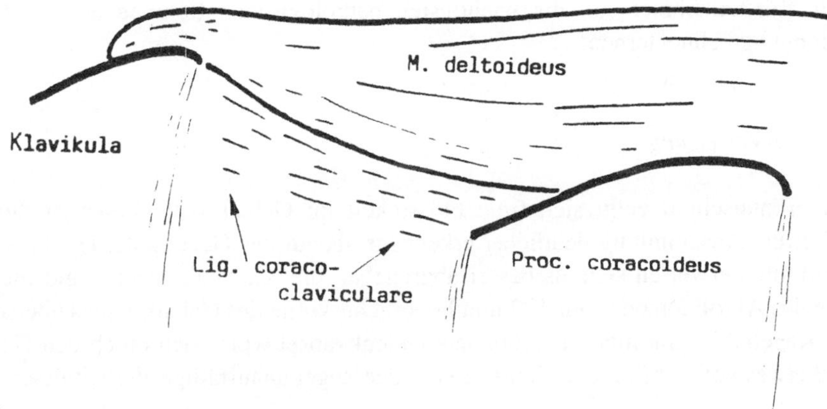

Abb. 2

Der Sagittalschnitt AC-Gelenk

Der Schallkopf in der Sagittalebene wird von ventral über das AC-Gelenk aufgesetzt. Klavikula wird quer getroffen und Korakoid längs. Hierbei sind die Meßpunkte unterer Klavikularand und Korakoidspitze. Die darstellbaren Strukturen sind der klavikuläre korakonoide Distanzunterschied, die Normdistanz gibt es nicht, Vergleich zur Gegenseite ist immer erforderlich, weiterhin darstellbare Strukturen sind die Klavikula, Korakoid, korakoklavikuläre Bänder sowie der M. deltoideus.

A. Darstellung der pathologischen Befunde

Rotatorenmanschettenruptur

Hierbei werden die Schallkopfpositionen Standard Hedtmann I (neutral, Innenrotation I, Innenrotation II, Außenrotation) sowie Standard Hedtmann II Position (Innenrotation I und Innenrotation II) verwendet. Der Kursteilnehmer soll die wichtigsten pathologischen Befunde der Rotatorenmanschettenruptur kennenlernen und identifizieren:

- Partialrupturen
- Totalrupturen

- Degenerationszonen
- Verschmälerung
- Aufwulstungen und Einziehungen
- Verkalkungen
- Subskapularis-Sehnenruptur sowie
- Ruptur der Infra- und Supraspinatussehnen

B. AC-Gelenkssprengung

Verwendete Position des Schallkopfes ist der Frontalschnitt und der Sagittalschnitt. Der Kursteilnehmer soll die wichtigsten pathologischen Befunde der AC-Gelenksprengung kennenlernen.

Tossy-I-Verletzung

Im Frontalschnitt zeigt sich freie Flüssigkeit im Gelenkspalt, dieser ist durch die echofreie Ansammlung deutlicher erkennbar als auf der Gegenseite. Die knöchernen Strukturen erweisen sich als besser abgrenzbar, die Klavikula steht in gleicher Höhe wie das Akromion oder nur 1–2 mm höher. Die Weite des Gelenkspaltes überschreitet im Regelfall 5 mm nicht. Die kraniale Gelenkkapsel wölbt sich durch den Gelenkerguß etwas vor, der Sagittalschnitt zeigt in der Regel unauffällige Verhältnisse.

Tossy-II-Verletzung

Bei der Tossy-II-Verletzung ist die Sonomorphologie wesentlich eindrucksvoller, in der Frontalebene steht die Klavikula höher als das Akromion. Der Gelenkspalt ist über 5 mm breit. Im Gelenk und häufig periartikulär befindet sich reichlich freie Flüssigkeit, in der Bursa subacromialis ebenso Flüssigkeitsansammlung. Der Sagittalschnitt zeigt unauffällige korako-akromiale Bänder, wobei sich allerdings unterhalb der Klavikula regelmäßig ein Saum freier Flüssigkeit als Zeichen eines Hämatoms darstellt. Der Vergleich der korako-klavikulären Distanzen ergibt auf der verletzten Seite einen größeren Wert. Dieser steigt jedoch bei Belastung mit dem Armgewicht in den meisten Fällen nicht mehr als 2–3 mm an, so daß daraus auf eine noch ausreichende Stabilität des korako-klavikulären Bandapparates geschlossen werden kann.

Tossy-III-Verletzung

Das gesprengte AC-Gelenk geht einher mit der Ruptur aller stabilisierenden Bandstrukturen, dementsprechend kommt es zur Ausbildung eines ausgeprägten periartikulären Hämatoms mit auffälligem Klavikulahochstand. Im Sagittalschnitt läßt sich subklavikulär bzw. auf der korako-klavikulären Strecke ähnlich wie bei Tossy II ein Hämatom nachweisen. Die gerissenen CC-Bänder können gewellt verlaufen oder die

Bandstümpfe als abgelöste, zum Teil gequollene Strukturen, abgebildet werden. Die CC-Distanz des verletzten Gelenkes kann bereits ohne Belastung mit Armgewichten im Seitenvergleich deutlich erhöht sein, sie nimmt unter Streßbelastung weiterhin deutlich zu im Vergleich zur gesunden Seite.

C. Lange Bizepssehne

Verwendete Schallkopfposition ist die Standard Hedtmann-I-Position in Neutralstellung, sowie die erweiterte Standardposition SU (Sulcusschnitt). Hierbei sollen folgende pathologische Befunde der Bizepssehne dargestellt werden: Rupturen, Verdickungen und Luxation der Bizepssehne.

D. Habituelle Schulterluxation mit Hill-Sachs-Delle und Bankart-Läsion

Die verwendeten Schallkopfpositionen sind die dorso-transversale Position und die lateral-longitudinale Position. Hierbei sind dynamische Untersuchungen im Bereich der lateralen Position verwendbar zur Darstellung der kaudalen Wanderung des Kopfes bei inferioren Subluxation und dorsaler Position zur Darstellung der anterioren Schulterluxation.

Bei dieser Pathologie sollten Ausmaß und Richtung der Luxation und Subluxation dargestellt werden können, gleichzeitig Humeruskopfdefekte als Hill-Sachs-Läsion und Defekte des Labrum glenoidale als Bankart-Defekt.

E. Chronische Bursitis subdeltoidea. Bursitis subacromialis

Verwendete Schallkopfposition Standard I in Innenrotation II (Schürzengriff) in Neutralstellung sowie in Außenrotation.

Darstellbare pathologische Befunde:

- Verbreiterung
- Verkalkung
- dynamische Aufwulstung bei Rotation sowie Adhäsionen.

Zusammenfassung

Der Kursteilnehmer soll Grundkenntnisse der Schultersonographie kennenlernen; hierbei werden die Standard- und Hilfspositionen demonstriert. Anhand pathologischer Befunde (Rotatorenmanschettenruptur, AC-Gelenksprengung, Bizepssehnenveränderungen sowie Hill-Sachs-Delle und Bankart-Läsion bei Schulterinstabilitäten) werden den Kursteilnehmern Möglichkeiten der sonographischen Diagnostik dargestellt, um mit nicht invasiven, gering aufwendigen Verfahren eine entsprechende Diagnose zu stellen. Das Ziel des Kurses ist die Vermittlung von Grundkenntnissen in der diagnostischen Schultersonographie.

Literatur

Fenkl R, Gotzen L (1992) Die sonographische Diagnostik beim verletzten Akromioklavikulargelenk. Der Unfallchirurg, Heft 8, Aug. S 393–400

Habermeyer P, Schuller U (1990) Die Bedeutung des Labrum glenoidale fur die Stabilität des Glenohumeralgelenkes. Unfallchirurg 93:19–26

Hedtmann A, Fett H (1988) Atlas und Lehrbuch der Schultersonographie. Band 52. Enke, Stuttgart

Jerosch J, Goertzen M, Marquardt M (1991) Über die Möglichkeiten der diagnostischen Sonographie bei der Beurteilung von Instabilitäten des Schultergelenkes. Unfallchirurg 94:88–94

Marquardt M, Jerosch J (1991) Sonographische Beurteilung der multidirektionalen Schulterinstabilität, Unfallchirurg 94:295–301

Wirbelsäulenverletzungen – Teil 1

D. Wolter, Hamburg

Vortrag und Demonstration: Verletzungen der HWS und BWS

Operative Behandlung von Halswirbelsäulenverletzungen

L. Kinzl

Unfallchirurgische Abteilung, Chirurgische Universitätsklinik, Steinhövelstr. 9, D-89075 Ulm, Bundesrepublik Deutschland

Indikation/OP-Zeit

Absolute Indikationen zur unverzüglichen operativen Intervention bestehen bei

* offenen Verletzungen sowie
* Wirbelsäulenläsionen mit zunehmendem oder nach freiem Intervall entstandenem neurologischen Defizit.

Eine relative Indikation zur Operation liegt vor bei

* geschlossenen irreponiblen Frakturen und Luxationen
* Instabilität
* prognostisch ungünstigen Verletzungen (z.B. diskoligamentären Läsionen, Densfrakturen) sowie
* gravierenden Wirbeldeformitäten.

Eine weitgestellte Indikation zur internen Stabilisation in Abwägung gegen konservative, insbesondere orthetische Maßnahmen, muß sich ergeben bei polytraumatisierten, unkooperativen sowie psychotischen Patienten. Bei ihnen wird durch offene Reposition und Stabilisation die intensivpflegerische Betreuung deutlich erleichtert.

Auch bei relativer Indikationsstellung liegt eine nur aufgeschobene Dringlichkeit vor. Die Intervention erfolgt möglichst früh, auf jeden Fall innerhalb der ersten Tage. Die frühsekundär durchgeführte Reposition gestaltet sich technisch einfacher und weniger komplikationsträchtig als im Rahmen eines Späteingriffes nach mehr als zwei Wochen.

Hefte zu der Unfallchirurg, Heft 232
K. E. Rehm (Hrsg.)

Operationsprinzip

Die uniform ablaufenden Operationsschritte zielen ab auf

* Reposition
* Rekonstruktion des Spinalkanals
* Revision des Myelon und der Nervenwuzeln sowie die
* Stabilisation durch kurzstreckige Spondylodese.

Die Reposition eines komprimierten Wirbels oder die Enttrümmerung des Spinalkanals führen zu knöchernen Defekten, die vorzugsweise mit autogenem kortikospongiösen Knochen aufgefüllt werden.

Die Auffüllung des Intervertebralraumes nach Ausräumen der zerstörten Bandscheibe ermöglicht langfristig eine definitive Fusion des verletzten Bewegungssegmentes.

Die zur Sicherung der knöchernen Ausheilung erforderliche primäre Stabilität wird gewährleistet durch eine kurzstreckige Instrumentierung, die nur das betroffene Bewegungssegment überbrückt.

Lagerung

Ein reibungsloser Operationsablauf bedarf der sachgerechten Patientenlagerung und erfordert ein flexibles Zusammenspiel mit den Anästhesisten.

Je nach Lokalisation des Eingriffes befindet sich der anästhesiologische Arbeitsplatz am Kopf- oder Fußende des Operationstisches.

Für ventrale Eingriffe an der Halswirbelsäule liegt der Patient mit angelegten Armen in Rückenlage, die Halswirbelsäule ist geringfügig rekliniert.

Zwei gekreuzte Gurte gewährleisten einen permanenten Zug an beiden Schultern und fixieren gleichzeitig den Patienten am OP-Tisch.

Kontrollierte Zugkräfte von 4–6 kg können über eine höhenverstellbare Extensionseinheit bei liegendem Haloring als Repositionshilfe eingesetzt werden.

Vor Desinfektion und steriler Abdeckung des Patienten ist die Bildwandlerfunktion mit überlagerungsfreier Röntgendarstellung des OP-Gebietes stets zu überprüfen.

Zugangsweg (ventraler anteromedialer Zugang zur HWS (C2–Th1))

Der vordere Zugang ermöglicht eine übersichtliche Exposition der ventral liegenden Wirbelanteile von C2 bis Thl über einen schonenden anteromedialen Weg entlang anatomischer Gleitschichten.

Für den mittleren Wirbelsäulenabschnitt ist es gleichgültig, ob der Zugang von rechts oder links gewählt wird, wegen größerer Verletzungsgefahr des rechten Nervus laryngeus recurrens erfolgt die Exposition des zervikothorakalen Überganges bevorzugt von der linken Halsseite.

Kosmetische Gründe sprechen für die Querincision entlang der Spaltlinien der Haut in Höhe des Zielsegmentes, eine Längsincision am Vorderrand des Musculus sternocleidomastoideus dient einer mehrsegmentalen Darstellung.

Technik der ventralen Spondylodese an der mittleren und unteren HWS

Die Darstellung der Wirbelvorderwand an dem zu fusionierenden Bewegungssegment erfordert die Eröffnung des vorderen Längsbandes nach vorhergehender radiologischer Höhenlokalisation des Verletzungsniveaus.

Die zerrissene Bandscheibe sowie dislozierte Knochenfragmente werden ausgeräumt bzw. bei kompletter Wirbelzertrümmerung die Spondylektomie unter Dekompression des Rückenmarks durchgeführt.

Zwischen die angefrischten Grund- und Deckplatten der angrenzenden Wirbelkörper wird ein exakt dimensionierter kortikospongiöser Beckenkammspan druckfest eingepaßt.

Die kortikale Seite des längsgestellten Spanes ist aus biomechanischen Erwägungen nach ventral zu richten, die beiden Enden sind entsprechend der angrenzenden Grund- und Deckplatten abzuschrägen.

Die Spanhöhe bestimmt das Ausmaß der zervikalen Lordosierung. Die Spanverzapfung in den angrenzenden Wirbeln erübrigt sich, da das überbrückende Plattenimplantat ein Abgleiten vermeidet und gleichzeitig die notwendige Primärstabilität für den knöchernen Spaneinbau garantiert.

Unter Bildwandlerkontrolle wird die geringfügig vorgebogene Platte mit jeweils zwei Schrauben in den Wirbelkörpern fixiert, wobei nur das betroffene Bewegungssegment überbrückt werden darf und die angrenzenden Bandscheiben frei bleiben.

Die Schraubenkanäle verlaufen konvergierend durch den Wirbelkörper, werden mit dem oszillierenden Bohrer angelegt und perforieren bei Verwendung konventioneller Schrauben die Wirbelkörperhinterwand, was einen festen Schraubensitz auch in der Gegenkortikalis gewährleistet. Ein Vorschneiden der Gewinde ist meist nicht notwendig, das Messen der Schraubenlänge erfolgt unter Bildwandlerkontrolle.

Bei Verwendung winkelstabiler Instrumentationen kann auf die Perforation der Wirbelkörperhinterwand verzichtet werden, ohne daß dadurch ein Stabilitätsverlust für die Spondylodese entsteht.

Vorsichtiges Kyphosieren der Halswirbelsäule erlaubt die Beurteilung der Stabilität nach ventraler Spondylodese. Die Distanzierung der Dornfortsätze bei Flexion deutet auf eine Insuffizienz des hinteren Ligamentkomplexes, woraus sich u.U. die Notwendigkeit einer zusätzlichen dorsalseitigen Fixation, entweder durch Zuggurtung oder zumindest durch das Tragen einer Zervikalstütze über 4 bis 6 Wochen, ergibt.

Die Metallentfernung ist nur dann notwendig, wenn Implantatlockerungen auftreten, ansonsten können die ein fusioniertes Bewegungssegment überbrückenden Platten gefahrlos belassen werden.

Intraoperative Komplikationen

Bandscheibenverletzungen durch Platten- und Schraubenfehllagen, Oesophagusverletzungen sowie Schädigungen epiduraler Gefäße, der Dura oder des Rückenmarks selbst. Die Nervus recurrens-Überdehnung kann durch vorsichtige Präparationstechnik vermieden werden.

Literatur

1. Bauer R, Kerschbaumer F, Poisel S (1986) Operative Zugangswege in Orthopädie und Traumatologie. Thieme, Stuttgart New York
2. Morscher E, Sutter F, Jenny H, Olerud S (1986) Die vordere Verplattung der Halwirbelsäule mit dem Hohlschrauben-Plattensystem aus Titanium, Chirurg 57:702–707

Verletzungen der Halswirbelsäule (C3–C7): Dorsale Stabilisierungstechniken

F. Magerl

Klinik für Orthopädische Chirurgie, Kantonsspital, Rorschacherstr. 95, CH-9007 St. Gallen, Schweiz

Indikationen zur dorsalen Stabilsierung

1. Subluxation; Luxation; einseitige Luxation, insbesondere mit Abbruch eines Gelenksfortsatzes. Voraussetzung: Druckfeste Wirbelkörper, keine Verlagerung von Diskusmaterial hinter den subluxierten/luxierten Wirbelkörper.
2. Zusätzliche Stabilisierung einer nicht stabilen ventralen Spondylodese (z.B. wegen massiver dorsaler Zerreißung, Bruch der Bogenwurzeln etc.)

Zugang

Bauchlage. Dorsaler medialer Zugang.

Hefte zu der Unfallchirurg, Heft 232
K. E. Rehm (Hrsg.)

Operationstechniken

1. Drahtcerclagen

Bis vor kurzem wurden die Cerclagen nur gegen den Widerstand des vorderen Längsbandes vorgespannt. Da mit der Dehnung des viskoelastischen Bandes Bewegungen zwischen den Wirbeln stattfinden können kam es nicht selten zur Lockerung, zum Bruch oder Durchschneiden der Cerclagen. Mit einem zwischen den Dornfortsätzen eingeklemmten druckfesten Span (vgl. Hakenplatte) wird dauerhaftere Stabilität erzielt. Gemeinsames Problem der Drahtcerclagen: Beim Anspannen der Drähte kann der verankernde Knochen geschädigt werden.

1.1 Rogers-Technik

Einfache oder-gekreuzte Drahtschlinge durch basisnahe Bohrlöcher in den Dorfortsätzen (Abb. 1). Vorteil: Gefahrlose Technik. Nachteil: Geringe Belastbarkeit bei fragilen Dornfortsätzen.

1.2 Sublaminäre Cerclage

Die Drähte werden um die kraniale Lamina und den kaudalen Dornfortsatz geschlungen oder um beide Laminae (Abb. 2). Vorteil: Bessere Verankerung der Drähte.

Nachteil: Beim Anlegen/Entfernen der Cerclage kann das Rückenmark verletzt werden.

2. Dorsale Plattenspondylodesen

Die Stabilität einer Plattenspondylodese hängt u.a. von der sicheren Verankerung der Platten an die Gelenksfortsatzmassive ab. Nach der von Magerl empfohlenen Technik

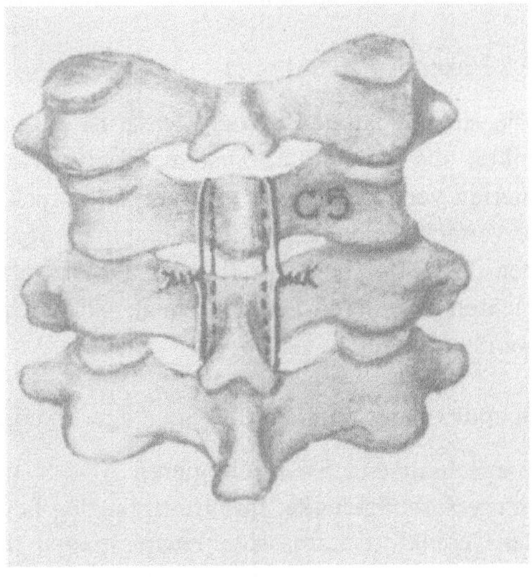

Abb. 1. Sublaminäre Cerclage

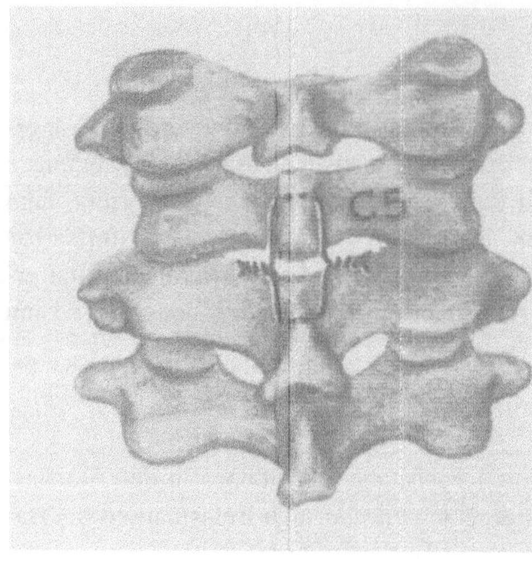

Abb. 2. Rogers Technik

werden die Schrauben doppelt schräg eingesetzt (vgl. Hakenplatte). Vorteile gegenüber der von Roy-Camille angegebenen Technik: Geringeres Risiko hinsichtlich einer Verletzung der Art. vertebralis, eines Spinalnerven oder Intervertebralgelenkes. Mit den wesentlich längeren Schrauben wird eine entsprechend bessere Verankerung erzielt.

2.1 Gerade Platten

Verwendet werden spezielle Platten (z.B. Roy-Camille Platten, AO HWS-Platten), flach gehämmerte 1/3-Rohrplatten oder 3,5 Rekonstruktionsplatten aus Stahl oder Titan. Vorteil: Mehr als zwei Bewegungssegmente stabilisierbar. Nachteile: Die Schrauben können meistens nicht genügend schräg eingesetzt werden. Die Plattenbohrungen korrespondieren selten mit den Zentren der Gelenksfortsatzmassive.

2.2 Hakenplatten (Abb. 3)

Die Hakenplättchen-Spondylodese ist ein vorgespanntes Verbundsystem dessen Stabilität alle unilateralen Systeme übertrifft und fast so hoch ist wie die einer kombinierten ventral-dorsalen Fixation. Die druckfesten Elemente des Systems sind die Intervertebralgelenke und der interspinale Span. Da die Resultierende der beim Festdrehen der Schrauben entstehenden Druckkraft innerhalb des von den druckfesten Elementen gebildeten Dreiecks liegt, ist die Spondylodese in sich stabil (Abb. 4). Anwendungsbereich: C2 bis C7.

Schraubenlage, Haken- und Spanlager (Abb. 5 a–c)

Die Schraubenachsen divergieren 20°–30° und verlaufen parallel zu den Flächen der Intervertebralgelenke. Ihre Eintrittstellen liegen 2–3 mm kranial und medial zur Mitte der Gelenkfortsatzmassive. Knapp medial zu den unteren Intervertebralgelenken aus-

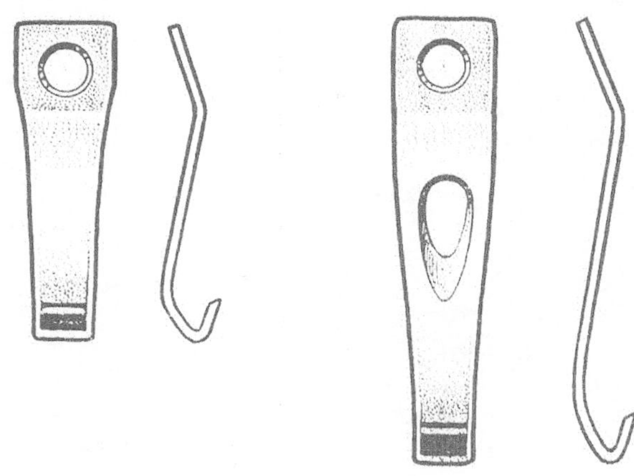

Abb. 3

gestanzte Einschnitte verhindern das Eindringen der Haken in die Gelenke. Das Lager des interspinalen Spanes wird mit der oszillierenden Säge ausgeschnitten.

Stabilsierung eines Bewegungssegmentes (Abb. 6 a, b)

Anpassen der Plättchen durch Verwinden und Biegen. Einsetzen des interspinalen H-Spanes. Anbringen der Plättchen und Einsetzen der 3,5 mm Kortikalisschrauben. Anlagerung von Spongiosa.

Stabilisierung von zwei Bewegungssgementen (Abb. 7)

Entfernung des mittleren Dornfortsatzes. Präparation der oberen Schraubenkanäle, der Hakeneinschnitte und des Spanlagers. Anpassen der Plättchen. Einsetzen des Spanes und der oberen Schrauben. Etwas kranial exzentrisches Einsetzen der unteren Schrauben. Festdrehen der unteren Schrauben, dann der oberen.

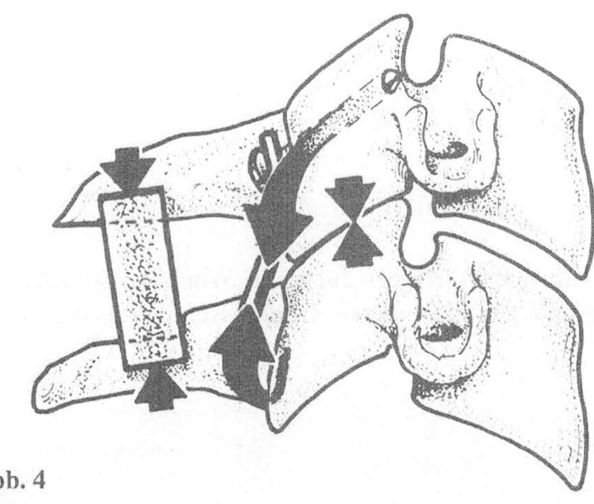

Abb. 4

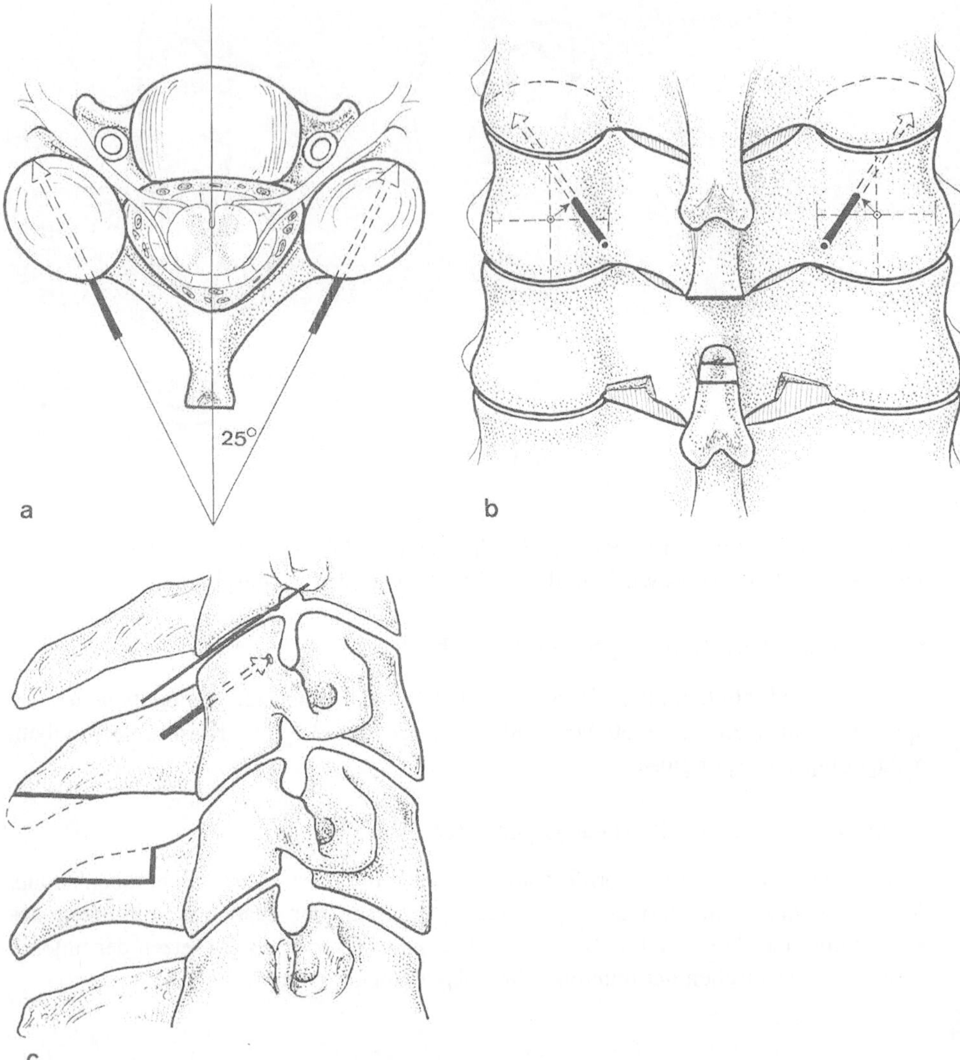

Abb. 5 a–c

Nachbehandlung

Halbweicher Kragen für ca. 6 Wochen. Isometrisches Hals- und Nackenmuskeltraining, Haltungsübungen. Uneingeschränkte Aktivität nach ca. 12 Wochen.

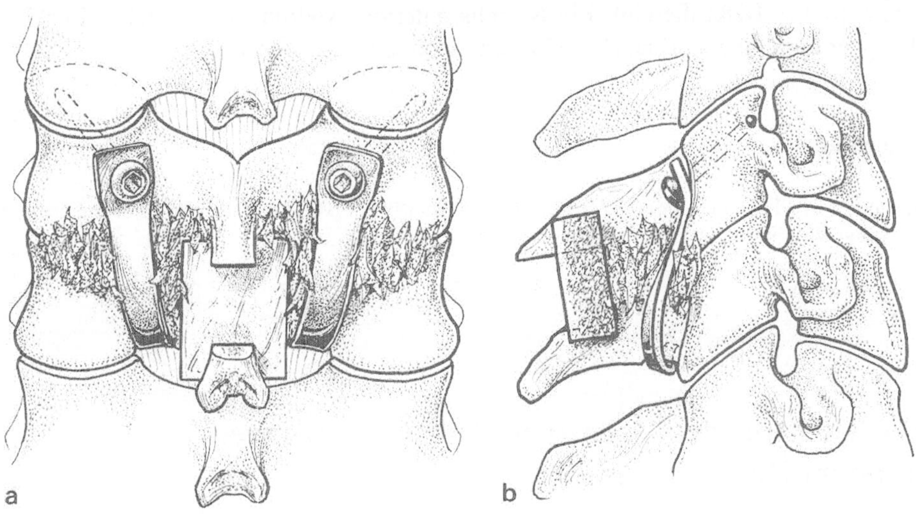

Abb. 6 a, b

Behandlungsergebnisse

Von 1979–1986 wurden 70 Hakenplatten-Spondylodesen durchgeführt (49 Patienten mit akuten Verletzungen, 21 neurologische Komplikationen). 51 Patienten wurden nach durchschnittlich 25 Monaten nachuntersucht. Alle Spondylodesen waren ohne Korrekturverlust konsolidiert. In den meisten Fällen hatten sich die neurologischen Ausfälle zurückgebildet. Komplikationen (n = 70): Ein Todesfall (Tetraplegie wegen

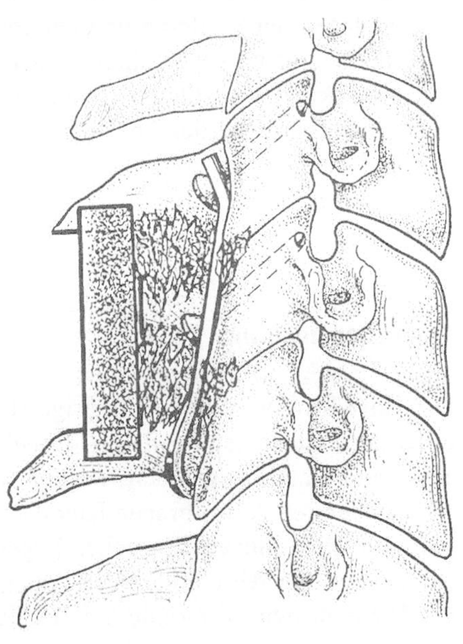

Abb. 7

traumatischer Diskushernie). Ein Spinalis anterior Syndrom mit partieller Rückbildung der Lähmungen. Eine Hakenlockerung ohne Konsequenzen.

Literatur

Jeanneret B, Magerl F, Halter-Ward E, Ward J-Ch(1991) Posterior stabilization of the cervical spine with hook plates. Spine 16 S 56–63

Die Therapie der Halswirbelsäulenverletzungen mit dem Halofixateur

H.-R. Kortmann

Abteilung für Unfall- und Wiederherstellungschirurgie, Berufsgenossenschaftliches Unfallkrankenhaus, Bergedorferstr. 10, D-21033 Hamburg, Bundesrepublik Deutschland

Indikation

Entsprechend seiner biomechanischem Leistungsfähigkeit eignet sich der Halofixateur insbesondere zur Versorgung instabiler Verletzungen der oberen HWS. Dies betrifft insbesondere die Jefferson-Frakturen, ein- und beidseitige Atlasbogenfrakturen, Densfrakturen Typ III nach Anderson und D'Alonzo und die sogenannten Gehenkten-Frakturen, also die Instabilität C2/C3 mit Bogenbruch C2. Bei mehrsegmentalen Verletzungen der mittleren und unteren HWS können mit dem Halofixateur zunächst einzelne Segmente zur Ausheilung gebracht werden. Verbleibende instabile Segmente werden sekundär verblockt. Insgesamt kann hierbei die Spondylodesestrecke aber deutlich verkürzt werden und zu besseren funktionellen Ergebnissen führen.

Die Behandlung der Densfrakturen Typ II mit dem Halo-Fixateur sollten sich auf die Patienten beschränken, bei denen eine Kontraindikation zur operativen Stabilisierung besteht.

Operationstechnik

Der Halo-Ring wird ohne vorherige Hautinzision mit 4 Schrauben an der Lamina externa der Schädelkalotte fixiert. Dabei sollte der Ring möglichst kaudal des größten Kalottenumfangs angebracht werden. Die ventralen Schrauben sollten etwa 2 Querfinger über den Augenbrauen lateral der Orbita und ventral der fossa temporalis gelegen sein. Die hinteren Schrauben liegen etwa 1 Querfinger kranial der Ohrmuschel in deren dorsalem Abschnitt. Nach Anlage des Ringes wird der Patient unter Extension der HWS in den vormontierten Rückenteil der Halo-Weste gelegt. Nach Aufsetzen

Hefte zu der Unfallchirurg, Heft 232
K. E. Rehm (Hrsg.)

des Westen-Vorderteils und der Verbindung mit dem Rückenteil wird die Reposition der Fraktur unter Bildwandler-Kontrolle durchgeführt und der Halo-Ring in der gewünschten Position an der Weste fixiert.

Kontraindikationen

Schädelosteolysen sowie Schädelkalottenfrakturen stellen absolute Kontraindikationen dar. Bei Patienten mit hohen Transversalsyndromen besteht aufgrund des hohen Risikos von Druckulzera eine relative Kontraindikation.

Nachbehandlung

In der ersten Woche täglich die Überprüfung der Drehmomente der Kalottenschrauben und ggf. das Nachspannen derselben, danach ist zumindest wöchentliche Kontrolle erforderlich. Die Pin-Pflege einschließlich Desinfektion muß täglich erfolgen. Bei bettlägerigen Patienten müssen die Skapula-Regionen auf Druckstellen überprüft werden. Insbesondere bei älteren Patienten sollte eine intensive Atemgymnastik erfolgen. Allgemein gilt die möglichst frühzeitige Mobilisation unter krankengymnastischer Aufsicht. Nach Abnahme des Halo-Fixateurs erfordert die geschwächte Nakkenmuskulatur vorübergehend eine stützende Krawatte.

Gefahren und Komplikationen

Sie ergeben sich im wesentlichen aus der Nichtbeachtung der regelhaften Anlage und Nachsorge. Bei fehlerhafter Anlage der Schrauben besteht die Gefahr einer Impression des Sinus frontalis, der Läsion des N. supratrochlearis sowie die Beeinträchtigung der Kaumuskulatur. Kann beim späteren Nachziehen der Schrauben kein ausreichendes Drehmoment mehr aufgebaut werden, so muß der Verdacht einer Impression der Lamina interna der Schädelkalotte durch tangentiale Röntgenaufnahmen überprüft werden, ggf. hat ein Schraubenwechsel zu erfolgen. Als Folge dieser Komplikation wurden bereits Hirnabszesse beschrieben. Dies ist ebenso bei der am häufigsten zu beobachtenden Komplikation erforderlich, der Pin-Infektion. Kosmetisch störende Narben sind selten, können jedoch gelegentlich kleine kosmetische Korrekturen erfordern.

Obwohl der Halo-Fixateur im oberen HWS-Bereich nur minimale Restbeweglichkeit zuläßt, können Redislokationen auftreten, sodaß regelmäßige Kontrollaufnahmen unbedingt erforderlich sind.

Alternative Methoden

Bei den seltenen kindlichen Frakturen an der oberen HWS wird wegen der noch „weichen“ Kalotte alternativ die Gipsbehandlung angewandt, die aufgrund des besseren Tragekomfort des Halo-Fixateurs sonst unterlegen ist. Die Frakturen des Dens Typ II sollten wegen des Risikos der Pseudarthrosebildung operativ versorgt werden. Bei den Gehenkten-Frakturen stellt die ventrale Spondylodese C2/C3 mittels Platte und kortikospongiösem Block eine echte Alternative dar.

Literatur

1. Wolter D, Reimann B (1989) Möglichkeiten und Grenzen der Therapie von Halswirbelverletzungen mit dem Halo-Fixateur. Unfallchirurgie 15, S 83
2. Dennis GC, Clifton GL (1982) Brain abscess as a complication of Halo-Fixation. Neurosurgery 10, p 760
3. Garfin SR, Botte MJ, Waters RL, Nickel VL (1986) Complications in the use of the Halo fixation device. J Bone Jt Surg 54 A

Verletzungen der BWS

C. Eggers und J. Gruber

Allgemeines Krankenhaus St. Georg, Abteilung für Unfall- Wiederherstellungs- und Handchirurgie, Lohmühlenstr. 5, D-20099 Hamburg, Bundesrepublik Deutschland

Verletzungen der Brustwirbelsäule stehen in der Häufigkeit hinter denen der HWS und der LWS zurück. Repositionsmanöver sind in diesem Wirbelsäulenabschnitt durch die naturgegebene Bewegungseinschränkung schwierig. L. Böhler [1] vertritt die Ansicht, daß die meisten Brüche des 1.–11. Brustwirbels in der Regel nicht eingerichtet werden müssen. Gibbusbildungen von mehr als 20 Grad oberhalb D 10 und von mehr als 15 Grad unterhalb D 10 sowie Einengungen des Spinalkanals um mehr als ein Drittel sollten aber wegen der potentiellen Spätfolgen reponiert werden. Dies gelingt in der Regel nicht konservativ, noch schwieriger ist die Retention des Repositionsergebnisses.

Indikation zur OP

Bei Frakturen mit entsprechenden Achsabweichungen, Spinalkanalstenosen und mit Instabilität ergibt sich die Indikation zur operativen Reposition und Dekompression. Während sich Achsabweichung und Spinalkanalstenose klar definieren lassen, kommt es bei der Beurteilung der Instabilität leicht zu Fehldeutungen.

In direkter Abhängigkeit zur Traumaeinwirkung imponieren unterschiedlich instabile, klassifizierbare Verletzungsmuster, die wiederum differenzierte Versorgungs- und Stabilisierungstechniken nach sich ziehen. So differenziert man [3]

Hefte zu der Unfallchirurg, Heft 232
K. E. Rehm (Hrsg.)

- Instabilität gegen Kompression Typ A (Verletzungen mit Wirbelkörperfrakturen, die die Hinterkante mit einschließen).
- Instabilität gegen Distraktion Typ B (Verletzungen mit Zerstörungen der dorsalen Zuggurtungselemente und
- Instabilität gegen Rotation Typ C (bei Kombinationsverletzungen mit Rotationskomponente).

Neben der Beurteilung der anatomischen Fehlform und der Einschätzung der funktionellen Instabilität, geht auch der Grad des neurologischen Defizits und die Einschätzung der Gesamtsitutation des Patienten in die Indikationsstellung ein. Als absolute OP-Indikation steht das zunehmende neurologische Defizit bei nachgewiesener Rükkenmarkskompression. Zu den relativen Indikationen rechnet man die ungenügende Reinervation bei imkompletten Transversalsyndrom, die nachgewiesene Kompression des Myelon, Instabilität, irreponible Frakturen oder Luxationen, ausgeprägte Deformation der Wirbelsäule, offene Verletzungen sowie die Verbesserung der Rehabilitations- bzw. Pflegebedingungen.

Operationstechnik

Entsprechend dem vorliegenden Verletzungsmuster ergeben sich unterschiedliche Operationsmethoden. Im wesentlichen haben sich 4 Verfahren bewährt.

1. Die dorsale Zuggurtung bei isolierter Zerstörung der dorsalen Zuggurtungselemente und druckstabilem Wirbelkörper/Bandscheibenkomplex. Die Reposition dieser Distraktionsverletzung erfolgt von dorsal und die Stabilisierung kann mit Hilfe eines einsegmentalen Plattensystems oder mit Zuggurtungsdraht erfolgen.
2. Ventrale Spondylodese bei druckinstabilem Wirbelkörper/Bandscheibenkomplex oder veralteter Fehlstellung. Die Aufrichtung und die Enttrümmerung des Wirbelkörpers wird von ventral vorgenommen, die Fusion erfolgt mit einem kortikospongiösem Block und einer ventral oder ventro-lateral angelegten Platte.

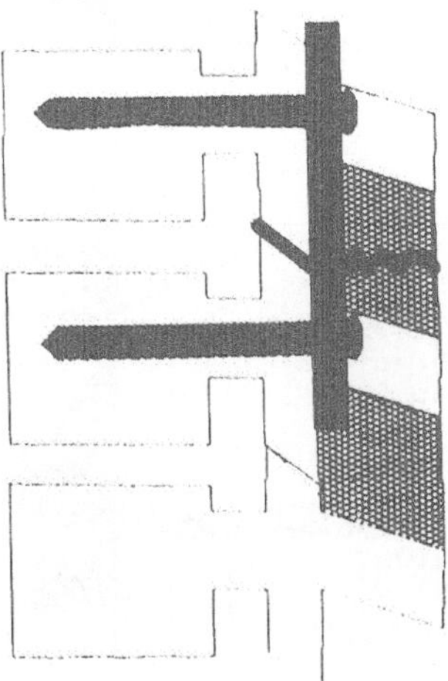

Abb. 1. Dorsale Zuggurtung

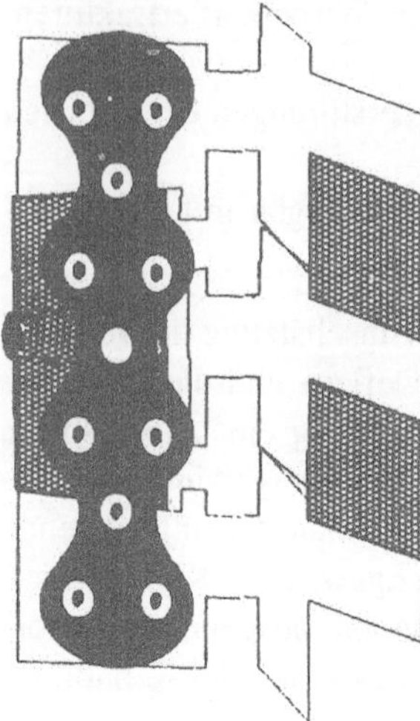

Abb. 2. Ventrale Spondylodese

3. Alternativ zu diesem Verfahren setzt sich zunehmend die dorsale Spondylodese durch. Dieses Verfahren ist geeignet zur Reposition der frischen, druckinstabilen Wirbelkörperfraktur mit Hilfe des transpedikulär eingebrachten Fixateur interne. Die Defektauffüllung geschieht auf transpedikulärem Wege inter- und intrakorporell mit autologer Spongiosa [2].
4. Dorso-ventrale Spondylodese bei veralteten in Fehlform stehenden Wirbelkörperverletzungen sowie bei rotationsinstabilen Verletzungen. Dabei wird der Wirbelkörperbruch von vorn aufgerichtet und die Fusion ventral mit einem kortikospongiösen Span durchgeführt. Die Stabilisierung erfolgt mit einem transpedikulär von dorsal eingebrachten Fixateur interne System. Die Spinalkanalrevision ist von dorsal und/oder ventral möglich.

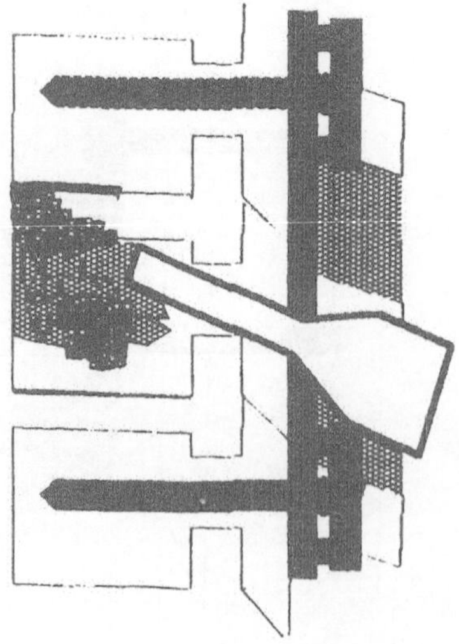

Abb. 3. Dorsale Spondylodese

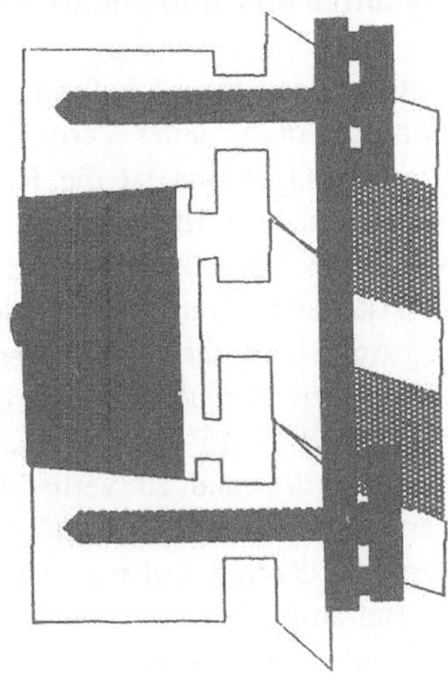

Abb. 4. Ventrodorsale Spondylodese

Zugangswege

Während die ventrale Spondylodese im Bereich der gesamten BWS möglich ist und lediglich im zerviko-thorakalen sowie im thorakolumbalen Übergang Schwierigkeiten beim Zugang bestehen, läßt sich die dorsale Spondylodese mit transpedikulärer Schraubenverankerung in der Regel nur in der unteren Hälfte der BWS anwenden, da im proximalen Bereich die Pedikel häufig zu eng sind.

Der Zugang zur dorsalen Brustwirbelsäule ist unproblematisch. Die Hautincision erfolgt in Längsrichtung über den Dornfortsätzen, anschließend wird die Fascia thoracolumbalis gespalten und die kurzen und langen Rückenstrecker bds. von den Dornfortsätzen und den hinteren Bogenanteilen bis zu den Wirbelgelenken abgelöst [4].

Unter Röntgenbildwandlerkontrolle erfolgt dann die Reposition der Fraktur und die Stabilisierung mit einem Plattensystem. Sehr bewährt hat sich der für die Brustwirbelsäule entwickelte Plattenfixateur nach Wolter. Dieser läßt nach Stabilisierung die transpedikuläre Spongiosaauffüllung des aufgerichteten Wirbels zu.

Der Zugang zur ventralen Spondylodese erfolgt im Bereich der Brustwirbelsäule transthorakal. Nach der Thorakotomie wird die Pleura mediastinalis über dem betroffenen Wirbelsäulenabschnitt längs gespalten, die querverlaufenden Segmentgefäße werden dargestellt, ligiert und durchtrennt und der betroffene Wirbelkörper wird durch Abschieben der Pleura im ventro-lateralen Anteil freigelegt. Die Reposition und Aufrichtung erfolgt dann nach Enttrümmerung unter Sicht mit dem Wirbelspreizer. Der Defekt wird mit einem kortikospongiösen Beckenkammspan aufgebaut und eine ventro-lateral angelegte Platte sichert das Repositionsergebnis. Im Bereich des thorakolumbalen Überganges läßt sich durch Längsinzision des Zwerchfells an seiner dorsalen Insertion auch der 1. Lendenwirbel darstellen. Problematisch ist das Erreichen der Wirbelsäule von ventral im zerviko-thorakalen Übergang. Hier ist die ventrale Fusion nur nach Sternotomie möglich.

Gefahren und Komplikationen

Entscheidend für ein befriedigendes postoperatives Ergebnis ist die korrekte Reposition der Fraktur unter Vermeidung einer übertriebenen Distraktion. Ein wesentliches Ziel der Operation ist die Rekonstruktion des Spinalkanales zur Vermeidung von Spätschäden am Rückenmark. Während der Operation muß insbesondere bei der Revision des Spinalkanales eine sorgfältige Blutstillung betrieben werden, da häufig persistierende Blutungen aus den epiduralen Gefäßen entstehen. Beim transpediculären Aufbohren der Wirbelkörper muß eine Perforation der Bögen vermieden werden. Aus diesem Grunde wird mit einem 3,2 mm Bohrer in einem Winkel von 5–7° konvergierend 10–15° nach kaudal gerichtet aufgebohrt. Um ein Perforieren der Wirbelkörpervorderwand zu vermeiden, muß eine längenverstellbare Gewebeschutzhülle verwendet werden. Eine knöcherne Fusion des verletzten Wirbelsegmentes, ist in jedem Fall durch Knochentransplantation anzustreben.

Bei ausbleibender knöcherner Fusion kommt es regelmäßig zur Schraubenlockerung oder zum Implantatversagen sowie zu Repositionsverlusten.

Nachbehandlung

Die operative Behandlung von Brustwirbelsäulenverletzungen hat nicht nur die Rekonstruktion des Achsenorgans sowie des Spinalkanals zum Ziel, sondern soll eine beschleunigte Rehabilitationsbehandlung des verletzten Patienten ermöglichen. Bei festem Schraubensitz ist eine Frühmobilisation des operierten Patienten möglich. Der nichtquerschnittsgelähmte Patient kann nach Abschluß der Wundheilung im Bewegungsbad behandelt werden. Der querschnittsgelähmte Patient wird sofort krankengymnastisch und mit Stehbrettübungen therapiert. Ein unterstützendes Korsett ist allenfalls bei Fusion im Bereich der unteren BWS sinnvoll.

Literatur

1. Böhler L (1951) Die Technik der Knochenbruchbehandlung Bd. I 12.–13. Aufl Mandrich, Wien
2. Daniaux H et al. (1984) Indikation zur Operation und operative Möglichkeiten bei Verletzungen der unteren Brust- und Lendenwirbelsäule. Hefte Unfallheilk 163:170–171, Springer, Berlin Heidelberg New York Tokyo
3. Harms J (1988) Klassifikation der BWS- und LWS-Frakturen. Fortschr Med 105:545–548
4. Louis R (1985) Die Chirurgie der Wirbelsäule. Springer, Berlin Heidelberg New York Tokyo

Wirbelsäulenverletzungen – Teil 2

D. Wolter, Hamburg

Vortrag und Demonstration: Verletzungen der LWS und des Os sacrum

Transpedikuläre Spondylodese der Brust- und Lendenwirbelsäulenverletzung mit dem Druckplattenfixateur interne

D. Wolter

Berufsgenossenschaftliche Unfallklinik, Bergedorferstr. 10, D-21033 Hamburg, Bundesrepublik Deutschland

Die geniale Idee der transpedikulären Fixation geht auf Roy-Camille zurück, der sich seit 1963 mit dieser Methode beschäftigt und sie nicht nur im Bereich der Brust- und Lendenwirbelsäule, sondern auch der Halswirbelsäule einsetzt.

Für die transpedikuläre Fixation entwickelte Magerl 1977 einen Fixateur externe. Die Weiterentwicklung durch Dick 1985 führte dann zu einem Fixateur interne für die Brust- und Lendenwirbelsäule. Kluger stellte ebenfalls einen Fixateur interne nach ähnlichem Prinzip vor.

Aufbauend auf der dorsalen Plattenspondylodese nach Roy-Camille entwickelte Wolter 1984 eine Platte mit Schlitzlöchern, um den exakten Schraubensitz im Pedikel zu erleichtern. Diese Platte wurde dann 1986 zum Druckplattenfixateur interne mit winkelstabiler Schraubenplattenverbindung modifiziert.

Heute ist die Versorgung instabiler Verletzungen der Brust- und Lendenwirbelsäule durch eine transpedikuläre Spondylodese die meist angewandte Methode.

Indikation

Die Art der Begleitverletzungen und die Beteiligung des Rückenmarks sind bei der Indikation besonders zu berücksichtigen.

1. Absolute Indikationen zum operativen Vorgehen

a) Offene Rückenmarkverletzungen
b) Zunehmende Lähmungserscheinungen

Hefte zu der Unfallchirurg, Heft 232
K. E. Rehm (Hrsg.)

2. Relative Operationsindikationen (Klassifikation ABCD, 0123)

a) Nichtreponierbare Luxationen (Typ D 1–3)
b) Instabile Frakturen und Instabilität nach disko-ligamentären Verletzungen (z.B. Typ AB 2)
c) Kyphotische Deformierungen des Wirbelkörpers um mehr als 15–20° sowie Deformierungen durch Kompression um mehr als 50%
d) Einengung des Spinalkanales über 1/3, evtl. in Kombination mit unvollständiger Lähmung

Die Frage nach der Stabilität der Wirbelsäule und der Weite des Spinalkanales muß zuerst beantwortet werden. Neben Röntgennativaufnahmen einschließlich Schrägeinstellung lassen sich Instabilität und Einengung des Spinalkanales besonders gut mit der Computertomographie nachweisen. So stellt diese diagnostische Maßnahme eine unverzichtbare prä- aber auch postoperative Untersuchung dar. Es empfiehlt sich darüber hinaus, nach einer Instabilitätslinie im seitlichen Strahlengang zu fahnden. Diese Instabilitätslinie gibt zusätzlichen Aufschluß über die verletzten Strukturen und wichtige Hinweise für die operative Versorgung (Ausmaß und Länge der Fusion).

Der Druckplattenfixateur interne

Der Druckplattenfixateur ist ein übungsstabiles, für einige Frakturen auch belastungsstabiles dorsales Fixationssystem für kurz- und langstreckige Fusionen zur Behandlung von Frakturen, Luxationen und tumorbedingten Instabilitäten.

Er kann wie alle winkelstabilen Systeme als Zuggurtung oder zur Abstützung eingesetzt werden. Sind bei Wirbelfrakturen die Bogenwurzeln, die Bögen und Gelenke intakt (Typ AB), beruht die Fixation in erster Linie auf dem Zuggurtungsprinzip. Die kleinen Wirbelgelenke und die intakten -bögen dienen hier als Widerlager. Sind dagegen Wirbelgelenke und -bögen frakturiert (Typ ABC), so stützt der Fixateur interne ausschließlich ab.

Die Steifigkeit des Systems wird weiterhin um 10% erhöht, wenn das verletzte Segment durch eine Spongiosaschraube transpediculär in die Montage einbezogen werden kann. Die Grundplatte erlaubt nach Implantation die transpedikuläre Spongiosaplastik. Die dorsale Stabilisierung kann monosegmental bis mehrsegmental, je nach Verletzungstyp, erfolgen.

Operationstechnik

Der Patient befindet sich in Bauchlage. Der Thorax wird mit einem (aufblasbaren) Kissen unterpolstert, wodurch es zu einer Lordosierung der Lendenwirbelsäule kommt. In vielen Fällen (Frakturtyp AB) kann durch den entstehenden Zuggurtungseffekt eine weitgehende Aufrichtung des komprimierten Wirbelkörpers erreicht werden (Abb. 1).

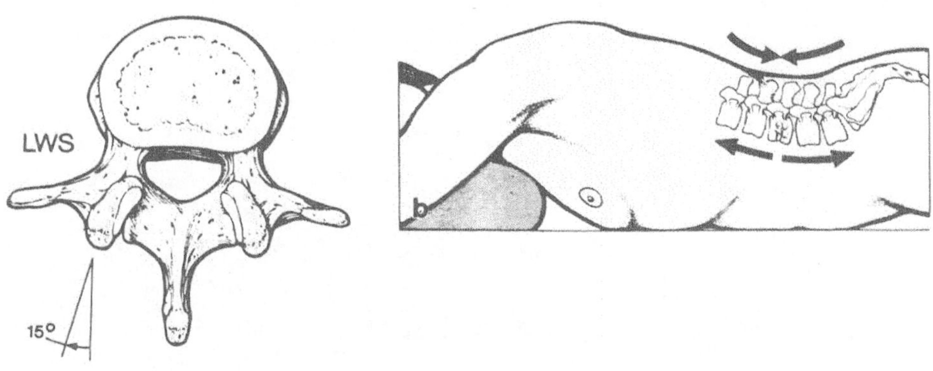

Abb. 1

Durch vorsichtigen Zug an Armen und Beinen unter Bildwandlerkontrolle kann die Reposition verstärkt werden. Gleichzeitig erfolgt dabei, insbesondere bei der frischen Fraktur, durch die Ligamentotaxis/Vakuumphänomen das Einpassen des dislozierten Hinterkantenfragmentes. Bei der Lagerung und während der Operation ist die röntgenologische Kontrolle durch Bildwandler zu empfehlen.

Ein besonders sicherer Weg der Lokalisation der Eintrittsstelle des Pedikels ist mit Hilfe von Kirschner-Drähten unter Bildwandlerkontrolle im a.-p. Strahlengang möglich.

Grundsätzlich muß die Stabilisierung so kurz wie möglich erfolgen. Bei instabilen diskoligamentären Verletzungen, auch mit geringer knöcherner Beteiligung und Luxation, kann in der Regel durch vorsichtige Distraktion mit den Knochenfaßzangen an den Dornfortsätzen reponiert werden. Bei erschwerter Reposition-oder bei veralteten Luxationen ist gelegentlich auch die sparsame Resektion der Gelenkfortsatzenden notwendig. Die Stabilisierung erfolgt hier in der Regel monosegmental.

Besteht intraoperativ der Verdacht, daß durch Lagerung und Distraktion keine ausreichende Reposition des einengenden hinteren Kantenfragmentes erfolgt ist, so kann dieses durch eine intraoperative Myelographie untersucht werden. Dabei ist zu bedenken, daß durch Umfließen der Knochenfragmente mit Kontrastmittel ein falscher Eindruck im Hinblick auf das Repositionsergebnis entstehen kann. Im Zweifelsfall sollte daher eine Hemilaminektomie durchgeführt werden, insbesondere, wenn es sich um einen Frakturtyp AB 2–3 handelt.

Kontraindikationen

1. Lokale Kontusionen und Gewebeschäden
2. Allgemeine Kontraindikationen

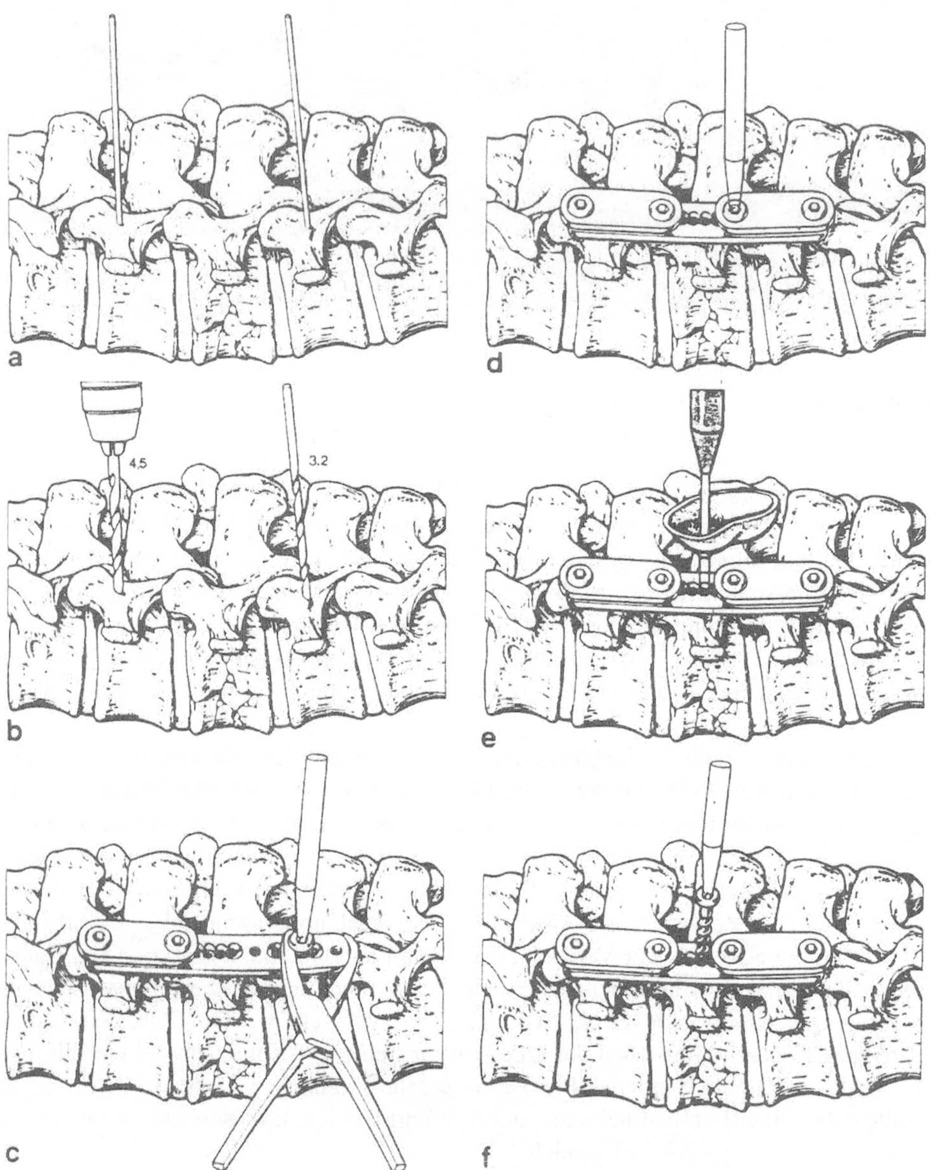

Abb. 2. Identifizierung der Bogenwurzel und Markierung durch Kirschner-Drähte (**a**), Aufbohren der Bogenwurzel mit 3,2–4,5-mm-Bohrer (**b**), Distraktion der Wirbelsäule durch Schraubentransport im Schlitzloch (**c**), Festsetzen der Schraubenköpfe zur winkelstabilen Verbindung durch Druckplatte (**d**), transpedikuläre Spongiosaplastik (**e**), Einbeziehen der Bogenwurzel des verletzten Wirbelkörpers in die Montage (**f**). [Aus: Wolter D, Kortmann H-R (1992) Transpediculäre Spondylodese der Brust- und Lendenwirbelsäule. Chirurg]

Tabelle 1. Nachbehandlungsschema bei operativ versorgten Verletzungen der Brust- und Lendenwirbelsäule

Frakturtyp (ABCD, 0123)	Postoperative Lagerung	Bewegungstherapie	Weitere Versorgung	Aufstehen
A, B, C	Anheben des Oberkörpers (ca. 30°).	Im Bett während der zwei Wochen mit Muskeltraining, Atemübungen. Ab 3. Woche Bewegungsbad.	Anpassen eines konfektionierten ersten Woche Korsetts mit dorsaler Schale.	Nach der 3. Woche mit lordosierendem Korsett im Gehwagen, ab der 4. Woche Gehen mit Unterarmstützen und ab der 5. Woche freies Gehen.
A, B	Anheben des Oberkörpers (ca. 30°).	Bewegungsübungen im Bett, Atemübungen.		Sobald das Korsett zur Verfügung steht. Aufstehen des Patienten im Gehwagen, danach mit Unterarmgehstützen. Bewegungsbad nach Fädenentfernung ab dem 14. Tag. Belassen des Korsetts für ca. 6–8 Wochen.

Nachbehandlung

Die Nachbehandlung muß individuell je nach Frakturtyp, Fixateur-interne-System, individuellen Faktoren des Patienten und Begleitverletzungen erfolgen. Grundsätzlich sollte so früh wie möglich mobilisiert werden (Tabelle 1).

Komplikationen und Gefahren

Infekt

Für den Revisionseingriff ist von Bedeutung, wie stabil die Wirbelsäule ohne Implantat zum Zeitpunkt der Revision ist. Eine Revision sollte zum frühestmöglichen Zeitpunkt durchgeführt werden. Dies kann in einer Nekrotomie, Spüldrainage und/oder Refobacin-Palacos-Ketten-Einlage und evtl. einseitiger Implantatentfernung bestehen. Das Management des Infektes ist schwierig, da durch die langen Kanäle in der Bogenwurzel und im Wirbelkörper ein Infektrezidiv aus verbleibendem infektiösen Material erfolgen kann. Im Rahmen der Materialentfernung sollten daher die Verankerungslöcher für die Pedikelschrauben kürettiert und ggf. ausgefräst werden. Die Schraubenkanäle können weiterhin durch Refobacin-Palacos-Ketten temporär ausgefüllt werden.

Lokale flukturierende Hämatome müssen revidiert, ausgeräumt und drainiert werden. Bei einer postoperativen neurologischen Verschlechterung sollte durch eine postoperative Computertomographie die Ursachensuche erfolgen. – Schraubensitz?, Lage des oberen dorsalen Kantenfragmentes?, Bandscheibenprolaps? –

Eine unzureichende Stabilität der Montage wird durch eine extraossäre Lage einer Schraube hervorgerufen (seitliches Vorbeigehen der Pedikelschraube an der Bogenwurzel). Die Folge ist das Versagen der Montage und die Rekyphosierung.

Metallentfernung

Über 6 Monate Gefahr der Materialermüdung und Bruch der Pedikelschrauben. Durch den Schraubenbruch kommt es zu einer „Dynamisierung“. Die Entfernung der abgebrochenen Schrauben ist normalerweise unproblematisch.

Alternative Methoden

1. Andere Fixateur-interne-Systeme
2. Ventrale Verfahren
3. Kombinierte ventro-dorsale Verfahren
4. Konservative Methoden

Versorgung von LWS- Frakturen mit dem Fixateur interne

W. Dick

Felix-Platter-Spital, Orthopädische Universitätsklinik, Burgfelderstr. 101, CH-4012 Basel, Schweiz

Prinzip: Der Fixateur interne ist ein Implantat zur dorsalen Wirbelsäulenstabilisierung, das sowohl zur Reposition der Frakturfehlstellung als auch zur Fixation der Instabilität dient. Es wird an der Wirbelsäule transpedikulär fixiert, ist in allen Richtungen des Raumes frei beweglich und wird nach dem Anziehen der Komponenten in sich selbst winkelstabil.

Hefte zu der Unfallchirurg, Heft 232
K. E. Rehm (Hrsg.)

Indikation

- Bei Frakturen des Typs B und C der AO-Klassifikation, d.h. Verletzungen mit Unterbrechung des dorsalen Zuggurtungssystems (Distraktions- und Rotationsfrakturen) in erster Wahl
- bei frischen Frakturen des Typs A der AO-Klassifikation, d.h. Verletzungen der vorderen Säule mit funktionsfähigem dorsalen Zuggurtungssystem (Kompressionsverletzungen) alternativ zu ventralen Verfahren gemäß Präferenz des Operateurs sofern überhaupt eine Indikation zur operativen Behandlung besteht. Diese ist gegeben bei
- den klassischen neurologischen Indikationen – der sicheren permanenten Instabilität (disko-ligamentäre Läsionen) – der hochgradigen ossären temporären Instabilität, obwohl diese nach Konsolidierung der Fraktur wieder spontan stabil würde, sofern aus individuellen und logistischen Gründen eine konservative Reposition und Retention für die Dauer der Bruchheilungszeit nicht gesichert erscheint und daher dem Patienten sekundärer Schaden droht.
- zu erwartender inakzeptabler Deformität bei konservativer Behandlung als Endresultat (Keilwirbel > 15°–20°, Vorderwanderniedrigungen ≥ 50%)
- Polytrauma zur Ermöglichung einer „upright chest" Behandlung bei pulmonalen Komplikationen, bei motorischer unbeherrschbarer Unruhe von Schädel-Hirn-Verletzten und Suchtkranken.

Zugangsweg

Medianer dorsaler Zugang mit subperiostaler Freilegung der Dornfortsätze, Bögen und Querfortsätze der Nachbarwirbel der Fraktur. Um die Weichteile spannungsfrei retrahieren zu können, wird nach kaudal und kranial noch je 1 weiterer Dornfortsatz (ohne Bogen) dargestellt, ohne das Ligamentum interspinale zu verletzen.

Operationstechnik

Um eine möglichst lange Verlaufsstrecke der Schraube im Pedikel und Wirbelkörper zu erhalten, wird eine schräg zur Mitte zu konvergierende Verlaufsrichtung von dorsal nach ventral zu gewählt, die parallel zu den Deckplatten ausgerichtet ist. Die Eintrittsstellen gehen aus der Schemazeichnung hervor. An dieser Stelle wird die Kortikalis mit einem Luer oder einem Bohrer eröffnet. Der Schraubenkanal wird auf eine Tiefe von ca. 3 cm entweder stumpf mit einer kleinen Kürette, einem Steinmannagel oder einem „Pedikelfinder" angelegt oder auch mit einem 3,2-mm Bohrer in Spotdrill-Technik. Dieser Schraubenkanal ist mit einem kleinen Häkchen oder einer Knopfsonde auszutasten, ob die knöcherne Pedikelwand allseitig geschlossen ist. Eine Bildwandlerkontrolle in a.p., seitlichem und orthogradem Strahlengang ist hilfreich. Dann wird die selbstschneidende lange Schanzschraube des Fixateur interne mit dem Handgriff eingedreht und die Tiefe im seitlichen Strahlengang kontrolliert. Die Spitze soll nahe der Vorwand liegen, ohne diese zu perforieren. Sitzen die vier Schanz-

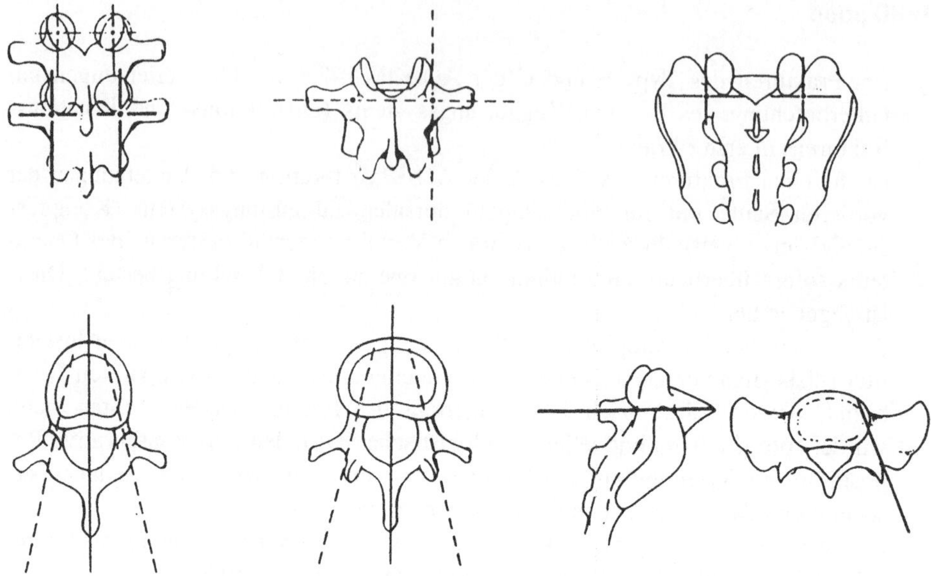

Abb. 1. Eintrittspunkte und Schraubenrichtung für Pedikelinstrumentationen nach der AO-Technik

schrauben in den beiden Nachbarwirbeln der Fraktur, so werden die Längsstäbe mit losen Backen aufgesteckt, wobei die Gewindestäbe nach medial zu zu liegen kommen sollen. Durch manuelles Zusammendrücken der dorsalen Enden der Schanzschrauben werden ventral die Wirbelkörper aus der Kyphosefehlstellung lordosierend aufgerichtet. Bei Frakturen mit erhaltener Wirbelkörperhinterwand dient diese als Hypomochlion, die Backen dürfen bei Repositionsmanöver frei auf den Stäben gleiten. Bei Läsionen mit frakturierter Wirbelkörperhinterwand (Berstungsbrüchen) kann diese nicht als Hypomochlion dienen. Hier nutzt man die Winkelbacken als Drehpunkt und gestattet, durch die Muttern limitiert, nur ein Zusammengleiten von 5 mm pro 10° Kyphosekorrektur. Diese Verkürzung des dorsalen Backenabstandes während der Reposition ist aber notwendig. Anschliessend werden die Muttern, die die Winkelstellung der Backen fixieren, festgezogen. Damit ist die Lordosekomponente gesichert. Jetzt erst wird durch Anziehen der Distraktionsmuttern eine Paralleldistraktion ausgeübt, bis die ursprüngliche Wirbelhöhe wieder erreicht ist, womit sich in der Mehrzahl der Fälle auch Hinterwandfragmente reponieren. Anschließend werden die Gegenmuttern am Stab zur Rotationssicherung angezogen, die Mutternränder gegen spontane Lockerung gequetscht und die überstehenden langen Enden der Schanzschrauben mit speziellem Bolzenschneider abgetrennt. Fakultativ kann mit einem Querverbinder die Stabilität der Montage noch erhöht werden.

Nachbehandlung

Mobilisierung des Patienten bei gesicherter Wundheilung nach 2–5 Tagen. Bei einsichtigen und verlässlichen Patienten, die Flexions- und Torsionsbewegungen vermeiden können, ist keine äußere Fixation nötig. Bei weniger kooperativen Patienten 3-Punkte-Korsett für 8 Wochen. Stabilisierendes Bauch- und Rückenmuskeltraining ab sofort. Routine-Metallentfernung nach 9–12 Monaten empfohlen, sofern kein Gegengrund vorhanden ist.

Gefahren und Komplikationen

Falscher Schraubensitz: Kanalperforation möglich; bei lateraler Fehlposition neben dem Wirbelkörper stark verminderte Stabilität; bei kaudaler Fehlposition Wurzelläsion möglich. Gefäßverletzungen bei Perforation der Wirbelvorderwand möglich. Ungenügende Wiederherstellung des Kanalquerschnitts bei ausgebliebener Reposition des Hinterwandfragmentes. Hier sind zusätzliche Maßnahmen wie Hemilaminektomie mit Fragmentimpaktion oder ventrale Dekompression angezeigt. Später Korrekturverlust: Im Wirbelkörper in der Regel gering, vor allem bei transpedikulärer Spongiosaplastik der ventralen Defektzone; in der traumatisierten Bandscheibe durch spätere Sinterung des oberen Diskus häufiger, bis ca. 8°. Statische Probleme bei guter knöcherner Ausgangsreposition selten. Abhilfe durch interkorporelle Spondylodese möglich. Schraubenbruch: Da je 1–2 elastische Bandscheiben überbrückt werden, können Ermüdungsbrüche von Schanzschrauben auftreten; in aller Regel erst nach 6–9 Monaten, also nach der Fragmentkonsolidation und daher selten von Bedeutung.

Infekt: Das immer bei einer Wirbelfraktur vorhandene grosse Weichteiltrauma sowie das Einbringen eines voluminösen Implantats können Wundinfekte begünstigen. Prophylaktische Antibiotikagabe bei Operationsbeginn ratsam. Bei eingetretenem Infekt Drainage, ev. Wundrevision. Fixateur belassen, sofern noch stabil! Langzeitantibiotika, Implantatentfernung bei konsolidierter Fraktur. Nur gelockertes Implantat bei der Wundrevision entfernen.

Alternative Methoden

Alle anderen dorsalen pedikelfixierenden Operationsverfahren (Kluger, Wolter, Steffee, CD, Daniaux, Spinefix etc.) Ventrale Dekompression mit interkorporeller Spondylodese und ventraler Fixation (Kaneda, Platten, Zielke, Moss) sind biomechanisch bei A-Fraktur (Definition s.o.) besonders geeignet. Bei veralteten (> 4 Wochen) Berstungsfrakturen sind sie das Verfahren der ersten Wahl.

Spongiosa-Transplantation

H. Daniaux

Universitätsklinik für Unfallchirurgie, Anichstr. 35, A-6020 Innsbruck, Österreich

Indikation

Verletzungen der thorakolumbalen Wirbelsäule zeigen fast ausnahmslos eine zumindest zentrale Diskuszerreißung sowie eine Wirbelkörperfraktur im Sinne eines Kompressions-Berstungsbruches im weiteren Sinne des Wortes (Abb. 1). Somit liegt fast immer eine komplexe Verletzung eines ganzen Bewegungssegmentes vor, was einen schicksalshaften Funktionsverlust dieser Bewegungseinheit zur Folge hat. Neben dem dadurch bedingten obligaten Höhenverlust des verletzten Bandscheibenraumes, was eine Kyphose von bis zu 8° bedingen kann, kommt es häufig trotz kunstgerechter konservativer Behandlung nach L. Böhler zu einer nicht ausreichend tragfähigen Heilung des gebrochenen Wirbels, nachdem sich insbesondere Spongiosaimpaktionen durch gedeckte Reposition nicht ausreichend entfalten, was auch seitens des Wirbelkörpers zu erheblichen posttraumatischen Kyphosen führen kann. In Analogie zur operativen Behandlung von Schienbeinkopf-, Pilon-Tibial-Frakturen etc., wo zur Rekonstruktion imprimierter Bruchareale eine autogene Spongiosaplastik schon seit Jahrzehnten eine Selbstverständlichkeit darstellt, haben wir seit 1981 dieses Prinzip als transpedikuläre Spongiosaplastik auch in die Behandlung von Wirbelkörperfrakturen übertragen. Seit 1986 haben wir unser Vorgehen in der Weise erweitert, daß nach transpedikulärer Diskusresektion auch der verletzte Intervertebralraum mit dem Ziel einer Blockwirbelbildung im verletzten Bewegungssegment mit autogener Spongiosa aufgefüllt wird. Ganz allgemein formuliert sehen wir immer dann eine Indikation zu diesem Vorgehen, wenn die Analyse der Röntgen- und CT-Bilder bei rein konservativer Behandlung eine erhebliche posttraumatische Kyphose erwarten läßt.

Operationstechnik

Bauchlage des Patienten. Reposition der Fraktur durch Längszug an Armen und Beinen sowie Unterlegen von Schultern und Becken zur leichten Lordosierung, wodurch sich fast ausnahmslos bei frischen Verletzungen eine praktisch anatomische Reposition der Achse, meist auch eine annähernd anatomische Reposition zumindest der äußeren Wirbelkörperkonturen, häufig aber nicht der Spongiosaimpressionen erzielen läßt. Typischer dorso-medianer Zugang mit Darstellung der dorsalen Elemente des verletzten sowie der benachbarten Wirbel. Besetzten der Bogenwurzeln mit Bohrdrähten nach den Landmarken nach Magerl, dann Kontrolle der richtigen Lage der Bohrdrähte im Bildwandler. Schrittweises Aufreiben einer Bogenwurzel des verletzten Wirbels in Richtung Intervertebralraum mit einer aufsteigenden Reihe von 3 bis 6 mm dicken Steinmannägeln, welche eine Manschette tragen, die ein tieferes Eindringen als 35 mm sicher verhindern (Abb. 2). Über diesen Kanal in der Bogenwurzel

Hefte zu der Unfallchirurg, Heft 232
K. E. Rehm (Hrsg.)

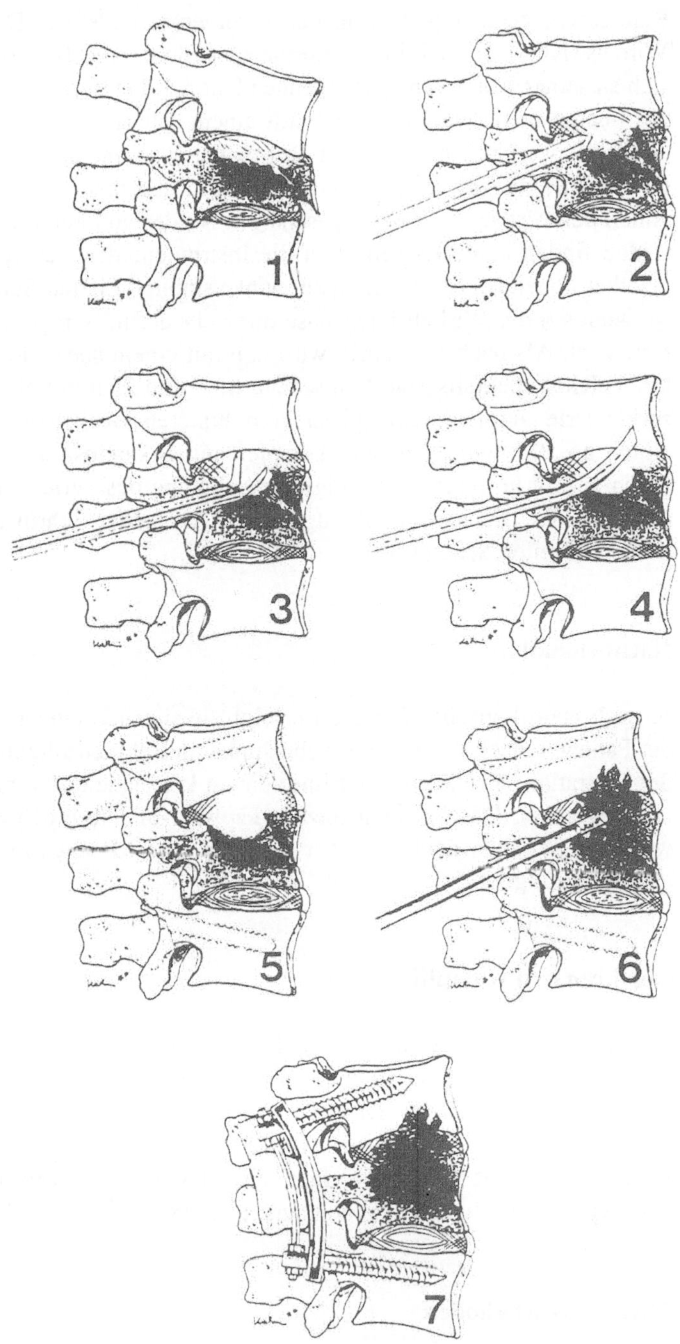

Abb. 1–7. Operationsschritte zur Spongiosa-Transplantation

Resektion der verletzten Bandscheibe mit konventionellen geraden und gekröpften Rongeuren, ebenso Resektion der vorderen Anteile der Deckplatte des verletzten Wirbels (Abb. 3). Auch in das Korpus eingedrungenes Bandscheibengewebe, welches sich an seiner Konsistenz gut erkennen läßt, wird entfernt. Anfrischen der Grundplatte des oberen unverletzten Wirbels mit einem scharfen Löffel oder gebogenen Meißel (Abb. 4), wodurch nun ein das Bewegungssegment überbrückender Raum von der Grundplatte des unverletzten Wirbels bis in den mehr oder minder intakten unteren Anteil des verletzten Wirbels geschaffen ist, der von allen Seiten her vaskulären Anschluß finden kann. Es folgt nun die Instrumentation der dem „Arbeitspedikel" gegenüber liegenden Seite mit einem winkelstabilen Platten-Schrauben-Implantat (Abb. 5), wodurch die Wirbelsäulenachse nunmehr definitiv reponiert und einseitig stabilisiert wird. Als nächster Schritt wird nun mit einem speziellen röhrenförmigen Trichter, welcher ebenfalls eine Manschette trägt und 35 mm tief in das Korpus eindringt, zerkleinerte autogene Spongiosa vom hinteren Beckenkamm eingebracht, bis die Höhle im Bewegungssegment komplett mit Spongiosa aufgefüllt ist (Abb. 6). Dadurch wird à la longue eine tragfähige Heilung des verletzten Bewegungssegmentes im Sinne der Blockwirbelbildung erzielt. Als letzter Schritt erfolgt die Instrumentation der zweiten Seite (Abb. 7).

Nachbehandlung

Je nach neurologischer Situation erfolgt die sitzende oder gehende Vollmobilisation der Patienten nach Anlage eines abnehmbaren Rahmenstützmieders 4 bis 6 Tage nach der Operation, gleichzeitig wird mit einem konsequent durchzuführenden Miederturnen begonnen. Das Rahmenstützmieder wird ununterbrochen durch ca. 6 Wochen, weitere 6 Wochen noch tagsüber getragen. Die Metallentfernung erfolgt ca. 1 Jahr nach dem Eingriff.

Gefahren und Komplikationen

Voraussetzung für die Methode sind eine exakte Kenntnis der Wirbelsäulenanatomie und der Topographie der Bogenwurzeln sowie der gezielte Einsatz eines gut funktionierenden Bildwandlers. Dadurch läßt sich eine parapedikuläre Implantat- oder Transplantatlage mit Sicherheit verhindern. Insbesondere das fatale Auffüllen des Spinalkanales mit Spongiosa läßt sich durch die Verwendung eines geeigneten Trichters mit absoluter Sicherheit ausschließen.

Alternative Methoden

Prinzipiell stellt das dargestellte Verfahren von biomechanischer Seite her bezüglich des Implantates ein abstützendes Verfahren dar, welches bei Vorliegen einer Distraktionsverletzung gleichzeitig letztlich auch zuggurtend wirkt.

Die biologische Maßnahme der Knochentransplantation in das verletzte Bewegungssegment sichert eine tragfähige Heilung, somit ebenfalls letztlich eine Abstützung. Grundsätzlich vergleichbar sind kombinierte Spondylodesen, wo nach teilweiser oder gänzlicher Korporektomie tragfähige Knochenspäne von ventral eingebracht werden, die gegebenfalls noch durch ein Implantat ventral gesichert werden, und wo dorsal additiv noch eine Zuggurtung implantiert wird.

Literatur

1. Daniaux H (1986) Transpedikuläre Reposition und Spongiosaplastik bei Wirbelkörperbrüchen der unteren Brust- und Lendenwirbelsäule. Unfallchirurg 89:197–213
2. Daniaux H, Seykora P, Genelin A, Lang T, Kathrein A (1991) Application of Posterior Plating and Modifications in thoracolumbar Spine Injuries. Spine 16:125–133

Frakturen des Sakrums

O. Wörsdörfer

Unfallchirurgische und Orthopädische Klinik, Städtische Kliniken, Pacelliallee 4, D-36043 Fulda, Bundesrepublik Deutschland

Längsfrakturen des Sakrums durch die Foramina intervertebralia werden in 45% der Beckenfrakturen als deren hintere Komponente gefunden.

Querbrüche des oberen Sakrumanteiles im Bereich des Iliosakralgelenks mit Dislokation des ersten bis zweiten Sakralwirbels stellen die Ausnahme dar. In der Literatur werden bis heute insgesamt weniger als 35 Fälle zum Teil in Einzelbeschreibungen dargestellt.

Aus dem eigenen Krankengut konnten 12 Patienten mit dislozierten oberen Sakrumfrakturen dokumentiert werden.

Pathomechanismus

Die Massae laterales und deren straffe Verbindung mit dem Beckenring machen eine einfache, das Sakrum in seiner gesamten Breite durchziehende Querfraktur unwahrscheinlich. Klinische, bildgebende und experimentelle Analysen ergaben, daß dabei die Wirbelsäule mit dem 1. bis 2. Sakralwirbel en-bloc aus dem Kreuzbein ausgebrochen ist, wobei die vertikalen Frakturlinien durch die ventralen Foramina intervertebralia und dorsal ebenfalls durch die Foraminia oder durch das Sakraldach verlaufen können. Der kraniale Frakturverlauf kann durch die Bogenwurzel von S1 durch die

Hefte zu der Unfallchirurg, Heft 232
K. E. Rehm (Hrsg.)

Interartikularportion von L5 durch die lumbosakralen Gelenke oder durch den Bogen von L5 ziehen. Nur dadurch wird eine Dislokation nach ventral möglich.

Die Kombination einer Flexions-Kompressionsbelastung mit einer Scherbelastung auf das fixierte Becken kann diese Verletzungsform verursachen. Je nach Haltung der Lendenwirbelsäule erfolgt die Dislokation mit Kippung und dorsaler Einstauchung bei Gewalteinwirkung in Kyphose, bei lordotischer Haltung tritt eine Hyperextensions-Scherverletzung mit horizontaler und kaudaler Verschiebung ein.

Klassifizierung

Entsprechend der Dislokation des oberen Fragmentes lassen sich nach Roy-Camille drei Typen unterscheiden:

Typ I: Flexionsbruch des 1. bis 2. Sakralwirbels mit Kippung.

Typ II: Flexionsbruch des 1. bis 2. Sakralwirbels mit Kippung und Verschiebung des oberen Fragmentes nach dorsal.

Typ III: Hyperextensionsscherbruch mit ventraler und kaudaler Verschiebung des 1. bis 2. Sakralwirbels.

Bei allen Typen besteht eine Vertikalisierung des Beckens.

Neurologische Begleitverletzungen

Schädigungen der sakralen Cauda equina oder isolierte Wurzelverletzungen sind die Regel. Die Kippung des oberen Fragments verursacht eine Abknickung des Spinalkanales, die bei Typ 2 und 3 ausgeprägter ist als bei Typ 1. Im Vordergrund der neurologischen Verletzungen stehen Blasen-Mastdarmlähmungen sowie sensible Paresen unterhalb S1.

Diagnostik

Konventionelle Röntgenaufnahmen in frontaler und seitlicher Projektion lassen diese Verletzungsform kaum erkennen. In der frontalen Projektion ergeben sich nur indirekte Hinweise beim Vorliegen von Bogenfrakturen und Querfortsatzfrakturen von L5.

Verläßliche diagnostische Verfahren sind seitliche Schichtaufnahmen sowie die axiale Computertomographie mit seitlicher Rekonstruktion.

Diese diagnostischen Maßnahmen sind bei Vorliegen einer posttraumatischen Blasen-Mastdarmlähmung, einer Reithosenanästhesie oder einer sakralen Wurzelschädigung eine unabdingbare Forderung.

Therapie

Die obere Sakrumquerfraktur stellt eine instabile Frakturform gegenüber Beugung und Axialbelastung dar. Von mehreren Autoren wurde eine Zunahme neurologischer Ausfälle nach Sofortmobilisation und Flexionsübungen berichtet. Lagerungen in Flexionsstellung sowie Flexionsübungen in der unteren Lendenwirbelsäule sollten daher bei konservativer wie auch nach operativer Behandlung vermieden werden.

Konservative Behandlung

Wenig dislozierte Frakturen mit spontaner neurologischer Remissionstendenz können durch konservative Ruhigstellung mit Flachlagerung über sechs Wochen behandelt werden. Die geschlossene Reposition einer dislozierten Fraktur ist theoretisch nur beim Typ 1 möglich. In unserem Krankengut konnte lediglich in 1 von 4 Fällen eine geschlossene Reposition mit neurologischer Verbesserung erreicht werden. Die abgeknickten Frakturen verursachen einen sakralen Gibbus mit Neigung zu Druckstellen über dem Sakrum. Bei einer Patientin mußte deswegen eine Resektion der sakralen Dornfortsätze erfolgen.

Operative Behandlung

Bei dislozierten Frakturen mit neurologischen Begleitverletzungen haben sich in der Literatur wie auch im eigenen Krankengut dekompressive, operative Maßnahmen bewährt. Mit einer ausgiebigen sakralen Laminektomie läßt sich der knöchern eingeengte Sakralkanal erweitern, wobei nicht nur das sakrale Dach entfernt wird, sondern auch die von ventral in den Sakralkanal gekippten Fragmente abgetragen und der vordere Teil des Sakralkanales eingeebnet werden muß. Von der Laminektomie ausgehend können nach lateral und ventral die Foramina intervertebralia erweitert werden und somit auch die Wurzeln dekomprimiert werden.

Stabilisierung

Stabilisierende Eingriffe bei Sakrumquerfrakturen sind dann indiziert, wenn eine wesentliche Dislokation mit Instabilität vorliegt. Die operative Reposition und Stabilisierung im Sakrum ist technisch außerordentlich schwierig, da die Fragmente häufig eingestaucht sind und mangels günstiger Hebelarme und oft unzureichender Verankerungsfestigkeit von Repositionsinstrumentarien nicht genügend Kraft zur Reposition eingeleitet werden kann. Die Verankerungsfestigkeit von Schrauben im Sakrum ist aufgrund der Knochenstuktur problematisch.

Als Repositionsinstrumentarium hat sich das Harrington-Instrumentarium bewährt, da die Reposition der Frakturen Typ II und III nur über ein kräftiges Distraktionsmanöver mit nachfolgender Korrektur des sakralen Gibbus gelingt. Dabei hat sich zur

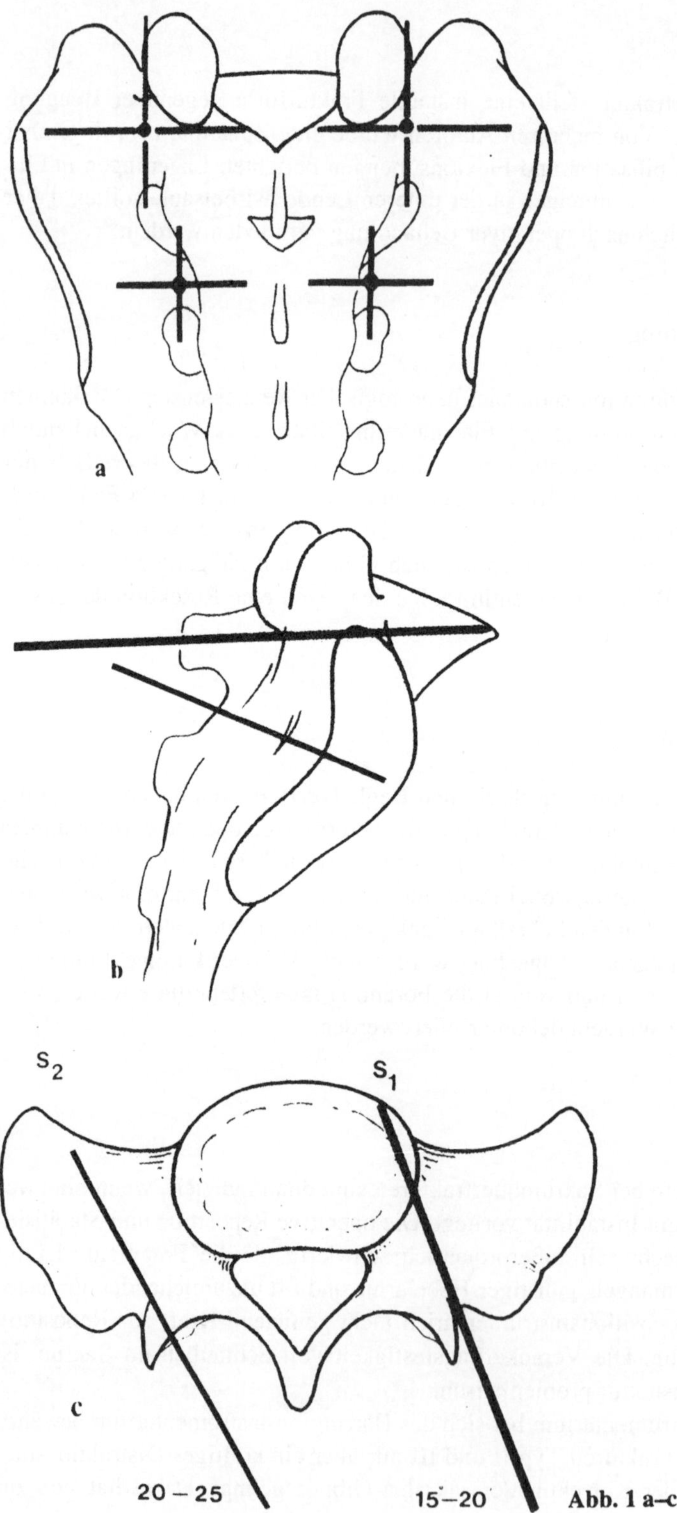

Abb. 1 a–c

Verteilung der Auflagekräfte die Verankerung von Harrington-Haken in die Sakrallöcher I und II und unter die Lamina von L5 bewährt.

Nach der Reposition sollte eine interne Stabilisierung mit einem transpedunkulären Fixationssystem erfolgen, wobei in das Sakrum zur Erhöhung der Verankerungsfestigkeit jeweils Schrauben in S1 und S2 implantiert werden.

Klinische Erfahrungen und biomechanische Untersuchungen haben gezeigt, daß bei S1 die günstigste Verankerungen durch eine konvergierende Schraubenlage unter die Deckplatte erreicht wird.

Im 2. Sakralwirbel finden die Schrauben einen besseren Halt durch eine deckplattenparallele lateralwärts in die Massa lateralis gerichtete Lage.

Die anatomischen Orientierungen und Richtungen der Schraubenlage für S1 und S2 sind in Abb. 1 schematisch dargestellt.

Ergebnisse

Von den insgesamt 12 Fällen führte eine operative Dekompression in 8 von 10 Fällen zu einer wesentlichen bis vollständigen Besserung der neurologischen Ausfälle. 2 operativ behandelte Wurzelkompressionssyndrome erholten sich vollständig. In 6 von 8 Fällen mit Blasen-Mastdarmlähmung kam es nach operativer Dekompression zur weitgehenden Rückbildung mit geringen sensiblen Restparesen. In 2 Fällen war die operative Dekompression aufgrund der schweren Quetschverletzung der sakralen Cauda equina erfolglos.

Zusammenfassung

Dislozierte Querfrakturen der beiden oberen Sakralsegmente gelten als seltene Verletzung und werden unter Berücksichtigung der konventionellen Zweiebenen-Röntgentechnik häufig übersehen. Neurologische Begleitverletzungen in Form von Blasen-Mastdarmlähmungen oder sakraler Wurzelschädigungen sind die Regel.

Diagnostisch ist die seitliche Tomographie sowie die axiale Computertomographie mit seitlicher Rekonstruktion bei entsprechendem klinischem Hinweis zu empfehlen.

Dislozierte Frakturen sowie nicht spontan reversible neurologische Ausfälle stellen eine Indikation zur operativen Dekompression des Spinalkanales dar. Da diese Frakturform gegenüber Beugung und Axialbelastung nicht stabil ist, empfehlen sich zusätzlich instrumentelle Stabilisierungsverfahren.

Abb. 1. Orientierungsrichtlinien der sakralen Verankerung. **a** Die Eintrittsstelle zu S1 liegt an der Kreuzung von 2 Geraden: *Horizontal*: Unterrand des Gelenkfortsatzes von S1. *Vertikal*: Lateraler Rand des Gelenkfortsatzes von S1. Die Eintrittsstelle zu S2 liegt an der Kreuzung von 2 Geraden: *Horizontal*: Mitte zwischen 1. und 2. Foramen sacrale. *Vertikal*: Medianlinie des 1. und 2. Foramen sacrale. **b** In der Sagittalebene sollen die Schraubenkanäle für S1 auf das Promontorium und für S2 deckplattenparallel zu S1 gerichtet sein. **c** In der coronalen Ebene sollen die Schraubenkanäle für S1 15°–20° zur Medianebene korrigieren und für S2 20°–25° nach lateral divergieren

Literatur

1. Roy-Camille R, Saillant G, Gagna G, Mazel (1985) Transverse fracture of the upper sacrum – suicidal jumper's fracture. Spine 10:9,838
2. Wörsdörfer O, Magerl F (1980) Sakrumfrakturen. Hefte Unfallheilkd 149. Springer, Berlin Heidelberg New York, S 203

Becken- und Azetabulumverletzungen – Teil 1

K.-H. Jungbluth, Hamburg

Einleitung

K. H. Jungbluth

Unfallchirurgische Abteilung, Chirurgische Universitätsklinik, Martinistr. 52, D-20251 Hamburg, Bundesrepublik Deutschland

Die Funktionen des Beckens sind charakterisiert durch die Übertragung der biomechanischen Kräfte vom Stamm auf die unteren Extremitäten, durch die kaudale Begrenzung und Stützung des Bauchraumes sowie durch den breitflächigen Ansatz von Muskelgruppen, des Rumpfes und der unteren Gliedmaßen. Phylogenetisch ist seine formale Gestaltung geprägt durch den aufrechten Gang.

Die Frakturen des Beckenringskelettes, die durch das Azetabulum verlaufen, stellen zugleich Verletzungen des Hüftgelenkes dar. Dies rechtfertigt ihre Abgrenzung gegenüber den anderen Verletzungen des Beckenringes. Steht bei den Beckenringfrakturen die Wiederherstellung der Kraftübertragung und Stabilität im Vordergrund, richtet sich das Augenmerk bei den Azetabulumfrakturen in erster Linie auf die Wiederherstellung der Gelenkfunktion.

In mehr als 70% der Fälle sind die Beckenfrakturen Teil eines Polytraumas bzw. begleitet von Nebenverletzungen. Diagnostik und Therapie machen daher ein zeitlich abgestuftes Behandlungskonzept erforderlich, das regelmäßig dem jeweiligen Stand des Verlaufes angepaßt werden muß. Nur so kann das Ziel erreicht werden, einerseits die vitale Gefährdung abzuwenden, andererseits durch die Wiederherstellung der verletzten Strukturen nach Form und Funktion zu einem frühestmöglichen Zeitpunkt das bestmögliche Behandlungsergebnis zu erzielen.

Bei Azetabulumfrakturen mit Dislokation des Hüftkopfes ist ein primärer Repositionsversuch im Rahmen der Erstversorgung angezeigt, der sich dann in einer stabilisierenden Extensionsbehandlung fortsetzt. Aber auch bei Beckenringverletzungen erweist es sich als nützlich, der äußeren Fixation (Extension oder Fixateur externe) einen geschlossenen Repositionsversuch voranzustellen.

Ist die Indikation zur Osteosynthese gegeben, so sollte nach Möglichkeit innerhalb der ersten 2 Wochen nach dem Unfall operiert werden.

Die Osteosynthese bereitet bei komplexen Bruchformen oft unerwartete Schwierigkeiten und Komplikationen. Es muß daher in jeder Klinik gewissenhaft abgewogen

Hefte zu der Unfallchirurg, Heft 232
K. E. Rehm (Hrsg.)

werden, ob die operative Versorgung im eigenen Hause erfolgen sollte oder, ob es im Interesse des Patienten nicht besser ist, ihn so früh wie möglich in ein unfallchirurgisches Zentrum zu verlegen. Weder Prestigedenken noch Wirtschaftlichkeitserwägungen sollten diese Entscheidung beeinträchtigen.

Beckenringverletzungen

Notfallmaßnahmen bei Beckenverletzungen

H. Tscherne

Unfallchirurgische Klinik, Medizinische Hochschule, Konstanty-Gutschow-Str. 8, D-30625 Hannover, Bundesrepublik Deutschland

Häufigkeit

Ungefähr 3% aller Frakturen des Skelettsystems entfallen auf das Becken [5]. In den europäischen und nordamerikanischen Industrienationen sind ca. 60% der Beckenringfrakturen auf Verkehrsunfälle zurückzuführen, 30% entstehen durch Sturz aus großer Höhe und die restlichen 10% durch Quetschungen unter schweren Lasten, zwischen Hydrauliken und bei Verschüttungen [2].

In größeren unfallchirurgischen Zentren beträgt, bezogen auf alle Beckenfrakturen, der Anteil instabiler Beckenringverletzungen zwischen 13 und 45% [17, 18, 20]. Die Häufigkeit von Beckenfrakturen mit komplizierenden pelvinen Begleitverletzungen liegt bei ca. 10% aller Beckenfrakturen. 60–80% der Patienten mit komplexen Beckenverletzungen sind polytraumatisiert [4, 15, 20].

Biomechanik der Beckenverletzung

Art und Intensität der Gewalteinwirkung sind für das Ausmaß der Beckenringinstabilität sowie für den Umfang der intra- und extrapelvinen Begleitverletzungen und somit für den Schweregrad ursächlich verantwortlich. Geringe Gewalteinwirkung (low-energy injury) führt in der Regel zu einfachen Verletzungsformen, die häufig nur einer konservativen Therapie bedürfen. Eine massive Gewalteinwirkung (high-energy injury) verursacht dagegen schwere Beckenverletzungen bis hin zu Beckenzerreißungen. Derartige komplexe Beckenverletzungen sind Beckenfrakturen, die durch lokale pelvine Begleitverletzungen an Gefäßen, Nerven, Weichteilen und inneren Organen kompliziert sind.

Hefte zu der Unfallchirurg, Heft 232
K. E. Rehm (Hrsg.)

Problematik von Beckenverletzungen

Bei komplexen Beckenverletzungen ist die Beckenfraktur selbst häufig nicht das Hauptproblem. Vielmehr ist es die Schwere der pelvinen Begleitverletzungen, die den weiteren Krankheitsverlauf entscheidend beeinflussen. Die Letalität dieser Verletzungen liegt zwischen 15 und 25% [4, 5, 11] und erreicht bei offenen Beckentraumen Werte zwischen 30 und 50% [9, 22].

Haupttodesursachen

* das akute Verbluten
* das schockbedingte Multiorganversagen
* die Sepsis

Hauptblutungsquellen

* die pelvinen venösen Geflechte
* die Äste der Vasa iliaca interna
* der frakturierte Knochen

Die Häufigkeit von Blutungen aus den großen Iliakalgefäßen betragt nur 10–20% [4, 23]. Bei den Überlebenden ist eine hohe Morbidität zu verzeichnen, bedingt durch neurologische Ausfälle, Fehlstellungen und Pseudarthrosen [3, 19, 35].

Therapie von Beckenverletzungen

Schwere Beckenverletzungen lassen sich nur durch ein prioritätenorientiertes Vorgehen beherrschen, das der Komplexität des Traumas in einem phasenhaften, diagnostisch-therapeutischen Konzept gerecht wird. Ein Algorithmus kann hier bei der Erstversorgung von komplexen Beckenverletzungen eine Entscheidungshilfe sein.

Notfallmaßnahmen am Unfallort

- Manuelle Kompression bei externer Massenblutung
- Stabilisierung von Vitalfunktionen
- Orientierende klinische Untersuchung zur Erfassung einer Beckeninstabilität
- Analgesie, Sedierung, Volumensubstitution, Beatmung und das Vermeiden von Kältezittern sind essentielle Bestandteile der Notfallmaßnahmen am Unfallort bei schweren Beckenverletzungen
- Lagerung und Transport auf einer Vakuummatratze zur Immobilisation und mechanischen Kompression des instabilen Beckenringes

Notfallmaßnahmen in der Klinik (siehe Algorithmus) (Abb. 1 und 2)

- Innerhalb von etwa 3 Minuten Entscheidung über sofortige explorative Laparotomie bei schweren Überrolltraumen oder Beckenverletzungen mit sicheren Zeichen einer äußeren oder inneren Massenblutung

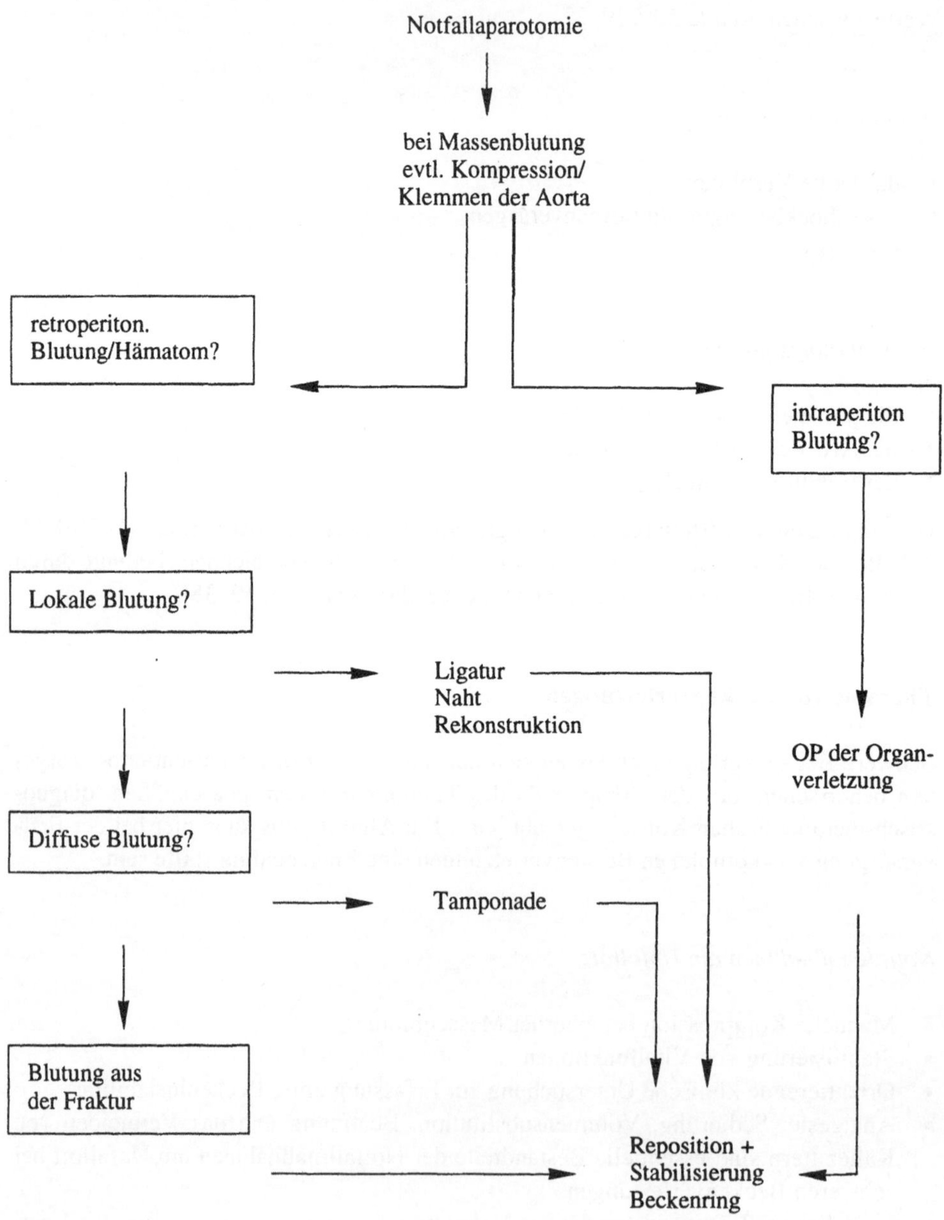

Abb. 1

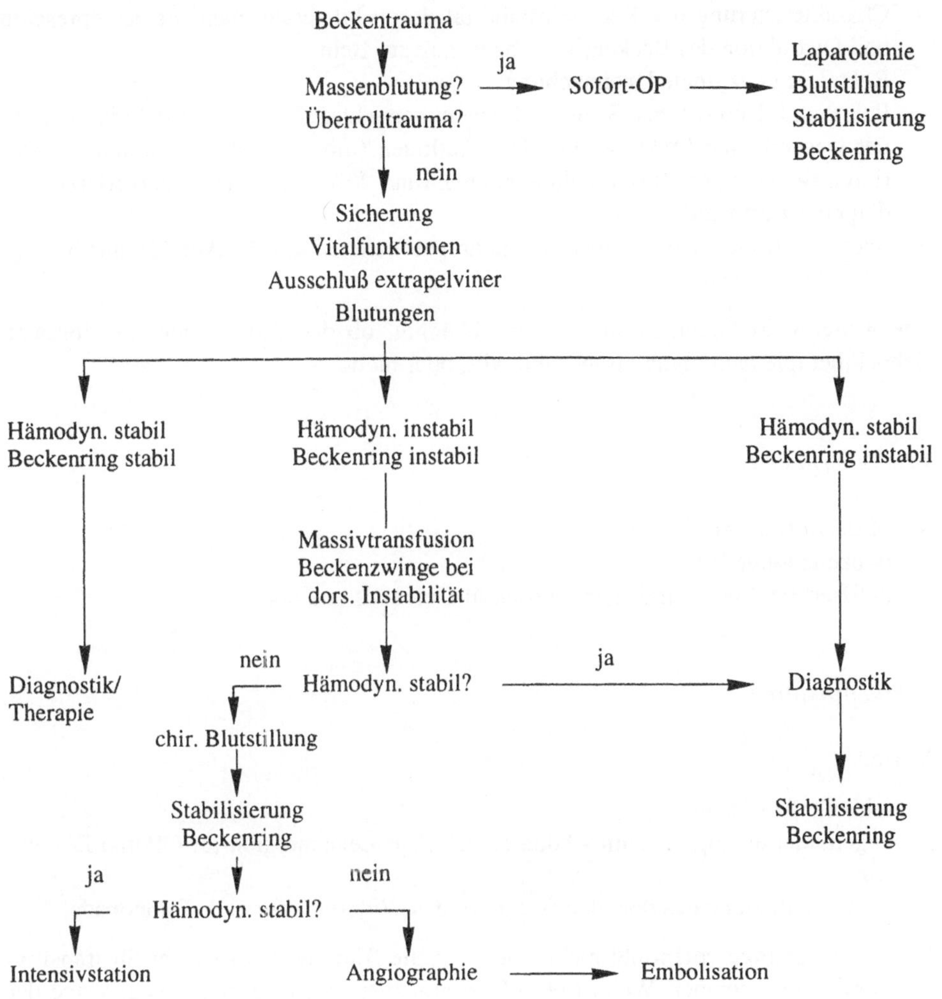

Abb. 2

In allen anderen Fällen

- Sicherung der Vitalfunktionen und Erkennen relevanter Verletzungen
- Beginn bzw. Fortführung einer suffizienten Schockbehandlung
  - mind. 3 Liter kristalloide Lösung innerhalb der ersten 10 Minuten
  - Transfusion von Blut der Blutgruppe 0 rh negativ bei entsprechendem Blutverlust und Kreislaufinstabilität
- Ausschluß extrapelviner Blutungen
  - Röntgen-Thorax
  - Sonographie Abdomen
- Klinische Basisdiagnostik am Becken
  - Kontusionsmarken, Wunden (Perineum), Blutungen (Orifizien)
  - Fehlstellungen, z.B. Beinlängendifferenz, Rotation einer Beckenhälfte

- Charakterisierung der Beckeninstabilität durch bilaterale manuelle Kompression und Distraktion des Beckenringes bzw. Zug am Bein
- Rektale und vaginale Untersuchung
- Puls- und Neurostatus Röntgen-Beckenübersichtsaufnahme zur Objektivierung der wesentlichen Frakturen und Dislokationen (mit einer alleinigen anteroposterioren Beckenübersichtsaufnahme können rund 90% aller Beckenringverletzungen diagnostiziert werden [36])
- • Spezielle Röntgenaufnahmen, wie Schrägaufnahmen und Becken CT nur bei stabiler Hämodynamik

Die weiteren Maßnahmen sind davon abhängig, ob der Patient unter der initialen Schocktherapie hämodynamisch stabil wird oder nicht.

Instabile Hämodynamik

- • Massive Bluttransfusion
- • Beckenzwinge [7]
- – indiziert bei Sprengungen des Iliosakral-Gelenkes und bei

Sakrumfrakturen

Vorteil

* schnelle Applikation
* ungehinderter Zugang zum Abdomen bzw. zur Leistenregion für OP und Diagnostik
* durch Schließung des dorsalen Beckenringes Widerlage für evtl. Tamponade.

Die Beckenzwinge beeinflußt nicht eine arterielle Blutung und ist nicht für transiliakale Frakturen geeignet. Wenn trotz Massivtransfusion und trotz Beckenzwinge der Patient weiterhin hämodynamisch instabil bleibt, ist die chirurgische Blutstillung angezeigt.

- • Chirurgische Blutstillung
- – Lokalisierbare Blutungen werden definitiv versorgt (Naht, Ligatur)
- – Diffuse Blutungen werden tamponiert
- – Reposition und einfache Stabilisierung des instabilen Beckenringes: so gut wie immer
* 4-Loch DC-Platte bei Symphysensprengung,
* Alternativ Fixateur externe bei vorderer Beckenringfraktur

Bei Typ C Frakturen zwei Möglichkeiten

* Belassen der Beckenzwinge und interne Stabilisierung einige Tage später (z.B. Sakrumfrakturen)
* Interne Stabilisierung des dorsalen Beckenringes (z.B. transiliosakrale Frakturen)

Da die Frakturflächen eine wesentliche Blutungsquelle sind, ist die frühzeitige Reposition und interne Stabilisierung des Beckenringes von entscheidender Bedeutung [8, 10, 20, 24, 29, 33, 34].

- Angiographie und Embolisation bei persistierender Kreislaufinstabilität, trotz Volumentherapie, Transfusion, chirurgischer Blutstillung bzw. Tamponade.

CAVE!

Die Selbsttamponade ist nicht zu empfehlen. Sie ist unsicher bis unmöglich wegen fehlender Kompartmentgrenzen im Retroperitonealraum bzw. aufgrund traumatisch eröffneter pelviner Kompartments [30].

Die ungezielte Ligatur der Arteria ilica interna [16] ist wegen des ausgeprägten Kollateralkreislaufes frustran und sollte nicht mehr durchgeführt werden [31].

Military Antishock Trousers (MAST) oder Pneumatic Antishock Garment (PASG) sind als Notfallmaßnahme sowohl präklinisch als auch in der Klinik nicht zu empfehlen.

Nachteil

* Zeitaufwand
* erschwertes Patiententenmanagement
* Lungenfunktionsstörungen
* Komplikationen (Kompartmentsyndrom, ischämische Hautläsionen, Nierenversagen bei Minderperfusion)

Hinsichtlich Überlebensrate, Morbidität, Klinkaufenthaltsdauer und Behandlungskosten haben die MAST bisher in keiner Studie einen Vorteil gezeigt [5, 11, 12, 13, 27, 28].

Die transkathetrale Embolisation [21, 26] ist nicht als primäre Maßnahme zur Blutstillung zu empfehlen.

Nachteil

* nur in 10–15% aller komplexen Beckenverletzungen kann eine arterielle Blutungsquelle lokalisiert werden [5]
* Notwendigkeit einer entsprechenden Infrastruktur
* erfahrener Radiologe
* notwendiger Zeitaufwand

Vorteil

* vermeidet die Eröffnung und Kontamination des Retroperitonealraumes.

Die Hemipelvektomie als primäre Maßnahme zur Blutstillung ist nicht indiziert. Lediglich offene, subtotale traumatische Hemipelvektomien werden komplettiert [4, 11].

- Begleitende Urogenital- und Darmverletzungen werden möglichst definitiv während der ersten operativen Intervention versorgt [1, 6, 25.]
- Bei entsprechenden perinealen Verletzungen und Rektumläsionen muß eine passagere doppelläufige Kolostomie angelegt und das aborale Darmsegment zur Vermeidung septischer Komplikationen ausgespült werden („washout“) [14, 25, 30].

Stabile Hämodynamik

- Erweiterte radiologische Diagnostik
- Inlet- und Outlet-Aufnahmen
- ggf. Ala- und Obturator-Aufnahmen
- CT-Becken zur Diagnostik dorsaler Beckenringverletzungen
- Urologische Diagnostik [1, 6, 30]
- retrograde Urethrozystographie
- Infusionsurogramm
- Standarddiagnostik extrapelviner Begleitverletzungen [32]
- Frühzeitige operative Frakturstabilisierung [20, 29, 32]

Literatur

1. Bandhauer K, Hassler H (1989) Die Verletzung der Urogenitalorgane. Chirurg 60:649
2. Beck E (1983) Die Verletzungen des Beckens und komplizierende Verletzungen. In: Zenker R, Deucher F, Schink W (Hrsg) Chirurgie der Gegenwart, Bd 4, Unfallchirurgie. Urban & Schwarzenberg, München Wien Baltimore S 33
3. Berner W, Oestern HJ, Sorge J (1982) Ligamentäre Beckenringverletzungen. Unfallheilkd 85:377
4. Bosch U, Pohlemann T, Haas N, Tscherne H (1992) Klassifikation und Management des komplexen Beckentraumas. Unfallchirurg 95:189
5. Failinger MS, McGanity PLJ (1992) Unstable fractures of the pelvic ring. J Bone Joint Surg [Am] 74:781
6. Fallon B, Wendt JC, Hawtrey CE (1984) Urological injury and assessment in patients with fractured pelvis. J Urol 131:712
7. Ganz R, Krushell RJ, Jakob RP, Küffer J (1991) The antishock pelvic clamp. Clin Orthop 267:71
8. Goldstein A, Phillips T, Sclafani SJA, Scalea T, Duncan A, Goldstein J, Panetta T, Shaftan G (1986) Early open reduction and internal fixation of the disrupted pelvic ring, J Trauma 26:325
9. Hanson PB, Milne JC, Chapman MW (1991) Open fractures of the pelvis. Review of 43 cases. J Bone Joint Surg [Br) 73:325
10. Hesp WLEM, van der Werken C, Keunen RWM, Goris RJA (1985) Unstable fractures and dislocations of the pelvic ring – results of treatment in relation to the severity of injury. Netherlands J Surg 37:148
11. Kellam JF, Browner BD (1992) Fractures of the pelvic ring. In: Browner BD, Jupiter JB, Levine AM, Trafton PG (eds) Skeletal Trauma. Vol I, Saunders, Philadelphia London Toronto Montreal Sydney Tokyo, p 849
12. Lloyd S (1987) MAST and iv infusion: Do they help in prehospital trauma management? Ann Emerg Hed 16:565

13. Mattox KL, Bickell WH, Pepe PE, Mangelsdorff AD (1986) Prospective randomized evaluation of antishock NAST in posttraumatic hypotension. J Trauma 26:779
14. Maull KI, Sachatello CR, Ernst CB (1977) The deep perineal laceration – an injury frequently associated with open pelvic fractures: a need for aggressive surgical management. A report of 12 cases and review of the literature. J Trauma 17:685
15. McCoy GF, Johnstone RA, Kenwright K (1989) Biomechanical aspects of pelvic and hip injuries in road traffic accidents. J Orthop Trauma 3:118
16. Miller WE (1963) Massive hemorrhage in fractures of the pelvis. South Med J 56:933
17. Moreno C, Moore EE, Rosenberger A, Cleveland HC (1986) Hemorrhage associated with major pelvic fracture: a multispeciality challenge. J Trauma 26:987
18. Mucha P, Farnell MB (1984) Analysis of pelvic fracture management. J Trauma 24:379
19. Pennal GF, Massiah K (1980) Nonunion and delayed union of fractures of the pelvis. Clin Orthop 151:124
20. Pohlemann T, Gänsslen A, Kiessling B, Bosch U, Tscherne H (1992) Indikationsstellung und Osteosynthesetechniken am Beckenring. Unfallchirurg 95:197
21. Ring EJ, Athanasoulis C, Waltman AC, Margolies MN, Baum S (1973) Arteriographic management of hemorrhage following pelvic fracture. Radiology 109:65
22. Rothenberger Dh, Velasco R, Strate RG, Fischer RP, Perry JF (1978) Open pelvic fracture: a lethal injury. J Trauma 18:184
23. Seibel RW, Flint L (1986) Management of complicated pelvic fractures. Current Surgery 43:391
24. Slätis P, Huittinen VM (1972) Double vertical fractures of the pelvis. A report on 163 patients. Acta Chir Scand 138:799
25. Stelzner F (1991) Komplexe Traumen des Perineums, speziell des anorectalen Kontinenzorgans. Langenbecks Arch Chir 375:55
26. Stock JR, Harris WH, Athanasoulis CA (1980) The role of diagnostic and therapeutic angiography in trauma to the pelvis. Clin Orthop 151:31
27. Sultz JR (1992) MAST trousers: Full of hot air? Pittsburgh Orthop J 3:44
28. Teeny SM, Wiss DA (1987) Compartment syndrome: a complication of use of the MAST suit. J Orthop Trauma 1:236
29. Tile M (1988) Pelvic ring fractures: should they be fixed? J Bone Joint Surg [Br] 70:1
30. Trentz O, Bühren V, Friedl HP (1989) Beckenverletzungen. Chirurg 60:639
31. Tscherne H, Trentz O (1979) Beckenkompressionen. Hefte Unfallheilkd :63
32. Tscherne H, Regel G, Sturm JA, Friedl HP (1987) Schweregrad und Prioritäten bei Mehrfachverletzungen. Chirurg 58:631
33. Tscherne H, Pohlemann T (1991) Moderne Techniken bei Beckenfrakturen einschließlich Acetabulumfrakturen. Langenbecks Arch Chir Suppl Kongreßbericht, S 491
34. Ward EF, Tomasin J, Vander Griend RA (1987) Open reduction and internal fixation of vertical shear pelvic fracutres. J Trauma 27:291
35. Weis EB (1984) Subtle neurological injuries in pelvic fractures. J Trauma 24:983
36. Young JWR, Burges AR (1987) Radiologic management of pelvic ring fractures: systematic radiographic diagnosis. Urban & Schwarzenberg, Baltimore

Klassifikation und Diagnostik bei Beckenverletzungen

A. Meißner

Abteilung für Unfall- und Wiederherstellungschirurgie Klinikum Steglitz der FU, Hindenburgdamm 30, D-12203 Berlin, Bundesrepublik Deutschland

1 Klassifikation von Beckenverletzungen

Eine rationale Klassifikation muß folgende Anforderungen erfüllen:

- Sie muß die Verständigung unter Fachleuten über Form und Schwere der Beckenverletzungen erlauben.
- Aus der Einteilung der Verletzungen sollen Hinweise auf Art der Behandlung und Prognose abzuleiten sein.
- Die Klassifikation muß einfach und logisch aufgebaut sein.
- Sie soll weitverbreitet sein.

1.1 Funktion und Biomechanik des Beckens

Um Form und Schwere einer Verletzung des Beckens einteilen zu können, muß zunächst dessen Funktion und Biomechanik verstanden werden. Das Becken dient der Last- und Kraftübertragung vom Körperstamm über die Wirbelsäule auf die Beine und der Stabilisierung des Körperstammbodens. Die Kraftübertragung erfolgt von der Wirbelsäule über den iliosakralen Teil des Os sacrums, die Iliosakralfugen, die kaudalen Anteile des Os iliums hin zu den Acetabula und über die Hüftgelenke auf die Beine. Der vordere Anteil des Beckens mit den Rami superior et inferior ossis pubis sowie der Schambeinfuge und das Os ischium beidseits schließen den vorderen Teil des Beckenringes im Sinne einer Verspannung gegen das Auseinanderweichen der hinteren Anteile des Beckenringes, über die die Belastung von der Wirbelsäule auf die Femora übertragen wird. Damit ist die Funktion des Beckens an die Stabilität des Beckenringes und hier insbesondere an die Integrität der dorsalen Beckenringanteile beidseits gebunden.

Neben den knöchernen Beckenringanteilen und den Beckenringgelenken sind für die Stabilität außerdem die sakrotuberalen und sakrospinalen Bänder sowie die Bekkenbodenmuskulatur (M. levator ani, M. coccygeus, M. transversus perinei profundus und superficialis) sowie die Beckenbodenfaszien (F. diaphragmatis urogenitalis superior et inferior) verantwortlich. Die sakroiliakalen Bänder dienen der Fixation zwischen Sakrum und Ilium und verhindern insgesamt besonders die vertikale Dislokation im Iliosakralgelenk, während die schwächeren ventralen sakroiliakalen Bänder einer Rotationsinstabilitat um die Längsachse des Iliosakralgelenkes entgegenwirken. Die sakrospinalen Bänder sichern ebenfalls gegen diese Außenrotation und die sakrotuberalen Bänder gegen Rotationen in der Sagittalebene.

Hefte zu der Unfallchirurg, Heft 232
K. E. Rehm (Hrsg.)

Aus diesen Ausführungen ergibt sich, daß die Schwere einer Beckenverletzung mit dem Grad der Instabilität des Beckenringes zunimmt. Somit ist diese Instabilität ein sinnvolles Charakteristikum für die Klassifikation von Beckenverletzungen.

1.2 Klassifikation

Bei der AO-Klassifikation der Beckenfrakturen – wie sie im AO-Manual beschrieben ist – handelt es sich um die weiterentwickelte Einteilung nach Tile. Sie berücksichtigt Form und Schwere der Beckenverletzung gut. Damit erlaubt sie sowohl eine sichere Verständigung unter Fachleuten als auch Hinweise auf Art der Behandlung und Prognose der Beckenverletzung zu gewinnen. Sie ist in den Grundzügen einfach und logisch aufgebaut und weist durch die weltweite Zusammenarbeit in der AO eine große Verbreitung auf.

Die Lokalisation wird durch die Ziffer 6 (= Becken) beschrieben. Wie bei allen anderen AO-Klassifikationen erfolgt die Einteilung in die Typen A, B und C. Der Typ A ist charakterisiert durch eine stabile Beckenverletzung. Beim Typ B liegt eine alleinige Rotationsinstabilitat vor und beim Typ C die vollständige Instabilität im Sinne einer vertikalen Mobilität.

Die Einteilung in Gruppen (Untergruppen nicht ausgeführt!) richtet sich nach folgendem Schema. A1 sind die Abrißfrakturen von Spina iliaca anterior superior oder inferior bzw. des Tuber ischiadicum. A2 sind Beckenschaufelfrakturen ohne Beteilung des Beckenringes oder „isolierte“ Frakturen der Scham- oder Sitzbeinäste ohne Beckenringinstabilität. Bei A3 handelt es sich um Querfrakturen von Sakrum oder Steißbein ohne Beteiligung des Beckenringes. Bei den Typ-B-Frakturen sind die dorsalen ligamentären Strukturen des Beckenringes sowie der Beckenboden intakt. Unter B1 werden die Außenrotationsfehlstellungen verstanden, die sogenannten „open-book“-Verletzungen durch Symphysensprengungen. Bei einem Symphysenklaffen von mehr als 2,5 cm müssen dabei die sakrospinalen und vorderen sakroiliakalen Bänder verletzt sein. Die B2-Verletzungen stellen Innenrotationsfehlstellungen durch laterale Kompression dar. Die B3-Verletzungen werden als bilaterale Typ-B-Verletzungen definiert. Bei den Typ C-Verletzungen sind die gesamten Beckenbodenstrukturen, die ventralen und dorsalen sakroiliakalen Bänder sowie das Ligamentum sakrospinale und sakrotuberale rupturiert. Häufig liegen Abrißverletzungen des Processus transversus von L5 oder Abscherverletzungen der knöchernen Insertion des sakrospinalen Ligamentes vor. Die C1-Verletzungen sind als unilaterale dorsale Beckenringunterbrechungen definiert im Sinne von Os-ilium-Frakturen (C1.1), Luxationen oder Luxationsfrakturen im Sakroiliakalgelenk (C1.2) oder längsverlaufende Os-sacrum-Frakturen (C1.3). Die C2-Frakturen werden als inkomplette bilaterale Beckenringverletzungen definiert im Sinne einer C1-Verletzung der einen Seite in Kombination mit einer B-Verletzung der anderen Seite. Die C3-Verletzungen sind als komplette bilaterale Verletzungen im Sinne einer beidseitigen C1-Verletzung definiert. Eine C-Verletzung in Kombination mit einer Acetabulumfraktur wird immer in die Gruppe C3 eingestuft.

2 Diagnostik bei Beckenverletzungen

Die Patienten mit Beckenverletzungen sind meist Schwerverletzte und Polytraumatisierte, bei denen häufig entweder andere lebensbedrohliche Verletzungen im Vordergrund stehen, bei denen aber immer der erhebliche Blutverlust aus komplexen Beckenverletzungen zu berücksichtigen ist, der nach Literaturangaben eine Mortalität von 4% nach sich zieht. Auf diesem Hintergrund ist ein klares diagnostisches Konzept von der Aufnahme des Patienten bis zur definitiven Versorgung der Fraktur erforderlich. Dieses rationale Konzept muß festlegen, wann, was, warum durchzuführen ist. Das folgende Konzept gilt für die schweren Beckenringverletzungen vom Typ B und besonders Typ C.

2.1 Primärdiagnostik

Die Inspektion hat den Zustand der Weichteile zu fixieren: Weichteilkontusionen?, Weichteilschürfungen?, offene Frakturen? Aus diesen Tatsachen ergeben sich unmittelbar Konsequenzen für die vorläufige und definitive Versorgung von Beckenringverletzungen, wie es bei der Indikationsstellung in den anderen Vorträgen erläutert wird. Lebenswichtig ist die richtige Einschätzung des Ausmaßes der Hämorrhagie bei Beckenringverletzungen durch klinische Parameter wie Blutdruck, Puls, ZVD und bildgebende Verfahren wie Sonographie. Auch hieraus ergeben sich Indikationen für therapeutische Primärmaßnahmen und deren Dringlichkeit – wie von Professor Tscherne dargestellt wurde.

Die manuelle Untersuchung liefert Hinweise auf das Vorliegen einer instabilen Beckenringverletzung.

Wichtig ist weiterhin die Feststellung des primären Neurostatus, insbesondere bei den zentralen und transforaminalen Sakrumlängsfrakturen, um eine traumatische Läsion des Plexus sacralis zu diagnostizieren.

2.2 Röntgenuntersuchungen

Die Röntgenuntersuchungen sollen die Diagnose einer Beckenverletzung sichern, den vollständigen Umfang aller Beckenläsionen aufdecken sowie den Grad der Instabilität und die Richtung der Dislokation festlegen. Dieses erlaubt die Klassifikation der Beckenringverletzungen und die Indikation zum konservativen oder operativen Vorgehen bzw. das operative Vorgehen im Detail festzulegen und den Zugang für die Operation zu bestimmen.

2.2.1 Röntgenbeckenübersicht

Hierbei handelt es sich um eine Schrägaufnahme des Beckens, dessen Eingangsachse physiologisch 45–60° zur Körperlängsachse geneigt ist. Das gesamte Becken wird dabei mit nur geringen Überlagerungen dargestellt. Es handelt sich um eine Screening-Methode, die die Diagnose einer Beckenringverletzung sichern oder den klinischen Verdacht erhärten soll. Diese Aufnahme gibt einen groben Überblick über das Becken, die Acetabula, die Femurköpfe und Schenkelhälse sowie die caudale Lendenwirbelsäule. Bei Verdacht auf eine Beckenverletzung, beim vorliegen adaquater Traumata auf das Becken oder generell bei Polytraumatisierten sollte diese Untersuchung primär durchgeführt werden, wenn der Gesamtzustand des Patienten dies erlaubt und nicht andere Maßnahmen dringlicher sind.

2.2.2 Inlet- und Outlet-Aufnahmen

Generell gilt die Forderung, jede radiologisch darstellbare Verletzung in zwei senkrecht aufeinanderstehenden Ebenen darzustellen. Diese Forderung wird durch die 45° nach cranial (Inlet) bzw. caudal (Outlet) gegen die Senkrechte zur Körperfrontalebene (Rückenlage) und dazu parallele Filmebene geneigte Röhre erfüllt. Dabei sind meist der vollständige Umfang der knöchernen Verletzungen, der Instabilitätsgrad und die Dislokationsrichtung in beiden Ebenen darstellbar. Die Inlet-Aufnahme erlaubt den Blick direkt in den Beckenring hinein und stellt damit Dislokationen in Sagittalrichtung bezogen auf die Beckenachse dar, während die Outlet-Aufnahme eine Frontalaufnahme des Beckenringes ist und vertikale Dislokationen in bezug auf die Beckenachse manifestiert.

2.2.3 Ala- und Obturator-Aufnahmen

Bei Beteiligung des Acetabulums sind Ala- und Obturator-Aufnahmen anzufertigen, auf die Professor Jungbluth näher eingehen wird.

Die Inlet- und Outlet- sowie Ala- und Obturator-Aufnahmen sollten primär zusammen mit der Beckenübersicht durchgeführt werden, wenn dies der Zustand des Patienten erlaubt.

2.2.4 CT

Die Computertomographie des Beckens und der unteren Lendenwirbelsäule kann elektiv durchgeführt werden. Am sinnvollsten wird sie kombiniert, wenn ohnehin CTs von Schädel, Thorax oder Abdomen indiziert sind.

Es sollen fünf Standardbereiche (im Knochen- und Weichteilfenster) dargestellt werden:

1. obere Darmbeinschaufel und L5
   Es soll das Auslaufen von hinteren Beckenringfrakturen in die Darmbeinschaufel sowie Hinweisfrakturen auf Beckenverletzungen (Querfortsatzabbruchen von L5) dargestellt werden.
2. Sakroilikalgelenke
   Diese sind mit dem Röntgen nicht hinreichend sicher zu beurteilen, da sie in den Projektionen wegen der unregelmäßigen Form der Gelenkflächen stets überlagert sind. Außerdem werden die wichtigen Kreuzbeinschnitte durchgeführt, die eine deutlich bessere Beurteilung der Kreuzbeinregion zulassen als dies im Röntgen möglich ist. In diesen Schnitten sind die Integrität der Sakroiliakalgelenke ventral

und dorsal sowie in die Sakroiliakalgelenke ziehende Frakturen, Frakturen durch die Foramina sacralia oder zentral davon gelegene Frakturen zu beurteilen.

3. Azetabulumdach
   Hierbei werden pfannendachnahe oder -beteiligende Frakturen dargestellt.
4. Femurkopfzentrum
   Es können Subluxationen und Luxationen des Femurkopfes, Azetabulumfrakturen in diesem Bereich und Femurkopffrakturen dargestellt werden.
5. Symphyse mit oberen Schambeinästen
   Die Sprengung der Schambeinfuge und die Dislokationsrichtung von Unterbrechungen des ventralen Beckenringes können dargestellt werden.

2.2.5 3D-Computertomographie

Die dreidimensionale Computertomographie hilft bei der notwendigen Entwicklung einer räumlichen Vorstellung von der Gesamtverletzung. Dabei ist zu berücksichtigen, daß es sich nur um eine Softwareverarbeitung von 2D-CT-Daten handelt und sich somit keine zusätzlichen Informationen ergeben, sondern nur eine räumliche Visualisierung der Verletzungen. In jedem Fall müssen auch die zweidimensionalen CT-Schichten analysiert werden, da die Software wenig dislozierte Frakturen „wegrechnen" oder nicht vorhandene Defekte in das Bild „hineinrechnen" kann. Die Darstellung und Interpretation der 3D-CTs hat unter unterschiedlichen Drehwinkeln zu erfolgen. Bei zusätzlichem Vorliegen insbesondere kombinierter Azetabulumfrakturen ist der Wert des 3DCTs nochmals deutlich höher anzusiedeln.

Insgesamt muß das Diagnostikschema im Umfang der vorliegenden Beckenverletzung angepaßt und vor allen Dingen im zeitlichen Ablauf auf die Notwendigkeit anderer Maßnahmen wegen lebensbedrohlicherer weiterer Verletzungen bei Polytraumatisierten abgestimmt werden.

Literatur

Müller ME, Allgöwer M, Schneider R, Willenegger H (1992) Manual der Osteosynthese, 3. Aufl, Springer, Berlin Heidelberg New York Tokyo

Pauwels F (1965) Gesammelte Abhandlungen zur funktionellen Anatomie des Bewegungsapparates. Springer, Berlin Heidelberg New York Tokyo

Poigenfürst J (1979) Beckenringbrüche und ihre Behandlung. Unfallheilkunde 82, S 103–119

Rommens P, Wissing A, Serdarevic M (1987) Die Bedeutung der Computertomographie für Diagnostik und Therapie der Frakturen des hinteren Beckenringes und des Hüftgelenkes. Unfallchirurgie 13:32–37

Tile M (1984) Fractures of the Pelvis and Acetabulum. Williams and Wilkins, Baltimore London

Interne Stabilisierung von Beckenringfrakturen

E. H. Kuner, W. Schlickewei und S. Gimpel

Unfallchirurgische Klinik, Chirurgische Universitätsklinik, Hugstetterstr. 55,
D-79106 Freiburg, Bundesrepublik Deutschland

Beckenringfrakturen

Besonderheiten
* hoher Polytraumaanteil
* hohe Letalität
* vielfache Begleitverletzungen
* schwierige Osteosynthesetechniken
* differenzierte Nachbehandlung

Begleitverletzungen
* große retroperitoneale Blutung
* Verletzung großer Gefäße
* Berstung der Bauchhöhle (Überrolltrauma)
* Verletzungen des Urogenitaltraktes
* Rektum- und Analverletzung
* Läsion sakraler Nervenwurzeln
* offenes oder gedecktes Dekollement

Indikation zur inneren Stabilisierung
* Symphysenruptur mit stärkerer Dislokation (open book)
* dislozierte Scham-/Sitzbeinfrakturen (Intensivtherapie)
* transazetabuläre Beckenringfraktur
* iliosakrale Luxation
* iliosakrale Luxationsfraktur
* uni-/bilaterale Sakrumfraktur

Beckenring-Osteosynthese

Operationszeitpunkt
* so früh als irgend möglich (1. bis 3. Tag nach Trauma)
* die primäre Reposition sollte praktisch immer durchgeführt werden

Operationsausrüstung und Repositionshilfen

* vollständiges Osteosynthese-Sortiment
* leistungsstarker Röntgenbildverstärker
* durchleuchtbarer Operationstisch
* spitze Repositionszangen

Hefte zu der Unfallchirurg, Heft 232
K. E. Rehm (Hrsg.)

* Jungbluth-Beckenrepositionszange
* schmale Spreizzange
* Schrauben-Drahtverbindungen
* passagerer Fixateur externe
* Extensionsvorrichtung

Osteosynthese-Implantate

* Symphyse und vorderer Beckenring: je nach Situation gerade 4,5 mm Platte oder Rekonstruktionsplatte
* antero-laterale innere Stabilisierung: 2-Loch Beckenrekonstruktionsplatten mit 6,5 mm Spongiosaschrauben zum Sakrum
* dorsale Stabilisierung:

a) transartikuläre iliosakrale Verschraubung mit und ohne Platte b) dorsale sacrum-überbrückende Gewindestangen

Vorderer Beckenring/Symphyse

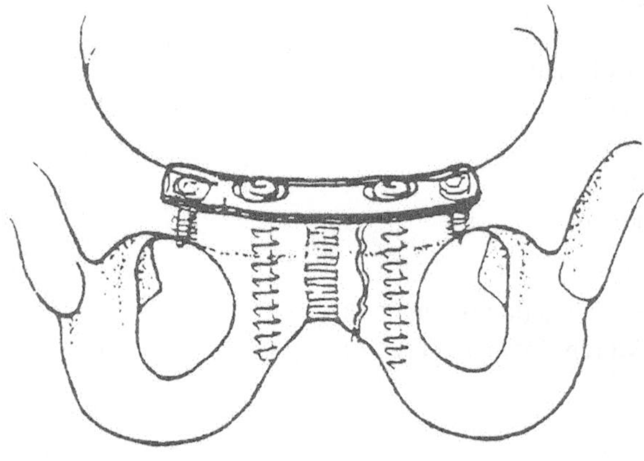

Abb. 1. Stabilisierung einer Symphysenruptur bzw. einer parasymphysären Fraktur mittels 4,5 mm-AO-Platte (oder Rekonstruktionsplatte)

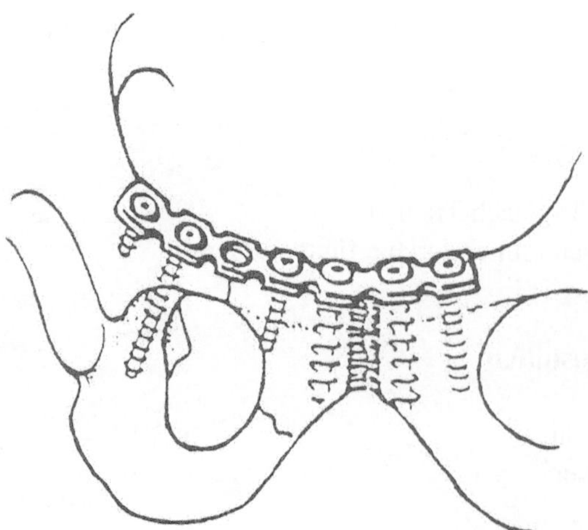

Abb. 2. Stabilisierung einer Scham- und Sitzbeinfraktur mittels 3,5-mm-Rekonstruktionsplatte (in Anlehnung an Müller, M. E. et al. AO-Manual 1992)

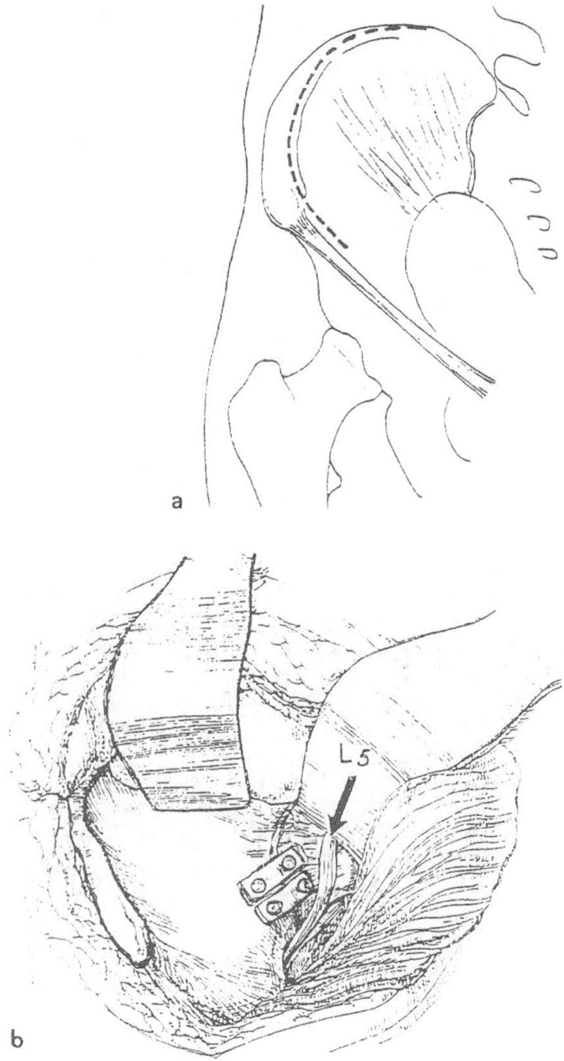

Abb. 3. Ruptur des iliosakralen Gelenkes. **a** antero-lateraler Zugang subperiostal auf der Ala-ossis ilii. **b** interne antero-laterale Doppelplattenosteosynthese. Besondere Aufmerksamkeit ist der Nervenwurzel L5 zu widmen. (in Anlehnung an Schatzker/Tile, 1987). Vertikale Frakturen des Os sacrum

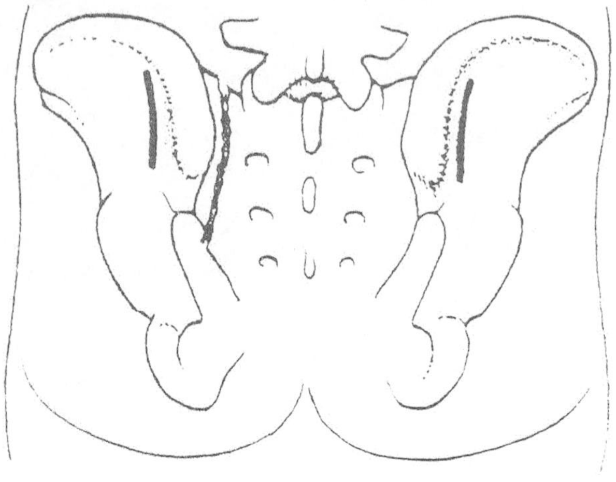

Abb. 4. In Bauchlage gedeckte Reposition. Gerade längs oder leicht gebogene Inzision bds. der dorsalen Cristae iliacae

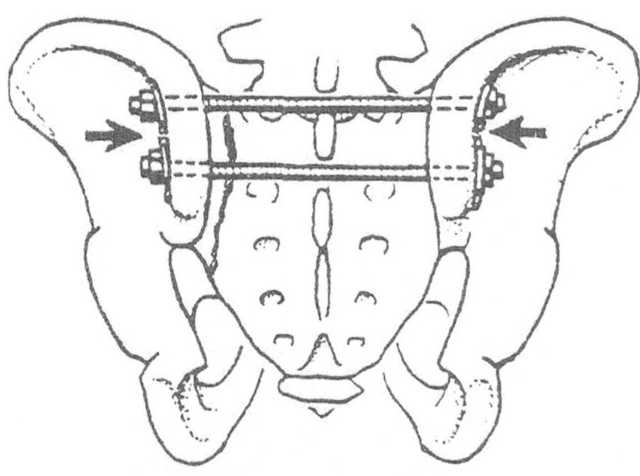

Abb. 5. Gedeckt durchgeschobene Gewindestange in die vorbereiteten Bohrungen im dorsalen Alabereich (z.B. Zielke-Skolioseinstrumentation). Bei Verwendung kanülierter Schrauben empfiehlt sich die Verwendung des oszillierenden Bohraufsatzes für die kleine AO-Bohrmaschine. Bei vorderer Stabilität (auch durch Osteosynthese bewerkstelligt), stellen die beiden Gewindestangen eine sichere Zuggurtung dar

Literatur

1. Müller ME, Allgöwer M, Schneider R, Willenegger H (1992) Manual der Osteosynthese. –AO-Technik, Springer, Berlin Heidelberg New York Tokyo
2. Schatzker J und Tile M (1987) The Rationale of Operative Fracture Care. Springer, Berlin Heidelberg New York Tokyo

Externe Stabilisierung von Beckenringfrakturen

H.-J. Egbers und D. Havemann

Unfallchirurgie, Chirurgische Universitätsklinik, Arnold-Heller-Str. 7, D-24105 Kiel, Bundesrepublik Deutschland

Entscheidend für das therapeutische Vorgehen bei Beckenringverletzungen, insbesondere im Rahmen eines Polytraumas, ist die Klärung der Frage, ob eine stabile oder instabile Beckenringfraktur vorliegt. Exakte Aussagen über die Instabilität des Beckenringes, insbesondere über Verletzungen im dorsalen Beckenringbereich, sind durch die Computertomographie möglich.

Stabile Beckenringverletzungen, wie die isolierte Symphysenruptur mit einer Symphysendiastase unter 1,5 cm oder die isolierte Sitz- und/oder Schambeinfraktur sowie die kindliche Beckenfraktur, werden überwiegend konservativ behandelt.

Zur Behandlung der **instabilen** Beckenringverletzung werden unterschiedliche Verfahren empfohlen. Die Möglichkeiten der internen Stabilisierung sind bereits besprochen worden.

Die äußere Stabilisierung mit dem **Beckenfixateur** ist ein Verfahren, das als Notfallmaßnahme bei der Primärversorgung, insbesondere eines polytraumatisierten Patienten, angewandt wird, das aber bei gezielter Implantation der Schanz-Schrauben und Anbringen der äußeren Montageform mit entsprechender Vorspannung auch zur Ausbehandlung bestimmter instabiler Beckenringverletzungen eingesetzt werden kann.

Indikationen zum Fixateur externe

Die Indikation zur Behandlung einer Beckenringverletzung mit Fixateur externe ist gegeben bei:

Typ B-Verletzungen und Typ C-Verletzungen

Die definitionsgemäß rotatorisch und vertikal instabil sind, bei denen aber keine Vertikalverschiebung vorliegt.

Bei diesen Verletzungen ist bei entsprechender Implantation und Montage des Beckenfixateurs ein Verfahrenswechsel nicht erforderlich.

Liegt bei den C-Verletzungen auch eine Vertikalverschiebung vor, ist die Anlage eines Beckenfixateurs, insbesondere beim polytraumatisierten Patienten, als Notfallmaßnahme im Sinne einer primären, notfallmäßigen Stabilisierung anzusehen, vergleichbar mit der Beckenzwinge von Ganz.

Hefte zu der Unfallchirurg, Heft 232
K. E. Rehm (Hrsg.)

Technik der Anlage des Fixateur externe

Das anfängliche Einbringen der Schanz-Schrauben im Bereich des Beckenkammes wurde nach biomechanischen Untersuchungen über die Kraftverteilung im Beckenring bei unterschiedlichen Implantations- und Montageformen des Beckenfixateurs dahingehend geändert, daß die Schanz-Schrauben im Bereich der Spina iliaca anterior inferior eingebracht werden. Aufgrund der Winkelbestimmung der Basis des Os ilium zwischen Spina iliaca anterior inferior und Spina iliaca posterior superior bzw. inferior, einmal in der Frontalebene und zum anderen in der Medianebene, konnte das Einbringen der Schanz-Schrauben standardisiert werden.

Bei Verwendung von Schanz-Schrauben mit „stumpfer" Spitze ist eine starre Ausrichtung nach den festgelegten Winkeln nicht erforderlich: die Schraube „sucht sich ihren Weg zwischen den beiden Kortikales an der Basis des Os ilium bis zum Iliosakralgelenk".

Nach Einbringen der Schanz-Schrauben beiderseits erfolgt, falls erforderlich, manuell die Reposition der Beckenringfraktur oder -luxation unter Bildwandlerkontrolle. Das Repositionsergebnis wird durch Rohrquerstangen, die am Ende jeweils der proximalen und distalen Schanz-Schrauben angebracht werden, fixiert. Nach Anlegen einer Vorspannung durch Distraktion jeweils der oberen und unteren Schanz-Schrauben an ihren Enden (B in Abb. 1 und 2) wird die vorher zusammengestellte Dreieckskonstruktion körpernah an den Schanz-Schrauben fixiert. Über die parallel zur Dreiecksbasis an den Dreiecksschenkeln befestigte Querstange wird dann Kompression ausgeübt (C in Abb. 1 und 2), die vorwiegend auf den hinteren Beckenring übertragen wird, was unter Umstanden auch unter Bildwandlerkontrolle zu beobachten ist.

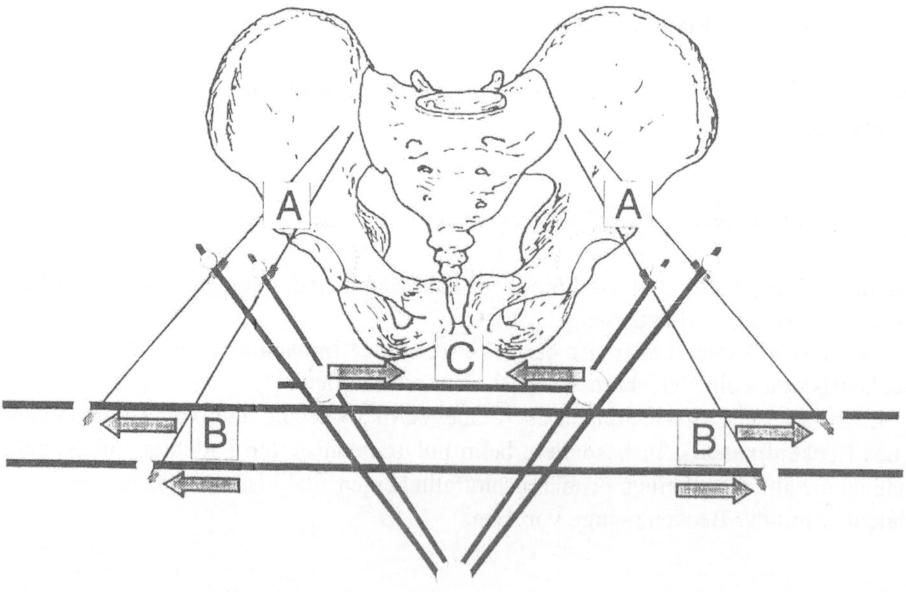

Abb. 1. Nach Stichinzision etwa 2 cm unterhalb der Spina iliaca anterior inferior wird unter Bildwandlerkontrolle die Kortikalis einmal oberhalb der Spina iliaca anterior inferior und einmal unterhalb aufgebohrt (A in Abb. 1 und 2)

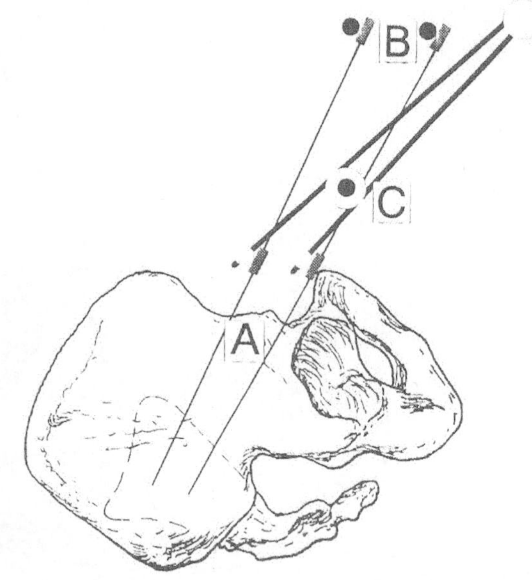

Abb. 2. Zunächst werden in die stabilere bzw. nicht verschobene Beckenhälfte zwei Schanz-Schrauben eingebracht und zwar in einem Winkel von ca. 30° zur Frontalebene (**Abb. 3**) und ca. 70° zur Medianebene (**Abb. 4**)

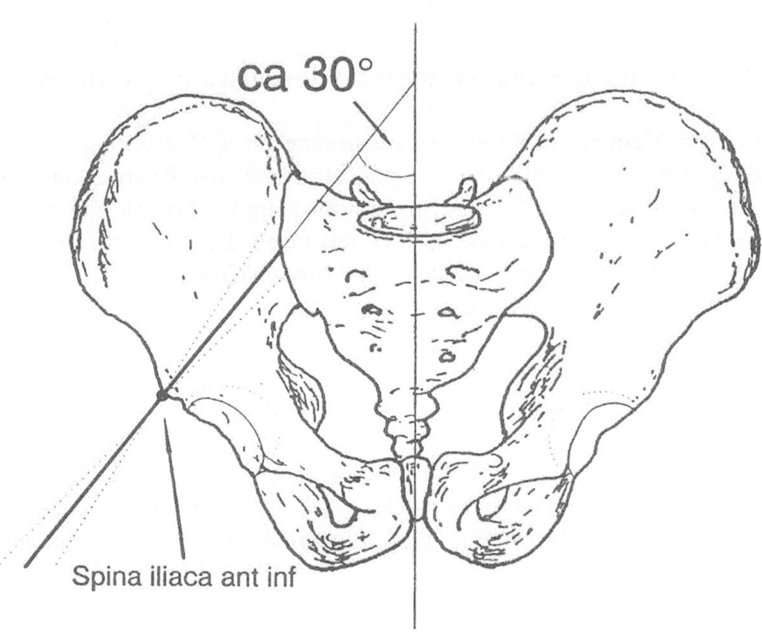

Abb. 3

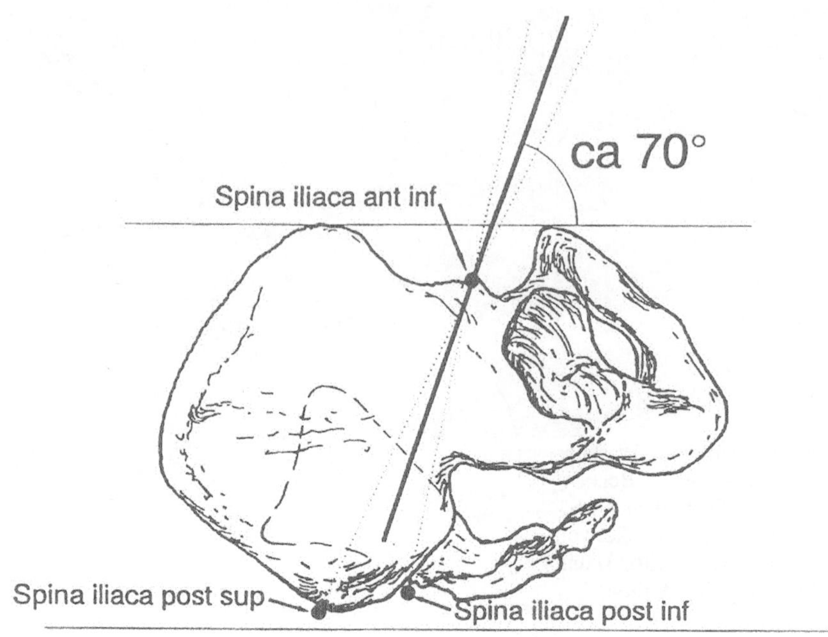

Abb. 4

Weiterbehandlung und eventuelle Notwendigkeit zum Verfahrenswechsel

Unserer Meinung nach ist die Versorgung einer Beckenringverletzung Typ B mit Beckenfixateur als ausreichende und effiziente Stabilisierungmaßnahme anzusehen, bei der ein Verfahrenswechsel nicht notwendig ist. Das gleiche gilt für in der Vertikalrichtung nicht verschobene C-Verletzungen. Der Beckenfixateur sollte für insgesamt 6 Wochen belassen werden. Eine Mobilisierung ist nach einer Woche im Gehbad, nach 14 Tagen an Land möglich.

Hinsichtlich der lokalen Behandlung beim Beckenfixateur muß darauf hingewiesen werden, daß zur Vermeidung von Komplikationen, insbesondere Infektionen, eine täglich mehrfache Pflege der Durchtrittsstellen der Schanz-Schrauben durch die Haut erforderlich ist.

Bei C-Verletzungen mit Dislokation in vertikaler Richtung ist ein Verfahrenswechsel zur internen Osteosynthese erforderlich, die in Abhängigkeit vom Allgemeinzustand des Patienten möglichst innerhalb der ersten Woche durchgeführt werden sollte.

Literatur

Bühren V, Marzi I, Trentz O (1990) Indikation und Technik des Fixateur externe in der Akutversorgung von Polytraumen. Zentralbl Chir 115:581–591

Egbers HJ, Schroeder L, Havemann D, Böhmer H (1984) Indikationen für die äußere Stabilisation von Beckenringfrakturen. Hefte Unfallheilkd 164:292–293

Egbers HJ, Draijer F, Havemann D, Zenker W (1992) Stabilisierung des Beckenrings mit Fixateur externe. Orthopäde 21 (im Druck)

Havemann D, Egbers HJ (1989) Der Fixateur externe bei der Behandlung schwerer Beckenfrakturen. Langenbecks Arch Chir Suppl II, pp 445–449

Mears DC (1979) The Management of Complex Pelvic Fractures. In: Brooker AF, Edwards CC (Hrsg): External Fixation. The Current State of the Art. Williams & Wilkins, Baltimore , pp 151–177

Slätis P, Karaharju E0 (1980) External fixation of unstable pelvic fractures. Clin Orthop 151:73–80

Becken- und Azetabulumverletzungen – Teil 2

K.-H. Jungbluth, Hamburg

Azetabulumfrakturen

Klassifikation und Diagnostik von Azetabulumfrakturen

K. H. Jungbluth

Unfallchirurgie, Chirurgische Universitätsklinik, Martinistr. 52, D-20251 Hamburg, Bundesrepublik Deutschland

Im Gegensatz zu den Beckenringbrüchen steht bei den Azetabulumfrakturen nicht die Stabilität zur Sicherung der Krafteinleitung sondern die Gelenkfunktion im Vordergrund. Der biomechanisch wichtigste Teil des Azetabulums ist das gewichttragende Pfannendach mit den angrenzenden dorso-kranialen Gelenkabschnitten.

Verbleibende Fehlstellungen in diesen Abschnitten und fortbestehende Subluxationen des Femurkopfes gegenüber der Hauptbelastungszone des Acetabulums führen zu frühzeitigen posttraumatischen Koxarthrosen und zu Bewegungseinschränkungen.

1 Klassifikation

Die Klassifikation der Azetabulumfrakturen blieben bislang in vieler Hinsicht unbefriedigend. Bereits die räumliche Vorstellung der Frakturverläufe im Azetabulum und in den angrenzenden Abschnitten der Beckenknochen kann außerordentlich schwierig sein. Ihre systematische Darstellung geht vor allem auf E. Letournel zurück.

Während man sich in der Arbeitsgemeinschaft für Osteosynthesefragen bislang vorwiegend an der anatomischen Dreiteilung der Beckenhälfte in das Os ilii, Os ischii und Os pubis orientierte, wird derzeit die Zweiteilung in einen vorderen Pfeiler und einen hinteren Pfeiler (Letournel) propagiert.

Grundtypen:
- Pfannenrandfraktur
- Fraktur des hinteren Pfeilers
- Fraktur des vorderen Pfeilers
- Querfraktur der Pfanne

kombinierte Bruchformen:
- Kombinationen aus den aufgeführten Grundtypen

Hefte zu der Unfallchirurg, Heft 232
K. E. Rehm (Hrsg.)

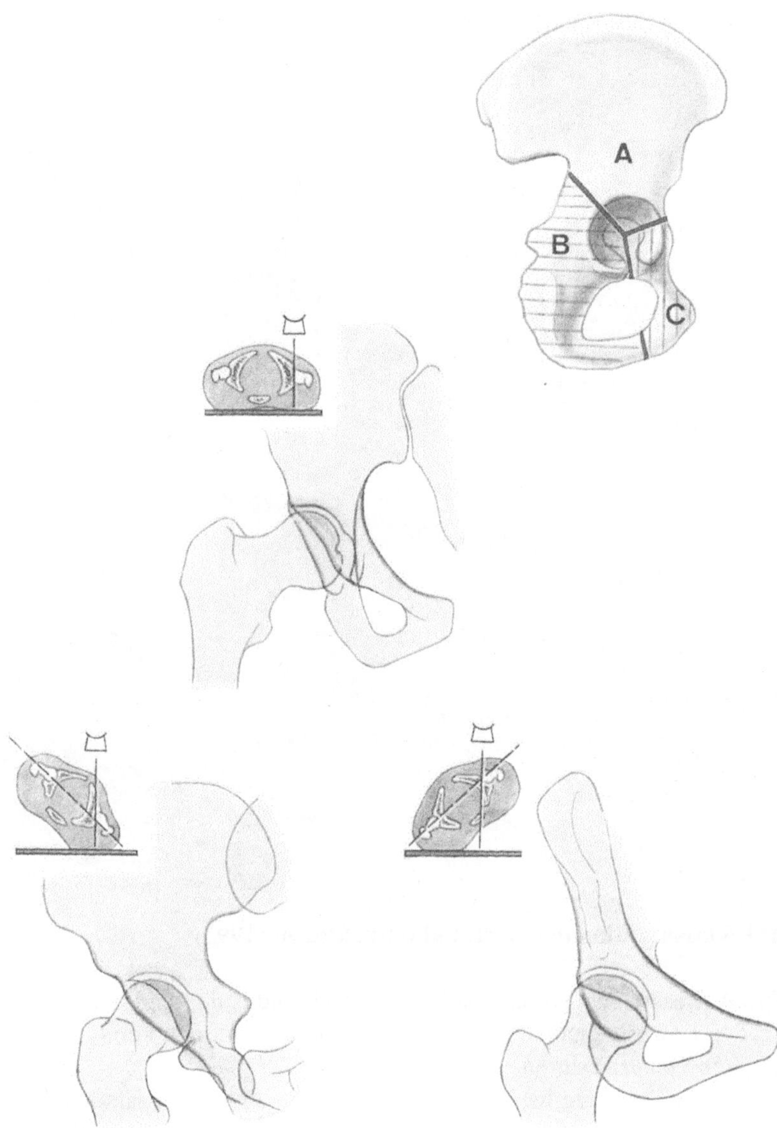

Abb. 1

Brüche des tragenden Alaanteiles blieben bei dieser Einteilung unberücksichtigt und mußten als Sonderform hinzugefügt werden.

Die im Manual der Osteosynthese (1992) veröffentlichte Einleitung erfolgt – in Anlehnung an die Extremitätenfrakturen – nach vermeindlichen Schweregraden („Instabilitätsgraden“) – in die Typen A, B und C (Abb. 1–3).

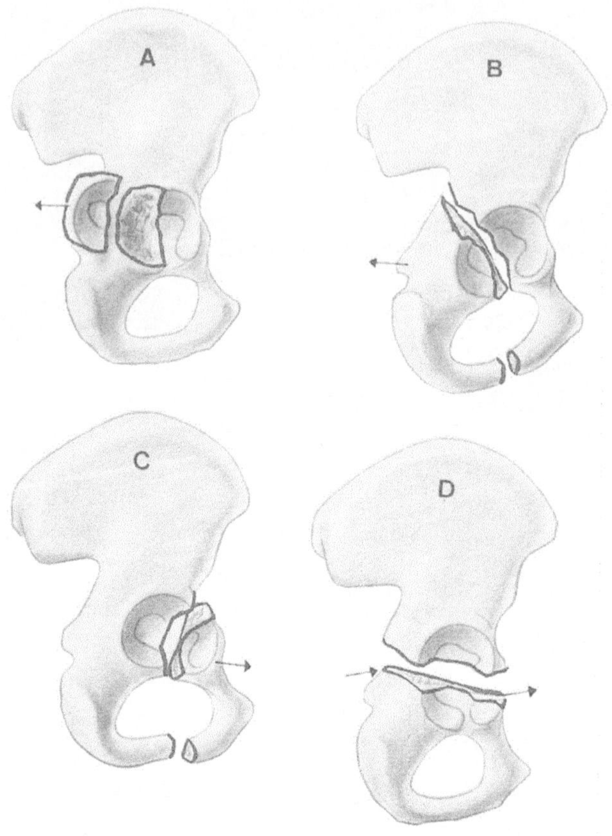

Abb. 2

AO-Klassifikation der Azetabulumfrakturen (1992)

Typ A: Zusammenfassung von Pfannenrand- und isolierten Pfeilerfrakturen,

Typ B: Zusammenfassung von Querfrakturen mit den kombinierten vorderen und hinteren Pfeilerfrakturen,

Typ C: Frakturen beider Pfeiler, die einhergehen mit Frakturen des Os ilium, die das Acetabulum und die übrigen Fragmente vom Os ilium abtrennen.

2 Diagnostik

Annähernd 80% der Patienten, die eine Azetabulumfraktur erlitten haben, sind polytraumatisiert und lebensbedrohlich verletzt. Daher muß die Diagnostik oft stufenweise und zeitlich protrahiert, aber nach einem festen Plan erfolgen.

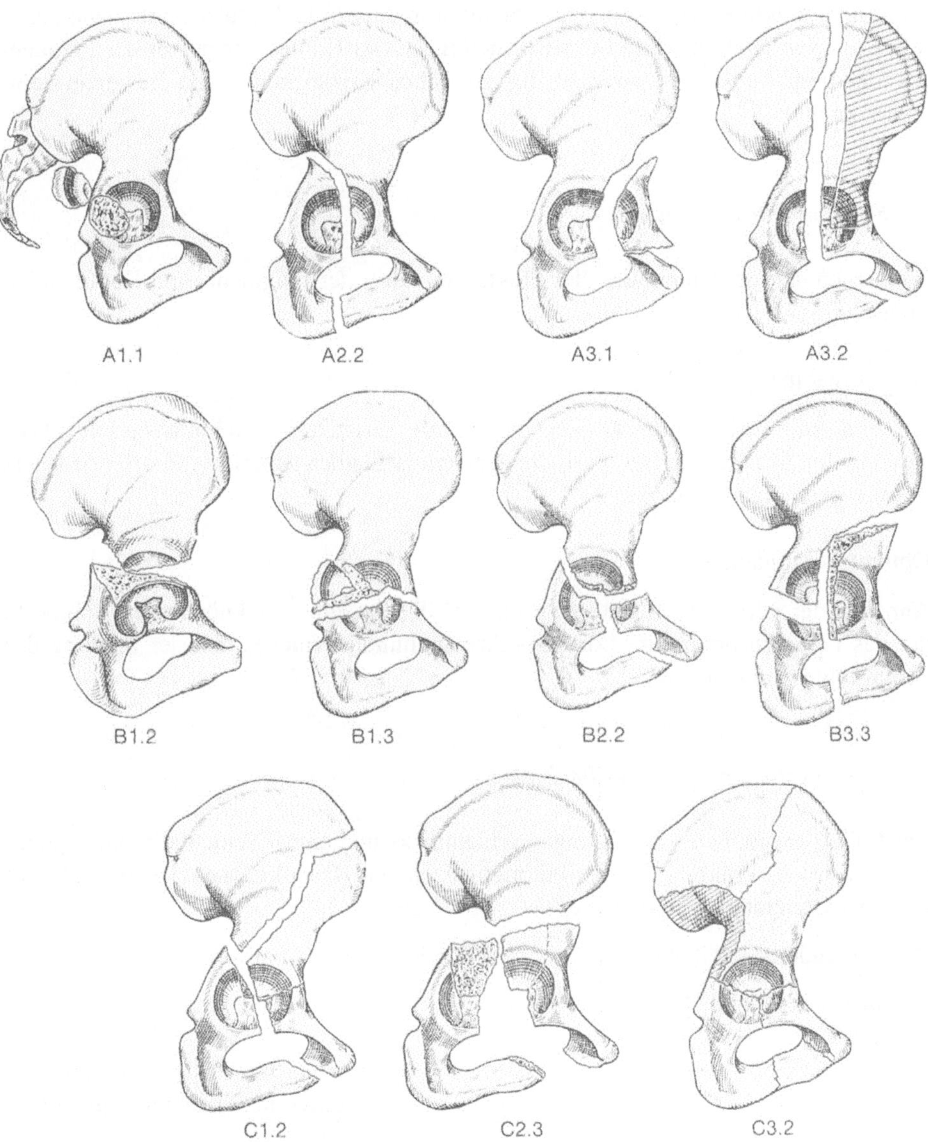

Abb. 3

2.1 Röntgen-Beckenübersicht

Da die klinische Diagnostik der Azetabulumverletzungen unergiebig ist, ist eine Bekkenübersichtsaufnahme zum frühest möglichen Zeitpunkt bei allen Polytraumatisierten, Schwerverletzten und Verletzten mit Bewußtseinseinschränkung unverzichtbar. Der Zentralstrahl ist auf den oberen Symphysenrand zu richten. Die Frakturlinien lassen sich mit großer Sicherheit nachweisen und wenigstens grob lokalisieren. Das tragende Pfannendach ist durch einen schmalen Verdichtungssaum in der Knochenstruktur charakterisiert. Dislozierte Frakturen in diesem Gelenkabschnitt sowie persistierende Subluxations- und Luxationsstellungen des Kopfes gegenüber der Pfannendachrundung führen fast ausnahmslos zu frühen Koxarthrosen und Bewegungseinschränkungen.

2.2 Röntgen-Schrägaufnahmen

Sie dienen der Verdeutlichung des Frakturverlaufes, der Fragment- und Kopfdislokationen.

Ala-Aufnahme

Sie wird unter Neigung des Beckens um 45° zur verletzten Seite hin ausgeführt. Darstellung der Ala, des Os ischii mit der Inzisura ischiadica superior und inferior sowie des vorderen Pfannenrandes.

Obturator-Aufnahmen

Anheben der verletzten Beckenseite um 45°. Darstellung des knöchernen Rahmens, der das Foramen obturator bildet, des Azetabulumhinterrandes und der Stellung des Femurkopfes zum Gelenk.

2.3 Computertomographie des Beckens

Das CT sollte möglichst mit geringer Schichtdicke und engen Schichtabständen angefertigt werden. Frakturverläufe, Inkongruenzen und Dislokationen lassen sich mit Hilfe der Computertomographie exakt bestimmen.

Orientierende Beurteilung wird erleichtert durch folgende Analysen:

- eines Schnittes im mittleren Anteil der Ala (Frakturen und Frakturdislokationen im Os ilii)
- eines Schnittes durch die proximale Kuppe des Femurdaches (Gelenkinkongruenzen im tragenden Anteil und Dislokation des Kopfes in Beziehung zum Pfannendach)
- eines Schnittes in Kopfmitte (Differenzierung vorderer und hinterer Pfeilerelemente und des Ausmaßes der Frakturdislokation)

Rechnerisch ist die Rekonstruktion unterschiedlicher Schnittebenen durch alle Abschnitte des Gelenkes möglich. Sie erleichtern die Beurteilung spezieller Fragestellungen (Gelenkinterpositionen etc.).

2.4 Drei-dimensionale Rekonstruktionen aus den Datensätzen des CT

Die räumliche Darstellung der Oberflächenstrukturen des Beckenskeletts aus unterschiedlichen Blickrichtungen steht erst in ihren Anfängen. Es müssen hierfür keine neuen Datensätze bei der Tomographie erstellt werden. Insbesondere für die Planung der Zugangswege und der operativen Rekonstruktion lassen sich hieraus bereits heute wertvolle Informationen gewinnen. Auch dem erfahrene Unfallchirurgen gelingt es nur unvollkommen, aus den konventionellen Röntgendarstellungen und den Horizontalschnittbildern des CT eine räumliche Vorstellung zu gewinnen. Die Drei-D-Rekonstruktion ist geeignet, das verletzte Becken aus unterschiedlichen Blickwinkeln zu betrachten .

2.5 Kernspinresonanz-Tomographie

Sie ist für die Frakturdiagnostik bislang ohne Bedeutung.

3 Begleitschäden bei Azetabulumfrakturen

- Femurkopfverletzungen
- primäre Nervenschäden (bis zu 14%) N. ischiadicus N. glutealis superior (selten, primär kaum zu diagnostizieren)
- Arterienverletzungen (bevorzugt A. glutealis superior)
- Begleitschäden im Rahmen eines Polytraumas

Literatur

Hellner M, Jend HH (1984) Computertomographie in der Traumatologie. Thieme, Stuttgart New York

Höhne KH (1987) 3-D-Bildverarbeitung und Computer-Graphik in der Medizin Informatik-Spektrum. 10:192–204

Jungbluth KH (1975) Die Osteosynthese verschobener Hüftpfannenbrüche. Unfallchirurgie 1:11

Knight RA, Smith H (1958) Central fractures of the acetabulum. J of Bone and Jt Surg 4013 A:1–16

Letournel E, Judet R (1981) Fractures of the acetabulum. Springer, Berlin Heidelberg New York

Letournel E (1968) Die operative Versorgung der Hüftpfannenbrüche. Langenb Arch klin Chir 316:422

Dorsaler Zugang zum Azetabulum und Osteosynthese von Azetabulumfrakturen über den hinteren Zugang

A. Betz, E. Sebisch, E. Euler und L. Schweiberer

Chirurgische Universitätsklinik, Klinikum Innenstadt, Nußbaumstr. 20, D-80336 München, Bundesrepublik Deutschland

Vorbemerkung

Frakturen des Beckens und ihre chirurgische Versorgung sind anspruchsvolle Aufgaben. Voraussetzungen sind die Vertrautheit mit allen anderen Formen der Osteosynthesesetechnik und intensive Auseinandersetzung mit der Anatomie. Hierzu reichen die üblichen Zugangslehren nicht aus. Sie müssen durch die anatomischen Atlanten ersetzt werden.

Zeitpunkt der Versorgung

Die dislozierte Azetabulumfraktur führt infolge der Gelenkinkongruenz zur frühzeitigen schmerzhaften posttraumatischen Arthrose. Die anatomische Reposition und stabile Fixation verbessert die Prognose deutlich. Wenn es die Gesamtsituation zuläßt so ist die frühestmögliche Versorgung anzustreben, zumindest sollte die definitive Versorgung innerhalb der ersten beiden Wochen nach Unfall erfolgt sein.

Indikation

Luxationen bedürfen der sofortigen Reposition, die suprakondyläre Extension verhindert die Reluxation. Wenn knöcherne Fragmente die Reposition verhindern ist die Indikation zur sofortigen Operation gegeben.

Ätiologie

Die häufigste Pfannenfraktur ist der dorsale Pfannenrandbruch mit Subluxation oder Luxation des Femurkopfes nach dorsolateral. Die Verletzung entsteht durch Schlag auf das Kniegelenk bei gebeugter Hüfte (dash board injury); in Abhängigkeit vom Grad der Beugung finden sich die Pfannenfrakturen immer in Verlängerung der Femurschaftachse als Richtung der einwirkenden Kraft.

Der Übergang von den Verletzungen des Pfannenrandes zu den Verletzungen des Pfeilers ist abhängig vom Grad der Abduktion, d.h. je größer die Abduktion, um so ausgedehnter die knöcherne Verletzung.

Hefte zu der Unfallchirurg, Heft 232
K. E. Rehm (Hrsg.)

Zugangsmöglichkeiten und Lagerung

Zur Rekonstruktion des dorsalen Pfannenrandes und des dorsalen Pfeilers eignen sich der klassische Zugang nach Kocher-Langenbeck und der Zugang nach Ruedi.

Die Lagerung kann entweder in Bauch- oder in Seitenlage erfolgen. Wir bevorzugen die strenge Seitenlage in der Vakuummatratze, die den Patienten wesentlich besser und schonender hält als am Tisch angebrachte seitliche Stutzen. Die Bauchlage versperrt uns eine unvorhergesehene Ausdehnung des Zugangs nach ventral und schränkt erheblich die Bewegungsmöglichkeiten im Hüftgelenk ein.

Zugang zum Hüftgelenk von dorsal nach Kocher-Langenbeck

Der Hautschnitt beginnt distal des Trochanter major und verläuft bogenförmig über die Trochanterspitze bis zur Spina iliaca posterior superior. Spaltung der Subkutis und der Fascia lata und Fortsetzung der Inzision nach proximal durch den M. gluteus maximus in dessen Faserverlauf.

In maximaler Innenrotation des Beines lassen sich dann die kurzen Außenrotatoren (M. piriformis, M. gemellus superior, M. obturatorius internus, M. gemellus inferior) erkennen und werden ansatznah durchtrennt. Die Inzision des M. quadratus femoris an seinem kranialen Rand erweitert den Zugang.

Die durchtrennten Außenrotatoren werden nach hinten abgeschoben, die nach dorsomedial umgeschlagenen Muskeln bedecken und schützen so den N. ischiadicus und geben den Blick frei auf die hintere Gelenkkapsel und den hinteren Hüftbeinpfeiler. Die Beugung im Knie- und Streckung im Hüftgelenk reduziert dabei den Zug am Nerven.

Die Versorgung eines reinen dorsalen Pfannenrandbruches erfordert nicht die Osteotomie des Trochanter major. Die Übersicht reicht zur Zugschraubenfixation eines dorsalen Pfannenfragmentes aus.

Ist eine erweiterte Darstellung der Hüftpfanne erforderlich, so wird die Trochanterspitze mit dem Ansatz des M. gluteus medius und minimus freigelegt und durch eine nach vorne abfallende, nach medial ansteigende Osteotomie abgetragen.

Bei der frischen Verletzung stellt sich das Hüftgelenk sofort dar, der Femurkopf kann meist problemlos bei gebeugtem, adduziertem und innenrotiertem Bein luxiert werden, was einen guten Überblick über die Fraktursituation speziell im Bereich der Pfanne ermöglicht.

Versorgung

Nun können Pfannenfragmente anatomisch reponiert und mit Kirschnerdrähten temporär fixiert werden.

Die endgültige Fixierung von Einzelfragmenten erfolgt durch Kleinfragmentzugschrauben mit Beilagscheiben. Sofern zwischen Schraubenkopf und Knochenfragment Sehnengewebe zu liegen kommt, verwenden wir die kleinen gezahnten Kunststoff-Unterlagscheiben; bei Schraubenkopf auf Knochen die üblichen Metall-Unterlagscheiben.

Mehrfachfragmente und dorsale Pfeilerfrakturen erfordern die zusätzliche Stabilisierung mit einer anmodellierten 3,5er Rekonstruktionsplatte. Dabei wird das distale Ende im Steg zwischen letztem und vorletztem Loch um 70–80° gebogen. Diese Form paßt dann genau in die Vertiefung zwischen dorso-kaudalem Pfannenrand und Tuberculum ischiadicum und ergibt durch langstreckige Verankerung im Sitzbeinkörper optimalen Schraubenhalt.

Die distale Schraube wird dabei als erste bis zum Tuberculum ischiadicum eingebracht und hat meist eine Länge von 60–70 mm.

Die folgenden Schrauben werden dann sukzessive von distal nach proximal mit Kleinfragment-Kortikalisschrauben besetzt. Hierbei schmiegt sich die relativ weiche Rekonstruktionsplatte exakt an die Formgebung des dorsalen Pfannenrandes bzw. des dorsalen Pfeilers an. Hierbei läßt sich durch exzentrische Anordnung der Bohrung auch ein gewisser DC-Effekt erzielen, der die wichtige Verspannung zwischen den Bruchflächen noch besser gewährleistet.

Es ist peinlich darauf zu achten, daß keine Schraube ins Acetabulum zu liegen kommt.

Die Bohrung der Schraubenlöcher kann erfolgen mit dem handelsüblichen Bohrer des Durchmessers 2,0 bzw. 2,5 mm entsprechend den Kleinfragmentschrauben mit 2,0 bzw. 2,5 mm Kerndurchmesser. Gewindeschneiden ist in der Regel nicht erforderlich.

Wir bevorzugen jedoch das Vorbohren mit einem Kirschnerdraht des Durchmessers von 2,5 mm. Wir sehen darin verschiedene Vorteile:

- Die Bohrer sind sehr bruchanfällig.
- Der Kirschnerdraht verläuft im Beckenknochen nach dem Prinzip des geringsten Widerstandes und perforiert die Kortikalis in der Regel nur bei annähernd senkrechtem Auftreffen.
- Beim Vorbohren wird Knochenmaterial entfernt, bei Verwendung eines Kirschnerdrahtes wird der Knochen lediglich verdrängt, was zu einem festeren Schraubenhalt führt.

Nach Durchführung der Osteosynthese erfolgt die Reinsertion der Außenrotatoren an anatomischer Stelle und die Refixation des osteotomierten Trochanter major mit Zugschrauben oder Zuggurtung.

Komplikationsmöglichkeiten

Vorsicht ist geboten beim Abschieben und Umschlagen des Trochanter-glutaei-Komplexes nach kranial; hierbei kann es zur Verletzung der Vasa glutea superiora und des N. gluteus superior kommen.

Als weitere Gefahrenquelle ist eine Druckschädigung des N. ischiadicus durch den ins Foramen ischiadicum majus eingesetzten Hohmann-Hebel zu nennen.

Ins Acetabulum perforierende Schrauben stellen eine weitere Komplikationsmöglichkeit dar.

In einem Drittel der Fälle treten Muskelverkalkungen und Muskelatrophien auf, insbesondere nach ausgedehnter unfallbedingter und präparatorischer Traumatisation.

Zugang zum Hüftgelenk von dorso-lateral nach Ruedi

Die Autoren sehen die Indikation zu diesem Zugang vorwiegend bei Frakturen des Pfannendaches und des dorsalen Huftbeinpfeilers. Als Vorteil ist die breite Exposition der basalen Hälfte der Ala ossis ilii zu nennen.

Die Lagerung und Abdeckung ist identisch dem Zugang nach Kocher-Langenbeck.

Die Schnittführung beginnt am höchsten Punkt des Beckenkammes und setzt sich bei gestrecktem Hüftgelenk fort über den dorsalen Rand des Trochanter major und zielt in Richtung Condylus lateralis femoris. In der Regel endet der Schnitt 10 cm distal vom Trochanter major.

Durchtrennung der Subkutis und des Tractus iliotibialis in gleicher Schnittrichtung.

Anschließend wird der Tractus iliotibialis entlang der Crista iliaca T-förmig abgetrennt und nach ventral bzw. dorsal umgeschlagen.

Das weitere Vorgehen deckt sich mit dem Zugang nach Kocher-Langenbeck; es beinhaltet die Osteotomie des Trochanter major sowie die ansatznahe Durchtrennung der kurzen Außenrotatoren.

Durch Verlängerung der Hautinzision nach kranial läßt sich der Zugang so erweitern, daß eine Palpation des vorderen Pfeilers von innen her möglich ist. Dazu wird die muskuläre Bauchwand mit dem M. iliopsoas nach medio-ventral subperiostal abgeschoben wie bei der Spongiosaentnahme.

Der palpierende Zeigefinger erreicht so von der Crista iliaca kommend die Linea terminalis; zusammen mit dem Zeigefinger der anderen Hand läßt sich über das Foramen ischiadicum majus das ganze Pfannendach tasten, was beim Reponieren und Plazieren der Implantate von Vorteil sein kann.

Der Wundverschluß erfolgt im Bereich der tiefen Schichten wie beim Zugang nach Kocher-Langenbeck.

Es erfolgt die Reinserierung des Tractus iliotibialis am Darmbeinkamm sowie die Adaptation des M. gluteus maximus an der Crista iliaca sowie der Verschluß des Tractus iliotibialis.

Gefahren stellen sich dar wie beim vorbeschriebenen Zugang nach Kocher-Langenbeck.

Die meisten Beckenfrakturen lassen sich durch den vorderen (ilio-inguinalen) Zugang oder durch den hinteren-Zugang (Kocher-Langenbeck) operativ versorgen.

Reicht die alleinige Palpation der Innenseite der Beckenschaufel – wie sie beim Zugang nach Ruedi möglich ist – nicht aus, so läßt sich durch den erweiterten iliofemoralen Zugang nach Letournel eine breite Exposition beider Pfeiler erreichen.

Erweiterter iliofemoraler Zugang nach Letournel

Der Patient liegt ebenfalls in Seitenlage.

Der Hautschnitt beginnt an der Spina iliaca posterior superior, verläuft entlang der Crista iliaca über die Spina iliaca anterior superior und folgt dann in seinem Verlauf zunächst dem Vorderrand des M. tensor fasciae latae übergehend auf den Vorderrand des Tractus iliotibialis.

Nach der Spaltung von Haut und Subkutis wird die Faszie gerade über dem M. tensor fasciae latae inzidiert und in der Schicht zwischen diesem einerseits und dem M. sartorius andererseits präpariert unter Schonung des Nervus cutaneus femoris lateralis.

Anschließend werden die Musculi tensor fasciae latae, gluteus minimus und medius in einer Schicht subperiostal abgelöst.

Unter Innenrotation des Beines erneut Darstellung der kurzen Außenrotatoren und Durchtrennung derselben ansatznah. Bezüglich einer Schädigung des Nervus ischiadicus gilt vorher gesagtes.

Der Zugang gestattet nun den Einblick auf den vorderen und hinteren Pfeiler.

Durch zusätzliche Osteotomie der Spina iliaca anterior superior mit Ablösung des Leistenbandes wird die Innenseite der Beckenschaufel zugänglich.

Auf die osteosynthetische Versorgung der knöchernen Verletzungen im Bereich des ventralen Pfeilers wird an anderer Stelle des Manuals ausführlich eingegangen.

Nachbehandlung

Die Saugdrainagen werden wie üblich nach 24–48 Stunden entfernt. Ab dem 3. postoperativen Tag beginnt die aktive Krankengymnastik. Nach 1–2 Wochen sollte die Fortbewegung an Unterarmstockstützen möglich sein. Entlasten lassen wir für 2 1/2 Monate, danach Vollbelastung.

Angestrebt wird in dieser Zeit die Wiedererlangung der normalen Gelenkfunktion durch intensive krankengymnastische Übungsbehandlung.

Literatur

1. Bauer R, Kerschbaumer F, Poisel S (1986) Operative Zugangswege in Orthopädie und Traumatologie. Thieme, Stuttgart New York
2. Letournel E, Judet R (1981) Fractures of the Acetabulum. Springer, Berlin Heidelberg New York
3. Mears DC, Rubash HE (1986) Pelvic and Acetabular Fractures Slack Incorporated. 6900 Grove Road, Thorofare, New Jersey 08086
4. Müller ME, Allgöwer M, Schneider R, Willenegger H (1977) Manual der Osteosynthese. Springer, Berlin Heidelberg New York

5. Ruedi Th, von Hochstetter AHC, Schlumpf R (1984) Operative Zugänge der Osteosynthese. Springer, Berlin Heidelberg New York Tokyo
6. Schatzker J, Tile M (1987) The Rationale of Operative Fracture Care. Springer, Berlin Heidelberg New York Tokyo
7. Tile M (1984) Fractures of the Pelvis and Acetabulum. Williams u. Wilkins, Baltimore London

Vordere Zugänge zum Azetabulum

G. Muhr

Berufgenossenschaftliche Krankenanstalten Bergmannsheil, Universitätsklinik, Gilsingstr. 14, D-44789 Bochum, Bundesrepublik Deutschland

Ilio-femoraler Zugang

Darmbeinkante, Darmbeinstachel, den M. sartorius entlangziehend. Darstellung des proximalen Pfeilers bis- zur Eminentia iliopectinia möglich. Cave N. cutaneus femoris lateralis. Refixation von Leistenband und M. sartorius.

Ilio-inguinaler Zugang

Darmbeinkante, Darmbeinstachel, Leistenband, Spalten der Aponeurose M. abdominis. externus., Samenstrangisolierung, Darstellung N. cutaneus femoris lateralis, N. femoralis, Arteria und Vena femoralis, Durchtrennung der Faszienscheide zwischen Nerv und Gefäß, Anschlingen des M. psoas.

Indikation

- Ilio-femoraler Zugang: Hohe vordere Pfeilerbrüche, hohe Hüftpfannenquerbrüche
- Ilio-inguinaler Zugang: Vordere Pfeilertrümmerbrüche, Azetabulumquerfrakturen, Bruch beider Pfeiler

Kontraindikation

Hintere Pfeilerbrüche, hintere Verrenkungsbrüche, Frakturen ab der 3. Woche.

Hefte zu der Unfallchirurg, Heft 232
K. E. Rehm (Hrsg.)

Lagerung

Rückenlagerung bei isoliertem vorderen Zugang, Seitenlage bei dorso-ventralem Zugang.

Instrumente

Spezielle Faßzangen zur Reposition, Distraktion, Lagerung am Extensionstisch möglich.

Implantate

Isolierte Zugschraubenosteosynthese, Plattenosteosynthese, Kombinationen.

Komplikationen

Nervenschäden, Ilio-Inguinal-Lymphfistel, Vena femoralis! Keine Ossifikationen.

Erweiterte laterale Zugänge zum Azetabulum

T. Pohlemann

Unfallchirurgische Klinik, Medizinische Hochschule, Konstanty-Gutschow-Str. 8,
D-30625 Hannover, Bundesrepublik Deutschland

Verschiedene erweiterte Zugänge wurden entwickelt, um bei komplexen Azetabulumfrakturen eine simultane Exposition des hinteren und vorderen Pfeilers des Azetabulums zu ermöglichen.

Die weiteste Verbreitung hat der erweiterte iliofemorale Zugang von Judet und Letournel, der in den Jahren 1973 und 1974 erstmalig von den Autoren eingesetzt wurde.

Dieser Zugang und eine 1988 von der Arbeitsgruppe in Baltimore beschriebene Modifikation (sogenannte „Maryland-Modifikation“) sollen im Folgenden beschrieben werden.

Bedeutung erlangte auch der „Triradiate“ Zugang von Mears und Rubash. Er erlaubt trotz primär anteriorer Schnittführung eine intraoperative Erweiterung nach dorsal.

1980 wurde von Senegas eine Modifikation des Lexer-Ollier Zugangs zur operativen Therapie der Azetabulumfrakturen vorgestellt.

Hefte zu der Unfallchirurg, Heft 232
K. E. Rehm (Hrsg.)

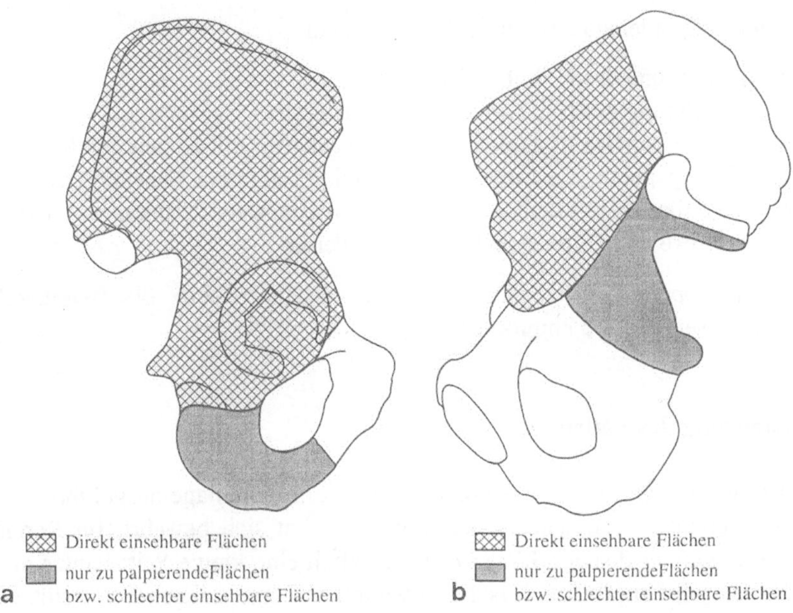

Abb. 1. Darstellbarkeit des Os ilium bei dem erweiterten iliofemoralen Zugang nach Judet und Letournel

Der Vorteil aller erweiterten lateralen Zugänge liegt in der ausgezeichneten Exposition des hinteren Pfeilers, des größten Teils des vorderen Pfeilers (etwa bis zur Eminentia iliopectinea) und der Innenseite des Beckens. Nachteile sind in der extrem ausgedehnten Weichteilexposition mit einem relativ hohen Risiko an heterotopen Ossifikationen zu sehen.

Die erweiterten lateralen Zugänge eignen sich in der Primärversorgung somit besonders für Frakturtypen mit einer Pathologie im Bereich beider Pfeiler und Frakturen mit Gelenkdepressionen und Trümmerzonen und

- Querfrakturen mit Frakturen der hinteren Wand
- T- Frakturen
- Frakturen beider Pfeiler

Patientenvorbereitung

In allen Fällen handelt es sich ausgedehnte Zugangswege, die eine sorgfältige Vorbereitung und detaillierte Aufklärung des Patienten nötig machen.

Der präoperative neurologische Status sollte unbedingt abgeklärt sein. Verletzung und Eingriff beinhalten ein hohes Thromboserisiko, der Patient muß eine erweiterte prä-, peri- und postoperative Thromboseprophylaxe erhalten.

Neben allgemeinen Risiken ist besonders auf

- Schädigung des N. ischiadicus
- Schädigung des N. cutaneus femoris lateralis
- Schädigung des Bündels A./N. glutea superior mit Gefahr der Abduktorennekrose
- Blutungsgefahr aus Corona mortis und präsakralem Venenplexus
- periartikuläre Verkalkungen mit Bewegungseinschränkungen und postoperative Arthrose und Hüftkopfnekrose hinzuweisen.

Ein postoperativer Intensivplatz sollte vorhanden sein, die Bereitstellung von 10 Blutkonserven wird empfohlen.

Lagerung des Patienten

Alle genannten Zugänge werden bevorzugt in Seitenlage ausgeführt. Die streng laterale Seitenlage auf einer Vakuummatratze hat sich bewährt. Im Bereich der Symphyse und der distalen LWS wird zusätzlich eine kleine Seitenstütze angebracht. der Thorax wird zusätzlich dorsal und ventral mit einer langen Seitenstütze locker abgestützt. Die Kippung des Patienten um ca. 40° auf beide Seiten wird damit möglich. Alle Stützen werden gut abgepolstert, Bein und Hüfte frei beweglich abgedeckt.

Das Kniegelenk ist zur Entlastung des N. ischiadicus ständig mindestens 60° gebeugt zu halten.

Erweiterter Iliofemoraler Zugang nach Judet und Letournel

Hautinzision (Abb. 2)

Markierungspunkte sind: Spina iliaca posterior superior, Beckenkamm, Spina iliaca anterior superior, Patellaspitze.

Der Hautschnitt beginnt an der Spina iliaca posterior superior, verläuft in der ganzen Ausdehnung entlang des Beckenkamms bis zur Spina iliaca anterior superior. Von diesem Punkt aus wird der Schnitt auf der Ventralseite des Femurs nach distal auf die Patellaspitze hin bis etwa Oberschenkelmitte verlängert.

1. Schritt

Inzision des Tractus iliotibialis über dem M. tensor fasciae latae lateral des N. cutaneus femoris lateralis. Stumpfes Eingehen zwischen M. tensor fasciae latae und M. sartorius. Subperiostales Ablösen des M. tensor fasciae latae und der Glutealmuskulatur von der Außenseite des Iliums bis zur Hüftgelenkskapsel.

Trochanterosteotomie und Ablösung des M. piriformis in Nähe der Fossa piriformis. Wahlweise auch scharfes Ablösen der Hüftgelenksabduktoren nahe des Trochanter major.

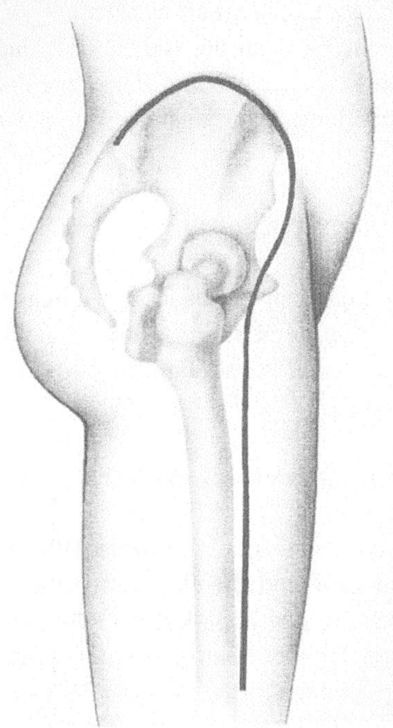

Abb. 2

2. Schritt

Innenrotation des Beines unter Beibehaltung der Kniebeugung und Durchtrennung der kurzen Außenrotatoren nahe des femoralen Ansatzes (M. obturatorius internus umgeben von den mm. gemelli). Anschlingen der Muskelansätze mit Haltefäden und vorsichtige subperiostale Präparation bis zur Bursa obturatoria. Hier wird ein stumpfer Hohmann Hebel eingesetzt, der N. ischiadicus ist durch die kleinen Außenrotatoren geschützt.

Liegen ausgedehnte Einblutungen vor, kann es vorteilhaft sein, zunächst den N. ischiadicus weiter distal auf dem M. quadratus femoris zu identifizieren, bevor die Außenrotatoren abgelöst werden. Eine Ablösung des M. quadratus femoris muß auf alle Fälle vermieden werden, da im proximalen Muskelanteil der den Hüftkopf ernährende Ramus profundus der A. circumflexa femoris medialis verläuft.

Die Sicht auf den hinteren Pfeiler des Acetabulums und die Außenfläche des Iliums ist jetzt frei. Die Abduktoren sind ausschließlich durch die A. glutea superior versorgt, eine Verletzung dieses Gefäßes in der Incisura ischiadica muß unbedingt vermieden werden.

3. Schritt

Die Präparation der Innenseite des Beckens wir mit der subperiostalen Ablösung der Bauchwandmuskulatur vom Beckenkamm begonnen. Danach wird der M. iliacus subperiostal vom Ilium abgehoben und die Präparation bis zur Linea terminalis des Beckens fortgesetzt. Die Innenseite des kleinen Beckens kann durch vorsichtige Präparation von der Incisura ischiadica über die quadrilaterale Fläche bis zur Spina ischiadica fortgesetzt werden.

Im Bereich der Incisura ischiadica gewinnt man Anschluß an die Außenseite des Beckens, der Verlauf der Glutealgefäße ist unbedingt zu beachten. Besonders bei hohen Querfrakturen ist die Verletzungsgefahr erhöht.

Wundverschluß

Einlage von tiefen Redondrainagen. Verschraubung der Trochanterosteotomie bzw. sorgfältige Refixation der Glutealmuskulatur am Trochanter major. Refixation von Bauchwandmuskulatur und Abduktoren am Beckenkamm.

Modifizierter erweiterter Zugang („Maryland" Modifikation nach Reinert et al.)

Diese Modifikation wurde 1988 von der Arbeitsgruppe in Baltimore veröffentlicht. Vorteile sind die erweiterte Übersicht im Bereich des hinteren Pfeilers und die Darstellung der kompletten Gelenkkapsel. Die T-förmige Hautinzision erlaubt den Beginn der Operation mit einem „hinteren Zugang" und die Erweiterung nach ventral je nach Bedarf.

Aufgrund der weiten Ablösung der Abduktoren wird bei Frakturformen, die bis in die Incisura ischiadica reichen, eine präoperative Angiographie zur Kontrolle der Durchgängigkeit der A. glutea superior von den Autoren empfohlen.

Hautinzision (Abb. 3)

Markierungspunkte sind wiederum Spina iliaca posterior superior, Darmbeinkamm, Spina iliaca anterior superior, Trochanterspitze und Femurachse. Zunächst wird mit dem Stift eine Linie parallel und 1 cm distal zum Darmbeinkamm angezeichnet. Mit der Hüfte in Neutralposition wird eine Linie über dem proximalen Drittel des Femurschaftes bis zur Trochanterspitze angezeichnet und diese Linie so nach proximal ventral verlängert, daß sie die erste Linie rechtwinklig trifft. Die Inzision beginnt 2 cm posterior der Spina iliaca anterior superior und führt 8–12 cm entlang der angezeichneten Linie parallel zum Darmbeinkamm nach dorsal. Die Längsinzision wird bis etwa 15 cm distal der Trochanterspitze weitergeführt. Sie sollte unterhalb des Muskelbauches des M. tensor fasciae latae enden. Es wird nun nach ventral und dorsal je ein Haut-Fettgewebslappen präpariert, die Faszie wird nicht eröffnet. Es muß sorgfältig darauf geachtet werden diese Lappen in einem Stück zu präparieren. Nach anterior wird bis zur Spina iliaca anterior superior und dem Intervall zwischen M. tensor fasciae latae und M. sartorius präpariert. Der N. cutaneus femoris lateralis wird geschont. Nach dorsal wird die Präparation soweit fortgeführt, bis ein hinterer Standardzugang zur Hüfte durchgeführt werden kann.

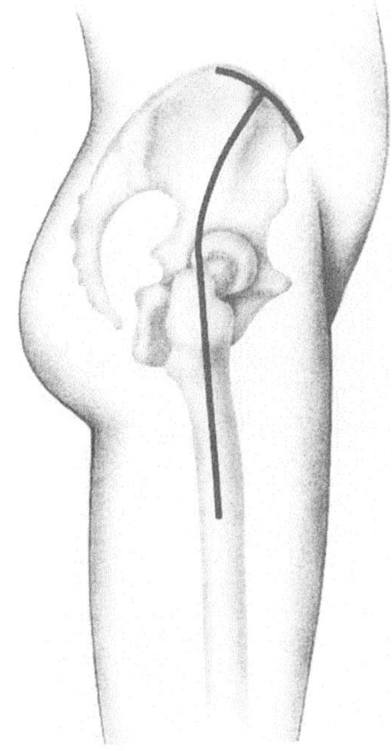

Abb. 3

1. Schritt

Hüftbeugung auf etwa 45° und Abduktion der Hüfte. Von der Trochanterspitze nach distal wird die Fascia lata bis zu einem Punkt 2 cm distal des Endes des Muskelbauches der M. tensor fasciae latae gespalten. Dieser Punkt ist durch beidseitige Palpation des Muskels in seiner Faszie leicht zu identifizieren. Nach proximal wird die Glutealfaszie entlang des Faserverlaufes des M. gluteus maximus in Richtung auf die Spina iliaca posterior superior eröffnet und die Muskelfasern stumpf gespalten. Die Dissektion wird bis zu den ersten Ästen des superioren glutealen Gefäß-Nervenbündels fortgeführt, sie werden geschont. Der femorale Ansatz des M. gluteus maximus wird eingekerbt um die posteriore Übersicht zu verbessern (Abb. 4).

2. Schritt

Wahlweise kann jetzt zunächst die posteriore Präparation mit Identifikation des N. ischiadicus und Ablösung und Anschlingen der kurzen Außenrotatoren und des M. piriformis komplettiert werden, oder die Präparation des Abduktorenlappens von ventral her vervollständigt werden.

Dazu wird die distale Grenze zwischen M. sartorius und M. tensor fasciae latae identifiziert und die Fascia lata quer durchtrennt. Damit wird die Verbindung zu der zuvor durchgeführten posterioren Langsinzision hergestellt. In der Grenze zwischen M. tensor fasciae latae und M. sartorius bzw. M. rectus femoris wird nach proximal präpariert und der M. tensor fascia latae und M. gluteus minimus angehoben. Die von ventral her einstrahlende Art. circumflexa femoris lateralis wird identifiziert und ligiert. Eine Reanastomosierungsmöglichkeit dieses Gefäßes im Falle einer Verletzung

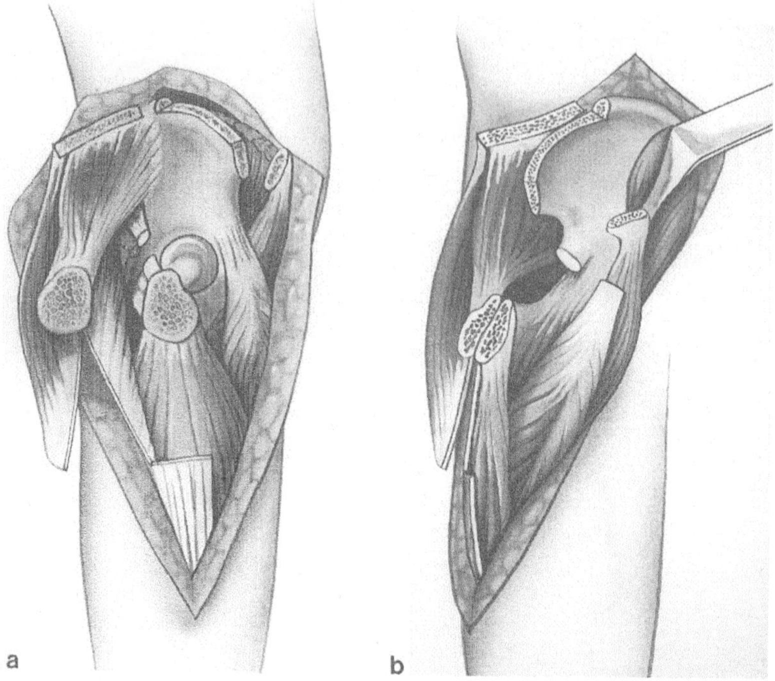

Abb. 4 a, b. Präparierter Situs nach „Maryland" Modifikation. **a** Ansicht von außen. Die Abduktoren sind mit Beckenkamm und Trochanterosteotomie abgelöst und nach dorsal weggehalten. Osteotomie der Spina iliaca anterior superior. **b** Aufsicht auf die Innenseite des Beckens. Die Übersicht auf den vorderen Pfeiler ist nach Ablösung des M. rectus femoris an der Spina iliaca anterior inferior noch weiter verbessert

der Art. glutea superior wird zum Erhalt der Durchblutung des Abduktorenlappens angegeben.

3. Schritt

In der queren superioren Inzision wird jetzt zunächst die Bauchwandmuskulatur an ihrem Ansatz am Darmbeinkamm inzidiert und der M. iliacus abgehoben. In der Grenze zwischen M. tensor fasciae latae und des Ansatzes des M. sartorius wird die Spina iliaca anterior superior vorsichtig umfahren und etwa 2 cm lateral der Spitze osteotomiert. Leistenband und M. sartorius können so nach medial übergeklappt werden, der Weg zur Spina ilaca anterior inferior und damit zum Ansatz des M. rectus femoris ist frei.

Die Präparation an der Innenseite des Beckens wird nun bis zur Incisura ischiadica weitergeführt, wenn nötig kann auch das Sakroiliakalgelenk dargestellt werden.

Mit der oszillierenden Säge wird der Darmbeinkamm etwa 10–12 cm nach dorsal in etwa 1,5 cm Tiefe osteotomiert. Ein Unterfahren des Ansatzes von M. gluteus medius und minimus mit einem stumpfen Hohmann-Hebel an der Außenseite des Iliums ist hilfreich, um die Osteotomie sicher distal des Muskelansatzes durchzuführen.

Bestehen Frakturen des vorderen Pfeilers, die sich hoch in die Darmbeinschaufel erstrecken, ist es sinnvoll nicht den ganzen Darmbeinkamm, sondern nur die äußere Hälfte zu osteotomieren. Die Kontrolle der anatomischen Reposition wird dadurch erleichtert, der Muskelansatz liegt lateral und wird in diesem Vorgehen komplett abgelöst.

Die Abduktoren werden mit dem Rasparatorium von der Außenseite des Iliums abgehoben und der Trochanter major mit den Fingern umfahren.

Die Trochanterosteotomie vervollständigt die Präparation des Abduktorenlappens. Er wird nach dorsal gehalten, auf die A. glutea superior muß unbedingt, vor allem aber bei hoch in die Incisura ischiadica verlaufenden Frakturen geachtet werden.

Die Hüftgelenkskapsel ist nun dorsal und kranial frei zugänglich. Sollte eine weitere anteriore Exposition nötig sein, wird zunächst die in die Kapsel einstrahlende Pars reflecta des M. rectus femoris abgelöst bzw. im Bedarfsfall der ganze M. rectus femoris scharf an der Spina iliaca anterior inferior abgelöst. Bei komplexen Frakturen beider Pfeiler kann dabei allerdings die Blutversorgung im Domfragment des Azetabulums beeinträchtigt werden.

Wundverschluß

Nach Einlage tiefer Drainagen werden zunächst die kurzen Außenrotatoren refixiert. Wurde der M. rectus femoris abgelöst erfolgt die Refixation mit transossärer Naht (2,0 mm Bohrloch) an die Spina iliaca anterior inferior.

Danach erfolgt die Refixation des Darmbeinkamms mit 2–3 3,5-mm-Zugschrauben. Refixation der Spina iliaca anterior superior mit einer schrägen Zugschraube (3,5 mm) und des Trochanter major, im eigenen Vorgehen bevorzugt mit 2 Malleolarschrauben.

Die fortlaufende Naht des Tractus iliotibialis und der Bauchwandmuskulatur beenden den tiefen Wundverschluß. Auf eine gute Drainage des Subkutangewebes bei den ausgedehnten Wundflächen ist zu achten.

Reposition und Stabilisation der Azetabulumfraktur

Bei beiden Zugängen liegt nach abgeschlossener Präparation der komplette hintere Pfeiler und der vordere Pfeiler bis zur Eminentia iliopectinea frei. Ist die Hüftgelenkskapsel zerrissen, wird durch die Läsion die Reposition geprüft, ansonsten kann eine azetabulumnahe posteriore Kapsulotomie durchgeführt werden.

Repositionshilfen sind eine Schanzschraube mit T-Griff im Schenkelhals, um das Hüftgelenk zu distrahieren, sowie eine weitere Schanzschraube im Tuber ischiadicum, um die Rotation des hinteren Pfeilers zu kontrollieren.

Feinreposition und Retention wird durch die Repositionzange nach Jungbluth erleichtert. Hilfreich sind zusätzlich die Repositionszangen nach Matta und die Faraboef-Zange.

Die Reposition wird je nach Frakturtyp zunächst durch 3,5-mm-Zugschrauben in den vorderen Pfeiler (Startpunkt an der Außenseite des Iliums) und in den hinteren

Pfeiler (Startpunkt an der Linea terminalis, Bohrrichtung parallel zur ventralen Begrenzung der Incisura ischiadica major in Richtung Tuber ischiadicum) gesichert.

Je nach der Frakturcharakteristik (Trümmerzonen, Stückbrüche) werden zur Verbesserung der Stabilität Rekonstruktionsplatten an den vorderen bzw. hinteren Pfeiler angeformt und verschraubt.

Vor- und Nachteile erweiterter Zugange

Der Vorteil der erweiterten lateralen Zugänge liegt eindeutig in der ausgezeichneten Übersicht auf den hinteren Pfeiler und große Teile des vorderen Pfeilers, sowie auf die Innenseite des Beckens. Sie ist bei der „Maryland" Modifikation im Bereich des vorderen Pfeilers noch etwas verbessert.

Nachteile liegen in der ausgedehnten Weichteilexposition. Für die Präparation in der „Maryland" Modifikation ist ein Zeitbedarf von etwa 90–120 Minuten anzusetzen!

Im Zuge der ausgedehnten Weichteilexposition ist mit einem erheblichen Risiko für heterotope Ossifikationen zu rechnen. Letournel gibt in einer Serie von 39 erweiterten iliofemoralen Zugängen eine Rate von 25% Ossifikationen Brooker II und III, sowie 8% Brooker IV an.

In einer Serie von 20 „Maryland" Modifikationen werden von Reinert et al. 25% Ossifikationen Brocker III und IV angegeben.

Besonders der erweiterte iliofemorale Zugang beinhaltet ein erhöhtes Risiko für eine dauerhafte Abduktorenschwäche. In der eigenen Erfahrung ist dieses Risiko nach der „Maryland" Modifikation weniger ausgeprägt (bessere Refixationsmöglichkeit).

Die erweiterten Zugänge sollten deswegen komplexen Frakturformen und veralteten Frakturformen bei Patienten ohne zusätzliche Risikofaktoren vorbehalten bleiben.

Literatur

Letournel E (1980) Acetabulum fractures: Classification and Management. Clin Orthop 151:81–106

Letournel E, Judet R (1981) Fractures of the Acetabulum. Springer, New York

Matta J, Anderson L, Epstein H, Hendricks P (1986) Fractures of the acetabulum – a retrospective analysis. Clin Orthop 205:230–240

Mears D, Rubash H (1983) Extensile exposure of the pelvis. Contemp Orthop 6:21–31

Reinert C, Bosse M, Poka A, Schacherer T, Brumback R, Burgess A (1988) A modified extensile exposure for the treatment of complex or malunited acetabular fractures. J Bone J Surg 70-A:329–337

Rubash H, Mears D (1983) Acetabular fractures: Surgical approach, reduction and stabilization. Orthop Trans 7:488

Senegas J, Liorzou G, Yates M (1980) Complex acetabular fractures: a transtrochanteric lateral surgical approach. Clin Orthop 151:107–114

Tile M (1984) Fractures of the pelvis and acetabulum. Williams and Wilkins, Baltimore

Fixateur externe – Teil 1

L. Gotzen, Marburg

Externe Stabilisierung von Unterschenkelfrakturen

(Videofilm)

L. Gotzen, T. v. Garrel und M. Schnabel, Marburg

(Manuskript nicht eingegangen)

Externe Stabilisierung von Unterschenkelfrakturen mit Weichteilschaden

D. Höntzsch

Berufsgenossenschaftliche Unfallklinik, Schnarrenbergstr. 95, D-72076 Tübingen, Bundesrepublik Deutschland

Einleitung

Die äußere Knochenfixation mit dem Fixateur externe kann als nicht invasive operative Knochenstabilisierung bezeichnet werden. Bei Frakturen mit Weichteilschaden (ob offen oder geschlossen) am Unterschenkel stoßen die klassischen Alternativen, nämlich konservative Behandlung im Gips und/oder Extensionsbehandlung sowie die internen Osteosynthesen (Platten- bzw. Marknagelosteosynthesen) gleichermaßen an Grenzen ihrer Möglichkeit. Deshalb hat sich bei offenen Frakturen, aber zunehmend auch bei geschlossenen Frakturen mit Weichteilschaden, die Stabilisierung mit Fixateur externe als sichere primäre Stabilisierung ein weites Indikationsspektrum erobert. Die Vorteile der externen Knochenstabilisierung sind so groß, daß sie mit gutem Recht immer wieder auf die Fortbildungskurse für heranwachsende aber auch erfahrene Unfallchirurgen auf dem Programm stehen.

Hefte zu der Unfallchirurg, Heft 232
K. E. Rehm (Hrsg.)

Offene Frakturen

Offene Frakturen gelten immer noch als Problemfrakturen ersten Ranges [2, 5]. An erster Stelle der Komplikationen sind Infektionen und Funktionsverlust der betroffenen Gliedmaße zu nennen. Folgendes Behandlungskonzept hat sich bewährt und vielerorts durchgesetzt [2, 3, 5]:

- Ausgedehntes Wunddebridement von allem zerstörten und nicht mehr heilungsfähigem Gewebe.
- Eine rasche Reposition von Knochen und Gelenken.
- Eine einfache Stabilisierung, d.h. Operations- und Verletzungsgebiete sollten möglichst wenig durch ärztliche Maßnahmen belastet werden, die Operation sollte wenig Zeit verbrauchen und es sollten wenig Fremdkörper im oder am Knochen liegen.
- Etwaige Logendrucksyndrome (Kompartmentsyndrom) sind großzügig und vor der Mainifestation von irreperablen Schaden zu entlasten.
- Mit als wichtigster Punkt ist die konsequente offene Wundbehandlung durchzuführen. Für dieses Behandlungskonzept bietet sich die Stabilisierung mit dem Fixateur externe gerade zu ideal an.

Geschlossene Frakturen mit Weichteilschaden

Die geschlossenen Frakturen mit „unter der Haut" gelegenen Weichteilschäden stellen für die Traumatologie ein nicht minder schwerwiegendes Problem dar. Bei geschlossenen Frakturen mit Weichteilschaden mußte die Unfallchirurgie die meisten therapeutischen Rückschlage hinnehmen [1]. Die Gefahr des geschlossenen Weichteilschadens ist der des offenen gleichzusetzen. Heute wissen wir, daß bei schwerwiegendem Weichteilschaden eine primäre Plattenosteosynthese oder eine primäre Marknagelung mit Aufbohrung möglichst vermieden werden sollte. Wegen des Gefahrenpotentials ist es richtig, daß Frakturen mit Weichteilschaden nicht nur mit offener Haut sondern auch mit geschlossener Haut eine differenzierte Einteilung erfahren. Dies wird durch die Einteilung von Tscherne [5] berücksichtigt.

Fixateur externe Montagen

Es haben sich möglichst einfache Montagen durchgesetzt. Am Unterschenkel reicht im Regelfall eine unilaterale Klammeranordnung. Bei Rohr- oder Stabsystemen sollten die zwei Schanz'schen Schrauben im proximalen und distalen Fragment mit einem Doppelrohr oder Stabsystem verbunden werden. Fixateur externe mit „Systemkörpern" bieten mit diesem Stabilisierungskörper ausreichende Stabilität. Rohr/Stabsysteme haben den Vorteil der universellen Montage und Variationsmöglichkeiten. Die Systemkörper können für klassische Standardfrakturen eine gute Hilfestellung geben. Ungeachtet vieler Diskussionen können folgende Richtlinien als jeweils guter Kompromiß weitergeben werden:

- Freie Länge der Schanz'schen Schrauben, möglichst klein soweit es Weichteile, Wunden und Verbandstechnik zulassen.
- Genügend großer Abstand in einem Fragment, trotzdem nicht zu nahe ans Gelenk bzw. die Fraktur.
- Die Schanz'schen Schrauben sollten den Weichteilschaden berücksichtigen, am Unterschenkel hat sich die Positionierung von ventromedial als günstig erwiesen.

Modulartechnik

Rohrsysteme können heute als Modularsystem zur Repositionserleichterung angewendet werden. Das erste Längsrohr wird nicht aus einem Stück sondern mit einem dritten Zwischenrohr als „Kardangelenk" montiert. Die Längsrohre an den Schanz'schen Schrauben werden stabilisiert, die Kardangelenke für die Reposition noch offen gelassen. Durch freie Längsverschiebungen sind alle 6 Freiheitsgrade reponibel [4]. Wenn die möglichst gute Reposition erzielt ist werden die Kardangelenke arretiert. Zusätzlich kann zur Sicherheit bzw. um die gleiche Stabilität wie bei der 2-Rohr-Klammeranordnung zu erreichen über die Schanz'sche Schrauben ein weiteres Längsrohr eingesetzt werden. Hierfür müssen nicht alle Schanz'schen Schrauben gefaßt werden. Dieses modulare System hat sich besonders bei Frakturen mit Weichteilschaden bewährt: Die Lage der Schanz'schen Schrauben kann vollkommen frei gewählt werden, d.h. sie müssen nicht in einer Linie liegen sondern können um viele Winkelgrade versetzt sein. Die Reposition der Fragmente ist über die bereits angeschraubten proximalen und distalen Fixateurteile möglich. Die Reposition ist dadurch ohne Hände- und Fingerdruck auf die Weichteile wesentlich schonungsvoller. Die modulare Technik erlaubt bei etwaigen Irrtümern der Reposition (z.B. die häufig falsch eingeschätzte Rotation), eine völlig problemlose sekundäre Nachreposition. All diese Vorteile machen diese modulare Technik für Unterschenkelfrakturen mit Weichteilschaden empfehlenswert.

Weiterbehandlung

Die beschriebenen Fixateur externe Montagen können ab dem Zeitpunkt wo die Situation des Weichteilschadens die Mobilisation des Patienten erlaubt mit einer Teilbelastung von 20 kg belastet werden. Mit zunehmender Weichteil- und knöchernen Heilung kann möglichst rasch zur größeren Teilbelastung oder gar Vollbelastung übergegangen werden. Bei liegendem Fixateur externe sind bei Frakturen des Unterschenkels mit Weichteilschaden pflegende, sanierende oder rekonstruktive Maßnahmen (z.B. freie oder gestielte Lappen) jederzeit möglich. Nach der Behandlung mit Fixateur externe sind grundsätzlich 3 Behandlungswege denkbar:

1. Ausbehandlung im Fixateur externe bis zur funktionellen und knöchernen Heilung.
2. Verfahrenswechsel zur inneren Osteosynthese. Zu empfehlen ist dann der möglichst frühe Verfahrenswechsel, da anerkanntermaßen so das Infektionsrisiko ge-

ring ist, andererseits mit der Liegezeit des Fixateur externe der Verfahrenswechsel zur internen Osteosynthese eine deutlich höhere Infektionskomplikation beinhalten kann.
3. Verfahrenswechsel zur konservativen Ausbehandlung, wenn dies der rasche Heilungsfortschritt erlaubt.

Literatur

1. Burri C (1974) Posttraumatische Osteitis. Huber, Bern Stuttgart Wien
2. Gotzen L, Haas N (1983) Operative Versorgung von Unterschenkelfrakturen mit Weichteilschaden. Hefte Unfallheilkd 162:46–47
3. Hierholzer B, Kleining R, Hörster G, Zemendidis P (1978) External Fixation, Classification und Indications: Arch Orthop Trauma Surg 92:175–182
4. Müller ME, Allgöwer M, Schneider R, Willeneger H (1992) Manual der Osteosynthese AO-Technik. Springer, Berlin Heidelberg New York
5. Tscherne H, Oestern HJ (1982) Die Klassifikation des Weichteilschadens bei offenen Frakturen. Unfallheilkd 85:111–115

Externe Stabilisierung von geschlossenen Unterschenkelfrakturen als Behandlungsalternative

H. Rieger, W. Klein und E. Brug

Klinik und Poliklinik für Unfall- und Handchirurgie der Westfälischen Wilhelms-Universität, Jungeblodtplatz 1, D-48149 Münster, Bundesrepublik Deutschland

Zur Behandlung der geschlossenen Unterschenkelfraktur stehen grundsätzlich folgende Methoden zur Verfügung (Tabelle 1).

Aufgrund der zahlreichen Komplikationsmöglichkeiten der operativen Behandlung, insbesondere der Infektion, muß sich jedes nichtkonservative Verfahren zur Therapie einer geschlossenen Unterschenkelfraktur mit den überwiegend guten Ergebnissen der konservativen bzw. funktionellen Behandlung messen.

Tabelle 1. Therapie bei geschlossener Unterschenkelfraktur

* Konservative Behandlung mittels Extension und Gipsverband (nach L. Böhler; Jahna u. Wittich; Charnley)
* Funktionelle Behandlung nach Sarmiento u. Latta mittels Brace
* Perkutane Cerclagen nach Götze und Gipsverband
* Übungsstabile interne Osteosynthese
* Osteotaxis mit dem Fixateur externe

Hefte zu der Unfallchirurg, Heft 232
K. E. Rehm (Hrsg.)

Hervorragende Ergebnisse erzielte die Schule L. Böhler's: Jahna berichtete 1977 über 5682 frische, geschlossene Unterschenkelfrakturen, von denen nur 449 = 7,9% operiert wurden. Die Auswertung von 1009 Frakturen ergab nur 2 Infektionen der Bruchstelle über einer Hautnekrose (= 0,19%), 17 Fersenbeinnagelinfektionen (= 2,41%) und 2 Pseudarthrosen (= 0,19%) [8].

Ebenso lassen sich mit der funktionellen Behandlung nach Sarmiento und Latta [13] gute Resultate erzielen.

Jedoch hat auch die nicht-operative Therapie ihre Grenzen:

Nach Jahna eignen sich folgende Bruchformen nicht für die konservative Behandlung:

1. Der „halbe" Drehbruch,
2. unstabile Biegungsbrüche mit primär und sekundär starker Seitenverschiebung,
3. Biegungsbrüche mit Diastasen [8].

Im Krankengut von Older [1989] ergaben sich bei 160 funktionell mit Brace behandelten Frakturen 18,1% „bad results" (Lateralverschiebung von mehr als 50% oder Achsenknick von mehr als 7°). Insbesondere Patienten über 40 Jahre profitierten wenig von der funktionellen Behandlung [11].

Die Osteotaxis mit dem Fixateur externe bei geschlossener Unterschenkelfraktur erfreut sich seit der Einführung raumsparender Montageformen (ventrale Klammermontage, Monofixateur) und leicht zu applizierender Modelle einer zunehmenden Beliebtheit [1, 5, 6, 7, 10, 12]:

De Bastiani und Mitarb. [2] berichteten über 91 geschlossene Unterschenkelfrakturen, die Ausheilungsrate betrug 91% bei einer mittleren Heilungszeit von 3,6 Monaten [2]. Im eigenen Krankengut betrug die Ausheilungsrate ohne Verfahrenswechsel 96,1%, siehe unten.

Ein direkter Vergleich dieser Zahlen mit den Ergebnissen der konservativen Behandlung ist jedoch wegen unterschiedlicher Kollektive nicht möglich.

Vorteile der externen Fixation bei geschlossener Unterschenkelfraktur sind (Tabelle 2):

Tabelle 2. Vorteile des Monofixateurs bei geschlossener Unterschenkelfraktur

* Physiologische Knochenbruchheilung (perkutane Stabilisierung)
* Geringes Risiko der postoperativen Osteitis
* Ungehinderte Beobachtung (Zugang) der Weichteile
* Atraumatisches und weichteilschonendes Verfahren
* Hohe Stabilität
* Geringer operativer Aufwand (apparativ, zeitlich)
* Postoperative Achskorrektur (bei versch. Modellen möglich)
* Frühfunktionelle Nachbehandlung
* Geringere Behinderung des Patienten als bei dreidimensionaler Montage
* Kostengünstiges Verfahren durch:
* Frühzeitige ambulante Behandlung
* Verkürzung der Dauer der Arbeitsunfähigkeit
* Ambulante Entfernung des Fixateurs ohne Anästhesie
* Dynamisierung (bei verschiedenen Modellen möglich)

Tabelle 3. Nachteile des Monofixateurs bei geschlossener Unterschenkelfraktur

* Pin-tract-Probleme
* Pflege der Schraubeneintrittstellen erforderlich
* Anästhesie zur Applikation des Fixateur externe notwendig
* Beeinträchtigter Komfort des Patienten
* Manchmal kosmetisch unbefriedigende Narbenbildung
* Erhöhtes Risiko der Markrauminfektion bei Verfahrenswechsel

Die Dynamisierung erfolgt in Abhängigkeit von der Morphologie der Fraktur:

Stabile Frakturen mit guter kortikaler Abstützung wie beispielsweise Querfrakturen werden nach Rückgang der Weichteilschwellung nach etwa 7–14 Tagen dynamisiert. Der Patient darf bis zur Schmerzgrenze belasten. Vollbelastung ist innerhalb weniger Wochen möglich.

Instabile Frakturen – z.B. Mehrfragment- oder Spiralfrakturen Trümmerfrakturen – werden in Abhängigkeit vom radiologischen Befund dynamisiert, also bei deutlich sichtbarer Kallusbildung. Dieses ist in der Regel nach etwa 4–6 Wochen der Fall. Die Belastung richtet sich nach dem knöchernen Durchbau.

Möglicherweise kann durch dynamisierbare Fixateur-Modelle die Zeitdauer für die knöcherne Konsolidierung verkürzt werden. Hierfür finden sich in der Literatur Hinweise [9]. Evtl. ist damit auch die Rate der Pseudarthrosen geringer.

Bei radiologischer Konsolidierung der Fraktur entfernen wir zunächst nur den Fixateur. Geht der Patient unter Vollbelastung des Beines einige Tage schmerzfrei, erfolgt die Schraubenentfernung, andernfalls wird der Fixateur wieder angebaut. Dieses ist auch bei einer eventuellen Refraktur unter Belastung möglich, eine Situation, die im eigenen Krankengut bisher nicht aufgetreten ist [3].

Nachteile der externen Fixation sind (Tabelle 3):

Dementsprechend ergeben sich folgende Indikationen (Tabelle 4):

Tabelle 4. Indikationen für den Monofixateur bei geschlossener Unterschenkelfraktur

* Absolut:	Manifestes Kompartment-Syndrom
* Empfehlenswert:	Polytrauma Ipsilaterale Oberschenkelfraktur Fraktur mit Weichteilschaden GII
* Relativ:	Versagen der konservativen Behandlung Dislozierte Fraktur Instabile Fraktur Kindliche Fraktur (v.a. Polytrauma, SHT)

Kontraindikationen sind (Tabelle 5):

Tabelle 5. Kontraindikationen für den Monofixateur bei geschlossener Unterschenkelfraktur

* Absolut:	Massive bakterielle Dermatitis
* Relativ:	Erhebliche Osteoporose Patient mit Gangstörungen (z.B. Hemiparese) Eingeschränkte Compliance

Einfache Gelenkfrakturen können durch eine Komplementär-Osteosynthese versorgt werden und stellen keine Kontraindikation dar.

Eigenes Krankengut

1984 wurde in unserer Klinik der De Bastiani-Fixateur eingeführt und löste den bis dahin angewendeten Hoffmann-Fixateur ab. Im Zeitraum 6/1984 bis 12/1990 wurden insgesamt 274 Unterschenkelfrakturen mit dem De Bastiani-Fixateur stabilisiert. 127 Frakturen (= 46,4%) waren geschlossen, davon

* 35 mit einem Weichteilschaden GI (= 27,6%),
* 82 mit einem Weichteilschaden GII (= 64,6%) und
* 10 mit einem Weichteilschaden GIII (= 7,8%).

52 Patienten (= 40,9%) waren polytraumatisiert, 9 (= 7,1%) mehrfachverletzt.

126 Frakturen heilten bei einer mittleren Verweildauer des Fixateurs von 19 Wochen. Dieser sicherlich etwas lange Zeitraum erklärt sich daraus, daß wir einerseits in der Anfangsphase sehr vorsichtig waren und Erfahrungen sammeln mußten, andererseits das für den Patienten komfortable Design des Fixateurs einen „Sicherheitszuschlag" erlaubte.

Lediglich einmal kam es zur Ausbildung einer Pseudarthrose (= 0,79%), welche mit einem dynamischen Verriegelungsnagel erfolgreich behandelt wurde.

4mal (= 3,1%) mußte wegen vorzeitiger Pinentfernung die Ausbehandlung der Fraktur im Gipsverband erfolgen, dabei lag 3mal eine Pin-tract-Infektion vor. 3mal (= 2,4%) erfolgte ein Pinwechsel wegen Pin-tract-Infektion. Insgesamt wurden also bei 6 Frakturen Pin-tract-Infekte (= 4,7%) beobachtet; diese Infektionen verliefen passager, eine persistierende Fistel ergab sich nicht.

In unserem Krankengut konnten also 96,1% der geschlossenen Unterschenkelfrakturen mit dem Gerät ohne Verfahrenswechsel ausbehandelt werden.

Zusammenfassung

Für die Behandlung des Unterschenkelschaftbruches gilt der Grundsatz: „So konservativ wie möglich, so operativ wie nötig." [6]. Dieses gilt erst recht für die geschlossene Unterschenkelfraktur, die in vielen Fällen konservativ oder funktionell mittels

Brace mit gutem Ergebnis behandelt werden kann. Die Indikation zur externen Stabilisierung mit dem Fixateur ist dementsprechend in den meisten Fällen nur relativ:

Das manifeste Kompartment-Syndrom ist unseres Erachtens die einzige absolute Fixateur-Indikation. In den übrigen Fällen ist die externe Fixation als Behandlungsalternative zu betrachten, z.B. beim Polytrauma, bei ipsilateraler Oberschenkelfraktur oder bei konservativ nicht retinierbarer Frakturform.

Die Literatur sowie die Erfahrungen im eigenen Krankengut zeigen, daß bei sorgfältiger Indikationsstellung sowie einwandfreier Technik die externe Fixation eine gute Behandlungsalternative ist:

Die externe Fixation ist ein leistungsfähiges Verfahren, welches keine temporäre, sondern eine definitive Maßnahme bis zur knöchernen Heilung darstellt [3, 4, 5]. Von den verschiedenen operativen Möglichkeiten bei geschlossener Unterschenkelfraktur kommt die dynamisch-axiale Fixation dem Prinzip des „primum nil nocere" am nächsten; sie erfüllt die Forderung, daß das iatrogene Trauma möglichst kleiner sein sollte als das akzidentelle, in fast idealer Weise [3].

Literatur

1. Andrianne Y, Burny F, Quintin J (1989) Closed fractures of the tibia. In: Coombs R, Green S, Sarmiento A (eds) External fixation and functional bracing. Orthotext London, pp 207–210
2 De Bastiani G, Aldegheri R, Renzi Brivio L (1984) The treatment of fractures with a dynamic axial fixator. J Bone Jt Surg 66-B:538–545
3. Brug E, Klein W, Winckler St (1991) Vorzüge des Fixateur externe. In: Wolter D, Zimmer W (Hrsg) Die Plattenosteosynthese und ihre Konkurrenzverfahren. Springer, Berlin Heidelberg New York, 5:140–143
4. Cebulla M, Konold P, Frederking K, Pannike A (1988) Die Stabilisierung der Unterschenkelbrüche mit dem Fixateur externe. Hefte Unfallheilkd 200:285–286
5. Fellinger M, Passler J (1988) Die Versorgung frischer Unterschenkelschaftfrakturen mittels Fixateur externe-Systemen – nur eine temporäre Osteosyntheseform oder ein vollwertiges Behandlungskonzept? Hefte Unfalheilkd 200:286–287
6. Gotzen L, Tscherne H, Haas N, Ennker J (1983) Bilanz der konservativen und operativen Knochenbruchbehandlung – Untere Extremität. Chirurg 54:234–240
7. Gotzen L, Schlenzka R (1988) Indikation und Technik des Fixateur externe bei der Unterschenkelfraktur. Hefte Unfallheilkd 200:271–272
8. Jahna H (1977) Die konservative Behandlung des frischen geschlossenen Unterschenkelschaftbruches. Behandlungsergebnisse von 1009 konservativ behandelten Fällen und Nachuntersuchungsergebnisse von 524 Fällen. Hefte Unfallheilkd 80:287–298
9. Kenwright J, Richardson JB, Cunningham JL, White SH, Goodship AE, Adams MA, Magnussen PA, Newman JH (1991) Axial movement and tibial fractures. J Bone Jt Surg 73-B:654–649
10. Meeuwis JD (1989) Tibial fractures. In: Coombs R, Green S, Sarmiento A (eds) External fixation and functional bracing. Orthotext London, pp 211–213
11. Older J (1989) Tibia and femur. In: Coombs R, Green S, Sarmiento A (eds) External fixation and functional bracing. Orthotext London, pp 35–40
12. Renzi Brivio L, Lavini F, de Bastiani G (1989) Closed fractures. In: Coombs R, Green S, Sarmiento A (eds) External fixation and functional bracing. Orthotext London, pp 215–220
13. Sarmiento A, Latta LL (1981) Closed functional treatment of fractures. Springer, Berlin Heidelberg New York

Der Fixateur externe zur Behandlung dislozierter Schaftfrakturen der unteren Extremitäten im Wachstumsalter – Basler Erfahrungen

L. v. Laer

Kinderchirurgische Klinik, Kinderspital, Römergasse 8, CH-4005 Basel, Schweiz

Seit 1988 haben wir am Kinderspital Basel 43 Frakturen der unteren Extremitäten im Wachstumsalter behandelt: 33 Frakturen des Oberschenkelschaftes, 9 Frakturen des Unterschenkelschaftes und 1 Fraktur der Tibia isoliert. Das Durchschnittsalter der Patienten bei Unfall betrug 8,5 Jahre (2/16), wobei 80% der Patienten im Alter unterhalb des 10., 20% jenseits des 10. Lebensjahres lagen.

Die Indikation zur Stabilisierung mit dem Fixateur externe wurde – unabhängig von zusätzlichen Verletzungen – bei jeder dislozierten Schaftfraktur gestellt, bei der zur primären Versorgung eine Narkose notwendig wurde.

Sämtliche Frakturen wurden mit dem Fixateur zu Ende behandelt, in keinem Fall kam es zu einer Pseudarthrose.

Es wurden – aus teils ökonomischen, teils medizinischen Gründen – anfänglich mehrere Systeme verwendet: Anfänglich die Doppelrohranordnung der AO (18 Patienten), anschließend die „tube to tube" Anordnung der AO [AO-Schweiz] (10 Patienten), gefolgt vom Orthofix [Orthofix, Verona] (6 Patienten) und seit Frühjahr diesen Jahres vom Monotube [Howmedica international] (9 Patienten).

Außer bei der „tube to tube" Anordnung wurden sämtliche Systeme dynamisiert. Die Doppelrohranordnung wurde anfänglich (die ersten 10 Patienten) erst zwischen der 4.–6. Woche dynamisiert. Anschließend wurden sämtliche Schrägfrakturen zwischen der 2.–3. Woche, die Querfrakturen innerhalb der ersten Tage (noch im stationären Aufenthalt) dynamisiert. Einen nachweislichen, d.h. sichtbaren und reproduzierbaren Dynamisierungsvorgang haben wir lediglich bei den Monotubes beobachten können.

Der Aufwand bei den 43 Patienten war grundsätzlich – noch – als zu aufwendig zu bezeichnen: Operationszeit von durchschnittlich 71 Minuten (20–180) mit einer Durchleuchtungszeit von 2,0 Minuten (0,4–6,8) bei einem stationären Aufenthalt (ohne Polytrauma) von 13,2 Tagen (4–33) und durchschnittlich 4,9 Röntgenkontrollen pro Patient (2–15). Sekundäre Narkosen zur Metallentfernung waren lediglich in 40% notwendig. Bei allen übrigen Patienten wurde die Metallentfernung entweder in Sedation oder ganz ohne jede Medikation durchgeführt.

Die Mobilisation des Patienten an Stöcken – soweit es vorhandene Nebenverletzungen erlauben – erfolgt ab 1. postoperativen Tag. Der Belastungsbeginn, bei liegendem Apparat, wird vom Patienten, abhängig von seinen Schmerzen spontan selbst festgelegt und lag bei unseren Patienten mit Oberschenkelfrakturen durchschnittlich 22 Tage nach Mobilisationsbeginn (5–35).

Die Kniebeweglichkeit war bei liegendem Fixateur anfänglich trotz großzügiger Faszienspaltung und intraoperativem Durchbewegen des Knies deutlich eingeschränkt und erschwerte zum Teil die rasche Mobilisation an Stöcken. Letztere könnte verbes-

Hefte zu der Unfallchirurg, Heft 232
K. E. Rehm (Hrsg.)

sert werden durch alternierende postoperative Lagerung in 90°–90° Stellung von Knie und Hüfte auf der Schiene für 4–5 Tage; wenn auch dadurch die Kniebeweglichkeit wohl verbessert, aber weiterhin eingeschränkt blieb. Nach Entfernung des Fixateur erreichten alle Patienten ihre freie Kniebeweglichkeit – ohne Physiotherapie – nach durchschnittlich 5,7 Wochen.

Als Beispiel für die Zeitdauer bis zur Konsolidation und die sich daraus ergebenden Probleme seien die Oberschenkelfrakturen herangezogen.

Als radiologische Definition der Konsolidation, d.h. des Erreichens der Bewegungsstabilität und damit des Zeitpunktes zur Fixateurentfernung gilt für uns, wenn der Frakturspalt in 2 radiologisch senkrecht aufeinanderstehenden Ebenen mindest im Bereich dreier Kortikales periostal nahezu kortikalisdicht überbrückt ist. Klinisch gilt die Fraktur als bewegungsstabil verheilt, wenn der Kallus völlig indolent geworden ist.

Der angegebene Zeitpunkt der Konsolidation ist angesichts der auch bei uns in 3–5 wöchentlich (altersabhängig) durchgeführten Röntgenkontrollen nicht als exakt zu bewerten, stellt aber bezüglich der Metallentfernung einen Richtwert dar. Durchschnittlich benötigten die Oberschenkelschaftfrakturen bis zur Konsolidation, d.h. bis zur Indikation zur Metallentfernung 53,1 Tage (34–150). Bezogen auf die Frakturart benötigten die Querfrakturen 58,5 Tage, die Schrägfrakturen 47,6 Tage bis zur Konsolidation. Bezogen auf die Systeme ergab sich ein deutlicher Unterschied zwischen dem AO-Doppelrohrsystem und den übrigen 3 angewandten Systemen (die sich diesbezüglich nicht gegeneinander unterschieden): AO-Doppelrohr 65,9 Tage, die übrigen 3 Systeme 49,6 Tage.

Insgesamt jedoch lagen diese Konsolidationszeiten weit jenseits der Zeiten bei der konservativen Behandlung, z.B. im Gips oder in der Extension. Wir konnten bei 76 Patienten mit Oberschenkelschaftfrakturen, die bei vergleichbarer Altersverteilung in den Jahren 1980–85 konservativ behandelt worden waren eine durchschnittliche Konsolidationszeit von 22,9 (11/45) Tagen bis zur Konsolidation eruieren; für Querfrakturen 28,5 Tage, für Schrägfrakturen 17,4 Tage.

Bei Konsolidation waren bei 6 Patienten mit status nach Oberschenkelschaftfrakturen noch Fehlstellungen vorhanden: Bei 3 Patienten noch ein varus von durchschnittlich 15°, bei weiteren 3 Patienten ein Außendrehfehler des distalen Fragmentes von ebenfalls 15°. Bei einem Patienten ist es nach Abnahme des Fixateur externe unter – nicht verordneter – physiotherapeutischer Behandlung zu einem Valgus von 15° gekommen.

Insgesamt mussten wir bei 12 Patienten Komplikationen beobachten:

2 Patienten erlitten eine Refraktur. Bei einem handelte es sich um einen 16jährigen Knaben, dem nach 150 Tagen Fixateur – externe – Behandlung, bei inadäquater Konsolidation der Fixateur am Oberschenkel entfernt wurde. 8 Tage später kam es ohne Trauma zur Refraktur, die dann mit einer Platte versorgt wurde. Ein weiterer, 7jähriger Patient erlitt ein adäquates Retrauma bei liegendem Fixateur. Es kam zur Dislokation des Systemes und der Oberschenkelfraktur. Diese wurde dann auf Wunsch der Mutter konservativ in der Extension behandelt.

3 Patienten erlitten nach Entfernung des Fixateurs am Oberschenkel Retraumata, die in 2 Fällen zur Kallusinfraktion führten. Bei diesen beiden Patienten wurde für 10 Tage ein Beckenringgips angelegt.

Bei 3 Patienten lagen technische Fehler vor: Aufgrund einer Schraubenlockerung einer „tube to tube" – Anordnung dislozierte bei einem 3jährigen Knaben die Oberschenkelfraktur vollständig und verheilte in grober Seit-zu-Seitverschiebung, die angesichts des Alters des Patienten belassen wurde. Bei einer 8jährigen Patientin lokkerte sich bei einem Orthofix eine der Schrauben. Dies führte zur Varusfehlstellung der Oberschenkelfraktur mit Verkürzung, die nachreponiert werden mußte. Bei einem letzten Patienten mit Ober- und Unterschenkelfraktur wurde ein Torsionsfehler im Unterschenkel belassen, der nachreponiert werden mußte.

Bei 4 Patienten kam es lokal zur Infektion: 3mal ossär (2mal am Oberschenkel, 1mal am Unterschenkel) mit Pinlockerung und radiologisch sichtbarer Osteolyse. In allen drei Fällen heilte der Infekt nach Entfernung des Pins ohne weitere Maßnahmen spontan ab.

In einem Fall kam es zur eitrigen Weichteilinfektion um den proximalen Pin, die unter Antibiose ausheilte.

Bei nahezu allen Patienten mit einem Fixateur am Oberschenkel kam es um die proximalen Schrauben zur vermehrten Sekretion im Sinne einer „Pinirritation", die – konsequente lokale Pflege vorausgesetzt – keine Infektion und auch keine Infektionsgefahr bedeutet. Am Unterschenkel spielte dies Problem des „pin-skin interface" keine nennenswerte Bedeutung.

Kosmetik und Akzeptanz: Sämtliche, durch den Fixateur bedingten Hautnarben waren 1 Jahr nach dem Unfall subjektiv und objektiv als kosmetisch befriedigend zu bezeichnen. Keiner der Patienten störte sich daran. Es wurden in keinem Falle Narbeneinziehungen gesehen.

Die Akzeptanz des Fixateurs und der damit verbundenen Pflege war von unterschiedlichen, teils gesellschaftlichen Faktoren abhängig und nicht in jedem Fall gewährleistet: von der Art und dem Aussehen des Fixateur (der bunte Monotube wird besser akzeptiert, als die AO-Anordnungen), von der familiären Situation (Pflege des Schraubenaustrittsstellen durch Vater, Mutter oder besser durch das Kind selbst wird in „harmonischen" Familienverhältnissen weitaus besser akzeptiert, als in „dysharmonischen" Familienverhältnissen) und nicht zuletzt von dem gesellschaftlichen Aspekt, daß der Fixateur externe dem Kind und der Familie medizinische Verantwortung zuweist. (Im allgemeinen wird die Verantwortung für den eigenen Körper und dessen Gesundheit lieber den Medizinern übertragen, als selbst übernommen).

Die Nachuntersuchungsergebnisse sind angesichts der kleinen Fallzahlen (28 Patienten mit Oberschenkelschaftfrakturen) nicht repräsentativ und angesichts der kurzen Nachuntersuchungszeit von im Schnitt 19 Monaten lediglich als vorläufig zu bezeichnen. Dabei waren sämtliche Patienten subjektiv und objektiv beschwerdefrei, inklusive des Gangbildes, der Funktion sämtlicher Gelenke der unteren Extremitäten und der Sportfähigkeit. 12 Patienten wiesen eine Beinlängendifferenz auf (10 Verlängerungen, 2 Verkürzungen).

Als Resümee kommen wir zu dem Schluß, daß der Fixateur externe – trotz, vor allem anfänglicher, Probleme – von den Ergebnissen, dem Aufwand und der Zumutbarkeit eine adäquate Methode zur Behandlung dislozierter Schaftfrakturen der unteren Extremitäten im Wachstumsalter darstellt. Technische Fehler können bei Kenntnis der technischen Voraussetzungen vermieden werden. Bei adäquater Pflege der Schraubenaustrittsstellen ist die Infektionsgefahr als gering einzuschätzen. Das verbleibende Problem der längeren Konsolidationszeiten, vor allem bei den Querfrakturen sollte durch Verbesserung der apparativen Systeme und der Schrauben (verbesserte axiale Instabilität = zuverlässigere Dynamisierung, Verbesserung des Schraubensitzes wie z.B. durch radial vorgespannte Schrauben [AO] etc.) beherrschbar werden. Die AO-Doppelrohranordnung ist unseres Erachtens zu rigide und läßt sich nicht – klinisch nachweislich – dynamisieren. Die „tube to tube"-Anordnung der AO ist ein zweifelsohne dynamischeres System, das sich sehr einfach montieren läßt. Der Abstand des Rohres zum Knochen ist jedoch relativ groß und bedingt eher eine fronto-sagittale anstatt einer axialen Instabilität. Des weiteren ist darauf zu achten, daß durch weiten Abstand der Schrauben innerhalb jedes Fragmentes das System nicht gleichzeitig rigide angeordnet und dadurch eine Konsolidationsverzögerung provoziert wird.

Zweifelsohne läßt sich durch Verbesserung der Techniken und der Systeme auch der Aufwand auf ein vertretbareres Maß senken, was uns schon zum Teil im Rahmen der 9 mit dem Monotube behandelten Patienten gelungen ist. Bei diesen lag durchschnittlich die Operationsdauer bei 39 Minuten, die Durchleuchtungszeit bei 1 Minute, der stationäre Aufenthalt betrug noch 9 Tage, die Anzahl der Röntgenkontrollen 3. Sekundäre Anästhesien zur Metallentfernung wurden nur noch in einem Drittel der Fälle vorgenommen.

Durch den Fixateur externe wird, gegenüber der konservativen Behandlung, der stationäre Aufenthalt erheblich gesenkt und eine kindgerechte rasche Mobilität des Patienten erreicht. Dies wiegt – auch in den Augen der Patienten – die etwas längere Liegezeit des Fixateurs, v.a. bei den Oberschenkelquerfrakturen, auf. Die Akzeptanz von Eltern und Patienten läßt sich durch eine frühzeitige und eingehende Information zumeist gut herstellen.

Externe Stabilisierung kindlicher Schaftfrakturen an der unteren Extremität – Marburger Erfahrung

L. Gotzen

Klinik für Unfallchirurgie der Philipps-Universität , Baldingerstraße, D-35043 Marburg, Bundesrepublik Deutschland

Bei Schaftfrakturen von Ober- und Unterschenkel im Wachstumsalter ist nach wie vor die vorherrschende Meinung im Schrifttum, daß die konservative Behandlung die Therapie der Wahl darstellt.

Allgemein akzeptierte Indikationen zum operativen Vorgehen sind Frakturen mit schwerem Weichteilschaden und beim Polytrauma sowie konservativ nicht reponierbare und retinierbare Frakturen. Während für Frakturen im Kleinkindesalter ohne zwingende lokale oder allgemeine Indikation zur Osteosynthese nach wie vor die

Hefte zu der Unfallchirurg, Heft 232
K. E. Rehm (Hrsg.)

Aussage zutrifft, daß sie eine Domäne der konservativen Therapie darstellen, so ist beim Schulalter eindeutig ein Trend zur osteosynthetischen Versorgung festzustellen, vor allem was die Femurschaftfrakturen betrifft. Dieser Trend hat aber auch die Unterschenkelschaftfrakturen erfaßt. Für das Kind und den Jugendlichen wird, wie dies bei dem Erwachsenen selbstverständlich ist, die Forderung erhoben, daß die Behandlung ihrer Ober- und Unterschenkelschaftfraktur unter den Aspekten der Effizienz und Effektivität zu erfolgen hat und daher möglichst eine definitive Primärversorgung beinhalten soll.

Es ist nicht nur ein Wandel in der Indikationsstellung zu verzeichnen, sondern auch beim Osteosyntheseverfahren. Obwohl sich die Plattenosteosynthese als leistungsfähig und komplikationsarm erwiesen hat, gewinnt die externe Stabilisierung zunehmend an Bedeutung. Die gedeckte externe Fixation kommt in hohem Maße dem Interesse des kindlichen Patienten und mit ihm seiner Eltern entgegen mit einem Minimum an Zeit und medizinischem Aufwand ein Optimum an Endergebnis zu bekommen und dies ohne größere körperliche und psychische Belastung.

Femurschaftfrakturen

Unser Therapiekonzept für die Femurschaftfrakturen beim Heranwachsenden stellt sich wie folgt dar:

Frakturen mit dringlicher OP-Indikation (Weichteilschaden; Polytrauma; Retentionsprobleme; z.B. subtrochantäre Frakturen)	Fixateur externe/Platte
Frakturen ohne dringliche OP-Indikation	
unter 5 Jahre	kons. Behandlung
über 5 Jahre	Fixateur externe
über 12 Jahre	Fixateur externe/Platte

Beim Kleinkind stellt die konservative Behandlung, wenn sie korrekt durchgeführt wird, in der Regel eine definitive Primärversorgung dar. Wenn die Kinder älter als 5 Jahre sind, führen wir über die dringlichen Indikationen hinausgehend eine operative Versorgung durch. Diese Altersgrenze mag etwas willkürlich gewählt sein. Sie läßt sich aber damit begründen, daß der Extensionsbehandlung bezüglich Effizienz und Effektivität Grenzen gesetzt sind, da mit zunehmendem Alter die Heilungs- und Korrekturpotenz abnimmt, sich die bei der konservativen Behandlung notwendigen Immobilitationszeiten deutlich verlängern und die Komplikationsrate insgesamt ansteigt. Auch psychosoziale Aspekte sind Mitbestimmung für die erweiterte Indikationsstellung zur operativen Versorgung.

Obwohl auch wir die Plattenosteosynthese als ein leistungsfähiges und komplikationsarmes Therapieverfahren bestätigen können, bevorzugen wir die externe Stabilisierung. Die Vorteile sehen wir vor allem darin, daß sie als gedecktes Verfahren nur eine geringe operationsbedingte Traumatisierung verursacht, eine frühzeitige Vollbelastung erlaubt und die Entfernung des Fixateurs ambulant vorgenommen werden kann.

Die gedeckte externe Stabilisierung am Oberschenkel ist nicht so einfach, wie dies den ersten Anschein hat. Nach unseren bisherigen Erfahrungen kommen wir zu folgenden Empfehlungen:

- Operation sofort, bzw. frühzeitig
- Seitlagerung mit Plazierung des verletzten Beines auf einem speziellen Lagerungskissen zur Erleichterung der Durchleuchtungs- und Repositionsmanöver
- Bleiabdeckung der Beckenregion
- Anatomische Reposition zur Vermeidung von Rotationsfehlern und eines lang andauernden Remodelings.

Auch bei der externen Fixation der kindlichen Femurschaftfrakturen sind zur Sicherstellung der Stabilität die Gesetzmäßigkeiten der Biomechanik zu berücksichtigen, d.h. frakturnahe Plazierung der zentralen Schrauben und frakturferne Plazierung der peripheren Schrauben. Bei kleinen Kindern genügt es, wenn die frakturnahen Schrauben eine Durchmesser von 4 mm haben. Bei subtrochantären Frakturen kann es erforderlich sein, die proximalste Schraube intertrochantär zwischen der Apophyse und dem Trochanter major und minor zu applizieren.

Die Anlage des Fixateurs wird von uns in Seitlagerung vorgenommen unter sorgfältigem Strahlenschutz der Beckenregion. Das verletzte Bein ist frei beweglich abgedeckt und auf einem speziellen Lagerungskissen plaziert. Dies erleichtert erheblich die Durchleuchtungs- und Repositionsmanöver. Die Frakturen sollten möglichst anatomisch reponiert werden, zum einen zur Sicherstellung der korrekten Rotationsstellung, zum anderen zur Vermeidung eines stärkeren Längenwachstums durch überschüssige Kallusbildung und langes Remodeling. Eine prophylaktische Verkürzung durch Overriding der Fragmentenden ist sie nicht geeignet, Beinlängendifferenzen zu verhindern.

Vor Ausleitung der Narkose ist das Bein in Knie- und Hüftgelenk mehrmals maximal durchzubewegen, um Kulissenverschiebungen von Traktus und Muskulatur gegen die Schrauben zu bahnen. Zur Vermeidung von Schraubenkanalinfektionen sind die Hautinzisionen so zu korrigieren, daß die Schanz'schen Schrauben spannungsfrei die Haut perforieren.

Weiterhin hat es sich als notwendig erwiesen, daß die Kinder noch während des stationären Aufenthaltes eine intensive Gangschulung erfahren, um ihnen die Angst vor der Mobilisation und Belastung zu nehmen. Es ist kein Nachteil, wenn die Kinder mit liegendem Fixateur nicht die volle Kniebewegung erreichen. Diese stellt sich rasch nach Fixateurabnahme ein. Als Konsequenz aus zwei Refrakturen, die sich nach Fixateurabnahme bei distalen Querfrakturen einstellten, sind wir dazu übergegangen, bei Querfrakturen im mittleren und distalen Schaftdrittel für die ersten 4 Wochen eine dynamische Fixation vorzunehmen, um die Kallusbildung anzuregen und dann die Fraktur unter statische Kompression zu setzen.

Bei der Entfernung des Fixateurs empfiehlt es sich, zunächst nur die Trägerstange abzunehmen und die Kinder etwa 10–15 Minuten umhergehen zu lassen. Wenn dies ohne Beschwerden toleriert wird, werden die Schrauben herausgedreht.

Unterschenkelschaftfrakturen

Bei den Unterschenkelschaftfrakturen gehen wir nach folgendem Behandlungskonzept vor:

Stabile, nicht in Narkose repositionsbedürftige Frakturen	Oberschenkelstützverband
Frakturen mit Weichteilschaden	Fixateur externe
Frakturen ohne Weichteiltraumatiesierung, die in Narkose repositionsbedürftig sind oder wegen Instabilität einer Extension bedürfen	Fixateur externe

Der kindliche Unterschenkelschaftbruch ist auch in der eigenen Klinik eine Domäne der konservativen Behandlung.

Dies ergibt sich daraus, daß häufig subperiostale unverschobene Frakturen oder wegen intakter Fibula sowie aufgrund der Frakturform, z.B. Quer- oder kurze Schrägbrüche stabile Brüche vorliegen, die keiner Reposition in Narkose oder Extension bedürfen und sofort im Oberschenkelgipsverband therapiert werden können.

Eine der häufigsten dringlichen Indikationen zur operativen Versorgung sind Frakturen mit Weichteilschaden. Die Frakturstabilisierung erfolgt ausnahmslos mit dem Fixateur externe in der monolateralen ventralen Montageform.

Unter dem Aspekt der Effizienz- und Effektivitätssteigerung sind wir dazu übergegangen, bei Frakturen ohne dringliche Operationsindikation, die einer Reposition in Narkose bedürfen oder bei denen eine Extensionsbehandlung erforderlich ist, ebenfalls primär eine Fixateur externe-Stabilisierung vorzunehmen. Der Sinn dieses Vorgehens besteht darin, die notwendige Narkose für eine definitive Behandlung zu nutzen. Bei jüngeren Kindern genügen 4 mm-Schanz'sche-Schrauben, so daß der Knochen nur gering traumatisiert wird. Meist können die Kinder direkt postoperativ voll belasten. Heilungsstörungen und Refrakturen nach Fixateurabnahme wurden bisher nicht beobachtet.

Abschließender Kommentar

Die Schaftfrakturen an der unteren Extremität im Wachstumsalter fordern eine differenzierte Indikationstellung in der Therapiewahl. Der Trend zur osteosynthetischen Versorgung auch von Frakturen ohne dringliche Operationsindikation erfolgt unter dem Aspekt der Effizienz- und Effektivitätssteigerung des gesamten Behandlungsmanagements. Die Therapie muß so ausgerichtet sein, daß sie eine definitive Primärversorgung darstellt, wozu die Osteosynthese speziell bei den älteren Kindern unerläßlich ist. Die geschlossene Frakturreposition und perkutane externe Stabilisierung ist für das Kindesalter ein schonendes und gering traumatisierendes Behandlungsverfahren, das zudem die Vorteile der frühzeitigen Vollbelastung und ambulanten Entfernung des Osteosynthesematerials bietet.

Fixateur externe – Teil 2

L. Gotzen, Marburg

Klinische Erfahrungen mit der externen Kallusdistraktion am traumatisierten Ober- und Unterschenkel

Augsburger Erfahrungen mit der externen Kallusdistraktion am traumatisierten Ober- und Unterschenkel

R. Brutscher und A. Rüter

Klinik für Unfall- und Wiederherstellungschirurgie, Zentralklinikum, Stenglinstraße, D-86156 Augsburg, Bundesrepublik Deutschland

Die Behandlung von großen Knochendefekten an langen Röhrenknochen ist nach der Primärversorgung eines Unfallverletzten und nach Sanierung der Weichteile eine Domäne der Segmentverschiebung nach Ilisarow geworden. Bei der Erstversorgung erfolgt häufig die Anlage eines Fixateur externe, wobei bereits zu diesem Zeitpunkt die geplante Segmentverschiebung konzipiert werden muß. In der Klinik für Unfall- und Wiederherstellungschirurgie des Zentralklinikums Augsburg wird die Segmentverschiebung mit dem Fixateur externe der AO und einem entwickelten Seilzugsystem durchgeführt.

Methodik

Bei blanden Weichteilverhältnissen wird über dem Knochendefekt der Weichteilmantel eröffnet, der Knochen inspiziert und bis auf gesunden normal durchbluteten Knochen reseziert. Gleichzeitig wird ein Zugmechanismus, der aus zwei 1,8 mm starken Zugdrähten besteht, eingebracht und an dem zu verschiebenden Segment mit zwei Kleinfragmentschrauben befestigt. Am gegenüberliegenden Defektende werden zwei Großfragmentschrauben mit Loch fixiert, durch welche die Zugdrähte hindurchgezogen und transkutan auf ein Ratschen-System aufgewickelt werden, welches am Fixateur externe angelegt ist. Vorteil dieses Systems besteht darin, daß die Austrittsstellen der Drähte immer an der selben Stelle sind und dadurch das Durchschneiden von Zugsystemen durch die Weichteile nicht erforderlich wird. Die Kortikotomie oder Osteotomie wird mit einem speziellen Meißel (Zementspaltmeißel) durchgeführt. Die Segmentverschiebung beginnt am 5. postoperativen Tag durch tägliches Anziehen der Drähte um 1 mm auf der Zugratsche. Nachdem die ehemalige Defektstrecke überwunden ist, wird das ankommende Segment von den zwischen den

Hefte zu der Unfallchirurg, Heft 232
K. E. Rehm (Hrsg.)

Knochen liegenden Weichteilen befreit und gleichzeitig eine autologe Spongiosaplastik und evtl. eine kurze Plattenosteosynthese zwischen dem Segment und dem distalen Knochen angelegt. Bei schlechter Weichteilsituation, welche die Öffnung der Defekthöhle verbietet, kann die Segmentverschiebung auch auf einem unilateralen Fixateur mit zwei Schanz'schen Schrauben sowie der Spannbacke aus dem AO-Fixateur externe durchgeführt werden. Dabei erfolgt eine ganz proximale und ganz distale Fixation des Röhrenknochens über ein unilaterales Fixateursystem. In das zu verschiebende Segment werden über das ventral liegende Rohr zwei Schanz'sche Schrauben eingebracht, diese mit einem kurzen Rohr gegeneinander verbunden. Danach erfolgt die Kortikotomie und die Segmentverschiebung mit der Spannbacke über das lange AO-Rohr. Bei Erreichen des distalen Knochens wird ebenfalls eine autologe Spongiosaplastik angebracht und die beiden Schanz'schen Schrauben auf dem Rohr des Fixateurs arretiert.

Ergebnisse

Zwischenzeitlich wurden 21 Segmentverschiebungen am Ober- und Unterschenkel erfolgreich behandelt. Es kam in jedem Falle zur Ausheilung des Knochendefektes. In der Anfangsphase mußte wegen Unterdimensionierung des Zugdrahtes nach Drahtbruch 5mal der Zugdraht gewechselt werden. Bel der Segmentverschiebung mit Schanz'schen Schrauben mußte häufiger eine Weichteilinzision erfolgen, um das problemlose Gleiten des Segments zu gewährleisten. In einem Fall kam es an der Adaptationsstelle zwischen Knochensegment und distalen Röhrenknochen zu einer Refraktur und zum Infekt, wodurch eine erneute operative Maßnahme erforderlich wurde. In allen Fällen gelang es, den ausgedehnten Knochendefekt von mehr als 3 cm durch die Segmentverschiebung erfolgreich zu therapieren.

Klinische Erfahrungen mit der externen Kallusdistraktion am traumatisierten Ober- und Unterschenkel – Hamburger Erfahrungen

H. R. Kortmann und H. G. K. Schmidt

Abteilung für Unfall- und Wiederherstellungschirurgie, Berufsgenossenschaftliches Unfallkrankenhaus, Bergedorferstr. 10, D-21033 Hamburg, Bundesrepublik Deutschland

Von Mai 1990 bis März 1992 wurden am Berufsgenossenschaftlichen Unfallkrankenhaus Hamburg 79 Patienten an Ober- und Unterschenkel, weiterhin 20 Frakturen der Fußwurzel mit der transossären Osteosynthese nach Ilisarow behandelt.

Hefte zu der Unfallchirurg, Heft 232
K. E. Rehm (Hrsg.)

Indikation

50 Frakturversorgungen betrafen 7mal den Ober- bzw. 23mal den Unterschenkel und 20mal die Fußwurzel. Bei der Frakturversorgung von Femur und Tibia handelte es sich entweder um offene Frakturen oder es lagen begleitende schwere Weichteilschäden mit z.T. infizierten Hautveränderungen vor. Die Fußwurzelfrakturen betrafen 16mal den Kalkaneus, Schwellungszustände z.T. in Begleitung mit Blasenbildung hatten alternativ nur konservative Behandlungsmaßnahmen erlaubt.

Bei 9 Patienten lagen aseptische Pseudarthrosen des Unterschenkels vor, die den Tibiakopf (n = 3), den Tibiaschaft (n = 4) und die distale Tibiametaphyse (n = 2) betrafen. Bei weiteren 9 Patienten (3 OS, 6 US) wurde die Kallusdistraktion wegen posttraumatischer Verkürzungen, meist in Kombination mit Fehlstellungen durchgeführt.

31mal (7 OS, 24 US) erfolgte die Anlage eines Ilisarow-Fixateurs im Rahmen der Therapie einer chronischen Osteitis unterschiedlicher Pathologien: Infekt/Defektpseudarthrosen (n = 9), Infektpseudarthrosen (n = 7), Defektosteitis (n = 11), Osteitis mit Fehlstellung bzw. Instabilität (n = 4).

Operationstechnik

Für die Montage des Ringfixateurs am Oberschenkel wird der Patient mit Stamm und Unterschenkel auf Polsterkissen gelagert, der Oberschenkel bleibt zirkulär zugängig Bei Versorgungen des Unterschenkels wird dieser durch Unterpolsterung von Oberschenkel und Ferse mittels Keilkissen frei gelagert. Bei Femurfrakturen kann der Extensionstisch Vorteile bieten.

Die Frakturversorgung der langen Röhrenknochen beinhaltet, wenn möglich, die Anlage von je 2 Ringsystemen proximal und distal der Fraktur sowie die Korrektur einzelner Fragmente mit Kugeldrähten. Die Montage bei Fersenbeinfrakturen kann meist gelenkfrei gewählt werden unter Anlage je eines Ringsystems am Tuber- bzw. Proc. anterior-Hauptfragment, die endgültige Aufrichtung erfolgt über eine zusätzlich Montage, die das größte subtalare Hauptfragment erfaßt. Bei Korrektureingriffen gelten im wesentlichen die gleichen Stabilitätsanforderungen wie bei der Frakturbehandlung, die Kortikotomie sollte möglichst so erfolgen, daß die Markraumgefäße unverletzt bleiben. Der Segmenttransport bei Infekt/Defektsituationen im Rahmen der Osteitisbehandlung kann sowohl über ein Ringsystem als mit Kugeldrähten erfolgen.

Nachbehandlung

Neben der Fixateurpflege steht die frühzeitige krankengymnastische Übungsbehandlung der angrenzenden Gelenke sowie die frühe Belastungsaufnahme der operativ versorgten Extremität im Vordergrund. Die Distraktionsgeschwindigkeit bei Verlängerungen bzw. Segmenttransporten sollte 1 mm/Tag, verteilt auf 4 Schritte pro Tag, nicht überschreiten.

Gefahren und Komplikationen

Das Risiko der Verletzungen von Nerven- bzw. Gefäßstrukturen ist deutlich höher als bei Anlage von Monofixateuren. Die intraoperative Hautmarkierung dieser Strukturen kann derartige Komplikationen vermeiden helfen. Wir selbst mußten bei 2 von 17 Oberschenkelversorgungen je einmal die Verletzung der A. fem. superficialis bzw. der A. profunda femoris beobachten, die entsprechend einer operativen Revision bedurften. Am proximalen Oberschenkel verwenden wir u.a. deshalb heute Schanz-Schrauben. Zwei passagere Nervenschäden traten bei zu hoher Distraktionsgeschwindigkeit in der postoperativen Phase bzw. zu großem intraoperativem Korrekturausgleich auf. Anfangs häufiger beobachtete Pin-Infektionen sind u.a. auf eine intraoperativ unzureichende Drahtspannung zurückzuführen. Weiterhin muß die Haut im Bereich der Pin-Ein- und Austrittstellen spannungsfrei sein, ggf. inzidiert werden. Bohrlochsequester resultieren aus zu hohen Temperaturen beim Bohrvorgang und verweisen auf die Bedeutung eines fraktionierten Bohrvorgangs und die erforderliche intraoperative Kühlung.

Alternative Methoden

Bei der Frakturversorgung an Ober- und Unterschenkel hatten aufgrund der Weichteilverhältnisse nur andere externe Fixationssysteme alternativ angewandt werden können. Zentraler Kraftfluß, frühe Belastbarkeit sowie die Möglichkeit der sekundären Stellungs- und Längenkorrekturen sind jedoch Vorteile des Ringfixateur-Systems, die wir insbesondere bei der Behandlung offener Unterschenkelfrakturen nutzen. Bei der Versorgung von Oberschenkelfrakturen sollte aufgrund der beobachteten Komplikationen die Indikation streng gestellt werden. Erste Ergebnisse der Behandlung von Kalkaneusfrakturen scheinen günstiger als bei konservativer Behandlung, die in den versorgten Fällen als einzig alternativ anzusehen war. Defektaufbauten durch Kallusdistraktion sind nach unseren ersten Erfahrungen einem Aufbau mit autologer Spongiosa – wie früher durchgeführt – überlegen.

Literatur

1. Ilisarov GA (1992) Transosseous osteosynthesis. Springer, Berlin Heidelberg New York Tokyo
2. Kortmann HR, Wolter D, Bisgwa F, Meffert R (1992) Die Frakturbehandlung des Kalkaneus und des Mittelfußes mittels geschlossener Reposition und Fixation im Ilisarow-Fixateur. Unfallchirurg 95
3. Schmidt HGK, Wittek F, Fink B, Buck-Gramcko U (1992) Die Behandlung der chronischen Osteitis am Unterschenkel. Unfallchirurg 95

Heidelberger Erfahrungen mit der Kallusdistraktion am traumatisierten Ober- und Unterschenkel

J. Pfeil

Orthopädische Universitätsklinik, Schlierbacher Landstr. 200 a, D-69118 Heidelberg, Bundesrepublik Deutschland

Ausgehend von den Erfahrungen bei der der Behandlung von Patienten mit distrahierenden Verfahren wurde eine Checkliste erarbeitet, die in Anlage beigelegt ist. In der Zeit von 1/86–2/92 wurden 180 Kallusdistraktionen durchgeführt (nur abgeschlossene Fälle) davon 42 Fälle bei posttraumatischen Zuständen. Zum überwiegenden Anteil wurden Beinverlängerungen mit oder ohne simultane Achskorrektur durchgeführt. Bei posttraumatischen Deformitäten/Pseudarthrosen wird immer angestrebt in einer einzigen Behandlung eine Gesamtwiederherstellung, d.h. die Knochenkontinuität, das Achsalignement und die korrekte Beinlänge zu erzielen.

Das von Garil Ilisarov entwickelte Prinzip der Kallusdistraktion stellt heute die Methode der Wahl der Beinverlängerung dar. Nach der unter möglichst geringer Traumatisierung insbesonders des Periostes durchgeführten Knochendurchtrennung wird in einem Zeitraum von 7–10 Tagen zunächst die Kallusbildung abgewartet. Erst nachfolgend erfolgt die Distraktion von ca. 1 mm pro Tag verteilt auf 4 Einzelschritte. Dieses Verfahren ist unabhängig vom verwandten Fixateursystem (Ring oder unilateraler Fixateur) anwendbar. Gegenüber der früherer üblichen Methode nach Wagner bei der die Distraktion nur auf den Längengewinn abzielte und anschließend eine Verplattung mit Spongiosaplastik erfolgte ist die Kallusdistraktion weniger komplikationsträchtig und kürzere Gesamtbehandlungszeiten können hierbei erzielt werden. Durch entsprechend asymmetrische Distraktion und weiteren Modifikationen können gleichzeitig Achsfehlstellungen korrigiert sowie Pseudarthrosen saniert werden. Zunächst waren diese komplexe Behandlungen nur mit den weitaus am schwierigsten handzuhabenden Ringfixateuren möglich. Durch Weiterentwicklung unilateraler Systeme (Heidelberg External Fixation System – Pfeil 1990) können nun auch komplexe Behandlungen einfacher in unilateraler Technik durchgeführt werden. Gerade bei der Deformitätenkorrektur zeigt sich die Vielfalt der neuen Behandlungsoptionen durch die Kallusdistraktion. Hierbei ist eine exakte präoperative Planung mit Festlegung der Fehlstellungslokalisation, Drehpunkt und Ausmaß der Deformität/Deformitäten unerläßlich.

Bei der Entwicklung des unilateralen Heidelberger Modulsystems wurden folgende Faktoren berücksichtigt:

- geringe Operationsbelastung
- universelle Anwendbarkeit
- kontinuierliche Distraktionsmöglichkeit
- Belastbarkeit während der Behandlung
- Möglichkeit der kontinuierlichen Achskorrektur
- Dynamisierbarkeit

Hefte zu der Unfallchirurg, Heft 232
K. E. Rehm (Hrsg.)

Um die genannten Anforderungen mit einem einzigen System verwirklichen zu können, wurde das Konzept eines unilateralen Modulsystems entwickelt. Bisherige Nachteile der unilateralen Fixation wurden durch die Dimensionierung des Fixateurs sowie durch die Variabilität der Modulbauweise ausgeglichen. In Abhängigkeit von der anatomischen Situation und der speziellen Indikationsstellung wird der Fixateur für die jeweilige Behandlung prä- oder intraoperativ zusammengesetzt. Hierbei sind alle Teile miteinander kombinierbar. Der Fixateur selbst dient intraoperativ als Schablone, was die operative Umsetzung erleichtert und Fehler vermeiden hilft.

Monofokale Verlängerungen können sowohl am Oberschenkel als auch am Unterschenkel durchgeführt werden. Hierbei sind viele Variationsmöglichkeiten gegeben. So kann zur Erhöhung der Stabilität mittels der zentralen Knochenschraubenfixationseinheit eine zusätzliche Schraube asymmetrisch eingebracht werden. Müssen zusätzlich Achsdeviationen korrigiert werden, ist dies unter Zuhilfenahme des Angulators, welcher eine kontinuierliche Achskorrektur erlaubt, möglich. Rotationskorrekturen sind in der unilateralen Technik nur zum Zeitpunkt der Knochendurchtrennung möglich, da es ansonsten zu Translationsverschiebungen kommen würde. Bei der Unterschenkelverlängerung wird durch Verwendung einer Hohlschraube die Transfixation zwischen Fibula und Tibia mittels eines durch die Hohlschraube geführten 2,2 mm dicken Kirscherdrahtes erreicht. Dies ermöglicht die Entfernung der Transfixation in einfacher Weise bei der Fixateurabnahme.

Bifokale Verlängerungen werden immer unter Zuhilfenahme des Zentralkörpers Standard, an dessen Ende jeweils auf beiden Seiten ein Teleskop ausfahrbar ist, und unter Zuhilfenahme der zentralen Knochenschraubenfixationseinheit durchgeführt. Somit kann das proximale und distale sowie das mittlere Knochenfragment mit genügender Stabilität gefaßt werden.

Zur Pseudarthrosenbehandlung bietet des Heidelberg External Fixation System eine Vielzahl von Behandlungsoptionen. Bei hypertrophen Pseudarthrosen mit Fehlstellungen kann mittels des blockierbaren Scharniergelenkes oder des Angulators eine asymmetrische Distraktion der Pseudarthrose durchgeführt werden, so daß eine gleichzeitige Achskorrektur erfolgt. Bei atrophen Pseudarthrosen sowie bei Defektpseudarthrosen kann mittels einer Verschiebeosteotomie diese zur Ausheilung gebracht werden. Hierzu wird eine Knochenfragment intern verschoben durch Ausfahren eines mit simultanem Einfahren des korrespondierenden Teleskopes des Zentralkörpers Standard. Durch Umsetzen der zentralen Knochenschraubenfixationseinheit können Defektstrecken bis zu 9 cm überbrückt werden.

Bezüglich der Achskorrektur sind mit dem Heidelberg External Fixation System viele Behandlungsmöglichkeiten gegeben. Eindimensionale Korrekturen können beispielsweise aufklappend (unilaterale Distraktion) mittels des blockierbaren Scharniergelenkes bewirkt werden. Fehlstellungen in allen Richtungen können unabhängig von der Fixateuranlage durch den Angulator ausgeglichen werden. Hierbei müssen bei Fehlstellungen, die in der Frontalebene liegen, allfällige Längenveränderungen, die hierbei auftreten, durch entsprechende Korrektur am Teleskop ausgeglichen werden.

Um weitere Behandlungsoptionen zu realisieren, wurde die Möglichkeit geschaffen, in einer Klemmbacke (Adaptationsmodul) Ringfixateure zu befestigen, so daß beispielsweise bei Unterschenkelverlängerungen simultane Fußkorrekturen mittels

Ringfixateur vorgenommen werden oder bei simultaner Verlängerung und/oder Achskorrektur am Ober- und Unterschenkel die Möglichkeit der Kniegelenkstransfixation gegeben ist.

Heidelberger Checkliste für Patienten mit Beinverlängerungen / Extremitätenrekonstruktionen

Anamnese	
Ursache der Beinlängendifferenz/Achsdeviation	Alte Röntgenbilder; Genaue Altersangaben
Entwicklung der Deformität während des Wachstums	Alte Fremddokmnentationen
bisherige operative Therapien	Alte Röntgenbilder
bisheriger konservativer Ausgleich	
Befragen über Konstanz des Tragens des Ausgleiches	Auskunft über subjektiv optimalen Ausgleich
Mobilität der Lendenwirbelsäule	Ausgleichbarkeit einer Lumbalskoliose
Ermitteln der Differenz durch Brettchenunterlage	bei Spitzfuß asymmetrische Unterlage
	bei Kniebeugekontraktur Untersuchung
	mit gegenseitig entsprechend gebeugten Knie
Quantifizierung der Achsdeviation	
Analyse der Patellaposition	
Differenzierung anatomische/funktionelle Differenz	
Beurteilung der Gelenkstabilität Knie/Sprunggelenk	
Analyse von Fußdeformitäten	Beurteilung der Rigidität
Neutral-0-Methode Hüfte /Knie/ Sprunggelenk	exakte Dokumentation
Quantifizierung der Muskelkraft und Tonus	Seitvergleich durch Umfangsmessung
Beckenübersicht mit ausgleichender Brettchenunterlage	siehe klinische Untersuchung
beide Beine ap im Stehen Kniescheiben exakt nach vorne	(Markierung)
interessierender Extremitätenabschnitt in 2 Ebenen	Angabe mit angrenzenden Gelenken
linke Hand ap bei Kindern	
Differenz im Oberschenkel/Unterschenkel/Fuß	Achsaufnahmen
Lokalisation und Quantifizierung der Achsdeviationen	Achsaufnahmen;interessierender Extremitätenabschnitt
Ermitteln der Gesamtdifferenz	Beckenübersicht
Abschätzen der Einstellung der Lendenwirbelsäule	Beckenübersicht
Skelettalterbestimmung	Handaufnahme/Atlas Greulich und Pyle
Schwarzweiß und Dia	Patient vorne+ hinten+ seitlich mit Ausgleich
Behandlungsdauer	ca. 1 Monat pro verlängertem cm
Kontrakturentwicklung	tägliche Krankengymnastik Orthesen
Schmerzen	unterschiedlich bis Medikamentennotwendigkeit
Infektionen	oberflächige immer selten tiefe
Pseudarthrosen; Gelenkschaden; Nervenschaden	
Achsfehler; Gefäßverletzungen	
Narbenbildung	Möglichkeit sekundärer Korrekturen
Frakturen am Behandlungsende	interne Osteosynthese
Notwendigkeit von Zweiteingriffen/Abbruch der Therapie	bei unterschiedlichen Komplikationen
Kontakt zu anderen Patienten	vor Indikationsstellung
Dynasplintverordnung für Oberschenkelbebandlungen	bei Indikationsstellung
redressierende Sandale bei Unterschenkelbehandlungen	bei stationärer Aufnahme

Homburger Erfahrungen

G. Giebel, Homburg

(Manuskript nicht eingegangen)

Klinische Erfahrungen mit der externen Kallusdistraktion am traumatisierten Ober- und Unterschenkel – Steglitzer Erfahrungen

C. Voigt

Abteilung für Unfall- und Wiederherstellungschirurgie im Klinikum Steglitz der Freien Universität, Hindenburgdamm 30, D-12203 Berlin, Bundesrepublik Deutschland

Einleitung

Bei Knochendefekten über 3 cm Länge oder posttraumatischen Beinverkürzungen wird die Kallusdistraktionsosteogenese im Klinikum Steglitz der Freien Universität Berlin routinemäßig eingesetzt. Diese Defekte entstehen primär durch Knochenverlust bei offenen Frakturen, sekundär nach Resektion von infizierten Knochenanteilen, vorwiegend ebenfalls als Folge offener Fraktur oder Infekt nach Osteosynthese.

So positiv dieses Verfahren im Einzelfall ist – wird doch wieder tragfähiger Knochen aufgebaut, der in aller Regel infektfrei ist so problematisch und komplikationsgefährdet kann seinc Anwendung sein. Es sollen deshalb kurz unsere Schwierigkeiten dargestellt sowie deren Lösung anhand der Entwicklung zum jetzigen Vorgehen präsentiert werden.

Patientenserie 1

Die äußere Fixation beim Segmenttransfer in der ersten Patientenserie geschah durch einen ventro-medialen AO-Klammerfixateur. Der Transportmechanismus für das Segment wurde entsprechend der von Rüter und Brutscher (1989) angegebenen Weise mit Zugseilen, Umlenkschrauben sowie Ratschen vorgenommen. Nachdem das Segment durch den Defekt transportiert war, wurde eine kleine Inzision am sog. „Andockpunkt" vorgenommen, das zwischen Transportsegment und ortsständigem Knochen befindliche Weichgewebe entfernt, eine kleine Spongiosaplastik angelegt sowie die Situation mit einer 3,5-mm-DC-Platte stabilisiert. Danach erfolgte die Ausreifung des neugebildeten Knochens sowie die Heilung zwischen Transportsegment und ortsständigem Gewebe. Solange wurde der Fixateur externe belassen.

Ein größerer Teil dieser Patienten hatte Defekte in Schaftmitte, so daß eine sichere Verankerung des AO-Fixateurs mit drei Schanz'schen Schrauben im proximalen bzw. distalen Tibiaabschnitt möglich war. Bei einigen Patienten war das gelenknahe Seg-

Hefte zu der Unfallchirurg, Heft 232
K. E. Rehm (Hrsg.)

ment sehr kurz, so daß nur zwei Schanz'sche Schrauben eingebracht werden konnten, zusätzlich wurde mit einem queren Steinmann-Nagel versucht, die Stabilität der Fixierung zu erhöhen. Um diesen Steinmann-Nagel herum wurden dann auch unter Weglassung der durchbohrten Schrauben die Zugseile gelegt.

Eine Vollbelastung war mit der gewählten Montage des AO-Fixateurs nicht möglich. Giebel (1987) weist jedoch darauf hin, daß eine volle Belastung der Extremität als Kalzifizierungsreiz erforderlich ist. Trotz Teilbelastung kam es in einigen Fällen wegen der langen Behandlungsdauer zur Auslockerung der gewählten Montage, so daß neu fixiert werden mußte.

Patientenserie 2

Wir trachteten also danach, ein Fixierungssystem zu finden, das eine volle Belastung bei langer Haltbarkeit versprach. Der Nagel als intramedullärer Kraftträger fiel aus unserer Sicht aus, da wir grundsätzlich nur infizierte Situationen behandelten und das Risiko zum Aufflackern des Infektes uns zu groß erschien. Unilaterale äußere Montagen anderer Hersteller schienen uns die prinzipiell gleichen Probleme wie der bei uns eingeführte AO-Fixateur zu zeigen. Gänzlich anders sah die Situation jedoch beim sog. Ringfixateur nach Ilizarov aus.

Wir behandelten deshalb in einer zweiten Serie unter Anlage dieses externen Fixationssystems. Durch Fixierung der Ringe mit Kirschner-Drähten am Knochen konnten auch sehr kurze metaphysäre Segmente sicher mit vier Drähten gefaßt werden. Darüber hinaus war eine Vollbelastung mit dem Ringfixateur möglich. Wir wollten jedoch nicht vom bewährten Transportsystem mit Zugseilen und Ratschen abkommen, das eine bequeme Bedienung durch den Patienten ermöglicht. Aus diesem Grunde wurden die AO-Ratschen mit dem Ilizarov-Ringfixateursystem verbunden: Hierzu muß eine Gewindestange des Ilizarov-Systems auf 5 mm Durchmesser auf halber Länge abgedreht werden, damit auf diesem abgedrehten Teil dann die Ratsche befestigt werden kann. Die gewindetragende Hälfte der Stange wird wie üblich am Ring mit zwei Muttern befestigt (Abb. 1 und Abb. 2).

Jetziges Vorgehen bei der Kallusdistraktion am Unterschenkel

Wir gehen konform mit Brutscher und Mitarbeitern (1992) in der Forderung, daß bestimmte Voraussetzungen für das operative Vorgehen bei der Segmentverschiebung erfüllt sein müssen und haben diese noch erweitert:

1. Der Knochendefekt soll größer als 3 cm sein.
2. Die Weichteilsanierung (auch mit mikrovaskulärem Gewebetransfer) soll abgeschlossen sein.
3. Der Patient muß über die Dauer der Heilung informiert werden.

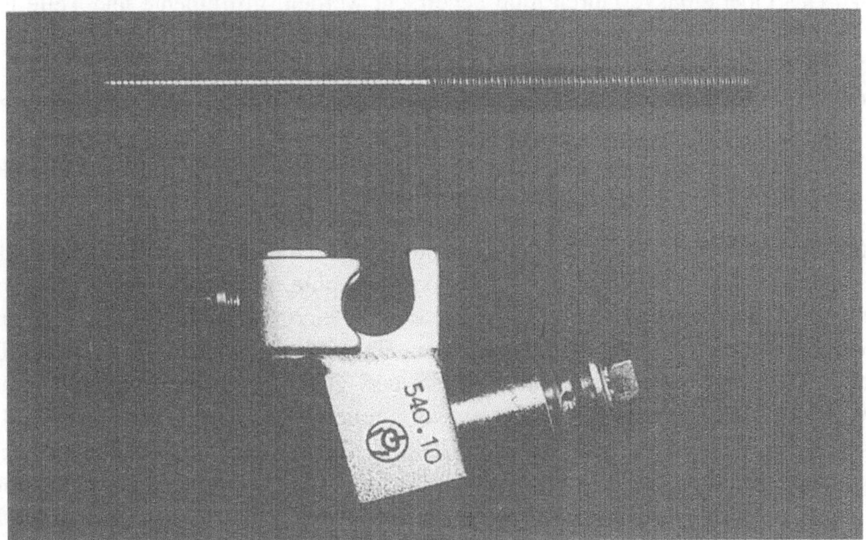

Abb. 1. Auf einer Hälfte bis 5 mm Durchmesser abgedrehte Originalgewindestange des Ilizarov-Systems (*oben*), Ratsche der AO zum Segmenttransfer

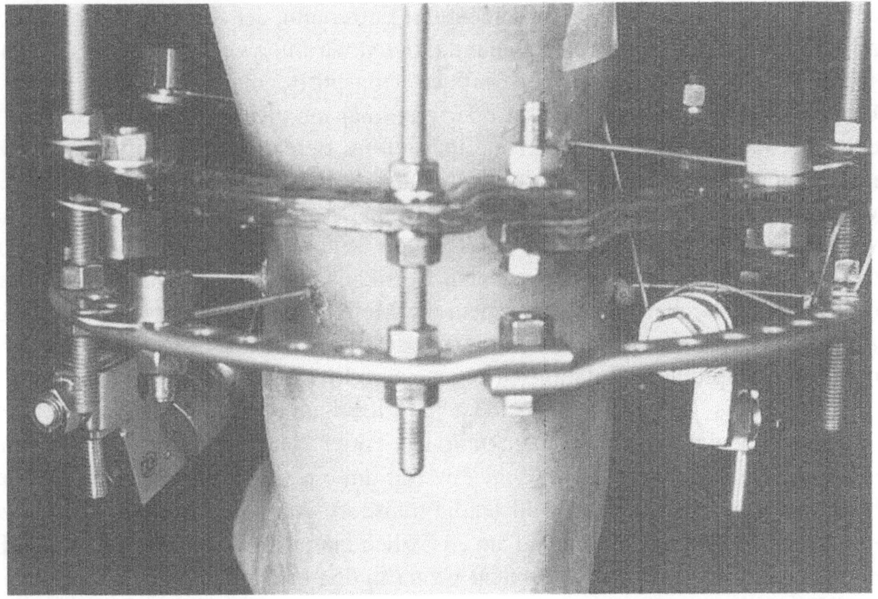

Abb. 2. Fixierung der Ratsche am Ilizarov-Ringfixateur am Unterschenkel

4. Das Operationsverfahren muß beherrscht werden, Instrumente und Teile müssen ausreichend vorhanden sein.
5. Der Eingriff muß zeichnerisch geplant werden.
6. Der Fixateur externe soll vormontiert werden, um Narkose- und Operationszeit zu sparen.
7. Die langfristige ambulante Kontrolle in der Hand weniger mit der Methode vertrauter Ärzte muß gewährleistet sein.

Nach stationärer Aufnahme des Patienten wird eine präoperative Diagnostik, die eventuelle Angiographie, Granulozytenszintigraphie, aussagefähige Röntgenaufnahmen mit angrenzenden Gelenken sowie eine Abklärung des Keimspektrums umfaßt, vorgenommen. In einem ersten operativen Eingriff wird sodann ein radikales Debridement im Knochenniveau durchgeführt und gleichzeitig die Weichteilversorgung vorgenommen. Dabei wird der bereits vormontierte Fixateur externe über den Unterschenkel geschoben und in korrekter Stellung fixiert. Neben den üblicherweise nötigen zwei proximalen und zwei distalen Ringen wird ein fünfter Ring bereits montiert, damit später mit ihm das Transportsegment angedockt werden kann (s.u.). Als Platzhalter in dem entstandenen Defekt nach Knochenentfernung bringen wir Refobacin-Pallacos-Kugelketten ein. Eine Drainage ist erforderlich, ebenso eine systemische antibiotische Therapie.

Nach etwa zwei Wochen ist der Weichteilbefund soweit beruhigt, daß der zweite Schritt zum Segmenttransport vorgenommen werden kann.

Dazu wird ein erneutes Debridement mit Entfernung der Kugelketten im Knochenresektionsbereich durchgeführt. Sodann fixieren wir mit zwei 3,5-mm-Kleinfragmentschrauben zwei Zugseile am zukünftigen Transportsegment und führen diese über Umlenkschrauben nach den distal oder proximal montierten Ratschen. Sodann wird der Situs verschlossen und eine neue Inzision im Bereich der zukünftigen Kortikotomie vorgenommen. Diese Inzision soll sparsam sein, es wird direkt auf das Periost vorgegangen und dieses leicht mit einem schmalen Raspartorium abgehoben. Danach wird mit einem Spezialmeißel an der Tibia die ventrale und laterale Kortikalis durchtrennt. Die Durchtrennung der dorsalen Kortikalis erfolgt nach Rüter und Brutscher (1988) durch Brechen derselben, indem der Meißel medial verkippt wird. Wir benutzen wegen der weitgehenden Vormontage des Ilizarov-Fixateurs nicht die von Ilizarov (1990) empfohlene Rotationsbewegung zum Brechen der dorsalen Tibiakortikalis.

Nach 7- bis 10tägiger Ruhepause und Anfertigung von ausreichenden Röntgenaufnahmen beginnt dann die Distraktion. Der Patient selbst transportiert das Segment, indem er pro Tag 1 mal die Ratsche bewegt, um einen Millimeter durch den Defekt hindurch. Wenn das Segment vollständig transport wurde, so wird es mit zwei weiteren Kirschner-Drähten gefaßt und am zusätzlich eingebrachten Ring fixiert. Mit Hilfe dieses Ringes wird dann das Segment weiter in den ortsständigen Knochen hineingepreßt, so daß dort eine knöcherne Heilung erfolgen kann. Wir führen gegenwärtig keine Spongiosaplastik mehr durch. Nach dem Fassen des Transportsegmentes mit dem zusätzlichen Ring werden über Stichinzisionen die Kleinfragmentschrauben sowie die Umlenkschrauben mit den Seilzügen entfernt.

Komplikationen beim jetzigen Vorgehen

Anfänglich sahen wir Probleme mit Zugseilrissen, die offensichtlich im Bereich der Umlenkschrauben auftraten. Es ist extrem wichtig, diese Schrauben exakt zu plazieren, so daß die Zugseile nicht über Kanten des Umlenkkanales gleiten müssen. Gleichermaßen muß darauf geachtet werden, daß das Zugseil nicht an der Kante der Schulter der Ratsche gleitet, da es auch sonst zu seiner Aufspleißung kommen kann. Inzwischen sind Zugseile mit einer Reißfestigkeit von 120 kp erhältlich, früher wiesen sie nur 40 kp Reißfestigkeit auf.

Wie Paley und Mitarbeiter (1989) sahen wir Bohrdrahtinfektionen, die teilweise durch lokale Maßnahmen wie kleine Inzision bzw. Applikation von Jodsalben-Verbänden abheilten, teilweise aber auch zum Wechsel des Bohrdrahtes führten. Es ist unbedingt erforderlich, proximal die Bohrdrähte weit genug vom Knie entfernt anzubringen, so daß bei freier Kniebeweglichkeit keine zu große Verschiebung der Haut im Bereich der Pinaustrittsstelle auftritt. Vorzugsweise sollte man im proximalen Bereich mit sog. 5/8-Ringen arbeiten, die jedoch nicht für jeden Durchmessern erhältlich sind. Auch distal muß eine möglichst laterale oder mediale Durchbohrung der Haut erfolgen, um die Beweglichkeit des Fußes im oberen Sprunggelenk nicht zu behindern, bzw. nicht durch übermäßiges Bewegen der Haut an der Pinaustrittsstelle zu Nekrosen und somit Infekten führen.

Wir sahen keine Probleme mit dem Durchbau des neu entstandenen Knochens, in einem Fall war es zu einer frühzeitigen Durchbauung gekommen, es mußte eine Rekortikotomie vorgenommen werden. In unserem Patientenkollektiv bestand keine Varus- oder Valgusfehlstellung, diese ist auch durch exakte Positionierung des Beines durch die verantwortlichen Assistenten bei der Operation zuverlässig zu vermeiden. Muskelkontrakturen (Paley 1990) wurden von uns nicht beobachtet. Es kam auch nicht zu Subluxationen von Gelenken.

Unseres Erachtens bietet die Kombination des Ilizarov-Ringfixateurs am Unterschenkel mit dem Ratschen-Zugseil-System große Vorteile: Für den Patienten liegt eine leichte Bedienbarkeit des Systems vor. Es bestehen definierte Austrittspunkte der Zugseile aus der Haut. Der Andockpunkt des Transportsegmentes am ortsständigen Knochen ist durch die Umlenkschrauben genau vorgegeben. Ohne innere Osteosynthese ist ein maximales Einpressen des Transportsegmentes in den ortsständigen Knochen durch Aufnahme am 5. Ring und weiteren Transport möglich. Das gesamte System erlaubt eine Vollbelastung.

Es sollen jedoch auch die Nachteile nicht verschwiegen werden.

Diese bestehen in der aufwendigen Montage des gesamten Systems, die unbedingt vor der Operation erfolgen muß, um Narkose- und Operationszeit zu ersparen. Der Patient leidet unter dem schlechteren Tragekomfort des ringförmigen Fixateurs gegenüber der unilateralen Montage. Aufgrund der relativ geringen Reißfestigkeit müssen Zugseilrisse beim Segmenttransfer einkalkuliert werden. Am Ende des Segmenttransfers ist eine Metallentfernung (Fixations- und Umlenkschrauben) erforderlich.

Zusammenfassung

Bei ausgedehnten Knochendefekten (> 3 cm) am Unterschenkel wird am Klinikum Steglitz das Ilizarov-Ringfixateur-System zusammen mit den Ratschen und Zugseilen nach Brutscher verwendet. Auf diese Weise ist eine Vollbelastung der behandelten Extremität möglich, der Patient ist in der Lage, ohne Probleme selbst den Segmenttransfer vorzunehmen. In einem ersten Operationsschritt wird ein radikales Debridement mit Weichteilaufbau durchgeführt, dabei der Fixateur externe, der präoperativ vormontiert sein soll, fixiert. Nach Beherrschung der Infektsituation wird im zweiten Eingriff das Zugseilsystem angebracht und eine Kortikotomie mit dem Meißel vorgenommen. Nach erfolgtem Segmenttransfer wird das Segment ebenfalls im Ringsystem gefaßt und in den ortsständigen Knochen eingepreßt. So scheint eine Spongiosaplastik am Andockpunkt nicht erforderlich. Das Ringfixateur-System erlaubt eine sichere Fixierung bis zur knöchernen Ausheilung.

Literatur

Brutscher R, Rüter A, Rahn B, Perren SM (1992) Die Bedeutung der Corticotomie oder Osteotomie bei der Callusdistraktion. Chirurg 63:124–139

Giebel G (1987) Extremitäten-Verlängerung und die Behandlung von Segment-Defekten durch Callus-Distraktion. Chirurg 58:601–606

Ilizarov GA (1990) Clinical Application of the Tension-Stress Effect for Limb Lengthening. Clin Orthop 250:8–26

Paley D, Catagni MA, Argnani F, Bendetti GB, Cattaneo R (1989) Ilizarov Treatment of Tibial Nonunions with Bone Loss. Clin Orthop 241:146–165

Paley D (1990) Problems, Obstacles, and Complications of Limb Lengthening by the Ilizarov Technique. Clin Orthop 250:81–104

Rüter A, Brutscher R (1988) Die Behandlung ausgedehnter Knochendefekte am Unterschenkel durch die Verschiebeosteotomie nach Ilizarov. Chirurg 59:357–359

Rüter A, Brutscher R (1989) Die Ilizarov-Kortikotomie und Segmentverschiebung zur Behandlung großer Tibiadefekte. Operat Orthop Traumatol 1:80–89

Reanimation in der Unfallchirurgie

G. Hierholzer, Duisburg

Kardiopulmonale Reanimation, Grundlagen, Techniken. Demonstration am Phantom

P. Sefrin, Würzburg

(Manuskript nicht eingegangen)

Besonderheiten bei Säuglingen und Kleinkindern. Demonstration am Phantom

P. Lemburg, Düsseldorf

(Manuskript nicht eingegangen)

Reanimation des traumatisierten Patienten – Besonderheiten

H. J. Böhm und G. Hierholzer

Berufsgenossenschaftliche Unfallklinik Duisburg-Buchholz, Großenbaumer Allee 250, D-47249 Duisburg, Bundesrepublik Deutschland

In der weit überwiegenden Zahl der Fälle ist der mit dem Trauma assoziierte Blutverlust ursächlich für einen Herz-/Kreislaufstillstand beim schwerverletzten Patienten. Die Notwendigkeit zur Reanimation ergibt sich somit aus den Spätfolgen des hämorrhagischen Schock. Die Häufigkeit von Wiederbelebungsmaßnahmen bei traumatisierten Patienten korreliert mit dem Verletzungsmuster, jedoch auch mit der Zeit der Schockpersistenz. Im Grundsatz unterscheidet sich die Technik der Reanimation in solchen Fällen nicht von der, die bei Wiederbelebungsmaßnahmen aufgrund von internistischen Erkrankungen durchgeführt werden. Gleichzeitig muß jedoch ein massiver Volumenersatz erfolgen.

In einer geringeren Zahl der Fälle liegen beim verletzten Patienten dem Kreislaufstillstand andere Ursachen zugrunde. Hier sind besonders zu nennen direkte Verlet-

Hefte zu der Unfallchirurg, Heft 232
K. E. Rehm (Hrsg.)

zungen des Herzens durch spitze und stumpfe Gewalt, Pneumothorax und Hämatothorax sowie die Verlegung der Luftwege. Wenn es in solchen Fällen gelingt, die Ursache auszuschalten, ergeben sich deutlich bessere Erfolgsaussichten der Reanimation als im Falle des dekompensierten hämorrhagischen Schocks.

Insgesamt ist die Erfolgsaussicht der Reanimation des traumatisierten Patienten deutlich schlechter als bei Reanimationen aus innerer Ursache. Die Konsequenz muß somit in der Prophylaxe des Kreislaufstillstandes liegen und untermauert das Konzept einer aggressiven Frühtherapie in Rettungsdienst und Schockraum.

Komplikation der kardiopulmonalen Reanimation – aus chirurgischer Sicht

B. Vock und A. Wentzensen, Ludwigshafen

(Manuskript nicht eingegangen)

– aus rechtsmedizinischer Sicht

F. Bratzke, Frankfurt

(Manuskript nicht eingegangen)

Sachverzeichnis

Springer-Verlag und Umwelt

Als internationaler wissenschaftlicher Verlag sind wir uns unserer besonderen Verpflichtung der Umwelt gegenüber bewußt und beziehen umweltorientierte Grundsätze in Unternehmensentscheidungen mit ein.

Von unseren Geschäftspartnern (Druckereien, Papierfabriken, Verpackungsherstellern usw.) verlangen wir, daß sie sowohl beim Herstellungsprozeß selbst als auch beim Einsatz der zur Verwendung kommenden Materialien ökologische Gesichtspunkte berücksichtigen.

Das für dieses Buch verwendete Papier ist aus chlorfrei bzw. chlorarm hergestelltem Zellstoff gefertigt und im pH-Wert neutral.